Mani 2018
Heidibrant

Handbuch der homöopathischen Arzneibeziehungen

von Abdur Rehman

Aus dem Englischen übersetzt
von Dr. med. Thomas Schreier

2., überarbeitete Auflage

Karl F. Haug Verlag · Stuttgart

Die Deutsche Bibliothek – CIP-Einheitsaufnahme

Ein Titeldatensatz für diese Publikation ist bei
Der Deutschen Bibliothek erhältlich

Titel der englischsprachigen Originalausgabe:
Encyclopedia of Remedy Relationships in Homoeopathy, Karl F. Haug Verlag, Heidelberg 1997

© 2002 Karl F. Haug Verlag in MVS Medizinverlage Stuttgart GmbH & Co. KG

ISBN 3-8304-7148-3

Umschlaggestaltung: Thieme Verlagsgruppe, Stuttgart
Umschlagabbildung: Woodstock GmbH, Hauzenberg
Satz: Strassner ComputerSatz, Leimen
Druck und Verarbeitung: Gulde-Druck GmbH, Tübingen

Inhalt

Arzneimittel

Inhalt

Geleitwort

In der täglichen homöopathischen Praxis kommt es nicht nur darauf an, das richtige Simile zu finden. Vor allem bei chronischen Krankheiten, die schon mit zahlreichen Mitteln vorbehandelt wurden, stehen wir oft vor der Frage, welche Arzneimittel sich ergänzen, sich ausschließen oder sich gar antidotieren. Diese wichtige Information ist keineswegs in jeder homöopathischen Materia medica verfügbar. Selbst in der Literatur sind die Beziehungen der Arzneimittel unter sich oft nicht erwähnt oder wenn, dann oft widersprüchlich. Deshalb bestand die dringende Notwendigkeit nach einem zusammenfassenden Werk über diese Problematik. Abdur Rehman hat die Beziehungen für jedes Arzneimittel eingehend untersucht, dabei sorgfältig das Quellenmaterial studiert und die Ergebnisse seiner Arbeit mit Hinweis auf die wichtige Literatur zusammengestellt. Wo immer möglich fügte er das passende Miasma hinzu, die dazugehörigen Nosoden, die Seitenbeziehungen, die Wirkungsdauer, komplementäre und Folgemittel, feindliche Arzneien und Antidote. Bei den Vergleichsmitteln gibt er jeweils stichwortartige Hinweise auf die wichtigsten Leitsymptome. Er erwähnt auch Nahrungsmittel, die in Verbindung mit diesem Medikament vermieden werden sollten und gibt darüber hinaus noch praktische Hinweise für die Anwendung.

So hat Abdur Rehman in hohem Maße seine große homöopathische Erfahrung in dieses Werk einfließen lassen, wobei er alle Hinweise sorgfältig mit Literaturstellen belegt. Dadurch gewinnt das Buch einen hohen wissenschaftlichen Wert.

Es ist hier eine wahre Schatztruhe entstanden, die dem homöopathischen Praktiker bei seiner täglichen Arbeit wertvolle Hilfestellung leisten kann. Das Buch will und kann nicht die ausführliche Materia medica ersetzen, stellt aber eine hervorragende Ergänzung dazu dar. Es ist vor allem nützlich für die 2. Verschreibung, gleichzeitig eine Quelle pathognomonischer Symptome und erleichtert den Vergleich der verschiedenen, jeweils in Frage kommenden Arzneimittel. So wird es mit Sicherheit viele Freunde finden.

Dr. med. Karl-Heinz Gebhardt

Vorwort des Autors zur 2. Auflage

Ich freue mich, der homöopathischen Gemeinschaft die zweite deutsche Auflage meiner Arbeit über die homöopathischen Arzneibeziehungen vorlegen zu können. Die Tatsache, dass die erste deutsche Auflage dieses Buchs so schnell vergriffen war, beweist dessen Nützlichkeit in der klinischen Praxis.

Während der Bearbeitung dieser zweiten Auflage habe ich eine große Datenmenge hinzugefügt, meist aus dem „Homoeopathic Recorder", den „Hahnemannian Gleanings" und der „Allgemeinen Homöopathischen Zeitung". Einige Zusätze wurden den Arbeiten von E. E. Case, J. B. D'Castro, H. Goullon sowic dcn gesammelten Werken von A. H. Grimmer, zusammengestellt von Dr. Ahmed Currim, entnommen. Diesen Zusätzen wurden eigene bibliographische Referenznummern zugeteilt, um die jeweilige Quelle zu kennzeichnen. Das Buch enthält auch die Arzneimittelbeziehungen von drei neuen Mitteln: Butyricum acidum, Elemuy gauteria und Zincum sulphuricum.

Diese Auflage wurde sorgfältig durchgesehen, damit sie die Rolle weiterspielen kann, welche der Vorgänger so wunderbar ausfüllen konnte. Ich danke Dr. Khalid Massod Qureshi, der mir liebenswürdigerweise erlaubte, die in der Bibliothek von Dr. Massod Qureshi in Lahore vorhandene Literatur zu benutzen. Ich hoffe, dass diese zweite deutsche Auflage, als ein auf den aktuellsten Stand gebrachtes Nachschlagewerk zu diesem Thema, in der klinischen Praxis noch nützlicher sein wird.

Jeder Tabelle, welche die Wirkungsdauer von Arzneimitteln zum Thema hat, sollte mit Misstrauen begegnet werden. Sie wird nie den großen Bereich der Potenzierungen, wie sie in der Praxis angewendet werden, oder die unterschiedliche Ausprägung pathologischer Zustände, auf die das Mittel treffen mag, und die konstitutionelle Reaktion des individuellen Patienten berücksichtigen können. Boenninghausen schrieb: „Niemand kann jemals die Wirkdauer eines Mittels ganz genau bestimmen". Die Wirkdauer der Mittel ist somit nur für die Leser angegeben, die einen Hinweis darauf benötigen.

Die Krebs-, Tuberkulose-, Psora-, Sykose- und Syphilisnosoden sollten studiert und im Laufe der Behandlung chronischer Krankheiten angewendet werden, vor oder nach dem offensichtlich angezeigten Mittel, wenn die Reaktion auf das Mittel nicht zufriedenstellend ist.

In chronischen Fällen, die nicht dringlich sind, sollten diätetische Maßnahmen ergriffen und andere notwendige Anordnungen getroffen werden, bevor das indizierte Mittel verschrieben wird. Dies ermöglicht es, die Wirkungen der verschiedenen therapeutischen Maßnahmen genauer zu evaluieren. Auf diese Weise wird, nachdem das Terrain teilweise gesäubert wurde, nicht nur die Mittelwahl einfacher, sondern durch die Beseitigung größerer Heilungshindernisse scheint auch die anhaltende Kraft der dynamisierten Arznei verstärkt zu werden.

Ich möchte meinen tiefen Dank gegenüber allen Autoren, Übersetzern und Verlagen ausdrücken, deren wichtige Arbeiten in der Bibliographie zitiert sind, ebenso gegenüber den Autoren der Artikel und Herausgebern der Zeitschriften, aus welchen ich reichlich nützliche Hinweise für die jetzige Auflage entnommen habe. Sie haben mir das notwendige Fundament und das erforderliche Baumaterial geliefert, um diesen Bau zu errichten. Sie sind die wirklichen Autoren dieses Werks. Mein besonderer Dank geht an Dr. med. Thomas Schreier, den Übersetzer, und an Frau Gabriele Müller und Frau Silvia Mensing vom Haug-Verlag für ihre freundliche Zusammenarbeit bei der Erstellung dieser zweiten deutschen Auflage.

Vorschläge von Berufskollegen zur Korrektur und Verbesserung zukünftiger Auflagen werde ich sehr zu würdigen wissen und dankbar annehmen.

1. April 2002

Abdur Rehman,
13-B, Gulberg Centre,
Mai Boulevard, Gulberg, Lahore,
Pakistan
Tel. (042) 5710933
e-mail: <homeo@paknet4.ptc.pk>

Vorwort des Übersetzers zur 2. Auflage

Daß es so rasch nötig war, eine 2. Auflage des „Handbuchs der homöopathischen Arzneimittel" herauszugeben, zeigt, mit welch positiver Resonanz das Werk in der Kollegenschaft aufgenommen wurde. Die Neuerungen gegenüber der ersten Auflage sind dem Vorwort des Autors zu entnehmen.

Im folgenden möchte ich noch einmal die Entstehungsgeschichte der deutschen Fassung dieses Werks illustrieren:

Die vorliegende deutschsprachige Ausgabe der „Encyclopedia of Remedy Relationships" von Professor Rehman stellt zugleich eine Überarbeitung und Erweiterung der englischen Ausgabe dar.

In seinem Bemühen, die Zitate aus den Quellen wörtlich wiederzugeben, ging Professor Rehman so weit, daß er die (mitunter autorenspezifischen) Abkürzungen der Mittel unkorrigiert übernahm. Im vorliegenden Text habe ich diese Mittelabkürzungen überarbeitet und gemäß den Abkürzungen im Synthetischen Repertorium von Barthel/Klunker vereinheitlicht. Zweideutige Abkürzungen im englischen Text (z.B.: „Cereus" – Cere-b oder Cere-s?) wurden nach Rücksprache mit Professor Rehman korrigiert. Ebenso diskutierten wir mißverständliche oder unklare Textstellen miteinander, wobei Professor Rehman sich oft noch einmal der Mühe unterzog, die entsprechenden Originalquellen heranzuziehen, um letzte Unklarheiten zu beseitigen. Ich bin ihm für diese Zusammenarbeit sehr dankbar.

Eine Erweiterung erfuhr das Buch insofern, als Professor Rehman seine Zusammenstellung täglich um neues Quellenmaterial bereichert, und wir kamen überein, dieses Material in die deutsche Ausgabe unmittelbar mitaufzunehmen. Damit wurde der Text um zwei weitere Aspekte des Themas Arzneimittelbeziehungen erweitert: die „Mittelabfolgen" und die „interkurrenten Mittel".

Auf die Erstellung eines Schlagwortindex wichtiger klinischer Stichworte und Arzneimittelsymptome wurde im Gegensatz zur englischen Ausgabe verzichtet: ein vollständiger Index hätte bei der Fülle des zusammengetragenen Materials eine Dimension angenommen, die den Rahmen eines Nachschlagewerkes gesprengt hätte; er hätte sicherlich den Umfang eines mittleren Repertoriums angenommen. Dies mag man bedauern, da im Text in der Tat einige „Goldkörnchen" verborgen sind, andererseits aber ist das Ziel des Buches, die Suche nach Folgemitteln, Komplementärmitteln etc. zu erleichtern. Die Ausgangsfrage ist hierbei nicht: „Welches Mittel brauche ich für diesen Fall, für dieses auffallende Symptom?" sondern: „Wie geht es in diesem Fall nach dem von mir gegebenen Mittel weiter?" Zur Beantwortung dieser Frage ist ein Symptomenindex nicht nötig.

Ich danke den Mitarbeitern des Karl F. Haug Verlags für die wie immer gute Zusammenarbeit und wünsche dem Buch auch in der zweiten Auflage eine aufgeschlossene und interessierte Leserschaft.

Dr. med. Thomas Schreier

Ein Kommentar

Es bereitete mir großes Vergnügen, das Manuskript des „Handbuchs der homöopathischen Arzneibeziehungen" von Prof. Dr. Abdur Rehman durchzusehen. Der enorme Eifer, die Hingabe und der Fleiß, die in seine Abfassung geflossen sind, sind sehr bewundernswert. Die Sorgfalt, mit der er das Material gesammelt und in tabellarischer Form mit Querverweisen zu jedem Mittel zusammengestellt hat, hat in der homöopathischen Literatur keine Parallele. Unter Ausnutzung seiner Sprachkenntnisse konnte er ein weites Feld abdecken, welches nicht weniger als 195 Autoren und etwa 275 Bücher umfaßt, die alle ihre eigene Kennziffer erhielten und mit Querverweisen im Text erscheinen. Außer auf englischsprachige Werke nimmt Prof. Rehman Bezug auf eine große Zahl von Büchern in Deutsch, Französisch und Urdu. Somit erweitert diese Arbeit das Spektrum der bislang existierenden Bücher zu diesem Thema in erheblichem Maße.

Was die Wirkdauer der Mittel betrifft, so habe ich schon immer die Meinung vertreten, daß es sich hierbei nicht um die Wirkdauer eines Mittels handelt, sondern um die Dauer der Reaktion des Patienten. Diese hängt weder von der verwendeten Potenz, noch von der Art der Krankheit oder des Mittels ab. Sie ist etwas sehr Persönliches und wird durch den Patienten selbst bestimmt.

Ich bin sicher, daß das Buch von der Kollegenschaft enthusiastisch aufgenommen werden wird und daß es in ihrer Arbeit von großem Nutzen sein wird.

Prof. Dr. Diwan Harish Chand

Einführung

Der hohe Wert der Arzneimittelbeziehungen in der Homöopathie ist der gegenwärtigen Generation von Homöopathen zu wenig bekannt. Manche Homöopathen befassen sich mit den Grundlagen dieses homöopathischen Wissens aus dem Grunde nicht, weil sie sich entweder nicht für die Regeln und Ordnungen innerhalb der Verworrenheit der Arzneimittelindividualisation interessieren oder sie ihrem wahren Charakter nach nicht verstehen. Wenn man sich mit dem Nachlassen eines Symptomenkomplexes beim Patienten zufrieden gibt, braucht man die Arzneimittelbeziehungen gemäß der klassischen und wissenschaftlichen homöopathischen Lehre nicht.

Hahnemanns Konzept der chronischen Krankheiten ist für die Heilung der Krankheit eines Patienten von höchstem Wert. Die Krankheit stellt eine Mischung von vier chronischen Krankheiten dar, der Psora, der Sykosis, der Syphilis und der Arzneimittelkrankheit. Diese vier Aspekte der chronischen Diathese des Patienten müssen zunichte gemacht werden, um den Weg zu einer völligen Heilung zu gehen; man behandelt die Krankheit des Patienten Schicht um Schicht.

Wenn ein Patient von seiner Migräne geheilt wird, sollte er keinen Hypertonus, Diabetes oder Krebs bekommen, wenn er in den verschiedenen Stadien des Aufflackerns seiner Diathese erfolgreich betreut wird, bis zur völligen Auslöschung der Summe seiner Krankheiten. Die Auslöschung der gesamten Summe der Symptome des Patienten wird, nach Hahnemann, Heilung des Patienten von einer Krankheit genannt.

Prof. Dr. Abdur Rehman, der Burnett der Neuzeit, leistet seinen Beitrag mit einer ausgezeichneten Zusammenstellung von Arzneimittelbeziehungen, die in verschiedenen Aspekten einzigartig ist.

Gemäß der wissenschaftlichen homöopathischen Behandlungslehre ist es ein Trugschluß und zeugt von großer Ignoranz, in der Behandlung eines Patienten homöopathische Mittel wahllos, ohne das Spezialwissen der Arzneimittelbeziehungen, anzuwenden. Man kann so bei akuten, chronischen oder epidemischen Krankheiten keine Hahnemannsche Heilung eines Krankheitssyndroms beim Patienten erreichen. Wenn man die Regeln der Arzneimittelbeziehungen nicht beachtet, wird der Behandlungsverlauf unterdrückend.

Dr. E.B. Nash hatte recht, als er sagte, es mache ihm nichts aus, Mercurius solubilis oder Silicea nacheinander zu geben, wenn das erste Mittel falsch war. Das heißt aber nicht, daß er nicht an Arzneimittelbeziehungen glaubte. Seine wundervolle homöopathische Materia medica ist auf Trios aufgebaut, die meist kollaterale Folgemittel oder Komplementärmittel im Rahmen der Arzneimittelbeziehungen sind. Aus Unkenntnis zitieren viele Homöopathen ihn und seine Äußerungen als Zeichen, daß er nicht an Arzneimittelbeziehungen glaubte.

Prof. Dr. Abdur Rehman beschreibt nicht nur alle Aspekte der Arzneimittelbeziehungen der homöopathischen Polychreste, sondern auch nur teilweise geprüfte oder klinisch geprüfte Mittel, einschließlich der Darmnosoden.

Dr. H.L. Chitkara, ein weiterer Burnett der Neuzeit, veröffentlichte ein kleines Buch über Arzneimittelbeziehungen und erklärte, wie ein Mittel sowohl komplementär als auch antidotierend sein kann. Viele Tabellen zu Arzneimittelbeziehungen werden zusätzlich von Dr. P.S. Sankaran veröffentlicht. Auch in diesen werden getrennte Spalten für Trios, chronische und akute Mittel für die jeweilige Arznei aufgelistet. Prof. Dr. Abdur Rehmans Zusammenstellung steht jedoch an oberster Stelle in der homöopathischen Literatur, sorgfältig in einem großartigen Buch zusammengefaßt. Er folgt in den Arzneientsprechungen Bönninghausen und für jeden Eintrag erwähnt er die Autoren, durch Hochzahlen.

Viele Homöopathen fordern während der homöopathischen Behandlung keine diätetischen Maßnahmen, weil sie die wahre Bedeutung einer vollständigen Hahnemannschen Heilung einer Krankheit oder Dyskrasie bei einem Patienten nicht kennen! Diese Haltung mag durch praktische Probleme, auf die der Patient stößt, bedingt sein oder durch völlige Ablehnung diätetischer Maßnahmen seitens des Patienten!

Diätetik ist in der Homöopathie eine *conditio sine qua non*, wenn die Behandlung zu einer Hahnemannschen Heilung werden soll! Eine Diät ist ihrer Natur nach dreidimensional, nämlich krankheitsorientiert, patientenorientiert und arzneimittelorientiert. Abdur Rehman stellt die Speisen und Getränke zusammen, die die Heilung behindern, wenn man ein homöopathisches Mittel anwendet. Beispielsweise sind vegetarische Speisen heilungsfördernd und nicht-vegetarische Nahrung für eine Heilung störend, wenn Arsenicum album – und zwar nicht aufgrund von charakteristischen oder Schlüsselsymptom-Indikationen, sondern aufgrund der Symptomentotalität – verschrieben wird.

Prof. Dr. Abdur Rehman sammelte alle Aspekte der Arzneimittelbeziehungen fachmännisch, verglich kritisch und wählte aus, was für den Homöopathen wertvoll ist.

In den vergangenen Jahren mußte man die Arzneimittelbeziehungen für Polychreste der Reinen Arzneimittellehre entnehmen oder bei unvollständig geprüften Mitteln in Clarkes Materia medica oder William Boerickes Materia medica nachschlagen. Kein Autor konnte bislang eine solch enorme Arbeit für alle Mittel leisten wie Prof. Dr. Abdur Rehman.

Der Autor bat mich, einige Mittel hinzuzufügen, die ich selbst geprüft habe. Daher fügte er Cataractinum und die Osteoarthritis-Nosode hinzu. Jede Ausgabe macht weitere Zusätze nötig, da die homöopathische Materia medica Tag für Tag anwächst!

Zur Bedeutung der verwendeten Begriffe:

Ein Komplementärmittel ist eines, welches die Wirkung einer vorher gegebenen Arznei weiterführt oder vollendet, ohne die heilsame Wirkung des vorher gegebenen Mittels zu stören.

Die Liste der Mittel, die gut folgen, ist nützlich, um je nach den beim Patienten angetroffenen Symptomen hieraus eines für die zweite Verschreibung auszuwählen. Eine unverträgliche oder feindliche Arznei ist eine, welche der vorher gegebenen Arznei nicht gut folgt oder vorangeht. Es scheint eine Dysharmonie zwischen solchen Arzneien zu bestehen und Verschreibungen solcher Arzneien sollten vermieden werden, falls das zuvor gegebene Mittel richtig gewählt war!

Das antidotierende Mittel (dynamisches Antidot) ist eines, welches die übermäßige Wirkung eines zuvor gegebenen Simillimums antidotiert, oder es wird ein Mittel aus dieser Liste ausgewählt, je nach den Symptomen, die antidotiert werden sollen. Gewöhnlich ist Campher das wichtigste allgemeine Antidot für die meisten Arzneien aus dem Pflanzenreich.

Bei einigen klinischen Beziehungen findet man dasselbe Mittel sowohl als Komplementärmittel, wie auch als Antidot. Obwohl das ein Paradox zu sein scheint, ist es nicht so. Mitunter sind diese Arzneien in der Lage, sowohl zu antidotieren, als auch unerwünschte Folgen zu korrigieren und dabei die günstige Wirkung des zuvor gegebenen Mittels aufrechtzuerhalten.

Manchmal prüfen überempfindliche Patienten das gegebene Mittel, auch wenn es die Symptome des Patienten lindert. In solchen Fällen muß man eines aus der Liste der Antidote auswählen. Eine allgemeinverbindliche Faustregel lautet, in jeder Stufe der Mittelwiederholung oder des Mittelwechsels zunächst die Symptome des Patienten genau aufzunehmen, um im nächsten Schritt überlegt vorzugehen, unter Beachtung der klinischen Arzneibeziehung.

Einige Homöopathen antidotieren mit demselben Mittel in höherer Potenz, was falsch ist! Einige bevorzugen rohen und starken Kaffee als Antidot, was ebenso falsch ist. Manche gehen so weit, daß sie die iatrogene Wirkung einer unpotenzierten Arznei mit einer Potenz derselben Arznei antidotieren, ein Vorgehen, welches sie „Tautopathie" nennen, was aber genauso falsch ist. Das beste Antidot ist, homöopathisch gesprochen, dasjenige, welches aufgrund der Symptome des Patienten im jetzigen Zustand gewählt wird.

Ein Kollateralmittel ist eines, welches dem zuvor gegebenen Mittel parallel ist. Falls nötig, kann eines aus dieser Liste als alternative Arznei zur vorher gegebenen gewählt werden, je nach den Indikationen bei diesem Patienten.

Was die Wirkdauer der Mittel betrifft, so kann diese Stunden, Tage, Monate und Jahre betragen, abhängig vom Patienten, für den die Arznei verschrieben wurde. Der Autor erlebte Heilwirkungen von Arzneien über Jahre! E.W. Hubbard, meine erfahrene Lehrerin, und Pierre Schmidt – sowohl ihr als auch mein Lehrer – haben dasselbe erlebt! Daher ist die Wirkdauer höchst individuell, wie das Gesetz der Individualisierung! Es gibt einige Homöopathen, die auf die Wirkdauer einer Arznei schwören, wie sie in den Tabellen steht, und in völliger Ignoranz auf eine zweite Verschreibung verzichten!

Dr. P. S. Krishnamurty

Einleitung

Die klinischen Beziehungen der Arzneimittel bilden einen faszinierenden Studienzweig in der Homöopathie. Die vorliegende Zusammenstellung zu diesem Thema ist eine verläßliche Niederschrift bestätigter Fakten. Es wurde versucht, die weit gestreute klinische Erfahrung praktisch nutzbar zusammenzutragen. Die Arzneimittelbeziehungen ohne Hochzahl beziehen sich auf J.H. Clarkes Klinisches Repertorium. Andere Einträge sind gemäß der bibliographischen Verweise mit Hochzahlen gekennzeichnet.

Ein detailliertes Wissen der Arzneimittelbeziehungen wird hauptsächlich bei chronischen Krankheiten benötigt, seltener bei akuten. Bei chronischen Krankheiten, manchmal auch bei komplizierten akuten, ist es recht häufig, daß ein Komplementärmittel oder eine Reihe von Mitteln in Folge benötigt werden, um die Heilung zu vervollständigen. In den Fällen, in denen ein Simillimum zu wirken aufgehört hat, kann man, unter Beachtung des veränderten Symptomenbildes, zu einem zweiten Mittel greifen, welches in enger Beziehung zum ersten steht. Dieses Folgemittel ist in der Homöopathie für den Patienten sehr wichtig. Constantin Hering wies darauf hin, daß das zweite Mittel eine komplementäre Beziehung zum ersten haben muß. Dieses verhilft dann dem Patienten zu einer Hahnemannschen Heilung. Ein Hinweis auf „komplementär / gefolgt von"-Listen würde es uns in den meisten Fällen ermöglichen, das Mittel, welches folgen muß, fast mit Bestimmtheit auszuwählen. Dieses Mittel wird nicht nur benötigt, um die Wirkung, die durch das erste Mittel begonnen wurde, zu vervollständigen, sondern auch, wenn das erstgewählte Mittel nicht in der Lage war, eine Wirkung zu entfalten. Wenn z.B. Sulphur offensichtlich richtig gewählt ist, aber nicht wirkt, leitet Psorinum oft den Heilungsprozeß ein. Dies gilt für viele andere Mittel.

Für die Fälle, in denen ein bestimmtes, gut gewähltes Mittel nicht den gewünschten Effekt brachte, werden Reaktionsmittel oder interkurrente Mittel im Detail diskutiert. Aus demselben Grund sind die verwandten Darmnosoden aufgeführt. Mittelabfolgen sind an geeigneter Stelle eingefügt.

Die unterschiedlichen Grade der Mittel hängen von der Häufigkeit der klinischen Erfahrungen ab, wie sie in den Originalquellen genannt werden und sind nicht willkürlich. Einige Mittel, selbst solche in Fettdruck oder in Kursivschrift, haben keine zusätzliche Information in Klammern. Grund hierfür ist, daß einschlägige Details in der Literatur fehlen, obwohl viele Autoren diese spezielle Mittelbeziehung erwähnen. Unter „Antidot" steht hinter manchen Mitteln in Klammern „auch Vergiftungsfolgen". Dies bedeutet, daß das Mittel nicht nur für die dynamischen Wirkungen antidotierend wirkt, sondern auch bei Vergiftungen mit diesem bestimmten Mittel.

Die diätetischen Gesichtspunkte, aufgeführt unter „Speisen, die man meiden sollte" und „Speisen, zu denen man raten sollte", wurden hauptsächlich der homöopathischen Materia medica und den Repertorien entnommen, in denen sie unter den Rubriken Verschlimmerung bzw. Verbesserung durch diese bestimmte Speise erscheinen. Einige Mittel haben eine feindliche oder antidotierende Beziehung zu Säuren, Kaffee, Essig, Zitrone etc. Diese wurde für das betreffende Mittel ebenfalls unter „Speisen, die man meiden sollte" aufgenommen. Die diätetischen Regeln müssen, wie unsere Mittel, den individuellen Bedürfnissen angepaßt werden, um die völlige Heilung des Patienten zu erreichen, und der Arzt muß sich durch die Erfahrung des Patienten leiten lassen, was ihm bekommt und was nicht. Man muß in jedem Einzelfall darauf achten, daß das Arzneimittel für den Patienten gut gewählt ist und daß ihm die Nahrungsmittel bekommen, denn beide ergänzen einander.

Miasmen, Speisen und Lateralität wurden Kents „Final General Repertory" von Dr. P. Schmidt und Dr. Diwan Harish Chand entnommen und haben keine Hochzahlen, während andere Quellen gekennzeichnet sind. Die Temperamente wurden, falls nicht anders angemerkt, hauptsächlich Dr. R. Flurys „Praktisches Repertorium" entnommen. Die Wirkdauer der Mittel, obwohl diese bei jedem Einzelnen von vielen Aspekten abhängt, wurde für die Leser aufgenommen, die den Hinweis darauf benötigen könnten.

Folgende Abkürzungen werden im Text verwendet:

Pso	=	Psora
Syc	=	Sykose
Tub	=	Tuberkulose
Syp	=	Syphilis
Choler	=	Cholerisch
Melan	=	Melancholisch
Phleg	=	Phlegmatisch
Sang	=	Sanguinisch
u	=	unilateral
l	=	links
r	=	rechts
l nach r	=	von links nach rechts
r nach l	=	von rechts nach links
l ⤢ r	=	diagonal, links unten, rechts oben
l ⤡ r	=	diagonal, links oben, rechts unten

Potenzangaben:
Beispiel: Spong 6x = Spong D6
    Syph 30 = Syph C30

Besonderen Dank schulde ich Dr. med. Karl-Heinz Gebhardt (Karlsruhe). Er schrieb freundlicherweise das Vorwort. Er war mir die ganze Zeit eine große Hilfe und reichte mir seine helfende Hand, wann immer ich ihn um etwas bat. Ich bin ihm für seine hervorragende Zusammenarbeit sehr verbunden. Ich danke Dr. med. Thomas Schreier (Mannheim) für die engagierte Übersetzung des Buches aus dem Englischen ins Deutsche. Die enorme Arbeit, die er hineingesteckt hat, um diese deutsche Ausgabe so akkurat wie möglich zu machen, ist höchst lobend hervorzuheben. Ferner danke ich Prof. Dr. Diwan Harish Chand M.B.B.S, L.R.C.P (Edinburgh), D.T.M.&H (Liverpool), F.F. Hom. (London) und Prof. Emeritus Dr. Jugal Kishor B. Sc., D.M.S, M.D. (HOM), (Neu Delhi) für ihre ständige Ermutigung im Laufe meiner Arbeit. Ihre freundlichen Worte der Wertschätzung waren immer ein Quell der Wohltat und Befriedigung. Ich danke Dr. P.S. Krishnamurty M.H., D.S., D.Ht. (USA), (Hyderabad) für die Abfassung der ausgezeichneten Einführung und für die sorgfältige Durchsicht meiner Arbeit. Er nahm während seines Besuchs in Lahore 1996 einige nützliche Ergänzungen vor. Dr. Frederik Schroyens (Belgien) sah den gesamten Text der englischen Ausgabe durch. Er machte auf einige weitere Nachträge aufmerksam und sah freundlicherweise die Mittelabkürzungen der englischen Ausgabe durch, um sie dem internationalen Standard anzupassen. Ich bin ihm für seine freundliche Aufmerksamkeit und nützlichen Eingaben sehr dankbar.

Dr. med. W. Klunker (Heiden) steuerte einige wichtige Anregungen für das Buch bei. Mein besonderer Dank geht an Dr. med. K.-H. Gypser (Glees), der freundlicherweise die Terminologie der Beziehungen kritisch durchsah. Dr. med. H. Barthel (Hamm) half mir bei den Arzneimittelabkürzungen und machte weitere nützliche Vorschläge. Dr. Ramji Gupta M.B.B.S, D.V.D, M.D. (Neu Delhi), Dr. V.K. Chauhan und Dr. R.K. Manchanda vom Nehru Homoeopathic Medical College, Universität Neu Delhi, gingen den Text durch und machten nützliche Vorschläge. Ich danke ihnen allen.

Ich möchte G. Vithoulkas (Athen), Dr. med. G. Köhler (Freiburg), Dr. G. Guess M.D., D-Ht, Dana Ullman M.P.H (USA), Dr. A. Vysochansky (Moskau), Dr. Inam Hussain Jaffery B.Sc., D.H.M.S., Dr. Tahir Malik Aman, Dr. Rifat Hashmi D.H.M.S. und Dr. Sajjad Hassan Khan M.Sc., D.H.M.S. für das Interesse danken, das sie meiner Arbeit entgegenbrachten. Mein Freund Dr. Afsar Imam Syed gab mir den notwendigen Antrieb für ein gründliches Studium von Carcinosinum, was schließlich zu den Carc-Beziehungen führte. Ich bin ihm dafür dankbar, daß er seine Liebe für Carcinosinum mit mir teilte. Dr. M. Khurshid D.H.M.S. und Dr. M. Jehanzeb D.H.M.S. überprüften sorgfältig die Hochzahlen. Dr. R. Kausar unterstützte mich bei der Einarbeitung vieler Zusätze in der deutschen Ausgabe, einschließlich interkurrierender Mittel und Mittelabfolgen. Meine Tochter, Dr. Ammara Rehman D.H.M.S. half mir bei der Zusammenstellung der Arzneimittelliste. Ich möchte ihnen allen meinen tiefsten Dank aussprechen.

Meinem Freund, Mr. Aamir Rafique, schulde ich Dank; ihm oblag es hauptsächlich, die meiste deutsche und französische Literatur für diese Zusammenstellung zu beschaffen. Ohne seine rechtzeitige Hilfe hätte dieses Buch nicht die gegenwärtige Gestalt angenommen. Mr. Ata-ur-Rehman, Mr. M. Shafi and Mr. Salis Usman kümmerten sich freundlicherweise um meine Hardware- und Software-Probleme.

Ich möchte meine tiefe Dankbarkeit gegenüber den Autoren, Übersetzern und Verlegern ausdrücken, deren wichtigen Arbeiten zitiert wurden. Sie haben für das notwendige Fundament und das gesamte Baumaterial gesorgt, welches für diese Zusammenstellung nötig war. In der Tat ist alles ihr Beitrag, den ich nur systematisch zusammengestellt habe, zum Wohle unserer Profession. Ich danke auch Frau Mary Gooch von der British Homoeopathic Library, Glasgow, die mir freundlicherweise einige Artikel zu dem Thema zusandte.

Ich danke Frau Gabriele Müller sowie Frau Anneliese Schäffner vom Karl F. Haug Verlag. Sie haben hervorragende Arbeit in allen Belangen der Veröffentlichung der deutschen Ausgabe geleistet.

Die unterstützende Mitarbeit meiner verstorbenen Frau Nasima Rehman während der ganzen 16 Jahre der Vorbereitung dieses Werks, möchte ich in höchstem Maße herausstreichen. Last but not least danke ich meinem Stenographen, Herrn M. Shauq Shahab Ahmed, der für mehr als eine Dekade mit mir über dieses Werk verbunden war.

Ein wesentlicher Teil des Autorenhonorars für diese Publikation wird für die Weiterbildung und homöopathische Entwicklungsprojekte in Pakistan und im Ausland verwendet.

Eine fast vollständige Übersicht über die Arzneimittelbeziehungen gibt dem Leser ein klareres Bild der mehr oder weniger ausgedehnten Wirkungskreise dieser Mittel und ihrer mannigfaltigen Heilkraft. Diese Zusammenstellung ist so vollständig, wie ich sie derzeit machen kann, und ich glaube, sie kann einen großen Teil dazu beitragen, den wahren Charakter und die Heilkraft der Mittel zu enthüllen. Der Schlüssel zu diesem Schatz liegt in einer beständigen Überprüfung dieser Beziehungen durch unseren Berufsstand, entweder durch privaten Austausch oder besser noch in homöopathischen Zeitschriften...

Ich bitte meine Berufskollegen, mich im Hinblick auf weitere Verbesserungen dieses Werkes in den folgenden Ausgaben zu geleiten und hierzu etwas beizutragen.

Abdur Rehman
2-A, Amir Road, Bilal Gunj,
Lahore, Pakistan
Tel. (042) 5710933
e-mail: <homeo@paknet4.ptc.pk>

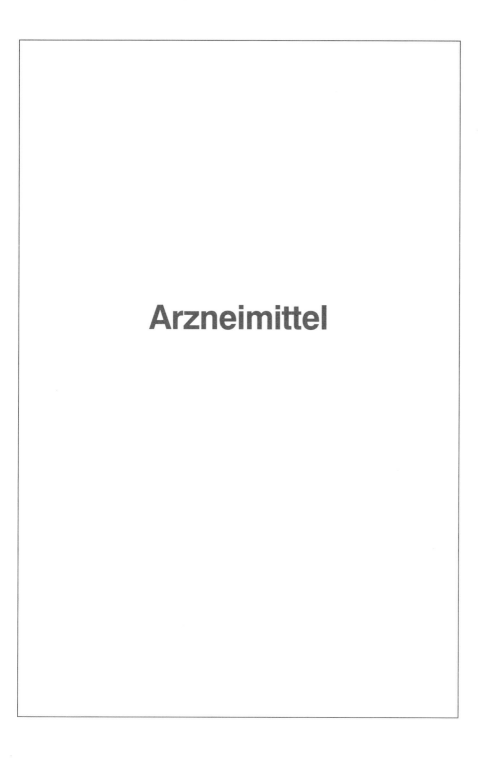

Arzneimittel

Abies canadensis

Seitenbeziehung:
r

Speisen, die man meiden sollte:
Tee[50]

Komplementärmittel: –

Folgemittel: –

Feindlich: –

Antidote: –

Kollateralmittel:
All-s, **Abies-n**, **Abrot**, **Caul**, **Chin**, **Gels** (Muskelschwäche und Tonusverlust – Abies-c: Schwäche infolge von Malassimilation), **Lyc**, **Nat-m**, **Nux-v**, **Olnd**, **Sabin**, **Sep** (Herabdrängendes Gefühl – auch Helon, Lil-t, Nat-ch, Stann), **Stann**, **Thuj**

Abies nigra

Speisen, die man meiden sollte:
Tee[9]

Komplementärmittel: –

Folgemittel: –

Feindlich: –

Antidote:
Acon[117]

Kollateralmittel:
Abies-c, **Agar** (Brennen im Magen nach dem Essen, gefolgt von Druck wie durch einen Fremdkörper), *Ant-c*, **Ars**, **Bar-c** (Marasmus von Kindern – Calc, Nat-m, Sil, Sulph), **Bry** (Druck im Magen wie von einem Stein, schlimmer durch Bewegung), **Carb-v** (Gefühl von einem Gewicht im Magen nach den Mahlzeiten – Ant-c, Bry; nervöse Leiden mit Reflexstörungen der Atemwege – Cast, Mosch), **Chin** (Klumpen im Magen – auch Bry, Puls), **Cupre-l** (Schmerzhafte Verdauungsschwäche – auch Kali-c, Nux-v), **Eup-pur**, **Ign** (Gefühl, als ob die Speisen oberhalb des Kardiaeingangs liegen würden), **Kali-c** (Hiatushernie – Asaf, Sil), **Mag-c**, **Nat-m** (Gefühl von einem Fremdkörper, der im Kardiaeingang steckt), **Nux-v** (Nach den Mahlzeiten Druck im Magen wie von einem Stein), **Puls**, **Sabin**, **Sep** (Nächtlicher Druck wie von einem Stein, auch nach dem Essen), **Thuj** (Folgen von Tee), **Zinc** (Gefühl, als ob Nahrung im Ösophagus steckenbleiben würde)

Abrotanum

Miasma:
Pso[4], *Tub*[140]

Wirkdauer:
6-10 Tage

Bemerkungen:
Metastase ist ein starker Zug dieses Mittels.

Wenn man Rhus-t gegeben hat, obwohl es nicht indiziert war und es in Rheumatismus zum Herzen endet, muß man an Abrot (und Led) denken.[50]

Komplementärmittel:
Bry[8,50], **Kali-bi**[8,50], **Lyc**[8,50], **Nat-m**[147,157], **Psor***[47,147], **Sars**[157], **Sil**[157], **Syph***[47], **Tub-m***[47,147]

Folgemittel:
Acon, **Bry**, **Chin** (Appetit vermindert bei Kindern[15])

Feindlich: –

Antidote: –

Kollateralmittel:
Absin, *Acet-ac*, *Aeth* (Bei Marasmus, kann den Kopf nicht hoch halten), **Agar** (Juckende Frostbeulen – Alumn), **Alum** (Jung, ausgetrocknet, vorzeitig gealtert), **Apis** (Unfähigkeit, seinen Kopf zu halten bei Meningitis), **Arg-n** (Abmagerung von unten nach oben), **Ars**, **Ars-i** (Tuberkulose der Lymphknoten – Calc, Calc-f), **Bar-c**, **Benz-ac** (Gicht), *Bry* (Pleuritis – Asc-t, Calc, Calc-f, Sul-i), **Calc-p** (Kann seinen Kopf nicht vom Kissen hochheben), **Carb-v** (Hämangioma vascularis – Calc-f), **Cham**, **Chin**, **Colch** (Gicht abwechselnd mit Verdauungsstörungen), **Gels**, **Glyc** (Marasmus), **Gnaph**, **Gaer** (Ausgeprägte Abmagerung), *Iod* (Kind sieht aus wie ein kleiner alter Mann – Arg-n, Ars, Nat-m, Sanic, Sars), **Led**, **Mag-c**, **Mut** (Wechselnde Symptome – LAC-C), **Nat-m** (Abmagerung mit gesteigertem Appetit – Acet-ac, Iod, Luff, Sanic, Tub; Grundmittel – auch Sil), **Nux-v**, *Op* (Das Gesicht sieht alt aus, eingefallen, faltig; Marasmus bei Kindern), **Puls**, **Rhus-t**, **Sanic** (Kind möchte die ganze Zeit trinken und verliert trotzdem Gewicht), **Sars** (Haut liegt in Falten), **Scroph-n**, **Sil**, **Stel**, **Sulph** (Blasses, hohles, alt aussehendes Gesicht – Iod, Nat-m), **Sul-i** (Tuberkulose der Mesenterialdrüsen), *Tub* (Marasmus von Kindern mit ausgeprägter Abmagerung, besonders der Beine – Iod, Sanic), **Tub-k** (Die entsprechende Nosode), *Zinc* (Ausgeprägte Neigung zur Metastasierung von Krankheiten, besonders in Richtung auf das Zentralnervensystem), **Zinc-a** (Rasche Atrophie der unteren Extremitäten)

---

* Bei entsprechendem Terrain[47]

Absinthium

Speisen, die man meiden sollte:
Tee[50]

Komplementärmittel: –

Folgemittel: –

Feindlich: –

Antidote: –

Kollateralmittel:
Alco, Arg-n (Epilepsie mit Tremor), *Art-v*, Bell, Benz-ac (Starker Uringeruch – Nit-ac), **Cham**, **Chin**, Cic, Cina, Cupr, Hydr-ac, Hyos, Lach, Nux-v, Stram, Stry

Acalypha indica

Komplementärmittel: –

Folgemittel:
Carb-v[1], Ferr-p[1], Iod[1]

Feindlich: –

Antidote: –

Kollateralmittel:
Acet-ac, Chin, Erig, Ham, Hydr-ac (Epilepsie mit Zyanose und Kreislaufkollaps), *Ipec*, Kali-n, Kreos, Mill (Hämoptysis – Chin, Phos), *Phos*

Aceticum acidum

Miasma:
Pso[4], TUB[31]

Seitenbeziehung:
r nach l

Speisen, die man meiden sollte:
Kalte Speisen, SÄUREN[50], Wurst

Wirkdauer:
14-40 Tage

Bemerkungen:
Steht in der Mitte zwischen Ars und Apis bei Wassersucht[16].

Komplementärmittel:
Chin[20] (Blutungen[120]), Dig[139]

Folgemittel: –

Feindlich:
Arn, Bell, Merc. Nach *Bor*, *Caust*, Lach, *Nux-v*, *Ran-b*, *Sars*

Antidote:
ACON (Bedrückende, qualvolle Gefühle[25,12]), **Ars**, **Calc**, **Chin**, **Mag-c** (Überdosierungen[25]; für Magen-, Lungen- und Fiebersymptome NAT-M und anschließend Sep[12,25]), Nux-v, Op[31], Stram[31], **TAB** (Bedrückende, qualvolle Gefühle[12,25]; falls es nicht ausreicht, Acon[25]), SÄUREN Bei großen Dosen: Calc (Kalkwasser[12,25]), **Magnesia** (Lösung[12,13,25])
Magnesia oder **Calcarea** entsprechend den körperlichen Besonderheiten[25]

Kollateralmittel:
Am-ac (Reichlicher zuckerhaltiger Urin, der Patient ist in Schweiß gebadet), **Apis** (Fieber ohne Durst), **Arn** (Posttraumatisches Nasenbluten), **Ars**, **Benzo** (Nachtschweiße), **Bor-ac** (Diabetes: Zunge trocken, rot und rissig), **Calc** (Diabetes bei Übergewichtigen mit extremer Abmagerung), **Chin** (Schwäche beim Schwitzen; Diabetes mit schlechtem Allgemeinzustand), **Dig**, **Lac-ac** (Diabetes mit Abmagerung), **Lac-d** (Diabetes mit Abmagerung und viel Zucker im Urin), **Lact**, **Led**, **Liat** (Generalisierte Anasarka bei Herz- und Nierenerkrankungen, Wassersucht und chronischem Durchfall), **Lyc** (Abmagerung der oberen Körperteile, Wassersucht der unteren), **Op** (Diabetes mit Hinfälligkeit), **Ph-ac** (Diabetes, große Mengen Urins von niedrigem spezifischem Gewicht – Rhus-a), **Podo** (In den frühen Schwangerschaftsmonaten, kann nur auf dem Magen bequem liegen), **Psor** (Diabetes mit übermäßiger Menge weißlichen Urins, Erschöpfung, Abmagerung, unlöschbarer Durst), **Uran-n** (Vermehrter Durst bei Diabetes – *Ac-ac*, Syzyg)

Aconitum napellus

Miasma:
Kein antipsorisches Mittel[187]

Temperament:
Choler, Melan[31], Sang

Seitenbeziehung:
l, l nach r, *r*, r nach l, l ✗ r

Wirkdauer:
6-48 Stunden (Akute Fälle[187])

Bemerkungen:
Eine Dosis Sulph, zu Beginn gegeben, erschließt oft die Wirkung von Acon[6,143].

Sulph ist das chronische Analogon[17].

In höheren Potenzen heilt es untröstliche Ängste, die eine chronische Form von Furcht darstellen.

Nachdem Acon einige Stunden gewirkt hat, kann ein Wechsel der Symptome ein anderes Mittel erfordern, und es ist extrem selten, daß danach eine zweite Dosis Acon benötigt wird[23,72].

Als Regel kann gelten: Bei einem Kali-c Patienten mit Gallenkolik, kann diese sehr gut auf Acon ansprechen. Man kann die Symptome damit erleichtern und später mit Kali-c weiterbehandeln, wenn der Schmerz verschwunden ist[61].

Acon ist ein wichtiges Mittel für akute Phasen in der Behandlung chronischer Erkrankungen. Rucken und Zukken der Teile, auch unbewußt, kontraindizieren Acon[77].

Nicht indiziert bei Malaria und schleichendem Fieber oder hektischen und pyämischen Zuständen sowie bei Entzündungen, die lokalisierbar sind[9].

Bei Hypertrophie durch Klappenerkrankungen kann Acon Schaden anrichten[16].

Akute Angina pectoris mit Acon-Symptomen, wenn der Patient sich in der ersten Attacke unter Acon erholt, es in der zweiten oder späteren Attacke jedoch keine Wirkung mehr hat, dann ist Cact das Mittel[15].

Nichts gleicht ihm, um bei einem Fall mit akutem hohem Blutdruck schnell und rasch einzugreifen[50].

Es ist nutzlos und schädlich, Acon bei Krankheiten mit niedrigem Blutdruck einzusetzen, selbst wenn andere Symptome Acon indizieren[50].

Bei Schlaflosigkeit bei Typhus und in dem ruhelosen Zustand, der ihn manchmal begleitet, ist Acon, ohne Rücksicht auf das Erkrankungsstadium, eines der nützlichsten Mittel[127].

Acon, Bell und Ferr-p bilden das Trio für Fieber im frühen Kindesalter[89].

Acon, Ars und Rhus-t bilden das Trio der ruhelosen Mittel[46,48].

Acon, Nat-s und Ox-ac bilden das Trio für plethorische Personen[50].

Acon, Cham und Coff bilden das Trio der Mittel, die Schmerzen erleichtern[48,56].

Acon, Spong und Hep bilden das Trio für Krupp[48,80,89].

Acon, Camph und Gels bilden das Trio für des erste Stadium einer einfachen Rhinitis[54].

Zusammen mit Spong und Caust bildet Acon ein wichtiges Trio für Erkrankungen der Atemwege wie Husten und Krupp[134].

Speisen, die man meiden sollte:
Essig[8], Kaffee[9], SÄUREN, SAURES OBST[9], Wein[9]

Speisen, zu denen man raten sollte:
Milch[50]

Mittelabfolgen:
Acon ➝ **Spong** ➝ **Hep** (Besonders bei Krupp durch Folgen von trockenen kalten Winden oder Abkühlung, wenn warme Tage von kalten Nächten gefolgt werden[17])

Interkurrente Mittel:
Arn[187]

Komplementärmittel:
Arn (Hypertonie[6], Verletzungen des Auges, Prellungen[12]), **Bell** (Unterdrückte Menses nach Kälte oder Emotionen, Kindbettfieber und Exantheme[26]; akute Zystitis[44]), **Berb**[139], *Bry* (Neuralgie[8,31,90]; ein häufiges Komplementärmittel[147]), *Caust* (Heiserkeit durch trockene kalte Winde[28]; Gesichtslähmung durch trockene kalte Winde, wenn es droht chronisch zu werden[56]), **Coff** (Fieber, Schlaflosigkeit, Schmerzintoleranz[12]), **Kali-c** (Gallenkolik[51,61]), **Mill**[8], **Phos**[8] (Lungenerkrankung[6]), *Spong* (Krupp als Folge von trocken kalten Winden oder Kaltwerden, wenn warme Tage von kalten Nächten gefolgt werden[17]), **SULPH** (Das chronische Komplementärmittel[32]; Kongestion arteriell, aktiv, akut[157]; das prinzipielle Komplementärmittel[50]; beendet die Kur, die mit Acon begonnen wurde[8,44]; wenn Acon zu oberflächlich für eine Erkrankung ist, die schon chronisch war ist, ist Sulph im allgemeinen das Mittel[56]; wann immer ein Fall bis zu einem bestimmten Punkt gut läuft, wird Sulph die Fackel aufnehmen und weitertragen[106]; wenn Acon gewirkt hat, aber die Heilung nicht vollendet[50]; in Fällen, in denen Acon teilweise heilt, beendet Sulph die Kur[139]; Sulph erschließt oft seine Wirkung[143]; es kommt häufig vor, wenn Acon in der akuten Krankheit passend war, daß Sulph-Symptome folgen und vielmals hinterläßt ein heftiger Anfall eine Schwäche der Konstitution, welche durch Acon nicht bezwungen wird[30]; es ist eines der natürlichen Komplementärmittel zu Acon, und wenn Acon für die akuten Exazerbationen paßt und diese beseitigt, paßt Sulph oft auf den konstitutionellen Zustand des Patienten[30]; Sulph kann auch verwendet werden, wenn Acon indiziert zu sein scheint, aber nicht lindert[50]), **Thuj**

Folgemittel:
Abrot (Pleuritis[1,12,25,33,34,149,185]; Pleuritis, wenn ein drückendes Gefühl in der betroffenen Seite bleibt[1,39] und die Atmung behindert[1,147]), **Aloe** (Dysenterie[22]), **Am-c** (Bronchiolitis und Pneumonie bei Kindern, wenn Acon[44], Bell[44], Ferr-p[44], Ant-ar[44], Ant-t[44], Chin-s[44], Ip[14] und Phos versagen[44]), **Anthraci** (Fieber[25]), **Apis** (Gemütszustände, wenn es keine rasche Besserung im Exsudationsstadium gibt – auch Bry[44]; akute Entzündungen[36]; Bienenstiche[50]; Zurückgehen des Scharlachausschlags, wenn Acon versagt[79]; Erysipel[127]), **Arg-n** (Gonorrhoe, wenn die starke Entzündung durch Acon beseitigt wurde[101]; Folgen von Erwartungsspannung – Gels[50], Ign[50], Ph-ac[50]), *Arn* (Hypertonie[15]; Pleuritis[44]; Verletzungen[50]; für akute und chronische Hypertonie durch kardiale Überanstrengung oder Überarbeitung[50]), *Ars* (Kolik[25,42]; sthenisches oder nur Entzündungsfieber, nachdem es zu einer Lokalisation oder Exsu-

dation gekommen ist[13]; Bright'sche Erkrankung[14,135]; wenn Acon in den frühen Stadien eines kontinuierlichen Fiebers gegeben wird, der Patient aber nun schwächer wird, wenig und oft trinkt und das Fieber weiter steigt, die Zunge braun wird und sich typhusartige Symptome entwickeln[17]; Herzinfarkt, wenn Furcht, Ruhelosigkeit, Angst und Bewußtlosigkeit vorherrschen[15]), **Art-v** (Hydrozephalus akut[25]), **Arum-t** (Krupp[86]), **BELL** (Oft nach Acon indiziert[144]; akute Fälle[66]; Infektionserkrankungen, wenn der Schweiß einsetzt[125], Durchfall[103]; Durchfallerkrankung und Dysenterie[121]; akute Metritis, nachdem die Anfangssymptome, die Acon verlangten, verschwunden sind[13]; zerebrale Blutung, wann immer die Symptome, für die Acon gegeben wurde, nicht weichen oder wenn der Kopf heiß, die Augen rot und blutunterlaufen, das Gesicht rot wird und die zerebralen Gefäße pulsieren[82]; kongestive Kopfschmerzen[22,42]; Fieber[16]; Pleuritis, in außergewöhnlichen Fällen mit hochgradigen Entzündungssymptomen, wenn Acon nicht in der Lage ist, diese zu mildern[48]; Appendizitis, wenn die Kälte des Acon-Stadiums vorbei ist und sich die Entzündung lokalisiert hat[14]; Entzündungen der Orbita[105]; Konjunktivitis und Zystitis, wenn Acon innerhalb einiger Stunden nicht hilft[95]; Mastitis, wenn rote Streifen ausstrahlen, mit pulsierenden Schmerzen, Kopfschmerzen und Verhärtung der Brust[14]; Keuchhusten[80]; trockener Husten, wenn der Schweiß beginnt[111]; Hyperämie nach Verbrennungen[15]; Masern[80]; Tracheitis, Laryngitis nach Erkältung[15]; arterieller Aufruhr, wenn er sich auf das Gehirn lokalisiert, diese Lokalisation ist noch im ersten Stadium des Blutandrangs und plastischer Ablagerungen[72]; zerebrale Aneurysmen, wenn die akuteren Symptome verschwunden sind[83]; Meningitis[33]; Krupp, in all jenen Fällen, in denen die Entzündung mit krampfartigen Schmerzen einhergeht – Cham[44], Coloc[44], etc[44]; Bronchitis, wenn Acon die große Erregung besänftigt hat, aber die Hitze fortdauert[48]; Entzündung des Beckengewebes, wenn Acon in der Bekämpfung der Entzündung versagt und die Exsudation gerade beginnt[13]; Krupp im ersten Entzündungs- oder im krampfartigen Stadium, wenn Acon versagt[48]; wenn die typischen Gemütssymptome in einem Fieberanfall auftreten[144]), **Benz-ac** (Akutes Rheuma bei Kindern, wenn ein starker Ammoniakgeruch im Urin auftritt[44,80]), **Brom** (membranöser Krupp[13]; Krupp[39], wenn die Ruhelosigkeit und die Angst vorbei sind aber Anfälle von erstickendem Husten weiter bestehen[13]), **BRY** (Bronchitis[14]; akute Bronchitis[126]; ich habe es fast unabänderlich immer wieder gefunden, daß Bry seine Heilwirkung nicht zu entfalten beginnt, bis zunächst einige wenige Gaben Acon gegeben worden sind[126]; akute Tracheitis nach Arbeiten in trockener Kälte[47]; Iritis[14]; Synovitis[14]; Myelitis[54]; Pleuritis[14,16,26,127]; Pleuritis mit fortschreitender Entzündung[44], wenn scharfe stechende Schmerzen anhalten, mit Durst und Fieber[48]; auch hohes Fieber mit exsudativem Prozeß im hyperämischen Stadium von Entzündungen der Thoraxorgane[2]; Pleuritis, wenn es zu serösem Exsudat kommt[16,26]; akute Pleuritis, wenn Acon seine heilsame Wirkung ausgeübt hat, die vaskuläre Erregung gemindert und die Fiebersymptome überwunden sind[126]; akute Lungenerkrankungen[19]; Dysenterie, besonders im Sommer nach kalten Getränken[33]; entzündliche Diarrhoe bei trockenem heißem Wetter[26]; akuter Magenkatarrh[44]; Peritonitis durch Kälteeinwirkung[26]; Rheuma[26]; akute Fälle[66]; akutes Rheuma bei Kindern[80]; sthenisches oder fulminantes Entzündungsfieber, wenn eine Lokalisation oder Exsudati-

on beginnt oder es schon dazu gekommen ist[13]; Husten, kongestive Kopfschmerzen[25]; Pleuro-Pneumonie[123]; Pneumonie, wenn Acon die Ruhelosigkeit und die Angst zum Verschwinden gebracht hat[39]; Fieber, wenn Acon indiziert scheint, aber versagt[16]; Pneumonie, wenn die Hepatisation begonnen hat[16]; kruppartige Pneumonie[95]; Pneumonie, wenn die Hepatisation beginnt und das hohe Fieber[56], die Ruhelosigkeit überwunden sind[13]; akute Perikarditis[54]; Perikarditis[126] im ersten oder zweiten Stadium oder mit heftigem Verlauf, wenn die Exsudation eingesetzt hat[44]; wenn der Erguss weiterhin besteht, nachdem Acon oder Verat-v angewendet wurden, um bei Perikarditis mit entzündlicher Läsion den Kreislauf zu beruhigen[50]; Endokarditis, wenn sich gichtisch-rheumatische Exsudationen an Endokard und Klappen vermuten lassen, auch Colch[192]; akute Entzündungen[36]; Entzündung der Schleimhäute der Atemwege, des Larynx, des Lungenparenchyms[158]; Halsentzündung mit einem stechenden Gefühl beim Schlucken, Druck, Schwellung und Trockenheit im hinteren Hals, Rachen, Mund, trockener Husten, Verstopfung[50]; akute Entzündung der Ovarien, nachdem die heftigeren Entzündungssymptome überwunden sind[13]; akuter Katarrh der Nase, wenn die Nase trocken und verstopft bleibt und ein Kopfschmerz über der Nasenwurzel weiter besteht, der bei Bewegung schlimmer wird[48]; akute Brusterkrankungen, wenn die Hepatisation begonnen hat[56]; Fieber, wenn Exsudation oder typhoide Symptome überwiegen[17]; Husten[25]; Ischias[66]; Masern[6]; Masern, wenn die Ruhelosigkeit einem Bedürfnis nach Ruhe, Trockenheit des Mundes und dem charakteristischen Durst Platz macht[80]; Hyperämie, die Kongestion oder sogar der Frost, der einem Entzündungsfieber vorangeht, nachdem Acon versagt hat[16]), **Cact** (Akute Angina pectoris mit Acon-Symptomen, wenn sich der Patient beim ersten Anfall unter Acon erholt, es jedoch beim zweiten oder bei späteren Anfällen keinen Effekt mehr hat[51]), **Calc**, **Calc-i[20]**, **Cann-s** (Gonorrhoe, wenn sich die Erkrankung lokalisiert hat, angezeigt durch eitrigen Ausfluß[14]; Schmerzen und Brennen beim Wasserlassen und schmerzhaft geschwollener Penis[16]; Gonorrhoe, unmittelbar am Anfang indiziert erscheint[39]), **Canth** (Zystische Erkrankungen der Nieren[16]; Gonorrhoe, wenn die heftige Entzündung durch Acon beseitigt ist[101]), **Caust** (Paralyse nach dem Einwirken trocken-kalter Winde[16,38]; Paralyse, wenn sie chronisch wird und nicht auf Acon weicht[1,25]), **Cham** (Dysenterie[33]; Krupp, nach dem Versagen von Acon[39]), **Chin** (Verzögerte Rekonvaleszenz nach Cholera[54]), **Chin-s[192]** (Rheumatisches Fieber: bessern sich das Fieber und die entzündlichen Gelenkschmerzen nicht bald, dann muß Chin-s folgen, die Gelenke sind schon rot und geschwollen und sehr empfindlich[192]); **Chin-sal** (Sehr hohes akutes rheumatisches Fieber, wenn Acon versagt[95]), **Cina** (Aphonie nach dem Versagen von Acon[56]; Aphonie, nach Kälteeinwirkung, wenn Acon versagt[1,25]), **Cocc** (Endokarditis mit Furchtsamkeit[12,33], qualvolle Angst in der Herzgegend[33]), **Coff** (Konvulsionen im Wochenbett bei sensiblen Personen nach Schreck, wenn Acon versagt[74]; Synkope bei sensiblen Personen, durch Schreck verursacht, wenn Acon versagt[33,74]; wenn die Erholung nach zu großen oder zu starken Dosen verzögert ist, bringt Coff oder Nux-v die Sache oft in Ordnung[39]; Hahnemann gab bei einer Epidemie von Purpura miliaris Coff 6X nach einer Einzeldosis Acon[124]), **Colch** (Rheuma, welches das Perikard befällt, im zweiten Stadium der Exsudation[44]), **Coloc** (Ischias[66]), **Cop** (Rheuma, besonders gonorrhoisch[62]; Gonorrhoe, wenn die schwere Entzündung durch den Gebrauch von Acon gelindert wurde[3]), **Crat** (Bei einem Fall mit Zeichen der Herzhypertrophie .... während gymnastischer Übungen .... wurde plötzlich gewarnt, als ob etwas ‚nachgegeben' hätte, mußte sich zur Erleichterung ins Bett legen .... die Atmung war erschwert und unregelmäßig und die Herzaktion war übertrieben und unregelmäßig .... präkordiales Pulsieren .... mit einem beträchtlichen blasenden Mitralis-Systolikum und der entsprechenden diastolischen Verstärkung .... auch Zeichen einer beachtenswerten pulmonalen Stauung und Schmerzen in der Brustregion .... Acon 3X wurde gegeben bis er etwas gelindert war .... Crat, fünf Tropfen der Tinktur wurden dann mit bewerkenswertem Erfolg gegeben[134], **Cupr** (Masern, livide Verfärbung oder pneumonische meningitische Manifestationen[46], **Dig** (Perikarditis, niedrige Temperatur, während die Atmung zunimmt[33]), **Dol** (Zahnungsbeschwerden mit Fiebersymptomen[13,26] immer eine Dosis Acon vor Dol geben, wenn diese Vorsichtsmaßnahme nicht beachtet wurde, folgten Konvulsionen[13,25], **Dulc** (Entzündliche Diarrhoe in feuchtem Wetter[26,103]; Diarrhoe oder Dysenterie[121]), **Eucal** (Katarrhalische Erkrankungen, wenn Acon die Virulenz des Akutstadiums teilweise gelindert hat, aber den Fortgang der Erkrankung nicht aufhält[134]), **Euph** (Viel Niesreiz ohne wirkliches Niesen[44], ***Ferr-p*** (Zystitis bei Kindern, wenn die akuten Symptome weichen oder wenn Acon in der Klärung des Falles völlig versagt[128]; Pneumonie, besonders bei Kindern, wenn die starken Akutsymptome von Acon verschwunden sind[127]; Akute anteriore Poliomyelitis, wenn Acon nicht bessert[44] – auch Zinc[44], Zinc-cy[44]; akutes Rheuma bei Kindern[80]; akute Fälle[66]; Masern[66] Meningitis, besonders bei Kindern, wenn sich der Fall mit Frost ankündigt, schnell gefolgt von Fieber, intensivem Durst und Ruhelosigkeit, Haut heiß und trocken, wirft den Kopf hin und her, rollt den Kopf, schreit wie vor Schmerzen, Gesicht rot, Augen entzündet, intensive Hitze der Stirn, wenn diese Symptome unter Acon nicht sofort gelindert werden, besonders wenn die Temperatur nicht höher ist als 38,9 und 39,5 °C[127]; Appendizitis, wenn Acon den Entzündungsprozeß nicht aufhält[161]), **Gels** (Masern[148]; sthenisches oder nur Entzündungsfieber, wenn eine Lokalisation, ein Hautausschlag oder Exsudation beginnt oder es schon dazu gekommen ist[33]; akute anteriore Poliomyelitis, wenn die Entzündung sich lokalisiert und die Lähmung beginnt[83] – auch Bell[83]), **Glon** (Menses unterdrückt durch Kälte oder Emotionen[26]), **HEP** (Konjunktivitis[14]; akute Entzündung von Larynx und Trachea[126]; Krupp[16,25,56,48,86]; wenn das Kind nach Mitternacht mit einem Husten erwacht, der noch den kruppartigen Klang hat aber durch Schleimbildung im Larynx lockerer geworden ist[17], oder schlimmer im späteren Teil der Nacht oder morgens[48], die Atemzüge sind giemend und rasselnd und jede geringe Kälteeinwirkung, selbst auf Hand oder Arm erneuert den Paroxysmus[17]; Atemwegserkrankungen[19]; Krupp, nachdem die Heilung mit Acon begonnen wurde[138]; Krupp, wenn Acon offensichtlich geholfen hat, aber der Krupp am nächsten Morgen wiederkommt, oder er kommt am nächsten Abend wieder, mit Rasseln[30]; akute Laryngitis[126]; trockener, giemender, quälender Husten bei Kindern, wenn die Hustenanfälle früh abends beginnen mit trockener Brust, Acon für eine gewisse Zeit lindert, aber die Wirkung nicht anhält[51]; Erkältung[15]; Schnupfen,

wenn die Absonderung dick und gelb wird, Nase rot, geschwollen und schmerzhaft, nasale Atemwege empfindlich gegen eingeatmete Luft, Nasenlöcher wund und ulzeriert[17], **Hyper** (Bei Wunden, wenn Acon und Arn vorher im Wechsel gegeben wurden, Hyper heilt[1]; Rückenmarkserschütterung[66]), **Ign** (Opfer von Vergewaltigung – auch Aur, Anac, Bell, Gels, Ph-ac, Plat, Staph, Stram[50]), **Ill** (Hämoptysis[12]), **Iod** (Membranöser Krupp[2,39,138], nachdem Acon die Ruhelosigkeit und Angst erleichtert hat, aber nicht den Husten[13,76] – der Patient ist noch trocken und heiß und der Husten ist noch kruppartig oder dem Patienten geht es nicht besser unter Acon[76], es ist jedoch selten nützlich, wenn der Patient stark schwitzt; hyperämisches Stadium der Entzündung der Thoraxorgane, nachdem der exsudative Prozeß begonnen hat[2]; Pneumonie, nachdem das Acon-Stadium durchschritten ist, obwohl das Fieber noch hoch ist und die Hepatisation stattgefunden hat, aber anders als Bry hat es nicht die scharfen schneidenden Schmerzen, und anstelle von Schweiß ist die Haut trocken[76]; frühes Stadium der membranösen Laryngitis mit Fieber, trockener Haut und trockenem Husten[14], **Ip** (Gastrische Zustände nach Lungenerkrankungen[22,25]; Cholera infantum[22]; einfacher Scharlach mit Übelkeit und Erbrechen[85]; Bronchopneumonie[16]), **Jac** (Akute Pharyngitis mit starker Dysphagie, wenn Acon indiziert scheint, aber versagt[24]), **Kali-bi** (Katarrh, der den ganzen Atemtrakt befällt[14]; Laryngitis[145]), **Kali-br** (Krupp[12]), **Kali-c** (Gallenkolik, wenn die akuten Symptome weichen[61]), **Kali-i** (Fieberhafte Erkältungen[50]), **Kali-n** (Dysenterie[13]; wenn Acon die schneidenden Schmerzen nicht lindert, großer Durst und kalte Hände und Füße[13]), **Kalm** (Neuralgie der Augen, wenn Acon versagt[25]), **Led** (Wespenstiche[50]), **MERC** (Kongestionen und entzündliche Schwellungen, Durchfall, Cholera infantum, wenn warme Tage von kalten Nächten gefolgt werden[17]; akute Fälle[66]; feuchte Gangrän, wenn Acon nicht heilt und Eiterung droht[15]; Dysenterie[14,25]; Dysenterie, besonders wenn warme Tage von kalten Nächten gefolgt werden, auch wenn Acon versagt[16]; erstes Stadium von akuter Dysenterie, nachdem das Fieber durch Acon behoben wurde[138]; sthenisches oder nur Entzündungsfieber, wenn es zu einer Lokalisation, einem Hautausschlag oder Exsudation gekommen ist[13]; Pneumonie, nachdem die Exsudation stattgefunden hat[13]; Dysenterie, wenn Tenesmus sogar auch dem Stuhl anhält[16]), **Merc-c** (Akute Nephritis, wenn Acon die Schwere der Erkrankung gemindert hat[54]; Dysenterie[103]), **Mill**[145] (Blutungen[34]; Hämoptysis, bei beginnender Phthisis[25]), **Naja** (Akute Herzschwäche[44]), **Nat-s** (Gehirnerschütterung[66]), **Nit-ac** (Gonorrhoische Ophthalmie[22]), **Nux-v** (Kongestive Kopfschmerzen[22,138]; wenn die Erholung von zu vielen oder zu starken Dosen verzögert ist, bringt Nux-v oder Coff die Sache oft in Ordnung[39]; Schnupfen[44]; akutes Stadium einer Erkältung, wenn Acon den Fall nur halb geheilt hat[48]; Halsentzündung nach Erkältungen, wenn Acon das hohe Entzündungsfieber beseitigt hat[50]; Krankheitszustand in Folge eines Wutanfalls[110] auch Bry[110], Calc, etc[110]), **OP** (Asphyxie, wenn Puls nicht wahrnehmbar bleibt und das Gesicht purpurfarben[39], Atemdepression bei Neugeborenen, nachdem Opiate während der Geburt gegeben wurden; wenn der Säugling nicht bald nach der Geburt schreit, Reaktionsmangel bei Neugeborenen[50] – Ant-t[50]; Schlaflosigkeit, Lähmung mit Urin- oder Stuhlretention[50]), ***Phos*** (Bronchitis[50]; Erkältung auf der Lunge, drohende Pneumonie, mit Engegefühl und

Beklemmung, wundes Wehtun, frostig und fiebrig, mit Angst und Ruhelosigkeit[25]; Bronchopneumonie, besonders bei Kindern[26]; Pneumonie bei Kindern[135]; Pneumonie[85], nachdem die Symptome, die Acon indizierten, verschwunden sind und der Patient einen trockenen Husten mit blutigem Schleim oder rostfarbenen Auswurf hat[13]; kruppartige Pneumonie[95]; sthenisches oder nur Entzündungsfieber, wenn es zu einer Lokalisation, einem Hautausschlag oder Exsudation gekommen ist[13]; Krupp, der zu Rückfällen neigt oder jeden Abend etwas kruppartiger wird[48]; örtliche Manifestationen pulmonaler Reizung bei Phthisis, wenn Acon in der Behebung des lokalen Zeichens versagt und ein scharfer lanzinierender Schmerz in den Lungen den Husten begleitet, Hitze in den Handflächen gegen Abend, Puls und Atmung noch beschleunigt[126]), **Plb** (Apoplex, wenn allgemeine oder teilweise Lähmung dazukommen[145]), **Puls** (Masern[16,138]; Masern mit trockenem Husten, Ohrenschmerzen[13]; Menses unterdrückt durch Kälte, gonorrhoisches Rheuma[26]; Schnupfen[44]; Harnwegsprobleme, wenn Acon nicht lindert[77]; Strangurie bei Kindern[25]; Rheuma, wenn Acon unzureichend ist[166]), **Pyrog**[50], **Rhus-t** (Lumbago[26]; sthenisches oder nur Entzündungsfieber, wenn es zu einer Lokalisation, einem Hautausschlag oder Exsudation gekommen ist[13]; Ischias[66]; Rheuma[166]), **Sabad** (Pleuritis, wenn Acon versagt[1,25,34]), **Sang** (Sthenisches oder nur Entzündungsfieber, wenn es zu einer Lokalisation, einem Hautausschlag oder Exsudation gekommen ist[13]; pulmonale Kongestion[74]), **Sep** (Trockener Husten nachts in der Schwangerschaft[74]), **Sil**, *Spig* (Gelenkrheumatismus, wenn Herzstörungen auftreten[192]; Endokarditis[13,25,14]; Perikarditis[15,126]; Endokarditis, wenn Acon im ersten Stadium versagt[44]; erstes Stadium von Perikarditis und Endokarditis, wenn die Entzündung weggeht und es zur Kontraktion kommt[50]; wenn eine akute Perikarditis bei Kindern oder Erwachsenen nach einer akuten Erkältung oder Exposition in kalter Luft anfängt, mit hohem Blutdruck und sehr hart schlagendem Herzen[50]; Perikarditis mit großer Erregung und Schmerzen, wenn Acon keine schnelle Erleichterung bringt[15,44]; Erkrankungen des Herzens und der Augen[26]), **SPONG** (Krupp[25,36,39,44,86,95], besonders nach Einwirkung trocken-kalter Winde, wenn die Einatmung hart und rauh ist[16]; kruppartiger Husten, wenn das Kind später in der Nacht erwacht, mit weniger Fieber, aber einem kruppartigen, hohlen Husten, dessen jedes Atemzug klingt wie eine Säge, die durch ein Kiefernbrett geht[17]; Krupp, wenn die Einatmung schwierig ist[16], Pseudokrupp[36], bei Kindern[15]; Husten[14,25,42], Krupp, wenn Trockenheit vorherrscht[1]; Husten trocken-hart mit sägender Atmung[16]; Krupp nachdem das Fieber verschwunden ist aber der Husten noch hart und kruppartig[76]; Krupp, wenn Acon den Zustand nur teilweise behebt und er die nächste Nacht wiederkommt oder über Mitternacht hinaus anhält[30]; akute Laryngitis[16]; Laryngitis durch trocken-kalte Winde[16]; Herzerkrankungen, wenn die Exsudation begonnen hat[30]; Herzerkrankungen, wenn die heftigen Symptome verschwunden sind[44]; Endo- und Perikarditis[44]; Masernkomplikationen, wenn der Husten trocken, hart, schmerzhaft und erstickend ist, schlimmer nachts[80]), **SULPH** (Subakute Arthritis[6]; führt oft die Behandlung eines Falles fort, der unter Acon teilweise besser wurde[144]; alle Erkrankungen der Atemwege, nachdem der Sturm des Fiebers vorbei ist und sie sich lokalisiert haben[1]; Konjunktivitis durch Fremdkörper[2,14,16,17,39] auch wenn Acon versagt[2,13,16,76]; Keratitis[16];

Pneumonie[26,48,106], und andere Akuterkrankungen[26]; Pleuritis, strangulierte Hernie[25]; um den ganzen Krankheitsprozeß bei einer Pneumonie zu verkürzen, nachdem Acon die kongestiven oder aktiven Entzündungssymptome beseitigt hat, Sulph verhindert die Hepatisation und fördert die Absorption[48,134]; Fieber, wenn die Haut trocken, heiß und ohne Schweiß ist[14]; kontinuierliches Fieber, wenn es auf Acon nicht weicht[16]; remittierende oder kontinuierliche Fieber, wenn die Haut trocken und heiß bleibt, die Ruhelosigkeit und Furcht etwas gemindert ist, aber kein Schweiß Erleichterung bringt, die Temperatur Tag für Tag hoch bleibt und keine Reaktion erfolgt[17]; Peritonitis, Wurmleiden; Pleuritis[14] akut[14], plastische Form[56]; Dysenterie, wenn Acon die Akutsymptome beseitigt hat[138], wenn der Tenesmus aufgehört hat, aber noch immer Blut ausgeschieden wird[103]; entzündliche Dysenterie[14]; akute Entzündungszustände[1]; Lähmung, wenn Acon versagt[16]; akuter Katarrh der Nase, wenn Acon sich als wirkungslos erwiesen hat[17]; Mißbrauch von Acon[9,12]; Migräne mit heftigem stechenden, bohrenden Schmerz über dem linken Auge, mit Übelkeit und Erbrechen, schlimmer durch Erschütterung[67]; der Wirkungskreis von Sulph beginnt da, wo Acon endet[50]), **Sul-ac** (Gehirnerschütterung[66]), **Ter** (Nephritis mit einer hochgradige Entzündung gelindert hat[54]), **Tub** (Erkältungsanfälligkeit bei Kälteeinwirkung mit einer familliären Vorgeschichte von Schwindsucht[48]), **Verat**, **Verat-v** (Scharlachfieber, besonders bei Kindern[127]; ersetzt Acon häufig, wenn letzteres für Fieber- und Rheumasymptome gegeben wurde und der Entzündungsprozeß trotzdem auf das Herz übergreift[44]; pulmonale Stauung, die bei Lungenphthisis, nachdem Acon nur teilweise Besserung bewirkte, zu einer Entzündung der Lunge wird[126]), **Visc** (akutes Rheuma[12])

Feindlich:

Acet-ac[50], Pflanzliche Säuren[9,26,32], Kaffee[9], Limonade[9], Säuren und saures Obst schränken seine Wirkung ein[9], Wein[9]
Sollte bei entzündlichen Zuständen nicht mit **Bell** im Wechsel gegeben werden[138]

Antidote:

ACET-AC, **Ant-c** (weiß belegte Zunge[9]), **BELL**, *Berb*, **Bry**, **Cact** (Vergiftungen mit Acon, die den Herzmuskel schädigen[66]), **Camph**[42,2], **Cham**, **Cimic**[25,31], **Cit** (Diurese[25]), *Coff*, *Dig*[2], **Nux-v** (Zu viele und zu starke Dosen[39]), **PAR**, **Petr**[25,31], **Sep**[25,31], **SULPH** (Lähmung[16] durch Überdosierung von Acon[16]; Mißbrauch von Acon[8,13,25,103]), **Verat** Essig[13,50], Alkohol[12], **WEIN**
Bei großen Dosen[44]: freies Erbrechen durch Emetika[13]; Pflanzliche Säuren[13]; Kaffee[44]

Kollateralmittel:

Aconin (Schweregefühl wie von Blei, kribbelndes Gefühl), **Acon-c** (Ameisenlaufen an Zunge, Lippen und Gesicht), **Agar** (Große Angst vor Krebs; Angst vor einer ernsten Krankheit, die durch nichts beseitigt werden kann, auch nicht nach ausgiebigen Laboruntersuchungen), **Agro** (Fieber und Entzündung, auch Verstauchung), **Ambr** (Musik macht sie traurig), **Apis** (Urinretention bei Neugeborenen; Enzephalitis – Bell, Gels, Rhus-t, Sulph), **Arg-n** (vielfältige Ängste[106]; sagt die Todesstunde voraus – Agn), **Arn** (Hypertonie bei plethorischen Patienten – Aur, Visc; Neugeborenenmittel: Acon, Carb-v, Chin, Cupr, Dig, Laur, Op),

Ars (Furcht vor Herzinfarkt, Apoplex – auch Arn; Furcht bei AIDS-Patienten – *Acon*, *Gels*, *Ign*), **Bell** (Entzündungsfieber beginnt plötzlich), **Benz-ac** (Harnretention bei Kleinkindern), **Berb**, **Bism** (Furcht vor dem Alleinsein während Schmerzen[87]), **Bov** (Gelbsucht der Neugeborenen), **Bry** (Furcht vor Armut – Bell: Furcht vor Hunden; Phos: Furcht vor Gewitter – Ars, Arg-n: Furcht vor dem Alleinsein), **Cact** (Herzhypertrophie mit Kribbeln in den Fingern; Schreien vor Schmerz bei Angina pectoris – Bell, Cham, Coff), **Calad** (Furcht vor dem eigenen Schatten), **Calc** (Schmerz den linken Arm herunter – auch Kalm, Tab; nervöse Symptome in Kombination mit vagen Befürchtungen, Furcht, alleine gelassen zu werden), **Calc-f** (Grundlose Furcht vor finanziellem Verlust), **Cann-i** (Lähmung mit Kribbeln im betroffenen Teil – auch Staph), **Canth**, **Caps** (Viele Symptome werden von Kälteschauer begleitet – Puls: Schmerzen begleitet von Frost), **Carc** (Intensive Furcht, mit oder ohne irgendeinen Grund), **Caust** (Kaltes, trockenes und frostiges Wetter verschlimmert – Acon, Hep, Kali-c), **Cham** (Ohrenschmerzen, eine Wange rot, die andere blaß – auch Ip), *Coff* (Intensiver Schmerz und Schlaflosigkeit – auch Cham), **Dig**, **Ferr-p** (asthenisches Fieber), **Gels** (Linksventrikuläre Dilatation[99]), **Ham** (Blutende Hämorrhoiden), **Helo** (Gefühl von eisiger Kälte – Agar; Senkungsgefühl – Sep), **Hep**, **Ign** (Krämpfe bei Kindern durch Schreck), **Ind** (Brennende Kopfschmerzen, als ob das Gehirn durch kochendes Wasser bewegt werde), **Influ** (Influenza), **Kali-p** (Homöopathische Tranquilizer – Arg-n, Ars, Gels) **Kalm** (Herzprobleme mit Taubheitsgefühl und Kribbeln – Rhus-t), **Glon**, **Hyos**, *Lat-m* (Akute Notfälle chirurgischer Art oder kreislaufbedingt), **Lyc**, **Merc** (Icterus neonatorum; Durchfall mit Fieber – Acon, Ant-c, Bapt, Merc-c), **Nat-m** (Furcht vor Luftangriffen), **Nux-v** (Schwindel schlimmer beim Aufstehen), **Mill** (Hämoptysis), **Op** (Folgen von Schreck; was Acon für die unmittelbaren Folgen von Schreck, ist Op für die mehr chronischen Folgen), **Pyrog** (Schmerz im betroffenen Teil so heftig, erlaubt es dem Patienten nicht zu stehen, sitzen oder liegen), **Rhus-t** (Sportlerherz), **Sacch** (Furcht, verlassen zu werden; bei Kindern: von der Mutter getrennt zu werden), **Sil** (Konvulsionen bei Vollmond), **Spong** (Krupp – Brom), **Stann** (Alles schmeckt bitter außer Wasser), **Stram** (Furcht, ermordet zu werden, vor plötzlichem Tod, den Kopf ins Wasser zu tauchen, beim Duschen des Kopfes; schlimme Folgen von Schreck, wenn knapp dem Tode entronnen wurde), *Sulph*, **Syph** (Bakterien- und Ansteckungsphobie; Furcht vor AIDS – auch Ars, Calc, Sulph; Hypertonie – Nux-v, Puls, Thuj), **Thyr** (Gelbsucht bei Neugeborenen mit schwallartigem Erbrechen), *Verat*, **Verat-v** (Fieberzustände mit rotem, heißem Gesicht, welches beim Aufsitzen blaß wird)

Actaea spicata

Speisen, die man meiden sollte:
Bier[31]

Komplementärmittel:
Arn[147], Caul[8.185], Coloc[8.185], Nat-s[147], Sabin[8.185], Stict[8.185], Viol-o[8.185]

Folgemittel: –

Feindlich: –

Antidote: –

Kollateralmittel:
Am-p (Gichtknoten, besonders bei Übergewichtigen), **Arn**, **Bry**, *Caul* (Rheuma der kleinen Gelenke mit Entzündungen, besonders bei Frauen), *Cimic*, **Clem**, **Guaj**, *Led*, *Lith-c* (Schmerzen in den kleinen Gelenken), **Lyc**, **Rhus-t**, **Sal-ac**, **Stict**

Adonis vernalis

Seitenbeziehung:
l[44]

Bemerkungen:
Dig ein nahes Analogon[9]

Ist ein hervorragender Ersatz für Dig und kumuliert nicht in der Wirkung[9].

Komplementärmittel: –

Folgemittel: –

Feindlich: –

Antidote: –

Kollateralmittel:
Am-c (Rechtes Herz, Dyspnoe, Ödeme – Kali-c), **Arn**, **Ars** (Dyspnoe, Angst, Schwäche), **Aspid**, **Bufo**, **Conv**, *Crat*, DIG, **Kalm**, **Naja**, **Phos**, **Squil**, **Spig**, *Stroph-h*

Adrenalinum

Bemerkungen:
Niedrige Potenzen müssen bei Arteriosklerose vermieden werden[44].

Komplementärmittel: –

Folgemittel: –

Feindlich: –

Antidote:
Am-c[63], *Ars*[54], *Dig* (Auch für Vergiftungserscheinungen durch große Dosen[111], wie auch Cact[111], Crat[111])

Kollateralmittel: –

Aesculus glabra

Komplementärmittel: –

Folgemittel: –

Feindlich: –

Antidote: –

Kollateralmittel:
Aloe, Coll, Ign, Nux-v

Aesculus hippocastanum

Miasma:
Syc[50]

Seitenbeziehung:
u, r

Wirkdauer:
30 Tage

Bemerkungen:
Bei Hämorrhoiden wird dem Patienten verboten zu defäkieren, bis er es nicht mehr länger aushalten kann. Der Grund ist, daß die Patienten oft die Gewohnheit haben, zum Stuhl zu pressen wie eine schwangere Frau bei den Wehen, und daß der Druck von oben mehr Schaden anrichtet, als der Arzt beheben kann[124].

Speisen, die man meiden sollte:
Tee

Komplementärmittel:
Arn[44], Calc-f[44], Carb-v[8,147,185], Coll[8], Ham[44], Lach[8,145,185], Mur-ac[8,145,185], Sulph[66,147]

Folgemittel:
Coll (Hämorrhoiden mit Verstopfung, wenn Aesc versagt[26,50])

Feindlich:
Nux-v[143]

Antidote:
Nux-v (Hämorrhoidalsymptome[12,25]), Sulph[44]

Kollateralmittel:
Aesc-g (Sehr schmerzhafte, dunkel-purpurfarbene äußere Hämorrhoiden mit Verstopfung, Schwindel und portaler Stauung), ALOE, Arist-cl, Bapt, Bell, Bry, Calc-f (Venen – Fl-ac, Ham), Carb-v, Card-m (Brachialgia paraesthetica – Puls, Meli), COLL (Gefühl, als ob das Rektum voll mit scharfen Holzsplittern wäre; warme Anwendungen bessern), Fl-ac, Ham (Harnblase, Hämorrhoiden; Varizen auch Arist-cl, Puls, Fl-ac), Lach (Chronische Thrombophlebitis – Arist-cl, Puls, Vip), Lyc (Warm Baden bessert), Mag-f, Mur-ac, Myrc, Neg (Blutandrang zum Rektum, Hämorrhoiden mit starken Schmerzen), Nit-ac, NUX-V (Rückenschmerzen mit Hämorrhoiden), Paeon (Extrem schmerzhafte Hämorrhoiden – Ars, Kali-c), Phyt (Trockener Hals, mehr bei Akutfällen), Podo, Puls, Rhus-t, SULPH (Schwache Wirbelsäule), Vip

Aethiops mineralis

Miasma:
Syp[4]

Komplementärmittel: –

Folgemittel: –

Feindlich: –

Antidote: –

Kollateralmittel:
Aeth-a (Skrofulöse Hautausschläge, Drüsenschwellungen, Otorrhoe, Hornhautgeschwüre, skrofulöse Augenerkrankungen), Calc, Lach, Sil, Psor

Aethusa cynapium

Wirkdauer:
20-30 Tage

Bemerkungen:
Heftigkeit ist eines der Schlüsselsymptome der Wirkung dieses Mittels: heftige Reaktion auf Milch, heftiges Erbrechen, heftige Konvulsionen, Schmerzen, Delirium und Aggression.

Säuglinge, die ständig trinken, aber die Milch andauernd wieder von sich geben und nicht gedeihen, legen das Mittel nahe[50].

Mangel an klarer und ausreichender Krankheitsursache für den Patienten; emotionale Instabilität ist eine Besonderheit des Mittels.

Der Aethusa-Patient findet in seiner Liebe zu Tieren ein Ventil für seine Emotionen[50].

Speisen, die man meiden sollte:
Kaffee, MILCH (falls möglich), Pflanzliche Säuren[12,25]

Komplementärmittel:
CALC, **Mag-c**[143], **Sil**[39] (Muttermilcherbrechen bei Säuglingen, Erbrechen und Durchfall wann immer er Milch trinkt[39])

Folgemittel:
Asar[25,31], **Calc**[50], **Chin** (Verzögerte Rekonvaleszenz nach Cholera infantum[54]), **Psor** (Schwere Form von Cholera infantum, wenn Aeth die Heilung nicht vollendet[103], auch Sep[103], Sulph[103])

Feindlich:
Ant-c[139], **Cic**[139]

Antidote:
Camph (Wahrscheinlich[98]), **Nux-v**[50], **Op**[31], **Plb**[139], Pflanzliche Säuren[12,25]

Kollateralmittel:
Agar (Das „Studentenfutter"), **Ant-c** (Erbrechen von geronnener Milch bei Kleinkindern, aber ohne Schläfrigkeit und Erschöpfung; Verdauungsstörungen bei kleinen Kindern, weigern sich danach, zu trinken – Gegenteil zu Aeth), **Ant-t**, **Apis** (Das Hausmädchen läßt die Teller oft fallen und zerbricht sie), **Arg-n** (Prüfungsangst), **Ars**, **Asar**, **Bar-c** (Kinder, die langsam begreifen), **Bell** (Konvulsionen mit rotem Gesicht – Glon), **Bism** (Echte Cholera infantum, wenn die Erkrankung plötzlich beginnt und der Körper warm bleibt), **Cadm-s**, **CALC** (Kinder verlieren das Interesse am Lernen; Erbrechen von geronnener Milch bei Kleinkindern), **Calc-p**, **Carc** (Liebt Tiere, aber nicht so mitfühlend mit Menschen), **Cic** (Konvulsionen mit starrenden Augen – Ign, Stram), **Con**, **Cupr**, **Grat**, **Gamb**, **Ip** (Übelkeit vor den Mahlzeiten, mit sauberer Zunge; Neigung zu schlafen nach dem Erbrechen), **Mag-c** (Durchfall bei Kindern mit Milchunverträglichkeit; Abzehrung von Kindern mit Durchfall und Milcherbrechen – Calc), **Mand** (Hunger bald nach dem Erbrechen, aber ohne folgendes Erbrechen), **Nat-c** (Durchfall und Erbrechen durch Muttermilch – Sil), **Nat-m**, **Nat-p**, **Nux-v** (Pylorospasmus), **Op**, **Sanic** (Kurz nach dem Stillen kommt die ganze Nahrung in einem Schwall hoch und das Kind fällt in einen stuporösen Schlaf), **Sil** (Säugling kann überhaupt keine Art von Milch zu sich nehmen), **Sulph**, **Sul-ac**, **Tab**, **Thyr** (Schwallartiges Erbrechen bei Neugeborenen), **Valer** (Erbrechen von geronnener Milch bei Säuglingen), **Verat**

Agaricus muscarius

Miasma:
Pso[4], *Syc*, Tub[4,56,140]

Temperament:
CHOLER[15], Phleg, Sang

Seitenbeziehung:
u, *l*[8,9], R[8,9], L ↘ R, l ↗ r[44], wechselnde Seiten

Wirkdauer:
40 Tage
mehr als 40 Tage[187]

Bemerkungen:
Steht zwischen Stram und Lach[16].

Zinc, Ign und Agar bilden das Trio für allgemeine Zuckungen[50].

Speisen, die man meiden sollte:
Alkohol [9], *Kaffee*[8], *Kalte Getränke*

Speisen, zu denen man raten sollte:
Scharfe Speisen[7]

Komplementärmittel:
Calc[8,185]

Folgemittel:
Ars, **Bell**[77], **Calc**, **Cupr** (Chorea[26]; Rheuma[62]), **Dros** (Morbus Paget der Tibia mit schrecklichen Schmerzen, wenn Agar versagt, obwohl es indiziert erschien[56]), **Kali-c** (Angina pectoris, wenn Agar seinen günstigen Einfluß zu verlieren scheint[40]), **Meny** (Tics[143]), **Merc**, **Op**, **Puls**, **Rhus-t**, **Sil**, **Tarent** (Typhus mit Rollen des Kopfes[12], auch Symptome drohender Imbezillität[16]; bei einem Fall von Typhus in dem das Mädchen den Kopf hin und herrollte und in ihr Nachthemd biß, nach einiger Besserung unter Agar[16]), **Tub**, **Valer** (Nervöse Leiden, wenn Agar versagt[145])

Feindlich:
Bell[2,66]

Antidote:
Absin[9], **Atro** (Vergiftungssymptome[44]), **Bell**[44], *Calc* (Eisige Kälte[12]), *Camph*, **Coff**, **Nit-ac**[98], **PULS**, *Rhus-t* (Rückenschmerzen schlimmer nachts[12])
Weinbrand, *Wein*, Fett oder Öl[12,31] (Magensymptome[12]), Kohle[12,31]
Alkohol[7]

Kollateralmittel:
Abrot, **Agar-em** (Heftiger Schwindel, alle Symptome besser durch Kälte), **Aloe**, **Alum** (Neigung, beim Gehen kurze beschleunigte Schritte zu machen; Multiple Sklerose – Aran-ix, Sec, Zinc), **Aran-sc** (Zucken des Unterlides), **Ars**, **Bar-c** (Kind lernt spät laufen und sprechen – Aster, Calc, Caust, Calc-p), **Bell**, **Benz-ac** (Rollen des Augapfels in der vertikalen Achse), **Calc** (Spätes Laufenlernen durch Schwäche der Beine), **Calc-f**, **Cann-i**, **Chin**, **Cic** (Zucken einzelner Muskelgruppen – Ign, Zinc), **Cimic** (Nervöse Leiden mit Reflexstörungen des Herzens), **Cupr**, **Gels** (konvulsiver Tic – Hyos, Zinc), **Ham** (bläuliche Frostbeulen), **Hyos**, **Iod**, **Kali-p**, **Muscin**, **Lach** (Rote Nasenspitze bei Trinkern; Wirbelsäule berührungsempfindlich), **Med**, **Mygal** (Chorea – Tarent, Zinc), **Nat-c**, **Nat-m** (Kind lernt spät sprechen – Calc, Phos), **Nux-v**, **Op**, **Phos** (Schlimmer bei Anwesenheit Fremder), *Phys*, **Puls**, **Rhus-t** (Diagonale Symptome: links oben, rechts unten – Led, Tarax), **Rhus-v** (Frostbeulen), **Sec** (Nächtliche Brachialgia paraesthetica), **Sep**, **Sil** (Erschöpft nach Koitus, er braucht eine Woche oder zehn Tage, um sich zu erholen), **Staph**, **Stram**, **Tam** (Frostbeulen und Sommersprossen), **Tarant**, *Tub*, **Zinc** (Chorea; kann die Beine nicht still halten; fehlende neuromuskuläre Koordination)

Agave americana

Komplementärmittel: –

Folgemittel: –

Feindlich: –

Antidote: –

Kollateralmittel:
Am-c, Anh, Canth, Lach, Lyss, Merc

Agnus castus

Miasma:
Syc[50]

Temperament:
Melan[15]

Seitenbeziehung:
u, l[8], r, l ↗ r[44]

Wirkdauer:
8-14 Tage[187]

Bemerkungen:
Kontraindiziert bei malignen Gewächsen, Prostatakarzinom und Mammakarzinom bei Männern[66].

Speisen, die man meiden sollte:
Fett[8], Warme Speisen[8]

Speisen, zu denen man raten sollte:
Kalte Speisen[8]

Komplementärmittel:
Calad (Sexuelle Schwäche[145] – auch Sel[145])

Folgemittel:
Ars, Bry, Calad[1,34] (Schwäche der Sexualorgane und Impotenz[1,34]; sexuelle Schwäche nach Exzessen[15]), Ign, Lyc, Puls, Sel (Schwäche der Sexualorgane und Impotenz[1,25,34]), Sulph[77]

Feindlich: –

Antidote:
Camph, Nat-m (Kopfschmerzen[12,25]), Nux-v, Rhus-t[139] Starke Lösung von Tafelsalz in Wasser[12,25]

Kollateralmittel:
Arist-cl (Sekundäre Amenorrhoe – Puls), Bry, Calad (Impotenz, kalte Genitalien), Cob (Impotenz – Dam, Lyc), Con, Dam, Galg-off, Gels, Gins (Sexuelle Neurasthenie –

Con, Staph, Pic-ac), Lyc (Kälte der Geschlechtsteile und Kleinheit der Sexualorgane – Agn, Sulph), Nuph, Nux-v, Olnd, Phos, Ph-ac, Pic-ac, Puls, Sel, Staph, Sulph, Trib (Aspermie)

Agraphis nutans

Interkurrente Mittel:
Tub-k (Adenoide Vegetationen[95])

Komplementärmittel: –

Folgemittel:
Sul-i (Adenoide mit vergrößerten Tonsillen[9])

Feindlich: –

Antidote: –

Kollateralmittel:
Calc-i (Adenoide und Tonsillenhypertrophie – Mag-i, Bar-i, Gonot), Calc-p (Adenoide und vergrößerte Tonsillen, schlimmer mit jeder Erkältung), Hep, Hydr, Luff, Sul-i

Ailanthus glandulosa

Miasma:
Syp[50]

Komplementärmittel: –

Folgemittel:
Diph, Echin (Maligner Scharlach, wenn (Ail und) assoziierte Mittel keine günstige Reaktion hervorrufen[36])

Feindlich: –

Antidote:
Aloe[145] (Dumpfer Kopfschmerz[25]), Nux-v[145] (Allgemeine Wirkungen[25]), RHUS-T[145] (Kopfschmerzen und Erysipel im Gesicht[25])
Alkohol, Bourbon Whisky[25,31]

Kollateralmittel:
Aloe, Am-c, Anac, Arn, Arum-t, BAPT, Bry (Masern, wenn das Exanthem nicht herauskommt), Echi (Septische Zustände – Lach, Pyrog), Feldsp (Infektiöse Mononukleose), Gels, Hydr, Hyos, Lac-c, Lach, Mur-ac, Phyt, Ptel, Pyrog (Diskrepanz zwischen Pulsfrequenz und Temperatur – auch Zinc), RHUS-T (Erysipel – Apis), Stram

Aletris farinosa

Bemerkungen:
Das China der weiblichen Genitalien[13].

Speisen, die man meiden sollte:
Fett[44]

Komplementärmittel:
Helon[143]

Folgemittel: –

Feindlich: –

Antidote: –

Kollateralmittel:
Caul, **CHIN** (Schwäche nach Blutverlust, nach der Geburt; frühe, reichliche, erschöpfende Menses), **Cimic**, **Ferr**, **Frax**, *Helon* (Tonikum für den Uterus und Drainagemittel für die weiblichen Geschlechtsorgane), **Hydr**, **Kali-c**, **Plat**, **Puls**, **Sabin**, **Sel**, *Senec*, **Sep** (Herabdrängendes Gefühl in der Gebärmutter – Lil-t, Tril; Depression bei Patienten, die anhaltende Übelkeit und Erbrechen haben, mit Anorexie und Verstopfung)

Alfalfa

Bemerkungen:
Es enthält Östrogen, deshalb sollte es bei Frauen nicht zu lange gegeben werden, es könnte zu Infertilität führen[131].

Komplementärmittel: –

Folgemittel: –

Feindlich–

Antidote: –

Kollateralmittel:
Agn, Ars, *Aven*, Chin, Chin-a, Galeg, Hydr, Kali-p, Ph-ac

Allium cepa

Seitenbeziehung:
/, l nach r[8]

Wirkdauer:
1 Tag

Speisen, die man meiden sollte:
Kaffee, Pfirsiche[9], Rohe Zwiebeln[50], Salat[8], Warme Speisen

Komplementärmittel:
Euphr[104], **PHOS**[145] (Das chronische All-c[32]; Heufieber[50] – auch Puls[50], Thuj[50]), **PULS**, **Sars**, **Sulph**[139], **Ther**[185], *Thuj*

Folgemittel:
Ars (Nervöse Leiden der Nase[44]; Fließschnupfen, wenn All-c nicht ausreicht und die Absonderung brennender im Charakter wird[48,85]), *Calc* (Polypen[1,12,25]), *Phos* (Schnupfen[44]; wenn All-c den Katarrh in die Brust treibt[16, 32, 39,50]; Heiserkeit bis Husten beim Einatmen kalter Luft, wenn All-c versagt[130]), **Psor**[35.36], **Puls**[7], **Sars**[7], **Sang**[16.35.36], *Sil* (Polypen[1,12,25]), **Thuj**[7]

Feindlich:
All-s, *Aloe*, *Squil*

Antidote:
Arn (Zahnschmerzen[12.25]), **Ars**[139], *Cham* (Bauchschmerzen[12.25]), **Coff-t** (Atem riecht nach Zwiebeln[12.31]), **Merc-c** (Starker Schmerz mit dauernder Neigung zu schlucken, nach unterdrücktem Schnupfen), *Nux-v* (Schnupfen, periodisch, jeden August[12]), **Phos** (Wenn All-c einen einfachen Nasenkatarrh in die Brust treibt[16]), *Thuj* (Unangenehmer Mundgeruch und Durchfall nach Zwiebeln[12]), **VERAT** (Bauchschmerzen mit Verzweiflung[12.25])

Kollateralmittel:
Acon, **Agav-a** (Vitamin-C-Mangel), **Am-m** (Neuralgischer Schmerz in amputierten Stümpfen), **Aran-d**, **Ars**, **Ars-i** (Schnupfen mit reizender Absonderung), **Arum-t** (Erkältungen der Nase mit sehr scharfer Absonderung und sehr wenig Temperatur), **Arund-d** (Jucken in Augen, Nase, Ohren und Gaumen), **Bor** (Ulzerationen an den Füßen vom Reiben der Schuhe), **Brom**, **Caust**, **EUPHR** (Niesen mit Augenbeteiligung – Kali-i, Sinap, Arund-d; Schnupfen mit Tränenfluß), **Ferr-p**, **Galph** (Allergische Rhinitis), **Gels**, **Hedr** (Schnupfen besser in frischer Luft – Iod), **Hyper**, **Iod**, **Kali-i**, **Lach** (Von links nach rechts), **Merc** (Schnupfen, der die Nasenflügel wund macht; Arum-t macht beide Nasenlöcher und die Oberlippe wund, häufiger das linke Nasenloch – All-c: macht die Oberlippe wund), **Naphtin**, *Oscilloc* (Grippeähnliche Symptome), **Paeon**, **Pen** (Schnupfen mit Niesen und einem quälenden Gefühl ständiger Feuchtigkeit der Nase), **Phos** (Schwere Bronchitis, Asthma nach Unterdrückung eines Schnupfens), **Pic-ac** (Priapismus – Canth, Dios), *Puls*, **Rumx** (Heftiges Niesen mit reichlicher Absonderung, schlimmer abends und nachts, mit Kälteempfindlichkeit – All-c: besser in frischer Luft), **Sabad**, **Seneg**, **Squill**

Allium sativum

Bemerkungen:
Nach Teste gehört All-s zur Bry-Gruppe (Coloc, Dig, Ign, Lyc, Nux-v), die eine tiefe Wirkung auf Lebewesen hat, die Fleisch verzehren, und kaum eine auf Vegetarier[9], daher deren besondere Anwendung bei Fleischessern, eher als bei ausschließlichen Vegetariern[9].

Speisen, die man meiden sollte:
Kalte Speisen und Getränke[50]

Komplementärmittel:
ARS[185]

Folgemittel: –

Feindlich:
All-c, *Aloe*, *Squil*

Antidote:
All-c[147], Aloe[147], *Lyc*[25,147] (Das beste Antidot[98])

Kollateralmittel:
All-u, Aloe, Ant-c, *Bry*, *Caps*, Coloc, Dig, Kali-c, Lyc, Nat-s, Nux-v, Phel, Seneg

Aloe socotrina

Miasma:
Pso[4,50,144], Syc[144]

Temperament:
Melan[15], Phleg[1,31]

Seitenbeziehung:
l, l nach r

Wirkdauer:
30-40 Tage

Bemerkungen:
Aloe hat viele Symptome, die Sulph ähneln und ist gleich wichtig bei chronischen Erkrankungen mit abdomineller Plethora[25,120].

Das pflanzliche Sulph[36].

Wenn das Mittel bei Rektumsymptomen verschrieben wird, muß eine tiefe Potenz verwendet werden, gewöhnlich ein paar wenige Gaben … wenn sehr viele Symptome des Mittels auftreten und diese wohl definiert sind, offenbart dies den sykotischen Aspekt und eine C 200 oder 1 M ist indiziert; wenn die tiefsten und fundamentalsten Aspekt des Mittel manifest sind, d.h. sein psorischer Nukleus mit den typischen Symptomen von Depression und Verstopfung etc., ist eine 10 M, 50 M oder höhere Potenz angemessen[144].

Aloe, Ham und Puls bilden das Trio für Kreislaufstörungen, besonders Varizen[50].

Speisen, die man meiden sollte:
Austern, besonders außerhalb der Saison[50], *Bier*, Essig[13,17], *Obst*

Speisen, zu denen man raten sollte:
Kalte Getränke

Komplementärmittel:
Kali-bi (Lebersymptome mit Stichen in der Brust, wenn Aloe nur palliativ wirkt[39] – auch Sep[39], Sulph[39,185], Sul-ac[39]), **Sep**[30,185], *Sulph* (Wenn Aloe als Palliativum wirkt – auch Kali-bi, Sep, Sul-ac; Hämorrhoiden[17], besser durch kalte Anwendungen bei korpulenten Personen, die hitzeempfindlich sind[6], mit Stuhlsymptomen[17]), **Sul-ac**[17,30]

Folgemittel:
Gamb (Durchfall, der auf Aloe nicht reagiert[50]), **Kali-bi**[20], **Kali-br**, **Nux-v**[34], Sep (Wenn Aloe auf die Symptome von Leber und Abdomen nur palliativ wirkt[39] – auch Kali-bi[39], Sulph[39], Sul-ac[39]), **Sulph** (Wenn Aloe nicht gewirkt oder die Symptome nur teilweise gelindert hat[17]; ulzerierende Kolitis[50])

Feindlich:
All-c, *All-s*, Squil[76]

Antidote:
Alum (Bluterbrechen[12,25]), **Bell** (Örtliche Kongestion der Augen[25]), *Camph* (Lindert eine Zeit lang[12,13,25]), *Lyc* (Ohrenschmerzen[12,25]), *Nux-v* (Verschlimmerung der Hämorrhoidensymptome[6]; Ohrenschmerzen[12,25]), Op[9], SULPH (Wenn Aloe als Abführmittel verwendet wurde[12,39]) Essig[13,17,36], Senf, Pflanzliche Säuren[13]

Kollateralmittel:
Aesc, **Aeth-a** (Ulzerierende Kolitis), **Alco** (Kongestion der Leber mit Neigung zu Durchfall – *Chel*, Chelon, Chen, Chin, Dig, Jug-c, *Lept*, *Ric*, *Sulph*), **Ail** (Dumpfer Stirnkopfschmerz), **All-s**, *Am-m* (Hämorrhoiden umgeben von entzündeten Pusteln; abdominelle und diarrhoische Symptome), **Aps**, **Arn** (Gleichzeitige Urin- und Stuhlinkontinenz – Sanic), **Bapt**, **Bry**, **Crot-t**, *Gamb* (Durchfall), Iris, **Kali-bi**, **Lil-t**, *Lyc* (Gift von Austern in der Saison; Aloe außerhalb der Saison), **Mag-c** (Stuhldrang, aber es entweicht nur heißer Flatus, mit Erleichterung – *Caps*, Colch, Mez, Nat-ar, *Ruta*, *Spig*), **Merc** (Akute Colitis ulcerosa – Merc-c, Merc-cy, Nit-ac, Podo), **Mur-ac** (Unfreiwilliger Stuhl bei Blähungsabgang), **Nat-s**, **Nit-ac** (Hämorrhoiden – Aesc, Mur-ac, Sulph, Nux-v), **NUX-V** (Gastrische, abdominelle und uterine Beschwerden, sitzende Lebensweise), **Olnd** (Schmerzloser, unfreiwilliger Stuhl – Mandr, Ph-ac, Pyrog), **Phos**, *Podo* (Prolapsus ani – Ruta, Mur-ac), **Psor** (Ekzem schlimmer im Winter – Alum, Petrol), **Puls**, **Sec**, **Sep**, **Staphycoc** (Chronische Fälle von Dysenterie mit Blutabsetzen und schleimig-eitriger Absonderung), **SULPH** (Portalvenenstauung, Erkrankungen mit abdomineller Plethora; Durchfall mit plötzlichem Drang am frühen Morgen; Durchfall durch Bier), **Sul-ac**, **Verat** (Dumpfer Stirnkopfschmerz)

Alstonia scholaris

Komplementärmittel: –

Folgemittel: –

Feindlich: –

Antidote: –

Kollateralmittel:
Alst, **Chin** (Hinfälligkeit und chronische Dyspepsie), **Ferr-cit**, **Hydr**, **Ph-ac** (Schmerzlose Diarrhoe)

Alumen

Miasma:
Syc

Temperament:
Choler[15], *Melan*, Phleg

Seitenbeziehung:
U[31], l[50], *r*[31]

Wirkdauer:
Lange Wirkung

Speisen, die man meiden sollte:
Kalte Getränke[31], *Kalte Speisen*[31]

Komplementärmittel: –

Folgemittel:
Alum[187], Nat-m[187], Puls[187]

Feindlich:
Plb

Antidote:
Aloe[31], *Cham* (Bauchkrämpfe[12]), Ip (Übelkeit und Erbrechen[12,25]), *Nux-v*, Sulph

Kollateralmittel:
Aloe (Rektum), *Alum*, **Bry** (Trockener Stuhl – Mag-m, Nat-m), **Calc**, **Caps** (Lange Uvula), **Caust** (Lähmungsartige Zustände– Zinc), **Carb-an**, **Con**, **Ferr** (Herunterhängende Bauchdecke, prolabierter Uterus, etc.), **Ferr-i** (Leukorrhoe und Prolaps), **Graph** (trockene krustige Hautausschläge – Nat-m, Psor, Sep), **Hydr**, *Kali-bi* (Fadenziehende Absonderungen der Schleimhäute; Bronchitis – Stann), **Mag-c**, **Merc** (Prolaps von Vagina, Uterus und Rektum; Tenesmus des Rektums etc.), **Merc-c** (Brennen und Tenesmus des Rektums), **Mur-ac** (Herzflattern, Analschmerz nach dem Stuhl bei Fissuren), **Nit-ac** (Geschwüre; Rektumkarzinom, Blutungen aus allen Körperöffnungen, Blutgerinnsel aus dem Rektum bei Typhus, Tenesmus, Fissuren des Rektums), **Nux-v** (Rektumsymptome), **Op**, **Plb** (Kolik, Tenesmus des Rektums, granuläre Lider, etc; Verstopfung – Alum), **Rat** (Fissuren des Rektums), **Slag**, **Stann** (Vaginalprolaps), **Sulph** (Schmerzen durch die linke Lunge), **Sul-ac** (Blutung), **Zinc**

Alumina

Miasma:
Pso[153], Syc

Seitenbeziehung:
U, *r*, l ↘ r

Verwandte Darmnosode:
Morgan Pure

Wirkdauer:
40-60 Tage
Wirkt über Monate[30]

Bemerkungen:
Lyc ist das pflanzliche Analogon[143].

Mangel an Lebenswärme und fehlende Heilung[50].

Wann immer Juckreiz von Anus, Perineum oder Hämorrhoiden besteht, muß daran gedacht werden, Nahrungsmittel oder Getränke, die in Aluminiumgeschirr erhitzt wurden, zu vermeiden[52] … für chronisch kranke Patienten mit den charakteristischen Symptomen von Alum oder Patienten, die an allergischen Zuständen leiden, einschließlich Ekzem und Migräne oder an irgendeiner Erkrankung des Verdauungssystems, ist es ratsam, Nahrungsmittel, die in Aluminiumgeschirr gekocht wurden, zu vermeiden[52] oder Getränke aus Wasser, das in einem Aluminiumkessel erhitzt wurde. „Alufolie", wie sie fürs Kochen verwendet wird, enthält auch Aluminium, und elektrische Radiatoren mit einem Aluminium-Reflektor können bei sensiblen Patienten Symptome verursachen[52].

Das Acon der chronischen Krankheiten[1].

Cham ist als interkurrentes Mittel nützlich[25].

Als interkurrentes Mittel bei Kindern und alten Leuten mit wiederkehrenden katarrhalischen Erkrankungen[44].

Starke Dosen von Alum – auch von Plb – sollten in der Schwangerschaft vermieden werden, weil sie zu einer Fehlgeburt führen[44].

Alum paßt auf eine Konstitution, die man als psorische, heruntergekommene, schwache Konstitution bezeichnen kann, skrofulöse Konstitution mit Neigung zu Tuberkeln und katarrhalischen Affektionen[30].

Falls der Patient die Gemütssymptome von Alum und die körperlichen Symptome von Alumn hat, kann man vernünftigerweise annehmen, daß Alumn heilen wird[30].

Speisen, die man meiden sollte:
Gemüse, *Kalte Getränke*, *Kartoffeln*[31], *Milch*, *Salz*

Interkurrente Mittel:
Cham[25]

Komplementärmittel:

BRY (Magensymptome[16]; Lungentuberkulose[48]; Verstopfung, trockene Haut[143]; das Hauptkomplement[50]), **Carc**[50], **Caust**[147], *Ferr* (Chlorose[16]), **Morg**[52], **Nat-m**[106]

Folgemittel:

Arg-m, **Alum-sil** (Bei einem Fall von Multipler Sklerose[32]), **Bell** (Verstopfung, wenn Op[25], Nux-v[25], Bry[25] und Alum versagen[25]), **Bry**[1,20,77], **Carc** (Wenn Alum, obwohl scheinbar gut gewählt, versagt[52]; wenn Alum eine vorübergehende Besserung der Symptome bringt, wirkt Carc als Komplementärmittel[50]), **Fl-ac**[36], **Lach**[50], **Sep**[1], **Stann** (Bei einem Fall von Husten mit blutigem Auswurf[32]), **Sulph**[50]

Feindlich: –

Antidote:

Barium-Verbindungen[50], **BRY** (Fieber[23]), **CADM-MET** (Das umfassendste Antidot gegen Aluminiumvergiftung[50]); (Aluminiumvergiftung, besonders die subtile Form, die allmählich durch fortgesetzte Aufnahme von Nahrungsmitteln, die in Aluminiumgeschirren gekocht wurden, eintritt[50]; antidotiert Aluminiumvergiftungen[199] – Bar-c[199], Op[199], Plb[199]), **Cadm-m**[8], **Cadm-o**[50] (Chronische Folgen von Aluminiumvergiftung[199]), **Cadmium-Verbindungen**[50] **CAMPH**, **Cham**, **Chin-ar** (Blähungen durch Aluminiumvergiftung[50]), **IP**, **Jab**[8], **Plb**[36,44,50] (Einige der besonderen, von Aluminium hervorgerufenen Zustände[50] – Bar-c[50], Op[50]), **Puls**

Kollateralmittel:

Abrot (Junge Verwelkte, vorzeitig gealtert), **Alumn** (Schmerzen bei lokomotorischer Ataxie; blitzartige Schmerzen bei alten, unheilbaren Fällen von lokomotorischer Ataxie; starkes Pressen beim Stuhlgang – Chin, Nat-m, Nux-m, Nux-v, Sil), **Ambr** (Brüchige Nägel – Calc, Cast, Dios, Fl-ac, Graph, Nit-ac, Psor, Sil, Squil, Sulph, Thuj; vorzeitig gealtert – Bar-c, Plb, Sec), *Arg-n* (Lokomotorische Ataxie), **Ars** (Jucken besser durch Kratzen bis die Haut blutet – Dolch, Mez), **BAR-C** (Alte Leute – auch Con; paretische Zustände – auch *Caust*), **Bor** (Trophische Haut- und Schleimhautveränderungen), **Bry** (Verstopfung bei Kindern; Verstopfung – auch Plat), **Calc** (Wenn sich eine Infektion nicht klärt und chronisch wird – Carc, Lyc, Med, Psor, Sulph, Tub), *Calc-a* (Verstopfung bei Kindern – Alum, *Mag-m* (Zahnung), Paraf, *Sanic*, *Sil*), **Carc**, **Caust** (Kind setzt Stuhl besser im Stehen ab, Alum presst jedoch auch stark), *Cham*, **Cocc**, **Cupr**, **Cur** (Schwäche von Händen und Fingern bei Klavierspielern – auch Plb; lähmungsartige Zustände mehr der Strecker als der Beuger; Alum: sowohl Strecker als auch Beuger), **Ferr**, **Fl-ac**, *Graph* (Brüchige Nägel – Calc, Psor, Sil; trockene Haut – auch Sep, Sil, Sulph; Unfähigkeit zu schwitzen, chronische Fälle – selbst bei körperlicher Anstrengung Calc, Nat-m und besonders Plb; Blepharitis), **Hedr**, **Hell** (Langsam beim Beantworten der Fragen; Morbus Alzheimer – Nux-m, Nux-v), **Iod** (Immer in Eile, die Zeit vergeht zu langsam – auch Arg-n, Med; hilfreich bei Skrofula mit Schlankheit), **Kali-bi**, **Kali-c**, **Kreos** (Leukorrhoe reichlich wundmachend – Iod, Nit-ac, Thuj), **Lath**, *Lach*, *Lyc* (Vorzeitig gealtert – Caust), **Mandr**, *Mag-c* (Verstopfung bei Kindern während der Zahnung), **Mag-m** (Kann nur durch Pressen der Bauchmuskulatur Urin lassen), **Med** (Alles erscheint unwirk-

lich), **Merc**, **NAT-M** (Sjögren-Syndrom; Verlust der Kraft über den Musculus rectus internus; Vollmond verschlimmert – Bov (Hautausschläge), Hydr-ac (Spasmen), *Phos* (Nervosität, Kongestion), **Nat-p** (Flaschenkinder – Sil), **Nat-s** (Hat beim Anblick von Blut oder eines Messers die entsetzliche Idee, sich umzubringen – Thuj), **Nicc** (Verstopfung, sogar weicher Stuhl wird mit Schwierigkeit entleert), **Nit-ac**, **Nux-v**, **Op**, **Petr** (Hautausschläge schlimmer im Winter), **Phos**, **Plat** (Verstopfung), **PLB**, **Podo** (Verstopfung bei Flaschenkindern – Sil), **Psor**, **PULS** (Chlorosis, Ozäna), **Ruta**, **Sec** (Alte Leute); (Haar fällt am ganzen Körper aus), **Sep** (Tief und langsam wirkendes Mittel – *Iod, Lach, Sil;* Verstopfung durch Inaktivität des Rektums; trockenes Ekzem – Bar-c, Calc, Graph), **SIL**, *Sulph* (Will schmutzige Dinge, ißt die eigenen Exkremente), *Syph* (Scharfe, durchsichtige Leukorrhoe, so reichlich, daß sie bis zu den Fersen hinabläuft), **Tub** (Fleckige Nägel im allgemeinen – auch Alum, Ars; Haut trocken, rauh, aufgesprungen – Graph), **Symph** (Schmerzhafte Hernie), **Tarent-h** (Abneigung gegen rot, schwarz und grün – Alum hat nur Abneigung gegen rot), *Zinc* (Verstopfung von Säuglingen)

Ambra grisea

Miasma:
Pso[4,187]

Temperament:
Choler[15], Melan[15], PHLEG[15], Sang

Seitenbeziehung:
u, I[8,31], r nach I[8], L ↗ R

Wirkdauer:
40 Tage
3 bis 5 Wochen[187]
In chronischen Fällen wenigstens 3 Wochen[187]

Bemerkungen:
Nützlich bei Reaktionsmangel durch nervöse Schwäche[14], bei ernsten Erkrankungen[44].

Besonders passend für alte und abgemagerte Personen[187].

Man denke an dieses Mittel bei Zuständen von Überarbeitung, Sorgen um das Geschäft oder um zu Hause, geschäftlichem Mißerfolg oder Geldschwierigkeiten. Am charakteristischsten ist als Ätiologie der Tod eines Verwandten oder mehrerer Verwandter in kurzer Zeit[50].

Speisen, die man meiden sollte:
Milch, Scharfe Speisen[31], *Warme Speisen*

Speisen, zu denen man raten sollte:
Kalte Getränke[9], *Kalte Speisen*[9]

Komplementärmittel:
Nat-m[147]

Folgemittel:
Ars (Asthmatische Atmung nach unterdrückten Hautaus-
schlägen, in einem Fall[50]), **Lyc**, **Mosch**[9], **Puls**, **Sep**, **Sulph**,
Valer (Nervöse Erkrankungen, bei denen Ambr wegen
mangelnder Vitalität des Patienten versagt[145])

Feindlich:
Nux-v[147], Staph[147]

Antidote:
Camph, *Coff*, NUX-V, PULS, Sep, *Staph*

Kollateralmittel:
Agar, **Arn** (Beschwerden durch plötzliche Realisierung
eines finanziellen Verlusts), **Asaf**, **Aven** (Nervöse Erschöp-
fung von Sorgen und Kummer – Ph-ac, Ign), **Bar-c** (Die
Anwesenheit anderer verschlimmert – Nat-m), **Bov** (Blu-
tungen zwischen den Menses), **Calc** (Der Anschlag eines
Klavieres ist schmerzhaft in allen Teilen, besonders im
Kehlkopf; Ambr: Musik verschlimmert den Husten), **Carc**
(Reaktionsmittel im Alter, unter der Voraussetzung, daß
einige seiner Charakteristika vorliegen, mit dem bei alten
Leuten so häufigen Mangel an vitalen Reaktionen), *Chin-s*,
Cimic, *Con* (Zittern, schwerer Gang bei alten Leuten;
Schwindel bei alten Leuten – Bar-c; wackelnder Gang bei
alten Menschen), *Coff*, **Croc** (Empfindlich gegen Musik –
Phos, Nat-c), **Gels**, **Hyos** (Schlaflosigkeit durch geschäft-
liche Schwierigkeiten), **IGN**, *Kali-br*, **Lil-t**, **Lyc**, **MOSCH**,
Nat-c, **Naja** (Chronische nervöse Palpitationen mit Unfä-
higkeit zu sprechen; Ambr: Palpitation durch Musik),
Nat-m, *Nux-v*, **Ol-s** (Schluckauf), **Ox-ac** (Beschwerden
schlimmer beim Drandenken), **PHOS**, **Ph-ac** (Erschöpft,
bei Reaktionsmangel), *Puls*, **Rhus-t**, **Sep** (Unbehaglich in
der Gegenwart Fremder; Ambr während Stuhl; Nat-m
während Wasserlassen), **Sil** (Schleimhautsekrete grau –
Arg-m, Lyc), **Succ-ac**, *Sulph*, **Sumb**, **Valer** (Reaktions-
mangel bei nervösen Erkrankungen – Mosch), *Zinc*

Ambrosia artemisiaefolia

Komplementärmittel: –

Folgemittel: –

Feindlich: –

Antidote: –

Kollateralmittel:
Ars-i, Arund, Eucal, Sabad, Sulph

Ammi visnaga

Komplementärmittel: –

Folgemittel: –

Feindlich: –

Antidote: –

Kollateralmittel:
Ant-t, Bals-p, Bell-p, Pareir, Ruta, Seneg (Katarrh bei
alten Leuten – Ant-t)

Ammoniacum gummi

Miasma:
Pso[50]

Bemerkungen:
Steht zwischen Bell und Ruta bei Augenerkrankungen[16,39].

Komplementärmittel: –

Folgemittel: –

Feindlich: –

Antidote:
Arn, *Bry*

Kollateralmittel:
Ambr, Ant-t, Bell-p, Con, Cop, Ferr, Kali-bi, Phos,
Seneg (Kann den Schleim nicht auswerfen – Bar-m)

Ammonium benzoicum

Miasma:
Pso[50]

Komplementärmittel: –

Folgemittel: –

Feindlich: –

Antidote: –

Kollateralmittel:
Am-p (Gichtige Ablagerungen), **Benz-ac** (Gicht, Rheu-
ma), **Berb**, *Caust*, **Helon**, **Kalm** (Albuminurie – Helon,
Canth), **Lith-be**, **Lith-c**, **Nat-hchls**, **Ter**

Ammonium bromatum

Miasma:
Pso[50]

Seitenbeziehung:
/

Bemerkungen:
Therapeutisch werden die Ammoniumsalze durch Verat-v, Dig, Acon, Kälte und andere kardiale Sedativa antagonisiert. Ihre Wirkung wird begünstigt durch Hitze, Op, Iod, Valer, Asaf, Alkohol etc[16].

Komplementärmittel: –

Folgemittel:
Am-i (Husten, falls Am-br versagt[149])

Feindlich: –

Antidote: –

Kollateralmittel:
Arg-n, Arum-t (Nägelkauen), Brom, *Caust*, Hyos, Kali-c, *Paris*, Phos

Ammonium carbonicum

Miasma:
Pso[4,55], Tub[140], Syp[8]

Temperament:
Phleg, Sang[64]

Seitenbeziehung:
u, l[31], *r*, r nach l[8], l ⟋ r

Wirkdauer:
40 Tage

Bemerkungen:
Paßt am besten für dicke Menschen mit kurzen Beinen[138].

Reaktionsmangel durch Schwäche bei ernsten Leiden, Herpes, Erysipel und chronischem Ekzem, wenn die indizierten Mittel versagen[44].

Wenn ein Reaktionsmangel vorliegt und ein paar Symptome, auf die man verschreiben kann; wenn am Ende von Scharlachfieber ungenügende Reaktion vorliegt[50].

Ein gutes Mittel, um bei einer plötzlich schwächenden Erkrankung wie zerebrospinaler Meningitis die Reaktion anzuregen[56].

Wann immer man schwere Erkrankungen und Hautausschläge behandelt, die als Karbunkel oder Erysipel an die Oberfläche kommen, was nicht bessert[39].

Speisen, die man meiden sollte:
Alkohol[8], *Scharfe Speisen*[31]

Interkurrente Mittel:
Sulph (Bei Bronchopneumonie von Säuglingen und Kleinkindern, wo Tub, Ant-t oder Am-c eingesetzt wurden wegen massiver Atemnot, grober Rasselgeräusche durch die Brust und den ganzen Bronchialbaum, wenn der Fall zu einem Stillstand gekommen ist)

Komplementärmittel:
Ars (Atemwegsmanifestationen bei Urämie[157]), Caust[19, 147], Urea (Urämie – auch Uric-ac[157])

Folgemittel:
Bell, Bry[20], Calc[77], Echin (Maligner Scharlach, wenn indizierte Mittel keine günstige Reaktion hervorrufen[36]), Lach (Scharlachfieber[85]), Lyc, Nux-v (Schnupfen[44]), Phos, Plb (Urämie bei alten Leuten[157]), Puls (Schnupfen[44]), Rhus-t, Sep, Sulph, Verat (Dysmenorrhoe mit Erbrechen und Abführen[1,34])

Feindlich:
LACH

Antidote:
ARN, CAMPH, HEP, Lach[44]
Bei großen Dosen: *Pflanzliche Säuren, bestimmte Öle wie Rizinus, Leinöl, Mandelöl und Olivenöl* [13,25,31,39]

Kollateralmittel:
Am-br, Ammc (Ausgeprägtes Erstickungsgefühl bei Herzschwäche – auch Carb-v, Verat), Am-i (Drohende Lungenlähmung, Bronchiolitis und Pneumonie bei Kindern), *Am-m* (Kälte zwischen den Schulterblättern), Ant-a (Bronchopneumonie und Bronchiolitis mit Kreislaufkollaps – Ant-t, Carb-v), Ant-c (Kinder verabscheuen Waschen – Sulph), Ant-t (Schleimrasseln in der Brust mit Schläfrigkeit), Apis (Komplikationen bei Diphtherie), Apocy (Urämie mit Atemstörungen – Ars, Grind, Hell, Hydr-ac, Plb, Ser-ang, Verat-v), *Bell* (Scharlach), Benz-ac (Ganglion – Calc-f), *Calc*, Calc-f, *Camph* (Erkältungen bei Achtzigjährigen – Ant-c, Ant-t), *Carb-v* (Luftansammlung in Geweben; Kreislaufkollaps – auch Crot-h, Lach, Naja, *Verat*), *Caust* (Ungerechtigkeit und Mißbrauch von Werten in der Gesellschaft ist unerträglich; Gefühl von Ungerechtigkeit vorherrschend; Am-c hat mehr Groll), Gels (Niedriger Blutdruck bei Plethorikern – Acon), Glon, Graph (Mittel für die Prä-Urämie – Lyc: schlimmer bei Urämie. – Phos: urämische Läsionen), Hep, Ip (Husten bei Grippe), KALI-C (Schlimmer um 3 Uhr morgens; Epistaxis beim Gesichtwaschen – Arn; Nasenbluten morgens beim Bücken, um sich das Gesicht zu waschen – Am-c: beim Gesichtwaschen), LACH (Scharlach; Kreislaufschwäche bei Infektionskrankheiten und schlimmer nach dem Schlaf), Laur, Lesp-c (Antiurämisch), *Mag-c*, Med (Asthma besser beim Liegen auf dem Bauch), Merc, Mur-ac, Naja, *Phos*, Plb (interstitielle Nephritis – Plb-i), Puls (Unspezifisches Wetter oder jeglicher Wetterwechsel ver-

schlimmern – Am-c, Bell, Ip, Oscilloc), **Pyrog** (Diskrepanz zwischen Fieber und Puls), *Rhus-t*, **Samb** (Verstopfte Nase bei Kleinkindern schlimmer nachts), **Sep, Ser-ang** (Urämie – Apis, Op, Plb, Stram), **Sil, Stann, Staph, Sulph, Zinc** (Unfähigkeit, Hautausschläge zu entwickeln durch Schwäche der Lebenskraft – Ail)

Ammonium causticum

Miasma:
Pso[44]

Komplementärmittel: –

Folgemittel:
Bry[12]

Feindlich: –

Antidote:
Arg-n
Pflanzliche Säuren, Essig

Kollateralmittel:
Arum-t, Iod, Kali-caust, Lach, Phos, Samb (Trockenes Niesen), **Seneg, Spong**

Ammonium iodatum

Miasma:
Pso[44]

Komplementärmittel: –

Folgemittel:
Apat[36], Calc-f[36], Fl-ac[36], Kali-f[36], Laps[36], Mag-f[36], Nat-f[36]

Feindlich: –

Antidote: –

Kollateralmittel:
Am-t (Trockener, hackender Husten nach jeder Erkältung), **Ant-a, Ant-t** (Drohendes Lungenödem), **Ip** (Bronchiolitis bei Kindern, Bronchopneumonie – auch Phos)

Ammonium muriaticum

Miasma:
Tub[50]

Temperament:
Melan[15], *Phleg*[31]

Seitenbeziehung:
u, l[31], r[8], l ⚹ r

Verwandte Darmnosode:
Proteus (Bach)

Wirkdauer:
20-30 Tage
Mehr als 6 Wochen[187]

Bemerkungen:
Paßt für Menschen mit korpulentem Körper, aber unproportional dünnen Gliedern[145].

Speisen, die man meiden sollte:
Alkohol[31], Bittermandeln[12], Essig[13], Kartoffeln

Komplementärmittel:
All-c (Rhinitis, fließend und reizend[143]), *Ant-c*, **Coff, Merc, Nux-v**, *Phos*, *Puls*, Rhus-t, *Sanic*

Folgemittel: –

Feindlich: –

Antidote:
Camph, **Caust**[9.145], **Cham**[35.36], **COFF, HEP, NUX-V**
Bittermandeln
Antidot bei großen Dosen: Heißes Bad[25], Pflanzliche Säuren[13], Essig[13]

Kollateralmittel:
Am-c (Kreislaufkollaps), **Ant-t**, *Arg-n* (Abmagerung der unteren Gliedmaßen), *Ars*, **Bry**, *Calc*, **Carb-v, Carc, CAUST, Glon, Hep, Hydr**, *Kali-bi*, **Lyc**, *Mag-m* (Verstopfung mit bröckeligem Stuhl – auch NAT-M), *Med* (Lumboischialgie linksseitig), **Mur-ac** (Lumboischialgie – Rauw, *Xanth*), **Nit-ac, PHOS, Puls**, *Rhus-t*, **Seneg, Sep** (Eisige Kälte zwischen den Schulterblättern), **Spong**, *Sulph*

Amygdalae amarae aqua

Miasma:
Pso[50]

Komplementärmittel: –

Folgemittel: –

Feindlich: –

Antidote:
Coff, Op (Konvulsionen[12])
Kaffee (starker[12]), Kaltes Wasser über den Kopf geschütet

Kollateralmittel:
Amyg-p, Ant-t, Bell, Bry, Hyos, Lach, Laur, Sil, Stram

Amylenum nitrosum

Bemerkungen:
Inhalationen bei allen Zuständen, in denen die Blutgefäße krampfartig kontrahiert sind, wie Angina, Epilepsie, Asthma, Asphyxie durch Chloroform[9].

Komplementärmittel: –

Folgemittel: –

Feindlich: –

Antidote:
Cact (Kardiale Konstriktion[12]), Sec, Stry

Kollateralmittel:
Acon, *Bell*, CACT, GLON, *Lach*, *Meli*, Nit-s-d

Anacardium occidentale

Komplementärmittel: –

Folgemittel: –

Feindlich: –

Antidote:
Iod (Örtlich[12]), Rhus-t[12]

Kollateralmittel:
Anac, Canth, Crot-t, Ign (Zwischen dem Impuls, zu tun und nicht zu tun hin- und hergerissen), **Mez**, Rhus-t

Anacardium orientale

Miasma:
Pso[4,140], Syc, Tub[140]

Temperament:
Choler, Melan

Seitenbeziehung:
U, *l*, *r*[8,9], r nach l[50], *l* ↘ *r*

Verwandte Darmnosode:
Dysenterie Co (Bach)

Wirkdauer:
30-40 Tage

Bemerkungen:
Das mineralische Äquivalent ist Kali-p[143].

Speisen, die man meiden sollte:
Scharfe Speisen[31], *Warme Speisen*

Speisen, zu denen man raten sollte:
Kalte Getränke, Kalte Speisen

Komplementärmittel:
Lyc[143]

Folgemittel:
Kali-p (Nervöse Dyspepsie, wenn Anac indiziert scheint, aber nicht lindert[83]), **Lyc**, Plant (Rheuma[62]), *Plat*, **Puls**

Feindlich:
Rhus-t[44]

Antidote:
Camph[13,23,55,100], Clem, COFF, Crot-t, Eucal[9], Grin[9], JUG-C, Jug-r[39], Ran-b, *Rhus-t*
Riechen an rohem Kaffee[31] (Zorn und Gewalttätigkeit[23])
Starker Kaffee ohne Zucker oder Milch[16, 39]
Jodtinktur (Örtlich[12]) (Ätherischer Salpetergeist[23])

Kollateralmittel:
Anac-oc (Erysipel, bläschenförmige Gesichtsausschläge), **Apis**, Bell (Gefühl wie unter der Kontrolle einer übermenschlichen Kraft), **Calc**, **Cere-s** (Sehr reizbar, mit Neigung zu fluchen), **Chel** (Fasten verschlimmert, Essen bessert – Graph, Ign, Iod, Hed), **Cypr**, **Ign** (Pflockgefühl), **Iod**, **Lach** (Zwei Willen), **Lyc**, **Mandr**, **Mez**, **NIT-AC** (Neigung zu fluchen), *Nux-v* (Morgendliche Übelkeit; Nux-v wird in vielen Fällen (von Dyspepsie) gebraucht, in denen an Anac gedacht werden sollte), **Petr**, **Phos**, **Ph-ac**, **Plat**, **Puls**, **Rhus-r**, **RHUS-T** (Hautsymptome), **Scor** (Mangel an Schuldgefühl und Reue, ein einsamer Kämpfer in der Wüste), **Staph**, *Sulph*, **Thios** (Bei älteren Patienten, deren Gedächtnis etwas nachläßt, mit einer Vorgeschichte von Mikroinfarkten), **Tub** (Verlangen zu fluchen – Med, Nitac), **Xer**

Anagallis arvensis

Miasma:
Pso[4], Syp[4]

Komplementärmittel: –

Folgemittel: –

Feindlich: –

Antidote:
Coff[3,31], **Coloc** (Schmerzen im Sakrum[3,31]), **Rhus-t** (Geschwollenes Zahnfleisch[3,31])
Kaffee (Erleichtert die Kopfschmerzen[25])

Kollateralmittel:
Coff, *Cycl*, **Puls**, **Rhus-t**, *Sep*, **Sil** (Heraustreiben von Splittern aus der Haut), **Tell** (Ringelflechte – Sep), **Sulph**

Anantherum muricatum

Miasma:
Syc[50]

Komplementärmittel: –

Folgemittel: –

Feindlich:
Weine, Spirituosen, Starke Liköre[31]

Antidote:
Aromatische Liköre

Kollateralmittel:
Acon, **Canth**, **Carb-v**, **Cimic**, **Echi**, **Kali-c**, **Lappa**, **Hep**, **Lach**, *Merc*, **Puls**, **Sep**, **Tarent-h**, *Thuj*

Angustura vera

Miasma:
Pso[50]

Seitenbeziehung:
u[31], l, *r*

Wirkdauer:
20-30 Tage
Mehr als 3-4 Wochen[187]

Speisen, die man meiden sollte:
Alkohol[50]

Speisen, zu denen man raten sollte:
Kalte Speisen

Komplementärmittel: –

Folgemittel:
Bell, *Ign*, *Lyc*, *Sep*

Feindlich: –

Antidote:
Bry (Kolik nach Milch[12]), **Chel** (Scharfe schneidende Schmerzen von genau unterhalb des rechten Schulterblattes zur Brust[12]), *Coff*

Kollateralmittel:
Aur, **Bell**, **Bry** (Verlangen nach Kaffee), **Calc**, **Calc-p**, **Fl-ac**, *Merc*, **Nux-v**, **Phos**, **Ruta**, **Sep**, **Sil** (Epiphysitis; Knocheneiterung – Fl-ac, Phos), **Streptoc** (Halluzinationen), **Stry**, **Sulph**

Anhalonium lewinii

Miasma:
Pso[50]

Seitenbeziehung:
l[15]

Komplementärmittel: –

Folgemittel: –

Feindlich: –

Antidote:
Nat-suc[36], Succ-ac[36]

Kollateralmittel:
Acon (Linksseitige Trigeminusneuralgie – Spig), *Agav-a*, **Bell**, **Cact**, *Cann-i* (Gestörtes Zeitgefühl; Phantasiegebilde, Illusionen – Verat), **Glon**, **Hyos**, **Lach**, *Med* (Ahnt die meisten Dinge voraus, ehe sie eintreten, und im Allgemeinen richtig[199]), **Nux-m** (Gestörtes Zeitempfinden – Cann-i), **Oena**, **Op** (Hyperästhesie, besonders des Hörsinns), **Puls** (Homosexualität), **Spig**, *Stram*, **Verat**

Anthemis nobilis

Komplementärmittel: –

Folgemittel: –

Feindlich: –

Antidote:
Chin (Mißbrauch von Kamillentee, wenn es zu Blutungen aus dem Uterus kommt[12])

Kollateralmittel:
Cham, **Colch**, **Verat**

Anthracinum

Bemerkungen:
Ausgeprägte Erschöpfung mit subnormaler Temperatur bei einer septischen Ursache[50].

Komplementärmittel:
Bell[29], Hep[29]

Folgemittel:
Ars[29], **Aur-m-n** (Knochenhautschwellung des Unterkiefers[12,25]), **Euph** (Schreckliche Krebsschmerzen, Karbunkel oder Erysipel, wenn Anth nicht lindert[1]; Karbunkel, krebsige oder giftige Geschwüre, Gangrän und sogar bei Karies und Nekrose, wenn ein starkes Brennen vorherrscht, wie wenn brennende Kohle dort aufgelegt würde, wenn Anthraci, Ars oder Sec nicht erleichtern[145]), **Sil** (Tibiafraktur[50]; Bindegewebsentzündung[12]), **Tarent-c**[29]

Feindlich: –

Antidote:
Bei Vergiftungen durch Anthrax vom Tier: **Apis**, *Arn*, *Ars*, **Camph**, **Carb-ac**, **Carb-v**, **Chin**, **Kreos**, **Lach**, **Puls**, **Rhus-t**, **Sil**, **Sal-ac**, **Sulph**, **Tarent-c** (Abszesse und Furunkel[50])

Kollateralmittel:
ARS (Nagelgeschwüre, die schlimmsten Fälle mit Demarkation und schrecklichen, brennenden Schmerzen – Carb-ac, Lach), **Carb-v**, *Crot-h* (Karbunkel – Tarent-c), *Echi*, **Euph**, **LACH**, *Pyrog* (Maligne Pusteln, schwarz, oder Blasen, oft unheilvolle-Lach), **Tarent-c** (Krebsschmerzen, die durch Hitze oder Kälte nicht beeinflußt werden)

Anthrakokali

Komplementärmittel: –

Folgemittel: –

Feindlich: –

Antidote: –

Kollateralmittel:
Acon, Ant-c, Ars, Bry, Carb-v, Kali-c, Rhus-t, Verat

Antimonium arsenicosum

Komplementärmittel: –

Folgemittel:
Am-c (Bronchitis und Pneumonie bei Kindern[44], wenn Ant-ar[44], Acon[44], Ant-t[44], Bell[44], Chin-s[44], Ferr-p[44], Ip[44] und Phos[44] versagen[44]), **Calc** (Wenn Schleim ausgeworfen wird und ein trockener Husten beginnt[44] – Phos[44], Sulph[44]), **Stry-p** (Ulzerierende, infektiöse oder maligne Endokarditis[54]), **Sulph**[44]

Feindlich: –

Antidote:
Coff-t[39]

Kollateralmittel:
Am-c, **Ant-t** (Emphysem, Bronchitis), **Ars**, **Cor-p** (Emphysembronchitis mit reichlichem Schleim und schwierigem Auswurf – Ant-t), **Ip**, **Lob**, **Phos**, **Puls**, **Seneg**

Antimonium crudum

Miasma:
Pso[5], Syc, Syp[9]

Temperament:
Choler[15], *Phleg*

Seitenbeziehung:
u, *l*, *l ⚹ r*, Wechselnde Seiten

Wirkdauer:
40 Tage
Mehr als 4 Wochen[187]

Speisen, die man meiden sollte:
Alkohol, *Brot*[8], *Essig*, Gebäck[8], Kaffee[50], *Kalte Getränke*, *Kalte Speisen*, *Milch*, *Obst*, SÄUREN, SAURE SPEISEN, *Schweinefleisch*, *Süßigkeiten*, *Wein*[9]

Komplementärmittel:
Hep (Hautsymptome[50]), **Nat-m** (Warzen[6]), *Squil*, **Sulph**[6,50], **Thuj** (Warzen[116]), **X-ray** (Schmerzhafte Hühneraugen auf den Fußsohlen[198])

Folgemittel:
Bry (Verdauungsschwäche, Magenleiden[33]), **Calc**, **Ip**, **Lach**, **Lyc**, *Merc*, **Puls**[77], **Sep**, **Squil**[7], **SULPH** (Hautausschläge bei Kleinkindern[157])

Feindlich: –

Antidote:
Calc, *Hep*, **Kali-s**[17], **Ip**[13], *Merc*, **Puls**[50], **Sulph**[6]

Kollateralmittel:
Alum (Nägel dick, verhornt, hart – Calc, Graph, Sil), **Ambr** (Junge moderne Mädchen der Gesellschaft), *Apis*

(Hautsymptome), **Arg-n** (Empfindlich gegen Mondlicht; Nervosität, Unruhe), **Ars**, **Bell-p** (Beschwerden vom Schwimmen), **BRY** (Rheuma, Magensymptome), **Carb-v**, **Card-m** (Verstopfung mit Übersäuerung), *Cham* (Kind will nicht angesehen werden), **Chin** (Gicht mit Verdauungsstörungen), **Coff-t**, **Dulc**, **Fl-ac** (Nägel verkrüppelt, gerieft, an manchen Stellen zu dick, an anderen zu dünn, spröde und brechen leicht ab), **Graph** (Hühneraugen – Sil), **Hydr**, **Iod** (Kind möchte nicht sprechen oder angesprochen werden), **Ip**, **Lach**, **LYC** (Magenbeschwerden – auch Ip, PULS), *Mag-c* (Zähne so empfindlich, daß sie nicht vom Zahnarzt bearbeitet werden können – Mag-c wirkt auf die Wurzeln, Ant-c mehr auf das Dentin), **Mandr**, **Nat-m** (Rissige Nägel – Sil), **Nux-v** (Überessen verschlimmert – Puls), **Phos**, **Rhus-t**, **Sec**, **Sil** (Nägel rauh, gelb, spröde, verkrüppelt), **Squil** (Nägel spalten sich – Sil, Sulph), **Staph** (Schmerzen in einem hohlen Zahn), **SULPH** (Abneigung, gewaschen zu werden – Pyrog), **Thuj** (Mondlicht macht sie sentimental, emotional – Ant-c: ekstatische Gefühle), **Zinc**

Antimonium sulphuratum auratum

Komplementärmittel:
Nat-s[147]

Folgemittel: –

Feindlich: –

Antidote:
Coff-t[39]

Kollateralmittel:
Am-c, Ant-a, Ant-t, Ars, Ferr, Lob, Merc, Seneg (Emphysem – Ars, Coc-c)

Antimonium iodatum

Komplementärmittel: –

Folgemittel:
Apat[36], Calc-f[36], Fl-ac[36], Kali-fl[36], Lapis[36], Mag-f[36], Nat-f[36]

Feindlich: –

Antidote: –

Kollateralmittel:
Ant-t, Aur-m, Bar-c, Bry, *Nat-s*, *Phos*, Sulph

Antimonium natrum lacticum

Komplementärmittel: –

Folgemittel: –

Feindlich: –

Antidote:
Glon (Herzsymptome[173]), Kali-i (Allgemeinsymptome, Schwäche, Schwermut[173])

Kollateralmittel:
Ant-c, Merc, Psor (Hautausschläge am Handgelenk), Rhus-t

Antimonium tartaricum

Miasma:
Syc, *Syp*

Temperament:
Phleg[1]

Seitenbeziehung:
u, r, /[9] ↘ r, l ↗ r

Verwandte Darmnosode:
Sycotic Co (Paterson)

Wirkdauer:
20-30 Tage
Einige Wochen[187]

Bemerkungen:
Schlimme Folgen von Impfungen, wenn Thuj versagt und Sil nicht indiziert ist[1,34,39,56].

Reaktionsmangel bei Lungenentzündung in Fällen von alten Leuten oder ganz jungen Kindern[14].

Reaktionsmangel bei Kindern und alten Leuten durch schwache Konstitution[39,44].

In verzweifelten Fällen sollte zu dem Mittel ein Herztonikum gegeben werden wie Phos, Kali-c[44].

In Bronchiolitis bei Kindern wirkt Ant-a oft besser[44].

Ant-t sollte in Fällen mit schwachem Herzen nicht niedriger als in der 6. Potenz gegeben werden[44].

Speisen, die man meiden sollte:
Fett, Kaffee im Übermaß[50], *Scharfe Speisen*[31]

Interkurrente Mittel:

Sulph (Bei einem typischen Ant-t-Bild, wenn das Mittel nur schwach oder langsam wirkt, stärkt und beschleunigt eine Gabe Sulph die Heilwirkung auf wunderbare Weise (besonders) bei Pneumonie von Kleinkindern[199]).

Komplementärmittel:

BAR-C (Orthopnoe[16,56], besonders bei alten Leuten, die Schwierigkeiten haben, das Sputum herauszubringen[19,56]; drohende Lungenlähmung bei alten Leuten[86]; Bronchialkatarrh, wenn Ant-t erleichtert[16]; das klassische Komplementärmittel[143]), *Ip*[17,20,32], **Kali-c** (Asthma[143]), **Op**[185], **Phos**[36], *Sulph* (Lungenerkrankungen, besonders links und Atelektase[12,18])

Folgemittel:

Am-c (Bronchiolitis und Pneumonie bei Kindern, wenn Acon[44], Ant-ar[44], Ant-t[44], Bell[44], Chin-s[44], Ferr-p[44], Ip[44] und Phos[44] versagen[44]), **Ant-ar** (Lebensbedrohliche Bronchitis bei Kindern, wenn Ant-t versagt[36]), **Ars** (Asphyxie bei Neugeborenen als Folge der Aspiration von Amnionflüssigkeit oder Mekonium, das Kind ist blaß-grau, völlig schlaff, atmet nur oberflächlich und erstickend, die Lunge „rasselt" ... der Herzschlag ist schwach und das Kind erstickt vom Schleim in der Lunge – auch Camph[50]; Pleuropneumonie, um eine Reaktion hervorzurufen, wenn Ant-t versagt, Symptome entsprechend[48]), **Arum-d** (Stimmritzenkrampf[12]; Asthma[25]), **BAR-C** (Falls Ant-t versagt, studieren Sie Bar-c[39]; erstickender Katarrh bei alten Leuten, wenn Ant-t versagt[16,33]; Auswurf unmöglich und Ant-t versagt[39]), **Bry** (Chronische Bronchitis[126]), *Camph*, **CARB-V** (Husten, eventuell rasselnd, mit hartem schleimig-eitrigem Sputum, welches schwer hochzubringen ist und übelriechend, wenn Ant-t keine Erleichterung bringt[19,48]; folgt im allgemeinen, wenn die Asphyxie und Zyanose schlimmer werden[47]; akute Erkrankung der Atemwege bei Kleinkindern, wenn Ant-t versagt und die Krankheit zunehmend Richtung Tod geht[89]; verzweifelte Fälle von Lungenentzündung, wenn Ant-t es nicht geschafft hat, dem Patienten zu helfen, seine Lunge von den großen Mengen gelösten Schleims zu befreien, wenn Zyanose und Lungenlähmung durch Schwäche drohen[48]; Keuchhusten mit Schwäche und generalisierter Blaufärbung durch mangelhaft oxygeniertes Blut, Lufthunger[48]; Bronchitis, besonders bei Kindern und alten Leuten, wenn das Rasseln und die Schwäche zunimmt, ebenso die Zyanose, bis das Blut in den Kapillaren stagniert, Extremitäten und Atem kalt[48]; Pleuropneumonie, um eine Reaktion hervorzubringen wenn Ant-t versagt[48]; drohende Lungenlähmung, kalter Schweiß, kalter Atem, Zyanose, möchte angefächelt werden, wenn Ant-t versagt[145]), **Cina** (Wenn Ant-t oder Bry bei Husten versagen, können Dros 200 gefolgt von Rumx 6X, Samb 6X und Spong 6X den Patienten von seinem Husten befreien[111]), *Ip* (Bronchitis, meist bei asthenischen Patienten[15]), **Hep** (Husten bei Kindern, wenn Ant-t indiziert scheint, aber versagt[1,34,39]), **Kali-c** (Pneumonie, wenn Ant-t versagt hat, den Auswurf herauszubringen[14]), **Lob** (Morgendliche Übelkeit[13, 25]), **Morg** (Bronchopneumonie oder Lobärpneumonie, in dem kritischen Fall, wenn anscheinend gut gewählte Mittel nicht das erwartete Ergebnis bringen), **Mosch** (Lautes Schleimrasseln mit Ruhelosigkeit, besonders nach Typhus[16]), **Phos** (Schnell beginnende Bron-

chiolitis bei Kleinkindern, wenn pneumonische Veränderungen hinzukommen[19]), **Puls** (Masern[6]), **Seneg** (Bei einem Fall von Pleuropneumonie, nachdem Bry, Arn und Bell die lanzinierenden Schmerzen vollkommen gelindert hatten und sich noch eine große Anzahl unangenehmer Symptome hinzog, wie Beklemmungsgefühl der Brust, reichlicher schleimiger Auswurf, lockerer stagnierender Schleim mit Rasseln in der Brust, kalter Schweiß und großer Adynamie, beseitigte Seneg diese alle, nachdem Ant-t versagte[139]), **Sep**, *Sil* (Dyspnoe durch fremde Substanzen in der Luftröhre[25]), *Sulph* (Husten[48]; bronchialer Katarrh mit lauten, durch die Brust hörbaren Rasselgeräuschen, hauptsächlich linke Lunge, besonders nach dem Versagen von Ant-t[16], Ip[16], Phos[16]; Bronchopneumonie, wenn Ant-t, scheinbar gut indiziert, nicht erleichtert[16]), **Verat** (Morgendliche Übelkeit, wenn Ant-t versagt[13]; Pleuropneumonie mit Kollaps und Erschöpfung, allgemeiner Kälte und kaltem Schweiß, besonders auf der Stirn, um die Reaktion in Gang zu bringen[48]), **Ter**

Feindlich:
Kali-s[17,76]

Antidote:
Asaf, *Chin*, *Cocc*, **Coff-t**[39], **CON** (Flüchtiges Exanthem[19]; Pusteln an den Genitalien[12,16,25,39]), **Hep**[50], **IP**, *Lach*, *Laur*, **Merc**, *Op* (Bei Vergiftung ist Op in großen Dosen das beste Antidot[12]), *Puls*, *Rhus-t*, **Sep**

Kollateralmittel:

Aesc[185], **Am-c** (Lautes Schleimrasseln nach Typhus; Schläfrigkeit mit grobblasigen Rasselgeräuschen in der Lunge, blaue Lippen durch Sauerstoffmangel), **Ant-ar** (Atmung vom Ant-t Typus, aber chronisch), **Ant-c** (Hautsymptome), **Ant-i** (Bronchitis bei Kindern und Bronchopneumonie mit großer Schwäche – Ant-ar; Verfärbung nach Akne – Sul-i), **Ant-s-aur** (Bronchitis, chronisch), **Arn** (Husten durch Schreien bei Kindern; Verfärbung nach Akne – Sul-i), *Ars* (Verzweiflung an der Genesung – Nat-s, Psor; bei Emphysem mit Bronchialasthma unfähig, sich hinzulegen, wegen der Atemnot), **Asc-t**, *Bar-c*, **Brom**, **Bry** (Resorptionsmittel bei Pleuritis – Aeth, Sulph), **Carb-v** (Drohende Lungenlähmung mit Schleimrasseln – Ant-c, Kali-hox, Mosch, Lach; verzögerte oder behinderte Atmung von Neugeborenen mit Schwäche und Zyanose – Ant-t: verzögerte oder behinderte Atmung von Neugeborenen durch übermäßigen Schleim), **Cham** (Kind will umhergetragen werden – Bry), **Cic**, **Cinnb**, **Con** (Pusteln an den Genitalien), **Cor-p** (Emphysem, Bronchitis mit reichlichem Schleim und schwierigem Auswurf – Ant-ar), **Cupr** (Das Kind verliert beim Husten den Atem und erbricht krampfartig und liegt nach dem Anfall wie tot da, bis der Atem allmählich zurückkehrt), **Ferr-p**, **Grin** (Mittel für die extremen Lebensalter, Atemnot, Rasseln von zähem Schleim in den Bronchien), **Hep**, **IP** (aber mehr Schläfrigkeit durch gestörte Atmung – Ant-t; aber besser auch dem Erbrechen), **Kali-bi**, **Kali-br** (Allergisches Asthma mit Flattern der Nasenflügel – Carb-v), **Kali-hox** (Drohende Lungenlähmung – Carb-v), **Kali-s** (Rasselnde Atmung im Schlaf bei Kindern; Ant-t: bei Erwachsenen – auch Kali-bi), **Laur** (Asphyxie bei Neugeborenen), **Lob**, **Lyc** (Drohender Kollaps oder Lähmung der Lunge, die krampfhafte Bewegung der Nasenflügel oder durch erweiterte Nasenlöcher abgelöst;

fächerartige Bewegung der Nasenflügel, bei zerebralen, pulmonalen und abdominellen Beschwerden, die Bewegungen sind gewöhnlich rasch, niemals langsam, und nicht atemsynchron[196]), **Merc**, **Nux-m** (Unwiderstehliche Neigung zu schlafen bei nahezu allen Beschwerden), **Nux-v**, **Op**, **PHOS** (Atmungssymptome), **Puls**, **Samb** (Wenn der hungrige Säugling zu trinken beginnt, muß er die Brustwarze loslassen um zu atmen), **Sol-ac** (Todesrasseln), **Stann**, **Sul-i** (Bronchitis als Komplikation von Masern), **Tab**, **Thuj** (Übermaß an schleimigen Absonderungen), **VERAT**

Antipyrinum

Komplementärmittel: –

Folgemittel: –

Feindlich:
Kaffee im Übermaß[12]

Antidote:
Bell

Kollateralmittel:
Agar, **Apis**, **Bell**, **Carl**, **Fago**, **Stram**, **Thyr**

Apis mellifica

Miasma:
Pso[4], *Syc*, Syp[8]

Temperament:
Choler, *Sang*

Seitenbeziehung:
u[31], *l*, R (Symptome der Motoneurone und Schmerzen[106]), r nach *l*[8] (Wirkt gut bei Erkrankungen, die im linken Ovar beginnen und sich zum rechten erstrecken[138])

Verwandte Darmnosode:
Proteus (Bach)

Bemerkungen:
Apis in niedriger Potenzierung oder in häufigen Gaben sollte in den Frühmonaten der Schwangerschaft vermieden werden wegen des Risikos einer Fehlgeburt[19,44,47,66,138].

Bei akuten Zuständen ist die Reaktion schnell, aber in chronischen Stadien ist Apis langsam in der Wirkung und der Wechsel zu einem anderen Mittel sollte nicht zu schnell erfolgen, eine günstige Wirkung kann sich durch eine zunehmende Ausscheidung von blassem Urin zeigen[19,39].

Apis, Ars und Ter bilden das Trio für Nephritis[54].

Apis, Ars und Verat bilden das Trio für urämische Konvulsionen nach einem Exanthem[54].

Speisen, die man meiden sollte:
Heiße Getränke[50], Olivenöl[7], Saure Speisen, *Scharfe Speisen*[31], Speiseöl[12], Warme Getränke[50], Zwiebeln[12]

Speisen, zu denen man raten sollte:
Kalte Getränke

Interkurrente Mittel:
Sulph (Bei Lähmung, wenn die Besserung unter Apis zeitweise aussetzt[16]; Typhus[48]; tuberkulöse Meningitis bei skrofulösen Kindern[16]; Pleuritis mit Erguß[86]; Hydrothorax, geschwollene Knie, Pleuritis, Hydrozephalus[12,16,25])

Komplementärmittel:
Arn (Hydrozephalus[8,56]), **Ars**[8,185], **Bar-c** (Wenn die Lymphknoten miteinbezogen sind[9]), **Hell**[8,185], **Kali-c**[143], **Merc-cy**[8,185], **NAT-M** (Das chronische Komplementärmittel[32], das chronische Apis[12]; setzt die guten Wirkungen fort, die mit Apis begonnen wurden, wenn Apis seine Kraft zu verlieren beginnt[106]; das chronische Analogon[17]; um bei einer akuten Erkrankung die von Apis begonnene Arbeit zu beenden[197]; Nesselsucht schlimmer durch körperliche Anstrengung[39]; Urtikaria[16]), **Nat-s**[143], **Nux-m** (Chronische Nephropathie[6]), **Puls**[8,17,185], **Pana**[16,33], **Sars**[139], **Sulph** (Entzündung der serösen Häute[16]; Gelenkrheuma[6] – auch Sul-i[6]; akute Hautentzündungen[6]; Synovitis[16], Panaritium[16, 33]), **Tub-m**[147]

Folgemittel:
Apisin (Ovarialzyste rechts[26]; Diphtherie, wenn Apis, obwohl angezeigt, versagt[80]), **Apoc** (Ovarialzyste[44]; ernsthaftere Fälle von Hydrozephalus, bei denen Apis, obwohl offensichtlich indiziert, versagt[134]), **Arn** (Hydrozephalus[56]), *Ars* (Hydrothorax[12,25]; Phlebitis, wenn sich Schüttelfröste einstellen mit Unruhe, Angst und nächtlichen Brennschmerzen[192]), **Blatta** (Böse Fälle von generalisierter Wassersucht, wenn Apis versagt[1,34]; Wassersucht, wenn Apis, Apoc und Dig versagen[138]), **Bor** (Erysipel, wenn Apis versagt[12]), **Calc-p** (Hydrozephalus[54]), **Cann-s** (Sekundäre Gonorrhoe[79]), **Colch** (Nephritis und Nephrose, wenn Apis versagt[95]; Wassersucht, wenn Apis versagt[1]), **Cupr** (Masern, wenn gut gewählte Mittel mit meningealen und pneumonischen Manifestationen[46]), **Cupr-ar** (Hochgradig ödematöse Nephritis, wenn best gewählte Mittel bei einem Fall versagten[46]), **Diph**[50], *Foll* (Ovarialzyste[50]), **Graph** (Flechte an den Ohrläppchen[12,25]), *Hell* (Zerebrospinale Meningitis[33]; Meningitis, wenn die entzündliche Reizung von Apis einer geistigen Erschlaffung mit Reaktionsmangel Platz macht[16]; Zerebrale Dämpfung und Exsudation[33]), *Iod* (Ödematöse[25,42], geschwollene Knie[12,25,42]; Wassersucht des Knies[16]; Wassersucht bei skrofulösen Kindern[14]; Wassersucht des Knies[16]), *Kali-bi*[7,12,16,17,33] (Durchfall, Retinitis albuminurica mit Papillenödem[33]; skrofulöse Ophthalmie[12,16,33]), *Lach* (Scharlachfieber[85]; Insektenstiche gefolgt von schwerer Sepsis[15]; Tonsillitis mit Ödemen, der Patient verlangt nach kalten Anwendungen, wenn Apis versagt[15]; Ovarialzyste[50]), *Lyc* (Staphylom[12,25]), **Medus** (Urtikaria und Arzneimittel-

exanthem, wenn Apis indiziert scheint, aber versagt[36]), **Merc** (Eiterungen ohne Komplikationen, wenn die Entzündung fortschreitet und die Eiterbildung droht[90]; feuchte Gangrän, wenn Apis nicht heilt und Eiterung droht[15]; Scharlach[44] – auch andere Merc-Verbindungen[44]), **Merc-cy** (Diphtherie[2,50]; mit Stenose der Trachea, kann auch mit Apis abgewechselt werden[36] – auch Merc-i-r[36]), **Nat-m** (Akute Exazerbationen von chronischen toxischen Zuständen[19]; Wassersucht bei Scharlach bei einem Kind mit sehr wenig Urin, wo Apis[10] – auch Ars[10], Apoc[10] und Dig[10] versagt haben[10]; Dyspnoe, wenn Apis nur teilweise kuriert[1]), **Nux-v** (Schnupfen[44]), **Op** (Koma, Anästhesie nach Hitzschlag, wenn Apis[36], Bell[36] und Glon[36] versagt haben[36]), **Phos** (Absorption falscher Membranen bei Diphtherie[12,25,42,50]), **Puls** (Akute Exazerbationen von chronischen toxischen Zuständen[19]; Schnupfen[44]), **Sars**, **Skook** (Urtikaria, wenn Apis versagt[39]), **Stram** (Eifersucht, Manie[12,25]; tuberkulöse Meningitis[26]), **Streptoc** (Wassersucht, wenn Apis versagt[106]), **SULPH** (Hydrothorax, geschwollene Knie, Pleuritis, Hydrozephalus, wenn Apis keine Reaktion bringt[12,16,25]; Pleura- und Peritonealerguß, besonders bei versagendem Herz[50]; Nervenerkrankungen[50]; akute Fälle von Otitis[106]; Synovitis, besonders bei Patienten mit Struma[14]; als Zwischenmittel bei Lähmung, wenn die Verbesserung unter Apis zeitweilig sistiert[16]; Typhus, wenn Apis nicht schnell wirkt, scheint eine interkurrente Dosis Sulph oft zu helfen[48]; Pleuritis mit Erguß, wenn die Wirkung von Apis erschöpft scheint[86]; Erguß[42,48], in seröse Höhlen[48]; auch bei Blutungen nach Fehlgeburt, wenn Apis versagt[30,39]; Meningitis[16,50], wenn meningeales Exsudat nach der Entzündung übrig bleibt, bei einer Vorgeschichte von bestehendem oder unterdrücktem Exanthem[16]; tuberkulöse Meningitis, wenn Apis keine Reaktion hervorbringt, besonders bei skrofulösen Kindern[16]; Panaritium, wenn die Wirkung von Apis nicht ausreicht[16]), **Tub** (Akute zerebrale oder basilare Meningitis mit drohendem Exsudat, nächtliche Halluzinationen, erwacht erschreckt vom Schlaf, schreit, wenn Apis versagt[1]), **Zinc** (Scharfe schneidende Schmerzen, Rucken der Sehnen im Schlaf, heißer Kopf, kalte Füße[16])

Feindlich:

Phos, **RHUS-T** (Bei akuten Hautausschlägen[12,25,76]; exanthematisches Fieber[17]; darf nicht zuvor oder danach gegeben werden[1,34]; wenn z. B. Rhus-t gewählt wurde und es sich um einen Apis-Fall ist, dann ist das (gegebene) Rhus-t nicht mehr als ein Plazebo[123]. Ein heißes Bad kann bei Hirnstörungen Konvulsionen hervorrufen[39].

Antidote:

Apis (Hohe Potenzen[25]), **Arn**, **Ars**[38,42,56], **Carb-ac** (Das beste Antidot[38,56]; Urtikaria, mit Stechen und Brennen[30,56]), **Carb-v**[8], **Canth** (Betäubung durch Apis[39]), **Chin**[31,50], **Citr-l**[25], **Dig**[31,50], **Iod**[31], **Ip** (Die niedrige Potenz antidotiert Überdosierungen[25]), **Lach**, **Lac-ac**, **Led**, **Nat-m** (Massive Dosen[50]; Vergiftungen und Stiche werden durch einfache Salzlösungen antidotiert, gewöhnliches Salz und Potenzen[12,25]), **Plan**[16,20,24] **Plat**, **Sulph**[6], **Urt-u** (Bienenstiche[7]) Speiseöl, Zwiebel, Olivenöl[7]

Kollateralmittel:

Acet-ac (Wassersucht), **Agar** (Angioneurotische Ödeme), **Aloe**, **Am-c** (Insektenstiche; Niereninsuffizienz mit Urämie), **Anthraci** (Verdächtige Insektenstiche), **Apisin** (Autotoxämie mit Eiterprodukten), **Apoc** (Schwellung um die Gelenke herum, die auf Druck eindellt; Nierenversagen mit Ödemen; Wassersucht; Oligurie), **Aran** (Bei den meisten Beschwerden wenig oder unterdrückter Urin), **Arg-n** (Will das Zimmer eiskalt), **Ars** (Akutes Nierenversagen mit Übelkeit und Erbrechen; Hydrozephalus, Wassersucht; Diphtherie, der Patient kann durch das Ödem wirklich ersticken), **Bell** (Cry encephalique – auch Glon; Zähneknirschen; Otitis media mit plötzlichem hohem Fieber), **Berb** (Urtikaria unter dem Einfluß einer insuffizienten Leber; alle pathologischen Stadien mit ungenügendem Wasserlassen), **Bism** (Nephropathie mit Proteinurie), **Bry** (In fieberhaften Zuständen kann gelegentlich Durstlosigkeit bestehen), **Calc** (Urtikaria besser in kalter Luft), **Calc-p** (Albuminurie im Jugendalter), **Canth** (Akute Glomerulonephritis – Ars, Merc, Phos, Ter; Perikarditis, Exsudationen; Anurie – Apoc, Arn, Caps, Lyc, Ruta), **Carbn-s** (Krebsschmerzen besser durch örtliche Kälte und schlimmer durch Hitze – auch Euph (-hy, -re), Ova-t; nichtbrennende Schmerzen), **Carc** (Wärmeempfindlich), **Con** (Beschwerden durch unterdrücktes sexuelles Verlangen), **Cupr** (Meningitis durch unterdrücktes Exanthem), **Form-ac**, **Form** (Massive Proteinurie), **Gels**, **Graph**, **Hed**, **Hell** (Urin vermindert oder unterdrückt; meningeale Reizung, akuter Hydrozephalus; plötzliches Schreien bei Kindern, auch während des Schlafs), **Helia** (Akute Urtikaria mit jährlicher Periodizität – Chin), **Hep** (Empfindung einer Gräte im Hals – Arg-n, Nit-ac), **Iod**, **Kali-c** (Schwellung über den Augen – Apis: Schwellung unter den Augen), **Lach** (Eifersucht; Tonsillitis schlimmer durch warme Getränke, heiße Umschläge, Halstuch, Rachen empfindlich gegen äußere Berührung und Enge), **Led** (Besser durch Naßwerden oder Waschen der Teile in kaltem Wasser; Reaktionsmangel bei Insektenstichen; Rheuma besser durch kalte Anwendungen – Apis), **Lyc**, **Mag-m**, **Merc** (Stechende Schmerzen – alle Routiniers werden Apis für stechende Schmerzen geben, und doch ist es oft Merc, was der Patient braucht), **Mez**, **Morg** (Oberflächliche, kongestive Schwellungen der Hände und Füße, wofür keine umschriebene Pathologie verantwortlich gemacht werden kann), **NAT-M** (Orthostatische Proteinurie bei jungen Leuten; intermittierendes Fieber; Urtikaria chronisch und wiederkehrend – Apis: akut; angioneurotisches Ödem), **Nux-m** (Fieber ohne Durst, ohne Schweiß), **Ooph** (Ovarialzyste), **Op** (Bei Hirnstörungen, Konvulsionen durch heißes Bad), **Orig-v** (Witwenmittel), **Pall** (Rechtsseitige Ovarialzysten), **Phos** (Bei akutem Fieber, gleichgültig welcher Ursache, hat manchmal überhaupt keinen Durst; Nymphomanie bei Witwen; Gefühl, als ob der Anus offen bliebe; hepatische Ödeme), **Ph-ac**, **Phyt** (Bright'sche Erkrankung, chronisch, sogar nachdem Konvulsionen auftreten), **Prot** (Angioneurotische Ödeme), **Puls** (Fieber mit Durstlosigkeit – Cina, Gels, Sabad, Sep), **Rhus-t** (Erysipelartige Entzündung der Haut; Entzündungen der Orbita; Erysipel mit Neigung, von links nach rechts zu wandern – Apis umgekehrt; Erysipel nach Wunden), **Rumx**, **Sabad** (Allergische Rhinitis – Apis, Poll, Poum-h), **Ser-ang** (Akute Nephritis; akute massive Proteinurie ohne Ödeme – Apis mit Ödemen), **Solid** (Drainagemittel für Nierenerkrankungen), **Saroth** (Allergische Hauterkrankungen), **Stram**, **Streptoc** (Chronische Ödeme der Unterglieder), **Stront-c** (Schmerzen mit Ödemen, linksseitiger Ischias mit Schwellung des linken Knöchels), **Sulph** (Folge unterdrückter Hautausschläge, Pleuritis mit Exsudation), **Ter**, **Uran-n** (Proteinurie massiv, chronisch, Hyperurikämie), *Urt-u* (Urtikaria; Bienenstiche), **Verat**, **Zinc** (Zerebrale Reizung)

Apisinum

Bemerkungen:
Das „verfrorene Apis"[50]

Komplementärmittel: –

Folgemittel: –

Feindlich: –

Antidote: –

Kollateralmittel:
Ars, Bell, Canth, Chin, Ferr, Graph, Hep, Iod, Kali-c, Lach, Lyc, Merc, Mill, Puls, Sep, Sulph

Apocynum cannabinum

Bemerkungen:
Wann immer es bei Ödemen günstig wirkt, wird die Haut feucht, bevor der Urin reichlicher wird[74].

Es ist nicht indiziert, falls schon Durchfall besteht oder falls die Haut schwitzt oder der Urin reichlich ist[50].

Speisen, die man meiden sollte:
Kalte Getränke

Speisen, zu denen man raten sollte:
Warme Getränke[50]

Komplementärmittel:
Stroph-h[36]

Folgemittel:
Blatta (Generalisierte Wassersucht, böse Fälle, wenn Apoc versagt[1,34]), **Nat-m** (Wassersucht bei Scharlach bei einem Kind, wenn Apis[10], Apoc[10], Ars[10] und Dig[10] versagt haben[10]), **Stroph-h**[36]

Feindlich: –

Antidote:
Acet-ac[50], Apis[50], Ars[50], Bell[50], Bry[50], Chin[50], Colch[50], Hell[50], Kali-c[50], Lyc[50], Merc[50], Squil[50], Sulph[50], Verat[50]

Kollateralmittel:
Acet-ac (Wassersucht – Ars), **Adon**, **Aloe** (Durchfall), **Alet**, **Apis**, **Aral-h** (Diuretikum bei Wassersucht der Kör-

perhöhlen durch Leber- oder Nierenerkrankungen mit Verstopfung), **Asc-i**, **Berb**, **Betu** (Kardio-renale Ödeme), **Chin-a**, **Conv**, **Crat**, **Dig** (Zur Erleichterung von Symptomen durch Wassersucht, besonders bei chronischer Nephritis bei Kindern – Apoc; Betäubung, langsamer Puls – auch Hell; Myokardschaden, **Hell** (Anurie), **Naja** (Mitralstenose), **Olnd**, **Nux-v**, **Phos**, **Ser-ang** (Ödeme), **Stroph-h** (Herzschwäche, Wassersucht)

Apomorphinum hydrochloricum

Komplementärmittel: –

Folgemittel: –

Feindlich: –

Antidote: –

Kollateralmittel:
Ant-t, Cer-ox, Cupr, Ip, Op, Verat

Aralia racemosa

Komplementärmittel:
Lob[8,185]

Folgemittel:
Ambro (Heufieber, wenn Aral versagt[50])

Feindlich: –

Antidote: –

Kollateralmittel:
All-c, **Ars**, **Ars-i**, **Hed**, **Iod**, **Ip**, **Naphtin**, **Pect** (Feuchtes Asthma, Asthma mit vorhergehendem Schnupfen und Brennen in Rachen und Brust), **Phle**, **Rumx**, **Sabad**, **Samb**, **Sil**, **Sin-n**

Aranea diadema

Miasma:
Pso[31], Syc

Temperament:
Phleg

Seitenbeziehung:
r[62,147]

Bemerkungen:
Bei den meisten Beschwerden ist der Urin wenig oder unterdrückt[145].

Aran-d, Dulc und Rhus-t bilden das Trio der Hydrogenoide[157].

Komplementärmittel:
Cedr[8,185]

Folgemittel:
Calc-p[1]

Feindlich:
Tabakrauchen

Antidote:
Chin[31], Led[9], Merc (Tremor der Hände[31])
Tabakrauchen[31]

Kollateralmittel:
Aran-ix (Parkinson-Syndrom – Prion), Aran-sc (Dauerndes Zucken unter den Lidern, Schläfrigkeit, schlimmer im warmen Zimmer), Arg-n, Arn, Ars, Bapt, Calc-sil (Eiskalte hydrogenoide Personen), Camph, Ced (Regelmäßigkeit, pünktlich wie die Uhr – Cact, Gels), Chin, Chin-s, Eup-per, Gels, Helo, Mang (Parkinsonismus), Mygal, Nat-s (Hydrogenoide Konstitution – Thuj), Nux-v, Tarent, Ther, Thuj

Aranea ixobola

Seitenbeziehung:
r

Speisen, die man meiden sollte:
Alkohol[36]

Komplementärmittel: –

Folgemittel: –

Feindlich: –

Antidote:
Led[9]

Kollateralmittel:
Agar, Aran-d, Cadm-s (Eisige Kälte, sogar in der Nähe eines Feuers), Carb-v, Dulc (Zervikale Spondylose – Meny), Helo-h (Überwältigendes Frösteln), Kali-ar (Konstitutionelle Kälte), Lyc, Mag-ac (Parkinsonismus – Con[36]), Mand, Phos, Puls, Rhus-t

Argentum iodatum

Komplementärmittel: –

Folgemittel:
Fluorverbindungen[36] (z. B. Calc-f, Fl-ac, Kali-fl, Lapis, Mag-f, Nat-f etc.)

Feindlich: –

Antidote: –

Kollateralmittel:
Arg-n, Bell, Calc, Iod, Merc, Phyt, Sil

Argentum metallicum

Miasma:
Pso[4], SYC, Syp

Seitenbeziehung:
u, *l*, l nach r[119], R, r nach l[119], r ↘ l

Wirkdauer:
30 Tage
2-3 Wochen[187]

Bemerkungen:
Arg-m kann immer durch Arg-n ersetzt werden aber nicht umgekehrt[44].

Speisen, die man meiden sollte:
Milch

Komplementärmittel: –

Folgemittel:
Alum[12], *Calc*, *Puls*, Rhus-t (Ein Wiederauftreten von Zittern und Herzklopfen Monate nach der Geburt, das im dritten Schwangerschaftsmonat mit Arg-n erfolgreich behandelt worden war, wurde durch Rhus-t beseitigt[25]), Sep

Feindlich: –

Antidote:
Merc[25,50], *Puls*[25] (Flatulenz[50])

Kollateralmittel:
Agar, *Alum*, Ampe-q (Chronische Heiserkeit bei skrofulösen Personen), Arg-n (Chronische Laryngitis bei Rednern), Arg-p (Exzellentes Diuretikum bei Wassersucht von Arg-Patienten), Arum-t (Wechsel im Timbre der Stimme bei Sängern und Rednern), Aster (Furcht, einen Schlaganfall zu haben – Coff, Ferr), Aur (Mit der Sonne verbunden; Arg-m: mit dem Mond; Cupr: mit der Venus; Ferr: mit Mars; Merc: mit Merkur; Plb: mit Saturn; Stann: mit Jupiter – Elemente alter Weisheit; männliche Sterilität – X-ray), Calc, Caust, Ferr, Gels, *Lyc*, *Mang* (Heiserkeit von professionellen Rednern, aber eher für die Zustände der Stimme, die durch nervöse Faktoren hervorgerufen sind – Arg-m: Heiserkeit und Stimmverlust nach Überanstrengung der Stimme), Pall, Phos (Erwartungsspannung

verschlimmert), **Plat**, **Plb**, *Puls*, **Sel**, *Sep*, **STANN** (Husten hervorgerufen durch Lachen – Phos), **Stroph** (Diabetes insipidus), **ZINC** (Zinc ist essentiell für die Bildung aktiver Spermien und für eine normale Ovulation)

Argentum nitricum

Miasma:
Pso[4], SYC, Tub[50,140], Syp

Temperament:
CHOLER[15,50], Melan, PHLG[15], Sang

Seitenbeziehung:
u, L (Oft ist die linke Seite des Körpers schwach[50]), l nach r[8]

Verwandte Darmnosode:
Dysenterie Co. (Bach)

Wirkdauer:
30 Tage[140]

Bemerkungen:
Arg-n ist nie indiziert, wo Gelassenheit besteht[50].

Der Urin ist spärlich bei Problemen im Magen-Darmtrakt, reichlich bei nervösen Leiden und inkontinent bei Lähmungen[39].

Der Arg-n-Patient hat bei Akutbeschwerden oft die Symptomatologie von Gels[159].

Speisen, die man meiden sollte:
Alkohol[8], *Kaffee*, *Kalte Speisen*, *Saure Speisen*, SÜSSIGKEITEN, *Zucker*[44]

Interkurrente Mittel:
Med[50], **Puls** (Wenn Arg-n zu wirken aufhört, hilft eine interponierte Gabe von Puls[16,39,40])

Komplementärmittel:
Calc[8,17,185], **Gels** (Das akute Komplementärmittel[159]; in Fällen von chronischem Fatigue-Syndrom als Komplementärmittel[50], akute Beschwerden[50]), **Iod**[157], *Kali-c*[17], **Lyc**[49,157] (Verdauungsprobleme[19,143]; nervöse Leiden[143]; häufiges Komplement bei Magen- und Zwölffingerdarmgeschwüren[160]), **Med** (Wenn Arg-n offensichtlich angezeigt ist, aber die Kur nicht vollendet[19]), **Nat-m**[17,32,49,157,185], **Puls** (Verstärkt die Wirkung bei Augenerkrankungen[14]; besonders Ophthalmie[39]), **Sep** (Bei syphilitischem Temperament[157]), **Thuj** (Erkrankungen des Urogenital- und Nervensystems[19]), **Tub-k**[157]

Folgemittel:
Arg-ox (Bei Chlorose mit Menorrhagie und Neigung zu Durchfall, auch Metrorrhagie bei fibroiden Uterustumoren[25]), **Bar-m**[50], **Bry**[20], *Calc*, **Con**[36], **Dys-co** (Heufieber[50,63]), **Gels** (Prüfungsangst[15]), **Hydr**[7], *Kali-c*, **Kreos** (Ma-

gengeschwür und Zwölffingerdarmgeschwür, wenn andere Mittel versagen[36]), *Lyc* (Flatulenz, Verdauungsschwäche, wenn Arg-n versagt[25]; Flatulenz[12,25,34,42]), **Lyss**[58] (Uteruserkrankungen[12]), *Merc*, **Merc-c** (Ophthalmia neonatorum, wenn sie trotz der Verwendung von Arg-n zu ulzerieren und die Hornhaut zu durchdringen droht[12,16]), **Nat-m**[50], *Puls* (Ophthalmie bei Kleinkindern[2,40]; mit dicker milder Absonderung, die sich über die Kornea verteilt und durch Abwischen entfernt werden kann[76], auch wenn Arg-n in der Wirkung nachläßt[40,39]; eitrige Ophthalmie, Ophthalmia neonatorum[16]), **Sang**[50], **Sel**[50], *Sep*, *Sil*, **Spig**[20], **Spong**[20], **Squil**[7], **Stann** (Hartnäckige Gastralgie, wenn (Arg-n und) andere Mittel versagen[46]), **Sulph**[159], **Verat**

Feindlich:
Coff (Verstärkt den nervösen Kopfschmerz[1,12,25,34]), **Vesp**

Antidote:
Am-caust[31], **ARS**, **Bell**, *Calc*, **Cina**[8], **Iod** (Leiden durch Mißbrauch von Silbernitrat; Vergiftungen[36] – auch Kalichl für die Stomatitis durch Mißbrauch von Silbernitrat[36]), *Lyc*, **MERC**, **NAT-M** (Chemisches und dynamisches Antidot[12,25,31,110]; Mißbrauch von Arg-n, besonders auf Schleimhautoberflächen[48]; auch Vergiftungsfolgen durch Waschen, Kauterisation, Installationen, Blase, Uterus, Konjunktiva[111]), **Nit-ac**[31], *Phos*, *Puls* (Ophthalmie bei Kleinkindern nach Mißbrauch von Arg-n[54]), *Rhus-t*, *Sep*, *Sil*, *Sulph*
Bei großen Dosen: MILCH, Salz in Wasser[13,39], Schleimige Getränke[13]

Kollateralmittel:
Abrom (Verlangen nach Süßigkeiten[168] – LYC, SULPH), **Abrot** (Abmagerung von unten nach oben), **Alum**, **Ambr** (Eile – Led, Lil-t), **Am-m** (Abmagerung der unteren Gliedmaßen), **Anac** (Furcht vor einer „Feuerprobe", wie z.B. Examen, besonders mündlich), **Ant-c** (Empfänglich für Mondlicht), **Arg-cy** (Angina pectoris, Asthma, Ösophagusspasmen), **Arg-i** (Laryngitis, chronische ulzerierende Pharyngitis), **Arg-m**, **Arg-p** (Diuretikum bei Wassersucht), **Arn** (Drainagemittel für das Nervensystem – auch Gels, Ign), **Ars** (Ruhelos vor Examen), **AUR** (Depression – Arg-n hat eine Menge an Depression und suizidaler Manie), **Bell** (Schmerzen und andere Beschwerden kommen und gehen plötzlich), **Bism** (Geschwüre im Magen und am Pylorus – Kali-bi), **Bor** (Flüssigkeit wie gekochte Stärke wird aus dem Anus entleert), **Brom**, *Calc* (Alle Arten Ängste), **Calc-p** (Wiederkehren chronischer Furunkel), **Carc** (Erbrechen durch Erwartungsspannung), **Caust** (Elephantiasis; sich langsam entwickelnde Lähmung), **Canth** (Nierenschmerzen), **Cedr**, **Chel** (Leber), **Chin** (Aufstoßen bessert nicht), **Cimic**, **Coca** (Herzklopfen durch eingeklemmten Flatus – Nux-v), **Con** (Kehlkopfkarzinom – auch Nit-ac; Nervensystem und Schleimhäute; unsicherer Gang – Visc), **CUPR**, **Dys-co** (Angst bei Erwartungsspannung – Gels, Med, Sil; angespannt, schlimmer durch Erwartungsspannung), **Euphr** (Granuläre Lider), **Gels** (Agoraphobie; ängstliche Erwartung unerträglich; Prüfungsangst – Aeth), **Graph**, **Hed**, **Hep** (Pannus; Gefühl einer Gräte im Rachen – Nit-ac), **Hydr**, **Ip** (Hämorrhagische Rekto-Kolitis), **Kali-bi** (Skrofulöse Ophthalmie mit Geschwüren auf der Hornhaut, wenn bestgewählte Mittel versagen), **Kali-br**, **Kali-c** (Hysterisches Quartett – Hysterie, Flatulenz, Rheuma und

Herz), **Kali-p** (Lampenfieber, als Prophylaktikum), *Lach* (Klaustrophobie – auch Dys-co; linksseitige Beschwerden – Brom, Cimic, Hed, Thuj), **Lil-t**, *Lyc* (Verdauungsstörungen; Verlangen nach Süßigkeiten – auch Kali-c, Sulph), **Mag-c** (Verlangen nach Süßigkeiten welche verschlimmern – Brom, Lyc, Mandr), **Mag-m** (Herzklopfen besser im Liegen), **Mandr** (Herzklopfen, besser durch Umhergehen – Gels), **Mang-ac** (Chronische Laryngitis – Caust, Phos), **Med** (Ängste durch Erwartungsspannung – Carc, Gels, Sil), **MERC** (Entzündung der Schleimhäute), **Nat-c** (Verlangen nach Süßigkeiten und Flatulenz, nachfolgende Übelkeit), **NAT-M** (Dermatitis an den Haarrändern), **NIT-AC** (Chronische Pharyngitis; Harnwegssteine), **Op**, **Orni** (Zwölffingerdarmgeschwür nach dem Versagen mehrerer Mittel), **Ox-ac**, *Phos*, **Pic-ac**, **Protar** (Ophthalmia neonatorum – 2 Tropfen einer 10%-igen Lösung), **Plat** (Organischen Veränderungen wird bis zum Schluß widerstanden), **Puls** (Erstickungsgefühl im warmen Zimmer; Frost oder Schaudern bei vielen Beschwerden), **Ran-b** (Brust), **Sacch** (Veränderliches Verlangen nach Süßigkeiten und Schokolade, was verschlimmert), **Sec** (Runzliges Aussehen – Ambr), **Sep** (Nervös unter Fremden), **Spig** (Kopfschmerzen kommen und gehen mit der Sonne – Gels, Kalm, Staph), **Stann** (Kann kein Taschentuch nahe am Mund haben, weil es Atemnot verursacht – Cupr, Lach), **Stroph-h** (Examensangst führt zu Herzklopfen, Schwäche und Zittern), **Sulph** (Chronische ulzerierende Kolitis – Ars, Nat-m), **Thuj** (Nervöse und Urogenitalleiden), **Ust** (Bluten nach Koitus durch Berührung des Uterus), **Vanad** (Fettige Degeneration der Drüsen), **Zinc** (Zerebrale Epilepsie)

Aristolochia clematitis

Temperament:
PHLEG[15]

Bemerkungen:
Arist-cl ist die kälteempfindliche Puls[36].

Speisen, die man meiden sollte:
Sauerkraut[36]

Speisen, zu denen man raten sollte:
Milch[36]

Komplementärmittel: –

Folgemittel: –

Feindlich: –

Antidote: –

Kollateralmittel:
Anan (Sterilität durch Ovarialatrophie), **Arist-m** (Schmerzen in der Achillessehne, Diabetes), **Arn**, **Asar** (Unterfunktion der Ovarien), **Bell-p**, **Canth** (Verbrennungen), **Caul**, **Cimic** (Leichte Geburt – Caul), **Dulc**, **Ferr**, **Ham**, **Helon** (Uterusatrophie – Alet, Cimic, Lil-t, Goss), **Ham**

(Varizen – Fl-ac, Puls), **Merc**, **Nep**, **Petros**, **Phyt** (Schmerzen in den Brüsten – Aster, Con), **Plb** (Taubheitsgefühl wechselt mit Empfindlichkeit – Nat-m), **Puls** (Menses spät und spärlich – Graph; sekundäre Amenorrhoe), **Senec**, **Sep** (Frühe Menopause; Unterfunktion der Ovarien; klimakterische Arthropathie, besonders der Knie; Sterilität – Puls, Goss), **Stront-c** (Osteoporose – Nat-f), **Thyr** (Mangelnde Ordnung des endokrinen Systems bei Frauen)

Arnica montana

Miasma:
Nicht antipsorisch[187]

Temperament:
Choler, Melan[15], *Phleg*[15], Sang[1]

Seitenbeziehung:
u, / (Schläfen, Brust, falsche Rippen, Finger, die Hälfte des Schamhügels, Hüfte, Tibia, äußere Seite des Fußes, kleiner Zeh[38]), r (Kopf, Augenbraue, Wange, Rücken, Handgelenk, Hand, Daumen, Wade, äußerer Fußknöchel[38]), / ⤩ r

Wirkdauer:
6-10 Tage

Bemerkungen:
Hyperhidrosis ist eine besondere Kontraindikation[39].

In Fällen, in denen ein Wechsel der Symptome es indiziert, wird es erfolgreich mit Acon und Rhus-t abgewechselt[25].

Bei Angina pectoris (falls durch die Symptome indiziert) die 15. Potenz in heißem Wasser, in kurzen Abständen gegeben, bis Schwitzen einsetzt.

Sollte nicht gegeben werden, wenn die Wehenschmerzen beginnen[50].

Arn, Rhus-t und Calc bilden das Trio für verstauchte Gelenke, Verletzungen, Steifheit[50].

Speisen, die man meiden sollte:
Alkohol[31], Essig[13], *Wein*[9]

Mittelabfolgen:
Arn ⤑ **Rhus-t** ⤑ **Calc** (Verstauchungen von Muskeln und Sehnen[30]; verstauchte Gelenke oder Quetschungszustände der Muskeln[179])

Interkurrente Mittel:
Ars[187], **Bell**[187], **Con**[187], **Nux-v**[187], **Sulph**[187], **Sul-ac**[187]

Komplementärmittel:
Acon (Traumafolgen[1,34], Prellungen[25], Verletzungen des Augapfels[17]), **Aesc** (Hämorrhoiden[160]), **Bar-c** (Hyperaktivität, mangelnde Aufmerksamkeit und andere Störungen

in der Kindheit, die primär die geistigen und emotionalen Ebenen betreffen[50]), **Bell-p**[50] (Trauma[157]), **Calc**[8,17,185], **Hep**[36], **Hyper**[20] (Kopfverletzung und deren Nachwirkungen[125]; auch Hell[125], Nat-s[125]), **Ip**, **Led** (Ekchymose – Led tritt mitunter hinzu, um die Wirkung zu vollenden, die mit Arn gut begann, aber nicht vollständig war[48,56]; schwarze und blaue Flecken nach Schlag auf die Augen[16]), **Nat-s**[8,17,185] (Häufiges Komplement[147]), **Psor** (Bei Verletzungen der Eierstöcke[50] – Bell-p[50], Ham[50]; Schlag auf das Ovar[12,165]), **Rhus-t** (Traumatisches Fieber, wenn Arn unzureichend ist[33], Verstauchungen[33], Luxationen[33]), **Spig**[39] (Herz[143]), **Sulph**[8], **Sul-ac**[8,17,185], **Thlas** (Gelegentliche Blutungen[143]), **Verat**

Folgemittel:

Acon, **Am-c** (Verstauchungen, wenn der verletzte Teil heiß und schmerzhaft ist[16]), **Apis** (Hydrozephalus nach Geburtstrauma[15]), *Ars* (Herzinfarkt, wenn Furcht, Ruhelosigkeit, Angst und Bewußtlosigkeit bestehen[16]); Dysenterie, Varizen[12,25]), **Aur** (Für geschwollene Leistenlymphknoten in einem Fall von Leukämie, der sich nach einem Pferdetritt in die Infraskapularregion entwickelt hatte, mit vergrößerter Milz, Leberhypertrophie, submaxillaren und inguinalen Lymphknoten[50]), **Bar-m** (Extravasationen von Blut[25]), **Bell** (Bei einem Fall von Kopfschmerz nach Kopfverletzung, als der Patient seit der Verletzung empfindlich gegen Sonne und Wärme war und Arn keine Reaktion brachte[123]; Kopfschmerz nach Kontusion oder Stolpern, wenn Arn versagt[156]), *Bell-p* (Neuritis mit wundem Schmerz, wenn Arn versagt[14,83]; wundes zerschlagenes Gefühl, wenn Arn versagt[50]; Hämatom als Folge einer Zangengeburt, nachdem die Behandlung mit Arn begonnen wurde[131], in einem Fall von einer großen Schwellung oberhalb der Brustwarze von der Größe einer Mandarine, nachdem sie heftig von einem Tennisball getroffen wurde, besserte Bell-p, nach Bell-p heilte Phyt[50]), **Berb**[20] (Rheumatische Leiden[1,34,62]), **Bry** (Gelenkverletzungen, wenn Arn versagt[39,185]; Gicht[15,185]), **Cact**, *Calc* (Komplizierte Brüche und deren profuse Eiterungen[33] auch Calc-ar[33]; Verletzungen[150]), **Calen** (Nach dem Einsatz von Instrumenten, wenn die Cervix uteri oder das Perineum eingerissen sind, bei dem die Vulva lange aufgedehnt wurde und die Teile angeschwollen und aufgeplatzt sind; Frost ohne Durst, Fieber mit Durst und Schmerzen überall, wenn Arn indiziert scheint, aber versagt[74]), **Cham** (Verdauungsschwäche, Magenleiden[33]), **Chel** (Neuralgie nach Verletzungen, wenn Arn reizt[33] oder wenn Arn unzureichend ist[150]), **Chin**, **Cic** (Krämpfe als chronische Folge einer Erschütterung des Gehirns[48,58], oder Rückenmarks[48], wenn Arn nicht lindert[48,56]; Gehirnerschütterung, chronische Folgen, wenn Arn versagt hat[134]), **Con** (Prellungen der Drüsen; traumatische Knötchen[38]; Verletzungen[64]), **Cupr** (Konvulsionen nach Schädelfraktur[32]), **Cur** (Lähmung durch Verletzung[50]), **Euphr** (Phimose[33]), **Ferr-p** (Kopfschmerzen nach Kopfverletzungen, wenn Arn versagt[10]), **Ham** (Rheuma mit wundem Schmerz wie zerschlagen, wenn Arn indiziert scheint, aber versagt[48]; wunde Brustwarzen bei stillenden Frauen[33], wenn Arn indiziert scheint, aber versagt[74]; traumatisch Purpura[64]; Blutung nach Verletzung[15]; Erschlaffen der Beckengelenke, wenn Arn indiziert scheint, aber versagt[74]), **HELL** (Trauma des Kopfes[13,15]; Kopfverletzung, besonders wenn die erste Auswirkung Konzentrationsschwierigkeiten beinhaltet und Arn versagt[50]; Prozesse infolge einer Hirnverletzung, Hydrozephalus, Entzündung

der Hirnhäute[15]; Gehirnerschütterung, wenn Arn versagt[39,50,52,76,138]; auch Schock, Depression nach einem Schlag auf den Kopf, wenn Arn versagt[2,13,16]), **Hep** (Traumatische Krämpfe[25] wenn Arn versagt[77]), **HYPER** (Rückenmarkserschütterung[16]; Verletzungen[64]; Gehirnerschütterung[15]; Verletzungen der Finger und Zehen, wenn Arn die Prellung geheilt hat aber Nervenschmerzen persistieren[52,54]; bei Wunden, wenn früher Acon und Arn im Wechsel gegeben wurden, heilt Hyper[1]; Geburtstrauma, wenn Nerven verletzt wurden[15]; wenn Arn den wunden Schmerz nach Verletzungen nicht beseitigt, mit einer Entzündung[92]; Ekchymose und Hämatom[143]; Hämatom als Folge einer Zangengeburt[131]), **Iod**, **Ip**, *Led* (Wenn Arn den Wundschmerz nach einer Verletzung nicht lindert[50]; Wunden, besonders bei verzögerter Absorption des ausgetretenen Blutes[19]; Schwellungen, Blutaustritt[44]; wenn Arn den wunden Schmerz nicht lindert[16,95]; nach Verletzungen, wenn Arn versagt und die Teile kalt werden mit dem Verlangen nach kalten Anwendungen[92]; „blaues Auge" mit schmerzhaften Schwellungen[7]; Brennen von Lidern und Orbita[11]), **Mang** (Wunder Schmerz, wenn Arn versagt[39]; Brennen der Lider und Orbita nach Verletzung[11]), **Mill** (Epistaxis, wenn Arn versagt[86]; Blutungen[1]; Hämoptyse; bei beginnender Phthisis[25]; Blutungen beim einem Sturz oder anderen Verletzungen, wenn Arn versagt[48]), **Nat-m** (Schielen nach akutem Hydrozephalus, mit beidseitiger Lähmung des 6. Hirnnerven und beidseitigem Papillenödem, mit der Vorgeschichte einer Zangengeburt, sollte von Caust gefolgt werden[50]), **Nat-s** (Akuter Hydrozephalus mit beidseitiger Lähmung des 6. Hirnnerven und beidseitigem Papillenödem, mit der Vorgeschichte einer Kopfverletzung oder Zangengeburt[131]), *Nux-v* (Neigung zu Furunkeln, die sehr schmerzhaft und empfindlich sind, mit Magenleiden, wenn Arn oder Hep nicht erleichtern[64]; Verdauungsschwäche, Magenleiden, Karbunkel[33]), **Op** (Kopfverletzung, wenn der Patient dumpf und benebelt aussieht und Arn nicht wirkt[61]), **Phos** (Arn sobald als möglich nach einer Explosion (im Krieg) einnehmen... und Phos eine halbe Stunde nach Arn[199]), **Plb** (Apoplex, wenn allgemeine oder partielle Lähmung hinzukommen[145]), **Psor** (Traumatische Ovarialleiden[1,25]), **Puls**, **RHUS-T** (Phimose[33]; Verstauchungen[92]; Erythema nodosum im Vollstadium[80], die Ausschläge sind rot und geschwollen, schmerzhaftes Jucken, das Verletzungsgefühl hält an, aber weniger als bei Arn[80]; Überanstrengung, Naßwerden und rheumatische Leiden[15]; verstauchter Knöchel[52]; Rheuma[166]; Schwäche der Sehnen nach Verstauchungen[30]; Verstauchungen, wie sie in den Knöcheln und jeglichen Gelenken auftreten, nachdem Arn die ersten und schmerzhaftesten Symptome beseitigt hat, wird Rhus-t hilfreich für die Schwäche der Sehnen und Muskelfasern, die den Verstauchungen oft folgen[184]), **Ruta** (Chronische Fälle traumatischer Schäden, Ruta wird nützlich sein, nachdem Arn in seinem heilenden Einfluß erschöpft ist[98]; beschleunigt den Heilungsprozeß in den Gelenken[1,34]; Verrenkungen, Verstauchungen und Knochenbrüche[50]; Knochenprellungen[38]; Verstauchungen[9], Gelenkverstauchungen[145]; Verstauchungen, die die Bänder und Sehnen in Mitleidenschaft ziehen, wenn Steifheit übrigbleibt[38]; wundes zerschlagenes Gefühl nach Verletzungen, wenn Arn versagt, wenn der Periost beteiligt ist[92]), **Spig**[98] (Verstauchung des Fußes[25]), **Stront** (Chronische Verstauchungen der Knöchel mit Ödemen, wenn Arn versagt[16, 24,39]; chronische Verstauchungen, besonders der Knöchel, wenn andere Mittel wie Arn, Ruta und Rhus-t versagen[134]), **Sulph** (Apoplex, um die Absorption zu begünstigen, wenn Arn aufgehört hat zu wirken[83]), **Sul-ac** (Schmerz wie zerschlagen, livide Haut und reichlicher Schweiß[1], Prellungen der Weichteile[16,38,191]; Pleuritis nach mechanischen Verletzungen, wenn Arn den Fall nicht zu Ende bringt[48]; Gehirnerschütterung[145]; Furunkel, Prellungen, Wundliegen, Kontusion[16,64]; wenn das Zerschlagenheitsgefühl ungewöhnlich lange anhält, egal ob Arn gegeben wurde oder nicht[52]; Prellungen der Weichteile[16,38, 145]; Pleuraerkrankungen traumatischen Ursprungs[40]; schwarze und blaue Flecken auf der Haut nach Prellungen[48]; Verletzungen[143]), **Symph** (Stechender Schmerz wie mit Nadeln und nachdem die Prellung der Weichteile geheilt ist[12]; Knochenverletzungen[15,16]; Sportverletzungen, besonders Skisport – auch Rhus-t[44]; stechender Schmerz wie mit Nadeln und wunder Schmerz des Periosts persistieren nach Arn[1]; wunder Schmerz des Periosts persistiert nach einer Verletzung[34]; nach Knochenverletzungen, wenn eine hinreichende Heilung nicht sichtbar ist[15]; Verletzungen des Augapfels durch Schläge etc.[199]), **Verat**

Feindlich:
Acet-ac[34]
Wein[187] (verstärkt die unangenehmen Wirkungen von Arn[12,23,25]).
Man soll Arn nicht verwenden nach Bissen von tollwütigen Hunden, Katzen, etc. oder Hasen oder sonstigen aufgebrachten Tieren[25].

Antidote:
Acon, **Am-c**[50], **Ars**, **Bell** (Hautsymptome nach örtlicher Anwendung[117]), **CAMPH**, **Canth** (Erysipel nach Mißbrauch von Arn[146]), *Chin*, **Cic**, **Cocc**[98], *Ferr*, **IGN**, **IP** (Massive Dosen[17]), **Nux-v**[117], *Senec*, **Seneg**[12], **Sulph** (Lange Verwendung von Arn in hoher Potenz[50]) Essig[13]
Bei großen Dosen: Kaffee (Kopfschmerz[12,17]), **Camph**[25], **Ip**[25]

Kollateralmittel:
Acet-ac (Nasenbluten durch einen Sturz oder Schlag), **ACON** (Aktive Hyperämie – Bell), **All-c** (Stumpfschmerzen), **Alumn-ac** (Blutung nach Tonsillektomie – Spülen des Nasopharynx mit 10%-iger Lösung), **Am-c** (Erkrankungen durch Kohlenrauch – auch Bov), **Ambr** (Beschwerden durch finanziellen Verlust), **Ant-c** (Schmerzen in den Zähnen während sie gefüllt werden), **Arist-cl**, **Ars**, **Aur** (Arteriosklerose mit Hypertonie), **BAPT** (Typhus mit Stupor, das Bett fühlt sich zu hart an), **Bar-c** (Zerebralsklerose – Stront-c), **Bell** (Kongestive Hypertonie – Aran, Aur, Glon, Lach, Verat-v), *Bell-p* (Ekchymose nach Verletzungen; Verletzungen des tieferen Gewebes nach der Geburt; Verletzungen des Beckens; wundes zerschlagenes Gefühl in den Muskeln – Sieg; böse Folgen von Selbstzerstörung, übermäßiger Masturbation; alte Arbeiter und Handelsreisende), *Bry*, *Cact* (Koronarsklerose mit Angina pectoris – Aur, Lat-m, Tab), **Calc-f** (Ermüdungsgefühl den ganzen Tag), *Calen* (Verletzungen, die gerissene oder zerfetzte Wunden hinterlassen), *Carc* (Erbrechen durch Übermüdung), *Chin*, **Chin-ar** (Destruktive und septische Prozesse, besonders der weiblichen Genitalien), **Cimic**, **Cine** (Katarakt nach Trauma; Exsudationen des Glaskör-

pers nach einem Schlag), **Cinnm** (Fehlgeburt durch Überheben), **Coff** (Schlaflosigkeit bei Patienten mit Hypertonus), **Coll** (Offene Quetschungen und wenn bei Kontusionen Lazerationen bestehen), **Con** (Verletzungen der Drüsen, traumatische Phlebitis), **Echi**, **Elaps**, **Ery-a** (Folgen von Schlägen[199]), **Gaer** (Hypertonie), **Glon** (Zerebro-vaskuläres Ereignis; akute Exazerbationen im Verlauf eines chronischen Hypertonus), *Ham* (Verletzungen der Weichteile, besonders wenn Venen mit einbezogen sind; schmerzhafte Venen, empfindlich gegen Berührung; um die Absorption einer intraokularen Blutung zu beschleunigen; schmerzhafte Venen; Arn: schmerzhaftes Fleisch; Hyper: schmerzhafte Nerven; Ruta: schmerzhafte Knochen und Knorpel), **Hep**, **HYPER** (Erkrankungen der Motoneurone – Vanad; Nervenverletzungen), **Ichth** (Viele Furunkel – Sil), **Kali-c** (Herzinfarkt – Lach, Naja, Verat), **Kalm** (Herzerkrankungen – Cact, Naja), **Lach** (Spontane Ekchymosen, besonders in der Menopause; symmetrische Gangrän – Arn: symmetrische Hautausschläge), **Led** (Ekchymosen – Sul-ac; Patient hat das Gefühl, als wäre das amputierte Glied noch vorhanden), **Mand** (Traumatische Arthritis – Arn, Symph), **Mang** (Traumatische Laryngitis), **Mill** (Traumatische und postoperative Blutungen), **Morph** (Das Bett fühlt sich zu hart an), **Nat-s** (Manisch-depressive Psychose; Trauma durch Lumbalpunktion – Hyper; Verletzung am Hinterkopf), **Nux-v** (Zahnschmerzen nach dem Füllen), **Op** (Nach Apoplex, um das ausgeschwitzte Blut zu absorbieren; sagt, es gehe ihm gut, wenn schwer krank), *Phos* (Präoperatives Mittel), **Phyt** (Wundes, zerschlagenes Gefühl – auch Bapt, Bell-p, Chin, Pyrog, Rhus-t, Ruta, Staph), *Puls* (Auch als Drainagemittel bei Hypertonus), *Pyrog* (Zerschlagenheitsschmerz; infizierte Wunden, besonders bei Maschinenarbeitern; scheint von Arn das meiste zu haben, aber chronischer und tiefer wirkend), **RHUS-T** (Bezug zum Herzmuskel – Cupr; Herzhypertrophie bei Athleten; Ruta: Verletzungen des Bindegewebes; Rhus-t: Verletzungen der Bänder, auch Ruta; Halsschmerzen nach Tonsillektomie), *Ruta* (Venöse Kongestion, Stasis; wirkt auf die Schleimhäute; Folgen elektromagnetischer Strahlung auf die Augen der Programmierern oder Fernsehguckern – Cycl, Euphr; Verstauchungen der Knochen, Knorpel, Sehnen, Sehnenansätze an den Gelenken; Arn: Verstauchungen der Muskeln), **Sep**, **Sieg** (Wundes zerschlagenes Gefühl, Angst vor Berührung), **Sil** (Verdient den Rang eines Spezifikums gegen zerebrale Blutung), *Staph* (Erkrankungen nach chirurgischen Eingriffen; Reizblase nach sexuellen Exzessen), **Stront**, **Sulph**, **SUL-AC** (Ekchymose mit wundem, zerschlagenem Gefühl – Bell-p, Ham), **Symph** (Knochenverletzungen, stechender Schmerz wie mit Nadeln und Wundschmerz des Periosts bleiben nach Arn), **Verat** (Hypertonie – Anac, Verat-v), **Verat-v** (Hypertonie), **Vit** (Verstauchungen).

Arsenicum album

Miasma:
PSO[4,8,50,140], *Syc**[9,50], *Syp*[50], Tub[31,50,140]

* E.W. Hubbard ist nicht der Meinung, daß Ars auch sykotisch ist, wie es in verschiedenen Repertorien steht[32].

Temperament:
CHOLER, MELAN[15], Phlg, Sang

Seitenbeziehung:
u, l[31], l nach r[8], R (Kopf, Lunge, Abdomen[147,157]), r nach l

Verwandte Darmnosode:
Dysenterie CO (Bach)

Wirkdauer:
60-90 Tage[140]
Mehr als 36 Tage[187]

Bemerkungen:
Ars... ist sowohl ein chronisches als auch ein akutes Mittel, vor allem aber ein Mittel des Übergangs. Ein Natm-Patient wird bei serösen Zuständen Ars; ähnlich wird ein Thuj-Patient bei einem akuten serösen Zustand oft Ars[50].

Verwenden Sie hohe Potenzen (bei chronischen Zuständen oder bei alten Leuten, oder wenn einen tiefe, anhaltende Wirkung gewünscht ist; Verdauungsstörungen), die 200 (nervöse Störungen, Neuritis), niedrige Potenzen (bei heranwachsenden Patienten, bei akuten Zuständen, oder wenn eine schnelle Wirkung gewünscht ist)[50].

Ich habe noch nie gesehen, dass Ars bei Herzanfällen etwas bewirkt hat, mit Ausnahme beim ziemlich heruntergekommenen, krank aussehenden Patienten, der etwas blass ist, reichlich faltig aussieht, auffallend ängstlich, furchtsam, wobei das Gefühl der Konstriktion von einem brennenden Unbehagen in der Brust begleitet wird[50].

Bei Entzündungen und Septikämie kommt Ars zwischen Echi und Pyrog, wobei letzteres bei den schlimmsten Fällen indiziert ist[50].

Bei jungen Leuten ist Ars ein Individuum mit einer trockenen Haut, mit einer Neigung zu Ringelflechte oder trockenem Ekzem. Im Erwachsenenalter ist es ebenso indiziert wie in chronischen Fällen indiziert, aber sobald wir zu älteren Menschen kommen, ist es mehr bei chronischen Fällen indiziert und weniger bei akuten Zuständen[50].

Ars wirkt mehr auf pflanzenfressende als auf fleischfressende Lebewesen, das Gegenteil zu Nux-v[39].

Ars hat bei seinen akuten Beschwerden immer Durst. Nach einer Weile sieht man, daß der chronische Zustand in die Durstlosigkeit übergeht. Die chronischen Ars-Zustände sind also durstlos[50].

Vorsichtig benutzen bei Tuberkulose[14].

Wenn Ars bei Schwindsucht wiederholt wird, ist es immer ratsam, die Potenz zu wechseln[1].

Gib nie Ars bei Dysenterie, wenn du nicht sicher bist, daß es definitiv indiziert ist, daß es viel Schaden anrichten kann[39].

Der Urin ist bei allen Erkrankungen spärlich, dick, mitunter fötide[39].

Ars, Ip und Nat-s bilden das Trio für Bronchitis mit asthmatischen Komplikationen[48].

Ars, Phos und Sulph bilden das Trio der „Brenner"[48].

Acon, Ars und Rhus-t bilden das Trio der ruhelosen Mittel[48].

Ars, Carb-v und Kali-c sind ein wundervolles Trio bei Herz-Kreislaufversagen in der Geriatrie[50].

Speisen, die man meiden sollte:
ALKOHOL[9], *Butter*, EIS[8], *Fisch*[8], *Fleisch*[8], *Gefrorenes*, *Kalte Getränke*, KALTE SPEISEN, *Milch* (*Milchdiät, besonders bei Gastritis*[50,51]), OBST, *Rohkost* [8], *Saure Speisen*, WEIN[9], *Weinbrand, Wurst* [8]

Speisen, zu denen man raten sollte:
SCHARFE SPEISEN[31], WARME GETRÄNKE

Mittelabfolgen:
Ars → Carb-v → Kali-c
Ars → Carb-v → Kali-c → Sulph (bei akutem Herzversagen[50])
Ars → Thuj → Sulph[50]
Ars → Thuj → Tarent[50]
Ars → Chin → Nat-m

Interkurrente Mittel:
Carb-v[187], Hep[187], Scir (Krebsbehandlung – auch Tub, Med[50]), Sulph[187], Syph (Alopecia areata[125])

Komplementärmittel:
Aesc (Rachensymptome[111]), All-s (Katarrh, Asthma und Folgen von Überanstrengung[25]), Am-c (Chronische Fälle[50]), Ant-t (Akutes Herzversagen[61]), Anthraci[139], Ars-i[1], *Calc* (Im Fall eines Mädchens von vier Jahren... bei Krebs der Unterlippe nahe und im linken Mundwinkel von einem weißen, speckigen, gezackten, geschwürigen Aussehen, nach Ars C5 wurde das Geschwür flacher und heilte teilweise ab, als die Besserung stagnierte, heilte Calc C30 in kurzer Zeit völlig[50]), Calc-p (Akuter gastro-intestinaler Katarrh[54]), CARB-V (Kollapszustand[19]; Emphysem[33]; Frostbeulen[40], Erfrierung[40]; wenn die Gemütssymptome gelindert wurden und die Erkrankung sich auf den Verdauungstrakt fokussiert und starkes Aufgetriebensein verursacht[87]; chronische Fälle[50]), Carc (Wenn Ars eine vorübergehende Besserung aller Symptome bringt, wirkt Carc als Komplementärmittel[50]), Cean (Malaria[111]), Chin[139,143] (Inoperable Cholezystitis[160]), Colch (Durchfall bei Urämie[157]), Cupr (Kolik, krampfartige Schmerzen[6]), Cupr-ar (Arterien der unteren Gliedmaßen, Claudicatio intermittens[6]), Dig (Herz, Leber, Angst[143]), Echi (Schwere Infektionen – auch Pyrog[157]), Hydr (Hepatotrop[143]), Iod[50], Ip (Erbrechen bei Kindern[49]; Bronchialasthma bei Kindern[50]), Kali-bi [50,160] (Asthma durch Bronchiektasen, wenn der Schleim fadenziehend wird[16]), Kali-c (Angst[6]; chronische Fälle[50]), Kreos (Erbrechen bei Urämie[157]), Lach (Emphysem[33]), Lyc (Verdauungsstörungen[6]), Nat-s[17] (Asthma[30,106]), Petr (Chronische Fälle[50]), PHOS (Chronische Fälle[50]; Erschöpfung[19]; häufiges Komplementärmittel[147]; ein Patient, der bei akutem Herzversagen Ars braucht, muß, noch während es ihm unter Ars besser geht, ein

zweites Mittel erhalten; wenn ein Patient einmal gut auf Ars reagiert hat, wird er in wenigen Stunden einen Rückfall bekommen, aber Ars wird dann nicht mehr wirken, Borland rät zu einer sorgfältigen Beobachtung der klinischen Veränderungen beim Patienten, um entsprechend zu verschreiben, am häufigsten werden Phos oder Sulph benötigt, aber falls der Patient von Flatulenz aufgetrieben wird, sich zum Atmen aufsetzen muß, den Durst verliert und gefächelt werden will, schwitzt, aber trotzdem kalte Extremitäten und Lufthunger hat, gebe man Carb-v in hoher Potenz[50]), **Poum-h** (Allergische Atemwegserkrankungen[6]), **Psor** (Chronische Fälle[50]; vervollständigt seine Wirkung[6]), **Puls**[8,17,185], **Pyrog**[20] (Subakute oder chronische Endometritis mit aggressiver Leukorrhoe[6]; nützliches Komplementärmittel bei reizender Leukorrhoe[6]), **Rat** (Anorektale Erkrankungen[143]), **Rhus-t**[9,34], **Sec**[9,16,17,34], **Ser-ang** (Asystolie, Oligurie, Ödeme, Hypertonie[157]; chronische Nephropathie[143]), **Sil** (Tuberkulöse Zustände bei Kindern[49]), **Staphycoc** (Chronische Staphylokokkeninfektionen[143]), **Sulph** (Akutes Herzversagen[61]; Pneumonie[50]; auch als Reaktionsmittel[136]), **Tarent-c** (Brennende Geschwüre[56]), **THUJ** (Das chronische Komplementärmittel[32]; Asthma[56,30]), **Tab**[143], **Verat**[6] (Intensives Erbrechen bei Durchfall, Stühle wässrig und reichlich, Körper kalt, kalter Stirnschweiß[6])

Folgemittel:

Acon (Kindbettfieber, während Ars bei Rigor gegeben werden sollte, ist Acon zu verordnen, wenn sich eine Reaktion eingestellt hat, was sich durch Fieber, Durst etc. zeigt[74]), **Adon** (Nach dem Versagen von Ars und Dig bei Herzerkrankungen[50]), **Anthraci** (Brennen und Geschwürsbildung[12], nachdem Ars versagt[25]; rasche und starke Erschöpfung septischen Ursprungs, die von Ars nicht beherrscht wird[145]; Karbunkel, hauptsächlich in der 30. Potenz, wenn Ars versagt[16,24], brennende Schmerzen von Karbunkeln oder malignen Geschwürsbildungen, wenn Ars oder die bestgewählten Mittel versagen[1]; Karbunkel, wenn Ars versagt[14]; oft nützlich bei Karbunkeln und anderen Beschwerden mit Brennen und Demarkation abgestorbener Teile, wenn Ars versagt[25]; Ars scheint indiziert, aber lindert nicht[25]; septische Entzündung mit rascher, tiefer Erschöpfung, Ruhelosigkeit, Ohnmacht, schreckliches Brennen, wenn Ars versagt[148]; ein feiner Fall von Sepsis mit schrecklichen brennenden Schmerzen, raschem Kräfteverlust, absinkendem Puls, Delirium, Ohnmacht und Demarkation… raschem Ausbreiten der Infiltration, zellulärem Ödem, reichlichem, scharfem, übelriechendem Eiter, … gangränöse Absonderung von entsetzlichem Geruch, exzessiver Durst … wenn Ars und Lach versagt haben[134]), **Ant-a** (Bronchialasthma, wenn Ars, obwohl es indiziert erschien, versagt[44,95,163]; Herzversagen[50] – Ant-t[50]), **Apis**, **Aran**, **Arn**[1,20], **ARS-I** (Scharfe lanzinierende Krebsschmerzen wie wenn ein rotes heißes Messer in den Teil gestoßen würde, wenn Ars versagt[16]; als Herztonikum, wenn Ars versagt[44]; chronische interstitielle Nephritis, wenn Ars versagt[83]; wenn die Drüsen geschwollen sind, mit den üblichen Ars-Symptomen[16]; wenn Ars indiziert scheint, aber versagt[87]; Heufieber[54]), **Aspid** (Krampfartige Dyspnoe nach dem Versagen von Ars und Ip[131]), **Aur-m** (Bright'sche Erkrankung mit örtlicher und allgemeiner Wassersucht, wenn Ars indiziert scheint, aber versagt[26]), **Avia** (Bronchitis und pulmonale Komplikationen von Masern, wenn Ars, obwohl es indiziert erscheint, versagt[80]),

Bapt (Typhus, wo Ars versagt[16]), **Bar-c**[162] (Skrofeln[25]), **Bar-m** (Extravasation von Blut[50]), **Bell** (Scharfe lanzinierende Krebsschmerzen, wie wenn ein rotes heißes Messer in den Teil gestoßen würde, wenn Ars versagt[16]), **Blatta** (Asthma, wenn Ars unzureichend ist[34]), **Cact**, **Cadm-s** (Cholera infantum, wenn Ars versagt[25]), **Cean** (Malariafälle, in vielen Beispielen vervollständigt es die Kur, wenn Ars, Nat-m, Ced und Eup-per nur teilweise erfolgreich waren[134]), **Cain** (Hydrothorax mit Ödem der Füße[25]), **Calc**, **Calc-ar** (Nephritis nach Scharlach oder Masern, wo Ars indiziert scheint, aber versagt[54]), **Calc-p** (Beginnender Tabes des Mesenteriums[25]), **Calen**, **Caps** (Otitis media[6]), **CARB-V** (Akutes Herzversagen mit Lufthunger[51]; Dysenterie, mit kaltem Atem, kalter Haut, allgemeinem Kollaps[40]; Husten in heftigen Anfällen, ausgeprägte Dyspnoe[40]; Pneumonie mit plötzlichem Sinken der Kräfte[15]; akute Erkrankung der Atemwege bei Kleinkindern, wenn Ars versagt und die Erkrankung zunimmt in Richtung Tod[89]; Typhöses Fieber, wenn der Torpor extrem ist[72]; Typhus mit großer Erschöpfung, wenn Ars unzureichend ist[115] – auch Mur-ac[115]; Patienten die bei einem akuten Anfall von Herz-Kreislaufversagen auf Ars reagiert haben, je nach den indizierenden Symptomen, Carb-v, Kali-c, Sulph, Lyc oder Thuj benötigen, um einen Rückfall zu verhindern[50]; akute Bronchitis; in Fällen mit großer Erschöpfung, gebe ich Ars jede oder alle zwei Stunden für vier oder fünf Stunden und dann einige Stunden lang Carb-v in derselben Weise[126]), **Carc** (Wenn Ars, obwohl offensichtlich gut gewählt, versagt[52]), **Caust** (Urinretention durch Blasenatonie nach der Geburt, wenn Ars, obwohl offensichtlich indiziert, versagt – auch Hyos[134]; Akne, wenn Ars indiziert scheint, aber nicht bessert[148]), **Cham**, **Chel**, **Chin** (Dysenterie in sumpfigen Gegenden, wenn Ars die eitrigen Symptome nicht beseitigen kann[33]; verzögerte Rekonvaleszenz nach Cholera[54]), **Chin-ar** (Neuralgie[95]; Neuritis[44]), **Cic** (Lippenkrebs[12]), **Colch** (Wassersucht, wenn Ars versagt[1]; Nephritis und Nephrose, wenn Ars indiziert scheint, aber versagt[95]), **Cupr-ar** (Erkrankungen der Organe und Nerven des Bauchs, bei denen sich Ars als wirkungslos erwiesen hat, einen Kollaps zu verhindern – auch Herzlähmung bei Ermüdung und Erschöpfung[21]), **Dys-co**[193], **Echin** (Mumpskomplikationen[80]), **Eucal** (Wiederkehrendes Fieber[12]), **Euph** (Schreckliche Schmerzen bei Krebs, Karbunkel, Erysipel, wenn Ars nicht lindert[1]; Karbunkel, krebsartige oder giftige Geschwüre, gangränös und sogar bei Karies und Nekrose, wenn ein starkes Brennen besteht wie von aufgelegter brennender Kohle, welches Ars, Anthraci oder Sec nicht bessern[145]), **Ferr**, **Fl-ac** (Aszites bei Trinkern[1,25,34] mit Lebererkrankung[25,34]), **Gnaph** (Ischias, wenn Taubheitsgefühl mit Schmerzen abwechselt[66]), **Hep** (Schnupfen, wenn die Absonderung dick und gelb wird, die Nase rot, geschwollen und schmerzhaft, die Nasenwege empfindlich gegen die eingeatmete Luft und die Nasenlöcher wund und ulzeriert[17]), **Hoan**[9], **Hydr-ac** (Wenn Ars bei Angina pectoris versagt[33]), **Iod**, **Ip** (Wenn sowohl Ars als auch Hydr-ac bei Angina pectoris versagen[33]), **Kali-ar** (Nephrosklerose, wenn Ars, obwohl indiziert, versagt[95]; Schrumpfniere, wenn Ars, obwohl es indiziert erschien, versagt[44,48]; in einem Fall von akuter Nephritis bei einem kleinen Jungen von vier Jahren, ausgeprägtes Ödem fast am ganzen Körper, die Augen durch das Ödem praktisch verschlossen… und hervorstechende Ars-Symptome, und das half ihm nicht… Kali-ar klärte den

Fall hervorragend[50]), **Kali-bi**, **Kali-c**[1], **Kali-i** (Pneumonie, wenn die Reaktion auf Ars nicht vollständig ist, der Patient etwas warmblütiger wird und Kältewellen hat, die Angst nicht ganz so groß ist, er sich aber gräßlich müde fühlt, etwas schweißig, abwechselnd heiß dann kalt und frostig[51]), **Kreos** (Magen- und Zwölffingerdarmgeschwüre, wenn andere Mittel versagen[36]; brennende Schmerzen, wenn Ars versagt[149]), *Lach* (Dysenterie mit kaltem Atem, kalter Haut und allgemeinem Kollaps, Emphysem, Husten in heftigen Anfällen mit großer Atemnot[40]; bei einem Fall von akutem Rheuma nach dem Verzehr verdorbener Shrimps, als Ars keine Wirkung zeigte[142]; Wochenbettpsychose[74]; nach Verletzungen, wenn Ars keine entscheidende Wirkung hat und Amputation fast unvermeidlich scheint[156]), **Lap-a** (Uterusmyome mit häufigen Blutungen und intensiven brennenden Schmerzen im gesamten erkrankten Organ, wenn Ars nichts für die Patientin bewirkt[48]), **Lath** (Bei einem Fall von Rheuma der linken Schulter mit leichtem Schwund der Schultergürtelmuskulatur nach einer Poliomyelitis, acht Jahre zuvor wurde Ars verschrieben. Sie war unangemessen schwach, schlimmer um Mitternacht, frostig und hatte brennende Schmerzen besser durch Wärme. Die Behandlung wirkte wie Zauberei, aber die Schmerzen kamen jedesmal zurück, wenn sie abgebrochen wurde .... Eine zweite Kur wurde verabreicht mit fast demselben guten Ergebnis, dann wurde die höhere Potenz gegeben, aber mit nicht so gutem Effekt. Lath wurde gegeben und die Schmerzen verschwanden[52]), **Lev** (Hinfälligkeit und Hauterkrankungen, besonders nach dem Einsatz hoher Potenzen, wenn der Fortgang unterbrochen scheint[9,91]), *Lyc* (Drüsenerkrankungen[50] als Folgekrankheiten; Hydroperikard bei Herzerkrankungen, wenn Ars versagt[16]; neurologische und psychiatrische Erkrankungen[122]), **Mag-c** (Septische Fieberzustände mit Frost und Schwitzen, wenn Ars indiziert scheint, aber versagt[36]), **Merc**, **Merc-i-f** (Diphtherie, wenn Ars, Calc, Iod, Sulph und Sulph versagen[25]), **Mill**[145] (Blutungen[34]), **Mur-ac** (Typhus, wenn der Fall zunehmend schlimmer wird – auch Carb-v[48]), **Nat-m** (Wassersucht bei Scharlach im Falle eines Kindes mit sehr spärlichem Urin, wenn Ars, auch Apis, Apoc und Dig versagt haben[10]), **Nat-s**[1.20]; Asthma[155]; Bronchialasthma, wenn große Erschöpfung dabei ist und Ars nur palliativ wirkt[163]), *Nux-v* (Ischias[66]; Schnupfen[44]), **Op** (Masern, wenn Ars nicht so zu wirken scheint, wie es sollte[85]), **PHOS** (Akutes Herzversagen[50,51]; Pneumonie mit Durst auf eiskaltes Wasser[39]; Pneumonie, wenn der Patient nach Ars wärmer wird[16], die Angst verschwindet, der Puls besser wird, die Temperatur steigt und der Patient anstelle eines weißen lividen Aussehens ziemlich rot im Gesicht wird und immer noch durstig ist[51]; Inaffinimentation[122]; psychiatrische und neurologische Erkrankungen, bei einem Fall von Kopfschmerz mit Erschöpfung bei einem diabetischen Patienten[112]; Leukoderma, wenn Ars indiziert scheint, aber versagt[127]), **Phyt** (Ischias[66]), **Puls**[1] (Schnupfen[44]), **Pyrog** (Schwere Grippefälle, besonders bei Kleinkindern[89]; Mumpskomplikationen[80]), **Ran-s** (Pemphigus[50]), **Rhus-t** (Hauterkrankungen[12,42]; auch Schwäche der Sehnen nach Verletzung[30]), **Samb** (Sehr nützlich nach Mißbrauch von Ars bei Fieber[138]), **Sarcol-ac** (Epidemische Grippe, besonders mit heftigem unkontrolliertem Erbrechen und Brechwürgen, mit der größten Erschöpfung, wenn Ars, obwohl offensichtlich gut indiziert, versagt[9,50]), **Sec**[16], **Semp** (Wenn Ars bei schmerzhaften, knotigen Schwel-

lungen der Zunge versagt[50]), **Seneg** (Asthma, schlimmste Fälle, wenn Ars indiziert, erscheint, aber machtlos ist[48]), **Stann** (Hartnäckige Gastralgie, wenn (Ars und) andere Mittel versagen[46]; Phthisis[88]), **SULPH** (Akutes Herzversagen[51]; Pneumonie, wenn Ars etwas Erleichterung brachte[16,30], hier wirkt Ars wie ein vitales Stimulans, es wärmt den Patienten auf und gibt ihm das Gefühl, es wird ihm besser gehen, aber er wird in 24 Stunden sterben, falls das Ars nicht von Sulph gefolgt wird[30]; Pneumonie, verzweifelte Fälle[39]; Influenza[84], auch wenn Ars versagt[84]; Retinitis albuminurica, skrofulöse Ophthalmie, Amaurosis, etc[25]), **Sul-ac** (Alte Trinker – Lach), **Syc-co** (Bronchialasthma, wenn Ars indiziert ist, aber nicht erleichtert[163]), **Syph** (Alopecia areata, als interkurrendes Mittel[125]), **Tarent** (Trockene juckende Ekzeme der Extremitäten und anderer Teile der Haut nach dem Versagen von Ars[30,39,50]; Eiterungen mit Komplikationen, wenn Ars indiziert scheint, aber versagt[90]; extreme Ruhelosigkeit der Glieder, bei der Ars indiziert scheint, aber versagt[30]), **Thuj**[20,43,88] (Asthma schlimmer im Feuchten[11]), **VERAT** (Lebensmittelvergiftung mit Durchfall und Erbrechen, wenn Ars nicht hilft[51])

Feindlich:

Ip (Atemwegserkrankungen[106]), **Puls**[19] (H.C. Allen und K. Stauffer, aber zu bedenken ist, daß Puls Ars gut folgt)

Antidote:

Bapt (Wenn Ars bei Typhus ungerechtfertigterweise gegeben oder zu oft wiederholt wurde[1,34]), **Bry**[139], **CAMPH**, **Cann-s**[50], **Carb-ac**[139], **CARB-V**, **Cham**[50], **CHIN** (Hinfälligkeit, Wassersucht, Neuralgie[16]; auch Vergiftungsfolgen[111]), **Chin-s**[50], **Cann-s**, **Dig**[31], **Euph**, **FERR**, **GRAPH** (Besonders Hautsymptome von chronischer Ars-Vergiftung[16]), **HEP** (Chronische Vergiftung mit Ars[44]; Vergiftungsfolgen[111]), **Ind**[50], *Iod* (Ars-Vergiftung[36]), **IP** (Besonders für Übelkeit bei chronischer Ars-Vergiftung[16]; unpassende Anwendung[56]), **Iris**[50], **Kali-bi**[20], **Lach**, **Merc**, **Nat-c**[139], **Nit-s-d** (Unterdrückter Urin bei Ars-Vergiftung[39]; sollte in großen Mengen Wasser gegeben werden[39]), **NUX-V** (Auch Vergiftungsfolgen[111]), *Nux-m*, **Op**, *Phos*[36], **Plb**[31], **Puls**[106], **Rhus-v** (Pemphigus nach Überdosierung von Ars[39]; Hautirritationen durch Ars-Überdosierung[36]; kann nicht ruhen, muß sich bewegen[36] – Iod[36], Tarent[36], Zinc[36]), **SAMB** (Beschwerden durch Mißbrauch von Ars[1,13,34]), **Sulph** (Zittern[25,29]; chronische Vergiftung[44]; auch Vergiftungsfolgen bei oxygenoiden oder carbonitrogenoiden Konstitutionen[111]), **Sul-i**[36], **TAB**, **Thuj** (Grobe Folgen massiver Dosen[88,50]; auch Vergiftungsfolgen bei hydrogenoider Konstitution[111]),**Tarent** (Rollt von einer Seite zur anderen, was bessert[50]), **Verat** (Die Anfälle gleichen einer echten Cholera[16]; Erstickungsanfälle durch Mißbrauch von Ars[33]) Für Ars-Vergiftung: **Phos**[36], **Sul-i**[36], **Ars** (Höhere Potenzen[36])
Bei großen Dosen: Zuckerrohrsaft; Honig[13,25,31] KALKWASSER (In großen Zügen[13,39], *Milch* (Große Züge[23]), Rizinusöl[12,31]. **Opium** kann als Einlauf angewendet werden, falls es nicht im Magen behalten wird[12,31]. Akute Arsen-Vergiftung sollte mit raschem und wiederholtem Magenspülen behandelt werden[106]

Chemische Antidote:

Tierkohle[12], HYDRIERTES EISENPEROXID[12], Kalkwasser, Magnesia

Weinbrand und Stimulantien bei Niedergeschlagenheit und Kollaps[12]; Nitri spiritus dulcis in großen Mengen Wasser bei unterdrücktem Urin[12]; Bei Vergiftungsdosen: Milch[12], Albumin[12], Lindernde Getränke[12], gefolgt von Emetika auf Senfbasis[12]; Zink- oder Kupfersulfat[12] Brechweinstein (Tartarus emeticus) reizt zu sehr[12]. Rizinusöl ist das beste Abführmittel[12] Kaliumkarbonat und Magnesia in Öl geschüttelt, Aufguß adstringierender Substanzen, große Mengen verdünnende Getränke[13,25,34]

Kollateralmittel:

Acet-ac (Wassersucht mit vermehrtem Durst; ständiger und heftiger Durst bei Gebärmutterkrebs, anfangs[196]), *Acon* (Angst mit Todesfurcht – Phos; Asthma mit Hypertonie), **Aeth** (Kollaps fast so schlimm wie bei Ars, aber nicht ruhelos), **Agar** (Schmerzen in keinem Verhältnis zur vorliegenden Pathologie; Ars: Schwäche in keinem Verhältnis zur Intensität der Erkrankung), **All-c** (Geschwüre an den Fersen), **Alumn** (Krebsartige Geschwüre der Brust – *Carb-an*, *Ful*, Hydr, Kreos, Semp), **Am-caust** (Erschöpfung und Schwäche in keinem Verhältnis zur kurzen Krankheitsdauer bei Diphtherie), **Anac** (Anspruchsvoll – Carc, Graph, Nux-v, Phos, Plat, Sep), **Ant-c** (Haarausfall auch Ars, Aur, Thal; Durchfall folgt Verstopfung – Gegenteil zu Ars), **Ant-t** (In den meisten Fällen ist der Patient durstlos, aber manchmal gibt es Durst auf kaltes Wasser, wenig und oft), **Anth** (Furunkel und Karbunkel mit brennenden Schmerzen), **Apoc** (Wassersucht), **Arg-n** (Sich langsam entwickelnde Abmagerung und nervöser Patient, während bei Ars die Abmagerung rasch ist und der Patient ängstlich; Beschwerden von Buben nach Tabakgebrauch – auch Verat; chronische ulzerierende Kolitis – Nat-m, Sulph), **Ars-br** (Albuminurie in Verbindung mit Diabetes – auch Plb, Merc; neuralgische Schmerzen und Pleura- oder Perikarderguß bei Krebspatienten; Acon: Neuralgien durch Tumore, die auf die Nerven einwirken und andere Schmerzen bei Krebs, Agonie, Akuität und Furcht; Mag-p: kolikartige Schmerzen bei Krebspatienten; Kalisalze: Krebsschmerzen; Lyc: Pleuraerguß bei Krebspatienten; Op: Krebsschmerzen mit mildem Stupor: Radbr: Krebsschmerzen), **Ars-i** (Pulmonale Affektionen zusammen mit kardialen Problemen; wirkt auf die rechte Lunge, besonders das obere und mittlere Drittel; Schnupfen, Heufieber, Grippe; rasche Abmagerung mit Ruhelosigkeit und Angst – Arg-n; asthmatisches Fieber – Iod, Kali-hox, Sabad), **Ars-st** (Brustentzündung bei Kindern, Ruhelosigkeit mit Durst und Erschöpfung), **Atox** (Schlafkrankheit, beginnende Optikusatrophie), **Ars-s-r** (Influenza mit starken katarrhalischen Symptomen, großer Erschöpfung und hoher Temperatur), **Aur** (Herzerkrankungen alter Menschen; Organdegenerationen – Ars, Cupr, Kali-c, *Phos*, Vanad), **Bapt** (Lebloser Körper aber ruheloser Geist; Erschöpfung, die in keinem Verhältnis zum Ereignis steht; scheinbar hoffnungslose Fälle typhoiden Fiebers und anderer Fieber eines zutiefst asthenischen Typs – Mur-ac, Carb-v), **Bell**, *Brom* (Eine kleine Struma scheint in keinem Verhältnis zu ihrer Größe auf die Luftröhre zu drücken), **Bry** (Materialistische Leute – Calc; Magenbeschwerden werden durch warme Getränke gebessert), **Cact** (Vorhofflimmern – Carb-v, Crot-h, Gels, Kalm, Lach, Naja, Phos, Sep), **Cadm-s** (Schwarzes Erbrechen; Angst, Erschöpfung, reizbarer Magen und schwarzes Erbrechen; Karzinom mit Brennen, Erschöpfung und

Erbrechen[196]), **Calc** (Schmerzhafte Eiterung am Nagelbett; Asthma mit dem Gefühl von Staub in Rachen und Lungen; Ars: Asthma, als würde er Staub inhalieren; Natar: Asthma durch Kohlestaub; Brom: Asthma durch Bücherstaub – auch Luf-op; Hep: Asthma mit dem Gefühl von Staub in den Lungen; Ip: Asthma, als ob die Luft voller Staub wäre, was das Atmen verhindert; Hausstaub: Asthma durch Hausstaub; Sil: Asthma bei Leuten, die Steinstaub inhalieren, wie Maurer – auch Ip, Kali-c, Poth; Brennen und Stechen bei Krebspatienten – Ars: brennender Schmerz bei Krebs[196]), **Calc-ar** (Kardiale Symptome bei intermittierendem Puls), **Calc-p** (Furcht vor dem Alleinsein – Phos, Stram; Nägel lang und dünn – Sil, Phos), **Camph** (Heftiger Durst bei akuten Beschwerden, durstlos bei chronischen; akutes Herzversagen mit Symptomen von Blässe, Atemnot, teilweise Bewußtlosigkeit – auch Acon, China, Lach, Nux-v, Verat), **Canth** (Brennendes Gefühl; Verbrennungen, besonders Sonnenbrand), **CARB-V** (Schwere Anämie; Beschwerden durch Verkühlen des Magens mit Eiswasser; kardiovaskulärer Kollaps – Camph, Laur, Hydr-ac, Verat), **Carb-ac** (Krebsschmerzen besser durch Wärme), **Carc** (Anspruchsvoll, aber die Betonung liegt mehr auf der Ordnung als auf kleinen Details; Thuj: anspruchsvoll, besonders für die „korrekte" Art und Weise, etwas zu tun), **Caust** (Schwäche steht in keinem Verhältnis zur Ernsthaftigkeit der Erkrankung, besonders bei akutem Schnupfen, Grippe oder Bronchitis; Pneumonie mit einer Atemnot, die stärker ist, als es die Pathologie vermuten läßt), **Cedr**, **Cham** (Beschwerden in keinem Verhältnis zur Ursache), **Chel** (Bevorzugt scharfe Speisen und heiße Getränke – Lyc), **Cench**, **Chin** (Menometrorrhagie vor der Menopause; Durst auf kleine Mengen in großen Abständen – Nat-m hat Durst auf große Mengen in kleinen Abständen; Stuhl enthält unverdaute Nahrungspartikel – Ferr, Olnd), **Chin-ar** (Destruktive und septische Prozesse, besonders der weiblichen Genitalien – Ars-i), **Chin-s** (Neuralgie nach Mißbrauch von Chinin), **Cocc** (Übelkeit durch den Geruch von Essen – Colch), **Coca** (Asthma durch leichteste Anstrengung; böse Folgen großer Höhe), **Colch** (Kapillarschaden; Übelkeit durch den Geruch von Essen; das Gastroenteritis-Bild ist auffallend ähnlich zu Ars, aber besser beim Stilliegen und schlimmer durch Gerüche), **Crot-h** (Schwere Hepatitis; zum Vorbeugen gegen Gelbfieber[199]), **Cupr** (Beim Trinken geht die Flüssigkeit mit einem gurgelnden Geräusch hinunter – Thuj), *Cupr-ar* (Krampfartiger Husten bei bestimmten Asthmaanfällen, schlimmer nach Mitternacht), **Cur** (Diabetes mit motorischer Lähmung), **Dig** (Nierenerkrankungen ohne die Ruhelosigkeit und Reizbarkeit von Ars; plötzliches Sinken der Kräfte; Angst bei Herzpatienten, besonders nachts), **Dol** (Verstopft bei Lebererkrankungen, jucken, muß kratzen bis es blutet), **Dulc** (Niesen schlimmer in Kälte – Aral, Sabad), **Dys-co**, **Eberth** (Schwäche, Ruhelosigkeit), **Echi** (Komplikationen bei Diabetes mit drohender Gangrän), **Epil** (Schwer behandelbare Diarrhoe bei Typhus), **Eug** (Eiterungen der Fingerspitzen um den Nagel herum), **Euph** (Brennende Schmerzen in den Knochen), **Ferr** (Asthma, besser durch Bewegen; Schwäche ausgepräger, als man durch die Beobachtung vermutet hätte; Ars: Schwäche steht in keinem Verhältnis zum offensichtlichen Anlaß), **Ferr-ar** (Sekundäre und perniziöse Anämie), **Fl-ac** (Fleckweiser Haarausfall; Knochennekrose; Arg-m: Nekrose der Knorpel), **Graph** (Akuter Niesanfall – Cardios; schwarze Nägel), **Ham** (Wenn der Verlust selbst einer kleinen Menge Blutes von einer Erschöpfung gefolgt wird, die in keinem Verhältnis zum Blutverlust steht), **Hell** (Nierenerkrankungen), **Helon** (Diabetes der rasch ernst wird; Diabetes mit Melancholie, Abmagerung, Durst, Ruhelosigkeit – Cur, Morph), **Hep** (Asthma von unterdrücktem Ekzem; Ammc: Asthma nachdem das Ekzem durch Impfung unterdrückt wurde), **Hoan** (Krebsartige Erkrankungen), **Iod** (Rasche Abmagerung und Kräfteverlust – Iod-Salze, Nat-m; Panikattacken bei Patienten, die genauso ruhelos und ängstlich wie Ars-Patienten sind, aber anstelle der ausgeprägten Frostigkeit von Ars fühlen sie sich in Hitze und schwüler Luft nicht wohl, Untergewicht trotz der Tatsache, dass der Appetit überdurchschnittlich ist, das Konstriktionsgefühl wird eher richtig im Herzen als in der oberen Brustseite gespürt), **Kali-ar** (Zervixkarzinom), *Kali-bi* (Cholera, wenn der Urin während der Erkrankung unterdrückt ist und indizierte Mittel versagen), *Kali-c* (Asthma besser durch vorwärtsgebeugt Sitzen und dabei Schaukeln; Ars: Asthma besser durch vorwärtsgebeugt Sitzen, aber ohne zu schaukeln; Fälle von schwerem Vorhofflimmern – Calc-f, *Phos*), **Kali-i** (Maligne Geschwüre – Carb-an, Card, Gali; Niesen heftig aber unwirksam, heiße, brennende, wässrige Absonderungen von der Nase, Schmerz in der Frontalregion und an der Nasenwurzel, Frost und Mattigkeit, Temperatur oft subnormal und heiße Anwendungen über Stirn und Nase erleichtern, aber Verlangen nach und allgemeine Besserung in kalter, frischer Luft), **Kali-n** (Atemnot so stark, der Patient kann seinen Atem nicht lange genug anhalten, um seinen Durst zu stillen), **Kali-p** (Ruhelosigkeit bei Kleinkindern; Krebs bei jungen Menschen[196]), **Kali-perm** (Diphtherie mit großer Fäulnis und Erschöpfung – Lach), **Kreos** (Scharfe wundmachende Absonderungen – Iod), **LACH** (Ruhelosigkeit in der Menopause; Karbunkel, Gangrän, Emphysem; septische Zustände – auch Chin-ar, Pyrog), *Lac-c* (Krittelig, sehr anspruchsvoll bei andern, aber selbst faul), **Lem-m** (Asthma durch verstopfte Nase), *Lyc* (Brennende Schmerzen besser durch Hitze; schlimme Folgen von Tabakkauen; Durstlosigkeit in chronischen Zuständen, oft mit trockenem Mund[199]; Durst auf kleine Mengen wenig und oft – Ant-t, Verat; trinkt seltener als Ars; Acon: unstillbares Verlangen nach kaltem Wasser), **Merc**, **MERC-C** (Albuminurie – Kalm; Toxikämie mit Hypertonus und Albuminurie in der Schwangerschaft), **Merc-sul** (Hartnäckige Fälle von Hydrothorax), **Mur-ac** (Brennende Schmerzen besser durch heiße Anwendungen; Retter in Todesnähe – Carb-v; schleichendes Fieber mit zunehmender Schwäche – Ph-ac), **Nat-ar** (Trinkt oft, aber wenig[199]), **Nat-m** (Polyurie und Polydipsie; feuchte Haut – Rhus-t, Sars), *Nat-s* (Anspruchsvoll in seinen Plänen; wässriges Obst verschlimmert – auch Coloc, Podo, Rhod, Verat; Asthma mit Durchfall; Asthma bei Kindern, wo zusätzlich zu dem Giemen und der Häufigkeit des Anfalls die große Erschöpfung besteht, die man bei Ars erwarten würde und Ars nur palliativ wirkt, versuche man *Nat-s*; Selbstmordneigung durch Erhängen – Ter; Vermehrung des Cholesterins, der Lipide, Urämie und vermehrte Blutglukose), **Nux-v** (Anspruchsvoll – Carc, Plat, Puls, Sil; Amblyopie durch Tabak, Alkohol, wenn früh genug gegeben), **Onon** (Kardiale Wassersucht – Dig), **Op** (Chronische Niereninsuffizienz – Anurie), **Oscilloc** (Ruhelosigkeit während Fieber – Ars-i, Iod, Nux-v, Rhus-t, Samb), **Ox-ac**, **PHOS** (Leberzirrhose mit Aszites – auch Bry; möchte den Kopf an

einem warmen und den Körper an einem eiskalten Ort – Gegenteil zu Ars; nervöse Erregung; Virushepatitis, Grundmittel; Thuj: krebsartige Zustände; Anurie und terminale Urämie – Merc, Plb), **Ph-ac** (Dunkelblaue Färbung unter den Augen – Ars, Sul-ac), **Plb-i** (Arterielle Sklerose in Verbindung mit interstitieller Nephritis), **Psor** (Die entsprechende Nosode – auch Microc), *Puls*, **Pyrog** (Angst und Ruhelosigkeit; septische Zustände; Beschwerden von verdorbenen Nahrungsmitteln), **Rad-br** (Nicht-ulzerierendes Epitheliom – Ars: ulzerierendes Epitheliom mit großen Schmerzen, besser durch heiße Anwendungen, fötides Exsudat), **RHUS-T** (Schmerzhafte Ruhelosigkeit wird am ganzen Körper gefühlt, so daß er nicht stillhalten kann; Arn: so schmerzhaft, daß er nur eine kurze Weile auf einem Körperteil liegen kann und dann aufstehen muß; Ars: bewegt sich andauernd umher und schaut mit wildem Blick, die Angst zwingt ihn, sich umherzubewegen), **Sar-ac** (Grippe mit heftigem Erbrechen), *Sec* (Arteriitis, Arteriopathie, – Ars bei Patienten besser durch Hitze; dunkle Ringe unter den Augen; Diabetes mellitus – Phos, Sulph), **Sep** (Erkrankungen begleitet von plötzlicher Erschöpfung – Crot-h, Graph), *Sil*, **Solid** (Diabetische Gangrän), **Spong** (Asthma mit vergrößertem Herzen), **Stram** (Furcht vor dem Alleinsein – Phos), **Streptoc** (Endokarditis, Myokarditis), **Stront** (Kongestion und Hyperämie besser durch Hitze), *Sulph* (Oberflächliche Reinlichkeit z.B. wählerisch bei Kleidung, ansonsten unreinlich; Gangrän, Karbunkel; brennende juckende Hautausschläge, Emphysem; chronisch rote Augen; chronische Enteritis; Calc: chronische Enteritis bei Kindern), **Sul-ac**, **Syph** (Asthma, schlimmer im Sommer; Hautsymptome – Ars-i, Berb, Nat-s), **Syzyg** (Diabetes mit Geschwürsbildung), **Tab** (Atherosklerotisches Herz bei Tabakbenutzern), **Tarent** (Um den letzten Kampf zu lindern; Ruhelosigkeit auch Zinc, Iod, Ther), **Ter** (Nierenentzündung – Calc-ar, Phos), **Thal** (Weiße Streifen auf den Nägeln), **Trinit** (Leukämie, perniziöse Anämie, hämolytische Anämie, Thalassämie, aplastische Anämie, hämolytische Ikterus, Defekt im Knochenmark, hat den dramatischen Effekt, die benötigten Bluttransfusionen um ein Fünftel zu reduzieren), **Tub** (Um den letzten Kampf zu lindern bei Patienten mit Tuberkulose in der Familienanamnese), **VERAT** (Cholera: rasche Abmagerung mit kaltem Schweiß, sehr großer Hinfälligkeit; Herzerkrankungen durch Tabakkauen; Raynaud-Syndrom)

Arsenicum hydrogenisatum

Komplementärmittel: –

Folgemittel: –

Feindlich: –

Antidote:
Am-ac[31] (Atmung erschwert[12]), **Nux-v** (Fieber[12]), **Senfpflaster** (Atmung[12])
Getränke, die Schwefelwasserstoff enthalten, scheinen am meisten zu erleichtern[31,50]

Kollateralmittel:
Ars, Carb-ac, Carb-v, Phos

Arsenicum iodatum

Miasma:
PSO[4,140], SYC[153], TUB[4,31,140],SYP[132]

Temperament:
Sang

Seitenbeziehung:
l[31], r (Besonders Lungentuberkulose; Ars-br mehr rechts-seitig[44]), r ↘ l

Verwandte Darmnosode:
Bacillus No.7 (Paterson)

Wirkdauer:
1-2 Tage

Bemerkungen:
Ars-i kann Ars in Fällen von chronischer Bronchitis erset-zen[54]; und in vielen anderen Fällen, wo Ars indiziert scheint, aber nicht wirkt[16,44,93].

Speisen, die man meiden sollte:
Äpfel [8]

Komplementärmittel:
Ars[50,145], **Aur**[50], **Calc-p**[50,88], **Carc**[50] (Wenn Ars-i eine vor-übergehende Besserung aller Symptome bringt, wirkt Carc als Komplementärmittel[50]), **Kali-ar**, **Kali-i**[8,50,145,185], **Microc**[147], **Phos**[50], **Sul-i**[143,147], **Sulph**[50], **Syph**[50], **Tub**[147] (Ab-magerung, Schwäche, verminderter Appetit[6]), **Tub-m**[88,147] (Tuberkulöse Zustände bei Kindern[49])

Folgemittel:
Apat[36], **Bry** (Wassersucht[50]), **Calc-f**[36], **Calc-p** (Schwind-sucht[10]), **Carc** (Wenn Ars-i, obwohl offensichtlich gut ge-wählt, versagt[52]), **Con** (Empfindlicher Knoten in der Brust[50]), **Fl-ac**[36], **Kali-c** (Herzmuskelschwäche[44]), **Kali-f**[36], **Lap-a**[36], **Mag-f**[36], **Nat-f**[36], **Phos** (Herzinsuffizienz[6]), **Sil** (Trockener Husten bei alten pleuritischen Patienten geht Richtung Phthisis[111])

Feindlich: –

Antidote:
Bry[50] (Schmerzen und Sodbrennen[12])

Kollateralmittel:
Aral (Heufieber – Naphtin, Sang-n), **Ant-i**, *Ars*, **Ars-br** (Phthisis im ersten Stadium, besonders rechtsseitig, be-gleitet von einer euphorischen Haltung der Krankheit ge-genüber – Ars-i: wenn die Phthisis im ersten Stadium von einer euphorischen Haltung begleitet ist, besonders links-seitig; Stann-i: Besonders wenn die Euphorie von Nieder-geschlagenheit abgelöst wurde), **Aur-m** (Extrasystolie), **Calc** (Psoriasis bei Kindern), **Calc-ar** (Hautkrebs – auch Ars, Sulph), **Carb-an**, **Carc**, **Cist**, **Dig**, **Gal-ac**, **Hep**, **Iod** (Morbus Hodgkin – Phos), **Kali-bi**, **Kali-c** (Endokarditis oder Perikarditis mit Schmerzen, die in den Rücken aus-strahlen – auch Crot-h, Glon, Lil-t – Kalm hat Schmerzen, die in den Magen und ins Abdomen ausstrahlen; senile myokardiale Schwäche), **Kali-i** (Niesen; Pneumonie; Si-nusitis, besonders wenn dicke Absonderungen aus der Nase dabei sind – Ars-i hat mehr Beteiligung der Drüsen und Nachtschweiße), *Merc*, **Naja** (Herzasthma, wenn sich der Patient nicht hinlegen kann), **Naphtin** (Heufieber – Aral, Ros-d), **Pyrog** (Morbus Hodgkin mit hohem Fieber), **Sangin-n**, *Sulph*, **Syph**, *Tub*

Arsenicum metallicum

Miasma:
Syp[4,9]

Seitenbeziehung:
r nach l

Speisen, die man meiden sollte:
Weinbrand und Whisky[31]

Komplementärmittel: –

Folgemittel: –

Feindlich: –

Antidote:
Bell (Halsweh[12]), **Nat-c** (Syphilitische Symptome[12])

Kollateralmittel:
Anac, **Ars**, **Iod**, **Kali-c** (Abgemagerte alte Leute mit schwachem Herzen), **Merc**, **Nit-ac** (Psoriasis[16]), **Nat-c**, **Phos**, **Rhus-t**, **Sil**, **Sulph**

Arsenicum sulphuratum flavum

Miasma:
Syp

Komplementärmittel: –

Folgemittel: –

Feindlich: –

Antidote: –

Kollateralmittel:
Ars-s-r (Ischias, Psoriasis; Leukoderm; Symptome von Sulph und Ars vorhanden), **Aur** (Leukoderm, schneeweiße Flecken), **Mangi** (Jucken der weißen Flecken), **Syc-co** (Weiße Flecken auf der Schleimhaut), **Syph** (Leukoderm – Hydroc, Tub)

Artemisia vulgaris

Seitenbeziehung:
l [31], r [31]

Bemerkungen:
Wirkt besser, wenn es mit Wein gegeben wird, als mit Wasser[12].

Komplementärmittel: –

Folgemittel:
Caust (Epilepsie[25])

Feindlich: –

Antidote: –

Kollateralmittel:
Absin, Bufo, Caust, Cham, Cic, Cina, Hell, Puls, Ruta (Augensymptome), Sec, Stram

Arum dracontium

Komplementärmittel: –

Folgemittel: –

Feindlich:
Calad

Antidote: –

Kollateralmittel:
Ail, Arum-i (Hirnmüdigkeit mit Kopfschmerz in der Okzipitalregion), Arum-m, Calad, Kali-bi, Nat-ar

Arum dracunculus

Komplementärmittel: –

Folgemittel: –

Feindlich:
Calad

Antidote: –

Kollateralmittel: –

Arum italicum

Komplementärmittel: –

Folgemittel: –

Feindlich:
Calad

Antidote: –

Kollateralmittel:
Aeth, Anac (Hirnmüdigkeit), Araceae, Pic-ac

Arum maculatum

Speisen, die man meiden sollte:
Milch, Buttermilch, Speiseöl

Komplementärmittel: –

Folgemittel: –

Feindlich:
Calad

Antidote:
Milch[12], Buttermilch, Speiseöl[12]
Gummi bessert die scharfe Wirkung auf den Mund[12]

Kollateralmittel:
Arum-t

Arum triphyllum

Miasma:
Tub[31]

Seitenbeziehung:
l

Wirkdauer:
1-2 Tage

Bemerkungen:
Akute Fälle, schmutzige Kinder, wo die Erkrankung in ausgeprägtem Maß schwächend ist und wenn andere

Mittelindikationen nicht klar herauskommen. (Im Allgemeinen) zeigt es seine Heilkraft bei Fällen von schwerer Infektion[50].

Sollte nicht zu tief gegeben oder zu oft wiederholt werden, weil das böse Folgen haben kann[1].

In milden Fällen kann der Urin reichlich sein, in ernsten Fällen ist der Urin sehr vermindert und das Auftreten von reichlichem Urin ist ein Zeichen, daß das Mittel gut wirkt. In sehr schlimmen Fällen, in denen sich die Malignität offenbart ... wird das Vollbild einer Urämie gesehen[16].

Zunehmende Urinausscheidung ist das erste Zeichen dafür, daß das Mittel kurativ wirkt[30].

Speisen, die man meiden sollte:
Buttermilch[12], Kaffee, Molke[134], Speiseöl[31]

Komplementärmittel:
Nit-ac[8,17,19,147,185]

Folgemittel:
Caust[42], Euph, Hep[42], Nat-m (Bei einem Fall von Scharlachfieber[32]), Nit-ac[42], Seneg[42]

Feindlich:
Calad (Welches zu ähnlich ist[31])

Antidote:
Acet-ac, *Bell*, Lac-ac, *Puls*
Milch, *Buttermilch*, SPEISEÖL[31]

Kollateralmittel:
Arg-m (Stimmschwierigkeiten bei Sängern und Rednern – Arn; wenn man versucht zu singen, wird der Ton doppelt), *Arg-n* (Sänger, die nervös sind und die eine chronische Reizung des Halses haben, die sie beim Singen stört – Arum-t hilft bei der Behebung der Reizung, die dauerndes Räuspern verlangt), **Ars**, **Ail** (Schärfe der Absonderungen), *Am-c*, **Bry** (Kinder zupfen an den Lippen; Arum-t: Zupfen an Nase und Lippen), **Caps** (Chronische Heiserkeit), **Chin**, **Cina** (Bohrt in der Nase oder zupft an den Lippen), **Cund**, *Graph* (Heiserkeit; Sänger, die ihre Stimmbänder nicht im Griff haben und sobald sie anfangen zu singen, Heiserkeit und eine krachende Stimme entwickeln – Sel, Carb-v), *Iod*, *Kali-bi*, **Lach**, **Lyc** (Nägelkauen – Ambr, Cina, Med, Phos, Sanic; Zupfen an der Nase und Bohren in der Nase – *Cina*, aber keins von beiden hat die überriechende wundmachende Absonderung von Arum-t), **Merc**, **Merc-c**, **Nat-ar**, *Nit-ac* (Maligner Scharlach), **Olib**, **Phos** (Heiserkeit bei Kehlkopfkatarrh – Am-c), *Pop-c* (Heiserkeit bei Rednern), **Sel** (Heiserkeit bei Sängern – Alum, Arg-n, Arum-t, Caust, Iod)

Arundo mauritanica

Komplementärmittel: –

Folgemittel:
Ambro (Heufieber, falls Arund versagt[50])

Feindlich: –

Antidote: –

Kollateralmittel:
Antho (Heufieber), **Sabad**, **Sil**

Asa foetida

Miasma:
Syp

Temperament:
Phleg[120], Sang

Seitenbeziehung:
U, L

Wirkdauer:
8-14 Tage
4-6 Tage[187]

Bemerkungen:
Zunehmende Urinausscheidung ist Zeichen für eine günstige Wirkung des Mittels[48].

Speisen, die man meiden sollte:
Bier, Fett, Schweinefleisch

Komplementärmittel:
Caust[8,17,185], Hecla[143], Puls[8,17,185], Syph[143]

Folgemittel:
Abies-n (Ösophaguskrämpfe, wenn Asaf versagt[15]), **Chin**, **Merc**, **Puls**, **Valer** (Globus hystericus, wenn Asaf versagt[44])

Feindlich: –

Antidote:
Camph, CAUST, CHIN, Elec[13,187], MERC, PULS, *Valer*

Kollateralmittel:
Agar, **Ambr**, **Arg-n** (Meteorismus mit lautem Aufstoßen), **AUR** (Iritis, Wirkung auf die Knochen – Fl-ac, Phos, Sil), **Calc**, **Carb-v** (Nervöse Herzerkrankungen besser durch Blähungsabgang und Aufstoßen – Agar), **Cham** (Sehr schmerzempfindlich – Acon, Coff), **CHIN**, **Cinnb**, **Croc**, *Con*, **Fl-ac** (Nekrose der knöchernen Nase – auch Elaps – Aur: der Gesichtsknochen), **Hep** (Schmerzhafte, empfindliche Geschwüre), **Ign** (Ballgefühl vom Hals zum Gehirn – Anac, Asaf, Plb, Sep), **Lach**, **Lyc**, **MERC**, **Mez** (Neuralgie der Knochen), **MOSCH**, **Nit-ac** (Schießende Schmerzen, Geschwüre – Hep), *Phos*, **PULS** (Emmenagogum – Arist-cl), *Sil*, **Sumb**, **Sulph**, **Sul-i** (Fötide Bronchitis – Caps), **Valer** (Nervenmittel – Ambr, Mosch), **Verat** (Kälte einzelner Teile – Asaf: Kälte in den Knochen)

Asarum europaeum

Miasma:
Pso[50]

Seitenbeziehung:
u, L, l ↗ r

Wirkdauer:
20-40 Tage
8-14 Tage[187]

Speisen, die man meiden sollte:
ALKOHOL[9], *Essig*[12], *Scharfe Speisen*[31]

Speisen, zu denen man raten sollte:
Kalte Getränke, Kalte Speisen[8]

Interkurrente Mittel:
Nux-v (In einigen Fällen[187]), **Puls**[187]

Komplementärmittel:
Caust[8,185], Puls[8,185], Sil[8,185]

Folgemittel:
Bell-p[50], Bism, Caust, Puls, Sil, Sul-ac

Feindlich: –

Antidote:
Acet-ac, Camph
Pflanzliche Säuren, Essig

Kollateralmittel:
Arg-n, **Arist-cl** (Unterfunktion der Ovarien), **Asar-c** (Erkältung gefolgt von Amenorrhoe und gastrischer Enteritis), **Asc-t** (Erbrechen und Abführen, Wassersucht, Diabetes), **Calc**, **Carc** (Reflexspasmen durch Geräusche wie kratzende Geräusche), **Cast**, **Chin**, **Ferr** (Überempfindlichkeit der Nerven, Kratzen auf Leinen oder Seide, Rascheln von Papier unerträglich), **Ip** (Gastroenteritis mit sauberer Zunge), **Lyc**, **Mosch**, **Nux-m**, **Puls**, **Sil**, **Spig**, **Sulph**, **Ther**, **Ust**, **Valer** (Gefühl, als ob er in der Luft fliegt – Cann-i)

Asclepias cornuti

Komplementärmittel: –

Folgemittel: –

Feindlich: –

Antidote: –

Kollateralmittel:
Ant-t, Apoc, Cimic, Colch, Seneg

Asclepias tuberosa

Miasma:
Syp[31]

Seitenbeziehung:
l

Wirkdauer:
40-60 Tage

Komplementärmittel:
Nat-s[147] (Neuralgien schlimmer in Feuchtigkeit[143])

Folgemittel: –

Feindlich: –

Antidote:
Sulph[7,31], Verat[7,31] (Schmerzen bei nächtlichem Stuhl[25])

Kollateralmittel:
Agar, Ant-t, Arn, Asc-i (Chronischer Magenkatarrh und Leukorrhoe, Wassersucht mit Atemnot), **BRY** (Brustsymptome; besonders stechender Schmerz bei Pleuritis; schlimmer bei tiefer Einatmung), **Dulc** (Rheuma), **Elat** (Gastrointestinale Erkrankungen – Dulc), **Kali-c** (Pleuraerkrankungen – Ran-b, Bry), **Peri** (Herztonikum, beschleunigt die Atmung in einem unverhältnismäßigen Verhältnis zum Puls), **Psor** (Ein dunkelbrauner, sehr faul riechender Stuhl, der aus dem Anus herausschießt, solche Stühle können bei Cholera infantum vorliegen, mit vorausgehender nächtlicher Nervosität, erwacht erschreckt aus dem Schlaf, wie Stram, dessen Stühle ebenso dunkel und sehr übelriechend sind, aber Stram hat eine auffallende Blässe um den Mund, ein Symptom, das Psor fehlt; Asc-t hat einen sehr ähnlichen Stuhl, begleitet von einer allgemeinen Neigung, leicht und reichlich zu schwitzen, aber der Stuhl fühlt sich bei der Entleerung wie ein Strom von Feuer an), **Ran-b**, **Sulph**

Asparagus officinalis

Miasma:
Syc[50]

Seitenbeziehung:
r nach l

Komplementärmittel: –

Folgemittel: –

Feindlich: –

Antidote:
Acon (Erschöpfung, schwacher Puls, Schmerzen in den Schultern[12]), **Apis**, **Coff**[31]

Kollateralmittel:
Alth (Reizbare Blase, Rachen und Bronchien), **Ars**, **Benz-ac**, *Conv*, *Dig*, **Par**, **Sars**, *Squil*, **Spig**, **Stram**

Astacus fluviatilis

Miasma:
Syc[64]

Komplementärmittel: –

Folgemittel: –

Feindlich: –

Antidote:
Acon

Kollateralmittel:
Apis, **Bomb** (Urtikaria, Jucken am ganzen Körper), **Calc**, **Hom**, **Nat-m**, **Rhus-t**

Asterias rubens

Miasma:
Syc

Seitenbeziehung:
l, r[31]

Speisen, die man meiden sollte:
Kaffee[9]

Speisen, zu denen man raten sollte:
Kaltes Wasser[29]

Interkurrente Mittel:
Scir (Krebsbehandlung – auch Tub, Med[50])

Komplementärmittel:
Sep[50], **Thuj** (Vervollständigt die Wirkung von Aster, aber seine Wirkung ist gefährlich, wenn der leichteste Verdacht auf Malignität besteht[143])

Folgemittel: –

Feindlich:
Coff, *Nux-v*, (Ip> nachdem Nux-v<[12])

Antidote:
Plb, *Zinc*

Kollateralmittel:
Arn, **Ars**, **Bell** (Kongestion – Acon, Glon, Verat-v), **Bry** (Mastitis – Con, Phyt), **Calc**, **Calc-f** (Verhärtung der Brüste – Aur-s, Brom (links), Kali-i, Phyt, Plb-i), **Carb-an** (Verhärtung von Brusttumoren – Alum, Cund, Lapis, Con, Scrof), **Con** (Steinharte Verhärtung der Drüsen nach Prellungen oder Drüsenverletzungen; Brustkrebs – auch Sil, Carb-an, Hydr, Sed-a; schmerzloses Krebsstadium mit geschrumpfter Brust), **Cund**, **Ferr** (Furcht vor einem Schlaganfall – Coff, Arg-m), **Gels** (Muskeln gehorchen dem Willen nicht – Alum, Lapis, Scroph-n), **Glon**, **Lil-t**, **Murx** (Krebs), **Op**, **Phyt** (Krebsartige Verhärtung der Brust mit starkem Schmerz – *Carb-an*, *Carc*, *Phyt*), **Sep** (Sexualsymptome – Murx), **Sil** (Bei Brustkrebs, trichterartiges Aussehen der Brustwarzen), **Stront-c** (Zerebralsklerose – Arn, Op), **Sulph**

Atropinum

Komplementärmittel: –

Folgemittel:
Bell (Wenn Atro versagt[26]), **Hyos** (Singultus, wenn Atro versagt[44])

Feindlich:
Antagonisiert durch **Gels**[12]

Antidote:
Bell, **Calad**[31], **Morph**, **Nicot**, **Op**, **Phys**

Kollateralmittel:
Bell, **Gels**, **Hyos**, **Stram**, **Sulph**

Aurum iodatum

Miasma:
Syp[50], Tub[50]

Seitenbeziehung:
r

Komplementärmittel: –

Folgemittel:
Apat[36], **Calc-f**[36], **Fl-ac**[36], **Kali-fl**[36], **Lap-a**[36], **Mag-f**[36], **Nat-f**[36]

Feindlich: –

Antidote: –

Kollateralmittel:
Ars, Aur, Iod, Sil, Spig, Thuj, Tub

Aurum metallicum

Miasma:
Pso[50,140], Syc, Tub[4,50], SYP[4,8,9,50,140]

Temperament:
Choler, MELAN[15,31], Phleg[15], Sang[120,128]

Seitenbeziehung:
u, l[8], R

Wirkdauer:
50-60 Tage
Mehr als 6 Wochen[187]

Bemerkungen:
Wenn die Wirkung von Aur zum Stillstand kommt, ist eine Dosis Stront 12X subkutan sehr hilfreich, besonders, aber nicht nur, wenn im Röntgenbild Zeichen einer Osteoporose gefunden werden[36].

T. F. Allen lehrte, dass Aur höchst wahrscheinlich enttäuschen wird, wenn man es einem Patienten mit Selbstmordimpulsen gibt, es sei denn, dieser Patient ist syphilitisch[50].

Speisen, die man meiden sollte:
Kaffee[50]

Komplementärmittel:
Stront (Als interkurrentes Mittel[36]), **Sulph**[31,147], **Syph**[50,143,147] (Retinitis[47]; Hypertonie[6]; schlimmer nachts[143]; Geschwürsbildung, Nekrose[143])

Folgemittel:
Acon, **Anthraci**[50], **Aur-s** (Exophthalmische Struma[44]), **Bar-c** (Arteriosklerose, kann von Phos gefolgt werden[6]), *Bell*, *Calc*, Chin, **Cinnb**[143], **Dys-co** (Angina pectoris, nachdem Aur seine Wirkung beendet hat[50]), *Lyc*, Merc, **Merc-i-r** (Schmerzhaftigkeit von Knorpel und Knochen der Nase, wenn Aur versagt[79]), *Nit-ac* (Knochenkaries, besonders der Nasenknochen und der Fußwurzel, wenn Aur versagt, obwohl es indiziert erscheint[24]), **Plat-m**, *Puls*, **Rhod** (Erkrankungen der Hoden[72]), *Rhus-t*, *Sep*, **Sil**[50], **Still** (Es wurde mit Erfolg in vielen Fällen verwendet, bei denen Aur, Merc und Thuj nichts Gutes bewirkten[134]), **Stront**[36,50], **Sulph**, **Syph**[50] (Ekzem[64])

Feindlich:
Gels

Antidote:
BELL, *Camph*, *Chin*, *Cocc*, COFF, CUPR, Elec[187], Hep[139], MERC, PULS[20], Sol-n, SPIG, Spong

Kollateralmittel:
Alf (Allgemeines Tonikum), **Anac** (Depression von Studenten und Intellektuellen), **Ang**, **Arg-m** (Niedrige Spermienzahl – Lyc, Sulph), **Aqu-m** (Hypertonie mit funktionellen Störungen der Schilddrüse), **Arn** (Arteriosklerose mit Hypertonie – Bar-m, Bell-p, Cact, Glon; koronare Herzkrankheit), **Ars** (Fettige Infiltration des Herzens – Phos: fettige Degeneration), **ASAF** (Syphilitische Iritis; Ozäna – Kali-bi, Merc, Cact), **Aur-ar** (Depression und Angst; chronische Aortitis; Lupus), **Aur-br** (Kopfschmerz mit Neurasthenie, nächtlicher Angst, bei Herzklappenerkrankungen), **Aur-i** (Arteriosklerose, Herzklappenerkrankungen, chronische Perikarditis, senile Parese), **Aur-m** (Herzsymptome, Drüsenerkrankungen, sklerotische und exsudative Degeneration des Nervensystems, Multiple Sklerose), **Aur-m-k** (Uterusverhärtung und Blutungen), **Aur-m-n** (Herzklopfen bei jungen Mädchen, Verhärtung der Ovarien; Retroversion und Subinvolution der Gebärmutter mit Selbstmordimpulsen), **Aur-s** (Paralysis agitans, dauerndes Nicken mit dem Kopf, Erkrankungen der Mammae), **Aurum-Salze** (Kardiale Störungen – Iber, Phos, Lach), **Bar-c** (Aortitis), **Bell** (Retinale Kongestion – Sulph), **Caps** (Karies des Mastoids), **Carc** (Schizophrenie, Verfolgungswahn, neurotische Zwänge, neurotische Angst in Begleitung mit Melancholie und Tendenz zur Selbstzerstörung), *Chin* (Selbstmordgedanken versteckt, schamhafter Gesichtsausdruck, gemischt mit Furcht), **Clem**, **Con** (Gebärmuttervorfall durch Hypertrophie), **Cund** (Lippenkrebs – Hydr, Kreos, Nit-ac), **Fl-ac** (Diabetes in Verbindung mit erworbener oder angeborener Syphilis), **Halo** (Tiefe Depression), **Ham** (Vaskuläre Struma – Aur-i), **Hell** (Stille, tiefe Depression), **Hep** (Die Leiden führen zu Suizidneigung; träge Formen von Skrofula; Karies der Nasenknochen, Absonderung von Knochenteilen aus der Nase – Merc), **Hydr** (Verstopfung bei depressiven Patienten), **Ign** (Depression bei Älteren durch den Verlust des Ehegatten – Aur, Caust, Cocc, Nat-m), **Kali-bi** (Tiefe Geschwüre, Ozäna, Syphilis), **Kali-br** (Depression mit Gedächtnisschwäche; Impotenz mit Depression – auch Agn), **Kali-i** (Syphilis), **Kali-p** (Depression bei alten Leuten – Aur, Sel), **Lach** (Kongestive Zustände; Angina pectoris – Cact, Lat-m), **Lyc** (Minderwertigkeitskomplex; bestes Gonadenstimulans; präsklerotisches Mittel – auch Thuj), **Mang** (Astheno-depressives Syndrom, Hinlegen bessert), **Meli**, **MERC**, **Mez**, **Naja** (Ständige Suizidneigung), **Nat-s** (Möchte sterben, aber auch leben; Selbstmordimpulse nach Kopfverletzung), **NIT-AC** (Karies des Mastoids, syphilitische Prozesse; Iritis), **Nux-v** (Hypertonie, akute Kongestion, Chlorosis – Stront-c, Glon, Aster, Verat; Hernie, Uterusprolaps), **PHOS** (Schizophrenie – Carc; Depression mit intellektueller Verschlechterung; Fisteln und Entzündung der Knochen – Ang, Sil), **Ph-ac** (Depression bei Intellektuellen), *Plat* (Depression bei Älteren – Aur, Lyc, Nat-m), **Plb** (Granuliere Nieren; Diabetes mit Lähmungsneigung – Aur-m), *Puls*, **Sars** (Schmerzen, die den Patienten deprimieren), **Sep** (Involutionsdepression), *Sil*, **Spong**, **Stront** (Zerebrale Kongestion aber mit Frösteln), **Sulph**, **Syph** (Schlimmer von Sonnnenaufgang zu Sonnenuntergang; Hypertonie), **Tarent** (Musik bessert. – Aur: religiöse Musik oder Bhajans bessern), **Ther**, **Thuj** (Hat

eine Beziehung zu den Toten, träumt von ihnen – Zinc), **Thyr** (Hilft beim Hinabsteigen der Hoden in das Skrotum), **Zinc** (Spricht mit Vergnügen von den Toten)

Schlaflosigkeit, betagte Patienten, die traurig sind, mit Suizidneigung)

Aurum muriaticum

Miasma:
Pso[4], *Syc*, SYP[4,50,132], Tub[50]

Temperament:
Melan[31]

Verwandte Darmnosode:
Proteus

Bemerkungen:
Steht zwischen Stann und Tub[50].
Zorn beim Denken an ihre Beschwerden ist ein wichtiges Schlüsselsymptom[50].

Speisen, die man meiden sollte:
Wein

Komplementärmittel: –

Folgemittel: –

Feindlich:
Sulph (Verstauchungen[2,25,31])

Antidote:
Bell, Cinnb, Merc

Kollateralmittel:
Acon, Adon (Hartnäckige Fälle von Dekompensation, kompliziert durch Wassersucht – Aur-m: ohne Wassersucht), **Am-c** (Hyperämie der Brust durch Herzerkrankung), **Arg-m, Arg-n, Ars** (Ödeme, Albuminurie, Herz), **Bell, Cinnb** (Syphilis), **Ferr, Glon** (Intermediäres Mittel bei Herzneurose), **Lyc, Merc, Nit-ac, Phos, Plat, Sil, Staph** (Beschwerden durch Verdruß – Ign), **Sulph, Plb-i** (Arteriosklerose, fadenförmiger Puls, 40 bis 50 pro Minute, sehr harte Schläge, die der Patient oft in den Fingern fühlt, viel Kopfschmerz und Schwindel, mit chronischer Nephritis, Krämpfen in den Extremitäten, mit Rucken, tabische Zustände; Stront-i: Arteriosklerose mit drohendem Apoplex, heißem, rotem Gesicht, Kongestion des Kopfes und Hinterkopfschmerzen mit Verlangen nach warmem Zudecken, Ameisenlaufen, Aortenaneurysma; Ars-i: Arteriosklerose, wenn dabei eine Pathologie der Lungen oder Nieren besteht, mit asthmatischen Symptomen, trockenem Husten, Angina pectoris, Herzinsuffizienz und Ödemen; Sec: Hauptmittel bei Arteriosklerose, wenn der Patient auch unter neuralgischen Schmerzen an den Extremitäten leidet und die Finger manchmal blass und kalt sind, mit Taubheit und Schmerzen (Raynaud-Syndrom); Aur-m: Arteriosklerose mit Kongestion zum Kopf und zur Brust, Hypertonie und Kopfschmerz und

Aurum muriaticum natronatum

Miasma:
SYP

Seitenbeziehung:
l

Bemerkungen:
Aur-m-n, Calc-f und Sil bilden das Trio für Uterusfibrome[111].

Speisen, die man meiden sollte:
Alkohol, *Kaffee*

Komplementärmittel: –

Folgemittel:
Plat (Myome[15]), **Psor** (Uterusfibrome[91]), **Vero-o** (Hartnäckige Fälle von Gelbsucht mit Wechsel von weißen und schwarzen Stühlen[48])

Feindlich:
Coff, Alkohol

Antidote: –

Kollateralmittel:
Arg-m, Ars, Aur und seine Salze, **Calc-f** (Krebsartige Verhärtungen des Uterus – auch *Carb-an*), **Con, Hep, Hydr, Hydrin-m** (Uterusfibrome – Calc, Calc-f, Calc-i, Lap-a, Phos, Thlas), **Iod**, *Kali-bi*, **Merc, Merc-i, Nat-m, Phos, Sulph, Syph** (Ovarialtumore, sehr schmerzhaft, verhärtet mit Blutungen), *Thuj*

Avena sativa

Komplementärmittel:
Nat-m[147], **Tub**[147], **Tub-m**[147]

Folgemittel: –

Feindlich: –

Antidote: –

Kollateralmittel:
Alf, Agn, Chin, Coff, Gels, Kali-p, Lup, Meph (Schlaflosigkeit durch nervöse Erschöpfung), **Nux-v, Passi, Pic-ac, Phos, Ph-ac, Valer**

Bacillinum Burnett

Miasma:
Syp[132], TUB[4]

Verwandte Darmnosode:
Sycotic Co (Paterson)

Bemerkungen:
Wenn sich ein Patient von einer Pneumonie nur langsam erholt, ohne klar umrissene Symptome für eine Verschreibung, scheint Bac sehr gut zu wirken[52].

Wiederkehrende Husten und Erkältungen, die anderen Mitteln widerstehen[50].

Bei Fällen von Bronchialerkrankungen oder Lungenentzündungen, die ohne augenscheinlichen Grund rezidivieren, oder wenn gut indizierte Mittel nur zeitweilig helfen[50].

Bac, Kali-c und Tub sind die hauptinterkurrenten Mittel für das tuberkulinische Miasma[50].

Psor scheint sein chronisches Äquivalent zu sein[9,91].

Interkurrente Mittel:
Hydr[91], **Lev** (Schwere Fälle von kümmerlichem Wachstum, wenn viel Debilität besteht[91]), **Thuj** (Beginnende allgemeine Atrophie[91])

Komplementärmittel:
Calc-p (Das chronische Komplementärmittel[32]), **Carc** (In einem Fall von Bronchialasthma mit einer Familienanamnese von Krebs[189]), **Dys-co**[50], **Hydr**[12], **Kali-c**[9,12,185], **Kali-i**[139], **Lach**, **Nat-m**[113], **Psor**[139], **Syph** (In einem Fall von Bronchialasthma mit einer Familienanamnese von Syphilis[189])

Folgemittel:
Bar-c (Vergrößerte Mandeln bei Vorgeschichte von Tuberkulose[91]), *Calc-p* (Schwindsucht[86,91]; beginnende allgemeine Atrophie[91]), **Dros**[29], **Hydr** (Als interkurrentes Mittel und auch als Nachkur zur Bac-Behandlung[91]), **Ins** (Skrofulöse Geschwüre und Nasennebenhöhlen, wenn Bac und andere gut gewählte Mittel versagen[18]), **Lach**[7], **Lev** (Ein wertvolles interkurrentes Mittel in schweren Fällen von kümmerlichem Wachstum, wenn große Hinfälligkeit besteht[91]), **Nat-m** (Osteitis und Adenitis[49]), **Psor**[49], **Puls**[49] (Osteitis und Adenitis[49]), **Sil** (Chronische Drüsenleiden[135]), **Tarent-h**[162], **Thuj** (Beginnende allgemeine Atrophie, als interkurrentes Mittel[91]), **Thyr** (Erkältungsneigung mit milder asthmatischer Atmung[18])

Feindlich: –

Antidote: –

Kollateralmittel:
Ars-i (Lungenkrankheiten, tiefe Schwäche, Nachtschweiße, wiederkehrendes Fieber und Abmagerung bis zur Kachexie), **Bac-t** (Wirkt besonders auf die untere Hälfte des Körpers), **Bcg**, **Calc** (Skrofulös – Barytas, Jodide), **Cupr-cy** (Tuberkuläre Meningitis – Iodof), **Lac-c**, **Lach**, **Ol-j** (Skrofulöse Geschwüre und Nasennebenhöhlen), **Psor**, **Puls**, **Thuj** (Atherome – Benz-ac), **Tub** (Fälle von Influenza, die nicht reagieren und wo die Symptome dürftig sind; Terminaler Husten – auch Influ, Med), **Tub-a** (Prophylaktikum gegen Erkältung)

Bacillus Bach (Paterson)

Bemerkungen:
Der Fall, der wahrscheinlich eine Darmnosode benötigt, ist einer mit einer niedriggradigen Toxikämie, chronischen milden Kopfschmerzen, chronischen milden Verdauungsstörungen, chronischer Weichteilentzündung und gelegentlicher Störung der Schilddrüsensekretion. In den meisten Fällen sind Indikationen für Sulph oder Kali-c oder irgendein Kaliumsalz oder Silber vorhanden. In den Fällen, in denen die erwartete Verbesserung nicht eintritt, können Nosoden erforderlich sein, oder Verdauungsstörungen geben Indikationen für Lyc, Graph, Anac oder Chel[51].

Interkurrente Mittel:
Sabad (Chronische Sinusitis mit Niesen[135])

Komplementärmittel: –

Folgemittel:
Nat-m[49], **Puls**[49], **Sabad** (Chronische Sinusitis mit Niesen, als interkurrentes Mittel[135])

Feindlich: –

Antidote: –

Kollateralmittel:
Ars-i, **Brom**, **CALC**, **Calc-i**, **Ferr-i**, **IOD**, *Kali-bi*, **Kali-br**, **KALI-C**, **LYC**, **Staph** (Läuse – Psor), *Sulph*, **Syc-co**

Bacillus dysenteria

Miasma:
Pso[50]

Komplementärmittel:
Carc (Wenn Dys-co eine vorübergehende Besserung aller Symptome bringt, wirkt Carc als Komplementärmittel[50])

Folgemittel:
Carc (Wenn Dys-co, obwohl offensichtlich richtig gewählt, versagt[52]), **Lyc** (Zwölffingerdarmgeschwüre – auch Nux-v[50]; Magenleiden[11] – auch Nux-v[11])

Feindlich: –

Antidote: –

Kollateralmittel:
Anac, Arg-n, ARS, Ars-br (Dysenterie, besonders durch Amöben), Cadm-s, Calc, Carc, Graph (Zwölffingerdarmgeschwür), Kalm, Phos (Achalasie), Prot (Migräne mit epigastrischen oder präkordialen Beschwerden, besonders Krämpfe sind vorherrschend, anderenfalls Dysco[141]), Psor, *Sulph*, Verat, Verat-v

Badiaga

Miasma:
Syp[4,9]

Temperament:
Phleg

Speisen, die man meiden sollte:
Bonbons[8], Süßigkeiten[8]

Komplementärmittel:
Iod, Merc, Sulph

Folgemittel:
Calc-f[36], Brom (Struma parenchymatosa, wenn andere Mittel versagen[44]), Fl-ac[36], Iod, Kali-f[36], Lach, Lap-a[36], Mag-f[36], Nat-f[36]

Feindlich: –

Antidote: –

Kollateralmittel:
Carb-an (Verhärtungen der Drüsen, Bubonen), Cist (Skrofulose), Coff (Herzklopfen durch unangenehme Aufregung), Con (Hypothyreose – Sil, Graph), Euph, Hydr, Iod (Und andere Jod-Verbindungen), *Merc*, Nat-p (Rheuma), Nit-ac, Phos (Herzklopfen), Phyt, SPONG

Baptisia tinctoria

Miasma:
Syp[4]

Seitenbeziehung:
I[31], R

Wirkdauer:
6-8 Tage

Speisen, die man meiden sollte:
Rindfleisch[50]

Komplementärmittel:
Ars[9,106], *Bry*[9,106], *Crot-h*[19,20], Crot-t[7], Ham[19], Nit-ac[19], Pyrog[19], Ter[19]

Folgemittel:
Alum (Ösophaguskrämpfe mit Regurgitation von Nahrung, die Bapt und Cic widerstehen[44,46]), Ars (Typhus abdominalis[48] – auch Carb-v[48], Mur-ac[48]), Bry, But-ac (In einem Fall von fortgeschrittenem Typhusfieber des abdominellen Typs, nachdem Bapt und Rhus-t verschrieben worden waren, der Patient war fast drei Wochen krank und der Fall lief schlecht… nach But-ac erfuhr der Patient eine vollständige, ununterbrochene Heilung[50]), Crot-h[50] (Blutungen bei Typhus[1,48]), Echi (Maligner Scharlach, wenn indizierte Mittel keine günstige Reaktion bringen[36]; wenn chronische oder latente Lungentuberkulose mit Begleitorganismen infiziert wird, besonders Streptokokken, und sich eine akute Exazerbation ereignet mit reichlichem, oft blutig tingiertem Auswurf, Schwäche, Schweißen und hektischen Temperaturen[106] – Elaps[106], auch Lach[106]), Ham[50] (Blutung bei Typhus[1,34]), Lach (Wochenbettpsychose[74]), Merc-cy (Plaut-Vincent-Angina zusammen mit Diphtherie, Bapt wird die Plaut-Vincent-Angina beseitigen, dann kann Merc-cy oder Merc folgen für die Diphtherie[51]), Nat-p (Aphthen der Lippen und Wangen, wenn Bor, Kali-ch etc. versagen[10]), Nit-ac[50] (Blutung bei Typhus[1,34]), Phos (Blutung bei Typhus[34]), Pyrog (Typhoide Zustände, wenn hohes Fieber und Geschwätzigkeit folgen[32]; Fieber septischen Ursprungs, alle Formen, wenn Bapt oder das bestgewählte Mittel keine Erleichterung bringen[56]; Blutung bei Typhus[1]), Ter[50,139] (Blutung bei Typhus[1,34]; Typhus[25])

Feindlich: –

Antidote:
Nux-v, Phyt, Sang

Kollateralmittel:
Ail, ARN (Typhus, Wundliegen – Pyrog), Ars (Offensichtlich hoffnungslose Fälle von typhoidem und anderen Fiebern eines ausgeprägt asthenischen Typs – Mur-ac, Carb-v), Bell, Bapt-c (Schmerzen im rechten Kiefer und Beklemmungsgefühl im linken Hypochondrium, welches Atemnot verursacht und Notwendigkeit, eine aufrechte Position einzunehmen), BRY, But-ac, Caj (Ösophagusstriktur – Ars, Bapt, Bar-c, Nat-m), Cot (Heftige Grippe mit einem Gefühl als wäre ein Teil des Körpers vom anderen getrennt), Crot-h, Echi (Träge Typhusstadien mit Reaktionsmangel – Bry, Sulph), GELS (Unbehagen, Nervosität, Schläfrigkeit, Typhus in frühem Stadium, mit Erschöpfung, Lähmung der Schluckorgane), Ham (Reichliches wiederholtes Nasenbluten bei Typhus), HYOS, *Lach* (Absonderungen übelriechend, von septischer Art, Pneumonie – Bapt, Pyrog), Mand, MUR-AC (Erschöpfung, Delirium der schwachen Form), Nit-ac, OP, Phos (Denkt, sein Körper sei in Stücke zerbrochen und versucht, die Teile zusammenzubringen), Puls, *Pyrog* (In Teile zerstreut und kann sich nicht zusammensetzen – Petr), RHUS-T (Scharlachfieber, wenn ein typhoides Stadium beginnt und keine Arznei besonders indiziert ist; septische und typhoide Fieber – Echi, Lach, Pyrog), Sil (Kann nur Flüssigkeiten schlucken), Spig (Asthma, kann im Stehen besser

atmen – Cann-s, Sil), **Stram** (Wahnidee, zweigeteilt zu sein oder daß Teile des Körpers vergrößert sind oder fehlen – Bapt hat die Wahnidee, daß der Körper im Bett verstreut sei), **Sulph, Ter**

Baryta acetica

Miasma:
Pso[44], Syc[44]

Komplementärmittel: –

Folgemittel: –

Feindlich: –

Antidote:
Bell[44], **Camph**[44], **Dulc**, **Merc**[44], **Nat-s** (Vergiftungen[44])

Kollateralmittel:
Acet-ac, Bar-c

Baryta carbonica

Miasma:
Pso[4,8,50], Syc, TUB[50,140], Syp[50,140]

Temperament:
Melan, Phleg, Sang[64]

Seitenbeziehung:
u (Schweiß an einer Seite, gewöhnlich der linken[62]), r nach l (Halsweh, Symptome gehen von rechts nach links[62]; rheumatische Schmerzen gehen vom rechten Gesäßbacken das Bein hinunter; Schmerzen im Fuß aufwärts durch den linken Fuß[62].), l ↘ r

Verwandte Darmnosode:
Morgan Pure

Wirkdauer:
40 Tage
40-50 Tage[187]

Bemerkungen:
Der Bar-c Patient hat niemals einen zwergwüchsigen Körper mit gesundem Geist[50].

Obwohl der Bar-c die chronische Neigung zu Halsbräune beseitigt (Psor), kann es, wenn bei einer akuten Verschlimmerung angewendet, den Fall doch ziemlich verschlechtern, selbst wenn er genau auf Bar-c passt... behandeln Sie die Verschlimmerung mit hygienischen Maßnahmen oder indem Sie kurz wirkende Mittel ver-

schreiben, und geben Sie eine Dosis Bar-c hoch, sobald die Verschlimmerung nachlässt[50].

Speisen, die man meiden sollte:
Brot, Heiße Getränke[31], Kalte Speisen, Warme Speisen

Interkurrente Mittel:
Psor (Um (ein Rezidiv von) Halsbräune zu verhindern[50])

Komplementärmittel:
Agra[157] (Chronische Tonsillitis[157]), **Ant-t**[17] (Beschwerden von alten Leuten[16]; Bronchoplegie bei Alten – auch Caust[157]), **Ars**[162], **Aster** (Verhärtung der Ganglien und der Drüsen[157] – auch Aur und seine Salze, Sil, Scrof[157]), **Bac**[49], **Calc-f** (Tonsillen groß, verhärtet[145]), **Calc-p** (Erkrankungen bei einer Familienanamnese von Tuberkulose – auch Iod, Nat-m, Sil, Sul-i und die Tuberkuline[157]), **Caust** (Sklerose, Lähmung, Steifheit[143] – auch Tub-r[143]), **Chol** (Sklerose – auch Thios[157]), **Dulc**, **Graph** (Fettleibig, frostig, Hypothyreose[143]), **Merc** (Tonsillenvergrößerung[143]), **Nux-v** (Sklerose[50]), **Psor**[9,185], **Sil**[9,157,185], **Sulph** (Läßt seine Wirkung wieder einsetzen[143]), **Syph**[49,50,157], **Thuj** (Erkrankungen bei einer Familienanamnese von Sykosis – auch Graph, Med, Sil[153]), **Tub**

Folgemittel:
Ant-t, **Art-v** (Beschwerden von Frauen, wenn andere Mittel versagen[44]), **Bar-m** (Symptome des Rachens und der Drüsen, wenn Bar-c indiziert erscheint, aber nicht wirkt[61]), **Calc**, **Calc-f** (Verhärtung der Tonsillen, wenn Bar-c versagt[30,39]), **Camph**, **Carc**[50], **Chin**[20], **Con**, **Cur** (Schwäche der Betagten[12]), **Hep** (Tonsillitis, wenn Eiterung droht[2], mit fötidem Geruch des Speichels, scharfe splitterartige Schmerzen beim Schlucken, Empfindlichkeit gegen Luft und Frösteln[39]), **Lyc**[20], **Lyss**[50], **Med**[50], **Merc**[20], **Nit-ac**[20], **Phos** (Arteriosklerose[6]), **Psor** (Wiederauftretendes Bar-c-Halsweh, das plötzlich nicht mehr anspricht[61]; beseitigt eine konstitutionelle Neigung zur Halsbräune[34]; Ekzem[64]; Probleme bei Kleinkindern[157]), **Puls**, **Rhus-t**, **Sep**, **Sil** (Nägelkauen bei lymphatischer Konstitution[15]), **Sulph**, **Syph** (Ekzem[64]), **Tub** (Ekzem[64])

Feindlich:
Nach **Calc** (Bei Skrofeln[1,29,31]), **Calc-p**[147]

Antidote:
Ant-c, **Ant-t**, **BELL**, **CAMPH**, **DULC**, **Merc** (Das beste Antidot gegen Bar-c[98]), **Nat-s** (Vergiftung[44]), **Teucr**[194], **ZINC**
Bei großen Dosen: Natriumsulfate oder Magnesia[13]
Für giftige Dosen: Epsomer Bittersalze[9]

Kollateralmittel:
Aeth (Unaufmerksamkeit und Gedächtnisstörungen bei Kleinkindern mit einer Anamnese von Erbrechen und Durchfall), **Agar** (Späte Entwicklung – Bufo, Calc, Calc-p, Med), **Alumn** (Stark vergrößerte und harte Tonsillen), **Ambr** (Rasche Gehörverschlechterung bei alten Leuten; Vergeßlichkeit in der Geriatrie – Lyc, Ph-ac; Reaktionsmangel bei alten Leuten – Carb-v, Psor), **Anac** (Schwaches Gedächtnis und unaufmerksame Kleinkinder), **Arn**

(Hypertonie bei blassen, anämischen Konstitutionen – Ars, Plb, Sec), **Arg-n** (Alte Leute sehen verwelkt aus und ausgetrocknet, dement, schlimmer nachts), **Ars-i** (Versagendes Herz, besonders bei Leuten in fortgeschrittenem Alter), **Aur** (Schwaches Sehvermögen bei Alten; Entwicklungsschwierigkeiten bei Kindern, Maldescensus testis, schwach entwickeltes Skrotum; späte Entwicklung der Hoden; Arteriosklerose; Hirnatrophie – Bar-c, Fl-ac, Iod, Phos, Plb, Zinc), **Bac** (Um eine Tonsillitisneigung zu beseitigen), **Bar-i** (Vorzugsweise wenn die Nackenlymphdrüsen beteiligt sind und das Kind eher einen asthenischen Habitus hat; Hypertonie bei jungen Leuten – Bar-m, Graph, Plb), **Bar-m** (Tonsillitis mit akuter Pharyngitis; Multiple Sklerose; Mononukleose, wenn die Drüsen geschwollen und sehr hart geworden sind), **Bcg** (Hypertrophie von Drüsen und Tonsillen, Entwicklungsschwierigkeiten bei Kindern), **Bell-p** (Schwindel und zerebrale Stase bei alten Menschen), **Brom** (Eine kleine Struma scheint in keinem Verhältnis zu ihrer Größe auf die Luftröhre zu drücken), **Bufo** (Der Geist bleibt kindlich, nur der Körper wächst), **CALC** (Geistige Entwicklung bei Kindern steht still – auch Agar; Schnupfen, Skrofeln; Kind lernt spät laufen und sprechen – auch Agar; Nat-m: Kind lernt spät, Dinge zu tun; Wachstumsstörungen, aber Calc bewirkt zu starkes Wachstum, während Bar-c Minderwuchs hervorruft), **Calc-f**, **CALC-I** (Chronische Tonsillenvergrößerung – Sul-i, Sil), **Carc** (Zwergwüchsig; Abneigung zu spielen (körperliche Spiele), liebt jedoch geistige Spiele, z.B. Computerspiele; Kinder, die in der Schule gegenüber anderen Kindern sich nicht selbst behaupten können – Sil, Phos; Kinder, in der Schule unterdrückt, agieren sich zu Hause aus), **Con** (Alte Leute; Senile Demenz – Anac, Aur-i, Phos, Ph-ac, Sec), **Conv** (Reizleitungsblockade des Herzens – Dig), **Cupr** (Chronische Aortitis), **Dulc** (Halsbräune durch jeden Wetterwechsel zu kalt), **Dys-co** (Darmnosoden sind besonders wertvoll bei Kindern, besondere Affinität zum Pylorus – Morg (Haut), Morg-co), **Fl-ac**, **Hell** (Hirntonikum bei Schulkindern), **Iod** (Drüsenerkrankungen), **Kali-c** (Schwache Blase bei alten Leuten), **Kali-m** (Chronisch vergrößerte Tonsillen – Mag-c; Tonsillen stark angeschwollen, mit fadenziehendem, zähem, weißem Schleim – Kali-bi: fadenziehender, zäher, gelber Schleim[199]), **Kali-p**, **Lach** (Apoplexie bei Trinkern), **Lyc** (Tonsillenvergrößerung; Aneurysma; Mittel für die Extreme des Lebens), **Mag-c** (Dem Kind fehlt Kreativität), **Merc**, **Med** (Entwicklungsmittel ersten Ranges für Kinder; Schreibschwierigkeiten bei Kindern), **Nat-m** (Kind lernt spät sprechen – auch Agar), **Nux-m** (Schläfrigkeit bei Alten mit zerebralen Durchblutungsausfällen), **Ol-j** (Haare im Gesicht bei Kindern – Calc, Nat-m, Psor), **Op** (Hypertonie mit Sklerose und Neigung zu Apoplex bei alten Leuten), **Orch** (Seniler Zerfall, sexuelle Schwäche, nach Ovariotomie), **Ooph** (Seniler Zerfall), **Pitu** (Gehemmtes Wachstum und späte Pubertät), **Ph-ac** (Senile Demenz – Aur-i, Calc, Calc-p, Con, Phos, Sec), **Phyt** (Asthma mit Komplikationen seitens der Tonsillen – Guaj), **Plb** (Kinder sehen wie Bar-c aus, haben aber nicht die geschwollenen Drüsen), **Psor** (Frostig, möchte gut eingepackt sein; Hypertonie mit Sklerose – auch Lyc, Phos, Tub; um Rezidive von Halsbräune zu vermeiden, Psor wird besonders durch trockene Kälte schlimmer und nimmt, wie Hep, einen eitrigen Verlauf, wenn dies nicht rechtzeitig verhindert wird – Bar-c wird sowohl durch feuchte als auch durch trockene Kälte schlimmer, aber der Verlauf ist langsam und geht nicht in

Richtung Eiterung), **Puls** (Schüchternheit bei kleinen Kindern – Calc, Gels, Lyc, Phos, Sep, Staph; Down-Syndrom – Calc, Bar-c, Med), **Rad-br**, **Rib-ac** (Charakterstörungen bei Kindern, in der Schule zurück), **Sacch** (Kleine Kinder weigern sich, mit anderen Kindern zu spielen, wenn die Mutter nicht in Sicht ist), **Sep** (Herpes circinatus), **SIL** (Hypertrophie der Drüsen, Fußschweiß; Kinder und alte Leute; Haarausfall bei Babys), **Stront**, **Stroph-h** (Herzbeschwerden im Alter), **Sulph**, **Supra** (Junge Knaben entwickeln sich nicht genug in Bezug auf die sexuelle Entwicklung), **Syph** (Zurückgebliebene Kinder), **Tarent** (Gesicht kongestioniert, Dysphagie und choreatische Bewegungen und extreme Ruhelosigkeit bei alten Leuten), **Thuj** (Chronische Tonsillitis – Brom, Calc-i, Calc-p, Phyt – Hep: mit Eiterungsneigung; verzögerte intellektuelle Entwicklung bei Kindern, Zögern beim Sprechen; Tonsillenhypertrophie), **Thyr** (Appetitverlust bei geistig stumpfen und zurückgebliebenen Kindern), **Tub** (Schwierige und zurückgebliebene Kinder mit plötzlichem Aufruhr im Gehirn, sagen ‚nein‘ zu allem, mit Rachegefühl, tun immer das Gegenteil von dem, worum sie gebeten werden, ruhelose Aufgeregtheit; Dupuytren'sches Syndrom – Bar-c, Calc-f; wiederkehrende Halsbräune, der Patient möchte immer wieder neue Leute, neue Dinge, neue Orte, während Bar-c eine Abneigung gegen Fremde hat; Tonsillitis – Tub sollte später von Thuj gefolgt werden), **Verat** (Hypertonie), **Zinc** (Verzögerte Entwicklung und Funktion des reproduktiven Systems)

Baryta iodata

Miasma:
Pso[44], Syc[44]

Bemerkungen:
In skrofulösen Fällen ist es ratsam, eine interkurrente Dosis Bar-c oder eine Hochpotenz Sulph oder Psor als Reaktionsmittel zu geben[44].

Interkurrente Mittel:
Bar-c, Psor[44], **Sulph**

Komplementärmittel: –

Folgemittel: –

Feindlich:
Apat[36], Calc-f[36], Fl-ac[36], Kali-fl[36], Lap-a[36], Mag-f[36], Nat-f[36]

Antidote:
Bell[44], Camph[44], Dulc[44], Merc[44], Nat-s (Vergiftungsfälle[44])

Kollateralmittel:
Acon-l (Schwellung der zervikalen, axillären und der zur weiblichen Brust gehörenden Drüsen), **Bar-c**, **Carb-an**, **Con**, **Lap-a**, **Merc-i**

Baryta muriatica

Miasma:
Pso[44], Syc[44]

Seitenbeziehung:
u, l

Verwandte Darmnosode:
Proteus (Bach)

Interkurrente Mittel:
Psor (Akute Tonsillitis[51])

Komplementärmittel:
Phyt (Düsenverhärtungen[157] – auch Calc-f[157]), Psor (Akute Tonsillitis, als interkurrentes Mittel[51])

Folgemittel:
Bar-c (Tonsillitis[51])

Feindlich:
Absin

Antidote:
Absin (Erbrechen[12]), Bell[44], Camph[44], Dulc[44], Merc[44], Nat-s (Vergiftungsfälle[44])

Kollateralmittel:
Am-m, Aur-m (Sklerotische und exsudative Degenerationen, Multiple Sklerose, Hypertrophie der Finger), Bar-c (Mononukleose, wenn die Drüsen angeschwollen sind und sehr hart), Bell (Vaskuläre Schmerzen – Glon, Verat-v), Con, Ph-ac (Mononukleose), Plb (Sklerotische Degenerationen, besonders von Rückenmark, Herz und Leber – Plb-i; Plb: Hypertonie mit höherem diastolischen Blutdruck – Bar-m: Hypertonie mit hohem systolischen und verhältnismäßig niedrigem diastolischen Blutdruck)

Belladonna

Miasma:
Pso[4,8], Tub[140], Syp[50]

Temperament:
CHOLER[15], Melan[31], Phleg[31,50], Sang

Seitenbeziehung:
u, l[31], R (Stimmt mehr für chronische Beschwerden[44]), r nach l, l ↘ r

Wirkdauer:
1-7 Tage
Über 5 Wochen[187]

Bemerkungen:
Es passt zu nahezu jedem Mittel, wenn es indiziert ist, und wirkt gut als interkurrentes Mittel, wenn es in der chronischen Behandlung zu akuten Intermezzi kommt.

Hyos verstärkt die Wirkung von Bell[8].

Als interkurrentes Mittel im Falle von Photophobie mit vaskulärer Injektion[72].

Milienausschlag, ist er auch noch so rot, kontraindiziert Bell[77].

Gib kein Bell bei Scharlach: es sei denn, es ist ein Sydenham-Scharlach mit klaren Bell-Symptomen bei plethorischen Leuten, denen es gewöhnlich gut geht, wenn sie sich wohl fühlen und die trotzig und unerträglich werden, wenn sie krank sind; es sei denn, der Ausschlag ist glatt, mit Kopfschmerz und zerebraler Kongestion; Bell stört den Fall, es ist nutzlos bei einem unregelmäßigen Ausschlag[32].

Q-Potenzen oder bis zur X3 (Hautkrankheiten[50]), X3-X6 (Chronische Leberkrankheiten[50]), X12 (Harnsaure Diathese[50]), X30 (Nierensteine[50]).

Mand ist das chronische Bell[57].

Mit Acon und Ferr-p bildet Bell das Trio der Mittel für den Beginn akuter Erkrankungen bei Kindern[89].

Sep, Bell und Lil-t sind drei wichtige Mittel (Trio) für Nach-unten-Drängen in der Gebärmutter[48].

Bell, Hyos und Stram bilden das Trio der Deliriummittel[48].

Wenn (bei Konvulsionen) indiziert, ruft Bell ziemlich sicher eine Verschlimmerung um 3 Uhr morgens oder 15 Uhr hervor und es ist niemals ratsam, mehr als eine Gabe davon zu verabreichen[197].

Speisen, die man meiden sollte:
Essig[1], *Heiße Getränke*[31], *Kaffee*[139], *Kalte Speisen*[8], Pflanzliche Säuren[12], *Saure Speisen*, Wein[12], Zitrone[44]

Mittelabfolgen:
Bell → Merc → Hep[17] (Entzündliche Schwellungen; akute lokale Zustände irgendwo im Körper und chronische systemische Leiden[17])
Bell → Hep → Sulph[17] (Otitis media, wenn Eiterung droht[17])

Interkurrente Mittel:
Hyos[187], Stram[187], Sulph[187], Tub (Chronische Appendizitis[50])

Komplementärmittel:
Bor[8,17,185], CALC (Das chronische Komplementärmittel, um Rückfälle zu vermeiden und den Fall zu beenden[32]; chronisches Analogon[17]; um bei akuten Erkrankungen die von Bell begonnene Arbeit zu beenden[197]; wo Bell bei Akutzuständen immer und immer wieder geholfen hat, ist Calc kurativ und vermeidet die Rückfälle[56,106]; auch andere Calc-Salze bei Krebserkrankungen[96]), Cham[39], Cupr[50], Cupr-ac (Pertussis am Beginn des konvulsiven Stadiums[95]), Hep[8,17,185] (Entzündliche Schwellungen nach dem Einsetzen von Eiter[17]), Lach[50] (Erysipel[6]; nicht vergessen, daß Lach oder Rhus-t oft zu Ende führen, was Bell begonnen hat[32]), Lyc (Akute Tonsillitis[47]), Merc[8,17,185] (Lokale Akutzustände und chronische und systemische Erkran-

kungen; entzündliche Schwellungen, wenn der Schweiß reichlicher wird, aber die Temperatur nicht mindert und den Schweiß nicht erleichtert und der Patient schlimmer ist, wenn zugedeckt und trotzdem frostig, wenn aufgedeckt[17]; der Patient, der sich unter Bell etwas bessert, kann Merc benötigen, um die Heilung zu vervollständigen[159]), **Nat-m**[6,17,34,185], **Pyrog**[52], **Rhus-t** (Scharlachfieber[32], wenn das Kind schläfrig und ruhelos wird[56, 102]; Scharlach in der adynamischen Form[16]), **Sang** (Akute Kongestionen[46,54]; Hitzewallungen und Gesichtsröte mit erweiterten Gesichtsvenen[36]), **Stram** (Hyperaktivität, mangelnde Aufmerksamkeit und andere Störungen in der Kindheit, die primär die geistigen und emotionalen Ebenen betreffen[50]), **Sulph**[19,147] (Manchmal[147]; akute arterielle aktive Kongestion[157]; Blutung durch Abort[30]), **Variol**[34], **Zinc** (Spinale Meningitis[30]; kann Bell bei Scharlachfieber ergänzen, bei glattem Ausschlag[50]; Scharlach mit Hirnsymptomen durch unzureichend entwickelten Hautausschlag[16])

Folgemittel:

Abrot (Pleuritis[25]), **Acal**[1], **Acon**, **Agar**, **Am-c** (Bronchitis und Pneumonie bei Kindern, wenn Bell[44], Acon[44], Ant-a[44], Ant-t[44], Chin-s[44], Ferr-p[44], Ip[44] und Phos[44] versagen[44]; mangelnde Reaktion gegen Ende eines Scharlachfiebers[32]), **Amyg** (Rachenerkrankungen mit dunkelroter Injektion von Fauces, Uvula und Tonsilllen, ausgeprägter Erschöpfung und plötzlichen scharfen Schmerzen beim Schlucken, wenn Bell erfolglos angewendet wurde[134]), **Anthraci** (Scharlachfieber, wenn die Drüsen unter dem Kinn steinhart sind, besonders, wenn die Gelenke schmerzhaft sind[32]), **Apis** (Laryngitis mit starker Rötung, Stechen oder ödematösen Zuständen des Rachens, wenn Bell versagt[48]; Meningitis[16,33], tuberkulös, wenn die Exsudation begonnen hat[16], basiläre Meningitis[33]; Prostatitis[95]; Halsbräune, Tonsillitis mit Ödemen[44]; Zurücktreten des Scharlachausschlags, wenn Bell versagt[79]; Husten bei Pferden, wenn Bell indiziert scheint, aber versagt[25]), **Arn** (Meningitis durch Trauma, Milzerkrankungen, Splenalgie[54]), **Ars** (Akuter Magenkatarrh mit gastrischem Fieber[44]), **Art-v**[2,33,39], **Atro** (Erysipel, wenn Bell versagt, Peritonitis, Neuralgie[14]; Kolik und Konvulsionen, wenn Bell versagt[44]; Magengeschwür, wenn Bell, trotz guter Indikationen, zu versagen scheint[95]), **Aur** (Melanosis des Auges[25]), **Bar-c** (Scharlach, milienartige bei skrofulösen, zwergwüchsigen Kindern[33]; Tonsillitis[2]; Tonsillitis, nachdem Trockenheit und Fieber verschwunden sind[39]; Angina tonsillaris durch der Unterdrückung eines fötiden Fußschweißes durch ein kaltes Fußbad, wenn Bell versagt[25]), **Benz-ac**[50], **BRY** (Meningitis[16]; Synovitis[14,16]; Erkrankungen der Nerven, besonders wo Hautausschläge vorausgingen; Meningitis, wenn Bell das Fieber gemindert, den Puls verlangsamt und die übertriebene Schärfe der Nerven der speziellen Sinne weggenommen hat, die Schmerzen sich im Hinterkopf lokalisieren, die Rücken- und Nackenmuskeln schmerzhaft und steif geworden sind, und die Schmerzen sich durch Bewegung verschlimmern[54]; Meningitis, tuberkulöse oder andere[16], mit Eintreten der Exsudation in die Ventrikel und unter die Hirnhäute wird das rote Gesicht blaß, es gibt weniger Empfindlichkeit gegen Licht und Erschütterung aber absolute Bewegungsintoleranz[17]; Entzündung der Atemwegsschleimhäute[158]; in einigen Fällen macht es Sulph Platz[16], in anderen Apis[16]; akute rheumatische Polyarthritis[66]; akuter Magenkatarrh nach Erkältung[44]; Entzündung der Ovarien, nachdem die

heftigeren Entzündungssymptome sich gelegt haben[13]; Bursitis, wenn Exsudat erscheint[95]; Pleuritis, wenn das Ergußstadium eingetreten ist[48]), **Cact**, **Cadm-s** (Cholera infantum, wenn Ip, Ars und Bell versagen[25]), **CALC** (Frühes Stadium von akutem Hydrozephalus, wenn Bell nicht wirkt[14]; Delirium tremens, wenn Bell versagt[44]; Scharlachfieber, besonders bei leukophlegmatischen Personen[64], wenn Bell es nicht schafft, besonders wenn das Exanthem unter Bell herauskommt und Bell versagt und das Exanthem abblaßt, das Gesicht blaß und gedunsen wird, der Urin spärlich[39]; Meningitis basilaris[44]; wenn Konvulsionen während der Zahnung nach Bell persistieren[56]; Varikozele, wenn das sexuelle Verlangen sehr stark erregt ist, die Haut und die Haare trocken und Hartleibigkeit besteht[101]), **Calc-p**[10] (Drüsenfieber[11]), **Camph** (Urinretention spastischer Art, wenn Bell versagt[54]), **Carb-v**, **Caul** (Kehlkopftuberkulose[1]; krampfartige Starrheit des Muttermundes, wenn Bell versagt[75]), **Cham** (Scharlachfieber, wenn Geschwürsbildung gefolgt ist und Bell nicht mehr länger zu Diensten ist, beseitigt Cham in ein paar Tagen die Geschwürsneigung, und der erstickende Husten, der manchmal der Erkrankung folgt, wird auch von Cham beseitigt, besonders wenn er von Erröten des Gesichts und Gänsehaut der Extremitäten und des Rückens begleitet ist[23,56]; bei Kinderkrankheiten und Mißbrauch von Op[9]), **Chin** (Erysipel mit Migräne, in einem Fall, wo Bell[44], Ars[44], Lach[44] indiziert schienen, aber versagten[46]), **Cic** (Konvulsionen oder Krämpfe bei Kindern infolge von Würmern, wenn Bell versagt[145]), **Coff** (Heißer Kopf mit klopfenden Karotiden, besonders bei Kindern, wenn Bell versagt[30]), **Con**, **Cupr**[1], **Cur** (Lähmung nach Nasenbluten), **Dulc**, **Eucal** (Katarrhalische Zustände, wenn Bell teilweise die Heftigkeit des Akutstadiums gemildert hat, aber den Fortgang der Erkrankung nicht aufhalten konnte[134]), **Ferr-p** (Akute Otitis im ersten Stadium, wenn Bell versagt[30]; am Beginn vor Ohrenschmerzen, wenn Bell nicht paßt[131]; Poliomyelitis anterior acuta, wenn Bell nicht bessert[44] – auch Zinc[44], Zinc-cy[44]; Supraorbitalneuralgie aus der rechten Seite, mit Morgenverschlimmerung, besonders bei jungen Frauen, wenn Bell[10], Cham[10], Coloc[10], Ign[10], Nux-v[10] etc.[10] versagen[10]; Cholera infantum, wenn das Kind in einen Stupor fällt, mit rotem Gesicht, erweiterten Pupillen, Rollen des Kopfes und weichem, vollem, strömendem Puls gegeben, aber beide[16] versagten, Ferr-p heilte[16]; Appendizitis, wenn Bell den Fortgang der Entzündung nicht aufhalten kann[161]), **Glon** (Zerebrale Kongestion bei Kindern, wenn Bell nicht die gewünschte Erleichterung bewirkt[34]; Apoplex, Hirnblutung, wenn Bell die Kongestion nicht erleichtert[44] – auch Hyos[44], Stram[44]), **Hell** (Arterieller Aufruhr, wenn er im Gehirn lokalisiert ist und das Stadium der serösen Exsudation erreicht, wenn die Ablagerung vollständig ist[72] – auch Sulph[72], Zinc[72]), **HEP** (Im Fall einer Entzündung der rechten Parotis mit drohender Eiterung[163]; Abszesse und Furunkel, wenn Bell die Entzündung nicht bindert, ehe die Eiterung beginnt[44]; Urinretention[40]; Schnupfen, wenn die Absonderung dick und gelb wird, die Nase rot geschwollen und schmerzhaft, die Nasenwege empfindlich gegen die eingeatmete Luft und die Nasenlöcher wund und ulzeriert[17]; Prostatitis[95]; Entzündung mit drohender Eiterung, wenn Bell versagt[13]; Vergrößerung der Tonsillen[198]; Halsbräune, wenn sich trotz dem Einsatz von Bell Eiter auf den Tonsillen bildet[16]; Konjunktivitis, wenn Bell versagt[14]; Knochenkaries, im entzündlichen Stadium[95]; rechtsseitiger Gesichtsschmerz und Zahnschmerzen[17]; Otitis media, wenn Eiterung droht[17]; wenn Halsbräune droht und splitterartige Schmerzen da sind und übertriebene Empfindlichkeit gegenüber kalter Luft oder kalten Speisen und Getränken[17]; Tonsillitis, die ein Entzündungen mit drohender Eiterung, nachdem Bell die Lösung nicht bringen konnte[39]; Entzündung der Drüsen und Lymphbahnen, wenn Eiterung unvermeidlich ist[16]; Erysipel[54], besonders bei skrofulösen Individuen[72]; wenn sich Eiterungsneigung zeigt[54]; Erkältung, wenn Bell den Prozeß nicht aufhalten kann[15]), *Hyos* (Hyperämie des Gehirns[40]; Fälle von Scharlach, die durch Bell verdorben wurden[16]; Scharlach, wenn Bell-Fälle ins Delirium geraten[32,50]; kongestiver Frost, wenn Bell versagt[25]; psychische Erkrankungen[110]; Taubheit nach Apoplex[50]; typhoides Fieber, wenn Stupor auffallend wird[16]; Kindbettfieber und falsche Peritonitis, Wochenbettpsychose[74]; Schluckauf, wenn Bell versagt[44,95]; Wehenschmerzen, wo Bell indiziert scheint, aber versagt[74]), **Ign**, **Ip** (Keuchhusten im zweiten Stadium, wenn Bell versagt[44]), **Jac** (Pharyngitis acuta mit viel Schluckbeschwerden, wenn Bell indiziert scheint, aber versagt[24]), **Kali-bi[145]**, **Kali-m** (Katarrhalische und hypertrophe Zustände[9]), **Kali-n[12]**, **LACH** (Erysipel, wenn das Gesicht des Patienten aufgedunsen und rot ist und wenn die Hirnsymptome auf Bell nicht weichen[126,148]; häufig indiziert nach Bell[25]; Hepatitis[40]; Peritonitis[16,40] Meningitis[16]; Typhus[16]; Peritonitis, wenn typhoide Symptome den Fall komplizieren, sogar bei einer Blinddarmentzündung nach Eiterbildung mit Berührungsempfindlichkeit[16]; Scharlachfieber[85], wenn trotz Bell die Erkrankung maligne wurde – auch Rhus-t[39], Hyos[39], falls und wann die Symptome passen[39]; Erysipel, wenn der zerebrale Zustand auf Bell nicht reagiert[56]; Asphyxie bei Neugeborenen mit stark gerötetem und kongestioniertem Gesicht, Augen hervorstehend und injiziert, krampfhafte Atmung, Entzündung des Amnion, kompliziert mit Nabelschnurkompression[50]), **Lyc** (Varikozele, wenn die sexuelle Kraft sehr schwach ist und das Verlangen gemindert[101]), **Lyss** (Schlucken schlimmer um 17 Uhr als am Morgen[25]), **Mag-p** (Spasmen[10]; tetanische Spasmen wie Bell, wenn Bell nichts Gutes bewirkt[10]; konvulsive Fälle, in denen Bell indiziert erscheint, aber nichts Gutes bewirkt[10]; besonders Konvulsionen[17]), **MERC** (Magenkatarrh, Verdauungsschwäche, Magenleiden[33]; Epistaxis, Katarrh der Därme mit schleimigen, blutigen Stühlen[16]; Drüsenfieber[11]; Entzündung der Ovarien[72]; Abszesse, wenn sich Eiter gebildet hat, trockener Husten, der ins feuchte Stadium kommt[14]; erstes Stadium von eiternden Prozessen im allgemeinen, wenn Bell versagt hat, um die örtliche Entzündung aufzulösen und sich Eiter zu bilden beginnt[13,36]; wenn Bell die örtliche Entzündung nicht auflösen kann und sich Eiter zu bilden beginnt, absorbiert Merc das Entzündungsmaterial und bringt die Lösung[138]; feuchte Gangrän, wenn Bell nicht heilt und Eiterung droht[15]; Pleuritis, wenn das Exsudationsstadium beginnt[48]; Peritonitis des Beckens und Parametritis[13]; Fieber, rheumatisches Fieber, wenn die Temperatur etwas nachgelassen hat und das Schwitzen noch anhält[16]; wenn sich Eiter auf den Mandeln gebildet hat, Entzündungen im allgemeinen, skrofulöse Ophthalmie mit Photophobie, Meningitis in Verbindung mit Drüsenschwellungen, Entzündung der Mundhöhle[16]; Gesicht gerötet[33]; akute Glomerulonephritis[151]; Entzündung der Drüsen mit Abmagerung bei skrofulösen und syphilitischen Patienten[16]: submaxilläre, axil-

läre und Parotis-Drüsen[16]; Entzündung der Drüsen und Lymphbahnen, wenn Eiterung unvermeidbar ist[16]; Katarrh des Ductus pankreaticus, Peritonitis, wenn die Eiterung begonnen hat[14]; Prostatitis[95]; Zahnabszeß, wenn Bell versagt[16]; Scharlachfieber – auch andere Merc-Verbindungen[44], mit wehem Mund, Zahnen, Tonsillen mit Geschwürsbildung und übermäßig faulig riechendem Atem[56]; rechtsseitiger Gesichtsschmerz und Zahnweh[17]; chronische Antrumgastritis[50]; Phlegmasia alba dolens, wenn Eiterung droht und eingetreten ist[74]; multiple Neuritis, wenn sich die entzündeten Nerven wie Kordeln anfühlen, mit nächtlicher Verschlimmerung[167]), **Merc-c** (Nephritis, wenn Bell die hohe Temperatur reduziert hat und die Konvulsionen beseitigt, aber Darm- und Harnwegssymptome übrig bleiben[54]; akuter Schnupfen oder Halsweh, wenn die Trockenheit zu Speichelfluß wechselt, Fötor und Beteiligung der zervikalen Lymphknoten zunimmt, die Zunge schlaff wird mit Zahneindrücken[17], **Merc-i-f** (Tonsillitis[54]), **Merc-i-r** (Scharlach[13,25]), **Mez** (Durchfall[103]), **Merc-cy** (Drüsenfieber[11]), **Mosch**, **Mur-ac**, **Nat-m** (Epilepsie[50]), **Nit-ac**, **Nux-v** (Erkrankungen der Drüsen[33]; Schnupfen[44]; kongestiver Kopfschmerz[136]), **Op** (Apoplex[16]; Koma, Anästhesie nach Hitzschlag, wenn Bell[36], Glon[36] und Apis[36] nicht wirken[36]), **Phos** (Husten, wenn Bell die Wundheit, Schmerzen und das Fieber gemindert hat, aber eine heisere, rauhe Stimme bestehen bleibt[14]; Enuresis[16]; Pneumonie[85]; akuter erster Magenkatarrh mit gastrischem Fieber[44]; eitrige Adenitis, Brustabszeß, erysipelartiges Aussehen[6]), **Phyt** (Drüsenschwellungen bei Scharlachfieber[32]), **Psor** (Nachdem der akute Anfall einer Blinddarmentzündung vorbei ist[131]), **Puls** (Schnupfen[44]; Stimmverlust bei einem Fall, Puls folgte nachdem Bell der Nerven verbessert hatte[123]; Orchi-epididymitis nach dem entzündlichen Stadium[151]; Rheuma, wenn Bell nicht ausreichend ist[166]), **Pyrog[50]** (Klopfender Kopfschmerz, Augen unnormal klar, reichliches Nasenbluten, Übelkeit, Erbrechen, schlimmer bei Bewegung und Licht, Bell versagt[39]), **Rhus-t** (Häufig indiziert nach Bell[25]; Typhus, Scharlach[16]; Typhlitis, wenn leichtes Drücken der Schwellung von unten nach oben lindert[16]; akutes Ekzem[95]; Pleuritis, wenn das Exsudationsstadium begonnen hat[48]; Rheuma[166]), **Sang** (Scharlach, wenn Bell versagt[13,25,34]), **Seneg** (Häufig indiziert nach Bell[25]), **Sep**, **Sil** (Wenn sich der Abszeß entleert hat und nicht abheilt[16]; Lupus im Gesicht, beginnt am rechten Ohrläppchen, heilt an einer Seite, frißt auf der anderen weiter, breitet sich nach unten und vorne aus, hinterläßt unregelmäßige Narben[25]; wenn es eine Serie von Erkältungen des Rachens gab, von Erkältungen, wie sie durch Bell oder andere Akutmittel mehrfach gebessert wurden, diese Erkältungen sich aber immer wieder auf die Tonsillen und die Nackendrüsen setzen, beendet Sil diese Neigung[30]), **Spong** (Halsweh durch Kälte, wenn Bell die Beschwerden bessert[48]), **Stann** (Hartnäckige Gastralgie, wenn (Bell und) andere Mittel versagen[46]), *Stram* (Häufig indiziert nach Bell[25]; Keuchhusten nachdem Bell zu kräftig gewirkt hat[25]; Schreien, wenn die Wirkung von Bell zu einem Stillstand kommt[15]), **SULPH** (Blutung nach Fehlgeburt[19,30]; Fehlgeburt, wenn Bell indiziert scheint, aber versagt[30,39]; Pleuritis, wenn das Exsudationsstadium begonnen hat[48]; Konjunktivitis[17] wenn Bell bei Scharlachfieber nicht anhaltend wirkt, obwohl die Symptome nach ihm zu verlangen scheinen – *Calc[50]*; Ophthalmie, wenn die Entzündung verschwunden ist[138]; Meningitis, wenn die Exsudation beginnt[16]; Erysipel[16]; hohes Fieber, wenn die Bell-

Empfindlichkeit gegen Erschütterung, Licht und Berührung vereitelt wurde, wenn die Zunge mehr dick weiß oder gelb belegt ist mit rauh begrenzter roten Spitze, die Kraft des Patienten nachläßt und das Fieber anhält[17]; hochgradiges Fieber, wenn Bell die Temperatur gesenkt hat aber ein Rückfall kommt[123]), *Valer*, **Verat** (Häufig indiziert nach Bell[25]), **Zinc** (Spinale Meningitis nach Linderung durch Bell[30]; Meningitis; Scharlach, wenn der Ausschlag nicht herauskommt und das Kind schreit, wenn es bewegt wird[39])

Feindlich:

Acet-ac (Unangenehme Symptome von Bell werden verschlimmert[25]; besonders der Kopfschmerz von Bell[34]), **Dulc**, *Pin-p*, **Ter**[1]
Zitrone[1,44]; *Essig*[1,25,39] verzögert die Wirkung von Bell[39]; verstärkt den Kopfschmerz von Bell[25], verstärkt die Symptome sehr[55]

Antidote:

ACON, **Arum-t**[31], **Atro**[31], **Calc** (Mißbrauch von Bell[30]), **CAMPH** (Auch Vergiftungsfolgen[111]), **Chin**[31], **COFF**, **Coff-t**[39], **Con**[50], **Cupr**[31], **Ferr**[31], **HEP** (Erysipelartige Schwellung[23,79]), **HYOS** (Hauterkrankungen und Husten[16]; Stupor, Wahnsinn und Raserei[79]; betäubte Zustände, Manie und Raserei[23]; auch Vergiftungsfolgen), **Jab**[31], **Lach**[50], *Merc*[20], **Nux-v**[16], **Op** (Anfälle von Lähmung und Kolik, auch Somnolenz[79]), **Phyt**[50], **Plat**[31], **Plb**[31], **PULS**, **Rhus-t**[50], **Sabad** (Speichelfluß[12]), **Stram**[139]
Essig[5,72], **WEIN** (Vergiftungssymptome[79])
Bei großen Dosen: Pflanzliche Säuren, Emetika[13,16], *Starker Kaffee*[13,16,25,31] ohne Milch und Zucker[16] (Reizbarkeit und tetanische Konvulsionen[23]; für große Dosen und Vergiftung durch Beeren[79]), Grüner Tee

Kollateralmittel:

ACON (Hohes Fieber, plötzlicher Beginn), **Adren** (Zugrundeliegender Streß mit Hypertonie, pochende Schmerzen, Kopfschmerzen, gerötetes Gesicht und Tachykardie mit starkem, vollem Puls), **Ail** (Schützt vor Scharlachfieber bösartigen Typs – Phyt, Rhus-t, Sulph; Bell: schützt vor gemäßigtem Scharlach[199]), **AM-C** (Das Scharlachfieber, das Bell am ähnlichsten ist, aber die von Am-c ist der Ausschlag eher milienartig, der Hals dunkler rot und es besteht Schläfrigkeit; Scharlachfieber mit Beteiligung der rechten Parotis – Rhus-t: linke Parotis), **Apis** (Cri encéphalique, Zähneknirschen; Optis media mit plötzlichem hohem Fieber; ein großes Mittel bei Scharlach; Hitze und Entzündung des betroffenen Teils, durstlos, rechtsseitig), **Arn** (Kind weint vor den Hustenanfällen; heißer Kopf, kalter Körper, langsamer Puls; heißer Kopf mit Abneigung gegen Berührung), *Ars* (Schwere Fälle von Scharlachfieber, wenn der Ausschlag nicht herauskommt und das Kind immer wieder in den Stupor hinein und aus ihm herauskommt; optische Halluzinationen; plötzliche Entzündungen, die rasch maligne aussehen), **Atro-s** (Große Trockenheit des Rachens, beinahe unmöglich zu schlucken; neurotische Sphäre der Bell-Symptome), **Aur** (Kongestion, Entzündung, chronische Hyperämie des okulären Apparates – Bell: akute), **Bapt** (Rascher Beginn, heiße Haut, Delirium; Gesicht aber dunkel), **Bor** (Durchfall; heißer Kopf bei Säuglingen), *Bry* (Steifer Nacken nach dem Haareschneiden; umschriebene rote Flecke, beson-

ders an Jochbein und Hals – Bell: rotes heißes, geschwollenes Gesicht oder Gesicht und Kopf heiß mit kalten Händen und Füßen; Schmerzen bei Brustkrebs sind mit Streifen einer roten Lymphangitis vergesellschaftet, die Brust müsste gestützt werden[196]), **CALC** (Bell-Symptome bei einem chronischen Fall; Scharlachfieber mit unentwickeltem oder zurücktretendem Ausschlag mit alarmierenden Brustsymptomen; optische Halluzinationen ohne Fieber; schweißiger Kopf), **Carb-ac** (Schreckliche Schmerzen, kommen plötzlich, dauern eine kurze Zeit und verschwinden plötzlich), **Carc** (Drüsenfieber, Alpträume bei Kindern), **Cic**, **Cham** (Erythem mit extrem überempfindlicher Haut während der Zahnung; Fiebersymptome während der Zahnung), *Chin*, *Chion* (Habitueller Kopfschmerz mit Erbrechen), **Con** (Ausgeprägte Photophobie, steht in keinem Verhältnis zu den objektiven Zeichen der Augenentzündung; Scharlachfieber mit harten, großen Submaxillardrüsen und speziell Parotitis in der Abstoßungsphase, besonders wenn begleitet von Erkrankungen des Rektums mit Durchfall, Tenesmus und Strangurie), **Crot-h** (Maligner Scharlach; Erkrankungen eines sehr schleichenden, oft eitrigen Typs, die mit ungewöhnlicher Raschheit kommen), **Dol** (Empfindliches Zahnfleisch während der Zahnung), **Ferr** (Kopfschmerz, der über viele Tage anhält), **Ferr-c** (Neuralgie mit vaskulärer Erregung des Gesichts), **Ferr-p** (Akute kongestive Otitis; Hyperämie des Gehirns bei schwachen und nervösen, anämischen Personen mit blassen Lippen – Bell: bei Plethorischen und Robusten; hohe Temperatur, die in sehr kurzer Zeit 40 bis 41 °C erreicht, häufig bei Erkrankungen der Atmungsorgane bei Anämischen; eine Ausnahme besteht bei Fällen von chronischer Tuberkulose, die plötzlich schlimmer geworden sind), **Fl-ac** (Scheinende Röte der Handflächen), **Gels** (Pneumonie bei Kindern eingeleitet mit Konvulsionen; Schwierigkeiten zu schlucken durch Lähmung – Agar: wenn durch Muskelkontraktionen verursacht, Nit-ac: Unfähigkeit Festes oder Flüssiges zu schlucken ohne Entzündung im Hals), *Glon* (Meningitis während der Zahnung, Fälle, die scheinbar Bell benötigen; zerebrales Erbrechen; Blutkongestion zum Kopf – Amyl-n), **Guaj** (Plötzlicher akuter Hals, wenn man daran denkt, Bell etc. zu geben, aber er Guaj erfordert; steifer Nacken nach dem Haareschneiden – Sel), **Hell** (Automatische Kopfbewegungen in Fieberzuständen – Zinc), **Hep** (Anfangsstadium von Karbunkeln; Impuls, Feuer zu legen – Acon, Am-c, Stram), **Hoit** (Fieber, Scharlach, Masern, Urtikaria, hohes Fieber bei Erkrankungen mit Hautausschlägen), **Hydr-ac** (Von Beginn an hoffnungslose Fälle von Scharlachfieber mit einem lividen Ausschlag und vielen Petechien, Kälte der Füße und Ösophaguslähmung), **HYOS** (Seniles Delirium; nervöse Leiden; weniger Fieber, mehr Erregung; die Bewegungen im Delirium sind eckig), **Ip** (Pulsierende Blutung), **Kali-bi** (Nebenhöhlenkopfschmerz), **Kalm** (Herzkomplikationen bei Scharlachfieber), **Kreos** (Während der Zahnung schreit das Kind die ganze Nacht, muß die ganze Nacht getätschelt und heftig hin und her bewegt werden, rascher Zahnverfall), **Lach** (Kreislaufprobleme, Hypertonie, Kongestion des Kopfes, Hitzewallungen), **Lyc** (Fälle von Scharlachfieber, wenn der Ausschlag plötzlich abblasst, mit Wassersucht; vernachlässigte Fälle von Scharlachfieber, auch Nit-ac; Diphtherie als Komplikation von Scharlachfieber – Mur-ac), **Mag-c** (Krämpfe während der Zahnung ohne Fieber – Bell: Krämpfe mit Fieber), **Mand** (Nach-hinten-Beugen bessert, Kopf-, Magen- und Gallenblasensymptome – Dios lindert die Kolik), **Med** (Therapieresistenter Kopfschmerz); **Meli** (Pulsation der Karotiden – Atro-s; prämenstrueller Kopfschmerz, wenn Bell und Glon versagen[50]), **Merc**, **Myr-s** (Entzündungsschmerzen – Hep), **Nat-m** (Flüchtige Hautausschläge durch Sonnenexposition), **Nux-v** (Kopfschmerz bei „hang-over"), **OP**, **Phos** (Scharlachfieber, wenn der Ausschlag plötzlich ohne ersichtlichen Grund verschwindet; Fieberhalluzinationen und akustische Halluzinationen; Spannungsgefühl in den Drüsen; Bell: Spannungsgefühl in den Knochen), **Phyt** (Vergrößerte Tonsillen, besonders von bläulicher Farbe), **Prot** (Plötzlicher Beginn der Erkrankung), **Psor** (Fieberhafter Zustand, die Hand unter der Decke fühlt sich an wie in einem Dampfbad – es ist nicht die trockene Hitze von Bell und doch ist sie genau so intensiv, wie in einem heißen Dampf; Op: feuchtwarm unter der Bettdecke in Fällen von heftiger Kongestion zum Kopf, wie bei apoplektischen Zuständen), **Puls**, **Rhus-t** (Scharlachfieber, wenn es typhoid wird; ein passenderes Prophylaktikum als Bell für den moderneren Scharlach; Scharlachfieber mit Beteiligung der Drüsen; adynamisches Scharlachfieber mit Toxikämie[50]; Iritis nach Kataraktoperation; Beschwerden durch Naßwerden bleiben in den betroffenen Teilen, die von Puls steigen auf, die von Bell ziehen nach unten), **Sangs** (Reichliche, lang dauernde Menses, besonders bei nervösen Patientinnen mit kongestiven Symptomen zum Kopf und den Gliedern), **Sapin** (Schweres Halsweh, schlimmer rechte Seite), **Sep**, **Sil** (Inveteriertes Halsweh – Nat-m), **STRAM** (Mehr sensorische Erregung, Raserei; hat auch die Gewalttätigkeit und Heftigkeit, es lauert aber immer ein ernsthafterer Zustand im Hintergrund, der diese Stürme verursacht; Delirium mit zierlichen Krämpfen, sich windend, nicht ruckend; nächtliche Furcht bei Kleinkindern; Symptome vergleichbar wie Bell, aber sehr intensiv, Bell-Fieber ist wellenförmig, das von Stram auf einem Plateau), **Stront** (Hypertonie mit heißem Gesicht), **Sulph** (Heiße trockene Haut, ihre Hitze bleibt noch einige Zeit danach an der Hand des Untersuchers – Bapt, Ferr-p, Lyc, Puls, Stram, Verat-v; Scharlachfieber mit roten Körperöffnungen – Bell: Rötung mehr allgemein betont; wenn leicht entzündliche Symptome bei Halsschmerzen durch aktivere oder akute Mittel nicht völlig beseitigt wurden, wenn Heiserkeit anhält und die Allgemeinsymptome nicht nachlassen und ein fatales Ende droht; chronische Kreislaufstörungen), **Thuj** (Beschwerden kommen plötzlich und gehen genauso rasch), **Thyr** (Konvulsionen von Neugeborenen), **Tub** (Als interkurrentes Mittel bei chronischer Appendizitis), **Usn** (Berstender Kopfschmerz), **Verat** (Schmerzen im Delirium), **Verat-v** (Kopfschmerz, Fieber mit Erbrechen), **Zinc-val** (Ruhelosigkeit in den Beinen, muß sie andauernd bewegen)

Bei sogenannten rheumatischen Fällen, denen die Modalitäten von Bry und Rhus-t fehlen, ist Bell-p indiziert[50].

Speisen, die man meiden sollte:
Eis[8]

Komplementärmittel:
Phyt (In einem Fall von einer Schwellung oberhalb der Brustwarze von der Größe einer Mandarine, nachdem sie heftig von einem Tennisball getroffen wurde[50]), **Psor** (Traumatische Erkrankungen der Ovarien[165]), **Vanad**

Folgemittel:
Carc (Wenn Bell-p, obwohl offensichtlich gut gewählt, versagt[52]), **Carc-b** (Im Fall einer Frau von 41 Jahren, die über dysmenorrhoische Beschwerden klagte, fast seit der Pubertät. Diesen gingen Schwellung und Schmerzen in den Brüsten voran und nur allmählich während des Flusses, der 10-14 Tage nach Beginn der Schmerzen in den Brüsten begann, ließen sie nach. Der Fluß war spärlich und wurde begleitet von Krämpfen und herabdrängenden Schmerzen, die in die Oberschenkel ausstrahlten. Vorgeschichte: die Mutter lag dreieinhalb Tage in den Wehen … Bevor die Behandlung entschieden wurde, entwickelte die Patientin einen Spitzenabszeß, für den Bell-p verschrieben wurde. Die Menstruation setzte während des Behandlungverlaufs ein und sie war bemerkenswerterweise frei von Brust- und Uterusschmerzen... Carc-b wurde als Konstitutionsmittel aufgrund der Familienanamnese und der teilweisen Indikationen für Sep gegeben, mit dem Ergebnis eines weiteren Fortschritts und einer immer weniger werdenden Notwendigkeit für Bell-p, und schließlich brauchte sie es nicht mehr[52]), **Carc**[52], **Ham** (Verletzungen[64]), **Psor** (Traumatische Erkrankungen der Ovarien[50])

Feindlich: –

Antidote:
Bell (Furunkel[3])

Kollateralmittel:
Abrot (Blutung – Calc-f, Ferr-p), **Arn** (Kontusionen, Ekchymosen; wundes, zerschlagenes Gefühl – Pyrog), **Bry**, **Canth**, **Carc** (Chronisch müde – Arn), **Con** (Rückgratbeschwerden bei Eisenbahnern), **Ferr-p**, **Frax**, **Ham**, **Hyper**, **Lappa** (Herabdrängendes Gefühl in der Gebärmutter – Sep, Lil-t), **Led**, **Meli** (Kopfschmerzen besser durch Nasenbluten – Ferr-p, Glon), **Ruta**, *Rhus-t*, **Staph**, **Sul-ac**, **Vanad**

Bellis perennis

Bemerkungen:
Wenn zur Nacht gegeben, hat Bell-p die Neigung, den Patienten am Morgen früh erwachen zu lassen, deswegen verordne ich es vorzugsweise so, daß es nicht zu spät am Tage eingenommen wird[39, 56].

Benzinum dinitricum

Komplementärmittel: –

Folgemittel: –

Feindlich: –

Antidote:
Stry

Kollateralmittel:
Ars, Benz, Benz-n, Hydr-ac

Benzoicum acidum

Miasma:
Pso[4,140], Syc, Tub[140], Syp

Temperament:
Sang

Seitenbeziehung:
l nach r[50], r nach l[44]

Komplementärmittel:
Colch[50]

Folgemittel:
Bry[50], Colch[50], Lyc[50], Rhus-t[50], Nat-p[50]

Feindlich:
Cop[8]
Wein (verschlimmert die Schmerzen in den Nieren und das Ziehen in den Knien[12]; Harnwegserkrankungen, gichtige und rheumatische Leiden[1])

Antidote:
Cop[9]

Kollateralmittel:
Am-be, Arn (Menière'scher Symptomenkomplex – Chin, Sal-ac), *Berb* (Harnsäuresteine – Calc, Form, Lyc, Lith-c, Solid), Calc, Chim, *Cop*, Equis, Ferr, Hep (Durchfall bei Kindern), Kali-chl (Reflex-Asthma bei Nierenschäden – Benz-ac, Coc-c, Sars), Kalm, Led, Lyc, *Nit-ac*, Spig, Viol-t, Thuj, Trop (Fötider Urin), Zinc

Berberis aquifolium

Miasma:
Pso[50]

Speisen, die man meiden sollte:
Kaffee

Komplementärmittel: –

Folgemittel: –

Feindlich: –

Antidote:
Starker Kaffee[1,23]

Kollateralmittel:
Kali-br, Sep (Psoriasis – Ars, Thuj, Psor, Tub, Syph)

Berberis vulgaris

Miasma:
Pso[4], Syc[153], Tub[50]

Temperament:
Choler[15], Melan

Seitenbeziehung:
l. Von unten nach oben bei Rheuma und Gicht[13]

Wirkdauer:
20-30 Tage[143]

Bemerkungen:
Die Wirkung von Berb (auch von Berb-aq) kann nach einigen Wochen nachlassen, dann kann ein interkurrentes Mittel wie Ars, Sil, Staph oder Thuj nötig werden[66].

Speisen, die man meiden sollte:
Alkohol[31]

Interkurrente Mittel:
Ars[50,66], Lyc[12], Mag-bcit (Nierensteinkolik[50]), Sil[66], Staph[36,66], Sulph[36], Thuj[50,66]

Komplementärmittel:
Ars (Als interkurrentes Mittel[50,66]), Lyc (Eine gelegentliche Dosis Lyc unterstützt die Wirkung von Berb[12]), Mag-m[8,185], *Sulph* (Auch als interkurrentes Mittel, wenn die Wirkung von Berb zum Stillstand kommt[36]), Thuj (Als interkurrentes Mittel[50,66])

Folgemittel:
Calc[36], Calc-p[36], Chol (Lebererkrankungen, wenn andere Mittel keine Reaktion bringen[36]), Cupr-ar (Hochgradig ödematöse Nephritis, als gut gewählte Mittel bei einem Fall versagten[46]), Lyc[36], Pitu (Nierenkolik, wenn Berb gut indiziert ist, aber versagt[18])

Feindlich: –

Antidote:
Acon, *Bell* (Zerebrale und Fiebersymptome[25]), Cham, *Camph*, Fum (Verschlimmerung durch Berb auf der Haut[111] – auch Sapo[111])

Kollateralmittel:
Aloe, Am-c (Nierenkomplikationen mit Reaktionsmangel), Am-m (Urämie – Caust, Lyc, Senn, Sol-v), Apis (Rheuma mit renalen Läsionen), Bell (Nierenschmerzen ohne Hinweis auf eine bestimmte Seite), *Benz-ac* (Colibacillurie in Verbindung mit Gicht oder Rheuma; Schmerzen in der

linken Niere – Coloc, Kali-ar, Kali-bi, Thuj, Allox), **Bruc** (Schmerzen beim Ausscheiden von Harnwegssteinen), **Calc** (Nierenkolik – Bell, Canth, Coloc, Dios, Coc-c, Lyc), **Calc-ar**, **Calc-p** (Lungensymptome nach dem Entfernen von Hämorrhoiden), **Calc-r** (Nierensteine – Calc-b, Lith-c), **Canth** (Nierenkolik, beide Seiten, mit Drängen und Strangurie, akute Nierenkongestion), *Caps*, **Card-m**, *Chel* (Cholelithiasis – Calc-bil, Card-m, Mand), **Cimic**, **Clem**, **Coc-c** (Anurie, Urate, Harnsäure; linksseitige Nierenkolik), *Colch* (Affinität zu den Nieren und ihren Erkrankungen, einschließlich allen Phasen des Nierenversagens von der Polyurie zur Anurie), **Dig** (Lebersymptome mit langsamem Puls), **Dios** (Cholezystitis, ausstrahlende Schmerzen), **Epig**, **Equis** (Nephrolithiasis – Benz-ac, Calc-r, Lyc), **Form** (Urin reich an Uraten), **Ferr** (Wundheit und schneidende Schmerzen in der Vagina bei Koitus), **Frag** (Urtikaria – Urt-u), **Fum** (Drainagemittel, um Berb zu kanalisieren und Ekzem und Juckreiz zu verhindern – Sapo); **Hed** (Chronische Fälle von Gallensteinen, die auf gut gewählte Mittel nicht ansprechen), **Hedeo** (Schmerz in den Nieren, ausstrahlend zur Blase – auch Vesi; Schmerz im linken Ureter – auch Ipom; chronische Nierenerkrankungen – Chin, Hydrang, Fab, Ipom), **Hydr** (Um die Neigung zur Steinbildung zu unterbinden), **Ipom** (Linksseitige Nierenkolik – auch Hedeo; Schmerzen im linken Lumbalmuskel beim Bücken, Störungen der Niere mit Rückenschmerzen), **Lith-c** (Gicht mit charakteristischen Harnwegssymptomen), **LYC** (Nierenkolik – Pareir, Hydrang, Hed, Canth, Sars, Tab), **Mag-bcit** (Nierensteinkolik, als interkurrentes Mittel), **Mag-m** (Leber-Hydr), *Merc* (Perimembranöse, proliferative und extrakapilläre Glomerulonephritis), **Morg-co** (Gallenblasenleiden), **NUX-V**, **Oci** (Nierenkolik des heftigsten Typs, wenn sich Steine in den Harnwegen feststecken und den Harnabfluß blockieren[199]; Nephrotomie – Lyc), **Parathyr** (Mit dem Konstitutionsmittel anzuwenden für ein steinfreies Leben), *Pareir* (Muß auf alle Viere, um zu urinieren; Nierenkolik im allgemeinen – Mag-bcit; Urtikaria vom Berb-Typ – Frag, Mag-bcit, Urt-u; Fälle mit renaler Obstruktion), **Pitu** (Nierenkolik), **Phos** (Urämieneigung; chronische Niereninsuffizenz, Erhöhung von Harnsäure und Kreatinin), **Physal** (Chronische Nierenleiden), **Pic-ac** (Nebenniereninsuffizienz), **Plb** (Niereninsuffizienz, Oligurie, Proteinurie, Urämie), **PULS**, **Rub** (Nierensteine, besonders Phosphate), **SARS** (Tenesmus am Ende oder nach dem Urinieren – Equis, Thuj; verhindert Steinbildung in der Harnblase), **Sep** (Harnsaure Diathese – Ant-c, Benz-ac, Lyc, Sars, Sil, Sulph), **Sieg** (Nierenkrebs), **Sil** (Verhütet Nierenkolik – Calc-r, Calc; Analfistel), **Sol-v** (Hepato-renales Syndrom; Drainagemittel), **Sulph**, **Tab** (Nierenkolik, heftige krampfartige Schmerzen entlang des linken Ureters), **Xanrhi** (Erweiterung des Magens und Darmatonie, vergrößerte Milz), **Xanrhoe** (Starke Schmerzen in den Nieren, Zystitis und Harngrieß, Schmerzen vom Ureter zu Blase und Hoden), **Vanad** (Degenerationszustände).

Beryllium metallicum

Miasma:
Pso[50]

Komplementärmittel: –

Folgemittel: –

Feindlich: –

Antidote: –

Kollateralmittel:
Alum, **Bry**, **Iod** (Chronische bronchopulmonale Erkrankungen – Stann), **Lach**, **Lyc**, **Magnesium-Salze**, **Rhus-t**, **Seneg** (Akute Tracheobronchitis)

Betonica aquatica

Komplementärmittel:
Lyc (Schmerz in Leber, Gallenblase und Querkolon, ausstrahlend in die rechte Fossa iliaca und manchmal in die rechte Leiste[47])

Folgemittel: –

Feindlich: –

Antidote: –

Kollateralmittel:
Berb, **Chel**, **Chin**, **Lyc**

Bismuthum subnitricum

Miasma:
Pso[50]

Seitenbeziehung:
u, l, r, r ↘ l

Wirkdauer:
20-50 Tage
5-7 Wochen[187]

Speisen, die man meiden sollte:
Gewürze[8], *Kaffee*[31], Warme Speisen

Speisen, zu denen man raten sollte:
KALTE GETRÄNKE

Komplementärmittel: –

Folgemittel:
Bell, **Calc**, **Puls**, **Sep**, **Stann** (Hartnäckige Gastralgie, wenn (Bism und) andere Mittel versagen[46])

Feindlich: –

Antidote:
CALC, Camph[98], CAPS, Coff, *Colch* (Vor allem[98]), *Merc* (Auch Vergiftungsfolgen durch massive Dosen[111]), NUX-V KAFFEE[31]
Bei großen Dosen: Emetika, gefolgt von Milch[31]

Kollateralmittel:
ANT-C, Arg-n, ARS (Gastritis mit Brennen – Phos, Rob; gastropylorische Geschwürsbildung – auch Arg-n, Kali-bi, Kreos, Phos, Fl-ac), *Bell*, *Bry*, Cadm-s, Colch, Derm (Durchfall mit Rumpeln im Bauch), Dios (Rückwärtsbeugen bessert – Mand), Hydr-ac, Kali-bi (Magenschmerzen, erstrecken sich zum Rücken – Rob), *Kreos*, Lyc (Gastralgie), *Phos* (Kalte Getränke bessern), Puls, Rhus-t, Sep, Sil, Staph, Verat (Choleraartige Diarrhoe, Kollaps mit kaltem Schweiß – Bism ohne kalten Schweiß)

Blatta orientalis

Bemerkungen:
Seneg ist sein pflanzliches Äquivalent[143].

Komplementärmittel:
Ant-t[3], Bry[3]

Folgemittel:
Ant-t (Asthma mit Fieber[3], und akute Bronchitis[3] – auch Bry[3])

Feindlich: –

Antidote: –

Kollateralmittel:
Ant-t (Asthma, Ansammlung von Schleim, der nicht abgehustet werden kann – Blatta), Ars, Ip, Nat-s (Schlimmer bei Regenwetter)

Boldo

Komplementärmittel: –

Folgemittel: –

Feindlich: –

Antidote: –

Kollateralmittel:
Berb (Cholezystopathie – Chel, Card-m, Chin, Lyc, Mand, Podo)

Borax veneta

Miasma:
Pso[4]

Temperament:
Choler[15], Phleg[15], Sang

Seitenbeziehung:
u[31], l[31], R, r ↘ l

Verwandte Darmnosode:
Proteus (Bach)

Wirkdauer:
30 Tage

Bemerkungen:
Bor, Gels und Sanic bilden das Trio für Furcht vor Abwärtsbewegung bei Kindern[48].

Speisen, die man meiden sollte:
Alkohol[31], *Essig*[23], *Obst, besonders saures*[50]

Speisen, zu denen man raten sollte:
Kalte Getränke[31]

Komplementärmittel:
Acet-ac (Einschießende Schmerzen in der Brust[39]), Bell[49], Lach (Milch gerinnt schnell bei stillenden Frauen[33]), Stram[49]

Folgemittel:
Ars[1, 20], *Bry*[1,20], Calc[20,77], Calc-i (Um den Milchfluß zu hemmen, wenn Bor indiziert scheint, aber versagt[44] – auch Kali-i[44], Sul-i[44]), Lyc[1,20], Nat-p (Aphthen der Lippen und Wangen, wenn Bor[10], Bapt[10], Kali-ch[10], etc[10] versagen[10]), Nux-v[20,77], *Phos*[1,20], Sil, Sulph (Aphthen, falls Bor keine prompte Heilung bringt[149]), Tub (Plica polonica, wenn Bor, obwohl es indiziert erscheint, versagt[1]), Verat

Feindlich:
Saures Obst[1], Alkohol[7], ESSIG (Was nach Bor verschwunden war, kam nach seiner Anwendung zurück[25]; nach oder vor Bor[1]; bringt Leiden zurück, die schon beseitigt waren, besonders Stiche in der Brust[23]), WEIN (Verschlimmert die Symptome, besonders die der Brust[23])

Antidote:
Cham (Schmerzen und Schwellung der Wangen[23])
Kaffee (Schlaflosigkeit und Kopfschmerz[23])

Kollateralmittel:
Alum (Spinnwebgefühl im Gesicht), Am-c (Hypoxämie – Carb-v, Lach), Arn (Übelkeit beim Fliegen), Bell (Verhütet Flugkrankheit), *Bry* (Läßt die Brustwarze los und trinkt nicht mehr, bis der Mund befeuchtet wurde; Ant-t läßt die Brustwarze los und trinkt nicht wieder wegen Atemnot, Bor: wegen Aphthen), Benz-ac (Übelriechender Urin –

Nit-ac, Sep), *Calc*, **Camph** (Furcht, hochgenommen zu werden, Gegenteil zu Bor), **Cham** (Durchfall bei Kindern – Mag-c, Rheum), **Chin**, **Cina** (Nervöse, überempfindliche und reizbare Kinder – Ant-c, Cham, Hep, Rheum, Sacch), **Ferr** (Schwindel beim Hinabgehen), **Fl-ac** (Haar verfilzt leicht – Graph, Psor, Zinc), *Gels* (Furcht vor Abwärtsbewegung – Cupr, Sanic; Furcht, wenn das Kind hingelegt wird, dass es fällt), **Graph** (Wilde Haare), **Lyc** (Schreit vor dem Wasserlassen – Benz-ac, Sars), **Mag-m**, **Merc**, **Mur-ac** (Aphthöser wunder Mund bei Kleinkindern), **Nat-m** (Erschreckt beim Kind hingelegt wird – Psor), **Nux-v**, **Rheum**, **Sars** (Schreien während dem Wasserlassen bei Kindern – Lyc), *Sil*, **Sep** (Membranöse Dysmenorrhoe), **Stann** (Matt und schwach, besonders beim Treppabgehen – Ferr), **Sul-ac** (Stomatitis), **Vinc** (Haar an den Spitzen verfilzt, kann nicht getrennt werden)

Bothrops lanceolatus

Seitenbeziehung:
r^8

Komplementärmittel: –

Folgemittel: –

Feindlich: –

Antidote: –

Kollateralmittel:
Arn, **Bell** (Blindheit bei Mondlicht), **Caust** (Lähmung nach Apoplex – Lach, Op), **Chen** (Zerebrale Thrombose), **Kali-bi**, *Lach* und andere Schlangengifte, **Tox-p** (Schmerzen und Fieber kehren jährlich wieder, ödematöse Schwellung und periodische Neuralgie), **Trach** (Unerträgliche Schmerzen, akute Schwellung, Blutvergiftung, Gangrän), **Vip** (Phlebitis)

Bovista lycoperdon

Miasma:
Pso[50]

Temperament:
Phleg, Sang

Seitenbeziehung:
u^{31}, l^8, r^8, $r \searrow l$

Wirkdauer:
7-14 Tage[140]
Über 50 Tage[187]

Speisen, die man meiden sollte:
Kalte Speisen

Speisen, zu denen man raten sollte:
Scharfe Speisen

Komplementärmittel:
Calc[147], Sulph[147]

Folgemittel:
Alum (Rheumatische Schmerzen nach Asthma[25]), **Calc**, **Rhus-t**, **Rat** (Uteruserkrankungen[98]), **Sep**, **Verat** (Dysmenorrhoe mit Erbrechen und Abführen[1,34])

Feindlich:
Kaffee[50]
Coff

Antidote:
Camph

Kollateralmittel:
Aloe, **Am-c**, **Ambr** (Metrorrhagie durch geringste Ursachen), **Apis** (Schlimmer durch Wärme in jeglicher Form – Iod, Fl-ac, Hed, Lach), **Ars**, **Bell**, **Bry**, **CALC**, **Carb-v**, **Caust**, **Cic**, **Croc**, **Crot-h** (Intraokuläre Blutung), **Fl-ac** (Hautausschläge schlimmer durch Wärme), **Iod** und **Jod-Verbindungen** (Abmagerung trotz guten Appetits – auch Nat-m; Essen bessert – Anac, Hed, Mand), **Lyc**, *Mag-c* (Menorrhagie, dunkelfarbig, schlimmer nachts und morgens – Am-c, Am-m), **Nux-v** (Mißbrauch von Kosmetika), *Phos*, *Rhus-t*, **Sec**, *Sep*, **Stram** (Stottern), **Sulph**, **Ust**, **Valer**

Bromium

Miasma:
Pso[140], Tub[31,140]

Temperament:
Melan[15], Phleg, *Sang*[64]

Seitenbeziehung:
l, l nach r^8, r, $l \searrow r$, $l \nearrow r^9$

Wirkdauer:
20-30 Tage[140]

Verwandte Darmnosode:
Bacillus No.7 (Paterson)

Bemerkungen:
Am-br kann Brom ersetzen[36,44].

Speisen, die man meiden sollte:
Milch[33] (soll die Wirkung von Brom neutralisieren[50]), *Salz*[50]
Man verbiete das Tabakrauchen, besonders bei Magen- oder Zwölffingerdarmgeschwüren[51]

Komplementärmittel:
Microc[147], *Tub*[50,147]

Folgemittel:
Am-br (Krupp, wenn Brom versagt[44]; kann auch Brom ersetzen[44]), **Ant-t** (Krupp, wenn sich die Krankheit auf Lungen und Bronchien ausbreitet mit rasselnder Atmung, zunehmender Schwäche, viel Atemnot, Zyanose und drohendem Tod[44] – auch Phos[44]), **Arg-n, Hep[1], Kali-c[1], Lyc[1], Spong** (Diphtherie[26])

Feindlich: –

Antidote:
AM-C (Auch Vergiftungsfolgen durch massive Dosen[111]), *Ars* (Auch Vergiftungsfolgen durch massive Dosen[111]), *Camph* (Auch Vergiftungsfolgen durch massive Dosen[111]), **Colch, Mag-c, Op** Bei großen Dosen: Emetika, gefolgt von lauwarmen Linderungsmitteln, Stärkemehl, Pfeilwurzel. Inhalation von Ammoniumdämpfen neutralisiert die Wirkungen von Bromin-Inhalationen[13]. Milch[33]

Kollateralmittel:
Acon (Unkomplizierte Herzhypertrophie), **AM-BR, Ant-t, Arg-n, Arum-t** (Wenn eine gewöhnliche Erkältung im Rachen beginnt und von einer laufenden Nase gefolgt wird – Brom, Lac-c, Merc, *Sep*), **Bacillus, Bell** (Kruppartiger Husten – Cor-r, Hep, Spong), **Carb-an** (Drüsenverhärtungen), **Caust** (Herzhypertrophie durch gymnastische Übungen – Arn, Rhus-t), **Con, Fl-ac, Hed,** *Hep* (Behaarter Kopf kappenartig mit Krusten bedeckt – Mez), **Hydb-ac** (Hals trocken und runzlig, Konstriktionsgefühl in Pharynx und Brust), **IOD, Kali-bi,** *Lach* (Spasmen der Glottis), **Lap-a** (Verhärtung), **Lyc** (Chronischer Schnupfen bei Kleinkindern mit Leberinsuffizienz), **Lyss** (Schlimmer durch Staub), **Med** (Besser am Meer), **Mand, Merc** (Endokarditis oder Perikarditis mit Schmerzen von unten nach oben), **Mucob** (Chronischer Nasenkatarrh), **Nat-m, Phos, Puls, Rhus-t** (Rheumatische Schmerzen, nach Kaltwerden beim Schwitzen – auch Dulc; Atemwegsleiden – Bry, Kali-s; Durchfall – Ip; Amenorrhoe – Bell-p; Kongestive Störungen – Acon, Bell), **Samb, Sep, Sil, SPONG, Sul-ac**

Bryonia alba

Miasma:
Pso, Syc, TUB

Temperament:
Choler[15], *Melan, Sang*

Seitenbeziehung:
U, *I*, R, r nach I[8], I ↗ r

Wirkdauer:
7-21 Tage
2-3 Wochen[187]

Bemerkungen:
Eine Dosis Sulph, am Beginn gegeben, entfaltet die Wirkung von Bry[6].

Bry (selbst) ist ein großer Entwickler, seine Beschwerden neigen dazu, sich langsam zu entwickeln. Bry ist im Allgemeinen schlimmer in Wärme, außer warme Getränke und Wärme auf die schmerzhaften Teile; viele Beschwerden beginnen, wenn nach kalten Tagen warmes Wetter einsetzt[50].

Ich habe gefunden, dass für die Verstopfung die niedrigeren Potenzen, die 30., schneller wirken, für den Durchfall von Bry sind die höchsten Potenzen die besten[50].

Kann bei Lungenentzündung mit Phos abgewechselt werden[36].

Wenn Bry bei Herzerkrankungen eingesetzt wird, sollte es nur in hoher Potenz verwendet werden[50].

Zuweilen wurde Bry als ein gutes Mittel im Wechsel mit Ferr-p befunden, in Fällen von Bronchitis und Bronchopneumonie und verwandten Brusterkrankungen, besonders bei Kindern[10].

Sulph, Bry und Kali-c bilden das Trio für die Absorption von Exsudaten bei rheumatischen Gelenken und Pleuritis[89].

Bry, Rhus-t und Sulph bilden das Trio für rheumatische Schmerzen bei alten Leuten[50].

Bry, Ran-b und Asc-t bilden das Trio bei Pleuritis[89].

Alum, Kali-c und *Nat-m* sind die chronischen Analoga[17].

Speisen, die man meiden sollte:
Bier, Blähende Speisen, BOHNEN und ERBSEN, BROT, *Eis, Gebäck*[31], *Gemüse,* HEISSE GETRÄNKE[31], *Kalte Getränke, Kalte Speisen*[50], *Kartoffeln*[31], KOHL, *Milch,* OBST, ÖLE[8], *Pfannkuchen, Reichhaltige Speisen, Rüben,* SAUERKRAUT, *Scharfe Speisen,* WARME SPEISEN

Speisen, zu denen man raten sollte:
KALTE GETRÄNKE, *Kalte Speisen*

Interkurrente Mittel:
Puls[187], Rhus-t[187], Sulph[187] (Reizform der Verstopfung[118])

Komplementärmittel:
Abrot [8,185] (Pleuritis, wenn ein drückendes Gefühl in der betroffenen Seite bleibt, welches die Atmung behindert[1, 147]), **ALUM** (Das chronische Komplementärmittel[32,147]; chronische Zustände[19]; Verstopfung[50], das chronische Mittel zu Bry[50]; das chronische Analogon – *Kali-c, Nat-m*[17]; Lungentuberkulose[48]), **Ars** (Migräne schlimmer nachts[160]), **Ferr-p** (Grippe[36]), **Kali-bi** (Migräne mit Magengeschwüren[160]), *Kali-c*[17] (Pleuritis, Lungentuberkulose[48]; wenn man Bry die stechenden Schmerzen nur teilweise gelindert hat[48]), **Kali-m** (Akute oder chronische Arthritis mit Schwäche[116]), *Lyc* (Chronische Zustände[8, 19, 147]), **Nat-m** (Kopfschmerzen[106]; das chronische

Komplementärmittel[32]), **Phos** (Wenn im Verlauf einer Pneumonie typhöse Symptome auftreten[14]; Lungenerkrankung[6]; akute Entzündung, Kongestion des Lungenparenchyms[6]), **Phyt**[48], **RHUS-T** (Rheuma[80,112] und Herzkomplikationen[80]; Schmerzen, wenn die charakteristische Reaktion auf Bewegung wechselt und damit die Indikation für einen Mittelwechsel gibt[106]; Lumbago[125]), **Sep**[50,17], **Stict** (Trockener, anhaltender, quälender Husten, der nach Bry bleibt[50]), **Sulph**[6,17,147] (Absorption von Exsudaten in serösen Höhlen, Pleura, Hirnhäuten, Peritoneum[48]; Pneumonie, wenn in kleinen Gebieten die Hepatisation beginnt[30,61]; akute Krankheiten[19]; Synovitis[16]; Rheuma[116]; Peritonitis mit Symptomen der Ulzeration[14]; Lungentuberkulose[48]; subakute Arthritis[6], Rheuma[6], subakut[147]), **Sul-i** (Akute Krankheiten[19,147]), **Upa** (Wenn Bry versagt[9])

Folgemittel:

Abies-n (Gefühl eines Klumpens im Magen, wenn Bry und Puls versagen[50]), **Abrom** (In ein paar Fällen, bei denen Bry indiziert schien, der Patient aber nicht gut darauf reagierte, linderte Abrom prompt[168]), **Abrot** (Pleuritis[12,25,33,34]), **Acon**[139], **ALUM** (Erkrankungen der Bronchien, Husten schlimmer morgens[40]; Bronchitis[44]; Verstopfung[197]), **Am-c** (Grippehusten, besser wenn Bry indiziert scheint, aber versagt[130] – auch Stict[50]), **Ant-t** (Pneumonie, der heftige trockene Husten, etwas gelindert durch Bry, wechselt zu einem lockeren, erstickenden Husten, die Brust füllt sich mit Schleim, Schwäche und Stupor nehmen zu und der Patient gähnt und hustet abwechselnd, die Haut ist gebadet in kaltem Schweiß[17]; Lumbago nach Überanstrengung, wenn Bry nicht wirkt[15]; Dyspepsie[25]; Masern[6]), **Apis** (Cri encéphalique[12]; Albuminurie bei Scharlach, wenn Bry versagt[25]; Mastitis, wenn es keine rasche Besserung gibt[44], Zurücktreten von Scharlachausschlägen, wenn Bry versagt[79]), **Arg-n** (Dyspepsie[25]), **Arn** (Milzerkrankungen, Splenalgie[54]), **Ars** (Pneumonie, besonders doppelseitige, wenn die Hepatisation einen beträchtlichen Anteil der Lunge miteinbezieht[30], und Bry nicht ausreichend war und der Fall einem fatalen Ende entgegengeht[39]; Ischias[66]), **Ars-i** (Wassersucht[50]), **Art-v** (Akuter Hydrozephalus[25]), **Asc-t** (Rechtsseitige Pleuritis mit Verschlimmerung durch Bewegung, besonders beim Bücken[86]), **Bapt**[50], **Bell** (Verstopfung nach dem Versagen von Bry[25]; Appendizitis[95]), **Benz-ac** (Akutes Rheuma bei Kindern, wenn ein sehr starker Geruch nach Ammoniak im Urin auftritt[44,80]), **Berb** (Hautsymptome[64]; rheumatische Erkrankungen[1,34]), **Cact**, **Calad** (Typhus, wenn Bry versagt[25]), **Calc** (Meningitis basilaris[44]), **Calc-f** (Arthritis[108]), **Calend** (Verletzungen, wenn der Schmerz nicht im Verhältnis zur Verletzung steht, besser im absolut Stilliegen, aber Bry hat nicht geholfen[50]), **Canth** (Pleuraexsudation, nachdem Bry das Fieber und die Schmerzen gelindert hat[66]), **Carb-v**, **Chel** (Pneumonie, wenn Bry indiziert erscheint, aber erfolglos ist[55]; Hepatitis[125]; akutes Rheuma von rechtem Fuß und Knöchel, wenn Bry versagt[149]; Rheumatismus von Füßen und Knöcheln, nach einem schleichenden, remittierenden Fieber, Knöchel und Füße geschwollen, Schmerz schlimmer durch Bewegung, besser heißes Baden, auch wenn Bry bei Rheumatismus von Füßen und Knöcheln versagt[50]), **Chol** (Lebererkrankungen, wenn andere Mittel keine Reaktion bringen[36]), **Cina** (Rheuma schlimmer durch Bewegung, wenn Bry versagt[48]; ein schwer zu behandelnder Fall von Rheuma, der, Bry, welches indiziert schien, widerstand, wurde durch Cina prompt geheilt[48]),

Con (Husten besser durch Aufsitzen, nach dem Versagen von Bry[46]), **Colch** (Ersetzt Bry im zweiten Stadium von Perikarditis[44]; kardiale Komplikationen bei akutem Rheuma bei Kindern[80]), **Crot-h** (Bei bakteriellen Vergiftungen, um die Widerstandskraft zu stimulieren[106] – auch Elaps[106], Lach[106]), **Cupr** (Masern, livide Verfärbung[46]), **Dios** (Leberkolik[111]), **Dros** (Wenn Bry bei Husten versagt, kann Dros 200, gefolgt von Rumx 6, Samb 6 und Spong 6 den Patienten von seinem Husten befreien[111]), **Dulc**, **Ferr-p** (Rheumatische Schmerzen in den Fußgelenken, schlimmer durch Bewegung, wenn Bry[10] und Kali-i[10] versagen[10]; wenn die akuten Symptome des rheumatischen Typs, mit scharfen Schmerzen, schlimmer bei Bewegung, nachgelassen haben[50]), **Hell** (Zerebrale Exsudation, wenn sich die sensorische Depression zu einem Sopor ausweitet, Meningitis, wenn sich die sensorische Depression zu einem Sopor ausweitet, sogar wenn kauende Bewegung und hastiges Trinken andauern[16]; kongestive Anfälle und allmählich zunehmende Hirnstörungen, erweiterte Pupillen, Aussehen wie betrunken und kontinuierliche Kaubewegung des Unterkiefers und hastiges Trinken, wenn Bry versagt[39]), **Hep** (Überschießende Fibrinbildung[33]; Zwerchfellentzündung[25]), **Hyos**, **Ill** (Hämoptysis[12]), **KALI-C** (Husten besser nach dem Frühstück, es passt oft nach Bry[50]; pleuritische Anfälle, die auf Bry nicht weichen[127]; pulmonale Erkrankungen[19]; Pneumonie oder Pleuropneumonie, wenn Bry versagt und die weitere Untersuchung erkennt läßt, daß der stechende Schmerz unabhängig von der Atembewegung ist[48]), **Kali-s** (Rheuma nach dem Einnehmen kalter Getränke beim Schwitzen, wenn Bry wegen eines Wechsels in der Schmerzcharakteristik nicht wirkt[48]), **Lach** (Peritonitis[16]), **Lyc** (Lumbago[2,13,17,39,62], wenn Bry, offensichtlich indiziert, sich als unwirksam erweist[17], oder aufgehört hat zu wirken[76] oder versagt[39]; Lumbalgie, schlimmer durch die leichteste Bewegung[185]; Rückenschmerzen besser durch Wasserlassen[13]), **Mag-p** (Schwere Fälle von Ileus, Koterbrechen, Erbrechen kotartigen Materials[44]), **Merc** (Pleuritis, falls bei syphilitischen oder rheumatischen Patienten die Schmerzen persistieren, nachdem das Fieber etwas gelindert wurde[48]; Durst mit feuchter Zunge, reichliche Schweiße, die nicht erleichtern[48]; akutes Rheuma von Kindern[80] – besser Merc-v[80]; Entzündung des Beckengewebes[13]; Phlegmasia alba dolens, wenn Eiterung droht oder eingetreten ist[74]; Pocken[85]; Typhus kompliziert mit Lebererkrankungen, nachdem Bry versagt[115]; Pleuritis, wenn die Exsudation mit dem Fieber etwas ansteigt, reichliche Nachtschweiße mit strengem Geruch, die den Patienten nicht erleichtern, sondern die Krankheit verschlimmern[50]), **MUR-AC** (Typhus[138], mit leichter Hinfälligkeit und Unbehagen[33]; wenn Bry indiziert scheint, aber versagt[16,17]), **Nat-c** (Husten, wenn Bry versagt[33]), **Nat-m**[1,106], **Nat-s**[17] (Husten[108]), **Nux-v** (Akutes Stadium einer gewöhnlichen Erkältung, wenn Bry den Fall nur zur Hälfte geheilt hat[48]; Typhus, Zunge mit einer dicken Schicht eines gelblichen oder bräunlichen Belags bedeckt, der nach Bry bestehen bleibt[115]; Verstopfung[118]; bei der gereizten Form von Verstopfung kann Nux-v mit Bry abgewechselt werden, mit einer interkurrenten Dosis von Sulph[118]), **Ol-an**, **Ox-ac** (Im Fall von Schmerzen in der Lumbarregion … absolut bettlägerig, leichte Bewegung verursacht unerträglichen Schmerz, wenn Bry und Med und andere Mittel versagt haben[134]), **Phos** (Erkrankung der Mammae[50]; Pneumonie nachdem die Exsudation eingesetzt hat, der

Patient hat einen trockenen Husten mit blutigem Schleim oder rostfarbenem Auswurf[13]; Husten[48]; Bry kann bei Lungenentzündung mit Phos abgewechselt werden[36]; Lungenerkrankungen[19]; Bronchitis[1]; kruppartige Pneumonie, kompliziert mit Pleuritis[16]; rechtsseitige Pneumonie mit der Vorgeschichte eines koronaren Ereignisses[50]), **Phyt** (Rheumatische Zustände, wo Bry indiziert scheint, aber versagt[19,48]; Grippe, wenn Bry versagt, obwohl offensichtlich gut indiziert[50]; Abszeß der Brustdrüse, wenn Eiterung droht[16] – auch Phos[16], Sil[16]; steifer Nacken mit Schmerzen bei der geringsten Bewegung, wenn Bry versagt[11] – Sil[16]; Mastitis[25]), **Psor** (Nachdem der akute Anfall einer Appendizitis vorbei ist[131]), **Puls** (Lungenerkrankungen[19]; Masern[6]; Bronchitis[6]), **Pyrog**[34], **RHUS-T** (Perikarditis und andere Herzerkrankungen[16,14]; Perikarditis, besonders bei Kindern[127]; Malariafälle[3]; Peritonitis mit Durchfall, dem Verstopfung vorangig[14]; typhoides Fieber[48,72,115]; chronisches Rheuma[112]; Fibrositis oder arthritische Zustände[19]), **Sabad** (Pleuritis[12,34], auch wenn Bry versagt[1,25,34]), **Seneg** (Ein heftiger Anfall von Pleuritis in Verbindung mit Pneumonie, zu tief und zu bösartig für Bry[30]; Pleuraexsudation, nachdem Bry aufgehört hat zu wirken[2,76]; Erschöpfung bei Pleuritis, nachdem Bry versagt[39]; chronischer Katarrh der Brust[30]; chronischer Katarrh der Brust, wenn der Auswurf klebrig und fadenziehend wird, was wunde und schmerzhafte Stellen der Brustwand hinterläßt[39]; katarrhalische Pleuropneumonie[25]), **Sep**, **Sil**, **Spig** (Gelenkrheumatismus, wenn Herzstörungen auftreten[192]; Perikarditis[126]), **Squil** (Durchfall[103]; Pneumonie, Pneumonie, wenn Bry versagt oder seine Arbeit getan hat[50]; trockener Abendhusten mit süßlichem Auswurf[30]; Stiche beim Einatmen, ruckende Schmerzen, immer auf der rechten Seite, Katarrh der Brust und drohende Lungenentzündung nach Blutung aus der Lunge, Wundschmerz der Brust, schlimmer bei Bewegung[30]; Rheuma[62]), **Stann** (Hartnäckige Gastralgie, wenn (Bry und) andere Mittel versagen[46]), **Stel** (Wenn Bry indiziert scheint, aber nicht wirkt[87]), **SULPH** (Peritonitis[40]; Synovitis[6,16]; besonders bei Patienten mit Struma[14]; Meningitis[40], fibrinöse Pleuropneumonie[40,51]; wenn Bry einen bronchialen Husten nicht gelindert hat[50]; Pneumonie, nachdem Bry die kongestiven oder aktiv entzündlichen Symptome beseitigt hat, ist Sulph in der Lage, den ganzen Prozeß abzukürzen, die Hepatisation zu verhindern und die Absorption voranzutreiben[48,134]; Pleuritis, wenn trotz Bry die Exsudation zunimmt, mit kurzem Atem und scharf stechenden Schmerzen, die ins linke Schulterblatt ziehen[16]; Pleuritis, wenn Bry sozusagen „Ladehemmungen" hat, ist es ein Erfahrungswert, daß Sulph, als Einzeldosis gegeben, in 24 Stunden wesentlich zur Heilung beiträgt[126]; kruppartige Pneumonie kompliziert durch Pleuritis[16], spätere Stadien, wenn sich der Entzündungsprozeß nicht auflöst, die Lunge ist weiterhin dumpf, trockener Husten, beginnt, nachts Fieber zu bekommen[39]; Entzündung des Zwerchfells[40]; Absorption von Exsudaten in Pleura[46], serösen Höhlen[6,48], wenn Bry versagt[130]; und Gelenken, wenn Bry und andere Mittel versagen[1,46]; Pleuritis[14,33]; Hydrothorax[16]; Lungenerkrankungen[36]; Entzündungen der Schleimhäute – auch Ant-t, Hep, Merc, Puls[6]), **Thuj** (Pocken[85]), **Upa** (Typhus, wenn Bry versagt[9]), **Zinc** (Entzündung der Rückenmarkshäute[30,39])

Feindlich:
Calc

Antidote:
ACON, **Alum**, **Ant-c** (Dyspepsie[50]), **Ant-t** (Manchmal[12]), **Camph**, **Caps** (Schmerzen in entfernten Teilen beim Husten – Blase, Knie, Beine[1]), **Cham**, CHEL (Mißbrauch von Bry, besonders bei Leberbeschwerden[1,34]), **Chlor**[50], CLEM, COFF, **Ferr-m** (Das beste Antidot[12, 98]), **Ferr**[139], **Fragar**, **Ign**, **Merc**[31], **Mur-ac** (Mißbrauch von Bry bei Typhus[115]), NUX-V, **Puls**, RHUS-T, SENEG

Kollateralmittel:
ABROM (Das indische Bryonia[168]), ACON, Act-sp, Alum (Verstopfung bei Kleinkindern – auch Bry, Alumn, Kali-c, Nux-m), **Alum-i** (Fieber mit katarrhalischen Symptomen, gastrisches und typhoides Fieber), **Ang** (Großes Verlangen nach Kaffee), **Ant-c**, **Ant-i** (Subakute oder chronische Bronchitis), **Ant-t**, **Apis** (Synovitis des Kniegelenks), **Ars** (Schleichendes Stadium einer typhoiden Pneumonie), **Aqun-n**, **Aqu-q**, **Asc-c**, **Asc-t** (Pleuritis, besonders die trockene Form mit scharfen stechenden Schmerzen, schlimmer beim tief Atmen), **Bapt** (Weil'sche Erkrankung; Typhus; dumpf und benebelt im Fieber – Gels), BELL (Beginnender Brustdrüsenabszeß), **Bell-p** (Besser durch Druck auf die knöchernen Regionen, aber heftige Verschlimmerung durch Druck auf weiche Gewebe), **Berb**, **Bor** (Rechtsseitige Pleuritis), **Cact** (Pneumonie, bei welcher der Patient alle 4, 6, 7 oder 8 Stunden eine große Menge Blut auswarf), **Calc**, **Calc-f** (Angst vor Armut), **Carc** (Schläft auf der linken Seite – Calc, Mag-m, Nat-m, Sulph, Thuj), **Caust** (Reizbar bei Fieber – Ferr-p, Ip, Kali-i, Nux-v, Oscilloc, Sulph), **Chel** (Die meisten Pneumonien, bei denen Bry ohne Erfolg gegeben wurde, sind Fälle, bei denen man Chel übersehen hat[51]; Gelbsucht, Schwindel hepatischen Ursprungs), **Cimic**, **Cob-m** (Lungenkrebs[199]), **Colch** (Gichtige Zustände; Rheuma bei warmem Wetter), **Coloc** (Harter Druck bessert – Arg-n, Mag-m, Plb, Stann), **Cupr** (Pneumonie, Reaktionsmangel, kalter Schweiß und kalte Körperoberfläche, ausgeprägte Atemnot), **Dros** (Schmerzhafter Husten, hält die Brust beim Husten), **Equis**, **Eup-per** (Husten schmerzt in Kopf und Brust, hält sie mit den Händen – Nat-s), **Form** (Gelenkschmerzen – Bell-p, Led, Rhus-t), **Guaj**, **Hydr** (Atonische präkanzeröse Verstopfung), **Ign**, **Iod** (Synovialzyste), **Iris-t** (Appendizitis), **Jug-c** (Lebersymptome), **Kali-c** (Scharfe, stechende Schmerzen bei Pleuritis oder Pneumonie, schlimmer durch Bewegung, tiefes Atmen etc., kommen plötzlich und unerwartet und es ist schlimmer beim Liegen auf der betroffenen Seite und betrifft mehr die linke Lunge, während Bry gewöhnlich die rechte Seite der Brust befällt), **Kali-i** (Verletzung von Knie, Ferse und Zehen mit Deformitäten), **Kali-m** (Drainagemittel bei Arthritis; bronchopulmonale Dysplasie), **Lac-d** (Migräne mit Verstopfung), **Lach** (Bei Appendizitis hat Lach lokal genau dieselbe Verschlimmerung durch Bewegung wie Bry – Pyrog, man kann also Leben retten, wenn man Lach oder Pyrog gibt, anstatt Bry zu geben und ein Risiko einzugehen), **Lappa** (Muskelschmerzen schlimmer bei Bewegung), **Lat-m** (Hartnäckige Myositis), **Led** (Rheuma schlimmer beim Bewegen der Gelenke – Phyt), **Lyc** (Vernachlässigte, schlecht behandelte oder unvollständig geheilte Fälle von Pneumonie), **Mag-c** (Unerfrischender Schlaf, beim Aufstehen müder als beim Zu-Bett-Gehen – Con, Hep, Op, Sulph), **Merc**, **Mill** (Vikariierende Menses, hellrot – auch Bry, Senec – dunkler Farbe: Ham, Ust), **Nat-m** (Vermeidet Aufmerksamkeit im Fieber; sucht Auf-

merksamkeit im Fieber: Ars, Lyc, Phos, Puls, Stram; Fieber mit extremem Durst – Eup-per, Phos), **Nat-s** (Hält die Brust beim Husten mit leerem, hinfälligen Gefühl in der Brust), **Nux-v** (Beschwerden durch wahlloses Essen – Puls; abdominale Beschwerden mit Gelbsucht; Rückenschmerzen schlimmer beim Hinlegen, als wolle er brechen – auch Phos; Kali-c: wie abgebrochen), **Op** (Zuverlässiges Reaktionsmittel bei schwerer doppelseitiger Pneumonie), **Petr** (Husten, der den Kopf erschüttert, der Patient ist gezwungen, seine Schläfen zu halten, besonders bei Tracheitis), **PHOS** (Virushepatitis; Fälle von Pneumonie, die einen typhoiden Zustand annehmen; Kopfschmerz bei Wäschereifrauen; Bry vom Bügeln), *Psor* (Beständige Sorge ums Geld; langwierige Rekonvaleszenz bei Pneumonie), **Ptel** (Schmerzhafte Schwere in der Leberregion), **PULS** (Rheumatische Schmerzen besser durch Kälte – auch Led), **Quas** (Leberzirrhose), *Ran-b* (Pleuritische und rheumatische Schmerzen der Brust), **RHUS-T** (Typhus; Fibrositis oder arthritische Zustände; Gelenkdrainagemittel – auch Arg-n; Gippe mit Verdauungsstörungen – Arn, Ars, Bapt), **Senec** (Vikariierende Blutung – Ham, Phos, Puls), *Seneg* (Pleuropneumonie bei Weidevieh; ein verfehlter Bry-Fall bei Pneumonie kann recht gut zu einem Seneg-Fall werden[51]; Pneumoniefälle, die für Bry zu tief sind, Sputum klebrig), **Sep**, **Spig**, **SQUIL** (Fast dieselben Indikationen wie für Bry bei Pneumonie), **Stel** (Rheuma mit Steifheit, schlimmer durch leichteste Bewegung), **SULPH** (Reaktionsmittel bei Pneumonie; unterdrückte Hautausschläge; Masern, die mit einer purpurnen Farbe herauskommen); **Zinc** (Zurücktretender Ausschlag bei Scharlachfieber – Am-c, Phos, Sulph)

Bufo rana

Miasma:
Pso[4,140], *Syc*[140], *Tub*[140]

Temperament:
CHOLER[15]

Komplementärmittel:
Bry[50] (Hyperaktivität, mangelnde Aufmerksamkeit und andere Störungen in der Kindheit, die primär die geistigen und emotionalen Ebenen betreffen[50]), **Calc**[8,185], **Carc**[50], *Salam* (Epilepsie[12,25,66] und Hirnsymptome[12]; Hirnerweichung[25]), **Sil**[147]

Folgemittel: –

Feindlich: –

Antidote:
Cub[139], *Lach*, **Op**[8], *Seneg*

Kollateralmittel:
Ant-t (Maligne Pusteln – Lach), **Arg-n**, **Art-v** (Epilepsie – Cupr, Zinc; Epilepsie, Aura beginnt im Solar plexus – Calc, Sil), **Bar-c**, **Bar-m** (Konvulsionen, sexuelle Erregung), **Cic** (Kindisches Benehmen, Konvulsionen), **Con**, *Cupr*, **Graph**, **Hyos** (Masturbation und Impotenz – Merc, Sulph), **Kali-br** (Geistige Schwäche bei alten Leuten; Chorea, wenn der Patient nicht laufen kann, muß rennen und springen – Nat-m), **Lach** (Konvulsionen durch schleichende Eiterung – Ars, Canth, Tarent), **Meli** (Kopfschmerz erleichtert durch Nasenbluten), **Nux-v** (Anfälle durch Verdauungsschwäche, Aura beginnt im Epigastrium und strahlt nach oben aus, Druck im Solar plexus erneuert den Anfall; Epilepsie, Aura beginnt im Arm – Sulph), *Oena*, **Ph-ac** (Herzklopfen durch Masturbation), **Plat** (Folgen von präpubertärer Masturbation bei Mädchen), **Salam** (Epilepsie und Hirnerweichung), **Sil** (Große Blasen und Panaritien – Hep, Lach), **Stram**, *Sulph*, **Tarent**, *Tub*, **Ust**, **Visc** (Schwindel persistiert nach einem epileptischen Anfall), *Zinc*

Butyricum acidum

Bemerkungen:
Die durch Gärung entstandenen Säuren sind: Acet-ac, But-ac, Lact-ac. But-ac ist die gasförmigste der drei durch Gärung entstandenen Säuren. Ihm fehlt der brennende, nagende und geschwürige Magenschmerz von Acet-ac. Ihm fehlen die ständige Übelkeit und das heiße, scharfe, flüssige Aufstoßen vom Magen in den Hals von Lact-ac[50].

Diese einfache Basissäure hat einen sehr weiten Wirkungsbereich im Magen-Darm-Trakt, den ich immer wieder bestätigen konnte[50].

Ich habe das Mittel fast ausschließlich in der 30. und 1000. Potenz verschrieben. Wenn indiziert, ist es ein rasch wirkendes Mittel[50].

Komplementärmittel: –

Folgemittel: –

Feindlich: –

Antidote: –

Kollateralmittel:
Acet-ac (Die Säure einer Gärung – Lact-ac), **Arg-n**, *Bapt* (Typhoid, besonders abdomineller Typ), **Carb-v** (Flatulenz), **Graph** (Brüchige Nägel), *Lact-ac*, **Lyc**, **Mag-m**, **Momor**, **Rhus-t**, *Sil* (Übelriechender Fußschweiß; reichlicher, übelriechender, kalter Fußschweiß mit reichlichem Schwitzen der Hände), *Sulph*

Cactus grandiflorus

Miasma:
Syc

Temperament:
MELAN[15], Sang[1]

Wirkdauer:
7-10 Tage

Seitenbeziehung:
Cact steht in der Mitte zwischen Dig und Stroph-h und wirkt besser auf das linke Herz als auf das rechte[46].

Bemerkungen:
Bei den Herzmitteln Adon, Apoc, Cact, Conv, Crat, Dig, Laur, Squil, Stroph-h liegen die toxischen und die therapeutischen Dosen so nahe beieinander, daß die Dosierung der Tropfen in jedem Fall ganz individuell gehandhabt werden muß[136].

Es passt nicht bei ausgeprägtem Kreislaufversagen bei degenerativen, syphilitischen Herzerkrankungen[50].

Bei einem Fall von wirklicher Hypertrophie Cact nicht niedriger als in der D6 anwenden. Ich habe beobachtet, daß es unterhalb dieser Potenz alle Fälle verschlimmert, in denen der Herzschlag stark ist[99].

Speisen, die man meiden sollte:
Kaffee

Komplementärmittel:
Arn (Hypertonie[6]), **Ars**[8], **Spig** (Herz[143])

Folgemittel:
Dig[20], **Coll** (Herzerkrankungen kompliziert mit Hämorrhoiden, wenn Cact versagt[1]), **Cupr** (Wenn Cact gut indiziert scheint, aber nicht günstig wirkt, bei Kreislauferkrankungen mit dem Gefühl von Zusammenschnüren, wie von einer Querstange über dem Sternum[111] – auch Cimic[111], Lach[111]), **Eup-per**[20], **Lach**[20], *Naja* (Endokarditis, wenn die Herzschwäche zunimmt, eventuell Dig[192], Herzklappeninsuffizienz, kompensatorische Störungen, wenn Cact, obwohl es indiziert scheint, versagt[44]; Herzmuskelschwäche mit drohendem Kollaps[44]), **Nux-v**[20], **Phos** (Rheumatische Metastasierung zum Herzen, Herzklappeninsuffizienz[46]), **Spong**[8], **Sulph**[20]

Feindlich: –

Antidote:
ACON, CAMPH, Cham[50], Chin, Eup-per

Kollateralmittel:
Acon (Blutungen, Erregung bei Herzkrankheit, aber später mehr Angst und Ruhelosigkeit), **Arn**, **Ars**, **Ars-i** (Chronische Endokarditis – Acon, Bar-c, Conv), **Cadm-s** (Herzklopfen in Verbindung mit Konstriktionsgefühl der Brust), *Cere-b* (Koronarinsuffizienz), **Chin** (Dunkle Blutung durch lokale Kongestion – Croc, Elaps, Ham, Cham), **Cimic**, **Cocc**, **CONV** (Herzerkrankungen), **Croc** (Hypermenorrhoe – Lach, Carb-v, Ham), **Crot-h**, **DIG**, **Iod** (Basedowherz – auch Lach, Naja; als ob das Herz von einer Hand ergriffen würde – Lil-t), **Kali-c**, *Kalm* (Entzündliche Herzerkrankungen – Spig, Kali-c, Lach, Phos), *Lach* (Krampfartige Herzschmerzen – Arn, Naja, Tab; Verschluss der Koronarien – Acon, Naja, Phos, Spig), *Lat-m*, **Lil-t** (Gefühl, als würde das Herz abwechselnd zusammengedrückt und losgelassen – Cact: Herz wie in einem Schraubstock gespannt; Schmerzen im Herz wie von einer Hand ergriffen und in einen Schraubstock gequetscht; sagt, sie fühlt ein abwechselndes Greifen und Loslassen, während Cact konstant ist), **Myrt** (Herzerkrankungen), *Naja* (Asthma cardiale – Aur, Lach), **Nat-ar** (Gefühl, als würde die Schilddrüse zwischen Daumen und Fingern gedrückt), **Nux-v**, **Phos**, **Pitu** (Anfälle von Brustenge durch Koronarerkrankungen), **Phos**, *Puls* (Chronischer Husten durch Herzschwäche), **Sep**, **SPIG** (Schmerzen im Herzen, schlimmer bei Anstrengung, Liegen auf der linken Seite; Herzgeräusche), **Sulph**, **Tab**, *Verat-v* (Anfälle von ungestümem und unregelmäßigem Herzklopfen), **Zinc**

Cadmium iodatum

Miasma:
Pso[50], Syc[50], Syp[50]

Komplementärmittel: –

Folgemittel:
Apat[36], Calc-f[36], Fl-ac[36], Kali-fl[36], Lapis[36], Mag-f[36], Nat-f[36]

Feindlich: –

Antidote: –

Kollateralmittel:
Aster, **Cadm-s** (Infektionen durch bösartige Tumore und Hirntumore), **Calc**, **Hed**, **Hydr**, **Iod**, **Mand**, **Sulph**

Cadmium sulphuratum

Miasma:
Pso, Syc[50], Syp[50]

Bemerkungen:
Eine Kreuzung zwischen Bry und Ars[12,50,134] bei Pneumonie und besonders bei Zwölffingerdarmgeschwüren, mit der Verschlimmerung durch Bewegung von Bry und dem Erbrechen und den Gemütssymptomen von Ars[50].

Eines der tiefwirkendsten, schrecklichsten Mittel der Materia medica. Affiziert das Blut- und Nervensystem zutiefst[50].

Speisen, die man meiden sollte:
Bier, Stimulantien[9]

Komplementärmittel: –

Folgemittel:
Alet (Übelkeit in der Schwangerschaft[12]), **Bell** (Kopfrollen mit offenen Augen bei Cholera infantum[12]), **Carb-v**, **Hyos**[7], **Lob** (Gelbfieber[12]), **Lyc**[7], **Nit-ac**, **Nux-v**[7], **Op**[7], **Puls**[7], **Rhus-t**[7], **Verat**[7]

Feindlich: –

Antidote: –

Kollateralmittel:
Aeth, **Anac** (Schmerzen in Kopf, Magen und Gallenblase besser durch Essen – Mand, Chel, Graph), **Arg-n**, *Ars* (Nekrose, Gangrän, Magengeschwüre bei Trinkern), *Aster* (Kopfschmerzen besser durch kalte Anwendungen und Druck – Arg-n), **Bell**, *Bism*, **Bry**, **Cadm-br** (Brennende Schmerzen im Magen und Erbrechen), **Cadm-i** (Jucken von Anus und Rektum nur tagsüber, Verstopfung), andere *Cadmium-Salze*, **Carb-v**, **Caust**, **Chel**, **Iod**, **Ip**, **Kali-bi**, **Kali-chl** (Herzklopfen in Verbindung mit Zusammenschnürungsgefühl der Brust), **Mand**, *Phos* (Gelbsucht als Konkomitans bei Krebspatienten[196]), **Scroph-n** (Sigmakarzinom – Cadm-s: Karzinom jeglicher Lokalisation im Dickdarm), **Tab**, **Valer**, **Verat**, *Zinc* (Nervöse Manifestationen – Phos)

Cainca (Cahinca)

Komplementärmittel: –

Folgemittel: –

Feindlich: –

Antidote:
Colch[12], **Rhus-t** (Gastralgie[12]), **Verat**[12,31]

Kollateralmittel:
Apis (Akute Nephritis), *Apoc* (Nephritis mit Ödemen – Apoc-m, Hell), **Ars**, **Bry**, **Coff**, **Sars**

Caladium seguinum

Miasma:
Pso[187], Syc

Temperament:
Phleg[31,64]

Wirkdauer:
30–40 Tage
6–8 Wochen[187]

Speisen, die man meiden sollte:
Essig, Fisch, Saure Speisen, *Zuckerrohrsaft*[50]

Komplementärmittel:
Nit-ac

Folgemittel:
Acon, **Canth**, **Caust**, *Puls*, **Sel** (Sexuelle Schwäche[1,32]), *Sep*

Feindlich:
ARUM-T; die Aronstabgewächse[12,31] (z.B. **Arum-d**, **Arum-dru**, **Arum-i**, **Arum-m**, **Arum-t**; die Familie enthält auch Calad)

Antidote:
Camph[20], **CAPS**, *Carb-v* (Flüchtiges Exanthem[12,31]; flüchtiges Exanthem der Arme[25]), **Hyos** (Nächtlicher Husten[12,25,31]), *Ign* (Stiche[12,25,31] in der Magengrube und Fieber[12,31]), *Merc* (Fortwährende Symptome[12,31]), **Zing** (Asthma[12,25,31])
Zuckerrohrsaft[13,31,120]

Kollateralmittel:
Agn (Sexuelle Schwäche – Ph-ac, Sel), **Bry**, *Caps*, *Caust*, **Cob**, *Graph* (Erektionen schwach, weder Freude noch Befriedigung beim Geschlechtsakt, frühe Ejakulation oder keine Ejakulation trotz aller Anstrengungen), *Ign*, *Iksh* (Sexuelle Schwäche, Samenergüsse, Prostatavergrößerung), *Lyc* (Sexuelle Erregung mit Impotenz – Arg-n, Sel), **Mut** (Hautsymptome alternieren mit Asthma), *Nit-ac*, **Nux-v**, *Phos*, **Ph-ac**, **Plat**, **Puls**, **Sel** (Keine Samenergüsse, kein Orgasmus, auch nicht bei Koitus), **Sep**, **Staph**, *Sulph*, **Thuj**

Calcarea acetica

Miasma:
Pso

Komplementärmittel: –

Folgemittel:
Mag-c (Wenn Kalzium-Mittel versagen[36])

Feindlich: –

Antidote:
Camph (Wenn Calc-a zu heftig wirkt bei reizbaren Personen[27])

Kollateralmittel:
Bor, **Brom**, **Calc-ox** (Wundheitsschmerzen bei offenem Karzinom)

Calcarea arsenicosa

Miasma:
Psor[4,140], Syc[140], Tub[140], Syp[4,140,153]

Bemerkungen:
Ist ein häufig verwendetes Mittel bei Leberkrebs, vor oder nach Cadmium-Verbindungen[199].

Speisen, die man meiden sollte:
ALKOHOL[9]

Interkurrente Mittel:
Cadm (Leberkrebs[196])

Komplementärmittel:
Cadm-s (Leberkrebs mit Rezidivneigung, wo häufige Einzelgaben von Cadm-s die Heilung dauerhaft machen[50])

Folgemittel:
Con, Glon, Mag-c (Wenn Kalzium-Mittel versagen[36]), Op, Puls

Feindlich: –

Antidote:
Carb-v (Herzklopfen[12]), Glon (Kopfschmerzen[12]), Puls (Kopfschmerzen, reißender Gesichtsschmerz[12])

Kollateralmittel:
Ars, Cain (Nephritis mit Albuminurie und Ödemen; ohne Ödeme: Canth; mit Erschöpfung: Helon), Carb-s (Beschwerden von Trinkern nach Enthaltsamkeit), Carb-v, Calc, CARC (Verlangen nach Suppe), Con, Dig, Glon, Iod (Hyperthyreose – Kali-i, Lyss, Nat-m, Sul-i), Ip, Kali-ar, Nux-v, Phos (Magengeschwür), Puls, Sulph

Calcarea carbonica Hahnemanni

Miasma:
PSO[8,31,140], Syc, TUB[4,31,140]

Temperament:
Choler[15], Melan, PHLEG[31], Sang[31]

Seitenbeziehung:
u, l, l nach r[8], R, r ↘ l

Verwandte Darmnosode:
Morgan Pure

Wirkdauer:
60 Tage

Bemerkungen:
Verträgt keine häufige Wiederholung bei alten oder betagten Leuten[19,34].

Niedrige Potenzen, D1 bis D6 zur Rekalzifizierung, 30. Potenz für Störungen der Nervenganglien, hohe für Erwachsene und manchmal für Kinder.

Calc kann selten mit Vorteil bei alten Leuten wiederholt werden, selbst nach anderen interkurrenten Mitteln[23].

Sollte bei alten Leuten nicht wiederholt werden, wenn die erste Dosis nutzbringend war[1].

Die bloße Tatsache, dass der Patient über siebzig ist, hager und abgemagert, kontraindiziert Calc nicht, sondern indiziert es vielmehr[197].

Calc ist als interkurrentes Mittel bei exanthematischem Typhus nützlich, wenn der Hautausschlag nicht gut herauskommt[26].

Kalzium und Kalium arbeiten nicht nur gegeneinander, sie ergänzen sich auch gegenseitig[46].

Obwohl Calc beim Beginn der Erkrankung nutzlos ist, ist es besonders hilfreich, wenn eine diffuse Bronchitis die Neigung hat, sich dahinzuschleppen und chronisch zu werden droht und wenn ein Reaktionsmangel vorliegt[86].

Kalzium, Magnesium, Kalium, Natrium und Ammonium sind die fünf Alkalisalze, die in der angegebenen Reihenfolge bestimmten konstitutionellen Stadien entsprechen[129].

Das Privileg von Sulph, welches der König der antipsorischen Mittel ist, könnte mit Calc geteilt werden, das das große Mittel für ererbte Psora ist, während Sulph meist ein Mittel für erworbene Psora ist[50].

Das Trio Sulph/Calc/Lyc hat mehr Heilungen von Krankheiten bewerkstelligt als alle anderen Trios der ganzen homöopathischen Materia medica[17].

Wenn Sulph nach Calc indiziert zu sein scheint, kann eine Gabe Psor interpoliert werden, dann gefolgt von Sulph, falls die Symptome es erfordern[197].

Calc, Lyc und Berb sind das fundamentale Trio für Steinleiden der Harnwege[151].

Calc, Nat-c und Sep bilden das Trio für Uterusvorfall, Fibroide und Sterilität[50].

Ich habe die Erfahrung gemacht, daß Calc-ar besser paßte als Calc, wenn die Person eine Calc-Konstitution hat und Hautsymptome vorherrschen[50].

Speisen, die man meiden sollte:
Alkohol[9], Bohnen und Erbsen, Eier[8], Geräuchertes, Kaffee[187], Kalbfleisch, MILCH, Salat, Sauerkraut, Scharfe Speisen[31], Süßigkeiten[31], TROCKENE SPEISEN, Wein[50]

Mittelabfolgen:
Calc → Hep → Sulph[50]

Interkurrente Mittel:

Ars[187], **Cupr**[187], **Lyc**[187], **Nit-ac**[187], **Phos**[187], **Psor**[50,51] (Um (Rezidive von) Halsbräune zu vermeiden[50]), **Puls**[187], **Scir** (Krebsbehandlung – auch Tub, Med[50])

Komplementärmittel:

Aeth (Erbrechen bei Kleinkindern mit Unverträglichkeit von Milch[158]), **Bar-c**[8,17,185], **BELL** (Komplementär bei akuten Episoden – auch Dulc[158]; Akute Exazerbationen[19]), **Calc-ar**[1], **Carc**[50], **Cham**[116], **Cupr**[50,120,191], **Dros** (Eiterung der Drüsen[50]), **Dulc**[50], **Graph**[88] (Psorische Personen[157]), **Hep**[88] (Die Verbindung zwischen Calc und Sulph kann mit Hep hergestellt werden, dem akuten Komplement und Komplementärmittel[50]; Adenopathie mit Eiterungsneigung[157]), **Kali-c**[88], **LYC** (Ein Wechsel in den Modalitäten, besonders was Zeiten und Bewegung betrifft, zunehmendes Aufstoßen, Aufblähung des Darmes, roter Sand im Urin und andere Lyc-Symptome indizieren es als Komplementärmittel[17]; Atemwegserkrankungen, besonders bei Leberkranken[157]; akute Nierenkolik, und wenn das tuberkulare Element vorherrscht – auch Sep[157]), **Mag-c** (Durchfall, saurer Geruch[157]), **Nat-m** (Lymphatische und chlorotische Mädchen[88]), **Nat-s**[88], *Nit-ac* * (Krebs[50]; ulzerierende eksartige Erkrankungen[96]), **Nux-v**[157] (Onanie[95]), **Parathyr** (Rachitis[47]; Nierensteine, sogar Ausgußsteine und beidseitige Steine), **Pareir**[143], **Psor**[49], **Puls** (Durchfall[157]; die Wirkung von Calc wird häufig durch Puls oder Rhus-t vervollständigt[147]; Puls besonders bei tuberkulinischen Personen[157]), **Rhus-t**[6,147] (Hypertonie durch Gefäßkrämpfe[157]), **Sars**[143], **Sil**[17,30,88,185] (Ekzem, Hautsymptome[157]; lymphatisches Temperament[157]), **Sulph** * *[6,157] (Hautkrankheiten im Säuglingsalter bei Kindern vom Calc-Typ[88,89]), **Sul-i**[147], **Thlas** (Gewohnheitsmäßig reichliche Menses[143]), **Thuj** (Sykotische Personen, benigne Tumoren, Polypen[157] – auch Caust[157]), *Tub*[49,50], **Tub-m** (Lymphatische und chlorotische Mädchen – Graph[88], Kali-c[88], Puls[88])

Folgemittel:

Acal[1], **Agar**, **Am-c** (Urämie bei Alten[157]), **Aran**[20], **Arg-m** (Eitrige Ophthalmie, besonders bei Kleinkindern, wenn Calc versagt[40]), **Arn** (Schleichende Schwäche, besonders der Knochen – auch Rhus-t[145]), **Ars** (Psychiatrische Erkrankungen[122]), **Aster**[12] (Epilepsie[25]), **Art-v** (Beschwerden durch Würmer, wenn andere Mittel versagen[44]), **Bar-c** (Schwerfällige Schulkinder, die kein Interesse am Lernen haben, wenn andere Mittel versagen[36]; Stumpfheit[15]; apathisch, geistige und körperliche Zurückgebliebenheit[15], wenn der Patient sykotisch ist[88]), **Bell** (Nasenkatarrh[16]; während Krämpfen[88]), **Berb** (Nierensteine[149]), **Bism**,

Bor[1,20], **Calc-cal** (Warzen, wenn Calc versagt[3]), **Calc-f**[50] (Arthritis[10,35]; Rheuma[62]), **Calc-i** (Hypertrophie mit Verhärtung der Drüsen, wenn Calc versagt[44]), **Calc-p** (Magere und demineralisierte Individuen[88]; Akne, nach dem Versagen von Calc[148]; tuberkulare Zustände[88]), **Calc-s** (Akne bei blassen, weichen, dicken Patienten mit rötlicher, ungesunder Haut[61]), **Carb-v** (Dyspepsie mit Verstopfung[118]), **Carc** (Wenn Calc, obwohl offensichtlich richtig gewählt, versagt[52]), **Caust**[50], **Chol** (Lebererkrankungen, wenn andere Mittel (einschließlich Calc) keine Reaktion ergeben[36]), **Con**[1], **Dros**, **Dulc**, **Fl-ac**[50]; **GRAPH** (Dicke Frauen[34]; Fettleibigkeit junger Frauen mit einer großen Menge ungesunden Fettgewebes[1]; Fettleibigkeit bei Adoleszenten[19]; Imbezillität bei Frauen[34]; fettleibige junge Frauen mit ungesunder Haut[46], falls dazu die Psora und die Verdauungsstörungen manifest ist[88]; Ekzem, Hautsymptome[157]), **Hell** (Kinder mit Nervenleiden, wenn Calc-Salze nicht ausreichen[15] – auch Apis[15]), **Hep** (Böse Folgen von Zugluft[1]), **Iod** (Osteomalazie[33]; Abmagerung bei Kindern[16]; magere und demineralisierte Individuen[88]), **Ip**, *Kali-bi*[20] (Nasal- und Postnasalkatarrh, akut oder chronisch[1]), **Kali-n**, **Lach** (Gallensteine[25]), **Lap-a** (Chronische Drüsenschwellungen bei skrofulösen Kindern, nachdem Calc-Verbindungen versagt haben), **Lem-m**, **LYC** (Besonders einseitige Erkrankung, die sich in nur einem einzigen Symptom ausdrückt, wenn es notwendig wird, die Erkrankung zu entwickeln, bevor sie geheilt werden kann und Sulph gefolgt von Calc keine Wirkung zu haben scheint[30,50]; Drüsenkrankheiten als Folgeerkrankungen[50]; Abmagerung bei Kindern[16]; Rachitis, wenn die Knochen eitern und sich krümmen[50,198]; Kinder, die mit Indikationen für Calcarea ins Leben starten, können Lyc benötigen – auch Phos, Sil – um die Behandlung voranzubringen[106]; falls die Psora das Verdauungsstörungen manifest ist[88]; Psychiatrische Erkrankungen[122]; Verstopfung, wenn Calc nicht ausreichend ist, um die Prädisposition für die Verstopfung zu beseitigen, mit vergeblichem Stuhldrang oder harten Stühlen und schwieriger Entleerung[118]; Typhus, falls der Patient durch ein murmelndes Delirium erschöpft ist, reißender und stechender Kopfschmerz, liegt im Zustand eines ruhigen Sopor, manchmal unterbrochen durch Schreien und Schimpfen mit geblähtem Abdomen[115]), **Mag-c** (Kinder mit einer exsudativen Diathese, die sehr frieren, wenn Calc indiziert scheint, aber versagt[36]; Lymphatismus, einschließlich Tonsillenhypertrophie, Verdauungsschwäche bei Kleinkindern, Kindern, atrophische Kinder, Leberstörungen bei Rachitis und Tetanus, wenn Calc indiziert scheint, aber versagt[36]; Phthisis[16], pulmonale Phthisis[33], skrofulöse Geschwüre[16], auch dem Kalzium-Mittel angehörend[36]), **Mez** (Ekzem, Hautsymptome[157]), **Morg** (Hat jenen hartnäckigen und ungewöhnlichen Fall geklärt, wenn Calc entweder versagt hat oder nur teilweise Linderung brachte[50]), **Nat-c** (Schwäche vom Kopf und Nacken im Schlaf, macht das ganze Kissen naß, wenn Calc versagt[149]), **Nat-m** (Albuminurie bei Kindern[88]; magere und demineralisierte Individuen[88]; Haß gegen Personen, die ihn verletzt haben[110]; Mangel an Unabhängigkeit[110]; verzögerte Pubertät[110]), *Nit-ac* (Träge Skrofulose[33]; skrofulöse Geschwüre[16,49]; Abmagerung bei Kindern, wenn die Hinfälligkeit anhält; das Kind ist dünn[16]; Keratitis[40], wenn Geschwüre auf der Hornhaut drohen, diese zu zerstören[16]; Phthisis[16,33,50], pulmonale Phthisis[33]; lindert die unangenehmen Symptome des homöopathisch gewählten Calc und verleiht seiner Wirkung einen vorteilhaften Charakter[1]), **Nux-v**[157] (Falls die

---

* Während H.C. Allen, R.G. Miller, J.H. Clark, M.L. Tyler und C. Dunham behaupten, daß Nit-ac nicht auf Calc folgen soll, haben S. Lilienthal, L. Vanier, E.A. Farrington, A.H. Grimmer und F. Bernoville die Erfahrung gemacht, daß Nit-ac auf Calc, wie unten beschrieben, folgen kann.

** Es ist die Erfahrung einiger Verschreiber, daß Sulph auch nach Calc gut wirkt, wenn die Indikationen es verlangen (siehe auch H.N. Guernsey M.M.[77]); ähnlich bemerkenswerte Ergebnisse wurden erzielt durch Calc und Lyc, wenn der Symptomenkomplex so erschien, daß zunächst Lyc den Vorzug erhielt und, nachdem dieses Mittel eine Zeitlang gewirkt hatte, der Rest des Krankheitsbildes auf Calc reagierte, was natürlich nicht immer der Fall ist[50].

Psora bei Verdauungsstörungen manifest ist [88]), **PHOS** (Chorea[40]), **Plat**, **Plb** (Sykotische Typen[88]), *Podo*[20] (Lebererkrankungen[1,34]), **Psor** (Kopfgrind, wenn Calc in der Heilung versagt[77]; Herpes circinatus[91]), **Puls** (Häufig nach Calc indiziert[40]), **RHUS-T** (Rheumatische Erkrankungen, besonders durch Arbeiten im Wasser, wenn Calc versagt[16]; schleichende Schwäche, besonders der Knochen[145]), **Ruta**[50], **Sanic** (Als ob man kalte Strümpfe anhätte, Schweiß um Kopf und Nacken im Schlaf, macht das ganze Kissen naß, wenn Calc versagt[39]), **Sars**, **Sep** (Zystische Tumore der Ovarien[13]; verzögerte Pubertät[157]), **SIL** (Magere und demineralisierte Individuen[88]; tuberkulare Zustände[88]; wenn eine Ulzeration im Gehörgang oder Mittelohr schmerzlos wird und nicht heilt[16]; Frauenkrankheiten[44]; Ulzerationen der Knochen, Abmagerung bei Kindern[16], Sil bringt manchmal die Reaktion in Gang, wenn Calc versagt[127]; Otitis[33]; Otorrhoe, fistelnde Ulcera[33]; Keratitis[40]; Rachitis[44,106], wenn Skrofulose im Hintergrund ist[44]; Epilepsie, hartnäckige chronische Fälle[14,33], besonders bei Kindern[127]; Skrofulose[44]; Flechte auf der Nase, nachdem Calc versagt[39]; Verständnisschwierigkeiten[15]; Nagelkauen bei lymphatischen Konstitutionen[15]; Flechte, wenn Calc versagt[149]; Flechte auf der Nase[25]), **Sulph****[6,32,77] (Asthma[32]; Erkrankungen der Atemwege[157]), **Sul-i** (Erkrankungen der Atemwege bei abgemagerten Alten[157]), **Tarax** (Thymisches Asthma bei Kindern, wenn das Kind verstopft ist[163]), *Ther* (Skrofulöse Knochenerkrankungen[16,191], nach dem Versagen von Calc, Lyc, Sulph[191]; Asthma[32]; unterstützt Calc bei Arthrose[6]; kindliche Abmagerung, Karies der Knochen, Rachitis, skrofulöse Drüsenvergrößerung, wenn Calc gut indiziert scheint, aber versagt[16]; wenn Calc versagt[16]), **Thuj** (Vergrößerte Tonsillen[91]; Warzen[146]), **Tub** (Bei einem Fall von Anämie mit prätuberkularer Hinfälligkeit, ungesundes Aussehen, bleich und teigig, fettige Haut und Haare, geflecktes Gesicht, drall; gut entwickelt, mit zuviel Körperfett[174]), **Verat**

Feindlich:

Bar-c*** (Nach Calc bei skrofulösen Erkrankungen[1]), **Bry**, **Kali-bi** (Vor Calc[12]; nach Calc[50]), *Nit-ac** (Nach Calc[12,56,134]; wirkt nie gut nach Calc[72]), **Sulph** (Verschlimmert seine Wirkung[143]; nach Calc[12,56]; besonders in sehr tiefsitzenden Fällen, die teilweise oder fast vollständig geheilt sind[50]; Calc sollte nie nach Lyc und nicht vor Sulph gegeben werden**[63])
Ein Bad beendet oft die Wirkung von Calc[30,39].

*** C.M. Boger jedoch stellt Bar-c in die Liste der Komplementärmittel[8].
*   Während H.C. Allen, R.G. Miller, J.H. Clark, M.L. Tyler und C. Dunham behaupten, daß Nit-ac nicht auf Calc folgen soll; haben S. Lilienthal, L. Vanier, E.A. Farrington, A.H. Grimmer und F. Bernoville die Erfahrung gemacht, daß Nit-ac auf Calc, wie unten beschrieben, folgen kann.
**   Es ist die Erfahrung einiger Verschreiber, daß Sulph auch nach Calc gut wirkt, wenn die Indikationen es verlangen (siehe auch H.N. Guernsey M.M.[77]); ähnlich bemerkenswerte Ergebnisse wurden erzielt durch Calc und Lyc, wenn der Symptomenkomplex so erschien, daß zunächst Lyc den Vorzug erhielt und, nachdem dieses Mittel eine Zeitlang gewirkt hatte, der Rest des Krankheitsbildes auf Calc reagierte, was natürlich nicht immer der Fall ist[50].

Antidote:

Ant-c[50], **Bism**[31], *Bry*, **CAMPH**, **Dig**[31], **Chin**, **Chin-s**[7,31], **Dulc**, **Graph**, **Hep**, *Iod*, *Ip*, **Lyc** (Mißbrauch von Calc bei Typhus[115]), **Merc**[13], **Mez**[31], *Nit-s-d* [55] (Übelkeit[23]), **NIT-AC** (Eines der besten Antidote von Calc[98]), **NUX-V**, **Phos**[31], **Puls**[50], **Rhus-t**[50], *Sep*, **SULPH**

Kollateralmittel:

Adon (Hypertonie bei Fettleibigkeit), *Aeth* (Erbrechen von Milch bei Kleinkindern), *Agar* (Kinder laufen und sprechen spät wegen Hirnstörungen), **Agra** (Adenoide Vegetationen – auch Ars-i, Bar-i, Bar-c, Sil, Sul-i, Bar-c und Hep, wenn Syphilis vorherrscht – Calc (psorisch); Calc-f (syphilitisch); Calc-p (tuberkular) – Tub, Tub-m, Psor und Sulph sind die entsprechenden Nosoden), **Aloe** (Drainagemittel für Oxalate), **Alum** (Vollmond verschlimmert – Sil), *Ant-c* (Nägel klein und weit – Bar-c), **Ant-i** (Chronische Bronchitis bei rachitischen Kindern, geht in Richtung Tuberkulose), **Ars** (Erkrankungen des oberen Drittels der rechten Lunge – oben links: Myr-s, Sulph), **Ars-i** (Darmtuberkulose mit dunklen, fauligen Stühlen, mit Erbrechen und großem Durst bei ausgeprägter Unterernährung – Calc: mit Durchfall im Wechsel mit Verstopfung; Calc-a: mit schleimigem Durchfall; Bism: mit ausgeprägtem Versagen der Verdauung – Kali-n; Iod: mit anämischer Abmagerung die Heißhunger; Petr: bei Unterernährung durch Durchfall, der nur tagsüber besteht; China und Phos im letzten Stadium, wenn Krämpfe einsetzen), **Arum-t** (Atmet immer mit offenem Mund), **Aster**, **BAR-C** (Schmerzhafte Knoten in der Mamma bei alten, dickleibigen Männern; *Agar* (Tuberkulose) – auch Graph; Neigung zu Mandelentzündung bei dickleibigen Kindern – auch Brom; *Calc* – bei mageren Kindern: Bar-i, *Calc-i*, Euph – Grundmittel: Bar-c, *Calc*, Thuj), **Bar-i** (Adenoide Vegetationen – Bar-c, Calc, Calc-i, Sulph, Sul-i; chronische Schwellung von Drüsen und Lymphknoten – Calc-i, Calc-f, Fl-ac), **Bell**, *Bry*, **Calad** (Kein Erguß, kein Orgasmus während Koitus), **Calc-br** (Neigung zu Hirnkrankheiten, entfernt Entzündungsprodukte vom Uterus), **Calc-cal** (Warzen), **Calc-i** (Skrofulose von heftigem Typ), **Calc-lac** (Anämie, Hämophilie, Urtikaria, nervöses Kopfweh mit Ödemen), **Calc-m** (Grindkopf, Erbrechen aller Speisen und Getränke), **Calc-p** (Ernährungsstörungen bei Kleinkindern, heranwachsenden Kindern und Adoleszenten; zyklisches Erbrechen und Migräne; schweißiger Kopf nachts), **Calc-s** (Pleuraerguß, sekundär nach Fieber mit Hautausschlägen bei kleinen Kindern des Calc-Typs), andere *Kalzium-Salze*, **Caps** (Reaktionsmangel bei fettleibigen Patienten), **Carc** (Schläft auf dem Bauch – Calc-p, Tub, Phos, Med, Rib-ac), **CAUST** (Skrofulöse Erkrankungen – *Carb-an*, *Carb-v*, *Graph*, LYC, PHOS, SIL; Myopathie; zurückgebliebene Kinder, die langsam laufen lernen), **Chel** (Verlangt heißes Wasser, selbst wenn durstig – Calc: verlangt kaltes Wasser bei Durst), *Chin* (Bulimie – Cina, Iod, Lyc, Nux-v, Phos, *Psor*, Sil), **Cimic**, **Cist**, *Crat* (Schwaches Herz mit Fettleibigkeit, Bewegung verusacht Atemnot), **Cupr**, *Graph* (Verzögerte Pubertät – Bar-c, Kali-c; Nägel dick, verhornt, hart – Calc, Graph, Sil; Ausfallen der Barthaare – Kali-c, Nat-m, Nat-c, Ph-ac), *Glyc* (Reichliche Menses mit Schwäche, Kälte der Füße), *Graph* (Fettleibige Kinder – Calc), **Gymne** (Ein typischer Calc-Diabetiker sollte bei Fehlen besserer Indikationen auf dieses Mittel ansprechen), **Hep**, *Ign* (Furcht, alleine gelassen zu werden), **Iod** (Große Schwäche und Atemnot beim Treppensteigen – Ars), **Kali-br** (Nächtliche Furcht bei Kindern; Kälte einzelner Teile), **Kali-c** (Konservativ, verantwortlich, frostig; große Trockenheit der Haare – auch Med, Psor, Sulph; erschreckt im Magen – Mez, Phos; feuchte Auswüchse, wie wildes Fleisch, am Nabel von Kleinkindern – Nat-m), **Lac-c** (Brüste schmerzhaft und kalt vor den Menses), **Lac-d** (Um bei stillenden Müttern die Qualität der Milch zu verbessern; plötzliche Abneigung gegen Milch bei Kindern), **Lap-a** (Hypothyreose – Bad, Bar-i, Carb-an, Con, Graph, Sil), **LYC** (Hernie bei Kindern), *Mag-c* (Das ganze Kind riecht sauer, nervöse Reizbarkeit; Pädatrophie, Ernährungsstörungen bei Kleinkindern – Calc: Rachitis), **Mag-i**, *Mag-m* (Dyspepsie für Fett bei Kleinkindern mit Stuhlverstopfung – Caust, Sul), *Mag-p* (Beschwerden vom Stehen im kalten Wasser oder Arbeiten mit kaltem Lehm; Krämpfe bei Kindern während der Zahnung), *Med* (Down-Syndrom – Bar-c, Calc, Puls; „Workaholic" – Aur, Nux-v), *Merc* (Skrofula mit Drüsenerkrankung; Niednägel – Lyc, *Nat-m*, Rhus-t, Sabad, Sep, Sil, Stann, Sulph, Thuj), **Nat-c** (Chronische Sinusitis – Lyc, Nat-s, Sil, Sulph, Syc-co, Thuj), **Nat-m** (Haare im Gesicht bei Kindern – Ol-j; Kurzatmigkeit, besonders beim Treppensteigen; elephantenhafte Beine – Ars, Ferr, Lyc, Puls, Sil, Sulph), **Onos**, **Parathyr** (Störungen des Kalzium-Stoffwechsels), **PHOS** (Widerhallen von Tönen in den Ohren; chronischer Durchfall bei skrofulösen Kindern – Ars, Calc-ac; Verstopfung bessert – auch Merc; Einfallen der Brustwände; Lungenerkrankungen bei großen, schlanken, rasch wachsenden Jugendlichen; schizoide Zustände; Furcht vor Insekten – auch Nat-m), **Phyt** (Nackendrüsen – Bar-c, Lyc, Rhus-t), **Plat** (Homosexuelle – Lach), *Puls* (Leukorrhoe bei kleinen Mädchen – Caul, Sep), **Rheum** (Sauer riechende Kinder – Mag-c), **Sacch** (Fettsucht mit tiefer Furcht vor zukünftigem Mangel an Liebe), **Salv** (Galaktorrhoe), **Sang** (Nasenpolypen – Phos, Teucr, Sang-n), **Sanic** (Kinderkrankheiten, wo Ernährungsstörungen hervorragen – *Calc-p*, Sil; schweißiger Kopf im Schlaf – Sil), *Sep* (Frauen, die nicht menstruieren, wenn das Kind zu saugen aufhört, sondern erschöpft sind – Calc ist gegenteilig: die Menses kommen, wenn das Kind saugt; knötchenförmige Urtikaria – Rhus-t), **SIL** (Katarakt; schlimmer bei Vollmond; Menses fließen, während das Kind saugt; Calc: während der Stillzeit, aber nicht während das Kind saugt; epileptische Zustände in Abhängigkeit von den Mondphasen; durchnäßt das Kopfkissen im Schlaf; Epilepsie, Aura vom Gefühl einer Maus, die den Arm oder das Bein hinaufrennt; mangelhafte Assimilation bei Kindern; Karies der Rippen bei skrofulösen Konstitutionen; die Mangelernährung der Knochen läßt die Fontanellen offen; Calc: die vordere, Sil: die hintere, mit Wundschmerz entlang der Linien der kranialen Schädelnähte; Skoliose – Calc-p, Calc-s), **Squid** (Mastitis vor Menses), **SULPH** (Reaktionsmittel bei Rachitis; Bindegewebserkrankung – Arg-m, Rhus-t, Ruta, Sep, Sil), **Syph** (Kinder, die schwach in Mathematik sind; der Anblick selbst einer kleinen Menge Blut verursacht eine Ohnmacht), *Thuj* (Geistig Behinderte des fetten, schlaffen, sabbernden Typs; rezidivierende Otitis media, konstitutionelle Behandlung – Tub-m; Erleichterung durch Berührung des schmerzhaften Teils; Nasenpolypen schlimmer links), **Thyr** (Ein Zustand der Aufgedunsenheit und Fettleibigkeit – Schwellung von Gesicht und Beinen mit hervortretenden Augäpfeln; Menorrhagie bei Hypothyreose; Kre-

tinismus), *Tub* (Adenoide Vegetationen – auch Jod-Verbindungen, wie Bar-i, Merc-i-f, Sul-i[192]; Fettleibigkeit kontraindiziert Tub nicht, vielmehr weisen sowohl Fettleibigkeit als auch ein helles, schlaffes Aussehen, ähnlich wie Calc, deutlich auf Tub hin; extremer Starrsinn bei Kindern; Diabetes mellitus – Psor, Sulph; kalter Schweiß am Kopf, Menstruation kehrt bald nach der Niederkunft zurück – Calc-p, Pall), **Teucr** (Nasenpolypen – Lem-m, Form-ac, Sang), *Tub-m* (Die entsprechende Nosode), **Tub-sp** (Calc-Konstitution), **Zinc** (Als wäre der Kopf in Eis gepackt)

Calcarea fluorica

Miasma:
Pso, Tub[31], *Syp*[4,9]

Temperament:
Melan

Seitenbeziehung:
I[8]

Verwandte Darmnosode:
Gaertner (Bach)

Bemerkungen:
Steht zwischen Calc und Calc-p[15].

Ein Konstitutionsmittel der Kindheit, weniger im Adoleszentenalter, mehr bei alten Menschen[50].

Reaktionsmittel bei Fällen von steinharten Drüsenschwellungen[46].

Von den drei großen Calcareae (Calc, Calc-f, Calc-p) ist Calc-f das einzige, das ein neoplastisches Element aufweist. Es bewirkt eine steinige Verhärtung bei Drüsen und Bindegewebe[50].

Bei verzögerter Heilung von Knochenbrüchen ist Calc-f wertvoll, um die Kallusbildung zu beschleunigen[36].

Speisen, die man meiden sollte:
Kalte Speisen

Interkurrente Mittel:
Sil (Verstärkt und wiederbelebt die Wirkung von Calc-f[36]), **Thyr** (Hyperthyreose[66])

Komplementärmittel:
Aur (Exostose[157] – auch Hecl[157]), **Calc-f** (Ptosis[159]), **Carb-an** (Drüsenerkrankungen[147]), **Ferr-p** (Hämorrhoiden[152]), **Fl-ac**[157], **Lapis** (Drüsenverhärtungen und Ganglion[157] – auch Hecla[157]), **Pitu**[49], **Plb**[50], **Puls**[36], **Rhus-t**[8,17,157,185] (Chronisches Rheuma[112]), *Sil* (Als interkurrentes Mittel, Sil verstärkt die Wirkung von Calc-f und regt sie wieder an[36]), **Sulph** (Arthrose[6]), **Syph**[19,49,147], **X-ray** (Schmerzhafte Hühneraugen auf den Fußsohlen[189])

Folgemittel:
Calc[50], Calc-p[20], Cann-s (Katarakt, wenn Calc-f versagt[149]), Kali-m (Im allgemeinen[152], und bei Katarakt[10,39]), Mag-c (Wenn Kalzium-Mittel versagen[36]), Nat-m (Bei Kalziumverlust nach einer Grippe, um das Kalzium zu binden[111]), Phos[50], Ph-ac, Sep (Vaskulöse Tumore, Nävi[50] – Lach[50], Lyc[50]), Sil (Chronische Entzündungen[36]; Arthritis deformans[50], chronische Verhärtungen, Narben und Fisteln[15]; Eifersucht[15]), Squil[7]

Feindlich: –

Antidote: –

Kollateralmittel:
Apat, Bar-m, Calc (Mangelhafte Zähne oder überhaupt keine Zähne; Calc-f: mangelhafter Schmelz – auch Sil; Kalkablagerungen in den Arterien – Sil), Calc-st-sula (Wirkt als Hämostatikum und Absorptivum bei Uterusmyom), Calc-p, Cist (Steinharte Drüsen – Carb-an), Con (Unreifer Katarakt), Ephe (Kropf), Fl-ac (Exostose – Hecla; Varizen – Puls, Card-m, Ham), Frax (Fibrome – Hydr, Lil-t, Sec, Thlas, Tril, Ust), Graph (Krebs an Operationsnarben[199]), Hecla, Hed, Iod, Lap-a (Gebärmutterfibrom mit Adhäsionen; elastische Drüsen – Calc: weich; Calc-f: hart), Lyc (Angiom – Fl-ac, Puls), Mangi (Varizen), Med (Zähne sind brüchig und Zahnkaries bildet sich), Meny, Methys (Verhärtete und eingezogene Narben – Fl-ac, Caust, Graph), Phos (Knocheneiterung, Ozäna), Psor (Voller Furcht vor finanziellem Ruin und Verlust des Geschäfts – Calc-f: von Befürchtungen und finanziellen Betätigungen verzehrt), Ruta (Knoten der Bänder und Sehnen), Sil (Hornhauttrübungen bei Kindern, lang dauernder Gebrauch; Schwellung des Schädels bei Kleinkindern, Knocheneiterung; chronische Eiterungen; Fisteln; gespaltene Nägel, Gerstenkörner; mangelnde Elastizität im Organismus: Haare, Nägel, Knochen, Blutgefäße, Psyche; Sklerose mit einer Neigung zu gutartigen Tumoren), Thios, Thuj (Löst Tumoren auf, Knoten auf den Stimmbändern)

Calcarea hypophosphorosa

Miasma:
Tub[50]

Verwandte Darmnosode:
Gaertner (Bach)

Komplementärmittel:
Nat-m (Rachitis[47])

Folgemittel:
Mag-c (Wenn Kalzium-Mittel versagen)

Feindlich: –

Antidote: –

Kollateralmittel:
Abrot (Appetitverlust), Calc-f, Calc-i, Calc-p (Lymphbahnen – Calc-i), Calc-sil (Akne bei Kindern – Calc-s), Chin

Calcarea iodata

Miasma:
Pso[4,140], Syc[140], Tub, Syp

Verwandte Darmnosode:
Bacillus No. 7 (Paterson)

Speisen, zu denen man raten sollte:
Dorschlebertran[50]

Interkurrente Mittel:
Calc (Otitis media[44]), Tub-k (Adenoide Vegetation[95])

Komplementärmittel: –

Folgemittel:
Apat[36], Brom (Struma parenchymatosa, wenn andere Mittel versagen[44]), Calc (Bei Otitis media eine interkurrente Dosis Calc dazwischengeschaltet werden[44]), Calc-f[36], Fl-ac[36] (Varizen[6]), Iod[50], Ins (Eiterung tuberkulöser Nackendrüsen, wenn Calc-i und andere gut gewählte Mittel versagen[18]), Kali-fl[36], Lap-a[36], Mag-c (Wenn Kalzium-Mittel versagen[36]), Mag-f[36], Nat-f[36], Sulph, Sul-i (Adenoide mit vergrößerten Tonsillen[9])

Feindlich: –

Antidote: –

Kollateralmittel:
Acon-l (Schwellung der Drüsen, Morbus Hodgkin), Agra (Adenoide mit vergrößerten Tonsillen), Ars-i (Pneumonie im Stadium der roten Hepatisation, um die Lösung voranzutreiben), Bar-c (Hypothyreose – Calc, Med), Calc-f, Ferr-i (Wenn skrofulöse Prozesse mit Chlorose, Rachitis und Syphilis verbunden sind), Iod (Hypertrophie der Tonsillen mit gesteigertem Appetit.– Calc-i, Nat-m), Merc-i, Sil, Sul-i (Entzündung der Lymphknoten und Tonsillen – Iod, Calc-p, Nat-m, Sil)

Calcarea phosphorica

Miasma:
Pso, Syc[140], TUB[31]

Temperament:
PHLEG[15], Sang

Seitenbeziehung:
l nach r, r, r nach l[8]

Symptome oft lokal, an kleinen Stellen; auf beiden Seiten, einige ziehen von links nach rechts, andere erst auf der einen Seite, dann auf der anderen[62]

Verwandte Darmnosode:
Gaertner (Bach)

Wirkdauer:
60 Tage

Bemerkungen:
Hält den Platz in der Mitte zwischen Calc und Phos; viele Calc-p-Patienten beginnen als Kind mit Calc, brauchen Calc-p in der Adoleszenz und gehen als Erwachsener zu Phos über[61].

Beim Calc-p-Kind müssen wir mit Sulph sehr vorsichtig sein, es kann gefährliche Eiterungen oder Abmagerungen hervorrufen. Wenn indiziert, sollte es nicht höher als in der 30. Korsakoff-Potenz verschrieben werden.

Höhere Potenzen sind oft besser als tiefe[50].

Pelzige Empfindungen mit Ameisenlaufen sind charakteristisch[50].

Calc-p ist ein Hilfsmittel für die therapeutischen Wirkungen von Mag-c, da es diesem Salz, mehr als jedem anderen, sehr ähnlich ist[152].

Calc-p, Chin, Ph-ac bilden das Trio für Anämie durch Verlust von Körperflüssigkeiten[50].

Speisen, die man meiden sollte:
Gefrorenes, *Kaffee*, *Kalte Speisen*, *Obst*

Interkurrente Mittel:
Nat-p (Azidität, Anämie mit Verdauungsstörung[97])

Komplementärmittel:
Ars-i[88], Bac[50], Calc[1,192] (Rachitis, in seltenen Gaben zwischendurch verabreicht[192]), Carb-an[19,147] (Drüsen und Ganglien[147]), Carc (Wenn Calc-p eine vorübergehende Besserung aller Symptome bringt, wirkt Carc als Komplementärmittel[50]), Cham (Zorn bei Kleinkindern, Zahnung[6]), Chin (Nach schweren Anfällen von Cholera infantum, verhindert Hydrozephalus[1]), Equis[143], Hep, Kali-p[157], Mag-c (Durchfall bei Kleinkindern, Stühle grün, Unverträglichkeit von Milch[6]), Mag-p (Krampfneigung – auch Coloc[6]), Nat-m (Depression mit geistiger Erschöpfung und Asthenie mit sehr schmerzhaften Kopfschmerzen, besonders nach noch so leichter intellektueller Arbeit[88]), Ruta[17,185] (Erkrankungen der Gelenke[10] und des Periosts[16]), Senec[143], Sil[143,192] (Rachitis, folgt gut bei offenen Fontanellen[192]), Sulph (Wachstumsschwierigkeiten, in der Rekonvaleszenz, Rheuma, Arthrose[6]), Sul-i[19,88,157] (Allgemeines Komplementärmittel, beonders Erkrankungen des Verdauungssystems, der Haut, der Drüsen[143]), Thyr[50] (Chronischer und hartnäckiger Durchfall bei unterernährten Kindern während der Zahnung, Marasmus, Rachitis[18]), Tril (Störungen der Menses und Blutungskrankheiten[1]), Tub-k[88], Tub-m (Kopfschmerz bei Schulkindern, Entwicklungsstörungen; abgemagerte Kinder und junge Leute mit Appetitverlust[43]; Rachitis[47]), Zinc[17] (Hydrozephalus[10,16])

Folgemittel:
Ars (Oxygenoider Typus[88]), Ars-i, Calc-ar (Hauterkrankungen, die ganz strikt zu Calc-p gehören, aber nicht weichen[21]), Calc-f (Anämie[16]; Anämie, schlaffer Tonus und erweiterte Blutgefäße und Muskeln[152]; bei Knochenauswüchsen und bei Knocheneiterung, nachdem Calc-p und Sil versagen[134]), Carc (Wenn Calc-p, obwohl offensichtlich gut gewählt, versagt[52]), Chin (Drohender[22] Hydrozephalus[1,10,22]; Anämie[10,143]), Ferr-p (Chlorose[152]; Anämie[14,97,108]; Cholera[10,44]; sobald das Allgemeinbefinden durch Calc-p gebessert wurde[39]), Iod[20], Kali-m[12] (Im allgemeinen und bei Anämie[152]), Kali-s (Anämie[21]), Mag-c (Wenn Kalzium-Mittel versagen[36]), Mag-p (Schreien bei Kleinkindern[108]; anämischer Kopfschmerz bei Schulmädchen[10,152]), Nat-m (Chronisches Gelenkrheuma[62]; Kopfschmerz bei Schulmädchen, wenn Calc-p versagt[48]; bei Kalziumverlust nach einer Grippe, um das Kalzium zu binden[111]), Nat-p (Anämie mit Verdauungsschwäche, Magensäure, als interkurrentes Mittel[97]; im allgemeinen und bei Schwindsucht[152]), Phos (Oxygenoider Typus[88]; Appetitverlust bei Kindern[15]; Gelbsucht), Psor, Rhus-t (Rheuma[143]), Sanic, Sil (Rachitis, auch als vorbeugendes Mittel[39]; Chondrodystrophie[54]; Schwindsucht[10]; um blutiges oder serös-eiweißhaltiges Exsudat zu reabsorbieren, welches sich zwischen dem Gewebe in den Lymphbahnen befindet[10]), SULPH[50] (Schwindsucht[10]), Tub (Schwindsucht[10]), Zinc (Abmagerung mit Kopfrollen, kaltes, blasses Gesicht[16]; Ameisenlaufen auf der Haut[21])

Feindlich:
Bar-c[19]

Antidote:
Calc[88] (Verschlimmerung durch hohe Potenzen[50])

Kollateralmittel:
Aeth (Mangelernährte Kinder), Agar (Geistig zurückgebliebene Kinder – Bar-c, Zinc), Apat, Apis (Nabelgeschwür bei Neugeborenen), Ars-i, Bar-c (Einzelne Organe entwickeln sich nicht, während andere voranschreiten; Entwicklungsstillstand bei Kindern; habituelle Kolik bei Kindern, die nicht gedeihen), Bcg (Wachstumsschmerzen der Knochen, Kinder unaufmerksam), CALC (Mittel für die Ernährung; Milchunverträglichkeit, sogar Muttermilch; vordere Fontanellen offen; langsame Zahnung – Sil, Tub), Calc-f (Diffuse Trübung der Kornea), Calc-hp (Schwindsucht, halbmondförmige, schwere Hornhautschwüre; Appetitverlust; herabgesetzte Lebenstätigkeit als Folge fortgesetzter Abszesse), Calc-i, Calc-r (Arthritische Knötchen, Periodontitis Riggs, vermindert die Neigung zur Zahnsteinbildung), Calc-s (Spinale Poliofälle, die nach der Heilung schrecklich verkrüppelt waren[199]), Carb-an, Carc, Cham (Schwierige Zahnung – Aeth, Mag-c), Cheir (Folge von Herausschneiden der Weisheitszähne), Chin, Cina (Kind, obwohl randvoll mit Milch, verlangt immer noch danach; Verlangen nach Holz – Hep, Kreos, Nat-m,

Nit-ac, Psor), **Conch** (Knochenerkrankungen, besonders wenn die Wachstumsenden betroffen sind, Petechien), **Ferr-p** (Frühe Phthisis mit Blutung – Ferr, Ham, Ip, Sec), *Fl-ac*, **Graph**, **Guaj** (Wachstumsschmerzen – Ph-ac), **Hed**, **Ign**, *Iod*, **Kali-p** (Überschätzte Kinder; Abmagerung bei Kindern – Nat-m, Sil, Phos, Pic-ac), **Kreos** (Zahnungsprobleme, die Zähne zerfallen bald – Staph; vorzeitige Karies bei Kindern – Staph, Calc), **Lyc** (Beginnende Karies), **Mag-c** (Gedeiht nicht, Säugling legt kein Gewicht zu, verzögerte Muskelentwicklung, kann den Kopf nicht halten), **Med** (Knie-Ellbogen-Lage bei Kindern im Schlaf – Carc, Phos, Sep, Lyc; gonorrhoisches Rheuma; Grundmittel – auch Sil), **Nat-m** (Kopfschmerz bei Kindern, die zur Schule gehen), **Ox-ac** (Denken an die Beschwerden verschlimmert – Helon), *Phos* (Kinder mit feinem, zartem Wuchs und reizbaren Nerven, um die Konstitution zu stärken), **Ph-ac** (Fehlerhafte Knochenentwicklung), **Psor** (Hinfälligkeit nach akuten Krankheiten), *Puls* (Probleme in der Pubertät bei Mädchen – hat sich seit der Pubertät nie wohl gefühlt – Calc-p), *Ruta*, **Sang** (Adenoide Vegetationen – Agra), *Sanic* (Kind kann seinen Kopf nicht hoch halten), **Scroph-n** (Vergrößerte Drüsen, Morbus Hodgkin), **SIL** (Gemütssymptome; Rachitis), **SULPH**, *Sul-i* (Hypertrophie der Tonsillen mit Appetitverlust – Calc-p, Dros, Sil, Tub-m), **Symph** (Konsolidierung von Frakturen), *Thyr* (Entwicklungsstillstand bei Kindern), **Tub** (Möchte reisen und von Ort zu Ort gehen), *Tub-a*, *Tub-m* (Die entsprechende Nosode – auch Tub-k), *Tub-sp* (Anämie in der Pubertät – Puls), **Zinc** (Verzögerte Pubertät)

Calcarea silicata

Speisen, die man meiden sollte:
Wein[50]

Komplementärmittel:
Nat-m (Rachitis[47])

Folgemittel:
Mag-c (Wenn Kalzium-Mittel versagen[36])

Feindlich: –

Antidote: –

Kollateralmittel:
Ars, Bar-c, Calc, Calc-f, Calc-p, Gels, Iod, Sil (Erkrankungen der Hornhaut), Stram, Tub

Calcarea sulphurica

Miasma:
Pso[140], Syc[9,140], Syp, Tub[4,140]

Seitenbeziehung:
Mehr rechtsseitig als links[50]

Temperament:
Melan

Verwandte Darmnosode:
Morgan Pure

Bemerkungen:
Calc-s wirkt tiefer als Hep. Es markiert das Übergangsstadium zwischen Hep und Sil, das Ende des ersteren und den Beginn des zweiten[90].

Wenn gut gewählte Mittel nur eine kurze Zeit wirken, teilt sich Calc-s die Bedeutung mit Sulph, Tub und Psor[10].

Bei Neuralgie besetzt es das Terrain zwischen den akuten Schmerzen von Mag-p und den lähmenden von Kali-p[10].

Speisen, die man meiden sollte:
MILCH

Komplementärmittel:
Sil[147]

Folgemittel:
Fl-ac[36], Kali-s (Pocken, in der Abstoßungsphase[97]), Mag-c (Wenn Kalzium-Mittel versagen[36]), Nat-s (Dysenterie wird zum galligen Durchfall, nachdem sie durch Calc-s gelindert wurde[10]), Psor (Nachdem der akute Anfall einer Appendizitis vorbei ist[131]), SIL (Hypopyon[21]; Hinfälligkeit nach akuten Krankheiten[1]; chronische Eiterungen[44,48]; Fisteln[44]; Furunkulose[95]; Zahnabszeß, wenn die Eiterung begonnen hat[97])

Feindlich: –

Antidote:
Kali-m[36]

Kollateralmittel:
Calc, *Calen*, HEP (Verbrennungen und Verbrühungen eitern reichlich), *Kali-m*, **Merc**, **Pyrog** (Neigung zu Abszeßbildung; Fälle mit Eiterfluß und wenn sich der Eiter beständig bildet und in großen Mengen herauskommt, weit über die Zeit hinaus, in der eigentlich Heilung eingetreten sein müßte), **Rhus-t** (Beschwerden durch Überheben), **SIL**, *Sulph* (Hautsymptome; Verhärtungen durch Akne), Sul-i (Furunkulose – Hep)

Calendula officinalis

Komplementärmittel:
Cadm-met (In einem Fall von Darmblutung, als der Patient eine Geschwulst in der Leberregion hatte[50]), HEP[145,147] (Pyämie[25]; Verletzungen der Weichteile[1,31]), *Sul-ac*[34,36,145]

Folgemittel:
Arn, Ars, Bry, Hep, Nit-ac, Phos, Pyrog (Kopfwunden, die mit Calen nicht gut heilen[61]), Rhus-t

Feindlich:
Camph, nach **Coff** (Manchmal[50])

Antidote:
Aeth (Vergiftungssymptome nach übermäßiger örtlicher Anwendung[57]), *Arn*, **Chel**[9], **Rheum**[9]

Kollateralmittel:
Arn (Verletzungen der Weichteile), **Ars**, **Arist-cl**, **Bell-p**, **Bry**, **Calc-s**, **Coll** (Offene Quetschungen und wenn bei Quetschungen Lazerationen bestehen), **Ferr-pic** (Taubheit – Kali-i, Graph), *Ham*, *Hyper* (Verletzungen nervenreicher Teile; schmerzhafte Wunden), **Rhus-t** (Verstauchungen und Verletzungen einzelner Muskeln), **Ruta**, **Sal-ac** (Um übermäßige Eiterung zu verhindern, Fäulnis), *Symph* (Nichtzusammenwachsen von Knochen – Calc-p), **Sulph** (Allgemeine Verschlimmerung an wolkigen Tagen), **Sul-ac** (Schmerzhafte, gangränöse Wunden), **Tus-p** (Eiterungen der Urethra und am Auge)

Calotropis gigantea

Komplementärmittel: –

Folgemittel: –

Feindlich: –

Antidote:
Camph, **Coff** (Verursachte Erbrechen, wenn vorher nur Übelkeit war, aber antidotierte viele Wirkungen[12])

Kollateralmittel:
Berb-a, **Ip**, **Merc**, **Sars**

Camphora

Miasma:
Pso, Syc[187]

Seitenbeziehung:
u, / [8], r[8], l ⟍ r

Wirkdauer:
1 Tag
5-15 Minuten[187]
48 Stunden im hohen Dynamisationsgrad[187]

Bemerkungen:
Antidotiert (fast) alle Mittel[143,145].

Antidotiert oder modifiziert die Wirkung nahezu aller pflanzlichen Mittel[9,34].

Hemmt die Wirkung anderer Mittel und geht nicht mit ihnen zusammen[66].

Tee, Kaffee – außer in einigen Fällen[31] – und Limonade stören die Wirkung von Camph nicht[13,25].

Ein akutes Carb-v[111].

Es sollte nicht mehr gegeben werden, wenn Schwitzen eingetreten ist[145].

Camph, Cupr, Verat bilden das Trio für Cholera[48].

Speisen, die man meiden sollte:
Kaffee[44]

Interkurrente Mittel:
Op[187]

Komplementärmittel:
Canth (Nieren- und Harnwegsbeschwerden[30]; bei Hauterkrankungen sollte es jedoch Camph nicht folgen[64]), **Carb-v**[147]

Folgemittel:
Acon (Akuter Nasenkatarrh, nachdem die Reaktion einsetzt[48]), **Ant-t**, **Apis** (Schnupfen, wenn Camph versagt oder zu spät gegeben wurde[44] – auch Bell[44]), **Ars**, **Bell**, **Cocc**, **Cupr** (Kaltes Stadium der Cholera[16]), **Gels** (Gelbfieber[39]), **Nux-v** (Schnupfen[44] – auch Puls[44]), **Rhus-t**, **Tab** (Cholera, wenn die Übelkeit und der kalte Schweiß bestehen bleiben, obwohl der Durchfall durch Camph beendet wurde[115]), *Verat* (Cholera[12,23], drückende Kopfschmerzen mit Kälte des Körpers und danach Bewußtlosigkeit[23]; Synkope, wenn Schwitzen auftritt und die Kälte des Körpers verschwindet[66]; Synkope[44]; Operationsschock[14]; Ohnmacht[50])

Feindlich:
Calen[139], **Kaffee** (In einigen Fällen[31]; Kaffee steigert seine Wirkung[44]; **Kali-n**[9,20,189], **Sac-l**[139], **Valer**[44]

Antidote:
Ant-t[17], **Arn**[50], **Cann-i**[139], **Canth** (Symptome der Harnorgane, Hämaturie[66]; auch Vergiftungsfolgen[111]), **Coff**[8], **Cupr**[31], *Dulc* (Auch Vergiftungsfolgen der Nieren durch massive Dosen[111]), **Hydr-ac** (Kollaps[2,39]; Kollaps, wenn durch Camph verursacht, mit plötzlichem Aufhören der Absonderung[17]), **Lyc**[31,56], **NIT-S-D**, **OP** (Wenn gefährliche Folgen durch eine hohe Dosis Camph eintreten[23,111]), *Phos* (Böse Folgen von exzessivem Gebrauch von Camph[1,25]), **Squil**[31]

Kollateralmittel:
Acon (Prophylaktikum gegen Erkältung), **Agar** (Kalte Flecken am Körper), **Am-m** (Kreislaufkollaps – Am-c, Carb-v, Verat, Crot-h), **ARS** (Choleraartige Wirkungen – VERAT), *Bell*, **Calc** (Je betonter die Kongestion der inneren Organe ist, um so kälter wird die Oberfläche – bei Brust-, Magen und Darmbeschwerden werden Füße und Hände eiskalt), **Camph-ac** (Prophylaktikum gegen Nachtschweiße und Katheterfieber), **CARB-V** (Kalter Atem

spielt auf der vor den Mund gehaltenen Hand; Herzversagen mit Kollapssymptomen – auch Verat; Kollaps – Cadm-s, Tab, Verat; plötzlicher, akuter Schockzustand, allergischer Schock – Verat; Choleraartige Zustände – Cupr, *Verat*), **Canth**, **Con**, **CUPR** (Cholera und choleraartige Diarrhoe – Cupr-ar), **Dulc**, **Eup-per** (Grippe mit Frost), **Graph** (Katalepsie), **Hell** (Denken an die bestehenden Beschwerden bessert), *Hydr-ac* (Cholera), *Laur*, **Luf-act** (Körper eiskalt mit Ruhelosigkeit und Angst; brennender Durst), **Lyc**, **Nit-s-d**, **Op**, **Phos**, **Pyrog**, **SEC** (Kälte des Körpers, mit innerer Hitze; muß sich aufdekken, selbst im kalten Zimmer – Led, Med), **Stram** (Furcht vor einem Spiegel im Zimmer), **Sulph** (Choleraartige Symptome), **Tereb**, *Verat* (Kollaps mit raschem Beginn; plötzliche Anfälle von Erbrechen und Durchfall, kalter Atem – Jatr; Cholera mit eiskalten Schweißstadien – Camph: eiskalte Trockenheit des ersten Stadiums; Cupr: Cholera mit Krämpfen; Zittern in den äußeren Organen – Camph: Zittern in den inneren Organen), **Verat-v**

Cannabis indica

Miasma:
Syc

Temperament:
CHOLER[15], Sang

Seitenbeziehung:
r

Speisen, die man meiden sollte:
Alkohol[9], Kaffee[9], LIKÖR[9]

Komplementärmittel:
Bar-c (Hyperaktivität, mangelnde Aufmerksamkeit und andere Störungen in der Kindheit, die primär die geistigen und emotionalen Ebenen betreffen[50]).

Folgemittel:
Calc (Delirium tremens; wenn Cann-i indiziert scheint, aber versagt[44]), **Cic** (Katalepsie, wenn Cann-i versagt[149]), **Pop**

Feindlich: –

Antidote:
Apis[8,185], **Bell**[98], *Camph*[7,31,100], **Cann-s** (Harnwegssymptome[30]), **Merc**[31]
Bei großen Dosen: *Zitronensaft*[7,31,100]

Kollateralmittel:
Agro, **Anac**, **Anh** (Gestörtes Zeitgefühl), *Bell*, **Canth** (Harnwegserkrankungen und Gonorrhoe), **Ery-a** (Entzündung von Blase und Urethra – Cann-s, Canth), **Cimic** (Beschwerden in der Menopause – Plat), *Hyos* (Krämpfe im Pharynx beim Trinken), **Lach**, **Nat-m** (Lacht bei ernsten Angelegenheiten), **Nux-m**, *Op*, **Sabad** (Eingebildete Leiden), *Stram*, **Valer**, *Verat*, *Zinc*

Cannabis sativa

Miasma:
Pso, Syc

Seitenbeziehung:
u, l ⤢ r

Wirkdauer:
1-10 Tage
2-3 Wochen[187]

Bemerkungen:
Bei Frauen indiziert, die lange verheiratet sind und keine Kinder haben[187].

Komplementärmittel:
Merc-c[175], **Sulph**[147], **Thuj**[143,147]

Folgemittel:
Arg-m (Heilte Gonorrhoe, nachdem Cann-s versagte[25]), **Arg-n** (Gonorrhoe, wenn der Ausfluß dick, eitrig und reichlicher wird, mit schneidenden Schmerzen beim Urinieren, die sich zum Anus erstrecken[16]), **Bell**, **Canth** (Harnwegssymptome[15]), **Hyos**, **Lyc**, **Merc** (Gonorrhoe, wenn der Ausfluß grün und eitrig ist[16,48]; Gonorrhoe, wenn nach 10-12 Tagen grüngelber und dicker Ausfluß besteht[44]), **Merc-c** (Gonorrhoe, wenn der Ausfluß dick und grün ist, das Brennen anhält[48]), **Nux-v**, **Op**, **Pop**[50], **Prun** (Harnwegsinfektion, Harnwegssymptome, besonders mit Tenesmus und ineffektivem Harndrang[188]), **Puls** (Gonorrhoe, wenn der Ausfluß dick und blande ist – auch Sep[48]), **Rhus-t**, **Sulph** (Chronischer Harnröhrenausfluß[48]; Katarakt[91]; Gonorrhoe, wenn Cann-s[48], Canth[48], Merc[48] oder Merc-c[48] nicht schnell und zufriedenstellend wirken[48]), **Thuj**[32,50], **Verat**

Feindlich:
Camph

Antidote:
Apis[185], CAMPH, Merc[20], Stry[25,31]
Bei großen Dosen: ZITRONENSAFT[9,13,25,31,34]

Kollateralmittel:
Apis, **Cann-i**, **CANTH** (Erscheinungen an der Harnröhre), **Clem**, **Coc-c**, **Cop** (Zystitis und Urethritis – Canth, Tereb), **Hed** (Gonorrhoe und Entzündung des Penis), **Kali-n**, *Lyc*, **Med**, **Merc**, **Merc-c**, **Nux-v**, *Puls*, **Stram**, **Sulph**, *Ter*, **Thuj**

Cantharis

Miasma:
Pso[8], *Syc*[8]

Temperament:
Choler

Seitenbeziehung:
u, I, R, r nach l[44]

Wirkdauer:
30-40 Tage
3 Wochen (etwa[187])

Bemerkungen:
Canth wirkt auf die rechte Niere[79].

Acon, Bell und Canth werden das ABC der Therapeutika für die renale Kongestion genannt[54].

Speisen, die man meiden sollte:
Essig[1], KAFFEE, KALTE GETRÄNKE, *Öl*[13]

Speisen, zu denen man raten sollte:
Wein

Komplementärmittel:
Apis[8,17,34,147,185], **Arg-n**[34] (Nierenkolik, wenn Canth versagt[33]), **Camph** (Nieren- und Harnwegsbeschwerden[30]), **Colch** (Dysenterie[54]), **Cop** (Brennen vor, während und nach dem Wasserlassen[143]), **Kali-bi** (Dysenterie[33]; Dysenterie, nachdem Canth die Schleimhautfetzen beseitigt hat[120]), **Merc-c**[34], **Sep**[34], **Sulph**[6] (Dysenterie, wenn Bluten und Tenesmus nachgelassen haben, aber die Stühle schleimig sind, mit häufigem, plötzlichem Drang[16]), **Ter** (Chronische Bright'sche Erkrankung[26])

Folgemittel:
Apis (Zystitis[50]; Albuminurie nach Scharlach, wenn Canth versagt[25]; Scharlach mit Albuminurie, wenn Canth versagt[1,25]; Erkrankungen der Prostata nach dem Versagen von Canth[25]; Pleuritis[44,95]; Pleuritis mit Erguß, nachdem die akuten Symptome nachlassen, die Flüssigkeit jedoch bleibt und sich die Pleura verdickt[86]), **Apisin** (Pleuritis[44]), **Arg-n** (Gonorrhoe, wenn der Ausfluß eitrig wird[16]; Nierenschmerz[16,44], wenn Canth indiziert scheint, aber versagt[16]), *Ars* (Dysenterie, wenn Canth die Krankheit aufgehalten hat[54]; hochgradige Sepsis nach Verbrennungen[15]; Nierenkolik und andere Nierenerkrankungen[44] – auch Berb[44]), **Bell**, **Berb** (Chronische Zystitis), **Cann-i** (Gonorrhoe, wenn die schmerzhafte Erektion sehr ausgeprägt ist[16]), **Cann-s** (Gonorrhoe, Zystitis[44]; Dysurie, wenn Canth indiziert scheint, aber versagt[74]), *Chim* (Heilte, nachdem Merc-c und Canth bei Harnwegskomplikation versagten[50]), **Clem** (Harnwegs- und Genitalsymptome[38]), **Cuprar** (Hochgradig ödematöse Nephritis, als bestgewählte Mittel bei einem Fall versagten[46]), **Equis** (Manchmal erfolgreich in Fällen, die durch Canth nicht gelindert wurden[48]), **Gaul**[50] (Verbrennungen[9]), **Kali-bi** (Gastroenteritis, wenn die Kolik nachzulassen beginnt und die Stühle anfangen, weniger blutdurchsetzt zu werden mit stärkerem Schleim aber persistierendem Tenesmus[51]; Dysenterie[16], wenn die Schleimhautfetzen durch Canth entfernt wurden[1,25,39,103]; Dysenterie, wenn die Schleimhautfetzen geleeartig werden[12,14,103]; Dysenterie, wenn, obwohl die Schleimhautfetzen bestehen bleiben, die Absonderung geleeartig wird[1,16]), **Kali-i**, **Lach** (Sepsis nach Verbrennungen[15]), *Merc* (Gonorrhoe, wenn nach 10-12 Tagen grüner und dicker Ausfluß besteht[44], und es schlimmts nachts ist[16];

mit häufigem Harndrang nachts[44,106]), **Merc-c** (Gonorrhoe[16]; chronische parenchymatöse Nephritis, wenn die Wassersucht gemindert wurde, der Urin hoch eiweißhaltig und spärlich bleibt[83]), **Nux-v** (Schmerzhafter, vergeblicher Harndrang, wenn Canth indiziert scheint, aber versagt[74]), **Pareir** (Zystitis mit unerträglichem Harndrang[15]), *Phos*, **Pop** (Wenn Canth indiziert scheint, aber versagt[12]), *Puls*, *Sep*, *Sulph* (Chronische Fälle von Dysenterie[16]; Gonorrhoe, wenn Canth[48], Cann-s[48], Merc[48] oder Merc-c[48] nicht schnell und zufriedenstellend wirken[48])

Feindlich:
COFF
Öl verstärkt die üblen Folgen von Canth[13,25,31].

Antidote:
ACON, *Apis* (Blasenentzündung[12,14,16,25]; Bright'sche Erkrankung[12,25]), CAMPH (Harnretention und Strangurie, besonders durch toxische Wirkungen von Canth[16,54]; Hämaturie[101]; Vergiftungsfälle[39]; Albuminurie[44]), *Kali-n* (Renale Symptome[12,16]; Strangurie nach Mißbrauch von Canth[13]), *Laur*, *Puls*, *Rheum*, Rhus-t[50], Sulph[6], Symph
Alkohol, *Essig*[7,31,34]
Für große Dosen: **Camph**-Spiritus tropfenweise auf Zucker, ein Tropfen alle 10 oder 15 Minuten[33]; Trinken großer Mengen kalten Wassers[16]
Hohe Potenz und schwache Lösung von Alkohol und Wasser lokal[64]

Kollateralmittel:
Acon, **Agro** (Brennendes Gefühl im Magen, durch den Ösophagus in den Rachen), **Andr** (Harnwegsprobleme, Diuretikum bei Wassersucht), **APIS** (Erysipelartiger Zustand von Mund und Rachen, Diphtherie; Perikarditis mit Erguß; Irritationen der Harnwege), **Arist-cl** (Wunden von Verbrennungen; nach der Geburt beschleunigt es die Uteruskontraktion und treibt jegliche Membranen oder koaguliertes Blut heraus), **ARS** (Verbrennungen; Glomerulonephritis mit gastrischen Symptomen von Durchfall und Erbrechen; Carb-ac: Verbrennungen, wenn die betroffenen Teile ulzerieren), **Aur-m** (Erschöpfende Erektionen; Hura: unerträgliche Erektionen), *Bell* (Nierenkolik mit Fieber – Canth mit Zystitis), **Berb**, **Calc-ar**, *Camph* (Strangurie, Urin rot, blutig und kommt in Tropfen), **Cann-i** (Harnwegskrankungen und Gonorrhoe; Canth hat mehr Tenesmus, während Cann-i mehr Brennen und Wehtun hat), *Cann-s* (Erscheinungen an der Harnröhre), **Canthin** (Erhöhter Blutzucker im Zusammenhang mit einer Glomerulonephritis), **Caps** (Rachensymptome; Dysenterie), *Caust* (Alte Verbrennungsstellen flackern auf und sind sehr schmerzhaft), **Chim**, **Clem**, **Cop**, **Coc-c** (Anurie), **Cupr** (Patient brüllt wie ein Kalb im Delirium – bei Canth bellt er), *Equis* (Niere, Blase), **Dor** (Urethritis bei Kindern), **Ery-a** (Krankhafter Harndrang mit Tenesmus und Stechen in Blase und Harnröhre – Chin, Merc-c), **Fuch** (Rindennephritis mit Albuminurie, tiefroter Urin), **Hell** (Urämisches Koma – Am-c, Cupr-ar, Op), **Hydrang**, **Ipom**, *Kali-bi*, *Kali-chl* (Dysenterie; wenn die charakteristischen Stühle wie Schleimhaut-Schabsel von Canth von geleeartigen Stühlen gefolgt werden[50]), **Kali-n**, **Kreos**, **Lach** (Sepsis nach Verbrennungen – Ars; Flüssigkeiten verursachen Schmerzen beim Schlucken – Cina, Stram), **Laur**, *Lyc*, **MERC-C** (Heftiger Tenesmus der Blase), **Mez**, *Nit-ac*,

Nux-v, Pareir, Petros, *Phos*, Pic-ac (Heftiges sexuelles Verlangen), ***Puls*** (Dysurie in der Schwangerschaft – Nux-v; Verbrennungen – Urt-u), **Pyrog** (Plazentaretention; Fötus wird behalten, tot, zersetzt – Sabin), **Rheum, Rhus-t** (Gesichtserysipel mit Einbeziehen der Lider; Erysipel mit Furunkelbildung; andere Hautsymptome und Ruhelosigkeit), **Sabal** (Krebs des Harntrakts mit stechenden Schmerzen), ***Sabin*, Sars** (Harngrieß bei Kindern; Erkrankungen der Blase – auch Chim, Ter), **Sep, Sil** (Verhütet Nierenkolik; Narben, Schwellung, Tumore und Fistelung nach Verbrennungen), **Sulph** (Um die Austreibung von Molen aus dem Uterus zu fördern – Canth), **TER** (Peritonitis, Tympanitis, Dysurie, Nephritis; Nieren stellen die Arbeit ein, mit spärlichem rauchigen oder eingestellten Urin mit folgender Urämie, akutes Nierenversagen; Blasenkrebs – Canth und Mill zur Behandlung der Dysurie und des Blutens während der Krebsbehandlung), ***Thuj*** (Urethritis – Cub; chronische oder rezidivierende Harnwegsentzündung), **Tub** (Chronische Zystitis), **Urt-u** (Schmerzen von Verbrennungen), **Uva, Verat, Vesi** (Wehtun und brennendes Gefühl entlang der Harnröhre und in der Blase mit häufigem Verlangen Wasser zu lassen, Zystitis, Reizblase)

Capsicum annuum

Miasma:
Pso[140], Syc

Temperament:
Melan[15], *Phleg*[31], Sang[64]

Seitenbeziehung:
u, L, r, l ↘ r

Wirkdauer:
7 Tage
4-8 Tage[187]

Bemerkungen:
Reaktionsmangel bei Fettleibigkeit, mit chronischem Katarrh des Kopfes, Plethora und Hämorrhoiden[44].

Speisen, die man meiden sollte:
Kaffee, Kalte Getränke[8]

Komplementärmittel:
Bar-c[50]**, Calc**[50]**, Cina, Ferr-p** (Ohrenschmerzen und Otitis, Entzündung des Ohres bei Masern[80]), ***Nat-m***[8,17,145,147]**, Rhus-t**[50]**, Sulph**[147]**, Tub**[50]

Folgemittel:
Bell, Calc-f (Nekrose des Mastoids[35]), **Cina** (Intermittierendes Fieber[1]), **Cinnb**[143]**, Kali-bi** (Alter Katarrh, nachdem Caps Reaktionsfähigkeit bewirkt hat[56] – auch Sil[56]; katarrhalische Zustände des Kopfes bei plumpen, fettleibigen Personen[44] – auch Sil[44]), **Lyc, Meny**[50]**, Puls, Sil, Tub-a** (Otitis media mit Entzündung des Mastoids bei Kindern[28])

Feindlich: –

Antidote:
Acon[8]**, *Calad*, CAMPH** (Riechen an einer gesättigten Camph-Lösung, um eine überstarke Wirkung bei sehr empfindlichen Personen zu mindern[23]), **CHIN, CINA,** Dampf von brennendem **Sulphur**[12,25,31] (Gefühl, als wären die Teile eingeschlafen[12,31]), *Sul-ac*

Kollateralmittel:
Acon (Viele Symptome begleitet von Kälteschauer), **Apis, *Arg-n*** (Alles was er ansieht, erscheint ihm grün – Act-sp, Camph, Caps, Cina, Ruta), **Ars** (Rachenkatarrh von Rauchern, besser durch Rauchen), **Asaf** (Übelriechender Atem und Auswurf), **BELL, *Bry*, *Canth*** (Dysenterie), **Carb-v** (Träge reagierende Fälle von Diphtherie; Brennen der Schleimhäute – *Phos*), **Caust** (Schmerzen in entfernten Teilen beim Husten), **Crot-c, *Foll*** (Trennungsprobleme beim Kind von der Mutter – Sacch), **Guaj** (Heiserkeit von Rauchern mit dem Gefühl von Trockenheit), **Hed, Iod, Ign, Iris, Kali-bi** (Diphtherie bei dicken, trägen Patienten), **Lyc, Mag-c, Mand** (Hitzegefühl an verschiedenen Teilen des Körpers), **Mang** (Akute Laryngitis bei Rauchern), **Nux-v** (Raucherhusten – Cub, Kali-bi), **Phel** (Fötide Bronchitis – Asaf, Iris, Carb-v, Sulph), **Phos, Ph-ac** (Heimweh – Cent), **PULS** (Gliederschmerzen, besser durch Umhergehen – Iod, Hed, Rhus-t), ***Rhus-t*** (Anfängliche Bewegung verschlimmert, kontinuierliche Bewegung bessert), ***Rob*** (Chronisches Sodbrennen; Brennen in den Schleimhäuten – Canth), **Sil** (Mastoiditis), **Stann-i** (Chronische Bronchitis von Rauchern; tracheale und bronchiale Reizung bei Rauchern), **Verat**

Carbo animalis

Miasma:
Pso[4,140], Syc, *Tub*[140], Syp

Temperament:
Melan, Phleg

Seitenbeziehung:
u, *r*[8], l ↘ r

Wirkdauer:
28-60 Tage[140]

Bemerkungen:
Bei ausbleibender Reaktion kann man bis zur 2X gehen, z.B. bei brennenden Schmerzen bei Magenkrebs[136].

Der allgemeine Charakter ist ähnlich Carb-v, aber die Wirkung ist tiefer und durchgreifender[137].

Speisen, die man meiden sollte:
Alkohol[31], Essig[12], Fett, *Wein*[12]

Interkurrente Mittel:
Scir (Krebsbehandlung – auch Tub, Med[50])

Komplementärmittel:

Calc-f[157], **CALC-P**[17,145,157,185] (Drüsenerkrankungen[16]), **Cund** (Atonische Dyspepsie mit Flatulenz bei Magenkrebs – auch Hydr[157]), **Con** (Hinfälligkeit mit Blutandrang im venösen System – auch Psor, Sep, Sil[157]), **Fl-ac** (Syphilitische Ulzerationen – auch Bar-c, Kali-bi, Merc, Nit-ac, Phyt[157]), **Graph**[62], **Nat-c**[157], **Sul-i**[157]

Folgemittel:

Anthraci (Gangrän – auch Ars, Carb-v, Sec[157]), **Ars**, **Aster** (Szirrhöser Brustkrebs[25]; glanduläre Syndrome – auch Aur, Aur-m, Con, Lap-a, Plb-i[157]), **Aur** (Melanose des Auges, nachdem Carb-an versagt hatte[25]), **Bell**, **Bry**, **Calc-f** (Ulzerationen[157]), **Carb-v**, **Hep** (Weicher Schanker mit Eiterung der Bubonen[44]), **Kali-c** (Niedrige Vitalität kann eine vorherige Kur mit Carbo angeraten sein lassen, um die Reaktionsfähigkeit an den Punkt zu bringen, an dem Kali-c helfen kann[9]), **Nit-ac** (Syphilitische Bubonen[101]), **Phos**, **Puls**, **Sep**, **Sil**, **Stann** (Lungengangrän – auch Mall, Phel[157]), **Sulph**, **Verat**

Feindlich:

Carb-v

Antidote:

ARS, **CAMPH**, **Coff**, **Lach**, **NUX-V** Essig, **WEIN**

Kollateralmittel:

Am-c, **Aster**, **Aur**, **Aur-m-n** (Uterusverhärtung), **Ars** (Maligne Tumore und Geschwüre – Con, Visc), *Bad* (Verhärtungen der Drüsen), **Calc**, **Calc-f**, **Calc-p**, **Carb-s**, **Carb-t** (Hakenwurmkrankheit – auch Chen; Lähmungen der interossären Muskeln von Händen und Füßen), *Carb-v* (Erkrankungen von Brust und Ohren), **Caust** (Eiterung an der Analregion – Hep), **Chin**, **Clem**, **Con** (Drüsenerkrankungen – *Hydr*; Brusttumore – auch Phyt, Sil), **Cund**, **Fl-ac**, **Graph**, **Hell**, **Lach**, **Lap-a**, **Lob** (Brustkrebs, die rechte Brust wird ausgezehrt[196]), *Phos* (Blutende Geschwüre), **Ph-ac**, **Plb-i**, **Phyt**, **Ran-b** (Stechende Schmerzen in der Brust nach der Erholung von einer Pleuritis), *Sep* (Gelber Sattel über der Nase), **Sil**, **Sulph**, **Verat**, **Visc**

Carbo vegetabilis

Miasma:

Pso[4,140], *Syc*[8], *Tub*[140], Syp[140]

Temperament:

Choler[31], *Phleg*

Seitenbeziehung:

u, l ⤨ r

Verwandte Darmnosode:

Morgan Pure

Wirkdauer:

60 Tage
Mehr als 36 Tage[187]

Bemerkungen:

Reaktionsmangel bei Baucherkrankungen mit schnellem Puls und großer Kälte des Körpers[14].

Reaktionsmangel bei sehr schwachen Individuen[44].

In unseren Tagen heftigen Medikamentengebrauchs und drastischer Arzneigaben sowie einer ständig wachsenden Schar experimenteller chemischer Spezifika werden die Zustände vieler Patienten dadurch zunehmend verschlimmert. Mit der dazukommenden Last eines verunreinigten Blutstroms hat das Opfer einer Herzkrankheit seine Chancen auf Hilfe und Heilung stark vermindert, da seine Fähigkeit, auf kurative Mittel zu reagieren, höchst beeinträchtigt ist. Für diese Patientengruppe mit wenigen oder keinen Symptomen zur Mittelwahl, bei denen die natürlichen Manifestationen der Krankheit unterdrückt worden sind und eine überwältigte Lebenskraft gerade noch um die Existenz kämpft, bringt eine Potenz von Carb-v hervorragende Ergebnisse. Carb-v ist eines der Mittel, um die nachlassende Lebenskraft wiederzuerwecken, die es nicht schafft, auf Mittel zu reagieren, Mittel, die anscheinend indiziert sind, aber dennoch keine Heilwirkung anstoßen können. Mangel an vitaler Reaktion ist ein Keynote und passt in das allgemeine Bild der Prüfung[199].

Wenn Reaktionen bei Patienten, die zu lange unter solchen Substanzen (Arzneimitteln) standen, langsam und schwach sind, bringt eine Gabe Carb-v 10M eine bessere Reaktionskraft beim Patienten[199].

Reaktionsmangel bei Syphilis[44].

Mangelnde Empfänglichkeit für gut gewählte Mittel[1].

Wenn mir ein Patient erzählt, daß er an der gegenwärtigen, undefinierten „einseitigen" Krankheit leidet, seit er einen akuten Anfall irgendeiner anderen Krankheit hatte, wird Carb-v sehr hoch gegeben, nach einem oder zwei Monaten von der Heilung der gegenwärtigen Krankheit gefolgt werden oder von der Entwicklung ihres originalen, wahren Ausdrucks[30].

Wenn sich ein Patient von einer akuten Erkrankung jedweder Art nur langsam erholt, kommen bestimmte Mittel, wie Carb-v, Sulph und Psor in Betracht[52].

Carb-v, Chin und Lyc bilden das Trio der Blähungsmittel[48].

Carb-v, Ars und Mur-ac bilden das Trio, das schon viele Patienten aus den Klauen des Todes befreit hat[48].

Carb-v, Caust und Kali-c bilden das Trio für Bronchitis bei alten Leuten[157].

Speisen, die man meiden sollte:

Alkohol[9], BUTTER, EIS[8], FETT, *Geflügel*[12], *Gefrorenes*, *Heiße Getränke*[31], *Kaffee*[9], *Kalte Getränke*, *Likör*[9], MILCH[9], REICHHALTIGE SPEISEN, SAURE SPEISEN[8], SCHWEINEFLEISCH,

Interkurrente Mittel:

Op (Chronische Krankheiten[187]), **Scir** (Krebsbehandlung – auch Tub, Med[50])

Komplementärmittel:

Arg-n (Flatulenz[50]; heftige Flatulenz mit Gefühl zu platzen, schlimmer beim Nachmittagstee[56]), **Ant-t[157]** (Lungenerkrankungen[157]), **Arn** (Erkrankungen der Atemwege, besonders bei Kindern[89]; Laryngitis[111] auch Sel[111]), **Ars[8,17,157,185]**, **Calc-p[8]**, **Chin[185]** (Asthma[50]; Typhus mit völliger Betäubung der vitalen Kräfte und beginnender Herzlähmung[48]), **Cupr** (Verdauungsbeschwerden mit krampfartigen Schmerzen[157]), **Dros, Graph[62], KALI-C** (Chronische Krankheiten[50]; Stiche in Brust und Herz[12]; Herzerkrankungen[56]; Lungentuberkulose[48]; auch Hals-, Lungen- und Magenbeschwerden[1,16]; Pneumonie mit Pleuraerguß, Endokarditis mit peripherem Erguß[56]; Sphäre des Verdauungsapparats – auch Chin, Sec, Verat[157]; Brustbeschwerden[145]), **Laur[6]**, **Med** (Kommt oft als ein sehr nützliches Komplementärmittel hoch[50]), **Phos** (Brusterkrankungen, Halsbeschwerden[1,16]; ausgeprägte Hinfälligkeit[16]; Blutung durch leichte Ursache[63]; Blutung – auch Chin[157]; unentwickelte Fälle[30,50]), **Sec** (Geschwüre, Gangrän – auch Carb-an, Carb-ac), **Sel** (Erkrankungen der Atemwege besonders bei Kindern[89]), **Tarent[50]**, **Verat[7]** (Herz-Kreislauf-Kollaps – auch Camph, Hydr-ac, Laur[157])

Folgemittel:

Abrot (Metastasierung der Mumps, wenn Carb-v versagt[30]), **Acon, Ant-ar** (Herzversagen[50]), *Ant-t* (Herzversagen[50]; nach 10 Minuten oder im Wechsel bei weißer Asphyxie bei Neugeborenen[177]), *Ars* (Darmerkrankungen, Durchfall[103]; schwergradige Sepsis nach Verbrennungen[15]), **All-c[1]**, **But-ac** (Geblähte Dyspepsie, mit großer Ansammlung von Luft sowohl im Magen als auch in den Därmen, nach dem Versagen von Arg-n, Carb-v, Lyc, Mag-m, Mom-b[50]), **Carb-ac** (Erschöpfender Durchfall mit sehr übelriechenden Stühlen, wenn Carb-v versagt[103,138]), *Chin* (Dysenterie an sumpfigen Orten, wenn Carb-v die eitrigen Symptome nicht behebt[33]; Darmerkrankungen, Durchfall[103]), **Cina** (Aphonie durch Kälteeinwirkung, wenn Carb-v indiziert scheint, aber versagt[25]), **Cocc[50]**, **Dirc** (Konvulsiver Husten[33]), *Dros, Kali-c* (Akutes Herzversagen, wenn sich der Patient nach Carb-v etwas gebessert hat[51,52]; Herzinfarkt und Angina pectoris – auch Sulph[50]), **Lach** (Sepsis nach Verbrennungen[15]; Emphysem[33,40]; quälender Husten[40]), *Lyc*, **Merc** (Darmerkrankungen, Durchfall[103]), **Nat-s** (Bronchialasthma[163]), **Nux-v, Phos** (Pleuritis, wenn sich die Krankheit ausbreitet, Lungen und Bronchien miteinbezieht und es so zu einem Fall von Pleuropneumonie kommt; Bronchitis mit heftigem Husten, schlimmer abends und beim Liegen auf der linken Seite mit Schweregefühl in der Brust[48]), **Ph-ac**, **Psor** (Darmerkrankungen, Durchfall[103]), **Puls, Sep, Sil[7]**, **Stann** (Hartnäckige Gastralgie, wenn (Carb-v und) andere Mittel versagen[46]), *Sulph* (Akutes Herzversagen[50] – Kali-c[50]; akutes Herzversagen, wenn der Patient nach der Anwendung von Carb-v Fortschritte gemacht hat[51,52]; Kollaps[51], auch Kali-c[51]), **Verat** (Dysmenorrhoe mit Erbrechen und Abführen[1,34])

Feindlich:

Carb-an, **Caust[16,17]**, *Kreos[10,44,76,103]* (Nach Carb-v[13]) Sollte nicht mit **Ars** und **Lach** im Wechsel gegeben werden[138]

Antidote:

Ambr[9], ARS, CAMPH, Caust, Chin[31], COFF, Dulc[77], Ferr, LACH[20], Merc[50], Nat-m[8,148], NIT-S-D Roher Kaffee[23]

Kollateralmittel:

Am-c (Kollaps mit kaltem Schweiß und Zyanose, ohne Verlangen nach frischer Luft – auch Verat; Carb-v: mit Verlangen nach frischer Luft; Emphysem; Flatulenz unter den Geweben), **Ant-ar** (Gestörter venöser Kreislauf, verursacht Herzversagen), **Ant-t** (Drohende Lungenlähmung durch Unfähigkeit zur Expektoration von gelöstem Schleim; Verschlimmerung durch Hitze und stickige Luft, mag gar keine zirkulierende Luft, will Frische im Raum, aber ruhige Luft; das Mittel des letzten Atemzugs; mangelnde Oxygenierung des Blutes, Dyspepsie – Nux-v), **Arn** (Bronchialasthma, Patient sieht aus, als müsse er sterben – Chin, Coff, Op), **ARS** (Hypotension bei blassen Anämischen – Verat; um den letzten Kampf zu erleichtern, z.B. bei Euthanasie – Lach, Lyc, Tarent-c), **Asaf, Calc-hp** (Habituelle kalte Extremitäten), **Camph** (Agonie, Kollaps; Körper kalt, trotzdem Abneigung gegen Bedeckung – Sec), *Carb-an* (Krämpfe beginnen in der Zunge, gehen die Trachea und die Extremitäten hinab), **Carc** (Schmerz im Gaumen, schlimmer durch warme Getränke, besser durch kalte Getränke), **Caul** (Erschöpfung während der Wehen, Verlangen nach bewegter Luft, kalter, klammer Schweiß), **Caust, CHIN, Chin-ar** (Eisige Kälte der Extremitäten[199]), **Colch, Cund** (Drainagemittel für den Magen – auch Orni), **Crot-h** (Dunkle, passive Blutung – Sec), **Chin, Gels** (Migräne mit Polyurie – Ign), **Graph, Hep** (Die einfachste Nahrung bekommt nicht), **Ip**, *Kali-c* (Hiatushernie; viele Formen von Lungenerkrankungen, besonders als pathologisches Ergebnisse von Entzündungen; Symptome des Verdauungstrakts bei geschwächten, anämischen Personen; Verdauungsschwäche mit Flatulenz – Chin, Cycl, Graph, Puls), **Kalm** (Versagendes Herz mit Symptomen von Verdauungsstörung), *Kreos* (Nahrung bleibt lange nach dem Essen im Magen, verursacht Druck, durch Verengung des Duodenums), *Lach* (Kreislaufschwäche und Kollaps schlimmer durch Wärme), **Laur** (Herzschwäche – Am-c, Dig, Stroph), **Lil-t** (Aufstoßen und kardiale Beschwerden – auch Aur, Olnd; Magenbeschwerden, Arg-n – auch *Carb-v*, Dios, Kali-c, Nux-m, Paris, Sang, Tarent; Atembeschwerden, Ant-t – auch Ambr, *Carb-v*, *Sang*), **LYC** (Windansammlung in den Därmen, wohingegen es bei Carb-v hauptsächlich im Magen ist; Subazidität – Graph, Chin), **Mag-c, Mang-met** (Progressive Amyotrophie; Carb-v: Muskuläre Schwäche nach Akuterkrankung), **Med** (Kollapszustand, möchte die ganze Zeit angefächelt werden; chronische Gastralgie mit Aufgeblähtsein des Bauches, brennende Schmerzen mit brennendem Aufstoßen schlimmer durch Essen und besser durch Blähungsabgang), **Mosch** (Kollaps durch leichteste Aufregung), **Mur-ac** (Retter in Todesnähe – Ars; Typhus), *Nat-m*, **Nux-v, Ol-an** (Verdauungsstörungen besser durch Aufstoßen und Blähungsabgang), **Op** (Mangelnde Empfindlichkeit auf gut gewählte Mittel – Valer), **Phos** (Verdauungsstörungen bei Diabetikern; leicht blutende Geschwüre durch den geringsten Anlaß; Laryngitis schlimmer abends; schwaches Gefühl in der Brust – Stann, **Plb** (Vernachlässigte Pneumonie – auch Chin, Kali-c), **Psor** (Reaktionsmangel nach gut indizierten Mitteln), **PULS** (Schlimme Folgen von fetten Speisen; passive Kreislaufzustände – auch Bov; Verlangen, gefächelt zu werden, auch Apis, aber Puls und Apis sind warme Patienten, Carb-v hat kaltes Blut), **Pyrog** (Septische Zustände – Lach), **Rhus-t** (Hat sich nie mehr gut gefühlt seit dieser Verstauchung – Calc), **Rumx** (Heiserkeit), **Sec** (Kollaps, Epistaxis), **Sep** (Haarausfall nach der Schwangerschaft; Plazentaretention – auch Canth), **Sil** (Ischämie der Extremitäten), **Stront-c** (Schock nach chirurgischen Eingriffen, besonders, wenn viel geschnitten wurde; große Erschöpfung, Kälte, Sickerblutung, fast kalter Atem), **SULPH** (Kollaps[51]; Dyspepsie durch kohlenstoffhaltige Speisen, besonders Milch, kann nichts verdauen, muß von der einfachsten Nahrung leben; Aphonie morgens; saurer Geruch der Menses, übelriechende Dysenterie und Erysipel der Mammae, chronische Kreislaufstörungen; will ständig angefächelt werden – Ant-t, Aur), **Thuj** (Schwärzliche Flächen an manchen Stellen, verursacht durch Stagnation der Gefäße und Kapillaren), **VERAT** (Kollaps von raschem Beginn – auch Camph; Carb-v hat Kollaps von allmählichem Beginn), andere „Kohlenstoffmittel" (Carbn-s, Graph, Carb-an …)

Carbolicum acidum

Miasma:
Syc[50]

Speisen, die man meiden sollte:
Alkohol[50], Apfelwein, Essig[1], *Pflanzliche Öle*[9]

Speisen, zu denen man raten sollte:
Kalte Getränke

Komplementärmittel: –

Folgemittel:
Kali-bi (Dysenterie, wenn Carb-ac die Schleimhautfetzen beseitigt hat[1])

Feindlich:
Lach[36], **Glyc**[9]
Pflanzliche Öle[9]

Antidote:
Apis[36], **Calc**[50], **Carb-ac** (In hoher Potenz, innerlich[64]), **Iod** (Bei Vergiftungen[34])
Essig (Das beste Antidot[50]), verdünnter Apfelessig[1,34,64], Kalk[12], zuckersaure Kalklösung[12], Alkohol[9], Milch (In großen Zügen[12]; Vergiftungsfälle[12,39]), Glaubersalz in wässriger Lösung[9]
Örtlich: Glyzerin[64]

Kollateralmittel:
ARS, **Bapt** (Eitrige Absonderungen), **Bell** (Schreckliche Schmerzen, kommen plötzlich, dauern eine kurze Zeit und verschwinden plötzlich – Mag-p), **Carb-v**, **Guan** (Hef-

tige Kopfschmerzen wie von einem Band um den Kopf, Beschwerden wie Heufieber, Jucken von Nasenlöchern, Rücken, Oberschenkel, Genitalien), **Kreos** (Allgemeine Wirkung, diabetische Gangrän; Geschwüre mit übelriechenden Absonderungen; Frauenkrankheiten), **Merc** (Leukorrhoe bei Kindern – auch Cann-s, Puls, Sep), *Phos*, *Pic-ac*, **Sulph** (Geschwüre mit übelriechenden Absonderungen)

Carboneum sulphuratum

Miasma:
Pso[4], Syc

Verwandte Darmnosode:
Morgan Pure

Bemerkungen:
Für alle Fälle, die wie Lyc, Sulph oder Carb-v aussehen, aber nicht charakteristisch sind[50].

Speisen, die man meiden sollte:
Alkohol[9], *Kalte Speisen*

Komplementärmittel: –

Folgemittel:
Stann (Hartnäckige Gastralgie, wenn (Carbn-s und) andere Mittel versagen[46])

Feindlich: –

Antidote: –

Kollateralmittel:
Agar, **Aran-ix**, **Arg-n** (Neuritis, Tabes – Caust, Thal), *Ars*, **Benz-d** (Augensymptome), *Carb-ac*, **Carb-v** (Flatulenz – Lyc), **Caust**, **Chin**, **Kali-bi** (Wandernde Schmerzen – Puls), **Lach**, **Plb**, **Pot-x**, **Sulph**, **Sul-ac**, **Thal**, **Thyr** (Fortschreitende Minderung der Sehkraft mit Zentralskotom)

Carcinosinum

Miasma:
PSO[4], SYC[4], TUB[4], SYP[4]

Assoziierte Darmnosode:
No Growth[50], Cocci[50], Yeasts[50]

Temperament:
Melan

Bemerkungen:

Familienanamnese von Krebs, Leukämie, Tuberkulose, Diabetes, besonders auf beiden Seiten, perniziöse Anämie, oder Kombination von diesen; persönliche Anamnese von Kinderkrankheiten, wie z.b. Keuchhusten, sehr früh im Leben, auch Pneumonie früh im Leben[19]; Kinderkrankheit nach der Pubertät oder Drüsenfieber, Exanthem mehr als einmal, heftige Reaktionen auf Impfung oder verlängerte Nachwirkungen davon, oder eine ungewöhnlich große Zahl an Infektionen im Kindesalter (oder Fehlen von Erkrankungen im Kindesalter[50] – Impfungen?) legen den Gedanken an Carc nahe[19,36,52].

Eine ungewöhnlich große Zahl akuter Infektionen bei Kindern legt den Gedanken an Carc nahe[52].

Wenn irgendeines der folgenden Mittel: Alum, Ars, Ars-i, Bell-p, Calc, Calc-p, Dys-co, Graph, Lach, Lyc, Med, Nat-m, Nat-s, Nit-ac, Op, Phos[36], Psor, Puls, Sep, Staph, Sulph, Syph, Thuj und die Tuberkuline, obwohl offensichtlich gut gewählt, keine Reaktion bringen, oder wenn zwei oder mehr dieser Mittel stark indiziert sind, aber keines genau paßt oder den Fall heilt, sollte Carc bedacht werden[36,52].

Mit der Ausnahme von Scir habe ich in der Behandlung von Krankheiten, die in diesen Regionen vorkommen, Carcinosine verschrieben, die sich aus anderen Gegenden ableiten, immer vorausgesetzt, daß es genaue Indikationen für Carc gab[52].

Vermindert die Keloidbildung, wenn es präoperativ bei Patienten angewendet wird, die sich einem plastisch-chirurgischen Eingriff unterziehen[19,52].

Es ist die Medizin für den latenten Zustand einer Erkrankung, mit einer auffallenden Familienanamnese von Krebserkrankungen im allgemeinen. Es kann bei fast jeder irreversiblen schweren Erkrankung angewendet werden. Um es in einem Wort zusammenzufassen: SCHWER auf allen Ebenen – körperlich, geistig, emotional[50].

Sollte nicht in mehrfachen Dosen verabreicht werden, wie z.B. 30, 200, 1M an drei aufeinanderfolgenden Tagen, da es bei empfindlichen Individuen Prüfungssymptome hervorrufen kann[50].

Carcinosinum sollte bei niedriger Vitalität nicht gegeben werden, wenn Polychreste besser indiziert sind[50].

Das psorische Miasma, das Carc benötig, hat Verlangen nach Fleisch, das sykotische Miasma, das Carc benötig, hat Verschlimmerung durch Fleisch und das syphilitische Miasma, das Carc benötigt, hat Abneigung gegen Fleisch[50].

Langanhaltende Unterdrückung jeglicher Krankheitszustände, seien sie körperlich oder geistig, die zu Aufruhr im ganzen System führt, bildet die Basis für Carc[189].

Nicht über der 200. Potenz bei groben Organläsionen, aber bei funktionellen Krankheiten und am Beginn von Organzerstörungen kann es erfolgreich in der 1M, 10M oder noch höheren Potenzen eingesetzt werden[189].

Wiederholter chirurgischer Eingriff bei Rezidiven[50].

Interkurrente Mittel:

Scir (Krebsbehandlung – auch Tub, Med[50])

Komplementärmittel:

Alum[50], **Arg-n**[5], **Ars**[50], **Ars-i**[50], **Calc-p**[50], **Dios**[50], **Dys-co**[50], **Foll**[50], **Lach**[52], **Lyc**[50], **Med**[50], **Nat-m**[50,52,112], **Nat-s**[50], **Nux-v**[50], **Op**[50], **Phos**[50], **Psor**[50], **Puls**[5,50], **Sep**[50,52], **Staph**[5,50], **Sulph**[52], **Sul-ac**[5], **Syph**[50,52], **Tuberkuline**[50]

Folgemittel:

Ail (Nachwirkungen von Drüsenfieber[52], auch Gland-f-n[52], wenn Carc versagt[52]), **Bar-c** (Hyperaktivität, mangelnde Aufmerksamkeit und andere Störungen in der Kindheit, die hauptsächlich die geistigen und emotionalen Ebenen betreffen – auch Stram[50]), **Bell-p** (Im Fall eines Knotens in der rechten Brust, in Verbindung mit Orangenhaut (Aussehen) und leicht vergrößerten axillären Lymphknoten[52]), **Foll**[50], **Lach** (Tonische Konvulsionen[52]), **Ph-ac**[50], **Psor**[52], **Sacch**[50](In einem großen Teil der Fälle, wenn der Heilungsprozeß nicht weitergeht[50]), **Sep**[50] (Bei einem Fall von Nephritis im zweiten Stadium[52]; Osteoarthritis[52]), **Stram** (Hyperaktivität, mangelnde Aufmerksamkeit und andere Störungen in der Kindheit, die hauptsächlich die geistigen und emotionalen Ebenen betreffen – auch Bar-c[50])

Feindlich: –

Antidote:

Glon (Bewußtlosigkeit[50]), **Lach**[50], **Lyc**[50], **Nux-v**[50], **Sep** (Gleichgültigkeit, Traurigkeit[50])

Kollateralmittel:

Abrot (Metastase; wenn nach unterdrücktem Rheumatismus Bronchialasthma entsteht), **Acon** (Anamnese eines starken Schrecks oder fortgesetzter Furcht), **Aeth** (Tierliebe – bei Carc nicht so mitfühlend gegenüber anderen Menschen, sondern vor allem tierlieb), **Alum**, **Ambr** (Diagonal, rechts oben, links unten – Phos), **Anac** (Kann nicht ruhen, wenn nicht jeder Gegenstand an seiner Stelle ist – Ars, Phos), **Apis** (Kinder suchen die Gesellschaft älterer Kinder, älterer Leute), **Arg-n** (Angstneigung, sensitiv, Verlangen nach Süßigkeiten; Beschwerden durch Erwartungsspannung – auch Gels; Schlaflosigkeit durch Erwartungsspannung und durch Kleinigkeiten – Coff), **Arn** (Präoperatives Mittel – auch Phos; Kopfverletzung – Glon, Hell, Nat-s), **Ars** (Anspruchsvoll – Anac, Graph, Lac-m, Lepr, Morg-g, Nux-v, Phos, Plat, Sep, Syc-co; aber Carc legt mehr Wert auf Ordnung als auf kleine Details), **Ars-i**, **Aur** (Depression besser durch Musik; Selbstmordneigung; Carc hat Selbstmordneigung bei Krebspatienten; mitfühlend – Calc, Phos, Hell, Lach), **Aur-m** (Krebs der Wange und Zunge), **Bar-c** (Dyslexie; zwergwüchsig – Calc, Med), **Bell-p** (Chronisch müde; Traurigkeit, Gewitter bessert – Sep), **CALC** (Schreckliche Dinge, traurige Geschichten ergreifen tief – auch Staph; Schwäche der Wirbelsäule, besonders bei Kindern – auch Sil; leicht beleidigt – Tub; Kopf schweißig im Schlaf; Frühreife – Merc, Sep), **Calc-ar** (Verlangen nach Suppe), **Calc-p** (Entwicklungsschwierigkeiten bei Kindern; Verlangen nach Speckschwarte – auch Tub; Kind schläft in Knie-Ellbogen-Lage – Lyc, Med, Phos, Tub), **Calc-s** (Verhindert Krebs, wenn früh gegeben[196]), **Caps** (Verträgt keinen Scherz, ist leicht beleidigt – andere Carcinosinum-Präparate), **Carb-an** (Schmerzen bei Brustkrebs – auch Aster, Carb-an, Phyt; Schmerzen bei kanzerösem Uterus – Carb-ac, Ful, *Kreos*), **Carb-v** (Verlangen oder Abneigung gegen Obst, Salz), **Carc-ad** (Eine stärkere Zubereitung von Carc), **Carc-b**, **Carc-l**, **Carcm**, **Caust**, **Cench** (Pochen im ganzen Körper), **Cocc**, **Coff** (Schlaflosigkeit bei Kindern – Cypr), **Con**, **Crot-h** (Blutung aus allen Körperöffnungen), **Cund** (Krebs in der Familienanamnese), **Cupr** (Konvulsionen; Dunkelheit und Schlafmangel verschlimmern), **Dys-co**, *Foll* (Unterdrückte Gefühle – Staph), **Gaer**, **Gels** (Traurigkeit, kann nicht weinen – Nat-m), **Gland-f-n** (Es geht ihm seit der Drüsenfieber nicht mehr gut), *Glon* (Pulsieren am ganzen Körper), **Graph**, **Hep** (Wunden heilen langsam), *Hippoz*, **Hydr** (Karzinomdiathese[196]; Drainagemittel bei krebsartigen Zuständen), **Ign** (Musik und Trost verschlimmern – auch Sep; widersprüchliche und wechselnde Zustände; verschlossene Persönlichkeit – Staph), **Ip** (Nägelkauen bei Kindern), **Kali-bi** (Sinusitis mit dicker grüner Absonderung aus der Nase), **Kali-c** (Weint leicht bei Tadel – Staph; introvertiert – auch Calc, Med, Nat-m, Staph), **Kali-p** (Früh diagnostizierte Malignität), *Lac-c* (Wechsel der Beschwerden – Abrot), **Lach** (Postmenopausales Syndrom; Halsentzündung vom Lach-Typ), **Lyc** (Wenn sich das Kind entwickelt, richtet es seine Energie mehr auf intellektuelle Arbeiten wie Lesen, Computerspiele, etc., schlimmer am Nachmittag von 13-18 Uhr – Puls, Thuj; Angst zu versagen – Sil; anspruchsvoll im Sinne von Nichtgewilltsein, Fehler zu machen, sorgen sich besonders darum, was sie tun), **Mag-c** (Verlangen oder Abneigung gegen Butter, Fleisch, Milch), **Mag-m** (Schläft auf der linken Seite – Calc, Med, Sulph, Tub), **Mag-p** (Nervenanspannung), **Mand** (Chronische Hepatitis – auch Carc-ad), **Mang** (Hochempfindlich in Bezug auf die Bedürfnisse anderer, begierig, ihnen zu helfen), **MED** (Schlimmer tagsüber; Hang zur Masturbation bei Kindern; Kritik oder Tadel ergreifen tief; empfindlich gegen Verweise bei Kindern; Knie-Ellbogen-Lage im Schlaf bei Kindern – Calc-p, Calc, Lyc, Phos, Sep; aber Carc schläft auch mit ausgestreckten Armen und Beinen), **Merc** (Frühreife – Calc, Lyc, Med, Phos, Tub, Verat), **Merc-i cum Kali-i** (Bei den schrecklichen anhaltenden zermalmenden Schmerzen, die mitunter tiefe sarkomatöse Gewächse oder Tumore, die Knochenstrukturen einbeziehen, begleiten), **Nat-m** (Einmal Verlangen und einmal Abneigung gegen Fett, Fleisch, Milch und Salz; Meeresluft bessert oder verschlimmert – Med), **Nit-ac** (Schmerzhafter Stuhlgang, Kind schreit während Stuhlgang; Verlangen nach Fett; Ärger über die eigenen Fehler; Wachstumsstillstand), **Nux-v** (Anspruchsvoll mit Empfindlichkeit für Musik; Übelkeit – Ars, Graph), **Op** (Chronische Verstopfung, kein Stuhldrang), **PHOS** (Herzangst, Verlangen nach Eiskrem; Husten schlimmer durch Lachen; Kinder trinken ständig kaltes Wasser – auch Tub; nächtliche Furcht bei Kindern; Mitgefühl mit anderen; starkes Verlangen nach Zuneigung; künstlerisch, Musikliebhaber, sogar der Fötus kann die Musik tanzen; liebt Kunst, Tanz, Malerei, Literatur, Dichtung – auch Lach), **Phyt** (AIDS – Chin, Hep, Med, Psor, Sil, Sulph, Syph), **Plat** (Psychische Fälle mit einer Vorgeschichte von Schreck), **Plut** (Ermüdung, Erschöpfung,

Gefühl von Zerfall und Desintegration), **Prot** (Menière-Syndrom), **Puls** (Ein großes Muttermal auf dem Rücken; Arme über dem Kopf im Schlaf; Ödipuskomplex; liebt die Natur; Verlangen nach Zuneigung – Calc-p; *Phos* verlangt und gibt Zuneigung; weint beim Erzählen der Symptome), **Rad-br** (Einmal Verlangen und einmal Abneigung gegen Speck), **Rumx** (Schlimmer beim Ausziehen: Husten, Haut), **Sacch** (Großes Verlangen, zu kuscheln, gestreichelt zu werden), **Samb** (Plötzliches Erstickungs- oder Erdrosselungsgefühl), *Sanic*, **Scir** (Hypertonie bei Patienten, bei denen Carc konstitutionell indiziert ist; Masturbation bei Kindern – Med), **Senn** (Zyklisches Erbrechen), *Sep* (Freut sich bei Gewitter; starkes Rhythmusempfinden; liebt zu tanzen, was ist bessert; Abneigung gegen Musik; Hochrisikoschwangerschaft; Verlangen nach Schokolade – Carc hat Verlangen nach Schokolade, besonders bitterer; Verlangen zu tanzen), **Sil** (Kinder können sich in der Schule gegen andere Kinder nicht behaupten – Phos und seine Zusammensetzungen; Schüchternheit – Puls), **STAPH**, **Stict** (Persönliche Vorgeschichte von Krebs[196] – Sars[196], Tub[196]), *Sulph* (Anamnese von wiederholten chirurgischen Eingriffen, und trotzdem kehren die Symptome wieder[196]; gutartige Tumore werden bösartig[196]; Verlangen oder Abneigung gegen Fett, Fleisch, Milch, Süßigkeiten; Mangel an Persönlichkeit, Unsauberkeit – Carc: während Carc in der Ordnung der Dinge so anspruchsvoll ist wie Ars, kann die Persönlichkeit unreinlich sein), *Syph* (Destruktive Diathese; Kurzzeitgedächtnis), **Tarent** (Musik bessert), *Thuj* (Anamnese einer schweren Impfreaktion, auch üble Folgen davon; Warzen; Auswüchse, Kondylome; Ängste und starke Empfindlichkeit gegen Verweise; anspruchsvoll, besonders in Bezug auf die „korrekte" Art und Weise, etwas zu tun), **Thyr** (Streß in der Pubertät), **TUB** (Leicht beleidigt; liebt zu reisen – auch Calc-p; eigensinnig; Tuberkulose in der Familienanamnese – auch andere Präparate von Tub; Verlangen, in windigem Wetter zu gehen; künstlerisch; blaue Skleren – auch Calc, Puls; chronisches Fatigue-Syndrom – Cocc, *Mag-c*, *Ph-ac*, Sep), **X-ray**, **Zinc**

Carcinosinum adeno. stom.

Miasma:
Pso, Syc, Syp

Komplementärmittel: –

Folgemittel:
Sulph[50]

Feindlich: –

Antidote: –

Kollateralmittel:
Carc, **Mand** (Chronische Hepatitis – Flor-p, Stann)

Carcinosinum „Bowel Co."

Miasma:
Pso[50], Syc[50], Syp[4]

Komplementärmittel: –

Folgemittel:
Lach (Bei einem Fall von Problemen nach Hysterektomie[52])

Feindlich: –

Antidote: –

Kollateralmittel:
Carc und andere Carc-Präparate – siehe Carc

lensteine), Myric, *Nux-v*, Stel, *Tarax*), **Bapt** (Akute Cholezystitis – Pyrog), **Bold** (Cholezystitis und Gallensteine, bitterer Geschmack, kein Appetit, Verstopfung, schmerzhafte Lebererkrankungen), *Bry*, **Calc**, **Calc-hp** (Gallenblasensteine), **Card-b** (Leberstörungen, Magensymptome; portale Stauung – Aphis, Myric), **CHEL** (Schmerzen in der Leber, rechter Lappen, vertikale Richtung – Card-m: Schmerzen rechts und links, Schmerzrichtung horizontal; Gallenblasenschmerz; Drainagemittel der Leber – Sol-v, Tarax), **Chin**, **Cur-j** (Cholezystopathie – Chel, Chion), **Chion** (Leberkolik mit Diabetes), **Coll** (Leberstauungen mit Verstopfungsneigung, abwechselnd mit Durchfall – *Chel*, *Podo*, Ptel, Stel, Sulph, Tarax), **Fel**, **Hed** (Alte Fälle von Gallensteinerkrankungen, die auf gut gewählte Mittel nicht ansprechen), **Iod**, **Lept** (Wiederkehrende Cholezystitis – Chin, Merc-d, Nat-s), **Lyc**, *Magnesium-Salze*, *Mand*, **Merc-d**, **Nat-s** (Löst Gallensteine auf; Ziehen im rechten Hypochondrium beim Liegen auf der linken Seite – *Mag-m*, *Ptel*) **Nux-v** (Erkrankungen, die von einem Alkoholexzess herrühren), **Podo**, **Polyg-h** (Ulcera cruris), *Ptel*, *Sang* (Migräne), **Tarax** (Leberstörungen ohne erkennbare Ursache – Aqu-m), **Thlas** (Blutung), **Thyr** (Rhinitis)

Carduus marianus

Temperament:
Melan

Seitenbeziehung:
l[144], r[8]

Bemerkungen:
Steht mit seiner Wirkung auf die Venen zwischen Aloe und Ham[14].

Speisen, die man meiden sollte:
Alkohol[9]

Komplementärmittel:
Hydr (Leber-Milz-Störungen[157]), **Sulph**[147]

Folgemittel:
Chel (Lebererkrankungen, wenn (Card-m und) andere Mittel versagen[36]), **Chol** (Organische Leberkrankheiten, in welchen die üblicheren Lebermittel – Card-m[91], Chel[91] und Dipl[91] versagt haben[91]), **Myric**[91], **Kali-br**[91], **Merc**[91], **Stann** (Hartnäckige Gastralgie, wenn (Card-m und) andere Mittel versagen[46])

Feindlich: –

Antidote: –

Kollateralmittel:
Aesc (Chronische Kongestion der Leber mit portaler Stauung – Coll, Tarax), *Aloe* (Leberhypertrophie bei chronischen Lebererkrankungen – Am-m, *Aur* (Verhärtung), Aur-m-n, *Card-m*, Chin, Chion, Hydr, Mag-m, Morg-g (Gal-

Cascarilla

Komplementärmittel: –

Folgemittel: –

Feindlich: –

Antidote: –

Kollateralmittel:
Aethr, Chin, Crot-t, *Graph*

Castanea vesca

Komplementärmittel:
Pert (Keuchhusten, wenn die Symptome zurückkommen, nachdem sie sich beruhigt hatten[9])

Folgemittel: –

Feindlich: –

Antidote: –

Kollateralmittel:
Am-br, Bell, Coc-c, *Dros*, Meph, Naphtin, Pert, Spong

Castor equi

Komplementärmittel:
Kali-i[50], Nit-ac[50], Phyt[50], Puls[50]

Folgemittel: –

Feindlich: –

Antidote:
Aster[36], **Hep** (Wunde Brustwarzen, Warzen[12]), **Thuj** (Warzen verursacht durch Cast-eq[12])

Kollateralmittel:
Aster, Calc-ox, Cast, Calc-p, *Graph*, Mosch, Phos (Hydroadenitis um die Brustwarzen), **Sep** (Brustwarzen rissig über der Spitze, bluten, wund, jucken), **Sil**

Castoreum

Miasma:
Syc[196]

Temperament:
Sang

Bemerkungen:
Reaktionsmittel bei nervösen Leiden, besonders bei Frauen[44].

Komplementärmittel: –

Folgemittel: –

Feindlich: –

Antidote:
Camph[31], *Colch*, Op[31]
Pflanzliche Säuren[31]

Kollateralmittel:
Ambr (Schwäche mit Nervosität und Krämpfen – Caul, Chin, Lact), **Chin**, **Cimic** (Schlimmer während der Menses), **Ign**, **Mag-p** (Kolik), *Mosch*, Mur-ac, Nux-m, *Ph-ac* (Schwäche mit reichlichem Schwitzen), **Valer**

Caulophyllum thalictroides

Miasma:
Syc, Syp[4]

Speisen, die man meiden sollte:
Kaffee[31]

Komplementärmittel: –

Folgemittel:
Bell[7], **Cann-i**[7], Cimic[7], **Gels** (Während der Wehen, wenn die Kontraktionen mit einem Gefühl auffallender Schwäche oder muskulärer Erschöpfung einhergehen, manchmal bis zu dem Punkt, daß die Patientin sich kaum bewegen oder sprechen kann. Gewöhnlich gibt es gleichzeitig Hinweise auf Zittern, Frösteln oder andere Arten nervöser Erregung wie Brechwürgen oder Erbrechen. In beiden Fällen hat Gels oft da Erfolg, wo Caul indiziert erscheint, aber nicht hilft[50]), **Lil-t**[7], **Nux-v**[7], **Puls**[7], **Sep**[7]

Feindlich:
Coff, Kaffee[31]

Antidote: –

Kollateralmittel:
Acet-ac, Act-sp (Rheuma der kleinen Gelenke, aber besonders bei Männern), *Arist-cl* (Um die Geburt zu erleichtern – Kali-p, Puls, Cimic, Mit), **Bell**, **Calc** (Als interkurrentes Mittel, besonders wenn sich die Verschlechterung der Ernährung bevorzugt in kalten Händen und Füßen zeigt; Calc-i: falls das glanduläre System beteiligt ist), **CIMIC** (Schlimmer während der Menses; Kontraktionen; Beschwerden des Uterus und rheumatische Beschwerden, Muskelschwäche und nervöse Erregung während der Wehen mit Hinweis auf Zittern, Frösteln oder andere Formen nervöser Erregung, wenn Caul versagt; leichte Geburt – Arist-cl), **Colch** (Rheuma der kleinen Gelenke – Hed, Led, Lith-c), **GELS** (Dysmenorrhoe; das Hauptmittel, um den Muttermund zu erweitern; wenn die Starrheit von krampfartigen Kontraktionen begleitet ist – Bell, Caul, Cimic, Con, Lob, Vib – Bell besonders, wenn der Muttermund trocken und hart ist und nicht berührt werden darf, wenn die Schmerzen plötzlich kommen und gehen, es der Patientin durch Berührung und Geräusche schlechter geht und besonders bei älteren Erstgebärenden – Puls nach der Erweiterung wertvoll, wenn die Wehen unregelmäßig oder regelmäßig sind, schwach und kurz im Charakter, oder praktisch keine Wehen bestehen, es ist besonders hilfreich, wenn das Baby etwas außerhalb der Lage ist), **Kali-p** (Leichtere Geburt, in den letzten Monaten der Schwangerschaft einzunehmen, besonders bei Erstgebärenden – Arn), **Led** (Wandernde Schmerzen in den kleinen Gelenken), **Lil-t**, **Lyc** (Chronisches Rheuma der kleinen Gelenke), **Mag-m** (Uterusspasmen – Cimic), **Merc** (Leukorrhoe bei kleinen Mädchen – Calc, Puls, Sep), **Nux-v** (Nach Dr. Leon Bernard erlaubt Nux-v 200, alle 14 Tage während der letzten beiden Monate, eine fast schmerzlose Geburt), *Puls*, Polyg-a (Rheuma der Phalangen – Act-sp, Cimic, Harp, Sul-i), *Sabad*, *Sec*, **SEP** (Gelbe Flecken im Gesicht, Reflexsymptome vom Uterus), **Vib** (Drohender Abort), **Viol-o** (Rheuma der Karpal- und Metakarpalgelenke)

Causticum

Miasma:
Pso[8,140], Syc, Tub[140], Syp[9]

Temperament:
Choler[31], *Melan*, Phleg[15]

Seitenbeziehung:
u, l (Leiste, Hüfte[50]), r (Kopf, Hoden, Wade, Gesichtsläh-
mung[50]), r nach l[8], l ⤳ r

Wirkdauer:
50 Tage

Bemerkungen:
Kali-c kann Caust in den Fällen, die offensichtlich Caust
benötigen, ersetzen und umgekehrt[36].

Interkurrente Mittel sind: Ars, Cupr, Ign, Podo, Puls,
Rhus-t, Sep, Stann.

Caust, in tiefen Potenzen gegeben, ist manchmal erfolg-
reich, wenn bei der Behandlung von Warzen die höheren
Potenzen versagen[50].

Sep, Caust und Gels bilden das Trio für „Herabfallen der
Lider"[48].

Caust, Coloc und Staph bilden das Trio für Kolik[50].

Dros, Spong, Hep und Caust bilden das Quartett für Kehl-
kopfschwindsucht[48].

Speisen, die man meiden sollte:
Butterbrot, Essig[31], *Fett*, KAFFEE, *Kalbfleisch*, *Säuren*[12],
Scharfe Speisen[31], *Schwere Speisen*, *Unverdauliche Dinge*[8]

Speisen, zu denen man raten sollte:
Brot[8], KALTE GETRÄNKE[50], *Kalte Speisen*[50]

Mittelabfolgen:
Caust ➝ Coloc ➝ Staph[1,30]

Interkurrente Mittel:
Ars[48,187], Bell[187], Calc[187], Cupr[48,187], Ign[48,187], Olnd[187],
Phos[187], Podo[48], Psor[187], Puls[48,187], Rhus-t[48,187], Sep[48,187],
Stann[187], Sulph[187], Syc-co (Enuresis bei Kindern, nach
Caust[131])

Komplementärmittel:
Ang (Steifheit der Gelenke – auch Guaj[143]), **Ant-t** (Bron-
chitis bei Alten[157]), *CARB-V*[1,17,20,147,185] (Lungenerkrankun-
gen[147]), **Cocc**[143], **Colch**[50], **Coloc**, **Guaj**[19], **Graph**[17,185],
Lach[8,17,185], **Merc-c** (Unterstützt die Wirkung von Caust
bei Pocken und umgekehrt[12]), **Nat-m** (Besonders bei Er-
krankungen von Kleinkindern[143]), *Petros*, **Seneg**[143], **Sep**[8],
Stann[8,185], **Staph**[17,87,185], **Sulph** (Heiserkeit und Stimmver-
lust nach Grippe, wenn Caust versagt[50]), **Tub** (Rheuma,
Ankylose[157]; verhärtete, eingezogene Narben[143])

Folgemittel:
Alum[187], **Am-caust** (Aphonie, falls sich Caust erfolglos
erweist[86]), **Ant-t** (Dyspepsie[25]), **Arg-n** (Erkrankungen der
Harnröhre[12]), *Arum-t* (Morgendliche Heiserkeit und Taub-
heit[1,34]; Scharlach[1,34]), **Bac** (Hat sich seit einer Grippe
nicht mehr wohlgefühlt, Stimmverlust, andauernder,
schwerer, erschütternder Husten, verliert Gewicht, Nacht-
schweiße, kein Appetit, kalte Füße, schweißige, klamme
Hände und Füße, zuweilen brennend[91]), **Bar-c** (Lähmung
der Zunge[16]), **Bry** (Husten[128]), **Cadm-s** (Lähmung durch
Kälte, wenn Caust versagt[33]), **Calc** (Chronisches Rheuma
mit Schwellung und Steifheit, mit Sehnenkontraktionen,
stechenden und reißenden Schmerzen, besonders bei
skrofulösen Personen[50] – *Sil*[50], *Sulph*[50]), **Calc-cal** (War-
zen, wenn Caust versagt[3]), **Canth** (Harnblasensympto-
me[15,61]; Laszivität bei alten Männern[110]), **Carb-v**[7,8] (Laryn-
gitis[44]; Lungentuberkulose, Heiserkeit, wenn sie vom Mor-
gen auf den Abend wechselt[1,48]), **Coloc**[20], **Diph** (Post-
diphtherische Lähmung, wenn Caust versagt[1]), **Diphtox**[1]
(Chronische Bronchitis[9]), **Dulc** (Lähmung der Zunge[16]),
Fl-ac[50], *Guaj* (Rheuma, besonders, wenn gichtige Knoten
in den Gelenken sind[50]; Gicht oder Rheuma[14,16,33], mit
deformierten Gliedern, schlimmer bei Bewegung[17], Seh-
nenkontraktion, Rheuma[12,16,33], schlimmer bei jedem Be-
wegungsversuch[12]), **Hell**[98], **Kali-i**, **Lath** (Poliomyelitis[15]),
Lyc, **Mur-ac** (Lähmung der Zunge[16]), **Nux-v**, *Phos* (Wenn
Caust indiziert scheint, aber versagt[87]; Katarakt, wenn
Caust versagt[91]; Con (unreifer Katarakt[50]), *Puls*, **Rhus-t**,
Ruta, Sep[20,50,77] (Enuresis nocturna[40]), *Sil*, Squil[7], Stann
(Hartnäckige Gastralgie, wenn (Caust und) andere Mittel
versagen[8,46]), **Staph**[50] (Folgen von Zorn[104]), **Stram** (Läh-
mung der Zunge[16]), *Sulph* (Einige Fälle chronischer Apho-
nie[1]; chronische Heiserkeit, Sulph wirkt manchmal, wenn
Caust versagt[14,39]; Lungentuberkulose[48]), **Syc-co** (Als in-
terkurrentes Mittel bei Enuresis bei Kindern[131])

Feindlich:
Acet-ac[20] (Nach Caust[1,25]), **Cocc**, **COFF**, **Coloc**[8], **Kali-n**[8],
Nux-v[8], **PHOS** (Soll nicht vor oder nach CAUST ange-
wendet werden[44,36,56,119,187]; bei Atemwegsproblemen[197])
Säuren, Essig[31]

Antidote:
Ant-t (Manchmal[12]), **ASAF**, **Cham**[50,139], **Chin**[31], **COFF**,
COLOC, *Dulc*, **Euph**[31], **Grat**[26], *Guaj* (Rheumatische Kon-
trakturen[12,25], wenn die Anwendung von Caust bis zu dem
Punkt getrieben wird, an dem der Patient rheumatische
Kontrakturen der Sehnen der Extremitäten bekommt[62]),
Kali-n (Nierensymptome[12]), **Lyc**[50], *Nit-ac*[13,23,25,31], **Nit-s-
d**, **NUX-V**, **Pip-m**[139], **Plb**[31]

Kollateralmittel:
Acon (Lähmung durch starke kalte Winde – Caust; chro-
nische Fälle), **Agar** (Rheuma hört beim Warmwerden im
Bett auf), **Alum** (Verstopfung; trockener Hautausschlag;
Heiserkeit von Sängern – Arg-n, Caust, Iod), **Ammo-
nium-Salze**, besonders *Am-c* (Katarrh der Atemwege –
Kali-bi, Phos), **Am-caust** (Akute Laryngitis mit Heiser-
keit, brennende Rohheit im Hals; Am-p (Gesichtsläh-
mung), **Ang** (Gelenke krachen, schlimmer bei Bewe-
gung), **Arg-m** (Laryngitis bei Rednern – Arum-t), **Ars**,
Aur (Neigung zu generalisierter und partieller Lähmung
mit Hypertonie – Aur-m), **Bar-c** (Sklerose und degene-
rative nervöse, Leber- und Nierenerkrankungen – Merc,

Phos, Plb), **Bor** (Erschrickt beim leichtesten Geräusch), *Brom* (Laryngeale Wirkung), *Calc* (Muskuläre Dystrophie – auch Alum; chronischer Durchfall nach Verbrennungen), **Calc-p**, **Caps** (Schmerzen in entfernten Teilen beim Husten), *Carb-an* (Eiterung an der Analregion), **Carb-v**, **Caul** (Arthritis der Fingergelenke; Caust: gewöhnlich mehr generalisiert), **Cocc**, **Crot-h** (Alte Narben brechen auf), **Cupr** (Epilepsie bei abnehmendem Mond – Calc: Epilepsie bei Neumond, Caust: Epilepsie bei Vollmond; Husten besser durch Trinken von kaltem Wasser), **Fl-ac** (Sklerohypertrophie – Caust: Atrophie), **Gels** (Ptosis; Lähmung; Hemiplegie mit Zittern), **Hep** (Besser bei Regen; feuchtnasses Wetter bessert), **Iod**, **Ip** (Husten bei Grippe – Stict, Sang), **Kali-bi**, *Kali-c* (Neuromuskuläre Schwäche mit Zittern und Zucken; niedrige oder subnormale Temperatur), **Kali-i** (Kontraktion der Muskeln und Sehnen), **Kreos**, **LYC** (Furcht und Unwilligkeit, die Verantwortungen des Lebens zu übernehmen – Sil; Intertrigo während der Zahnung; rechtsseitige Hemiplegie, kommt allmählich – Arn), **Mag-c**, *Med* (Die entsprechende Nosode – Psor), **Naphtin** (Hornhauttrübung – Calc-f, Graph, Nat-m, Sec, Thios), *Nat-ar* (Narbengewebe – Crot-h, Fl-ac, Graph, Lap-a, Sil, Thiosin), *Nux-v* (Feuchtigkeit bessert die Gelenkschmerzen; nasses Wetter bessert – Asar, Hep), **Petr** (Krachen der Gelenke), *Phos* (Mitfühlend; Verlangen nach kalten Getränken; Wetterwechsel von feucht zu trocken verschlimmert), **Plat** (Sodomie), *Plb* (Lokale Paresen, Lähmungen; Lähmungen mit Kontraktionen – Gels, Alum, Con; Hemiplegie mit Schmerzen – Caust: ohne Schmerzen; Muskelatrophie), **Puls** (Harninkontinenz beim Husten – Kali-c, Nat-m, Nat-c, Squil, Zinc), **Querc** (Drainagemittel für die Milz), **Rhus-t** (Heiserkeit bei den ersten Worten; paralytische Schwäche der Blase nach Überdehnung oder Erkältung), **Sal-ac** (Menière'sche Krankheit), **Sec** (Katarakt bei alten Leuten – Seneg, *Sil*), **Sep** (Herabfallen beider Lider; Oberlider: Gels), **Sil** (Katarakt bei Büroarbeitern; Kokzygodynie), *Spong* (Kehlkopfwirkung), **Stann** (Konvulsionen beim Herauskommen der Zähne), *Staph*, **Still** (Chronische Heiserkeit), **Stram** (Verlangen nach Licht und Gesellschaft), **SULPH** (Semiparalytische Zustände durch unterdrückte Hautausschläge; chronische Aphonie), **Thios** (Postoperative Adhäsionen – Coloc), *Thuj* (Warzen; Dulc, Nit-ac; Schmerzen mit häufigem Wasserlassen), **Tub**, **Urt-u** (Narben, besonders nach Verbrennungen), **Zinc** (Unfreiwilliges Harnspritzen beim Husten oder Niesen – Nat-m), **Zinc-pic** (Bell'sche Lähmung – Am-p)

Ceanothus americanus

Miasma:
Syp

Seitenbeziehung:
L [9]

Komplementärmittel:
Myrt-c[139], *Nat-m*[8,34,185] (Malaria, Mißbrauch von Chinin[66-147]), **Nat-s** (Hydrogenoide Konstitution[66,147])

Folgemittel:
Berb, Chin[15], Con, *Myrt-c*, Querc

Feindlich: –

Antidote:
Nat-m

Kollateralmittel:
Agar (Milz), **Aran** (Kongestion der Milz – Bell-p, Chin), **Berb**, **Card-m**, **Cean-tr** (Pharyngitis, Tonsillitis, Diphtherie, Nasenkatarrh), **Chel** (Leber- und Milzerkrankungen – Ars, Card-m, Cedr, Chin), **Chin**, **Cocc** (Schmerzen in der Milz), **Ferr-m**, **Galeo** (Milztumore), **Helia** (Milz vergrößert und schmerzhaft), **Hell-f** (Milzschmerz zieht zu Schulterblatt, Nacken und Kopf, hypertrophierter Uterus, Drüsenvergrößerungen, Haare und Nägel fallen aus, die Haut schält sich ab), **Junip-c**, **Lob-syp** (Schmerzen im hinteren Teil der Milz), **Mom-b** (Milzläsionen), **Nat-s**, **Nit-ac**, **Polym** (Akute Splenitis mit Schmerzhaftigkeit über dem linken Hypochondrion, Milz vergrößert, Hepatosplenomegalie, vaskuläre Atonie, erweiterte Drüsen; beeinflußt alle Drüsen ohne Ausführungsgänge), **Querc** (Schmerzen im linken Hypochondrium mit Schwellung der Milz, Schwindel bei Milzproblemen), **Rub** (Splenogene Anämie), **Sep** (Hepatische Dysfunktion, Hypotension und Übelkeit während der Schwangerschaft), **Squil** (Splenogener Husten), **Thuj** (Pankreaskopfkarzinom), **Tinas** (Chronische Fälle von Fieber mit vergrößerter Milz)

Cedron

Miasma:
Syc

Seitenbeziehung:
l [8], r

Speisen, zu denen man raten sollte:
Warme Getränke

Komplementärmittel:
Nat-m (Häufiges Komplementärmittel[147])

Folgemittel:
Cean (In vielen Fällen von Malaria vollendet es die Heilung, wo Cedr die Arbeit nur teilweise getan hat[134])

Feindlich: –

Antidote:
Bell[147] (Gegenstände erscheinen bei Nacht rot, am Tag gelb[39]), **Bry**, **Lach**

Kollateralmittel:
Aran (Uhrschlagsgemäße Regelmäßigkeit – Chin-s, Nat-m, Verb), Aran-ix, Ars, *Chin* (Periodische Neuralgie – Verb, Aran-ix), *Chin-s*, **Nat-n**, **Nat-s**, **Sabad** (Präzise uhrschlagsgenaue Periodizität), **Spig**, **Spir-gl-q** (Affinität zur Milz), **Syph** (Der Gedanke an Schlaf verursacht große Angst), **Thuj**, **Verb** (Linksseitige Neuralgie – Spig, Lach, Thuj)

Cenchris contortrix

Seitenbeziehung:
r (Ovar[143])

Bemerkungen:
Ein rechtsseitiges Lach[143].

Die Symptome bilden eine Kombination von Ars-Durst und Ars-Ruhelosigkeit mit der Lach-Verschlimmerung durch Kleidung und den lebhaften Lach-Träumen[50].

Komplementärmittel: –

Folgemittel: –

Feindlich: –

Antidote:
Am-c[50] (Allgemeinsymptome[12]), Cham (Gebärmutterblutung[50]; innere Blutung[12])

Kollateralmittel:
Ars, **Carc** (Pochen im ganzen Körper), **Crot-h**, **Grin** (Herzsymptome – Lach), **Kali-c** (Sackartige Schwellung zwischen den Augenbrauen), **Lach** (Stellt sich vor, jemand will ihn vergiften)

Cerium oxalicum

Komplementärmittel: –

Folgemittel: –

Feindlich: –

Antidote: –

Kollateralmittel:
Amyg-p, **Cocc**, **Ing** (Schwangerschaftserbrechen), **Ip**, **Lac-ac**, **Lach**, **Lat-m**, **Sep**, *Symph*

Chamomilla

Miasma:
Pso[140], Syc, Tub[140]

Temperament:
Choler; Sang

Seitenbeziehung:
u, *l*, r, l ↘ r

Wirkdauer:
20-30 Tage
Ein paar Tage[187]

Bemerkungen:
Eine milde, ruhige und sanfte Disposition, träge und verstopfte Därme kontraindizieren Cham[9].

Als interkurrentes Mittel bei Fällen, die durch Opium oder Morphium verdorben sind[31], bevor man andere Mittel gibt, ergibt glänzendste Resultate[31].

Cham wirkt mehr auf die Nerven des Bauches, Bell mehr auf die des Kopfes[12].

Bei Zornanfällen muß Cham, um nützlich zu sein, sofort gegeben werden[9]; ansonsten kann Puls, Ign, Nux-v oder Bry der Vorzug gegeben werden[79].

Cham, Chin und Mag-c bilden das Trio für Überempfindlichkeit und allgemeine Hyperästhesie bei Kleinkindern[157].

Speisen, die man meiden sollte:
Heiße Getränke[31], KAFFEE, *Milch*, *Süßigkeiten*, Tee[8], *Warme Speisen*

Speisen, zu denen man raten sollte:
Kaffee (Manchmal[132]), Kalte Getränke, *Kalte Speisen*[31]

Mittelabfolgen:
Cham → Hep → Sulph[17]

Interkurrente Mittel:
Puls[187] (Für chronische Fälle[187]), Sulph[187]

Komplementärmittel:
BELL (Erkrankungen bei Kindern[1,12,31,04], während der Zahnung, Kolik, Durchfall[16]),*Calc*[8,17], *Grat*[8,9,12,13,20], *Mag-c* (Das chronische Cham[32]: Neuralgien, abdominale und gynäkologische Störungen[143]), **Mag-p**[9], *Puls*, **Sanic**[8,17,36,185], **Sil**[66,147]

Folgemittel:
Acon, **Arn**, **Ars**[12], **BELL** (Wenn Cham versagt während der Zahnung[16,19]; während der Zahnung und bei Beschwerden von Kleinkindern im Sommer, wenn Cham oder Podo

versagen[134]; Kardialgie, Gastralgie, wenn Cham unwirksam ist[33]; Schlaflosigkeit, wenn Cham versagt[149]; bei einem Fall von Durchfall, schlimmer nach exakt jeder Mahlzeit, reizbares Temperament und stark tympanitisch geblähtes Abdomen, als Arg-n, Ars, Cham, Coloc, Mag-c, Merc-v, Crot-t und Sulph versagten[13]), *Bry*, **Cact**, **Calc** (Schnupfen, wenn Cham indiziert scheint, aber versagt[77]), **Cina** (Schreien und Ruhelosigkeit von Kindern nachts, wenn Cham indiziert scheint, aber versagt[36]), **Cocc**, **Ferr**, **Ferr-p** (Supraorbitalneuralgie auf der rechten Seite, mit Morgenverschlimmerung, besonders bei jungen Frauen, wenn Cham[10], Bell[10], Coloc[10], Ign[10], Nux-v[10] etc.[10] versagen[10]), **Form**, *Grat* (Durchfall und Kolik, wenn Cham versagt[149]), **Hep** (Ohrenschmerzen, wenn Eiterung droht[17,16]), **Iris** (Kolik von Kleinkindern mit Flatulenz und Verstopfung, wenn Cham indiziert scheint, aber versagt[40]), **Kreos** (Zahnungsbeschwerden, Kind äußerst verdrießlich, reizbar und schlaflos, wenn Cham versagt[56]), **Lach** (Hartnäckige Fälle von Husten im Schlaf, wenn Cham versagt[48]), **Mag-c**[7], **Mag-p** (Kolik bei Kindern[48], wenn Cham[48], Coloc[10] und Nux-v[10] versagen[10,48]), *Merc* (Durchfall bei der Zahnung mit viel Tenesmus[16]; Durchfall während der Zahnung, wenn Cham nicht in der Lage ist, die Kur zu vervollständigen[103]; Icterus neonatorum[26]), **Nux-v** (Schnupfen[44]), **Puls** (Schnupfen[44]), **Pyrog**[50], **Rhus-t**, **Samb** (Akuter Schnupfen bei Kleinkindern[95]), **Sanic**[17], **Sep**, **Sil**, **Squil**[7], **Staph**, *Sulph* (Durchfall während der Zahnung[16,103]; Bronchitis, besonders bei Kindern, wenn Cham die Heftigkeit des Anfalls unterbunden hat, aber die Rekonvaleszenz nicht zur Zufriedenheit einsetzt und die Gefahr besteht, in eine chronische Form überzugehen[48]), **Sul-ac** (Beschwerden im Sommer bei Kindern, wenn Cham die exzessive Ruhelosigkeit nicht bessert[40])

Feindlich:

Nux-v (Folgt aber gut bei Schnupfen), **Zinc**
KAFFEE[17, 42]

Antidote:

Acon (Reißende und schießende Schmerzen, besser durch Bewegung des betroffenen Teils[23]), **All-c**[120], *Alum*, **Bor**, *Bry*[50], **CAMPH**, **Calc-hp**[50], **Canth** (Auch Vergiftungsfolgen massiver Dosen auf die Nieren[111]), **Caust**[98], *Chin*, **Cocc** (Magenkatarrh nach Mißbrauch von Cham[33]), **COFF** (Auch Vergiftungsfolgen[111]), *Coloc*, **Com**[8], **Con**[139], *Dulc* (Auch Vergiftungsfolgen massiver Dosen[111]), *Ign* (Blutung nach Mißbrauch von Cham[77]; auch Vergiftungsfolgen[111]), **Lach**[50], **NUX-V**, **Op**[50] (Auch Vergiftungsfolgen massiver Dosen[111]), *Puls* (Besonders[25]; auch Vergiftungsfolgen[111]), *Valer* (Mißbrauch von Kamillentee[25]), **Zinc**[13,34] Kaffee[66]

Kollateralmittel:

ACON (Eine Wange rot und heiß, die andere blaß und kalt bei Fieber; Mosch: eine Wange blaß und heiß, die andere rot und kalt), **Aesc** (Schrecklich mürrisch), *Agar*, **All-s** (Will viele Dinge, mit nichts zufrieden), *Ant-c* (Reizbare Kinder; Kind möchte nicht angesprochen werden, gestört, wenn angeschaut; Angst nach Schreck – Op), **Ant-t** (Kinder wollen aufrecht getragen werden; Ars schnell; Puls langsam), **Anth** (Chamomilla-Kind, das überhaupt nicht aus dem Haus gehen will), *Arn* (Schmerz unerträg-

lich – Acon, Coff, Hep), **BELL**, *Bor* (Kind möchte umhergetragen werden – Brom), *Bry* (Unmögliche Wünsche; Kind will nicht getragen und hochgenommen werden – Cham: das Gegenteil), **Calc** (Daumenlutschen bei Kindern – Ip), **Carc** (Wenn das Kind schlaflos ist, muß es geschaukelt werden), **Cic** (Konvulsionen während der Zahnung), *Cina* (Schreien und Ruhelosigkeit bei Kindern nachts; möchte jede Minute etwas neues und wirft es weg – auch Staph), **Cocc** (Taubheitsgefühl bei Schmerzen – Plat), **COFF** (Ungeduldig bei Schmerzen – Valer, Hep), **Coloc** (Kolik mit Durchfall, Erbrechen mit Zornausbruch), **Cor-r** (Adenoider Husten), **Cypr**, **Ferr-p** (Wange auf der erkrankten Seite ist mehr rot als die andere), **Galac** (Aggressive und ruhelose Kinder, besonders Ruhelosigkeit nachts), **Gels** (Ohrenschmerzen bei Kindern mit verstärktem Schmerz beim Schlucken), **Hyos**, **Hep** (Jukkende Pickel um ein Geschwür herum; so schmerzempfindlich, fällt vor Schmerzen in Ohnmacht; Spig: Schmerzen so stark, verursachen absolute Erschöpfung, kalten Schweiß, Erbrechen; Cham: fühlt Schmerzen in einer solchen Intensität, daß er in Raserei und Wutausbrüche gerät), *Ign* (Übellaunig; Konvulsionen durch Bestrafung bei Kindern), **Kali-bi** (Chronische Duodenitis – Cham: akut), **Kreos** (Sehr schmerzhafte Zahnung, Kind schläft nachts nicht, wenn es nicht die ganze Zeit geherzt und liebkost wird; Kind will immer neue Spielsachen, wirft eins weg und ein anderes), **Lyc** (Schreien bei Kindern tagsüber; Jalap: Schreien nachts, gewöhnlich mit Durchfall; Psor: schreit die ganze Zeit – auch Cham; chrakteristisches Stirnrunzeln mit senkrechten Furchen zwischen den Augen), **Mag-c** (Schmerzen bei chronischem Rheuma, der Patient kann es nicht ertragen), *Magnesium-Salze*, **Mand**, **Med** (Windeldermatitis – Thuj), **Meph**, **Merc**, **Nat-m**, **Nat-p** (Verwöhntes Kind, welches zu viel Zucker ißt), *Nux-v* (Aggressive kleine Kinder – auch Cham; Verdauungsstörung verursacht durch Zorn; Konvulsionen von Säuglingen vom Stillen nach einem Wutanfall der Mutter; nach Schreck der Mutter: Op), **Oci** (Spastischer Husten), *Phos* (Kleine Wunden bluten reichlich), **Phyt** (Verhärtung der Brustdrüsen), **Podo** (Zähneknirschen während der Zahnung), **PULS** (Chronische Otitis media; Asthma schlimmer im warmen Zimmer – Iod, Spong), *Rheum* (Überempfindliche Kinder – auch Bor; saure Diarrhoe während der Zahnung – Mag-c), **Rhus-t** (Kind möchte getragen werden oder ständig den Platz wechseln), **Rubu** (Diarrhoe im Kleinkindalter, Stühle wässrig und lehmfarben), **Sabin** (Dysmenorrhoe mit reichlichen Menses – Cimic, Cocc, Murx), **Samb** (Katarrh bei Kindern, nachts erstickend – Bell), **Sang** (Umschriebene Röte des Gesichts, oft einseitig), **Sec** (Konvulsionen mitten in einer Blutung), *Staph* (Schlecht gelaunte Kinder; Kolik nach Zorn; chronischer Durchfall, Dysenterie bei schwachen kranken Kindern; Cham wird oft verwendet, wenn Staph besser wäre, besonders bei Kindern), **Stann** (Kind besser, wenn es auf dem Punkt der mütterlichen Schulter herumgetragen wird), *Stram*, **SULPH**, *Syph* (Schreien bei Kindern, wenn sie den Hang dazu unmittelbar nach der Geburt entwickeln; Gefühl im Zahn wie ein Wurm, kann es aber nicht lokalisieren; Cham: kann den schmerzhaften Zahn nicht lokalisieren), *Thuj* (Mißbrauch von Betäubungsmitteln), **Tub** (Kinder, die mit Absicht bösartig sind; plötzliche Wutanfälle bei einem Kind aus geringem oder nicht erkennbarem Grund; Kind möchte nicht untersucht werden, unglaublicher Schrecken bei einem Kind bei der medizinischen Untersuchung oder bei Fremden; tut immer das Gegenteil von dem, was sie gebeten wurde zu tun, ruhelos, nervös – *Cina*, Lyc, Sil), **Valer** (Kind erbricht, sobald es gestillt wurde, nachdem die Mutter zornig war), **Verat**

Chelidonium majus

Miasma:
Pso[50]

Seitenbeziehung:
u, *l*, R (Portalsystem, Abdomen und Brust[50]), r nach l[8], l ↘ r, l ↗ r

Verwandte Darmnosode:
Morgan Gaertner

Wirkdauer:
7-14 Tage
Mehr als 14 Tage[187]

Bemerkungen:
Als interkurrentes Mittel bei den hepatischen Komplikationen der Phthisis kann es wichtige Dienste leisten[56,58].

Merc, Chel und Kali-c bilden das Trio für Pneumoniefälle mit biliösen Komplikationen[48].

Speisen, die man meiden sollte:
Alkohol[31], Kaffee[25], *Kalte Getränke*, Säuren[12], Wein[25]

Speisen, zu denen man raten sollte:
Warme Getränke, *Warme Milch*

Komplementärmittel:
Ars[34] (Wird oft benötigt, um die Kur zu vervollständigen[1]), **Bell**[36], **BRY**[9,19,36,50], **Carc**[50], **Card-m**[50], **Chion**[50], **Chol**[50], **Jug-c**, **Lept**, **LYC** (Das chronische Komplementärmittel[32]; wird oft benötigt, um die Kur zu vervollständigen[1]; Pneumonie mit Leberkomplikationen[48]; Lungentuberkulose[48]), **Merc-d**[17,36,185], **Myric**, **Nat-n**[44], **Ric**, *Sulph*[6,147] (Vervollständigt oft die Wirkung von Chel[9]), **Tarax**, **Vip-t**

Folgemittel:
Acon, *Ars*, **Bry**, **Card-m** (Chronische Stauung von Leber und rechter Lunge, wenn Chel die Kur nicht richtig vollenden konnte[48]), **Chol** (Leberkrankheiten, wenn andere Mittel nicht wirken[36]; organische Lebererkrankungen, bei denen die üblicheren Lebermittel – Chel[91], Card-m[91], Myrr[91], Kali-bi[91], Merc[91] und Dipl[91] versagen[91]), **Cor-r**[7,20], **Dig** (Gelbsucht mit bronzefarbener Haut, weißen Stühlen, Schläfrigkeit bis zum Stupor, großer Schwäche[36]; völlige Gelbsucht mit bronzefarbener Haut, Appetitverlust, Schwere in Magen und Abdomen, spärlichem gelben schaumigen Urin, hell gefärbten Stühlen, unzureichender Galle, großer Schwäche und Schläfrigkeit bis zum Stupor, wenn Ars[36], Lept[36], Merc-d[36], Nux-v[36] und Podo nicht wirken[36]), **Ip**, **Kalmg** (Gelbsucht, wenn Chel versagt[131]),

Led, *Lyc* (Wenn Chel indiziert scheint, aber versagt, reagiert der Fall oft auf Lyc und umgekehrt[106]), **Merc-d** (Leber- und Gallenblasenstörungen[44]), **Nuph** (Durchfall, wenn Chel versagt[16]), **Nux-v**, **Puls**[50], **Sep**, **Spig**, **Stann** (Hartnäckige Gastralgie, wenn (Chel und) andere Mittel versagen[46]), **Sulph** (Wird oft benötigt, um die Heilung zu vervollständigen[1]), **Vero-o**[139]

Feindlich:
Säuren, Wein und Kaffee schränken seine Wirkung ein[25]

Antidote:
Acon (Erregte Kreislauftätigkeit[25]), **All-c**, **Bry**, **Camph**, **Cham**, **Coc-c**[139], **Coff**, **Sul-ac**[50]
Säuren, *Kaffee*, *Wein*

Kollateralmittel:
Acon, **Aloe** (Leberstauung mit Durchfallneigung – Chen, Chelon, *Chin*, Dig, Jug-c, *Lept*, Mand, Nat-s, Merc-d, Paeon, *Podo*, Ptel, *Ric*, Sulph, Yuc), **Anac**, **Ars** (Verlangen nach scharfen Getränken – Carc), **Bar-c**, *Bell* (Rechtsseitiger Kopfschmerz – Berb, Sang), **Berb** (Wunder Fleck unter dem rechten Schulterblatt; Drainagemittel bei Cholelithiasis; Drainagemittel der Leber – auch Card-m, Chin, Lyc, Tarax; Leberkolik – Bry, Calc-bil, *Chin*, Lach, Lept, *Merc*, Phos, Ptel), **Bold** (Cholezystitis und Gallensteine, bitterer Geschmack, kein Appetit, Verstopfung, Leberstauung, schmerzhafte Lebererkrankung, Leberstörung nach Malaria, Brennen, Schwere in Leber und Magen), **Bufo** (Schwindel wird im Scheitel gespürt – Calc, Lyss, Med), **BRY** (Lebererkrankungen – Jug-c, Myric, Chen, Chion; subakute Cholezystitis – Berb, Merc-d), **Calc** (Akute Gallenblasensymptome bei Calc-Patienten), *Card-m* Leberstauung mit Verstopfung abwechselnd mit Durchfallneigung – Coll, Ethyl, *Podo*, Ptel, Stel, Sulph, Tarax; Gallensteine – Nat-s, Hed, Calc-bil, Dig; Drainagemittel für die Leber – auch Chin, Con, Tarax, Sol-v; Drainagemittel für den linken Lappen; katarrhalische Hepatitis, akutes Stadium – Chin, Chion, Dig, Dol, Merc-d; Podo; transversale Hepatomegalie – Chel: rechts und vertikal), **Caul**, **Cham** (Gallenblasenschmerzen, Patient wirft sich hierhin und dahin), **Chelin** (Krämpfe der glatten Muskeln überall, Darmkolik, Gebärmutterkolik, Bronchialspasmen, Tachykardie), **Chen-a** (Schmerzen unter dem rechten Schulterblatt; Chelon hat Schmerzen unter dem linken Schulterblatt; Cimic am inneren Winkel), *Chin* (Postcholezystektomie-Syndrom), *Chion* (Gallenkolik – Mand, Card-m, Lyc; Hypertonie, Leberbeteiligung, Kopfschmerzen, trockene Zunge und oft Luft im Darm und Nabelkolik – Card-m: kann benötigt werden, wenn die Zunge belegt ist, die Leber träge und wenn eine Vorgeschichte von Alkoholmissbrauch und diätetischer Unachtsamkeit besteht, besonders bei Diabetes), *Cholest* (Gallensteine; Leberstörungen in der Menopause – auch Phos), **Cimic**, **Corn** (Durchfall), **Curc**, **Dig** (Kardiale Leberstörung), **Dios** (Als Konstitutionsmittel, um Anfälle von Gallenkolik abzukürzen), **Elem** (Steine in Niere und Blase), **Fel**, **Hed** (Chronische Fälle von Gallensteinen, die auf andere Mittel nicht reagieren), **Hep** (Sehr wohliges Gefühl nach den Mahlzeiten), **Ign**, **Ip** (Pneumonie bei Kleinkindern), **Iris**, **Jug-c** (Leberinsuffizienz mit charakteristischem Kopfschmerz), *Lept*, **Kali-bi**, **Kali-c** (Entzündung an der rechten Lungenbasis – Lyc, Merc), **Lach** (Cholezystitis nach Sistieren der Menses in der Menopause), **LYC** (Leberinsuffizienz

und Insuffizienz der verkleinerten Leber; Retention von Gallensalzen – Chin; Rheuma mit Störungen der Gallenblase und Leber – Card-m), **Mand**, *Mag-c* (Leberprobleme, die auf die üblichen Mittel nicht ansprechen – Mag-m), **MERC** (Lungenkomplikationen hepatischen Ursprungs), **Myric** (Hepatobiliäres Drainagemittel), **Nat-s** (Infektiöse Hepatitis – Bry, Chion, Card-m), *Nux-v*, **Nit-ac**, **Op**, **PHOS** (Gallensteine bei Alten oder Cholezystitis mit chronischer Pankreatitis; Hepatitis B, aggressiver Verlauf – Lach, Crot-h; infektiöse Hepatitis bei Kindern), *Podo*, **Raph** (Leberläsionen), **Sang** (Pneumonie des rechten Unterlappens), **Sep**, **Sil**, **Solid** (Drainagemittel für Leber und Nieren), **Sulph**, **Tarax** (Drainagemittel für den mittleren Leberlappen), **Viol-o**

Kollateralmittel:
Apoc, **Benz-ac**, **Berb**, **Bor** (Diabetes, häufiges Verlangen, Wasser zu lassen, sogar gleich nach dem Urinieren; Eiter im Urin – Canth, Cinnb, Hep, Sil), **Bor-ac** (Diabetes mit Harnwegsproblemen), **Both** (Hirnthrombose), *Canth*, **Cann-s**, **Card-m** (Schmerz im Schulterblatt), **Chin-sal** (Menière-Syndrom mit nephrogener Hypertonie), **Chim-m**, *Cinnb*, **Clem**, **Coc-c**, **Cop**, **Equis**, **Hep**, **Led**, **Lyc**, **Med**, **Nit-ac**, **Pareir** (Muß auf alle Viere um zu urinieren), **Ph-ac**, **Puls**, **Rhus-a** (Diabetes mit Harnwegsproblemen), **Sabal**, **Sars** (Nierensteine), **Senec** (Vikariierende Leukorrhoe), **Sep** (Im Perineum das Gefühl, als sitze man auf einem Ball), **Sil**, **Thuj**, *Uva* (Urin eitrig – Chim, Hydrang)

Chenopodium anthelminticum

Verwandte Darmnosode:
Morgan Gaertner

Komplementärmittel: –

Folgemittel:
Cupr-ar (Hoch ödematöse Nephritis, als die bestgewählten Mittel bei einem Fall versagten[46])

Feindlich: –

Antidote: –

Kollateralmittel:
Apis, **Aster**, **Chel** (Schmerzen unter dem rechten Schulterblatt), **Chin**, **Con**, **Op**, **Phos** (Menière-Syndrom mit Ursprung in den Hörnerven oder Gefäßen – Chel: hepatischen Ursprungs), **Phyt**, **Sabal** (Prostata), **Uva**

Chimaphila umbellata

Miasma:
Syc, *Syp*

Komplementärmittel:
Form (Purulenter Urin, Kolibazillurie[143]), **Kali-m**[8,185]

Folgemittel: –

Feindlich: –

Antidote: –

China officinalis

Miasma:
Pso[8], Syc

Temperament:
Melan[15,31,137], *Phleg*[15,31], Sang

Seitenbeziehung:
u, *l*, r, r nach l (Lähmung des Nervus opticus[39]), l ↘ r

Wirkdauer:
14-21 Tage

Bemerkungen:
Wenn Chin bei Malaria indiziert ist, ist es besser, Chin-s zu geben[44].

Chin ist oft als interkurrentes Mittel bei langdauernder Krankheit indiziert[106].

Chin, Carb-v, Kali-c und Chin, Carb-v, Lyc bilden die Trios für Flatulenz[50].

Phos, Chin und Dig bilden das Trio für kardiale Leberstörungen[111].

Speisen, die man meiden sollte:
Alkohol[9,31], *Bier*[31], *Butterbrot*, *Fleisch*[8], Kaffee[8], *Kalte Getränke*[8], *Kohl*, MILCH, OBST, *Pfeffer*[8], *Sauerkraut*, *Tee*[31]

Interkurrente Mittel:
Puls[187]

Komplementärmittel:
Ars[8,17], **Calc**[50], *Calc-p*[8,9,17,34,145], *Carb-v*[17,147] (Typhus[48]; häufiges Komplementärmittel[147]), **Cean** (Malaria[111]), **Cob** (Samenverlust, Schwäche, Impotenz[143]), **FERR** (Anämie durch Blutverlust[16]; Anämie, Müdigkeit, errötet bei den geringsten Emotionen[6]), **Ferr-p** (Anämie[6]), **Hydr** (Hepatotrop[143]), **Kali-c**[8,17,185], **Lyc** (Abmagerung, Schwäche, Anorexie mit geblähtem Abdomen, Meteorismus, schmerzlose schwächende Diarrhoe, Müdigkeit[50]), *Nat-m* (Dehydration[50,88]; Anämie, körperliche und geistige Degeneration[15,19];

Anämie, geistige und körperliche Erschöpfung[15]; chronisches Rheuma[112]; Magenblutung[6]; häufiges Komplementärmittel[147], **Phos**[50] (Anämie[6]), **Ph-ac**[139], **Podo**[160], **Psor**[19,147] (Häufiges Komplementärmittel[147]), **Sulph**[6]

Folgemittel:

Acet-ac (Blutungen[1,25,34,145,185]; Wassersucht nach Blutungen[33]; wird oft verschrieben, wenn Chin versagt[143]), **Ang** (Wenn Chin ein Fieber nicht heilt[25]), **Arn** (Asphyxie, wenn verursacht durch einen Schlag oder Sturz und der Patient viel Blut verloren hat[33]; verzögerte Heilung nach Blutverlust[15]), **Ars** (China-resistente Malaria mit Kachexie[46]), **Asaf**, **Bell**, **Calc**, **CALC-P** (Hydrozephalus, nach Cholera infantum, wenn Chin versagt[16,39], nach dem Versagen von Chin, die Krankheit aufzuhalten[103]; drohender Hydrozephalus[39]; Abmagerung nach häufigen und protrahierten Absonderungen, wenn das Kind unfähig ist, den Kopf hochzuhalten[16]; Appetit vermindert bei Kindern[15]; Appetitverlust bei Kindern[15]), **Caps**, **Carb-v**, **Caust** (Rekonvaleszenz nach chirurgischen Eingriffen oder lang andauernden Krankheiten[15]), **Cob** (Impotenz, Samenverlust, Schwäche[143]), **Cond**[15], **Eucal** (Intermittierendes Fieber, wenn Chin-Präparate versagen[44,95]), **Ferr** (Nach Mißbrauch von Chinin bei intermittierendem Fieber[76]), **Lach**, **Lyc**, **Merc**, **Merc-v** (Typhoides Kindbettfieber, wenn Chin indiziert scheint, aber versagt[74]), **Myric** (Leber und Gallengang, als unterstützendes Mittel[111]), **Olnd** (Wenn Chin bei Durchfall unverdauter Speisen versagt[26]), **Phos** (Gebadet in Schweiß, Durchfall, Hinfälligkeit[13,34]), **Ph-ac** (Durchfall, Hinfälligkeit[13,34]), **Psor** (Nachdem der akute Anfall einer Appendizitis vorbei ist[131]), **Puls** (Anämie, wenn Chin indiziert scheint, aber versagt[33]; wenn Chlorose durch den Mißbrauch von Chinin kompliziert wurde[76]), **Rhus-t**, **Sec**, **Sil** (Verminderter Appetit bei Kindern[15]; Appetitverlust bei Kindern[15]), **Stann** (Hartnäckige Gastralgie, wenn (Chin und) andere Mittel versagen[46]), **Sulph** (Hypertonie mit Kopfschmerzen und Schwindeligkeit[124]), **Thuj** (Böse Folgen von Teetrinken, wenn Chin versagt[50]), *Verat* (Chronische Erkrankungen durch Mißbrauch von Chin[13,50])

Feindlich:

Bell (Herzsymptome, Temperatur[16]), **Dig** (Nach Chin[1,12]), **Kreos** (Wenn es Chin folgt[12])
Morphium (Hirnsymptome[16]), *Sel* (Nach Chin[20,1])

Antidote:

Apis, *Aran*, *Arn* (Nach Chin, niedrig gegeben, für die Froststadien[25]), **ARS** (Fußödeme nach Mißbrauch von Chin[33]), **Asaf**, *Bell*, **Bry**, **CALC**, **Caps**[20], **Carb-an**[7], **CARB-V** (Pathogene Folgen[38]), **Caust**, *Cedr* (Sausen in den Ohren[31]; Ohrgeräusche oder periodische Neuritis nach Mißbrauch von Chin[47,66]), **Cham**[31], **Chin-s** (Uhrgeräusche nach Mißbrauch von Chin[50]), *Cina*, **Coff**[31], **Corn-f** (Kopfschmerz nach Mißbrauch von Chin[66]), *Eup-per*, **Ferr** (Fußödeme durch Mißbrauch von Chin[50]), *HEP*[16,31], **Iod**[31], **IP** (Mißbrauch von Chin[72]), *Lach*, **Led**, **Lyc** (Gelbes Gesicht, Leber und Milz geschwollen, Flatulenz[25]; Spannung unter den kurzen Rippen, schlimmer auf der rechten Seite, Druck im Magen und Verstopfung[25]), *Meny* (Mißbrauch von Chin[79]; chronische Folgen[31]), **Merc**, *Nat-c*, **NAT-M**, **NUX-V**, *Onos*, *Puls* (Schwellung der unteren Glieder[39], nach Mißbrauch von Chin[39]; Überdosierung[38]; Fußödeme

durch Mißbrauch von Chin[3]; Verstopfung durch Mißbrauch von Chin[16]), **Rhus-t** (Dermatitis exfoliata[17]; ziehender Schmerz in den Schneidezähnen morgens, wahrscheinlich antidotiert durch Rhus-t, auch ziehender drückender Zahnschmerz im oberen Backenzahn morgens, mit dem Gefühl, als ob er betäubt wäre, wahrscheinlich antidotiert durch Rhus-tox[171]), **Sel**, **SEP**, **SULPH**
Mißbrauch von Chin verlangt nach: **Ars**[44], **Lach**[44], **Nat-m**[44], **Ferr**, **VERAT**[25,44] (Chronische Leiden durch Mißbrauch von Chin[13,50])

Kollateralmittel:

Alet (Frühe, reichliche und erschöpfende Menses; Asthenie genitalen Ursprungs), **Aloe**, **Alst-s** (Chronische intermittierende Fieber, unterdrückt durch Chinin), **Am-c** (Anämie durch Blutverlust), *Ant-c*, **Aran**, **Arg-n** (Aufstoßen bessert immer), **Arn**, **ARS** (Lienterischer Durchfall nach Obst; Schwäche, Kälte, Fieber), **Bell**, **Calc** (Nervöse Symptome im Zusammenhang mit dem Verlust von Körperflüssigkeiten), **Calc-p** (Postoperative Anämie), *Carb-v* (Flatulenz, Durchfall, Kälte, Kollaps; Schwäche nach einer Blutung oder dem Verlust anderer Körpersäfte), *Cedr*, **Ceph** (Intermittierendes Fieber, Halsweh, rheumatische Symptome), **Chel** (Postcholezystektomie-Syndrom), **China** (Folgen des Verlusts von Körperflüssigkeiten und schwächende Krankheiten – Ars, Ph-ac), **Cimx** (Malariafieber beginnt mit Schwere in den unteren Gliedmaßen), **Coca** (Rekonvaleszenz der Anämie), **Colch** (Ein wichtiges Mittel in der veterinärmedizinischen Praxis, wenn das Vieh zuviel frisches Gras frißt und gebläht wird, als wolle es platzen), **Coloc**, **Crot-t** (Durchfall unmittelbar nach dem Essen), *Ferr* (Lienterischer Durchfall), **Ferr-ar** (Chronische Intermittensfieber mit vergrößerter Milz und Leber), **Ham**, **Hed** (Chronische Fälle von Gallensteinerkrankungen, die auf gut gewählte Mittel nicht ansprechen), **Helia** (Akute Urtikaria mit jährlicher Periodizität), **Iod** (Klingeln in den Ohren bei heißblütigen Patienten – *Kali-i* – Chin bei kaltblütigen), **Kali-fcy** (Müde nach den Menses, vom Sprechen; erholt sich schlecht nach schwerer Menses), **Kali-i** (Tinnitus; Ohrgeräusche ohne weitere Symptome), **Lach** (Sarkastisch), *Lyc* (Exzessive Flatulenz von Magen und Därmen, keine Besserung durch Aufstoßen oder Blähungsabgang – Podo), **Magnesium-Salze**, **Mag-c** (Mag-c gut für erschöpfte Nerven, was Chin für den Verlust von Blut oder Körperflüssigkeiten), **Merc** (Chronischer Speichelfluß), **Muir** (Tonikum für die Rekonvaleszenz, Zentralnervensystem, Impotenz), **Nabal** (Schmerzloser Durchfall schlimmer nachts und nach dem Essen), **Nat-m** (Intermittierende Fieber), **Nat-s** (Bronchialasthma schlimmer bei feuchtem Wetter – auch Thuj; wichtiger Regulator der interzellulären Räume, mit Chin), **Nux-v** (Anorexie – Hydr), **Orni** (Schmerzhafte Bälle von Wind rollen im Abdomen herum – Chin: gewöhnlich schmerzlos), *Phos* (Virushepatitis – auch Berb, Bry, Chel, Lyc, Nux-v; rezidivierende Blutungen, hartnäckig; hämolytische Anämie – Lach), *Ph-ac* (Reichliche Stühle, oft unverdaut, wenig Körperschmerz, aber nervöse Schwäche; säurehaltiges Obst verschlimmert – Ip), **Podo** (Gelbsucht bei Säuglingen), **Psor** (Reichlicher Nachtschweiß nach akuten Krankheit), *Puls* (Bitterer Geschmack, Anämie, Verschlimmerung durch Essen), **Quin** (Paroxysmale Tachykardie und Vorhofflimmern), **Raph** (Tympanitisches Abdomen, kein

Luftabgang nach oben oder unten), **Sec**, **Sep** (Nie glücklich, es sei denn, er kann jemanden ärgern), **Sil** (Durchfall durch Malabsorption), **Stront-c** (Chronische Folgen von Blutungen), **Sulph**, **Sul-ac**, **Sul-i** (Rekonvaleszenz bei Infektionskrankheiten), **Thios** (Tinnitus durch Otosklerose), **Thuj** (Flatulente Dyspepsie durch exzessives Teetrinken), **Tub** (Chronisches Fatigue-Syndrom – Am-c, Ant-c, Calc, Carc, Sel, Stann, Thuj)

Chininum arsenicosum

Miasma:
Syp[9]

Speisen, die man meiden sollte:
Obst, *Stimulantien*[50]

Komplementärmittel:
Cean (Malaria[111]), **Ferr**[34], **Nat-m**[34], **Sep**[34]

Folgemittel:
Eucal (Intermittierendes Fieber, wenn Chin-Präparate versagen[95]), **Merc-v** (Typhoides Kindbettfieber, wenn Chin-a indiziert scheint, aber versagt[74])

Feindlich: –

Antidote: –

Kollateralmittel:
Apis, **Ars**, **Aur** (Um das Knochenmark bei krebsartigen Zuständen wiederzubeleben), *Cedr*, *Chin*, **Chin-m** (Schwere neuralgische Schmerzen um das Auge mit Frostschauer, Prostration und Ruhelosigkeit), *Chin-s*, **Chin-sal** (Menière Syndrom), **Carb-v**, **Ferr**, **Ferr-cit** (Nephritis mit ausgeprägter Anämie, saure Dyspepsie bei Chlorose), **Kali-ar** (Leukämie – *Chin-ar*, *Ferr-p*, Nat-ar, *Nat-s*), **Lach**, **Lyc**, **Macroz** (Extreme Schwäche nach Krankheit, Kollaps), **Nat-m**, **Oena** (Durchfall ohne Drang mit nervöser Erschöpfung), **Phos**, **Pyrog**, **Sep**, **Sulph**, **Vanad** (Hautzustände werden maligne), **Zinc-val**

Chininum muriaticum

Komplementärmittel: –

Folgemittel: –

Feindlich: –

Antidote:
Ferr-o-r

Kollateralmittel:
Chin-a, Chin-s, Nat-m (Kopfschmerz)

Chininum sulphuricum

Seitenbeziehung:
I[8]

Temperament:
Sang[31]

Komplementärmittel: –

Folgemittel:
Am-c (Bronchitis und Pneumonie bei Kindern, wenn Chin-s[44], Acon[44], Ant-a[44], Ant-t[44], Bell[44], Ferr-p[44], Ip[44] und Phos[44] versagen[44]), **Ars-br** (Intermittierendes Fieber, wenn Chin-s indiziert scheint, aber versagt[3]), **Bar-c** (Fibroide Tumore der Gebärmutter[197]), **Chen** (Menière-Syndrom[50]), **Chin-a** (Malaria[44]), **Eucal** (Intermittierendes Fieber, wenn Chin-Präparate versagen[95])

Feindlich: –

Antidote:
Aran[50], *Arn*, **Ars**, **Calc**, **Carb-v**, **Ferr**, **Helia**, **Hep**, **Lach** und **Nat-m** (Überdosierung von Chinin[12]), **Parth**[9], *Puls*[3,12]

Kollateralmittel:
Ars, **Baj** (Intermittierendes Fieber, Quartana, Leber und Milz vergrößert), **Camph-m-b** (Verstärkt die Wirkung von Chinin und macht sie dauerhafter), **Ceanth**, *Cedr*, *Chin*, **Chin-a**, **Chin-sal** (Menière'sche Krankheit, Taubheit, Tinnitus), **Cimic** (Halswirbel berührungsempfindlich), **Euppur**, **Ferr**, **Gaer** (Menière'sche Krankheit – Cocc, Phos, Sal-ac, Sil), **Nat-m**, **Nat-sal** (Schwindel vom Hörnerven verursacht; Caust, Gels), **Puls** (Wandernde rheumatische Schmerzen), **Sul-ac**

Chionanthus virginica

Speisen, die man meiden sollte:
Heiße Getränke[9], *Stimulantien*[9]

Komplementärmittel: –

Folgemittel: –

Feindlich: –

Antidote: –

Kollateralmittel:
Ant-c, **Arg-n**, **Ars**, **Aur** (Leberstauung ohne Neigung zu Durchfall oder Verstopfung – Berb, Cad-m, Chen, Cupre-au, *Dig*, Lach, *Phos*, Ser-ang), **Berb** (Drainagemittel für Gallengänge und Leber – Chin, Hydr, Myr-s), **Bry**, **Card-m**,

Cean, Chel, Iod (Pankreaserkrankungen – Iris, Hed, Phos), Iris, Lept (Stuhlsymptome; Drainagemittel für die Gefäße – Chion, Ptel, Ric mit Übelkeit), Lyc (Diabetes mit Leberinsuffizienz), Merc, Nux-v, Phos, Podo

Chloralum hydratum

Speisen, die man meiden sollte:
Bier[50]

Komplementärmittel: –

Folgemittel: –

Feindlich: –

Antidote:
Am-caust[50], Ammc, Atro, Cann-i[50], Dig (Herzsymptome[12,25]), Elec, Merc[7], Mosch

Kollateralmittel:
Apis, Astac, Bell, *Chlf*, *Gels*, Nux-v, Op, Plb, Vero-o (Macht einen Mann so betrunken wie reiner Alkohol, rötliche Flecke, umschriebener Fleck einer Dermatitis auf dem Gelenk zwischen Metakarpus und Phalanx des ersten Fingers)

Chloroformium

Bemerkungen:
Kontraindiziert bei Hirnerweichung, Fettherz, Alkoholismus oder Albuminurie[39].

Komplementärmittel: –

Folgemittel:
Phos (Konstitutionelle Folgen einer Narkose[52] – auch Dysco[52]; bei einem Fall von Schwindel mit der Vorgeschichte einer Narkose, zusammen mit Dysfunktion der Leber[52])

Feindlich:

Antidote:
Aml-n[31] (Atemwegssymptome[50]; Atemstillstand[27]), Ether (Postoperative Bronchitis[9]), Ip, Weinbrand (Bessert die Symptome[25]), Phos (Auch Vergiftungsfolgen an der Leber[111])

Kollateralmittel:
Chion, Menth-pu, Nat-ar

Chlorum

Komplementärmittel:
Diph (Kehlkopfdiphtherie, wenn Chlor versagt[1])

Folgemittel: –

Feindlich: –

Antidote:
Bry, Lyc (Impotenz[12,31,50]), Plb-a[50] (Blutspucken und Pleuritis[12,31]), Inhalation von Schwefelwasserstoff[31,50]
Eiweiß

Kollateralmittel:
Ars-i, Brom (Asthma, Schwierigkeit, Luft in die Lungen zu bekommen; Chlor: Asthma mit der Schwierigkeit, die Luft herauszubekommen), Iod, Meph, Merc, andere Halogene

Cholesterinum

Komplementärmittel:
Lyc (Harnstoff[147]), Vichy-g[147]

Folgemittel: –

Feindlich:
Lec (In niedrigen Verdünnungen und groben Dosen[111])

Antidote: –

Kollateralmittel:
Ars (Erbrechen bei Erkrankungen der Gallenblase – *Sulph*), Berb, Calc-bil, *Card-m*, Chel (Gallenblasensyndrom – Chin, Hydr), Chin, Dios, Hydr, Lyc, Mag-s, *Mand*, Nat-s, *Podo*, Tauroch (Mikrozytäre Anämie, Hypertrophie der Milz und Ganglien), Teucr

Chromicum acidum

Komplementärmittel: –

Folgemittel. –

Feindlich: –

Antidote:
Daph (Rheumatische Schmerzen[12]), Merc-c (Allgemeine Wirkung[12]), Rhus-t (Ruhelosigkeit, Erleichterung durch Bewegung[12])

Kollateralmittel:
Chrom-s, *Kali-bi*, Rhus-t

Cicuta virosa

Miasma:
Pso, *Syc*[9]

Temperament:
Choler, Sang[64]

Seitenbeziehung:
u, / [31], r[8], l ↗ r

Wirkdauer:
35-40 Tage
5-6 Wochen[187]

Speisen, die man meiden sollte:
Milch

Komplementärmittel:
Carb-v[8], Ferr[8], Kali-c[8], Sulph[147]

Folgemittel:
Alum (Ösophaguskrämpfe mit Regurgitation der Nahrung, die Cic und Bapt widerstehen[44,46]), **Arg-m** (Szirrhus des Muttermunds, nachdem Cic versagte[25]), **Bell**, **Cina** (Ösophagusspasmen durch Würmer, wenn das Kind würgt, so daß das Schlucken unmöglich wird[54]), **Hell** (Gehirnerschütterung, wenn Cic und Mittel wie Arn, Nat-m und Nat-s enttäuschen[50,52]), **Hep**, **Op**, **Ph-ac**[50], **Puls**, **Rhus-t**, **Sep**, **Sil**[7], **Stann**[7]

Feindlich: –

Antidote:
Arn, **Camph** (Vergiftung[98]), **Coff**, *Cupr-ac*, *Op*, **Tab**[20]
Für große Dosen: TABAK[25,31,34], OPIUM

Kollateralmittel:
Absin, **Acon**, **Agar** (Choreatische Bewegungen), **Apis** (Meningitis – Hell), **Art-v**, **Asaf**, **Bar-m**, *Bell*, **Bufo**, **Chrom-s** (Prostatahypertrophie, Struma, fibroide Tumore), **Cic-m** (Fällt bewußtlos hin, tetanische oder klonische Konvulsionen, Epilepsie, Tetanus), **Con** (Druck auf den Lippen verursacht Verhärtung), *Kreos*, *Cupr* (Konvulsionen von der Peripherie zum Zentrum, von unten nach oben – Gegenteil zu Cic), **Hell**, *Hydr-ac*, **Hyos**, *Hyper* (Konvulsionen nach Gehirnerschütterung), **Nux-m** (Gedächtnisverlust für Stunden oder Tage – Nat-m), **Nux-v**, *Oenan* (Konvulsionen nach Verletzungen), **Petros**, **Phys** (Akkomodationsstörungen – Visc), **Stry**, **Stry-p**, **Zinc** (Tetanische Zustände – Stry-n)

Cimex lectularius

Komplementärmittel: –

Folgemittel: –

Feindlich: –

Antidote: –

Kollateralmittel:
Am-m, *Bell*, *Caust*, **Guaj** (Schmerz in den Gliedern mit dem Gefühl, als wären sie zu kurz – Am-m, Caust), *Nat-m*, **Op**, **Plb**, **Thuj**, **Zinc** (Tetanische Zustände – Cupr, Stry)

Cimicifuga racemosa

Miasma:
Syc[140]

Temperament:
Choler, Melan, *Sang*

Seitenbeziehung:
l, Wechselnde Seiten

Wirkdauer:
30-40 Tage[140]

Bemerkungen:
Bewußtseinstrübung ist die zentrale Idee beim Cimic-Patienten, verwirrt, ein irreführendes Mittel auf allen Ebenen[50].

Speisen, die man meiden sollte:
Liköre[9], Saure Speisen[8]

Komplementärmittel:
Foll[140], **Lach**[140]

Folgemittel:
Agar (Herzdilatation, wenn Cimic indiziert erscheint, aber nicht befriedigend wirkt[99]), **Bell**[77], **Cupr**[62] (Chorea[26]), **Hep**[77], **Ign**[50], **Nat-m**[50], **Op**[77], *Phyt* (Steifer Nacken, wenn Cimic versagt[56]), **Puls**[77] (Fälle von unterdrückten Lochien nach emotionalem Streß, um die Infektion der Gebärmutter zu besiegen, nachdem die Lochien durch Cimic wiederhergestellt wurden – auch Bry[50]), **Rhus-t**[77], **Sep**[77], **Spig**[50]

Feindlich: –

Antidote:
Acon (Schlaflosigkeit[12,25]), **Arn**[77], *Bapt* (Schmerz im Kopf und Übelkeit[12,25]), **Camph**[139], **Caul**[77], **Gels**[50], **Kali-c**[44], **Lil-t**[44], **Lycps**, **PULS**[13,33,36,37], **Sep**[44,120]

Kollateralmittel:
Acon, **Act-sp** (Arthralgie der Phalangen mit Deformierungen, rheumatische Erkrankungen – Bry, Carl, Puls), **Agar** (Spinale Reizung – Nat-m), **Am-c** (Schmerz der beim Fluß der Menses anhält – auch Plat), *Arist-m* (Schmerz in der Achillessehne, Diabetes), **Bapt**, **Berb** Rheumatis-

mus in Verbindung mit Neuralgie – Spig), **Bry**, **Caes** (Erkrankungen von C1 bis C2 – Cimic: C3 bis Th4 – Rad-br: C6 und C7), **Calc-p**, **CAUL** (Uterine und rheumatische Erkrankungen – PULS), **Chin**, **Clem**, **Dulc** (Schmerz in der Zervikalregion – Ang, Caes, *Nicc*, *Rad-br*), **Gels**, **Ham**, *Ign*, **Ip** (Drohender Abort, wenn die Schmerzen von der linken Seite des Beckens zur rechten schießen, mit Übelkeit; Lyc: von rechts nach links; Cimic von einer Seite zur anderen), **Lac-c**, **Lach** (Menstruationsbeschwerden vor und nach dem Fluß; besser während der Periode, Gegenteil zu Cimic; Migräne in Verbindung mit Symptomen der weiblichen Genitalien – Sang, Lil-t), **LIL-T** (Körperliche Symptome, die vor und zurück gehen, oder die sich mit geistigen abwechseln – Ign, Plat), **Macro** (Dysmenorrhoe, Myalgie, Myositis und Erkrankungen der weiblichen Genitalien, aber anders als bei Cimic werden alle geistigen und körperlichen Symptome durch den Fluß der Menses besser), **Mosch** (Schmerzen unter der linken Brust), **Phos**, **Phyt** (Steifer Nacken, wenn Bry, Rhus-t und Cimic versagen, obwohl offensichtlich gut indiziert), **Plat** (Menorrhagie mit Depression), **Puls** (Amenorrhoe; das Ei ist oberflächlich implantiert und findet keinen Halt; Abort in der 5. Woche), **Ran-b**, *Rham-cal* (Muskuläre Schmerzen, Lumbago, Pleurodynie, akutes Rheuma), *Rhus-t*, **Sal-ac**, **Sec** (Menorrhagia – Caul), **Sep** (Reflex-Asthenopie vom Uterus, während Cimic Hyperästhesie der Retina hat oder Reflex-Ziliarneuralgie vom Uterus; Migräne; Beschwerden in der Menopause – Lach), *Sulph* (Hämorrhoiden schlimmer während Menses), **Thuj** (Schmerz im linken Eierstock, wird schlimmer, wenn der Fluß beginnt), *Thyr* (Beschwerden schlimmer während der Menses; drohender Abort), **Ust** (Linksseitig Schmerzen unter der Brust), *X-ray* (Steifer Nacken), **Zinc** (Chorea – Arg-n, Cupr)

Cina maritima

Miasma:
Pso

Seitenbeziehung:
u, L, r[8], l ➚ r, Wechselnde Seiten[8]

Wirkdauer:
14-20 Tage

Speisen, die man meiden sollte:
Pfefferminze[124], Schokolade, Schwarzer Pfeffer[31], Süßigkeiten[124]

Komplementärmittel:
Calc[8,17,19,147,185], **Dros**[8,17,185], **Lyc** (Lebersymptome[19]), **Merc-d** (Lebersymptome[19]), **Rat**[8,19,185], *Sil*[19,147] (Das klassische Komplementärmittel[143]), **Sulph**[8,17,19], **Sul-i**[17,19,147]

Folgemittel:
Art-v (Wenn bei Beschwerden durch Würmer andere Mittel versagen[44]), **Calc**, **Chin**, **Cic** (Konvulsionen durch Würmer, wenn Cina nicht hilft[16,48,145]), **Emb-r** (Falls Cina, Nux-

v, Santin und andere Mittel für Würmer wirkungslos sind, wird Emb-r für das wirksamste Mittel befunden[50]), **Ign**, **Lyc**[158], **Nux-v**, **Plat**, **Puls**, **Quas** (Konvulsionen durch Wurmerkrankungen, wenn Cina versagt[16]), **Rhus-t**, **Santin** (Wurmerkrankungen[1], wenn Cina versagt[1,138]), **Scir** (In hartnäckigen Fällen von Würmern; Fadenwürmer, wenn Cina versagt[50]), *Sil* (Bei Wurmträgern, wenn Cina nicht hilft[77] – auch Vio-o[77]), *Stann* (Würmer, wenn der akute Zustand durch Cina oder andere Mittel gelindert ist[50]), **Sulph** (Beschwerden durch Würmer bei Kindern, besonders mit Abneigung gegen das Baden, wenn bestgewählte Mittel versagen[46]), **Teucr** (Wenn Cina bei Würmern versagt[145])

Feindlich: –

Antidote:
Arn[20], **Bry**[139], *Camph*, *Caps*, **Chin**, **Eup-per**[139], *Ip* (Zunge sauber[44]; Vergiftungssymptome[117]), **Hyos**[139], **Merc**, **Nat-m**[139], *Pip-n*, Santin[50], Verat[50] Schwarzer Pfeffer[31], Pfefferminze[124] (welche oft Bestandteil von Zahnpasten, Süßigkeiten und Schokolade ist[124])

Kollateralmittel:
Absin, *Agar*, **Ant-c**, **Arum-t** (Bohrt andauernd in der Nase; Kind faßt sich an die Nase und steckt die Finger hinein bis es blutet), **Bell**, **Bor**, **Calad** (Würmer krabbeln über das Perineum in die Vagina und führen zu Masturbation bei kleinen Mädchen), **CALC**, **Calc-p** (Kinder, wenn voll bis zum Rand, verlangen immer noch Milch), **Caust** (Neumond verschlimmert – Cupr, Sil), **CHAM**, **Chelin** (Runde und fadenförmige Würmer), **Chen**, **Cob-n**, **Cupr**, **Cupr-o** (Würmer aller Art), **Dig**, **Hell** (Kopfrollen bei Kindern – Bell, Hyos, Zinc), **Helm** (Intestinale Würmer, besonders Spulwürmer), **Hydr-ac** (Getränke rollen hörbar in den Magen – Cupr, Laur), **Hyos**, *Ign* (Krämpfe bei Kindern durch Würmer; Konvulsionen nach Bestrafung bei Kindern – Cham), **Ind** (Konvulsionen durch Würmer – Quas), **Kali-br** (Zähneknirschen bei Kindern – auch Cypr, Mygale; bei Erwachsenen: Cann-i, Coff, Mygale, Sulph, Tub), **Leon**, **Lyc**, **Mag-c** (Dürre, dünne, dunkle, reizbare, erschöpfte und unattraktive Kinder), **Mand** (Leerer Magen, sogar nach dem Essen), **Med** (Würmer nach Impfung; schläft in Knie-Ellbogen-Lage), **Nat-p** (Kinder knirschen im Schlaf mit den Zähnen – Podo, Sulph, Tub), **Nux-v**, **Puls**, **Sabad** (Reflexsymptome durch Würmer), **Santin** (Verdient den Vorzug bei Wurmerkrankungen; Gelbsehen, Urin von tiefem Safrangelb, Krämpfe und Zucken, chronische Magen- und Darmbeschwerden), **Sil** (Enuresis durch Würmer), **Sep**, *Spig*, *Stann*, **Staph**, *Teucr*, **Thym** (Helminthiasis des Darms – Teucr), **Tub**, *Zinc*

Cinnabaris

Miasma:
Pso[140], Syc, *Syp*

Temperament:
Sang, Phleg[64]

Komplementärmittel:
Syph[147,157], Thuj[147,157,185]

Folgemittel:
Hep (Erkältung, wenn durch Cinnb nicht aufgehalten[15]), Sil[17]

Feindlich: –

Antidote:
Chin, HEP, NIT-AC, Op, *Sulph*

Kollateralmittel:
Hep, Iod, Kali-bi (Druck an der Nasenwurzel, besonders bei chronischen Fällen – Stict: akute Fälle), Lach, *Merc*, Nat-s, *Nit-ac*, Sep, *Thuj*

Cinnamonum ceylanicum

Seitenbeziehung:
/[147]

Komplementärmittel: –

Folgemittel: –

Feindlich: –

Antidote:
Acon (Fieber, Angst[66]), Op[66]

Kollateralmittel:
Chin, Ferr, Ip, Phos, Sabin, Sil, Tril

Cistus canadensis

Miasma:
Pso[4,140]

Temperament:
Sang[64]

Bemerkungen:
Bell, Carb-v und Phos wirken zwischen wiederholten Gaben von Cist günstig[25].

Speisen, die man meiden sollte:
Kaffee[25], Obst

Interkurrente Mittel:
Scir (Krebsbehandlung – auch Tub, Med[50])

Komplementärmittel:
Bell, Carb-v, Mag-c, Phos, Sil[147], Psor[147]

Folgemittel: –

Feindlich:
Coff[20]
KAFFEE (Kann Durchfall verursachen[25,50])

Antidote:
Camph, *Rhus-t*, Sep (Schmerzhaft geschwollene Nase[25])

Kollateralmittel:
Ant-c (Durchfall nach saurem Obst – Ip), Ant-t, *Bell*, CALC (Schwellung der Lymphknoten – Brom, Con, Hed, Iod, Calc-f), **Carb-an** (Verhärtung der Drüsen und Lymphknoten – Con, Carb-v, Teucr), **Carb-v**, Chin (Durchfall nach wässrigem Obst), **Con**, Cupr, Graph, Hed, *Helo*, *Hep, Iod*, Kali-bi, Luf-op, Phos, Psor, *Sil*, SPONG (Trinken und Schlucken des Speichels bessern die Halssymptome – Cupr), **Sul-ac** (Durchfall nach grünem Obst), Teucr

Citrus limonum

Komplementärmittel: –

Folgemittel: –

Feindlich: –

Antidote:
Acon, Asar, Dat-a, Euph, *Hep*, Sep, Stram[31]

Kollateralmittel:
Acet-ac, Bell, Citr-d, Citr-v, Lach, Merc

Citrus vulgaris

Komplementärmittel: –

Folgemittel: –

Feindlich: –

Antidote: –

Kollateralmittel:
Citr-d (Kopfgeräusche und Klingeln in den Ohren), **Auran** (Jucken, Röte und Schwellung der Hände; Krankheiten der Älteren mit Kälte und Frösteln), Citr-l (Skorbut, Halsweh und Krebsschmerzen), Cit-ac (Wassersucht, Skorbut, chronisches Rheuma und Blutungen)

Clematis erecta

Miasma:
$Pso^{4,55}$, Syc^8, $Syp^{31,140,158}$

Temperament:
Melan[31], Phleg[31], Sang[64]

Seitenbeziehung:
u, L, r[8]

Wirkdauer:
14-20 Tage
Mehr als 5 Wochen[187]

Speisen, die man meiden sollte:
Kaffee im Übermaß[55]

Speisen, zu denen man raten sollte:
Kalte Getränke

Komplementärmittel:
Merc[8,34,147,185], **Sil**[50]

Folgemittel:
Calc, Merc[7], **Puls**[7], **Rhod** (Erkrankungen der Hoden[72]), **Rhus-t, Sep, Sil, Sulph**

Feindlich:
Tabakrauchen verschlimmert den Zahnschmerz[187]

Antidote:
Anac, *Bry* (Schmerzen in den Zähnen[12,13,25], Harnwegssymptome[12]), **CAMPH, Cham, Crot-t, Merc**[31], **Ran-b, Rhus-t**

Kollateralmittel:
Acon, Arist-cl (Harnröhrenentzündung und Prostatitis mit Kälteempfindlichkeit – Dulc), **Arg-n** (Fibröse Kavernitits des Penis), *Berb*, **Cann-s** (Harnröhrenkarbunkel – Canth), **Cimic, Clem-vit** (Variköse und andere Geschwüre), **Con, Crot-t, Fl-ac, Lil-t** (Pudendusneuralgie), **Lob** (Spastische Harnröhrenstriktur), **Mez, Olnd, *Petr*, Phos, Phyt, Pop** (Prostataadenom – Dig, Pareir), ***Puls*** (Varizen – Ham), **Rhod** (Orchitis – Puls), ***Rhus-t, Sars*, Sep, Staph, Sulph**

Cobaltum metallicum

Wirkdauer:
30 Tage

Komplementärmittel: –

Folgemittel: –

Feindlich:
Carb-v[31]

Antidote:
Acon[31], **Nux-v**[31]

Kollateralmittel:
Agn (Impotenz), **Ant-c, Ant-t, Calc** (Findet die Meinung anderer wichtig, aber bei Cob liegt die Betonung auf einem Schuldgefühl in Bezug auf das, was er selbst erreichen will. Er möchte nicht, daß jemand sieht, daß er seine eigenen Ansprüche nicht erfüllt. Er hat viel mehr Ehrgeiz als Calc, der nur aus einem allgemeinen Gefühl der Inkompetenz heraus dafür empfindlich ist, was andere sagen[50]), **Cob-m** (Lungenkrebs und maligner Typ der Tuberkulose), **Cob-n, Eup-per, Ferr** (Leistung ist wichtig, aber das Gefühl, Erfolg gehabt zu haben ist weniger wichtig, er trägt keine so schwere Last und fühlt weniger Verantwortung[50]), **Graph, Magnesium-Salze, Nux-v** (Folgen von Masturbation – STAPH), **Phos, *Sel*, Sep, Thal, Titan, *Zinc*** (Schmerz im Rücken schlimmer im Sitzen).

Cobaltum nitricum

Miasma:
Syc, Syp[4]

Speisen, die man meiden sollte:
Wein[36]

Komplementärmittel: –

Folgemittel: –

Feindlich: –

Antidote: –

Kollateralmittel:
Anac, Cob, Cina, Graph, Lach, Rhus-t, Sulph

Coca

Miasma:
Tub[50]

Temperament:
PHLEG[15], Sang[15]

Speisen, die man meiden sollte:
Alkohol[31]

Komplementärmittel:
Fl-ac[139]

Folgemittel: –

Feindlich: –

Antidote:
Gels (Auch Vergiftungsfolgen[111])

Kollateralmittel:
Arg-n (Beschwerden vom Bergsteigen), Ars (Schlimme Folgen vom Ersteigen von Höhen, Ballonfliegen), Cham, Chin, Crat, Cypr, Coff, Cann-i, Fl-ac (Tonische Wirkung; gesteigerte Fähigkeit zu körperlichen Leistungen), Scut, Spig (Dyspnoe und Erstickungsanfälle durch die leichteste Bewegung), Valer

Cocculus indicus

Miasma:
Pso[50], Tub[50]

Temperament:
CHOLER[15], Melan[31], Phleg[15], Sang[64]

Seitenbeziehung:
u, l, r, Wechselnde Seiten[8]

Wirkdauer:
8-14 Tage[187]

Speisen, die man meiden sollte:
Alkohol[31], Kaffee, Kalte Getränke, Kalte Speisen, Tabak[50]

Interkurrente Mittel:
Nux-v[187]

Komplementärmittel:
Caust*[147], Petr[8,17,185]

Folgemittel:
Ant-t (Seekrankheit, wenn Cocc versagt[33]), Ars, Bell, Con (Gedächtnisschwäche[15]; schwieriges Verstehen[15]; Beschwerden nach Überanstrengung und Nachtarbeit[15]; Schwindel, besonders bei alten Leuten, wenn Cocc nicht wirkt[15]; Zerebralsklerose mit Kopfschmerzsymptomen, Übelkeit und Schwindel mit Störungen von Augen und Ohren[15]), Euph-c (Furchtbare Anfälle tödlichen Brechwürgens und Erbrechens mit einem kalten Gefühl im Magen und mit einem kalten Schweiß, wenn Cocc versagt[2]), Glon (Dysmenorrhoe mit Bewußtlosigkeit, wenn Cocc indiziert scheint, aber versagt[54]; wenn Cocc versagt[46]), Hep, Ign, Lyc, Nux-v, Op, Picro (Depressive Zustände, wenn Cocc indiziert scheint, aber versagt[47]), Puls, Rhus-t, Sulph

Feindlich:
Caust*[12], Coff
Kaffee[13,31], Tabakrauchen[187]

---

* Während J.H.Clark Caust in die Liste der feindlichen Mittel aufgenommen hat, haben L. Vannier und J. Poirir Erfahrungen mit Caust als einem Komplementärmittel zu Cocc. R.G.Miller hält Caust nicht für feindlich zu Cocc.

Antidote:
Acon[120], CAMPH (Vergiftungsfälle[36]), Caps, Cham, Coff[9,35,36], Cupr, Ign, Iod[44], Lach[50], Merc[25], NUX-V, Staph, Tab[31]
Alkohol[31], Tabak[50]

Kollateralmittel:
Agar, Alum (Langsame Nervenleitung – Plb), Ars (Der Gedanke an oder der Geruch von Essen verursachen Übelkeit – Colch, Sep), Bor (Flugkrankheit; Reisekrankheit bei Kleinkindern – auch Cocc), Bry, Carc-ad (Übelkeit beim Autofahren, wenn Carc konstitutionell indiziert ist), Caust (Lähmung, Parese), Cham, Cimic, Coff, Colch (Übelkeit durch Geruch, Anblick oder Denken an Speisen; Reisen ist nach Schlafmangel besonders schlecht), Con (Neurodegenerative Störungen – Plb), Des-ac (Schlaflosigkeit ohne folgende Müdigkeit – auch Rib-ac), Gels (Schmerz im Hinterkopf; Schwindel mit niedrigem Blutdruck – Chin, Nat-m, Puls, Visc), Hell, IGN, Ip, Jug-c, Med (Brüste bei Berührung kalt wie Eis, besonders Brustwarzen), Mosch, Nat-m, Nux-v (Beschwerden durch Schlafmangel – Phos), Petr, Pic-ac (Nervöse Erschöpfung – Ph-ac), Picro (Epilepsie, Anfälle morgens beim Verlassen der waagrechten Lage; Hernie; lokomotorische Ataxie), Plb, Ph-ac, Puls (Menstrualkolik), Rhus-t, Sec (Angiospasmen), Sil, Symph (Morgendliche Übelkeit), Valer, Zinc, Zinc-val

Coccus cacti

Miasma:
Pso[153], Syc[50]

Seitenbeziehung:
u[31], l[147]

Speisen, die man meiden sollte:
Bier, Warme Speisen

Speisen, zu denen man raten sollte:
Kalte Getränke, Kalte Speisen

Komplementärmittel: –

Folgemittel:
Cact (Herzversagen mit reichlichem Auswurf, wenn Coc-c keinen Nutzen mehr bringt[50]; kardialer Husten, wenn der fadenziehende weiße Schleim flüssiger wird[50])

Feindlich: –

Antidote:
Lach (Halsweh mit großer Trockenheit[26])

Kollateralmittel:
Apis (Entzündung der Labien), Berb, Canth, Chim, Caust (Husten besser durch Trinken von kaltem Wasser – Spong), Hell, Iod, Kali-bi (Husten mit fadenziehendem

Schleim), **Kali-c** (Asthma besser durch Sitzen mit dem Kopf vorwärts auf die Knie gebeugt), **Lach**, **Nit-ac**, **Phos**, **Rumx-a** (Anfallsweiser spastischer Husten), **Sars** (Katarrh der Harnwege – Berb, Chim, Canth), **Sol-v** (Nierenunterfunktion), **Spong**

Cochlearia officinalis

Komplementärmittel: –

Folgemittel: –

Feindlich: –

Antidote: –

Kollateralmittel:
Arg-n, Bism, Kali- bi, Rob

Coffea cruda

Miasma:
Pso[50]

Temperament:
Choler[1,9], Sang[1,9]

Seitenbeziehung:
u, r[8], l ↘ r

Wirkdauer:
1-7 Tage
1-2 Tage[187]

Bemerkungen:
Kaffee ist dafür bekannt, (die Wirkung) aller Mittel zu stören, besonders von Zinc[50].

Kaffee unterstützt die Wirkung von Camph, Dig, Coc-c und Colch, wenn diese in materiellen Dosen gegeben wurden[44].

Speisen, die man meiden sollte:
ALKOHOL[31], *Kaffee*[50], Tee

Speisen, zu denen man raten sollte:
Kalte Getränke

Komplementärmittel:
ACON (Schlaflosigkeit, Unverträglichkeit von Schmerzen, Fieber[1,17,19,34]), **Carc**[50], **Ign***[36,44]

Folgemittel:
Acon (Schmerzen in den Zähnen, besonders bei Kindern[33]), **Acon-f**[50], **Aur**[77], **Aur-m**, **Bell**, **Cham** (Dysmenorrhoe mit großen schwarzen Klumpen und sehr schmerzhafter Kolik, wenn Coff nicht lindert[48]), **Crot-t** (Folgte in Fällen, in denen Coff versagt hatte[98]), **Fl-ac** (Sehr empfindliche Zähne[46]), **Lyc**, **Nux-v**, **Op**, **Puls**[139], **Sulph**

Feindlich:
Arg-n (Nervöser Kopfschmerz[12]), **Aster**, **Calen** (Nach Coff[187], manchmal[12]), **Camph**[139], **Canth**, (**Carc**[50]), **Caust**, **Cist**, **COCC**, **IGN***[147], **Lac-ac**, **Mill** (Kongestion zum Kopf[12]), **Stram**, **Valer**[44]

Antidote:
Acet-ac, **ACON**, **Arn**[50,139], **Asper**, **Bell**[31], **Caps**[50], *Cham* (Chronische Erkrankungen[13]), **Chin**[20], **Cic**[31], **Coc-c**[50], **Coloc**[31], **Grat**[20], **Guar**[50], *Ign* (Auch Vergiftungsfolgen[111]), *Merc*, **NUX-V** (Auch Vergiftungsfolgen[111]), **Op**[30,44], **Psor**[36], *Puls*[20], **Stry**[31], *Sulph*, *Tab* (Im allgemeinen und für alle Zwecke, das schnellstwirksame Antidot zu Coff[50]), **Valer**[31]

Kollateralmittel:
ACON (Schlaflosigkeit mit Herzklopfen; unerträgliche Schmerzen, treiben zur Verzweiflung – Cham), **Agar**, **Ambr**, **Anag** (Freudig, erregt), **Aran** (Bei Asthma zusammen mit dem indizierten Mittel, eine oder zwei Dosen Aran verhelfen zu einem guten Schlaf), **Bad** (Herzklopfen), **Bell**, *Carc* (Schlaflosigkeit bei Kindern; Schlaflosigkeit ohne Grund), *Cham*, **Coca**, **Cocc**, **Caf** (Wassersucht als Folge von Herzinsuffizienz; Neuralgie durch schlechte Zähne), **Coff-t**, **Crat** (Schlaflosigkeit bei Patienten mit Erkrankung der Aorta), **Cypr** (Ekstatischer Gemütszustand), *Hyos*, *Ign* (Folgen von Gemütserregung – Op), *Nux-v* (Schlaflosigkeit mit geistiger Aktivität), *Op* (Schlaflosigkeit mit scharfem Hörsinn), **Passi** (Schlaflosigkeit bei schwachen Patienten), **Plat**, **Puls** (Zahnschmerz besser durch Halten von Eiswasser im Mund), **Tela** (Kardiogene Schlaflosigkeit; Erregung und nervöse Unruhe in fieberhaften Zuständen), **Thea** (Beschwerden von Tee- und Kaffeetrinkern), **Ther**, **Zinc** (Völlige Unfähigkeit zu schlafen, Lyss: trotz Schlafmitteln; Ther: völlige Schlaflosigkeit, sogar wenn erschöpft), **Zinc-p**, **Zinc-val** (Schlaflosigkeit durch nervöse Erregung – Cypr)

Coffea tosta

Komplementärmittel: –

Folgemittel: –

Feindlich: –

Antidote:
Bell[31], **Caps**, **Cham**[31], **Cic**[31], **Valer**[31]
Starker schwarzer Kaffee[31]

---

* Während J.H. Clark, R.G. Miller etc. Ign in die Liste der feindlichen Mittel aufnehmen, halten J. Mezger und K. Stauffer Ign für ein Komplementärmittel zu Coff[36,44].

Kollateralmittel:
Acon, Cham, Coff

Colchicum autumnale

Miasma:
Syc[140]

Temperament:
Choler[15], Melan[31]

Seitenbeziehung:
u, /, l nach r (Besonders bei Gicht[56]), *r*[144], r ⭦ l

Wirkdauer:
14-20 Tage
3-4 Wochen[187]

Bemerkungen:
Steht zwischen Ars und Chin bei Typhus, es ähnelt Ars in der Stärke bei Schwäche und Ruhelosigkeit, Chin im tympanitischen Zustand[16].

Das pflanzliche Ars[144].

Colch, Verat und Sabad sollten nie in Folge gegeben werden[72].

Bei rheumatischem Herzen kann es in den tieferen Potenzen zu einem plötzlichen Kollaps oder einem nephritischen Zustand führen[50].

Speisen, die man meiden sollte:
Eiswasser im Übermaß[33], Essig[50], *Fett, Fleisch*, Honig[50], *Schweinefleisch*

Komplementärmittel:
Ars[8,17,145,147,185], *Spig*[8,17,145,147,185]

Folgemittel:
Apis (Perikarditis mit infektiösen Läsionen, besonders vom gichtigen und rheumatischen Typ[50]), Arum-d (Kehlkopfspasmus[50]; Asthma[25]), *Benz-ac* (Gicht[12,64], wenn Colch versagt[1,9,34,62]), Carb-v (Aszites[12]), Colchin (Perikarditis, wenn Colch die Erwartungen des Arztes nicht erfüllt[83]), Led (Rheuma, wenn Colch in großen Dosen mißbraucht wurde[14]), Lyc[50], Merc, Nux-v, Puls, Rhus-t, Sep, Spig[50], Stann (Hartnäckige Gastralgie, wenn (Colch und) andere Mittel versagen[46])

Feindlich:
Acet-ac (Bekommt nicht, wenn nach Colch gegeben[12]; große Schlucke Eiswasser verhindern seine Wirkung auf die Därme[31,33])

Antidote:
Ars (Auch Vergiftungsfolgen[111]), BELL, CAMPH, *Cocc* (Auch Vergiftungsfolgen[111]), Colchin (Starker Schmerz bei

---

Rheuma, Darmkatarrh mit fetzigen Membranen[9]), LED (Mißbrauch von Colch bei Rheuma[16]; Erschöpfung nach dem Gebrauch von Colch[1,25]), *Nux-v* (Auch Vergiftungsfolgen[111]), *Puls* (Herzsymptome[12]; auch Vergiftungsfolgen[111]), SPIG (Herzsymptome nach Mißbrauch von Colch[16,19,33, 62]), Sulph[139], Tab[139], Thuj[50]
Honig, Zucker, Essig[50]
Bei großen Dosen: *Am-caust*[12,13,31,33,36], einige Tropfen in Zuckerwasser[12,13,31,33]

Kollateralmittel:
Abrot, Acet-ac (Spärlicher Urin mit gesteigertem Durst und Ödemen – Ars, Dig, Apoc), *Arn*, *Ars* (Intermittierende Fieber mit großer Hinfälligkeit; Kapillarschaden), *Ant-c*, Ant-t, Apom (Urämie mit Magenstörungen – *Morph*), Arist-cl, *Benz-ac* (Rheuma, Gicht – Form-ac, Berb, Led), Bry (Gichtige Zustände), Cact, Camph, Carb-v (Kälte des Atems, Erschöpfung), Cham (Akutes Gelenkrheuma bei Kindern mit starken Schmerzen), Chin (Intermittierende Fieber mit tympanitischem Abdomen), Cob (Paralytische Schwäche der Glieder – Con), Cocc (Übelkeit durch den Geruch von Speisen – Dig, Tub, Sep; Reisen besonders schlimm nach Schlafmangel), Coloc, Cupr, *Kalm* (Herzerkrankungen mit rheumatischer Metastasierung – Spig), Lach (Schmerzen gehen von links nach rechts), Led (Gicht – Ant-c, Benz-ac), *Lith-c* (Chronisches Rheuma mit Herzläsionen), Mand (Trockenheit des Mundes), *Merc* (Durchfall mit viel Tenesmus – Arist-cl), Merc-c, Nux-m (Trockenheit des Mundes ohne Durst), Podo (Schmerzlose Cholera – Ars), *Puls*, *Rhod*, *Rhus-t*, Sec (Cholera), *Sep* (Der Geruch von Speisen verursacht Übelkeit – Ars), Spig (Herzerkrankungen – Kalm), Stel (Chronisches Rheuma), Streptoc (Akutes Rheuma), Syph (Verschlimmerung aller Symptome von Sonnenuntergang bis Sonnenaufgang), Ter (Nierenentzündungen – Nit-ac), *Thuj*, Tub-a (Asthma mit Unverträglichkeit von Hühnerfleisch und Eiern, sogar der Geruch von gekochtem Huhn verursacht einen Asthmaanfall), Urt-u, *Verat*, Verat-v

Colibacillinum et Serum anticoli-bacillare

Miasma:
Tub[50,111]

Komplementärmittel:
Form[143] (Kolibazillurie[143]), Thuj[147], Tub[147], Tub-r[147]

Folgemittel: –

Feindlich: –

Antidote: –

Kollateralmittel:
Anac, Ars, Benz-ac, Foll, Form, Kali-c, Kali-p, Lyc, Med, Nat-m (Asthenie), Psor, Sep (Kolibazillurie – Form, Kali-c, Nat-s, Ser-ang, Thuj, Tub-k), Sil, Ter (Beschwerden der Harnwege und schlechter Geruch), Thuj, Tub (Urin riecht nach gekochten Bohnen – Form), Tub-a, Tub-m

Collinsonia canadensis

Temperament:
Sang

Wirkdauer:
30 Tage

Bemerkungen:
Coll sollte nicht in niedrigen Potenzen verwendet werden, wenn der Patient eine Herzkrankheit hat[50].

Speisen, die man meiden sollte:
Kaffee[50]

Komplementärmittel:
Aesc (Wenn Coll die Hämorrhoiden gebessert hat, heilt Aesc[1,16,66]; Hämorrhoiden[50]), Sulph[147]

Folgemittel:
Aesc (Nützlich, nachdem Coll die Hämorrhoiden verbessert hatte[25]; Hämorrhoiden, wenn Coll versagt[13]), Aloe[20], Con[20]

Feindlich: –

Antidote:
Nux-v

Kollateralmittel:
Aesc (Gefühl, als ob das Rektum voller Holzsplitter wäre), Aloe, Aur, Cact (Herzerkrankungen kompliziert mit Hämorrhoiden – auch Dig), Card-m, Chel, Coloc (Kolik), Dios, Ham (Hämorrhoiden nach der Niederkunft – Kali-c), Lyc, Lycps, Lyss, Mand, Nux-v, Paeon, Podo, Rat, Sulph

Colocynthis

Miasma:
Pso[55]

Temperament:
Choler

Seitenbeziehung:
u, /, R, r ↘ l

Wirkdauer:
1-7 Tage
30-40 Tage[187]

Bemerkungen:
Mag-p ist sein mineralisches Äquivalent[143].

Kaffee scheint sein Wirkung zu verbessern[44].

Coloc, Caust und Staph bilden das Trio[30] für Folgen von Zorn[104].

Speisen, die man meiden sollte:
Kaffee[23], lauwarme Milch[12]

Mittelabfolgen:
Caust → Coloc → Staph[30]

Komplementärmittel:
Carc[50], Caust[17,147,185] (Kolik[34]), Kali-c[50], Mag-p (Krampfartige Neuralgie[90]), Merc (Dysenterie mit viel Tenesmus[1,12,34]), Staph[17,63] (Das chronische Komplementärmittel[32]; Kolik[16])

Folgemittel:
Ars (Ischias[66]), Bell, Bry, Caust (Kolik; Menstruationskolik von greifendem, schneidendem Charakter, schlimmer vor Menses und besser durch Zusammenkrümmen mit Reißen in Rücken und Gliedern, wenn Coloc versagt[16]; Schmerzen schneidend, greifend, besser durch Zusammenkrümmen[39]; Kolik, wenn Coloc versagt[12,14,16,56]; Folgen von Zorn[104]; bei Dysenterie ist Caust manchmal von Nutzen, wenn Coloc versagt[149]), Cham, Chin (Anfälle von Leberkolik, die auf Coloc reagiert haben[51,106]), Coll (Kolik, wenn Coloc versagt[1]), Dios (Blähungskolik, nach dem Versagen von Coloc[50]), Ferr-p (Supraorbitalneuralgie der rechten Seite mit Morgenverschlimmerung, besonders bei jungen Frauen, wenn Coloc[10], Bell[10], Cham[10], Ign[10], Nux-v[10] etc.[10] versagen), Grat (Durchfallkolik, wenn Coloc versagt[149]), Iris (Kolik bei Kleinkindern mit Flatulenz und Verstopfung, wenn Coloc versagt[40]), Kali-c (Kolik, wenn Coloc indiziert scheint, aber versagt[39]; wiederholte Kolikanfälle, die auf Coloc hinweisen, bei Kolik mit Periodizität[56]), Mag-p (Durchfall mit Kolik besser durch Hitze und Druck, wenn Coloc nur teilweise hilft[56]; Kolik, wenn Coloc versagt[46]; Kolik von Pferden und Kühen, wenn Coloc versagt[1]; Kolik bei wachsenden Kindern, wenn Coloc[10], Cham[10], Nux-v[10] versagen[10]), Merc (Dysenterie[22,103]), Nux-v (Verstopfung mit Kolik, wenn Coloc als unwirksam erweist[33]), Puls, Rhus-t (Kolik, besser durch Bewegung[39]), Spig, Stann (Hartnäckige Gastralgie, wenn (Coloc und) andere Mittel versagen[46]; abdominelle Kolik erleichtert durch Druck, wenn Coloc versagt, besonders wenn die Anfälle lange gehen oder der Patient eine chronische Neigung dazu hat[48]), Staph[179] (Krämpfe im Abdomen als Folge heftiger Emotionen, wenn Coloc versagt[16]), Sulph[7]

Feindlich: –

Antidote:
CAMPH, CAUST, Cham, COFF, Cocc[98], Op, STAPH
Bei großen Dosen: Camph, Op[100], Aufguß von Gallapfel, lauwarme Milch[12,23], Kaffeetrinken[23]

Kollateralmittel:
Acon (Taubheitsgefühl der betroffenen Teile – Cham, Gnaph), **Agar** (Schmerzen in den Gliedern besser durch Stühle und Blähungsabgang), **Armor-s** (Abdominelle Schmerzen mit Rückenschmerz), **Arn, Ars,** *Bell,* **Berb** (Nierenkolik – Equis), *Bry* (Rheuma), **Canth,** *Cham* (Folgen von Zorn, zurückgehaltener Empörung oder Kummer), **Chin** (Schlimmer durch Berührung, besser durch Druck), **Cimic** (Krampfartige Schmerzen – Coloc, Dios, Mag-p), **Cupr** (Durchfall mit Darmkrämpfen), **Dig,** *Dios* (Neurotische Symptome), **Gamb, Glin** (Ischias), **Gnaph** (Schmerzen entlang des rechten Ischiasnerven mit Taubheitsgefühl, schlimmer im Liegen, bei Bewegung, beim Bücken, besser im Sitzen), **Kali-c** (Kolik gewöhnlich in Zusammenhang mit der Gallenblase – Coloc hat Kolik im Zusammenhang mit den Därmen), **Kali-i** (Ischias, wenn der Patient sich im Sprechzimmer nicht hinsetzt; Ischias ambulatoria), **Kreos** (Hartnäckiger Ischias bei Diabetikern), **Lob-c** (Heftige korkenzieherartige Schmerzen im Abdomen), **Lyc,** *Mag-c* (Milch geht unverdaut durch; der Stuhl ist wässrig und enthält talgartige Klumpen), *Magnesium-Salze* (Kolik und Neuralgie besser durch Wärme und Zusammenkrümmen), *Mand* (Ischias besser durch Blähungs- oder Stuhlabgang), **Merc** (Dysenterie mit starkem Tenesmus), *Nux-v,* **Plb** (Intestinale Obstruktion), **Puls, Spig, Stann** (Kolik besser durch harten Druck und Liegen auf dem Abdomen), **Staph** (Folgen von Zorn, zurückgehaltener Empörung oder Kummer), **Thios** (Bauchschmerzen, wenn andere Mittel versagen), **Verat** (Gastroenterische Symptome)

Comocladia dentata

Temperament:
Sang[64]

Komplementärmittel: –

Folgemittel: –

Feindlich: –

Antidote:
Ail, *Anac*, Apis (Augensymptome[16]), **Euph, Manc,** *Rhus-t*, Rhus-v

Kollateralmittel:
Atro (Glaukom – Aur, *Osm*, Prun-s, Spig); *Prun* (Rechtsseitiger Augenschmerz, berstend, zum Hinterkopf ausstrahlend – Com: rechtsseitiger Augenschmerz, klopfend, schlimmer durch Hitze, Bewegung)

Conium maculatum

Miasma:
Pso[4,140], Syc, Tub[140], *Syp*

Temperament:
Choler[15], Melan, Sang[64]

Seitenbeziehung:
u, *l*[8], R, l ↘ r

Verwandte Darmnosode:
Prot (Bach)

Wirkdauer:
30–50 Tage
30–35 Tage[189]

Bemerkungen:
Besonders bei alten Männern und Frauen indiziert[187].

Speisen, die man meiden sollte:
Alkohol[31], *Kalte Getränke*[31], *Kalte Speisen*, MILCH, *Wein*[12]

Speisen, zu denen man raten sollte:
Scharfe Speisen[31]

Interkurrente Mittel:
Ars[187], Bell[187], Scir (Krebsbehandlung – auch Tub, Med[50])

Komplementärmittel:
Arg-n[36], *Bar-m*[20] (Drüsenerkrankungen[30]; bringt oft zu Ende, was Con beginnt[119]), **Carc** (Im Fall eines Kopfschmerzes bei Hirntumor mit der Anamnese einer Kopfverletzung und einer Familienanamnese von Krebserkrankungen, bei dem Con, nach einer starken Reaktion mit hoher Temperatur von 40 bis 40,5 Grad Celsius und reichlichem Schweiß von Kopf zu Fuß, besserte, aber das Wiederauftreten nicht verhinderte[50]), **Caust**[147] (Lähmung[157]), **Phos**[8,17,147,185] (Sklerose[157]), **Sil** (Bei Tumoren der Brustdrüse hilft Sil[8], die Kur zu vervollständigen, die durch Con begonnen wurde[76]), **Thuj**[143]

Folgemittel:
Arg-m (Heilte Szirrhus des Muttermunds, nachdem Con versagte[25]), **Arg-n**[36], **Arn, Ars, Ars-i** (Empfindliche Knoten in der Brust[12]), **Aster**[12] (Szirrhöser Brustkrebs), **Aur** (Melanosis des Auges, nach dem Versagen von Con[25]), **Bar-c** (Hohes Alter[143]), **Bar-m**[7], **Bell, Calc, Calc-ar** (Lymphatische, psorische, tuberkulöse Personen[1,33,34], skrofulös[33], Morbus Basedow[33]), **Cic** (Lippenkrebs[12]), **Clem** (Brusttumor, in einem Fall, als Con die Schmerzen linderte, aber nicht mehr bewirkte, brachte Clem den Tumor zum Verschwinden[72]), **Com**[64], **Cund** (Brusttumore[50]), **Dros, Iod**[64] (Knoten in der Brust[22]), **Lach**[50], **Lyc**[50], **Lyss**[50,58], **Merc-i-r**[64], **Nat-m** (Bei einer Patientin mit Brustkrebs, die gut auf Con ansprach[50]), **Nux-v, Phos, Phyt** (Krebsartige Tumore[113]; Brustkrebs[50]; Mastopathie, wenn Con nicht die gewünschte Erleichterung bringt[15]; destruktive Diathese, Knoten in der Brust[15]), **Psor** (Brusttumore mit drohender Malignität[1]), **Puls, Rhus-t, Scroph-n** (Nachdem Con bei streuenden Tumoren der Brust versagt[199]; Affinität zur Brust, vertreibt Tumore, nachdem Con versagt[196]), **Sep**[17], **Sil** (Verhärtete Tumore in den Brustdrüsen[2]), **Stram, Sulph,** *Sul-ac* (Verletzungen[12]; Prellungen der Drüsen[16,191]; Verletzung der Drüsen[145]; Verhärtungen nach Quetschungen oder Prellungen[33,150]), **Tub**[64], **Valer**[50]

Feindlich:
Nach **Psor, Nit-ac**[1]

Antidote:
Coff, **Dulc, Gels** (Schwindel, schlapp, mit dem Verlangen, sich die ganze Zeit hinzulegen[50]), **Merc**[31], *Nit-ac*, *Nit-s-d*, **Sulph**[31] Wein

Kollateralmittel:
Agar, Agn (Impotenz mit Melancholie), **Alum** (Sexuelle Schwäche alter Männer – auch Lyc), *Apis* (Böse Folgen von unterdrücktem sexuellen Verlangen bei Witwen), **Aran** (Parkinsonismus – Con, Mang), **Arn** (Kontusionen – Rhus-t; Zerebralsklerose mit Schwindel und Gedächtnisschwäche – Bar-c, Bell-p, Stront), *Arg-n*, *Arist-cl*, **Ars-i** (Chronischer Schwindel bei Älteren), *Aster* (Sehr harte Drüsenverhärtungen nach Quetschungen oder Verletzungen der Drüsen; Krebs – Ars), **Aur, Aur-i** (Zystische Struma – Bar-i, Arn), **BAR-C** (Zittern alter Leute; Drüsen steinhart, Fibrom, Struma – Calc-f, Iod, Hed, Sil; Ovarialkarzinom mit vergrößerten Lymphknoten), *Brom* (Vergrößerte harte Drüsen, besonders an der linken Seite, keine Eiterungsneigung; krebsartige Verhärtung der Brust, nicht infiltrierend – Calc-f, *Hydr*; mit viel Schmerzen Calc-i, Plb-i), **Bufo** (Brustkrebs, brennende Schmerzen und Blasen, die sich um große gelbe Blasen herum bilden, gefüllt mit gelbem Serum, mit Absonderung, wenn die Milch mit Blut vermischt ist), **Calad, Calc** (Drüsenschwellungen – Psor), **Calc-f** (Verhärtung der Drüsen; Lyc: Leberverhärtung; Bar-c: Allgemeine Verhärtungen), **Canth, *Carb-an*** (Krebsartige Verhärtung der Brust mit leichtem Schmerz – Bad, Scroph-n), *Caust* (Schwindel, Arteriosklerose, Lähmung und Impotenz bei Alten), **Cham** (Milch hört auf bei stillenden Müttern; hört auf nach dem Abstillen: Con), **Cholest** (Tumor im linken Leberlappen), **Cic** (Ein leichter Druck auf die Lippe führt zu Verhärtung), **Cocc** (Allmählich zunehmende paralytische Schwäche), **Cur**, *Ferr-pic* (Altersprostata), **Fl-ac, Gamb** (Durchfall bei alten Leuten), *Gran* (Schwindel bei Älteren), **Gels** (Fortschreitende Lähmung), **Ham** (Tumore der Brust durch Verletzung), **Hed** (Tremor bei Hyperthyreose), **Helon** (Uterusverlagerungen), **Hippoz** (Brustkrebs und maligne Hautkrankheiten[199]; versprengte Abszesse in der Hirnsubstanz[199]), *Hydr*, *Iod*, **Jod-Verbindungen, Kali-br** (Nervöser Husten während der Schwangerschaft mit drohendem Abort), **Lach** (Schwitzt beim Augenschließen – auch Bry; Thuj hat Schweiß an unbedeckten Teilen; Ant-t hat Schweiß an den betroffenen Teilen; Kali-c hat Schweiß an den schmerzhaften Teilen; Samb hat Schweiß, nur wenn er wach ist; Lach hat Schweiß mit Herzklopfen; Calad hat Schweiß, der Fliegen anzieht; Lyc hat Schweiß, der bei Bewegung verschwindet und dann kommt die Hitze), **Lac-c, Lath** (Aufsteigende Lähmung – Mang), **Lec** (Symptome eines allgemeinen Zusammenbruchs), **Led** (Lähmung von unten nach oben, Gegenteil zu Rhus-t), *Lyc*, **Mang** (Parkinsonismus – Aran-ix), **Mag-c, *Med*** (Die entsprechende Nosode – auch Carc, Psor, Tub-r), **Nux-m** (Reaktionsmittel bei Alten mit Somnolenz, Verwirrung und Gedächtnisschwäche), **Op, Orch** (Frauenleiden durch Enthaltsamkeit und Senilität, etc.), *Phos* (Schwindel bei alten Leuten; Nymphomanie bei Witwen), **Ph-ac** (Schwindel mit nervöser Schwäche – Arg-n, Pic-ac), *Phyt*

(Schwellung der Drüsen, Tumore, wachstumsverzögerndes Mittel – Lap-a; fast jede Aufregung dreht sich um die Brustdrüse[196]), **Pic-ac, Plac** (Atrophie der Mammae – Thyr), **Plat** (Unterdrücktes sexuelles Verlangen bei Frauen), **Plb-i** (Multiple Sklerose; Schmerzhaftigkeit und Entzündung der Brust bei Krebspatienten), **Rhus-t, Sabal** (Prostatavergrößerung – Pop, Ferr-pic), **Scir** (Kanzeröse Diathese, vergrößerte Drüsen; Brustkrebs – Phyt, Jod-Verbindungen; steinharte Geschwülste; Krebs von Brust, Lunge und Mediastinum; Krebstumore und Neoplasmen, die steinhart sind), **Scroph-n** (Verhärtete Knoten der Brust – Bry, Phyt), **Sel, Sep** (Prostatahypertrophie – Sel, Lyc, Staph, Thuj), **Sil, Squil** (Mastitis vor der Periode), **Staph, Stront, Syph** (Verhärtungen der Genitalorgane – Hoden, Vagina, Uterus), **Thuj** (Krebsartige Zustände bei Alten, Abmagerung bei Alten – Bar-c, Caust, Lyc; Krebs der Prostata; Tumore der Meibom'schen Drüsen – auch Staph; bei reizbaren Kindern: Kreos, Staph), **Tub** (Brust verbacken, Knoten – Phyt), **Verat** (Ein Gefühl von Kälte oder Taubheitsgefühl in oder an der Seite des Kopfes bleibt für Stunden, nachdem der Kopfschmerz aufhört – Acon), **Visc** (Unsicherer Gang – Arg-n), **Zinc**

Convallaria majalis

Komplementärmittel: –

Folgemittel:
Adon (Herzschwäche und -dekompensation, wenn Conv versagt[66])

Feindlich: –

Antidote: –

Kollateralmittel:
Adon (Schwache Herzaktion durch nur funktionelle Störungen), **Arn, Aur, Cact** (Zusammenschnürungsgefühl am Herzen – Myrt), **Crat** (Herzinsuffizienz – auch Squil, Stroph-h; Gefühl, als ob das Herz stillstände – Aur, Gels), **Iber** (Herz unregelmäßig), **Kalm** (Toxische Störungen des Herzens – Cact, Crat), **Kali-c, Lil-t** (Herzsymptome mit Erkrankungen der weiblichen Genitalien – Cact, Mag-c), **Olnd, Squil, Stroph-h**

Copaiva officinalis

Miasma:
Syp[4]

Temperament:
Sang[64]

Komplementärmittel:
Sep[8,185]

Folgemittel:
Arg-m (Gonorrhoe, wenn Cop versagt[25]), **Benz-ac** (Gonorrhoe, wenn Cop versagt[9]; nach Mißbrauch von Cop bei der Unterdrückung einer Gonorrhoe[12]), **Nux-v** (Gonorrhoe, wenn sich der Ausfluß nach Mißbrauch von Cop hinzieht[134])

Feindlich: –

Antidote:
Bell, *Benz-ac* (Mißbrauch von Cop[12,13,34]), **Calc**, **Mag-p**, **Merc** (Bei Frauen[12,98]), **Merc-c** (Bei Männern[12,98]), **Nux-v** (Mißbrauch von Cop bei Gonorrhoe[134]), **Sulph** (Albuminurie durch Mißbrauch von Cop[44])

Kollateralmittel:
Apis, **Cann-s**, *Canth* (Harnröhrenentzündung – Ter), **Coc-c**, **Caps**, **Carb-v**, **Erig**, **Kali-br**, **Merc**, **Nit-ac**, **Pareir**, **Phell**, **Pix**, **Puls**, **Santa** (Wehtun in den Nieren), **Sep**, **Sul-i**, **Ter**

Corallium rubrum

Miasma:
Syp

Komplementärmittel:
Meph (Keuchhusten[50,143]), *Sulph*

Folgemittel:
Chel (Keuchhusten[26]), **Sep** (Husten, bei einem Fall[32]), *Sulph*

Feindlich: –

Antidote:
Calc, Merc

Kollateralmittel:
Am-c, **Am-br**, *Bell* (Schrecklicher Husten – auch Ign), *Brom*, **Caust**, **Cist**, *Coc-c*, **Cupr**, *Dros*, **Hed**, *Hydr* (Grippe mit klebrigen, schleimigen Absonderungen), **Iod**, **Ip**, **Luff** (Katarrh der oberen Atemwege – Kali-bi), **Meph** (Keuchhusten), *Merc*, *Nit-ac*, **Pert**, **Spong**

Cornus circinata

Komplementärmittel: –

Folgemittel: –

Feindlich: –

Antidote: –

Kollateralmittel:
Alst-s, **Chel** (Durchfall), **Chin**, **Corn-a** (Schwach und müde, gestörter Schlaf; Haut rissig), **Corn-f** (Chronische Malaria, intermittierendes Fieber mit Schläfrigkeit)

Cortisonum

Seitenbeziehung:
r[29]

Komplementärmittel: –

Folgemittel: –

Feindlich: –

Antidote:
Cortiso (Überschießende Wirkung von Cortison oder ACTH wird durch höhere Potenzen von Cortiso antidotiert[36])

Kollateralmittel:
Psor, **Puls** (Amenorrhoe), **Sulph**

Corydalis cava

Komplementärmittel: –

Folgemittel: –

Feindlich: –

Antidote: –

Kollateralmittel:
Act-sp, **Cact**, **Caul**, **Cimic**, **Coloc**, **Colch**, **Naja**, **Nux-v**, **Puls**, **Rhus-t**, **Yohim**

Cotyledon umbilicus

Komplementärmittel: –

Folgemittel: –

Feindlich: –

Antidote: –

Kollateralmittel:
Asar, **Ign**, **Rumx**, **Sed-a**, **Sulph**

Crataegus oxyacantha et monogyna

Temperament:
Sang

Bemerkungen:
Nach einer Digitalisbehandlung wird Crat nicht selten zur Kompensation des Herzens angewendet. Ihm wird auch zugeschrieben, das Herz für eine Digitalistherapie zu sensibilisieren[36].

Dieses Mittel scheint all das zu bewerkstelligen, was Dig in materiellen Dosen schafft, jedoch ohne die folgende Vergiftung des Herzens, die die kumulativen Wirkungen von Digitalis hervorrufen[199].

Wenn Ihr Arzneimittelbild anscheinend auf Phos, Nat-m, Lat-m, Ars oder Lach hinweist, diese aber enttäuschen, denken Sie an das weniger geprüfte Mittel Crat[50].

Nach Crat-Anwendungen werden toxische Digitalissymptome vermieden und Digitalis bringt eine bessere Reaktion[36].

Man bekommt auch gute Reaktionen auf Crat bei chronischer Insuffizienz und Herzmuskelschaden nach Infektionen, in Fällen, die Dig und Stroph-h nicht vertragen[66].

Besonders nützlich bei geriatrischen Patienten an der Schwelle zum Herzversagen[50].

Komplementärmittel:
Puls (Insuffizienz und träger Zustand des Venensystems[143]), **Stroph-h** (Altersherz und Herzprobleme von Hochdruckpatienten, wenn Crat nicht ausreicht[36])

Folgemittel:
Dig (Kardiale Symptome[36]), **Lach** (In einem Fall von Angina pectoris, bei welchem Crat C30 eine entscheidende Besserung brachte, vollendete Lach die Heilung[50]), **Verat** (Kardiale Fälle[106])

Feindlich: –

Antidote:
Atro (Langsamkeit der Herzaktion[36])

Kollateralmittel:
Adren (Hypotonie – Nat-m, Puls, Stroph-h, Sul-i, Tub), **Am-c** (Schwaches Herz mit fehlenden Symptomen und mangelnder Reaktion auf scheinbar indizierte Mittel), **Apoc**, **Ars-i** (Altersherz; Bar-c), **Arn**, **Ars**, **Aven** (Hypotonie, Herzklopfen), **CACT**, **Camph** (Erlahmendes Herz), **Crot-h** (Herz, Koronargefäße), *Dig*, **Iber**, **Ign** (Tachykardie durch Emotionen), **Lach** (Herznerven), *Lat-m*, **Lycps** (Herzprobleme bei Diabetikern), **Naja** (Herzmuskeln), **Nat-m**, **Phos**, **Squil**, *Stroph-h* (Kardiopathie in hohem Alter, Hypertonie in hohem Alter; schwaches Herz), **Stry-p** (Altersherz – Chin), *Tab* (Herzpathologie bei alten Menschen), **Tub-m** (Kindlicher Diabetes – Calc, *Crat*, *Phos*, Puls, Sulph, Uran-ar, Uran-n)

Crocus sativus

Miasma:
Syc

Temperament:
CHOLER[15], *Sang*

Seitenbeziehung:
u, L, r[31], l ⟋ r

Wirkdauer:
8 Tage

Speisen, die man meiden sollte:
Kalte Getränke

Komplementärmittel:
Nux-v[34], **Puls**[34], **Sulph**[34,147], **Thuj**[147]

Folgemittel:
Bell[7], **Calc**[7], **Chin** (Menorrhagie, zwischen den Perioden geben[26]), *Nux-v*, *Puls*, **Rhus-t**, **Sep**, *Sulph*

Feindlich: –

Antidote:
Acon, *Bell*, *Op*

Kollateralmittel:
Elaps (Lange schwarze Fäden hängen von der blutenden Oberfläche, **IGN**, **Ham** (Dunkle Blutung – Hydr, Mag-c, Sec), *Mosch*, **PLAT** (Dunkel-klumpige Blutung mit psychischen Störungen – Mag-c), **Sabin** (Blutung mit sexueller Erregung – Plat), **Sec** (Blutung dunkel und übelriechend – Mag-c), **Tarent-h** (Plötzliche Wechsel der Stimmung), **Tril** (Blutungen), **Ust** (Menstruationsstörungen, fadenziehendes Blut), **Zinc**

Crotalus cascavella

Komplementärmittel: –

Folgemittel: -

Feindlich: –

Antidote: -

Kollateralmittel:
Lach, **Manc**, **Med**, **Stry**

Crotalus horridus

Miasma:
Pso[4], Syc[140], Tub[140], Syp[31,140]

Temperament:
Choler[15], Melan[15]

Seitenbeziehung:
r (Rechte Niere[62]); l (Linksseitige Halssymptome[62]; andere Körperteile auf der linken Seite; *linke Seite der Brust, besonders in der Herzgegend*[62])

Wirkdauer:
30 Tage

Speisen, die man meiden sollte:
Alkohol[9,31]

Komplementärmittel:
Carb-v[8], Lyc, *Lycps*[8,17,147,185]

Folgemittel:
Arn (Kopfverletzung, wenn die langsam sickernde, dunkle, dünne Blutung aus Ohren, Mund oder Nase aufhört[50]), **Echin** (Maligner Scharlach, wenn indizierte Mittel keine günstigen Resultate erbringen[36]), *Stront-c* (Blutung bei Krebspatienten)

Feindlich: –

Antidote:
Am-m, CAMPH, Citr-l[25], *Coff,* **LACH,** Lycps[50], **Op**
Ammoniak, Alkohol und Strahlungshitze[9,12]

Kollateralmittel:
Acon, *Ars* (Schwere Hepatitis; Endokarditis mit raschem Verlauf und drohendem Kollaps – auch Chin-ar, Lach, Naja; Crot-h: Blutung aus allen Körperöffnungen, sogar der Schweiß ist blutig; Ars: Blutung aus verschiedenen Körperöffnungen), **Both** (Intraokuläre Blutung – Ham), **Bry, Bung-k** (Poliomyelitis), **Camph,** *Carb-v,* **Carc** (Blutung aus allen Körperöffnungen), **Caust** (Alte Narben brechen auf), **China-a,** *Crot-c* (Gedanken an und Träume vom Tod, Lähmung der Artikulation, behinderte röchelnde Atmung), **Dig** (Vikariierende Menses, bei hinfälligen Konstitutionen – Phos), **Echi,** *Elaps* (Otorrhoe und Erkrankungen der rechten Lunge), **Kreos, LACH** (Erstickungsgefühl im Hals, kann den Druck der Kleidung nicht ertragen; Thrombophlebitis; Kaposi-Sarkom – auch Phos, Lach[50]; septische Prozesse – Anthraci, Pyrog, Tarent-c), **Laur,** *Lycps,* **NAJA, Nit-ac,** *Phos* (Hämophile Diathese – Crot-h, Vip), **Ph-ac** (Typhus mit Blutung von Nase, Lunge, Därmen), **Pyrog** (Septische Zustände mit Frösteln – Chin-ar, Lach, Mag-c), **Sec, Sed-a** (Blutung – Sul-ac), *Sul-ac* (Blutungen aus allen Öffnungen – Chin, Ferr, Crot-h), **Tarent-c, Verat** (Schwaches Herz mit Kollapsneigung – Lach, Naja), **Vip** (Thrombophlebitis; Antikoagulans – Cench)

Croton tiglium

Miasma:
Pso[4]

Seitenbeziehung:
/

Wirkdauer:
30 Tage

Speisen, die man meiden sollte:
Obst

Komplementärmittel:
Anac[7], **Apis**[7], **Colch**[7], **Ip** (Cholera mit großer Übelkeit und Erbrechen[44]), **Kali-bi**[7], **Kali-br**[50], **Phos**[7], **Pyrog** (Blutung von der Magenregion, Kaffeesatzerbrechen und Teerstuhl, wenn Crot-t versagt[39]), **Rhus-t, Sulph**[6,147], **Verat**[7]

Folgemittel:
Bell (Mastitis, als die Brust dunkelrot war[50], warm, klopfend, empfindlich gegen Berührung[50]), **Rhus-t**[139], **Kali-br**[50]

Feindlich: –

Antidote:
Apis, Anac, *Ant-t,* **Clem,** Dulc[98], Ran-b, *Rhus-t,* **Sulph**[6]

Kollateralmittel:
Aloe (Durchfall – Ferr, Podo, Verat), *Anac* (Hautsymptome – Mez, Rhus-t), **Ars, Chin** (Stuhl nach jeder Mahlzeit – Ars, Podo), **Colch** (Rheuma – Mez, Phos, Rhus-t), **Euph, Ferr,** *Gamb,* **Grat,** *Jatr,* **Mandr, Merc** (Ausschlag auf den Genitalien – Rhus-t, Tell), **Mom-ch** (Choleraartige Symptome, Abdomen scheint voller Flüssigkeit, die explosiv entleert wird, dünn, wässrig), **Phos** (Chronischer Durchfall bei Kleinkindern – auch Kali-br), *Podo* (Gewaltsamer Hydrantenstuhl – Aloe, Mandr), **Ran-b,** *Rhus-t* (Ekzem; Hautsymptome – Anac), **Sil** (Schmerz von der Brustwarze zum Rücken beim Stillen), **Sulph** (Asthma abwechselnd mit Hauterscheinungen), **Thuj, Yuc**

Cubeba officinalis

Speisen, die man meiden sollte:
Säuren, Saure Speisen

Komplementärmittel: –

Folgemittel:
Nux-v (Gonorrhoe, wenn sich der Ausfluß nach Mißbrauch von Cub hinzieht[134])

Feindlich: –

Antidote:
Bell, Calc, Merc, Nux-v (Mißbrauch von Cub bei Gonorrhoe[134]), Sulph

Kollateralmittel:
Cann-s (Leukorrhoe – Merc), Canth, Cist, Cop, Merc, Puls, Senec, Sep

Cundurango

Miasma:
Syp[9,31]

Komplementärmittel: –

Folgemittel:
Psor (Magenkrebs[111])

Feindlich: –

Antidote: –

Kollateralmittel:
Ant-c, Arg-n, Ars, Aster, Caj (Speiseröhrenkrebs), Carb-an, *Carc* (Krebs in der Familienanamnese), Cist, Con, Graph (Rissige Lippen – Nat-m), Hydr (Krebs), Kali-bi, Lyc, Nat-s (Selbstmordneigung durch Erhängen – Ter), Nit-ac (Schmerzhafte und leicht blutende Fissuren auf den Lippen), Puls, Senec, Sep

Cuprum aceticum

Miasma:
Syc[50]

Temperament:
Sang[64]

Komplementärmittel:
Calc, Cic und Solanazäen (Gemütssymptome[12]), Gels (Überarbeitetes Gehirn[12]), Zinc (Hydrozephalus und Konvulsionen durch unterdrücktes Exanthem[12])

Folgemittel:
Agar[7], Calc[7], Cic[7], Cina[7], Cupr[7], Gels[7], Stram[7], Zinc[7]

Feindlich: –

Antidote:
Bell[17], Chin, Cic, Clem, Con[31], Dulc, Hep, Ip, Merc, Nux-v
Bei Vergiftungsfällen[12]: Zucker oder Eiweiß gemischt mit Milch und freigiebig verabreicht [12]

Kollateralmittel:
Ant-t, Bell, Calc, Cic, Cina, Cupr, Hydr-ac (Urämie mit nervösen Leiden – Cupr-ar, Hyos, Zinc-ar), Morph (Diabetes zusammen mit Urämie), Plb (Volvulus oder Invagination), Verat, Zinc

Cuprum arsenicosum

Komplementärmittel:
Ferr-ar (Gefährliches Malariafieber, nachdem Cupr-ar zu einem gewissen Grad geholfen hat, aber die Temperatur immer noch hoch ist und Milz und Leber vergrößert und schmerzhaft sind[54])

Folgemittel: –

Feindlich: –

Antidote:
Apis (Ödematöse Nephritis[46]). Siehe unter **Ars**[12]

Kollateralmittel:
Acon, Cann-i (Urämie), Cimic, Cupr (Niereninsuffizienz mit Muskelkrämpfen – Cupr-ar), Iris-v, Merc-c, Op (Urämisches Koma – *Am-c, Hell*)

Cuprum metallicum

Miasma:
Pso[4]

Temperament:
Choler[15], Melan[15], Phleg, Sang[15]

Seitenbeziehung:
u, *l*, r nach l[8], l *↗* r

Verwandte Darmnosode:
Proteus (Bach)

Wirkdauer:
40–50 Tage
2-3 Wochen[187]

Bemerkungen:
Reaktionsmangel durch Sauerstoffmangel[44].

Fälle mit kombinierten Symptomen von Cupr und Ars profitieren oft von Cupr-ar[145].

Cupr ist das metallische Bell, wie Zinc das metallische Op, die Metalle wirken aber tiefer und länger anhaltend[44].

Cupr, Coloc, Mag-p bilden das Trio für krampfartige Schmerzen[48].

Speisen, die man meiden sollte:
Milch, Scharfe Speisen[31], *Warme Speisen*

Speisen, zu denen man raten sollte:
Kalte Getränke[8,9]

Interkurrente Mittel:
Calc[187]

Komplementärmittel:
Ars[8, 16,17] (Cholera[16]), **CALC**, **Gels** (Überarbeitetes Gehirn), **Iod**[8,17], **Ip** (Rheuma[62]), *Zinc* (Hydrozephalus durch unterdrückte Hautausschläge[50]), **Zinc-p** (Pertussis[54])

Folgemittel:
Agar[7], **Apis**[20] (Konvulsionen durch unterdrückte Exantheme[1]), **Ars**, *Bell* (Krämpfe der Brust[25]), **Calc** (Bei einem Fall von unterdrückten Hautausschlägen, der in einen Keuchhusten mit Konvulsionen überging, als Cupr den Keuchhusten mit den Konvulsionen heilte und die unterdrückten Ausschläge hervorbrachte, die durch Calc geheilt wurden[50]), **Caust**, **Chin** (Cholera, wenn die Rekonvaleszenz verlängert ist[54]), **Cic** (Aphasie bei Keuchhusten, wenn Cupr versagt[89]; wenn Cupr sich als erfolglos erweist[86]), **Cupr-s** (Krampfartige Erkrankungen, wenn Cupr versagt[149]), **Hyos**, **Hell** (Neuropathische Kinder, wenn Cupr nicht ausreicht[15] – auch Apis[15]), **Kali-n**, **Lyc**[50], **Mag-p** (Muskelkrämpfe, wenn Cupr nicht hilft[15]), **Med** (Bei einem Fall von Asthma mit blauem Gesicht[32]), **Meny**, **Nux-v**[50], **Puls**, **Stann** (Hartnäckige Gastralgie, wenn (Cupr und) andere Mittel versagen[46]), **Stram**, **Sulph** (Unterdrückte Hautausschläge[16]), *Verat* (Keuchhusten[1,25,31,34,42]; Keuchhusten, heftigste Fälle mit Kollaps, Erschöpfung und kaltem Schweiß auf der Stirn und choleraartigem Durchfall[1,34,48]), **Zinc** (Konvulsionen durch unterdrückte Exantheme[34])

Feindlich: –

Antidote:
Ars (Fortgesetzte Erschöpfung durch Mißbrauch von Cupr[16]), **Aur**, **BELL**, **Calc**[139], *Camph*, **Cham**, **Chin**, **Cic**, *Cocc*[20], *Con*, *Dulc*, **Ferr**[50,120], *Hep*, **IP**[50], *Merc*, **NUX-V**, **Op**, **Puls** (Kupferdämpfe[13]), **Rhus-t**[139], **Squil**[139], **Stram**[50], **Sulph**[139], *Verat* (Kolik[25])
Bei großen Dosen: Zucker oder Eiweiß gemischt mit Milch und freigiebig verabreicht[12]
Kaliumseife nach Vergiftung durch Speisen, die in Kupfergeschirr zubereitet wurden[12]. Riechen an einer alkoholischen **Camph**-Lösung lindert Verschlimmerungen durch Cupr[25]

Kollateralmittel:
Acon (Asphyxie bei Neugeborenen – Ant-t, Arn, Ars, Bell, Camph, Carb-v, Chin, Dig, Lach, Laur, Op), **Aeth** (Augäpfel nach unten gedreht, Cupr: nach oben; Augäpfel nach oben gedreht – auch Bufo, Hell, Op; Konvulsionen mit in die Handfläche eingezogenem Daumen – Cham, Glon), **Agar** (Krämpfe bei Kindern – Cina, Cham), **Apis**, *Arg-n* (Nervensystem), **Ars** (Beim Trinken läuft die Flüssigkeit mit einem gurgelnden Geräusch hinab), **Bell** (Cholera mit unterdrücktem Urin und Hirnkongestion), **Bry** (Langsame Entwicklung und plötzliches Zurücktreten der Hauterscheinungen bei Fieber mit Hautausschlag; Zurücktreten eines Exanthems und seine Wiederherstellung auf der Körperoberfläche – Zinc), **Bufo**, **Calc** (Unentwickelter oder zurücktretender Ausschlag bei Scharlachfieber mit beängstigenden Brustsymptomen), **Camph** (Drohender Kollaps bei exanthematischem Fieber wenn die Ausschläge nicht herauskommen), **Carc** (Konvulsionen, Daumen an die Handfläche herangezogen, heftige Konvulsionen im linken Arm), **Caust** (Husten besser durch Trinken von kaltem Wasser – Cocc), **Cham** (Krämpfe in Waden und Füßen, Rheuma mit krampfartigen Schmerzen), **Cic** (Epilepsie – Oenanth, Zinc; Krämpfe gehen von oben nach unten – Gegenteil zu Cupr), **Cina** (Zähneknirschen bei Erkrankungen des Gehirns – Cupr hat diesen Keuchhusten besser durch Trinken von kaltem Wasser), *Coloc* (Durchfall mit Darmkrämpfen), **Cupr-ac** (Tetanie – Cic, Kreos, Agar), **Cupr-ar** (Meningitis basilaris; Claudicatio intermittens beim Gehen; Krämpfe, Konvulsionen und Blauverfärbung in der Schwangerschaft – Apis: Konvulsionen mit Ödemen, besonders der Lider – Ter: Konvulsionen mit rauchigem Urin und Flatulenz), **Cupr-o** (Alle Arten von Würmern), *Cuprum-Salze* (Brennen auf dem Scheitel, unaufhörlicher krampfartiger Husten), **Dros** (Keuchhusten – Meph), **Ferr**, **Graph** (Krämpfe am Ende des Koitus – Cupr: am Anfang des Koitus – vermeidet ihn deswegen), **Hell**, **Hydrac** (Das pflanzliche Analogon), **Ip** (Das pflanzliche Analogon), **Kali-bi** (Schmerzen vom Brustbein zum Rücken – Cupr: das Gegenteil), **Kali-cy** (Epilepsie, wenn der Patient plötzlich zu Boden schlägt), *Lach* (Ein Taschentuch vor der Nase nimmt den Atem; beim Trinken läuft die Flüssigkeit mit einem gurgelnden Geräusch hinab), **Laur** (Getränke ergießen sich hörbar in den Magen; Asphyxie bei Neugeborenen; Laryngospasmus mit Zyanose – Samb), **Mag-m** (Leukorrhoe mit Gebärmutterkrämpfen), **Magnesium-Salze** besonders **Mag-p** (Krämpfe – Bell, Coloc), **Med** (Kind liegt auf dem Bauch, wirft die Füße nach oben – Carc, Calc), **Meph**, **Merc-c**, **Nit-ac**, *Nux-v*, **Oena** (Konvulsionen mit den nach oben gedrehten Augäpfeln), **Phos** (Durst auf kalte Getränke, welche bessern), **Podo**, *Pot-an*, *Plb* (Zurückgebliebene oder epileptische Kinder; chronische Fälle von Epilepsie, wenn strukturelle Veränderungen im Gehirn stattfanden), *Prion* (Exzellent bei Hystero-Epilepsie), **Prot**, **Puls**, **Sec** (Cholera mit Krämpfen an Händen und Füßen, die die Streckmuskulatur befallen, d.h. die Finger sind gestreckt und nach hinten gezogen – Cupr: diesen besser indiziert für Krämpfe der Beugemuskeln, d.h. die Finger und Zehen sind fest geschlossen), **Stram** (Hirnreizung, wenn sich das Exanthem nicht entwickelt), *Sulph* (Krämpfe nach unterdrückten Hautausschlägen; idiopathische Epilepsie, hohe Potenz verwenden; prophylaktisch bei Cholera; beseitigt oft die Neigung zu Konvulsionen; Reaktionsmangel), **Tab** (Konvulsionen bei einem Kind, Bein schießt plötzlich mit großer Kraft immer und immer wieder hervor), *Verat*, **Verbe** (Epilepsie), *Zinc* (Wenn Hautausschläge nicht herauskommen; zerebrale Epilepsie; unterdrückte Hautausschläge, die das Gehirn angreifen – Bry)

Cuprum sulphuricum

Komplementärmittel: –

Folgemittel: –

Feindlich: –

Antidote:
Eier[12,31], Milch[12,31], reines gelbes Blutlaugensalz[12, 31]

Kollateralmittel:
Kali-bi, Merc

Curare

Seitenbeziehung:
|[50]

Komplementärmittel: –

Folgemittel: –

Feindlich: –

Antidote:
Upa[24,137]. Brom. Chlor (Vergiftungsfolgen[25])
In Vergiftungsfällen muß man zu künstlicher Beatmung greifen[12].
Tabak oder Salz örtlich angewendet neutralisiert die Folgen von Curare-Wunden[25].

Kollateralmittel:
Caust, **Con**, **Crot-h**, **Cyst** (Motorische Lähmung), **Ferr**, **Gels**, *Graph* (Komplikationen bei Diabetes), **Nat-c**, **Nux-v**, **Physt**, *Plb*, **Puls**, **Stry-n**, *Thyr* (Diabetes mellitus, wenn Symptome mit großer Geschwindigkeit erscheinen und mit ausgeprägter Schwäche), **Zinc**

Cyclamen europaeum

Miasma:
Syc[50]

Temperament:
Choler[15], Melan[15], Phleg[1,134], Sang[64]

Seitenbeziehung:
u, *l*[8], r[8], l ↘ r

Wirkdauer:
14-20 Tage

Bemerkungen:
Cycl, Ferr und Puls bilden das Trio für menstruationsbedingte Anämie[50].

Speisen, die man meiden sollte:
Butter, FETT, Kaffee, Reichhaltige Speisen, SCHWEINEFLEISCH

Speisen, zu denen man raten sollte:
Limonade[31]

Komplementärmittel:
Lyc[147], Nat-m[147]

Folgemittel:
Bell[7], Lyc[7], Phos, Puls, Rhus-t, Sep, Sulph

Feindlich: –

Antidote:
CAMPH, *Coff*, *Puls*

Kollateralmittel:
Arist-cl (Menstruationsstörungen – *Puls*), **Carb-v**, **Chin**, **Cocc**, **Gels**, *Iris* (Migräne mit Sehstörungen – Gels, Anag), **Lac-d** (Menstruationskopfschmerz mit Übelkeit), **Lyc**, **Nat-m**, **Phyt** (Schwellung der Brüste), **PULS** (Übelkeit, besser durch Limonade; Fett verschlimmert; unregelmäßige Menses), *Rhus-t*, **Sabad**, **Sang**, **Sep**, **Spig**, **Thuj** (Als ob etwas Lebendiges im Bauch wäre), **Tub** (Strabismus – Psor)

Cypripedium pubescens

Temperament:
Sang

Komplementärmittel: –

Folgemittel: –

Feindlich: –

Antidote: –

Kollateralmittel:
Ambr, **Anac** (Hautsymptome – Grind, Rhus-t), **Cann-i**, *Coff* (Schlaflosigkeit mit ekstatischem Gemütszustand), **Ign**, **Kali-br**, *Scut*, **Sec** (Schwindel und Erbrechen), **Valer**, *Zinc* (Schlaflosigkeit mit Ruhelosigkeit der Beine)

Cytisus laburnum

Komplementärmittel: –

Folgemittel: –

Feindlich: –

Antidote:
Kaffee und Stimulantien, heiße und kalte Duschen auf der Brust

Kollateralmittel:
Apom, **Bell**, **Bapt**, **Cocc**, **Eup-per**, **Gels** (Reichliches Wasserlassen bessert), **Lach**, **Nat-s**, **Nux-v**, **Petr**, **Sang**, **Saroth**, **Tab**, **Verat** (Kreislaufkollaps), **Zinc**

Daphne indica

Miasma:
Pso[50]

Komplementärmittel: –

Folgemittel: –

Feindlich: –

Antidote:
Bry, Dig, Rhus-t, Sep, Sil, Zinc

Kollateralmittel:
Asaf, Aur, Bry, Cimic, Fl-ac, Mez, Puls, Rhus-t, Sep, Staph

Daphne odora

Komplementärmittel:
Sulph[147], Sulph-i[147]

Folgemittel: –

Feindlich: –

Antidote:
Bry[31,62], Chrom-ac[31], Dig[31,62], Merc[31], Rhus-t[31,62], Sep[31], Sil[31], Zinc[31]

Kollateralmittel:
Aur, Benz-ac, Gamb, Merc, Mez, Puls, Staph, Thuj, Verat

Dichapetalum

Seitenbeziehung:
r[29]

Komplementärmittel: –

Folgemittel: –

Feindlich: –

Antidote: –

Kollateralmittel:
Calc-f, Fl-ac, **Meny** (Zervikalsyndrom – Cimic, Con), **Sulph** (Stehen verschlimmert)

Digitalis purpurea

Miasma:
Pso[4,140]

Seitenbeziehung:
u, l[8], r[8], l ↗ r

Verwandte Darmnosode:
Morgan Pure

Wirkdauer:
40-50 Tage

Bemerkungen:
Crat hat die Eigenschaft, das Herz für die Dig-Therapie zu sensibilisieren[36].

Bei langdauernder Dig-Therapie sollte Crat ein interkurrentes Mittel sein[36,50].

Dig-Präparate sollten in niedrigen Potenzen (1-2) nicht lange gegeben werden[44].

Sobald der Puls langsamer und kräftig wird, die Urinausscheidung zunimmt, sollten andere homöopathische Mittel gegeben werden[44].

Sollte nicht kontinuierlich über Tage gegeben werden[138].

Egal in welcher Form Dig gegeben wird, die Dosis sollte reduziert werden, sobald die Pulsfrequenz unter 80 Schläge pro Minute gesenkt wurde und der normale Rhythmus teilweise oder vollständig wiederhergestellt ist[9].

Dig, Gels und Kalm bilden das Trio bei Bradykardie[111].

Dig, Hyos, Ox-ac bilden das Trio für Herzflattern mit Aphonie[50].

Speisen, die man meiden sollte:
Alkohol[50], Essig[12], *Kalte Getränke*

Interkurrente Mittel:
Crat (Bei langfristiger Dig-Therapie[36,50])

Komplementärmittel:
Calc (Klappenfehler, kompensatorische Störungen besonders während Aufregung, Angst, reichlicher Schweiß und Schlaflosigkeit[44]), **Carb-v**[36], **Chin**[36], **Kali-c**[36], **Lyc**[36], **Quin** (Wiederherstellen des normalen Rhythmus bei Vorhofflimmern, vervollständigt oft die Wirkung von Dig[9]), **Sulph** (Um die periphere Durchblutung zu regulieren – auch Leberstauung, Stauungsgastritis, Meteorismus des Abdomens etc., bei Herzkrankungen – auch Carb-v[36], Chin[36], Kali-c[36], Lyc[36], Magnesium-Salze[36] und andere, je nach Indikation im individuellen Fall[36])

Folgemittel:

Acet-ac (Wassersucht[34,145]), **Adon** (Nach dem Versagen von Ars und Dig bei Herzkrankheiten[50];Herzschwäche und Herzdekompensation, wenn Dig versagt[66], oder aus irgendwelchen Gründen nicht verabreicht werden kann[13]), **Apis** (Wenn Dig bei Albuminurie nach Scharlach versagt[1,25]), **Apoc**[44] (Bei Klappeninsuffizienz und Emphysem mit drohender Herzlähmung, wenn Dig nicht wirkt[44]; Herzmuskelschwäche[44]; Herzerkrankungen[44]), **Bell**, **Blatta** (Schlimme Fälle generalisierter Wassersucht, wenn Dig versagt[1,34]), **Bry**, **Carb-v**, **Cham**, **Chin**[77], **Cimic** (Wenn das Herz schwach und nervös arbeitet, der Puls entweder sehr schnell und schwach oder langsam und intermittierend ist, der Urin spärlich, ein rot-gelbes Sediment absetzend, die Muskeln sich wund, zerschlagen und steif anfühlen, wenn schwere myalgieforme Schmerzen mit taubem Gefühl bestehen, Anasarka mit dem obengenannten Zustand des Herzens und der Urinausscheidung, sogar wenn Dig versagt[16]), **Coll** (Herzkrankheiten kompliziert mit Hämorrhoiden, wenn Dig versagt[1]), **Conv** (Herzversagen, wenn Dig wirkungslos ist; chronische Nephritis, besonders bei Kindern, wenn Dig keine befriedigende Wirkung hat[127]), **Crat** (Herzinsuffizienz, Angina pectoris und kardiale Wassersucht, wenn Dig versagt[36]; plötzlicher Kollaps bei Typhoid, als Cact, Dig und Stry nicht mehr als eine vorübergehende Linderung brachten[50]; wenn Dig bei Herzkrankheiten nicht vertragen wird[50]), **Dig-l** (Herzerkrankungen, wenn Patienten auf Dig schlecht reagieren[36] – auch Olnd[36], Squil[36], Stroph-h[36]), **Fl-ac** (Bei Herzkrankheiten, wenn die Atemnot noch anhält, mit giemenden Geräuschen, Husten[50]), **Hellin** (Insuffizienz besonders des rechten Herzens, wo Dig indiziert ist, aber versagt[36]), **Iber** (Reizleitungsblockaden, wo Dig als Langzeitbehandlung kontraindiziert ist[36]), **Laur** (Kardiopulmonale Insuffizienz, wenn Dig versagt[36]), **Lyc**[77], **Myric**[54] (Wenn Lebersymptome sekundär zu Herzsymptomen sind und Dig versagt[54]), **Nat-m**[10] (Wassersucht bei Scharlach im Fall eines Kindes mit sehr spärlichem Urin, als Dig[10] versagte – auch Apis[10], Apoc[10] und Ars[10]), **Nux-v**[77], **Kali-c**, **Op**, **Phos** (Klappenfehler, kompensatorische Störungen mit Lungensymptomen, blutiger Husten, drohendes Lungenödem oder hypostatische Pneumonie[44]), **Puls**, **Rhus-t**, **Saroth** (Hypertonie[145]), **Sep** (Anasarka mit schwacher Herzleistung und spärlichem Urin[16]), **Ser-ang** (Ödeme, Dekompensation, wenn Dig indiziert scheint, aber versagt[44]), **Sil**, **Spig**, **Squil**[9] (Wenn Dig bei Fällen mit Wasseransammlung versagt [9,149,185]), **Stroph-h** (Kardiale Wassersucht, wo Dig indiziert ist, aber versagt[26]; Klappeninsuffizienz, große Herzschwäche, wenn Dig nicht vertragen wird und versagt[44]; chronische Herzerweiterung, wenn Dig die Verdauungsorgane stört oder keine günstigen Resultate bringt[83]), **Sulph**, **Verat**

Feindlich:

Asper (Kardiale Dyspnoe[3]), **CHIN** (Antidotiert die direkte Wirkung von Dig und vermehrt die Angst[1,12,16,23,147]), **Ferr** (Nach Dig[32,39]), **Nit-s-d** (Verstärkt die Wirkung von Dig gewaltig[9,23]), **Stroph-h**[139]

Antidote:

Apis, **Cact** (Überdosierungen von Dig, wenn die Arterien hart werden[46]), **Calc**, **Camph**[50,77] (Auch Vergiftungsfolgen[111]), **Chin**[20], **Colch**[20], **Crat** (Kongestives Herzversagen

– Ars, Carb-v, Kali-c, Laur), **Dig-l**[36], **Laur** (Herzversagen, besonders durch hohe Dosen Dig[30]; oder Mißbrauch von Dig[39]), **Nit-ac** (Schlimme Folgen wiederholter Dosen von Dig[1]), **Olnd**[36], **NUX-V** (Auch Vergiftungsfolgen großer Dosen[111]), **OP** (Das sicherste Antidot der dynamisierten Droge[98]; auch Vergiftungsfolgen[111]), **Phos**, **Puls**, **Ser-ang** (Auch Vergiftungsfolgen großer Dosen[111]), **Serp**, **Squil**[36], **Staph**[36], **Stroph-h**[36] (Toxische Rhythmusstörungen, wie beginnendes Vorhofflimmern, Leitungsblockade und ähnliche Zustände und langsamer Puls[36])
Bei toxischen Dosen: Crat[36]
Pflanzliche Säuren[12], Essig, Kampher[12], Aufguß von Salzen[13,31]
Bei Vergiftung mit Dig halte den Patienten in sitzender Position und gebe Alkohol[39]. Äther, Aufguß von Galläpfeln[12]

Kollateralmittel:

Abies-n, **Acon** (Angst), **Adon** (Wirkung auf das rechte Herz; kardiale Wassersucht – auch Apoc, Conv, Olnd, Stroph-h), **Am-c** (Reaktionsmangel bei Herzinsuffizienz; kardio-renale Insuffizienz; vorherrschend rechtsseitige Herzinsuffizienz), **Apis** (Wassersucht bei kleinen Kindern – Coff, Dig, Lach), **Apoc** (Ödeme; Herzversagen, gewöhnlich bei Mitral- oder Trikuspidalinsuffizienz, sekundär können die Nieren kongestiert sein, Atembeklemmung, Übelkeit, Erbrechen, mit Neigung zu Urämie, Ödem mit vermehrtem Durst), **Ars** (Plötzliches Sinken der Kräfte; kongestives Herzversagen – Carb-v, Crat, Laur, Spong), **Ars-i** (Chronische Herzkrankheiten – um die Kompensation zu stärken und den Tonus von Muskeln und Nerven zu verbessern – auch Bry und bei jungen Leuten besonders Calc-i), **Aur** (Gefühl, als würde das Herz plötzlich stillstehen – Gels: muß sich bewegen), **Bar-c**, **Bov** (Durchfall bei Herzinsuffizienz – Laur), **Cact**, **Calc** (Herzversagen bei Neugeborenen – Dig, Sulph), **Calc-ar** (Herzsymptome mit intermittierendem Puls), **Camph**, **Carb-v** (Leber geschwollen bei Herzinsuffizienz – Mag-c, Sec, Sulph), **Carc**, **Chel**, **Cocain** (Gefühl, als würde das Herz zu schlagen aufhören, wenn sich bewegt), **Con**, **Conv** (Herzkrankheiten mit Schwindel und Verdauungsstörungen; kardiale Ödeme – Apoc, Conv, Stroph-h), **Crat** (Schwaches Herz; Herztonikum; Diphtherieherz), **Crot-h** (Vikariierende Menstruation bei hinfälligen Konstitutionen – Phos), **Digox** (Gelbsehen, quälende Übelkeit), **Elaps**, **Ferr-pic**, **Ferr-p**, **Flor-p** (Koronarinsuffizienz und Zustände, die einem Myokardinfarkt folgen), **GELS** (Netzhautablösung; Gefühl, als würde das Herz aufhören zu schlagen, wenn man sich nicht bewegt, Gegenteil zu Dig; Bradykardie – auch Bar-c; Lob: als würde es auf jedem Fall aufhören zu schlagen), **Glon**, **Grind**, **Hell** (Rechtsherzinsuffizienz – Stroph-h[36]), **Iber** (Langsames Herz – Gels, Kalm, Naja; frühe Symptome von linksventrikulärem Herzversagen, wo gewöhnlich Dig gegeben wird), **Kali-c** (Jeder Schreck schlägt auf den Magen; kardio-renale Ödeme), **Kali-m** (Asthma cardiale), **Kalm**, **Lach** (Schreckt aus dem Schlaf hoch mit Erstickungsgefühl – auch Acon, Spong; angeborene Zyanose; hilft bei der Absorption der Blutung nach Infarkt des Herzmuskels; Herzbeschwerden bei Frauen im Klimakterium und nervöse Störungen des Herzens[199]), **Laur** (Kardiales Delirium; Herzerkrankungen mit Zyanose – Carb-v, Lach, Verat; funktionelle Störungen des Herzens, charakterisiert durch Unregelmäßigkeit und Aussetzern, mit schwacher Herztätigkeit – Acon, Ars, Verat; angeborener Herzfehler), **Led** (Kardiales Bluthusten), **Liat**, **Lil-t** (Herzmittel, besonders bei Frauen mit affizierten Beckenorganen), **Lob**, **Lycps** (Herzsymptome; Herzerkrankungen mit Flimmern), **Merc** (Gonorrhoe), **Myric** (Gelbsucht; Leberkrankheiten mit langsamer Herztätigkeit, der Puls ist 60 pro Minute oder gar weniger, Dig aber hat einen unregelmäßigen und auch intermittierenden Puls und dabei ein Gefühl von Herabsinken des Magens, eine Übelkeit, schlimmer durch den Geruch von Speisen oder Kochgeruch, die bei Myric nicht gefunden wird), **Naja** (Mitralstenose; Herzklappenfehler, junge Leute, die mit Herzklappenfehlern groß werden), **Nux-v**, **Olnd** (Schwaches Herz, Herzklopfen), **PHOS** (Konstitutionelles Herzmittel – Ars, Carb-v, Sulph; Leberhypertrophie mit Herzerkrankungen – Kali-c, Ser-ang), **Polyg-h** (Fortgeschrittene Fälle von Herzerkrankungen), **Pop-c**, **Prun** (Kardiorenaler Fall, wenn die Dekompensation sekundär zu einer Nierenerkrankung auftritt – Ser-ang), **Pyrog** (Herzversagen bei septischen Fiebern, schlimmer durch die geringste Bewegung), **Sabal**, **Sang** (Migräne, rechtsseitig), **Saroth**, **Sep**, **Ser-ang** (Indiziert, wann immer die Herzsystole insuffizient ist, dekompensierte Klappenerkrankung, unregelmäßiger Puls durch Vorhofflimmern. Asystolie, schwacher, schneller, unregelmäßiger Puls, Dyspnoe und spärlicher Urin. Leber vergrößert, Dyspnoe, Albuminurie, keine Ödeme), **SPIG**, **Spong** (Insuffizienz des linken Ventrikel – Sulph), **Squil** (Herztonikum, Diuretikum; kardiale Wassersucht und Kreislaufdekompensation mit oder ohne Ödeme), **Stroph-h** (Herzinsuffizienz – auch Conv, Olnd, Squil; schwaches Herz mit Ödemen), **Sulph** (Trinkt viel, ißt wenig), **TAB**, **Ter** (In späteren Stadien der Bright'schen Erkrankung ist Ter ein besseres Palliativum als Dig), **Verat**

Dioscorea villosa

Wirkdauer:
1-7 Tage

Speisen, die man meiden sollte:
Tee[9]

Komplementärmittel:
Bry (Leberkolik, schmerzhafte Krämpfe der Gallenwege und des rechten Kolons[111]), **Carc**, **Cupr** (Atemwegserkrankungen[111] auch Bell[111], Hyos[111], Rumx[111]), **Samb**[111], **Spong**[111]

Folgemittel:
Calc (Neurasthenie, Erkrankungen der lumbosakralen Region[16]), **Cina**[50], **Con**[50], **Nux-v**[50], **Puls**[50], **Sil** (Nagelgeschwür[50]), **Sulph**[50], **Verat**[50]

Feindlich: –

Antidote:
Camph[9,34,50], **Cham**[9,34,50]

Kollateralmittel:
Bell, **Berb**, **Bism-s**, *Bry*, **Cham**, **Chim**, **Chin**, **Coll**, *Coloc*, **Lach** (Abneigung gegen Frauen – Bapt, Nat-m, Puls, Sulph), **Mag-c**, **Mag-p**, **Mand** (Rückwärtsbeugen bessert – Bell, Plb, Sieg; Ausstrecken bessert – Alet, Rhus-t), *Nux-v* (Die Beschwerden von Dios zeigen mehr nervöse Erschöpfung, die von Nux-v mehr Reizung), **Puls**, **Sin-n** (Dios – Kolik mit übelriechendem Atem)

Diphtherinum

Bemerkungen:
Diphtherie, wenn die sorgsamst gewählten Mittel nicht erleichtern oder dauerhaft bessern[1,56].

Ich benutze es seit 25 Jahren als Prophylaktikum und habe nie erlebt, daß ein zweiter Diphtherie-Fall in einer Familie auftritt, nachdem es gegeben wurde, der Berufsstand wird gebeten, es zu probieren und die Fehlschläge der Welt bekannt zu machen[1].

Komplementärmittel:
Carc (Wenn chronisch kranke Patienten die Vorgeschichte einer Diphtherie haben, die nicht voll auf Diph ansprach, ist eine Dosis Carc nahezu immer nötig, um eine Reaktion hervorzubringen[50])

Folgemittel: –

Feindlich: –

Antidote: –

Kollateralmittel:
Carb-ac, **Caust** (Schlecht behandelte Fälle von Diphtherie), **Chin-ar** (Diphtherie, besonders in späteren Stadium, oder wenn die Erkrankung sich hinzieht und keine Tendenz zur Heilung aufweist), **Chlor**, **Diphtox** (Chronische Bronchitis mit Rasselgeräuschen, toxische Bronchitis nach Grippe), **Gels**, **Kali-bi**, **Kali-m**, *Lac-c*, **Lach**, *Merc-cy*, **Naja** (Diphtherie mit drohender Lähmung des Herzens)

Diplotaxis tenuifolia

Komplementärmittel: –

Folgemittel:
Chol (Organische Leberkrankheiten, bei denen die gewöhnlicheren Lebermittel[91] – Dipl[91], Chel[91], Card-m[91], Kali-bi[91], Merc[91], Myrr[91] versagt haben[91])

Feindlich: –

Antidote: –

Kollateralmittel:
Card-m, Chel, Chol, Merc, Myrr, Lept

Dolichos pruriens

Seitenbeziehung:
r^9

Bemerkungen:
Bei Zahnung mit Fieber sollte Acon vor Dol gegeben werden, um Konvulsionen zu verhindern[12,13,25,31].

Komplementärmittel: –

Folgemittel: –

Feindlich: –

Antidote:
Acon

Kollateralmittel:
Ars, Bell (Zahnung), *Card-m*, Chel, Hep, Mez, Nit-ac, Psor, Rhus-t, Sulph

Doryphora decemlineata

Komplementärmittel: –

Folgemittel: –

Feindlich: –

Antidote:
Stram
Essig, pflanzliche Säuren, Erde, die das Gift absorbiert und neutralisiert[25].

Kollateralmittel:
Agar, Apis, Canth, Cocc-s

Drosera rotundifolia

Miasma:
TUB[50]

Seitenbeziehung:
u, l^8, r

Wirkdauer:
20-30 Tage
2-3 Wochen[187]

Bemerkungen:
Sulph und Verat sind die passendsten interkurrenten Mittel bei Keuchhusten[25].

Wir werden davor gewarnt, dieses Mittel (bei Keuchhusten) zu wiederholen, ohne Verat oder Sulph interkurrierend zu geben[50].

Zuverlässig indiziert bei einer Familienanamnese von Tuberkulose oder Anamnese vorheriger tuberkulöser Beschwerden oder Kontakt mit Fällen aktiver Krankheit, bei aktiver Tuberkulose sollte eine hohe Potenz vermieden werden[19].

Speisen, die man meiden sollte:
Butter, Essig, *Fett*, Reichhaltige Speisen, *Salz*, Saure Speisen, Schweinefleisch[8]

Mittelabfolgen:
Dros ➛ Pert ➛ Tub-a (In zyklischer Weise mit 10 bis 13 Tagen Intervall als interkurrente Mittel, zusätzlich zu den anderen indizierten Mitteln, für akute Zustände in Fällen wiederkehrender Atemwegserkrankung[50])

Interkurrente Mittel:
Pert (Für akute Zustände in Fällen wiederkehrender Atemwegserkrankung[50]), **Sulph**[187] (Keuchhusten[50]), **Verat**[187] (Keuchhusten[25,50])

Komplementärmittel:
Agra[157], **Bac** (Tuberkulare Zustände[29]), *Calc*, **Carb-v**[8,17,39] (Keuchhusten, besonders am Anfang oder wenn der Fall verworren ist[8,39]), **Cor-r**[185], **Meph** (Keuchhusten[143]), *Nux-v*, **Sulph**[8,17,147,185], **Tub**[139] (Tuberkulose von Knochen und Drüsen, auch bei einigen Fällen von Geistesschwäche mit diesem Anstrich[56]), **Verat**[8]

Folgemittel:
Bell[50], *Calc*[77], **Carc** (In wenigen Fällen, in denen gewöhnliche Mittel nicht halfen, wenn Keuchhusten eine lange Zeit bestehen blieb[52]), **Cina** (Pertussis[1,34]; Pertussis, wenn Dros die schweren Symptome gelindert hat[56]), **Cocc-s**[52], **Cocc** (Keuchhusten[52]), **Con** (Trockener Husten bei Lungenphthisis, wenn Dros indiziert scheint, aber versagt[1,25,46]), **Cop**[50], **Cupr** (Wenn Dros die schweren Symptome von Keuchhusten gelindert hat[50]; Keuchhusten[14]), **Gnaph**[50,44], **Graph**, **Kali-c**[52] (Keuchhusten mit Ödemen der Oberlider und Verschlimmerung um 3 Uhr morgens[52]), **Lyc**, **Meny**, *Meph* (Trockener Husten bei Schwindsüchtigen[12,31,33], besonders wenn Dros versagt[16,31,33]; krampfartiger Husten phthisischer Mädchen nach dem Versagen von Dros[33]; Asthenie[33]; Asthma bei Schwindsüchtigen, wenn Dros versagt[163]), **Nux-v**[7], **Pert** (Nachbehandlung von Keuchhusten, wenn Dros nicht

wirkt[52]), *Puls*[77], **Rhus-t**, **Samb**, **Sep**[50], *Sulph*[1,77] (Als ein interkurrentes Mittel bei Keuchhusten vor der Wiederholung von Dros – Verat[50]), **Verat**[1]

Feindlich: –

Antidote:
CAMPH (Antidotiert alle Wirkungen von Dros[50]), *Carb-v*[9,17]

Kollateralmittel:
Agar (Erkrankungen der Tibia), **Am-br**, *Bell*, **Bry**, *Calc-p* (Tuberkulare Knochenmittel – Sil, Tub), **Caust**, **Chel**, **Cina**, **Cocc**, *Coc-c*, **Con**, *Cor-r* (Maschinengewehrhusten in rascher Folge, auch krampfartiger Husten – Cupr, Am-br), *Cupr*, **Fluor** (Keuchhusten – Justic), **Graph** (Narbengewebe – Dros, Sil), **Hydr-ac**, **Hyos** (Keuchhusten bei Patienten mit hysterischer Verfassung, schlaflos, Zucken, Frost, bei dem eine gesteigerte zerebrale Aktivität des nicht-entzündlichen Typs vernichtend wirkt), **IP**, **Kali-c** (Geschwollenes Gesicht bei Keuchhusten), **Laur** (Keuchhusten bei schwächlichen Kindern mit einer Anamnese von schwachem Herz, blauer, kalter Haut und Kehlkopfspasmen), **Mag-c**, **Meny**, *Meph*, **Naphtin**, **Nux-v**, **Ouab** (Atemwegsspasmen, Keuchhusten wird im ersten Stadium verkürzt), **PERT** (Keuchhusten; wenn kein eigentliches Symptom besteht, außer dem epidemischen Husten, chronische Fälle und Komplikationen; krampfartiger Husten mit viel Auswurf), *Phos* (Widrige Fälle von Keuchhusten, septische Zustände mit Blutung und ammoniakalischem Urin), **Pin-p** (Husten schlimmer beim Hinlegen), *Puls*, **Rhus-t**, *Rumx* (Konstanter Kitzelhusten bei Kindern, beginnt, sobald der Kopf das Kopfkissen zur Nacht berührt – Bell, Hyos), **Samb** (Krampfartiger Husten), **Sil** (Keuchhusten, wenn der Auswurf aus kleinen Granula besteht, wie Schrot, welche, wenn sie aufbrechen, schlecht riechen – Phos hat ähnliche Symptome, aber unter Phos besteht ein heißes Gefühl im Hals), *Spong*, *Sulph*, **Tub** (Patienten mit Tuberkulose-Anamnese), *Verat* (Keuchhusten mit kaltem Schweiß auf der Stirn, das Gesicht wirkt eingefallen)

Drymis

Komplementärmittel:
Chin[147]

Folgemittel: –

Feindlich: –

Antidote: –

Kollateralmittel:
Calc (Uterusfibroide – Calc-f), **Con**, **Ferr**, *Lach*, *Phos*, **Sabin**, **Tril**

Duboisinum

Speisen, die man meiden sollte:
Zitronensaft[50]

Komplementärmittel: –

Folgemittel: –

Feindlich:
Muscin[9]

Antidote:
Coff, **Morph**[9], **Pilo**[9]
Zitronensaft

Kollateralmittel:
Atri, **Bell**, **Hyos**, **Stram**

Dulcamara

Miasma:
Pso[4,8], *Syc*, Tub[140]

Temperament:
Choler[15], *Phleg*

Seitenbeziehung:
u, l, l nach r, r, l ↗ r

Wirkdauer:
30 Tage
30–40 Tage[187]

Bemerkungen:
Während man bei Erkältung bei jungen robusten Personen Acon gibt, gibt man Dulc bei relativ alten Patienten mit weniger Widerstandskraft[44].

Speisen, die man meiden sollte:
Essig[50], *Gefrorenes*, KALTE SPEISEN,

Komplementärmittel:
Alum[8,17], ***Bar-c***[1,9,17,143,147,185] (Adenopathie[143]), **CALC**[6,10,30,39,157] (Wenn eine Erkältung in einem Asthma endet und Dulc, offensichtlich indiziert, versagt[30, 39]; Durchfall bei jeder Erkältung, wenn Dulc erleichtert, aber nicht heilt[39,106]; die Stühle sind unverdaut, sauer, reichlich und übelriechend[39]), **Calc-s**, **Kali-s**, *Nat-s*[8,17,19,143,147,157,185], *Sulph* (Erkältung schlägt auf die Blase[30]; Asthma[56]; wenn jede Erkältung in einem Asthma endet und Dulc die Heilung nicht vervollständigt[30,149]; auch Calc[30,149]), **Thuj**[143,157]

Folgemittel:

Agar, **Ambro** (Heufieber, wenn Dulc versagt[50]), **Aral** (Krupp, Husten in feuchtem Wetter, wo Dulc vorübergehend lindert, aber nicht heilt[91]), *Bell*[77], **Bry**[77], **Calc**[77] (Wenn Dulc, offensichtlich indiziert, versagt bei Erkältung, die in einem Asthma endet, manchmal[39]), **Kali-c**[7], **Lach** (Rheuma[33]), **Lyc**, **Merc**[7], **Nat-m** (Chronische Urtikaria, schlimmer in feuchter Kälte[182]), **Nit-ac**[7], **Nux-v** (Schnupfen[44]), **Puls** (Schnupfen[7,44]), *Rhus-t*[1,77], **Sep**[1,77], **Sil**[7], *Sulph*[7] (Wenn jede Erkältung auf die Blase schlägt[30,39], und Dulc, offensichtlich indiziert, dies für das frühere Stadium passend war[39]; auch wann immer eine Erkältung in einem Asthma endet und Dulc, offensichtlich indiziert, dieses nicht aufhält[39]; Hypertrophie der Blase[101]), **Verat**

Feindlich:
Acet-ac, BELL, LACH

Antidote:
CAMPH, *Caps*[50,139], *Cupr*, Kali-c (Vergiftungen[117]), IP, *Merc*, Sulph

Kollateralmittel:
Acon, **Apis** (Urtikaria – Rhus-t), **Aral** (Trockenes Niesen nachts führt zum Asthmaanfall; Asthma mit vorausgehendem Schnupfen – Naja, Nux-v; Sang: Asthma mit vorausgehendem „Rosenschnupfen"), *Arist-cl*, **Arn**, **Bell**, *Bry* (Durchfall im späten Sommer), *Calc* (Asthma durch frisch gemähtes Gras – Psor, Sulph), **Caust**, **Cham** (Schnupfen bei Kleinkindern – Samb), *Cimic*, **Colch** (Durchfall spät im Herbst), **Dros**, *Kali-c* (Temperaturwechsel von warm nach kalt verschlimmert – Benz-ac, *Bry*, Kali-c, Petr, Psor, Sil; Caust: warm nach trockenkalt), **Lac-c** (Halsweh bei den Perioden), *Lyc*, **Mang** (Jede Erkältung wird zu einer Bronchitis), **Meny** (Zervikalsyndrom – Cimic, Dicha, Lachn, Phyt: Kopfschmerz mit Zervikalsyndrom), **Merc**, **Naja** (Asthma beginnt mit Schnupfen), **Nat-s** (Beschwerden durch feuchte Kälte – Rhus-t), **Nux-v**, **Pect** (Asthma mit vorausgehendem Schnupfen und Brennen in Rachen und Brust), **Pimp** (Schleimhäute der Atemwege empfindlich gegen Zugluft, Schmerzen und Kälte in Hinterkopf und Nacken, Lumbago und Steifheit, Frösteln), **Rhod**, **RHUS-T** (Rheuma schlimmer in feuchter Kälte, besser bei Bewegung; besser bei Bewegung, schlimmer in Ruhe; Warzen auf den Händen), **Rumx** (Husten, die schlimmer wird durch jeglichen Temperaturwechsel, warm zu kalt oder kalt zu warm, besonders aber durch schnellere Atmung von kalter Luft), **Sabad** (Asthmaanfall, der mit Schnupfen beginnt), **Samb** (Trockener Schnupfen bei Neugeborenen mit Verstopfung der Nase; Niesen bei Neugeborenen – Luf-op), **Sep**, **Sil**, **Stann** (Jede Erkältung schlägt auf die Nerven; Carb-v: die Erkältung schlägt auf den Kehlkopf, wandert gewöhnlich über die Nase; Calc: bei fettleibigen, schlaffen Konstitutionen schlägt sich jede Erkältung auf die Augen und führt zu einer Entzündung; Arg-m: jede Erkältung schlägt auf den Kehlkopf; Dulc: jede Erkältung endet in Asthma oder schlägt auf die Blase), **Ter**, **Thuj** (Warzen – Caust)

Ecballium elaterium

Seitenbeziehung:
r[50]

Komplementärmittel: –

Folgemittel: –

Feindlich: –

Antidote: –

Kollateralmittel:
Aran, Arg-n, Cimex, Crot-t, Dulc

Echinacea angustifolia

Miasma:
Syp[50]

Bemerkungen:
Echi ist ein gefährliches Mittel bei Leberabszeß, Pyo-salpinx, eitriger Appendizitis und ähnlichem[17].

Man muß es vorsichtig anwenden, da es die Eiterbildung vorantreibt; seine Anwendung bei Appendizitis kann zur Ruptur des Organs und zur Eiterbildung führen[50].

Echi ist bei allen schweren Krankheiten indiziert, besonders des infektiösen Typs, mit der Tendenz zur Malignität … Im betäubten Stadium bei Typhus, wenn der Organismus keine Reaktion hervorbringt[36].

Muß z.B. bei Lymphangitis oder zur Ausrottung infektiöser Vergiftungen in der Urtinktur verwendet werden[136].

Komplementärmittel:
Myr-s[143]

Folgemittel:
Hep[50], *Lach* (Besonders bei malignen, septischen Zuständen – andere Schlangengifte[50]), **Pyrog** (Fieber septischen Ursprungs, alle Formen, wenn Echi oder die bestgewählten Mittel nicht erleichtern[56])

Feindlich: –

Antidote: –

Kollateralmittel:
Anth, Apis (Offener Krebs – Carb-ac, Echi), Arn, *Bapt*, Calc-ox (Krebsartige Geschwürsbildungen), **Carb-v**, Crot-h, Chin-a, *Lach*, Mag-c, Myr-s, **Puls** (Wechselnde Schmerzen bei Rheuma), **Pyrog** (Septische Zustände – Chin-ar, Lach, Mag-c), **Rhus-t**, *Sieg*

Elaps corallinus

Seitenbeziehung:
(Rachen[62]), l nach r, r (Brust mehr rechts als links[62])

Bemerkungen:
Elaps kann sogar dann verschrieben werden, wenn bei den Allgemeinsymptomen viele allgemeine Zeichen von Lach vorhanden sind[50].

Speisen, die man meiden sollte:
Alkohol[12], *Kalte Getränke*[9], Kalte Speisen[50], *Obst*[9]

Komplementärmittel:
Syph[143]

Folgemittel:
Jug-r (Erkrankungen der Axilla, schwarze Blutung[12])

Feindlich: –

Antidote:
Ars, Cedr[8], Phos
Alkohol, Strahlungshitze[12]

Kollateralmittel:
Ars, **Bapt**, **Carb-an**, **Carb-v**, **Croc** (Lange schwarze Fäden hängen von der blutenden Oberfläche), **Eucal-r** (Dunkle, übelriechende Absonderungen aus dem rechten Ohr), **Helo**, **Kino** (Bluthusten und Darmblutung), **LACH** (… und andere Schlangengifte; hämorrhagische Zustände mit nahezu flüssigem Blut – Elaps: Blutung mit großen dunklen Klumpen; Crot-h: flüssiges Blut mit dunklen Klumpen), **Laur**, **Mag-c**, **Mur-ac**, **Naja**, **Nit-ac** (Phthisis mit blutigem Auswurf und hektischem Fieber – Phos), **Phos**, **Pyrog**, **Rhus-t**

Elaterium

Seitenbeziehung:
r[31]

Komplementärmittel: –

Folgemittel: –

Feindlich: –

Antidote: –

Kollateralmittel:
Apis, Bry, *Coloc*, *Crot-t* (Durchfall), **Dulc**, **Grat** (Durchfall mit herausschießenden Stühlen – Podo, Crot-t, Mand), **Gumm**, **Jatr**, **Mand**, **Myr-s**, **Nat-s** (Durchfall durch Erkältung)

Electricitas

Wirkdauer:
3-4 Tage[187]

Komplementärmittel: –

Folgemittel: –

Feindlich:
Säuren[187]

Antidote:
Cham[187], Chin[187], Merc[187], Morph-a, Mosch[187], Nux-v[187], Phos (Folgen von Sturm[12])

Kollateralmittel:
Calc (Zunehmender Mond verschlimmert – *Phos*, *Sep*, *Sulph*), Hep (Warmes Bett bessert – *Kali-c*, *Nux-v*, *Tub*), Psor, Tub, X-ray

Elemuy gauteria*

Komplementärmittel: –
Bell, *Bry*, *Lyc*, Nux-v, Podo

Folgemittel: –

Feindlich: –

Antidote:
Ars, *Camph*

Kollateralmittel:
Aloe, Berb, Bold, *Card-m*, Chel, *Chion*, Coloc, *Lept*, Phos, Podo, Rhus-t

Epigaea repens

Komplementärmittel: –

Folgemittel: –

Feindlich: –

---

* Diese Arzneimittelbeziehung wurde von Dr. Hilario Luna Castro entwickelt und im Homoeopathic Recorder veröffentlicht (Mai 1945, S. 343).

Antidote: –

Kollateralmittel:
Chim, Eup-per, Sars (Starker Schmerz am Ende des Wasserlassens – Berb, Thuj), Ter, Uva

Equisetum hyemale

Miasma:
Pso[140], *Syc*[199], Tub[147]

Seitenbeziehung:
r[9]

Komplementärmittel:
Sil[8,34,147,185]

Folgemittel:
Thyr (Nächtliche Enuresis, wenn gut indizierte Mittel versagen[83])

Feindlich: –

Antidote: –

Kollateralmittel:
Apis, *Arist-cl*, *Asar* (Nierensteine – Berb, Lyc, Sars), *Berb*, *Bry*, Cann-s, CANTH, Chim, Coc-c, Coloc, Dulc, Eup-pur (Reizblase; besonders bei Frauen), Fab, Ferr (Urininkontinenz bei anämischen Kindern), Ferr-p (Inkontinenz bei kleinen Kindern, die zu Enuresis neigen), Ilx-c, *Lac-c* (Nächtliche Enuresis, besonders bei jenen Kindern, die zur Adoleszenz herangewachsen sind und diese Gewohnheit beibehalten haben), Lin, *Lyc*, Nux-v, Pareir, Puls, Sabal, Sars, Sil, Sol-v (Reizblase und Blasenkatarrh – Chim, Fab, Ter), Ter

Erigeron canadensis

Seitenbeziehung:
l[9]

Speisen, die man meiden sollte:
Bohnen und Erbsen, Fett, Kohl

Komplementärmittel:
Chin[147]

Folgemittel:
Merc (Epistaxis, wenn Erig versagt[16])

Feindlich: –

Antidote: –

Kollateralmittel:
Arn (Folgen von Verletzungen; wundes, gequetschtes Gefühl – auch Bell-p, Eup-per), Bar-c (Zerebralsklerose – Arn, Stront-c), Bell (Hämaturie, wenn kein pathologischer Zustand gefunden werden kann; herausschießende Blutung – Ip, Tril), Bell-p, Canth, Card-m, Cham (Blutung, örtliche Kongestion mit krampfartigen Erscheinungen), Cop, Erech, Ham, Ip, Meli, Mill (Blutungen), Nit-ac (Hämaturie, wenn ein Abgang von reinem Blut deutlich getrennt vom Urin besteht), Op, Phos, Podo (Gallenblasenschmerz besser durch Reiben), Rad-br, Rhus-t, Sabin (Blutung mit Klumpen), Senec, Sil (Blutiger Urin bei Prostataproblemen), Stront-c, Ter, Tril (herausschießende Blutung), Ust

Eryngium aquaticum

Komplementärmittel: –

Folgemittel: –

Feindlich: –

Antidote: –

Kollateralmittel:
Arg-n, Calc, Con, Dam, Gels, Lyc, Merc, Nux-v, Phel, Sel, Sil

Erythrinus

Komplementärmittel:
Aur-m[199]

Folgemittel: –

Feindlich: –

Antidote: –

Kollateralmittel:
Alco, Aur-m, Bell, Chlf, Phos, Syph

Etherum

Komplementärmittel: –

Folgemittel: –

Feindlich: –

Antidote:
Bell (Bronchitis als Folgekrankheit einer Äthernarkose[12,111]), Hep (Schwäche nach Äthernarkose[12]), Hyos, Nux-v, Phos (Auch Vergiftungsfolgen an der Leber durch massive Dosen[111])

Kollateralmittel: –

Ethylicum

Komplementärmittel:
Lyc[147]

Folgemittel: –

Feindlich: –

Antidote: –

Kollateralmittel:
Ars (Magenleiden – Nux-v), Cocc (Lähmung), Gels (Zittern), Hyos (Halluzinationen), Lach (Geschwätzigkeit und Delirium), Plb (Lähmung)

Eucalyptus

Komplementärmittel: –

Folgemittel: –

Feindlich: –

Antidote:
Absin[2], Ars[44], Camph, Chin[44], Eup-per[44], Kreos[44], Nat-s[44], Phyt[44], Thuj[44]

Kollateralmittel:
Absin, Ango (Dysenterie, Schmerzen, Tenesmus; hartnäckige Verstopfung), Ars, Bapt, Carb-ac, Cedr, Chin, Dulc, Echi, Eucal-t (Husten und Erschöpfung bei den Menses), Ter (Wirkung auf die Nieren)

Eugenia jambosa

Komplementärmittel: –

Folgemittel:
Kali-br (Akne[1,12])

Feindlich: –

Antidote:
Coff[31]
Tabakrauchen (Übelkeit[31])

Kollateralmittel:
Ant-c, Berb-a, Eucal, Eug-c (Chronische Bronchitis), Laur, Puls

Euonymus atropurpurea

Komplementärmittel: –

Folgemittel: –

Feindlich: –

Antidote: –

Kollateralmittel:
Am-pic, Chel, Euon (Leberkrankheiten, Lumbago, Magenleiden mit Albuminurie), Podo

Euonymus europaea

Komplementärmittel: –

Folgemittel: –

Feindlich: –

Antidote: –

Kollateralmittel:
Berb, Bism (Kopfschmerz[12]), Chel, Euon-a, Iris, Podo, Rham-cal

Eupatorium perfoliatum

Bemerkungen:
Bry ist das nächste Analogon[34].

Speisen, die man meiden sollte:
Limonensaft[7], Wein[50]

Komplementärmittel:
Bry[36], Nat-m (Intermittierendes Fieber[17,30]), Sep (Intermittierendes Fieber[30]), V-a-b[29]

Folgemittel:
Am-c (Husten nach Grippe[145]), Cean (Malaria, in vielen Fällen beendet es die Heilung, wenn Eup-per nur halb gewirkt hat[134]), Nat-m (Intermittierendes Fieber[176]), Nux-v[62] (Bei einem Fall von widerstehendem Fieber mit Gelbsucht und schwerem Erbrechen nach jedem Schluck kalten Wassers, als nur leichte Gelbsucht und Appetitverlust übrig blieben[142]), Sep, Sulph (Grippe[95]), Tub

Feindlich: –

Antidote:
Acet-ac[7], Camph[7], Op[7]
Limonensaft[7]

Kollateralmittel:
Bry (Schmerz besser durch Druck; Rheuma – Chel, Lyc), Colch (Übelkeit durch den Geruch von Speisen), **Eup-pur, Ferr-p, Gels, Lach, Lyc** (Gelbsucht – *Chel*, Podo), *Nat-m*, Nat-s, Nux-v, Nyct (Biliöses Fieber, bitteres Erbrechen am Ende des Frosts; unstillbarer Durst), **Pyrog** (Knochenschmerzen), **Rhus-t** (Grippe schlimmer abends und nachts mit Schmerzen und Wundheitsgefühl – Eup-per: schlimmer morgens und Wundheitsgefühl tief in den Knochen), **Rumx, Sarcol-ac** (Chronisches Fatigue-Syndrom; rezidivierende Halsentzündung mit schmerzhaften, grippeartigen Symptomen, Unwohlsein), **Sep**

Eupatorium purpureum

Miasma:
Syc[50]

Wirkdauer:
1-7 Tage

Komplementärmittel: –

Folgemittel:
Arum[7], Arum-d[7], Bell[7], Calc[7], Ferr-m[7], Graph[7], Lach[7], Lyc[7], Puls[7], Sep[7], Sulph[7]

Feindlich: –

Antidote: –

Kollateralmittel:
Apoc, Cann-s, Canth, Cop, Eup-per, Ferr, Lith-be (Interstitielle Zystitis; Staph: Zystitis in den Flitterwochen; Eup-pur: für akute Fälle), **Mit** (Reizblase bei Frauen), **Rhus-t** (Hautsymptome – Crot-t, Mez), *Senec*

Euphorbia amygdaloides

Komplementärmittel: –

Folgemittel: –

Feindlich: –

Antidote:
Rhus-t, Verat

Kollateralmittel:
Ars, *Rhus-t*

Euphorbia lathyris

Komplementärmittel: –

Folgemittel: –

Feindlich: –

Antidote:
Rhus-t (Hautsymptome[9]), Verat (Erbrechen[9], Abführen[9], Husten und Koma[9])

Kollateralmittel:
Apis, Bell, Crot-t, Mez, Rhus-t

Euphorbium officinarum

Miasma:
Pso, Syc[4], Syp[31]

Seitenbeziehung:
u, L, r[44], l ⬈ r

Wirkdauer:
50 Tage

Speisen, die man meiden sollte:
Bier[31], Heiße Getränke, Schalentiere[8], *Scharfe Speisen*[31], *Warme Speisen*

Speisen, zu denen man raten sollte:
Kalte Speisen

Komplementärmittel:
Ars[143]

Folgemittel:
Ars (In einem Fall von Krebs – Tarent[50]), **Ferr**[77], **Lach**[77], **Nux-v** (Schnupfen[44]), **Puls** (Schnupfen[44]), **Sep**[77], **Sulph**[139]

Feindlich: –

Antidote:
Acet-ac, Ars[33], *Camph*[9, 77], Citr-l[25], Nux-v[31], Op[9], Succ[55]
Große Mengen Zitronensaft[25]

Kollateralmittel:
Anac, Ant-t, Ars, Calc-ox (Schmerzen bei ulzerierendem Krebs), Canth, Carb-v, *Colch*, *Crot-t*, Elat, Euph-a (Schmerzen im Antrum, Geruchsillusionen, Geruch von Mäusen, Durchfall, schwieriger Stuhl mit schmerzhaften Analkrämpfen), **Euph-pi** (Feuchtes Asthma, kardiale Dyspnoe, Heufieber und Bronchitis; scharfe Leukorrhoe, schlimmer durch die leichteste Bewegung. Blutung durch Hitzschlag und Verletzung), **Iod, Jatr, Merc, Mez, Naja** (Schreckliche Karzinomschmerzen[199]), **Nit-ac, Psoral** (Krebsschmerzen, Geschwüre, fötide Leukorrhoe, Pruritus, Uterustumore), *Rhus-t*, Still, Sulph

Euphrasia officinalis

Miasma:
Pso[8], Syc

Temperament:
Sang

Seitenbeziehung:
l, r, l ⬊ r

Wirkdauer:
7 Tage
3-4 Wochen[187]

Komplementärmittel: –

Folgemittel:
Acon, Alum, Ars (Fließschnupfen, wenn Euphr nicht ausreicht und die Absonderung brennender im Charakter wird[48]), **Calc** (Keratitis[40]), **Chin, Con**[77], **Cupr** (Masern, livide Verfärbung mit Pneumonie oder meningealen Manifestationen[46]), **Lyc, Merc, Nux-v**[77], **Phos**[77], **Puls**[77] (Masern[88]), **Rhus-t, Sep, Sil, Sulph** (Beginnende Geschwürsbildung einer strumösen Ophthalmie[26]; flockiger Katarakt,

offensichtlich angeboren, wenn die Besserung unter Euphr stehenbleibt[91])

(Augenerkrankungen), **Rhus-t**, **Sabad**, **Sec** (Getrübte Linse), *Sulph*, **Zinc** (Probleme der Augen)

Feindlich: –

Antidote:
All-c[44], **Bell**[44], **CAMPH**, **Caust**, Dulc[44], **Merc**[44], *Puls*, Ruta[44]

Kollateralmittel:
ALL-C (Katarrh des oberen Respirationstrakts und der Augen – Ars, Bell), **Apis**, **Arg-n**, *Bar-c* (Adenoide Vegetationen – *Agra*, Bar-i, Calc-p, *Cor-r*, Fuc-s, Sul-i), **Bell**, **Carc** (Augenblinzeln), **Cimex**, **Cor-r**, **Guar**, **Hep**, **Hydro-v** (Katarrhalische Augenentzündung; heißer Tränenfluß mit Jucken, geschwollenen Lidern, dumpfem Kopfschmerz), **Kali-i**, **Merc** (Blepharitis und Konjunktivitis durch Erkältung), **Nat-m**, **Nux-v** (Photophobie morgens und nachmittags), **Phos** (Erkrankungen der tiefen Strukturen im Auge: Retinitis, Korneitis, Glaskörpererkrankungen), *Puls*

Eupionum

Komplementärmittel: –

Folgemittel: –

Feindlich: –

Antidote:
Graph (Wirkungen auf die Augenlider[12])

Kollateralmittel:
Graph, **Kreos**, **Lach**

Fabiana imbricata

Komplementärmittel: –

Folgemittel: –

Feindlich: –

Antidote: –

Kollateralmittel:
Canth (Zystopyelitis – Chim, Ter), *Chim*, Coc-c, *Ter*

Fel tauri

Komplementärmittel: –

Folgemittel: –

Feindlich: –

Antidote: –

Kollateralmittel:
Berb, Calcul (Gallensteine), Card-m, Chin, Chol, Nat-ch

Faecalis (Bach)

Komplementärmittel:
Sep[29]

Folgemittel: –

Feindlich: –

Antidote: –

Kollateralmittel:
SEP

Ferrum aceticum

Komplementärmittel: –

Folgemittel:
Chin (Hämoptysis, wenn die Blutung aufhört[44])

Feindlich: –

Antidote: –

Kollateralmittel:
Siehe unter **Ferrum metallicum**

Fagopyrum esculentum

Miasma:
Syc[50]

Komplementärmittel: –

Folgemittel: –

Feindlich: –

Antidote: –

Kollateralmittel:
Apis (Hautsymptome – Dol, Urt-u), **Cact**, **Card-m** (Hepatogene Kongestion), Dol (Jucken ohne Hautausschläge), **Euph**, **Glon** (Kongestion – Bell), **Med**, **Puls**, **Rhus-t**, **Spig** (Bei Herzerkrankungen werden Cact und Spig gegeben, obwohl Fago bessere Ergebnisse bringen würde[66]), **Urt-u**

Ferrum arsenicosum

Miasma:
Pso[4]

Speisen, die man meiden sollte:
Bier, Butter, Eier, FETT, KALTE GETRÄNKE, Kalte Speisen, *Obst*

Komplementärmittel: –

Folgemittel: –

Feindlich: –

Antidote: –

Kollateralmittel:
Abrot, *Calc-p*, Ferr, *Ferr-i* (Vergrößerte Leber und Milz ohne Fieber; Ferr-ar: mit Fieber), *Nat-m*, Puls

Ferrum iodatum

Miasma:
Syp[31]

Temperament:
Sang

Verwandte Darmnosode:
Bacillus No.7 (Paterson)

Indiziert, wenn Chlorose, Rachitis und Syphilis sich mit skrofulösen Prozessen verbinden[50].

Speisen, die man meiden sollte:
Alkoholische Getränke[50]

Komplementärmittel: –

Folgemittel: –

Feindlich: –

Antidote: –

Kollateralmittel:
Alum, Caul, Ferr, Graph, Helon, Iod, Kali-bi, Lycps (Morbus Basedow – Nat-m), Puls, Sep, Sulph

Ferrum metallicum

Miasma:
Pso[4,140], Syc, Tub[140], Syp

Temperament:
CHOLER[15], Phleg, SANG[31,64,83]

Seitenbeziehung:
u, l, l nach r[8], l ↘ r

Verwandte Darmnosode:
Sycotic Co. (Paterson)

Wirkdauer:
50 Tage
4-6 Wochen[187]

Bemerkungen:
Falls die Symptome passen, kann Mang dazwischen gegeben werden, um bei Chlorose die Wirkung von Ferr zu begünstigen[16].

Als funktionelles Mittel wirkt Ferr besser in mittleren Potenzen (6-12) und besonders ist Ferr-p vorzuziehen[44].

In niedrigen homöopathischen Verdünnungen wirkt Ferr bei Anämie, auch wenn der Charakter des erethischen

Kreislaufes von Ferr fehlt. Die mittleren und höheren Potenzen passen für Anämie mit erethischem Kreislauf und sehr hohe Potenzen für subakute oder chronische Kreislaufstörungen mit erregtem Kreislauf und Kongestionen, auch mit Anämie[47].

Bei fortgeschrittener Phthisis vorsichtig verwenden, wegen seiner Fähigkeit, eine Blutung herbeizuführen[39].

Sollte nie bei Syphilis gegeben werden, es verschlimmert den Zustand immer[1,50,138].

Speisen, die man meiden sollte:
Alkoholische Getränke[31], Bier[31], Eier, Essig, FETT, Fleisch, KALTE GETRÄNKE, Obst, Saure Speisen, Scharfe Speisen, Tee[9]

Interkurrente Mittel:
Sulph (Chlorose[95])

Komplementärmittel:
Alum[17,120,191] (Chlorose[1,16]), Ars[8,17], CHIN (Anämie durch Verlust von Lebenssäften[1,16]; Anämie, Chlorose etc., erschöpfender Verlust von Lebenssäften[1]; Purpura haemorrhagica[64]; Lungentuberkulose[48]), Ferr-pic[13] (Verschiedene funktionelle Schwächen, besonders Versagen einer Organfunktion unter Anstrengung[13]), Graph (Anämie, Chlorose[16]), Ham (Blutung[25,120]; Purpura haemorrhagica[64]), Kali-c[143] (Anämie – auch Chin, Phos[143]), Mang[17], Nat-m (Chronisches Rheuma[112]; Magenblutung[6]), Senec[143], Sulph (Bei Chlorose hilft eine interpolierte Gabe von Sulph der Wirkung von Ferr[44])

Folgemittel:
Acon[77], Arn (Verzögerte Heilung nach Blutverlust[15,7]), Ars[7] (Durchfall, bei dem Ferr Chin mit Gewinn gefolgt ist, sich aber als nicht ausreichend für eine vollständige Heilung erwies[12]), Bell, Calc[7], CHIN (Fast alle Krankheiten, akut oder chronisch[1,34,138]; Hämoptoe, nach Stillung der Blutung[192]), Con, Cupr (Chlorose, wenn Ferr versagt[44,66,95]; nach Mißbrauch von Eisen[44]; Anämie[44]; Herzkrankheiten in Verbindung mit Anämie, wenn Eisen versagt[99]), Euph[12], Ferr-pic (Epistaxis, wenn Ferr versagt[33]), Ham[7], Helon (Chlorose, wenn Eisen das Mittel zu sein scheint, aber nicht bekommt[13]), Kali-c (Depression und Ödemneigung[88]; wenn Mädchen in der Pubertät wegen schlechter Gesundheit und allgemeiner Schwäche nicht in der Lage zu sein scheinen zu menstruieren, ist Kali-c in solchen Fällen manchmal hilfreich, nachdem Ferr oder Puls falsch verschrieben worden sind[149]), Lyc, Merc, Nat-m[139], Olnd (Wenn Ferr bei Lienterie versagt), Phos, Puls (Wenn eine Chlorose durch Eisenmißbrauch kompliziert wurde[76]), Sep, Sil, Sulph (Als interkurrentes Mittel bei Chlorose[95]), Verat

Feindlich:
Acet-ac, Dig[139], Thea, Bier

Antidote:
Arn, ARS[1] (Auch Vergiftungsfolgen massiver Dosen[111]), Bell, CHIN[1,77,98] (Auch Vergiftungsfolgen[111]), Cupr[66] (Mißbrauch von Ferr bei Chlorose[66]), HEP (Auch Vergiftungsfolgen[111]), Ip, Iod, Kreos, Lyc (Auch Vergiftungsfolgen[111]),

Merc, PULS (Einnahme von Eisen und Chinin, den bevorzugten ‚Tonika' der herrschenden Schule, bei chlorotischen Mädchen, die durch Eisen geschädigt wurden[38]; Folgen von Überdosierung mit Eisen[38,157]), **Sulph, *Thea*[33, 77], Verat** Mißbrauch von Eisen verlangt nach: **Ars[44]; Calc-p[44], Chin[44]; Chin-ar[44]; Cupr[44]; Hep[44]; Nat-m[44]; Puls[44]** (Auch Vergiftungsfolgen, venöse Kongestion und Tuberkulinismus[111]) Bier, Alkoholische Getränke[31], Blausäure[31], Tee[31]

Kollateralmittel:
Acal (Blutiger Auswurf – Ferr-p, Mill, Phos), **Alum, *Ant-c*** (Erbrechen nach dem Essen – Ars), **Arn, Ars** (Abmagerung und rasches Schwinden von Geweben und der Kraft – Chin), **Bell, Bell-p, Bor** (Schlimmer durch Hinbabsteigen – Stann), *Calc-sil* (Blutige Nasenabsonderung bei Säuglingen), *Chin* (Lienterischer Stuhl – Ferr-ar, Olnd), **Crot-t** (Durchfall nach jeder Mahlzeit – Chin), **Cupr, Erig, Ferr-a** (Alkalischer Urin bei akuten Krankheiten, Schmerzen im rechten Deltoideus. Epistaxis, besonders bei bleichen, rasch wachsenden Kindern; Varizen der Füße; Asthma schlimmer beim Stillsitzen und Liegen, Phthisis, ständiger Husten, Hämoptysis), **Ferr-ar** (Vergrößerte Leber und Milz mit Fieber, unverdauter Stuhl, Albuminurie), **Ferr-col, Ferr-cy** (Epilepsie; Neurose mit reizbarer Schwäche und Überempfindlichkeit, Kardialgie mit Übelkeit, Flatulenz), **Ferr-m** (Unterbrochene Menses; Schmerzen in der rechten Schulter; Entzündung des Schultergelenks – Ferr-o-r; sehr dunkle, wässrige Stühle), **Ferr-ma** (Kleine Warzen an den Händen), *Ferr-p* (Reaktionsmittel, wenn andere Mittel versagen, besonders bei den verschiedenen funktionellen Schwächen; Eisenmangel), **Ferr-s** (Wässrige, schmerzlose Stühle; Menorrhagie, Basedow), **Ferr-t** (Kardialgie, Hitze am kardialen Mageneingang), **Graph, Hed, *Hydr*** (Hypotonie mit Appetitverlust – Pic-ac, Plb-t-e, Sel, *Vanad*), **Iod, Ip** (Hämorrhagische Diathese, Blut hellrot, koaguliert leicht – Ferr-p, Phos), *Lyc, Mang* (Anämie, blasses Gesicht, starke Erschöpfung und Schwäche, besser durch Hinlegen), **Merc, Mill, Nat-c** (Geistige Anstrengung bessert – Helon, Calc, Croc), **Nat-m, Phos** (Brustsymptome; Aufstoßen von Speisen), **Plb** (Periodisches Erbrechen), *Puls* (Schmerzen in den Beinen, schlimmer in Ruhe, besser bei Bewegung – Rhus-t, Hed, Iod), **Rumx, Sang** (Schmerzen im rechten Deltoideus), **Sel** (Anämie), *Sulph*, **Syco** (Beschwerden durchs Essen von Eiern), **Tub-sp, Valer** (Rote Teile werden weiß)

Ferrum phosphoricum

Miasma:
Pso[4], Tub[140]

Temperament:
Phleg[31], Sang

Seitenbeziehung:
/[147], l, r (Pneumonie; Schmerz in der rechten Schulter)

Verwandte Darmnosode:
Bacillus Mutabilis

Bemerkungen:
Ferr-p steht zwischen Acon und Bell; wenn die Unterscheidung zwischen den beiden nicht sehr klar erscheint[89].

Steht in der Mitte zwischen Acon und Gels[16].

Ferr-p steht in der Mitte zwischen der sthenischen Aktivität von Acon und Bell und der asthenischen Trägheit und Stumpfheit von Gels[9].

Als interkurrentes Mittel bei Diabetes für Hitze oder Kongestion in jeglichem Teil des Systems[50].

Manchmal wurde mit Bry ein gutes Mittel zum Abwechseln mit Ferr-p entdeckt, in Fällen von Bronchitis und Bronchopneumonie und verwandten Brusterkrankungen, besonders bei Kindern[10].

Speisen, die man meiden sollte:
Saure Speisen

Mittelabfolgen:
Ferr-p → Ars → Caps (Otitis media[6])

Komplementärmittel:
Bry[17], Kali-m[8,147,185] (Katarrhalische Entzündung der oberen Atemwege[50]), **Nat-m[8,17], Phos** (Lungenerkrankung[6]), **Sulph[147]**

Folgemittel:
Acon (Hämoptysis[111] auch Mill[111]), **Am-c** (Bronchitis und Pneumonie bei Kindern, wenn Ferr-p[44], Acon[44], Ant-ar[44], Ant-t[44], Bell[44], Chin-s[44], Ip[44] und Phos[44] versagen[44]), **Ant-t** (Störungen der Atmung[7,108]), **Ars** (Otitis media[6]), **Bell** (Bronchitis[48]; wenn die Erkrankung mehr Hirnsymptome bietet, wie rote Augen, gerötetes Gesicht, pulsierende Karotiden und Delirium[7,48]), **Bry** (Pneumonie[16]; Iritis[14]; Störungen der Atmung[108]), **Calc-f** (Rheuma[62]; Synovitis[25]; Krupp[97]; Mumps[108]; Arthritis[10]; Erbrechen unverdauter Speisen, falls Ferr-p nicht ausreicht[10]), **Calc-p** (Anämie[108]; Hinfälligkeit nach katarrhalischem Fieber[108]; Krupp[97]; Chlorose[10]; Blutung von den Lungen[108]; böse Folgen von Sonnenhitze[10]), **Calc-s** (Diphtherie, Krupp, Pneumonie[10], etc[10]; auch Kali-m[10]), **Chin** (Hämoptysis, wenn Ferr-p die Blutung aus den Lungen beherrscht hat[54]), **Con[1], KALI-M** (Arthritis[108]; Taubheit durch eine Erkältung[108]; Pocken[97]; Panaritium[97]; rheumatisches Fieber[97]; zweites Stadium von Entzündungen, wenn nach den vasomotorischen Problemen die interstitielle Exsudation eintritt[50]; zweites Stadium von rheumatischem Fieber, wenn Exsudation stattgefunden hat und die Schwellung anhält[97]; zweites Stadium einer Hautentzündung[97]; Peritonitis nach einer akuten Entzündung der Därme, um den Erguß zu absorbieren[97]; besonders akuter Husten[21]; Eiterungen mit Komplikationen[90]; Pleuritis, Pneumonie[108]; wenn der wahre Lympherguß der reifenden interstitiellen Entzündung einsetzt[10]; Keuchhusten, wenn in früheren Stadien der Erkrankung für die Fiebersymptome Ferr-p im Wechsel mit Kali-m gegeben wird und der Husten krampfartiger im Charakter geworden ist und in dem charakteristischen Keuchen eines nervösen Ursprungs endet[10]; Diphtherie[10]; Gonorrhoe, frische Fälle[10]; Ohrenkrankheiten[10]; Bronchitis, Broncho-

pneumonie und verwandte Brusterkrankungen, besonders bei Kindern[10]; Masern, falls die Zunge belegt ist, der Husten heiser, die Drüsen geschwollen, mehr oder weniger Taubheit[108]; Arthritis[10]; Rückenschmerzen, wenn Ferr-p versagt[10]; häufig indiziert nach Ferr-p, besonders bei Diphtherie, Pneumonie, Krupp etc.[152]), **Kali-p** (Ischias[21]; Heiserkeit[97]; Erythem, falls ein Schwellung besteht und sich Bläschen oder Blasen bilden[10]; akute Entzündung[50], Fieber[50]; Schmerzen und Gewicht am hinteren Teil des Kopfes und über den Augen, besser beim Essen, mit Erschöpfungsgefühl[10]), **Kali-s** (Oft nach Ferr-p[152]; Fieber, wenn Ferr-p kein Schwitzen hervorrufen kann[97,21]; Erkältungen, wenn Ferr-p kein befreiendes Schwitzen hervorrufen kann[10]; Gonorrhoe, frische Fälle – auch Kali-m[10]), **Merc** (Dysenterie[14]), **Nat-m[152]** (Verletzungsschmerzen[1,21]; kurzer, trockener, kitzelnder Entzündungshusten bei Pneumonie[97]; akute Gicht[10]; Arthritis[108]), **Nat-p** (Stirn- oder Hinterkopfschmerz, als ob der Schädel zu voll wäre[97]; sehr schweres Kopfweh mit starkem Druck und Hitze auf dem Scheitel, als wolle sich der Kopf öffnen, wenn Ferr-p nicht ausreicht[10]), **Nat-s** (Wirkt gut nach Ferr-p[50]), **Ph-ac** (Typhus abdominalis[44]), **Plb** (Chlorose[21]), **Pyrog** (Bei einem Fall follikulärer Tonsillitis und mesenterialer Adenitis[52]), **Rhus-t** (Erysipel[126]), **Sulph** (Konjunktivitis durch Fremdkörper[14]; Pneumonie – um „letzte Hand anzulegen"[48])

Feindlich:
Par[1,134]

Antidote:
Arn[139], **Ars[139]**, **Bell[139]**, **Chin[139]**, **Ip[139]**, **Par[139]**, **Puls[139]**, **Verat[139]**

Kollateralmittel:
Acal (Hämoptysis bei Patienten mit Lungenschwindsucht – Chin, Ferr-a, Ham, Mill, Phos), *Acon* (Fieber, Anfangsstadium durch Erkälten; Beginn einer Endokarditis, besonders bei Kindern – Ferr-p), **Ars** (Fieber bei Infektionskrankheiten mit Frösteln und Kreislaufkollaps – Lach, Verat), **Bapt** (Fieber bei Patienten mit Lungenschwindsucht – Chinar, Ferr-p), **Bell**, **Bry** (Entzündliche Arthralgie), **Chin** (Subfebriler Zustand nach Grippe; Phthisis), **Chin-s** (Fieber unbekannten Ursprungs), **Eucal** (Fieber), **Eup-per** (Grippe, Fieber – Pyrog), **Ferr**, **Ferr-py** (Kongestion des Gehirns und Kopfschmerz nach großem Blutverlust), **Fl-ac** (Naevus vasculosus – Abrot, Bell-p), *Gels* (Infektiöses Fieber, langsamer Beginn – Eup-p, Echi), **Ham** (Kreislauf), **Kali-m**, *Phos* (Fieber von mehr sthenischem Charakter; langanhaltendes Fieber), *Ph-ac*, **Puls** (Steht nachts auf, um die Schmerzen zu erleichtern – Rhus-t), **Sulph** (Protrahiertes Fieber), **Tub** (Persistierendes schleichendes Fieber – Ars, Penic), **Tub-sp** (Tuberkulose, Anfangsstadium)

Ferrum sulphuricum

Miasma:
Pso

Komplementärmittel: –

Folgemittel: –

Feindlich: –

Antidote: –

Kollateralmittel:
Caust, Cina, *Mag-s*, Phos

Ficus religiosa

Komplementärmittel: –

Folgemittel: –

Feindlich: –

Antidote: –

Kollateralmittel:
Acal, *Erig*, Ger, Ham, Ip, *Mill*, Thlas

Flor de piedra

Komplementärmittel: –

Folgemittel: –

Feindlich: –

Antidote: –

Kollateralmittel:
Card-m (Leber), *Chel*, Hed (Kropf – Calc-f, Thyr), **Iod**, Spig, *Spong* (Herzerkrankungen), **Stann** (Chronische Hepatitis – Mand), *Thuj*

Fluoricum acidum

Miasma:
Pso[4,140], Syc, Syp, *Tub*[140]

Temperament:
Choler, *Melan*, *Sang*[15]

Seitenbeziehung:
l ↘ r

Wirkdauer:
30 Tage

Bemerkungen:
Fl-ac ist das warme Sil[50].
Kann bei Krebs der Drüsen und Schleimhäute mit Alum im Wechsel gegeben werden[36].

Speisen, die man meiden sollte:
Pfirsiche[8], *Wein*[9]

Mittelabfolgen:
Puls ➜ Sil ➜ Fl-ac[50]
(Patienten vom Sil- oder Fl-ac-Typus[17])

Interkurrente Mittel:
Syph[36,142,147,157] (verkrüppelte Zähne; Knochenprozesse, Periostitis, Geschwüre wie in Syphilis[36]; Alopecia areata[125]), **Thyr** (Hyperthyreodismus[66])

Komplementärmittel:
Alum[36], **Aur**[157], **Coca**[20,50], **Ethyl**[143], **SIL**[50] (Fisteln, wie Zahnfisteln, Kieferfisteln, Tränengangsfisteln und Analfisteln[50]; Bindegewebsläsionen, Schwellungen der Lymphdrüsen, chronische Eiterungen, fistelnde Eiterungen und chronischer Katarrh der Schleimhäute[36], Knochenerkrankungen[134], wenn die Wirkung von Fl-ac zum Stillstand kommt, vollendet Sil die Heilung[50]), **Sulph** (Hämorrhoiden[160]), **Syph**[36,143,147,157] (Auch als interkurrentes Mittel bei verkümmerten Zähnen, Knochenprozessen, Periostitis, Geschwüre, wie bei hereditärer Syphilis[36]), **Tub** (Verhärtete, eingezogene Narben[143])

Folgemittel:
Alum (Krebs der Schleimhäute und der Drüsen, kann bei diesen Erkrankungen ebenso mit Fl-ac im Wechsel gegeben werden[36]), **Ars**[7], **Bell**[7], **Brom** (Struma parenchymatosa, wenn andere Mittel versagen[44]), **Calc-f**[14] (Oberkiefernekrose[14]; Nasenpolypen[44]), **Calc-s** (Mittelohrvereiterung[44]), **Graph**[50,77], **Nit-ac**, **Ph-ac**[7], **Rhus-t**[7], **Sil**[7], **Sulph**[17], **Syph**[36] (Alopecia areata, als Zwischenmittel[125]), **Thuj** (Bei Osteomyelitis[32])

Feindlich: –

Antidote:
Sil[20,50,139]

Kollateralmittel:
Ang (Knochenfistel, Karies der langen Knochen), **Arn**, **Aesc** (Variköse Venen von Oberschenkel und Bein), **Arist-cl**, **Ars**, **Aster** (Alte Narben entzünden sich und werden schmerzhaft – Sil), **Aur** (Diabetes in Verbindung mit erworbener oder hereditärer Syphilis), **Bad** (Maligne Struma – Calc-f), **Bor**, **Calc-f**, **Calc-s** (Angiom), **Calc-p**, **Cinnb**, **Coca** (Vermehrte körperliche Belastbarkeit), **Coff** (Zahnschmerzen), **Ferr-p** (Hämangiom und Naevus vascularis – Abrot, Carb-v), **Graph** (Keloid – Sil, Tub), **Ham** (Varizen), **Hecla** (Exostose der Gesichtsknochen), **Helon** (kalte, feuchte Hände und Füße mit bläulich-roter Verfär-

bung – Iod), **Hydr**, *Iod und seine Salze* (Struma), **Kali-bi** (Sinusitis – Cinnb, Sil), **Kali-c** (Rheuma – Rhus-t), **Lach** (Völlegefühl in Beinen und Venen der unteren Extremitäten, Varizen im Klimakterium), **Luf-op**, **Lyc** (Impotent, besonders gegenüber seiner Frau; Leberverhärtungen bei Trinkern – Quas), *Mag-f*, **Med** (Hitze der Sohlen, streckt sie unter der Decke hervor; Eile; sexuell erregt, verlangt nach vielen sexuellen Partnern), **Nat-fl** (Sexuelle Probleme bei Inzest), **Nat-m**, **Phos** (Ekstase; chronische Knocheneiterungen – Ang), **Puls**, **Sacch** (Unfähigkeit, eine tiefe und anhaltende Beziehung zu haben, sucht immer eine neue Liebesaffäre und findet niemals, was er wirklich sucht), **Sep** (Abneigung gegen die eigene Familie), *Sil* (Knochenerkrankungen; Fibrome), **Spong**, **Staph** (Empfindliche Zähne), **Sul-ac**, **Thios** (Narbengewebe, Adhäsionen, Strikturen, Tumore), **Tub** (Kapilläres Aneurysma – Calc-f), **Urot** (Ein Diuretikum und Lösungsmittel für Harnsäureablagerungen; Zystitis in Verbindung mit Fäulnis)

Folliculinum

Bemerkungen:
Sollte vermieden werden, wenn ein Hautproblem besteht[50].

Eine Einzeldosis (C30), nur falls notwendig, nach 3 Monaten wiederholen[50].

Die niedrigen Potenzen scheinen die physiologische Wirkung zu verschlimmern, die mittleren regulieren sie und bringen sie ins Gleichgewicht, der Hochpotenzbereich hat hemmende Eigenschaften[50].

Bei allen Patienten, bei denen auf die eine oder andere Weise eine ausgeprägte Vorgeschichte von Kontrolle besteht, durch Furcht oder übertriebenes Pflichtgefühl seitens des Patienten, ist Foll C30 eine wertvolle Medizin[50].

Wenn eine lange Periode von Überanstrengung besteht, bekommt man mit dem verschriebenen Mittel möglicherweise keine Reaktion beim Patienten, bis man eine Dosis Foll gegeben hat und möglicherweise danach Carc[50].

Komplementärmittel:
Carc[50], **Prog**[143]

Folgemittel:
Carb-v (Ein Fall von schwerem Analprolaps nach der Defäkation mit einer Familienanamnese von Diabetes und Krebs endete in einer Heilung[52]), **Carc** (Bei einem Fall von Sterilität mit einer Pillenanamnese von 4 Jahren[52]; postvirales Syndrom, als Foll keine anhaltende Reaktion erreichen konnte[50]; persönlichkeitsbedingter Druck – Diph[50], Psor[50], Tub[50]; auch das Konstitutionsmittel[50]; Patienten mit einer langen Periode von Überanstrengung, bei denen verschiebene Mittel keine Reaktion brachten, bis eine Dosis Foll gegeben wurde[50]), **Sep**[52]

Feindlich: –

Antidote: –

Kollateralmittel:
Arist-cl, Ars, *Carc*, Caust, Graph, Ign, **LACH** (Reizbarkeit im Wechsel mit Niedergeschlagenheit, mit extremer Berührungsempfindlichkeit und Besserung nach den Menses), **Lyc**, **Nat-m** (Prämenstruelles Syndrom – Hypoth, Ign, Puls, Mosch), **Nux-v**, Phos, Psor, *Puls*, Sep, **Tub**

Formalinum

Komplementärmittel: –

Folgemittel: –

Feindlich: –

Antidote:
Ammoniakwasser[9]

Kollateralmittel:
Am-for (Verhindert die Zersetzung von Urin in der Blase, den Nieren und dem Harnleiter; trüber Urin wird klar, Phosphatablagerungen aufgelöst)

Formica rufa

Miasma:
Syc[15]

Seitenbeziehung:
l nach *r*[44] (Rheumatische Symptome[50]), r

Speisen, die man meiden sollte:
Kaffee

Bemerkungen:
Gelegentlich sieht man einen Fall, der wie Apis aussieht, aber die Modalitäten passen nicht dazu, anscheinend sind sie mehr wie bei Rhus-t; bei genauer Betrachtung ist keines der Mittel ein Simile, aller Wahrscheinlichkeit nach erfordern die Symptome Form, da es in der Mitte zwischen beiden steht[50].

Komplementärmittel:
Coli[147], Nat-s[147], Thuj[147]

Folgemittel: –

Feindlich: –

Antidote:
Merc-c[26]

Kollateralmittel:
Apis (Proteinurie, besonders massive – Ser-ang), **Aran-ix**, **Ars** (Bronchialasthma – Visc, Hed, Kali-c), **Berb** (Harnwegsbeschwerden), **Bry**, **Chim**, **Colch**, **Dulc**, **Form-ac** (Nachlassende Sehkraft; chronische Myalgie, Muskelschmerzen und Wundheitsgefühl, diuretische Wirkungen, Ausscheidung von Harnsäure, Arthritis, wirkt vornehmlich auf die Bänder, Kapseln und Gelenkbeutel; rheumatische Diathese – Lith-lac), **Frag**, *Hed*, **Kali-bi**, *Kali-c*, *Lith-c*, **Medus**, **Ox-ac** (Schmerzen in den Gelenken, begleitet von Schweiß), **Phyt** (Kolibazillurie, abhängig von endokrinen Störungen), **Pin-s**, **Rhus-t**, **Sep**, *Thuj*, **Tub** (Urin hat den Geruch gekochter Bohnen – Coli), **Urt-u**, **Vesp**, *Visc*

Formicicum acidum

Miasma:
Syc[15]

Seitenbeziehung:
l nach r (Schmerzen in den Extremitäten[53])

Komplementärmittel: –

Folgemittel: –

Feindlich: –

Antidote: –

Kollateralmittel:
Apis, Ars, Bry, Calc-p, Caust, Colch, Dulc, Lyc, Puls, Rhus-t (Rheuma – Aran-ix, Visc), Ter, Tub (Allergische Zustände – Calc, Lach)

Fragaria vesca

Komplementärmittel: –

Folgemittel: –

Feindlich: –

Antidote:
Bry

Kollateralmittel:
Apis, Calc, Puls (Frösteln in heißem Wetter)

Fraxinus americana

Komplementärmittel: –

Folgemittel: –

Feindlich: –

Antidote: –

Kollateralmittel:
Aur, **Calc-s**, **Chin**, **Epiph**, **Ferr-i**, **Frax-ex** (Gicht; Rheuma), **Galeg** (Rückenschmerz, Hinfälligkeit, verbessert Menge und Qualität der Milch bei stillenden Frauen), **Helon**, **Hydr**, **Lil-t**, **Plat**, *Senec* (Herabdrängendes Gefühl in der Gebärmutter – Sep, Helon), *Sep*, **Vib**

Fucus vesiculosus

Komplementärmittel: –

Folgemittel:
Brom (Struma parenchymatosa, wenn andere Mittel versagen[44])

Feindlich: –

Antidote: –

Kollateralmittel:
Bad, **Iod**, **Phyt**, **Spong** (Struma), **Thyr**

Gaertner (Bach)

Miasma:
Syp

Bemerkungen:
Wenn Sie die klinischen Bilder dreier wohlbekannter Mittel vereinen, Phos, Sil und Merc, haben Sie ein sehr gutes klinisches Bild der „Prüfung" von Gaertner (Bach) vor sich[50].

Indiziert bei Sil-/Phos-Typen[50].

Komplementärmittel: –

Folgemittel: –

Feindlich: –

Antidote: –

Kollateralmittel:
Calc-f, Calc-hp, Calc-sil, Kali-p, MERC-V, Nat-p, Nat-sil-f, PHOS, Phyt, Puls, SIL, Syph, Zinc-p

Gallicum acidum

Bemerkungen:
Liegt zwischen Bell, Stram und Tub[50].

Komplementärmittel: –

Folgemittel: –

Feindlich: –

Antidote: –

Kollateralmittel:
Bell, Cham, Stram, Tub

Gambogia

Miasma:
Syc

Wirkdauer:
1-7 Tage

Komplementärmittel: –

Folgemittel:
Naphtin (Durchfall mit extremer Erschöpfung, wenn Gamb versagt[16])

Feindlich: –

Antidote:
Camph, Coff, Coloc, Kali-c, Op

Kollateralmittel:
Aloe (Durchfall – Bry, Podo), **Coloc**, **Crot-t**, **Grat** (Durchfall in einem Guß – Crot-t), *Mand* (Magenschmerz besser durch Essen, Hunger nach dem Erbrechen), **Merc**, **Nabal**, *Podo* (Rektumprolaps), **Puls**

Gelsemium sempervirens

Miasma:
Syc

Temperament:
CHOLER[15], MELAN[15], PHLEG[15], *Sang*

Seitenbeziehung:
r[8]

Wirkdauer:
30 Tage

Bemerkungen:
Drei „S" charakterisieren die Fieber von Gels: Schläfrigkeit, Stumpfheit, Schwindel; dazu Wundschmerz der Muskeln und fehlender Durst[50].

Alkoholische Stimulantien erleichtern alle Beschwerden, bei denen Gels nützlich ist[9].

Con, Phys und Tab verstärken die Wirkung von Gels[16].

Sep, Caust, Gels bilden das Trio für herabfallende Augenlider[48].

Gels, Lach und Rhus-t bilden das Trio für postdiphtherische Lähmung[54].

Speisen, die man meiden sollte:
Salz[31], Stimulantien[31], *Wein*[50]

Komplementärmittel:
Agar (Poliomyelitis[6]), **ARG-N**[159,185] (Migräne des schweren Typs, sehr quälend, mit Sehschwäche, Schwindel, Reizbarkeit und Melancholie; biliöses Erbrechen im Klimakterium mit Bewußtlosigkeit[44], Enzephalitis[54]; lokomotorische Ataxie, wenn Gels die Krankheit für einige Zeit aufgehalten hat und dann seine Wirkung verlor[54]; Beschwerden durch Erwartungsspannung, wenn Gels ge-

lindert hat, aber nicht heilt[130]), **Bapt** (Fieber[48,100]), **Carc**[50], **Ip**[100], **Mur-ac** (Grippe, schwere Verlaufsform[111]), **Sep**[8,17,147,143,159,185]

Folgemittel:
Arg-m (Lokomotorische Ataxie[54]), **Ars** (Masern, ataxoadynamische Form, wenn Gels indiziert erscheint, aber nicht wirkt[80]), **Bapt** (Akutes katarrhalisches Fieber und seine Komplikationen, wenn Gels keine Reaktion bringt[50]; Typhus[14,16,48]; typhoides Fieber mit Krankheitsgefühl und Muskelschwäche, wund und zerschlagen überall[16]; wenn das Fieber steigt, der Stupor zunimmt und Speichel, Urin oder Stuhl fötider werden[17]; typhoides Fieber, wenn der Fall schlimmer wird[16]), **Bar-c** (Halsbräune, Tonsillitis, wenn Gels in 24 Stunden nicht hilft[44]), **Bry** (Zweites Stadium einer Gels-Erkältung mit Beginn eines Gels-Frosts, meist bei kaltem, trockenem Wetter[61]; Typhus[48]), **Cact**, **Caust** (Lähmung der Stimmbänder[86]), **Caul** (Dysmenorrhoe[16]; krampfartige Rigidität des Muttermunds, wenn Gels indiziert scheint, aber versagt[75]), **Cocc** (In einem Fall von Morbus Menière[50]), **Diph** (Diphtherie[29]; postdiphtherische Lähmung, wenn Gels versagt[1]), **Ip**, **Lyss**[58], **Merc** (Zittern[143]), **Nux-v** (Schnupfen – auch Puls[44]), **Plb** (Lähmung der Stimmbänder, besonders wenn sie schon einige Zeit besteht[86]), **Puls** (Intermittierendes Fieber[138]; Masern[6]), **Zinc** (Spinale Meningitis[30,39]; Masern, wenn die Ausschläge nicht gut entwickelt sind und Gels indiziert scheint, aber versagt[80])

Feindlich:
Atro, Op

Antidote:
Atro, **Bell**[16], **Chin**, **COFF**, **Dig**, **Meli** (Schwerer kongestiver Kopfschmerz mit Hitze im Kopf[50]), **Nat-m**, **Nux-m**, **Nux-v**[7], **Op**, **Puls**, **Stry** (Vergiftung[7]) Nitroglyzerin
Bei Vergiftung: Künstliche Beatmung und elektrische Stimulation der Atemmuskulatur[12,25]
Stimulantien[16,31], *Salz*[13,25,31], Gleichstrombehandlung[25]

Kollateralmittel:
Acon (Erstes Stadium der Poliomyelitis – *Bell*), **Agar** (Zittern im Alter), **Ail**, **Am-c** (Reaktionsmangel bei Hypotonie; Hypotonie bei plethorischen Patienten – Acon), **Ambr** (Schwäche des oberen Teils des Körpers, Zittern des unteren Teils), **Apis**, **Arg-n** (Neurasthenie, Bangigkeit, besonders vor jeglicher Art von Prüfung; nervöse Furcht, in der Öffentlichkeit aufzutreten), **Arn** (Lähmung der motorischen Nerven ohne Beteiligung der sensorischen – Phos, Op), **Bapt** (Typhus mit stärker betontem Wundheitsgefühl; schläfrige Patienten; Grippe von raschem Beginn, Gels hat langsamen Beginn, es kann sein, daß der Rest der Symptome schwierig zu differenzieren ist), *Bell* (Enzephalitis – Acon, Ars, Hyos, Lach, Lyc, Nat-m, Puls, Rhus-t, Sulph), **Bot** (Diphtherie, Lähmung der Oberlider), **Bry**, **Calad** (Schlimme Folgen vom Tabak), **Carc** (Erwartungsspannung vor einer Prüfung), **Caul** (Dysmenorrhoe), *Caust* (Lokale Schwäche mit Zittern, Ptosis), **Chel** (Kopfschmerz in Verbindung mit Schläfrigkeit – Ail, Ind, Lept), **Cimic**, **Cocc** (Schmerz im Hinterkopf mit Schwindel; Poliomyelitis des Vorderhorns – *Apis*, *Ars*, *Dulc*, Lath, Nat-m, *Nat-s*, Nux-v, OP, PHOS, *Rhus-t*, *Sulph*), **Coff**, **Con**

(Schwäche in vorangeschrittenen Fällen von lokomotorischer Ataxie), **Culx** (Schwindel beim Naseputzen mit Völlegefühl der Ohren), **Cupr** (,Grippe' kompliziert mit Pneumonie, wenn ein Reaktionsmangel besteht), **Cycl**, **Dig** (Abgelöste Netzhaut; als ob das Herz aufhören würde – auch Nux-m), **Dipth**, **Dys-co** (Furcht vor geschlossenen Räumen, Züge, Flugzeuge, Autos, etc.), **Eup-per** (Tiefes Schmerzen und Wundheitsgefühl, Okzipitalkopfschmerz; infektiöses Fieber, beginnt langsam – Ferr-p, Echin), **Ferr-p** (Fieber), **Fil**, **Glon** (Wasserlassen bessert den Kopfschmerz – Acon, Kalm, Meli), **Gran**, **Ign** (Asthma besser durch Wasserlassen; Nux-v: Asthma besser durch Blähungsabgang; Magenleiden von Zigarrenherstellern; Kopfschmerz besser durch Wasserlassen – Mand, Sang, Verat), **Ip** (Malaria subacuta nach Unterdrückung durch Chinin), **Iris** (Kopfschmerz mit Sehstörung – Cycl, Kali-bi), **Jug-c** (Hinterkopfschmerz), **Kalm** (Kopfschmerz besser durch Wasserlassen), **Lach** (Hypotonie mit Blaufärbung, Kälte und Kollaps; Wechsel in warme Bedingungen verschlimmert), **Lyc** (Sonntagskopfschmerz – Gels, Iris, Nux-v, Sang, Sil), **Mag-m** (Nervöses Herzklopfen, besser durch Umherbewegen), **Mag-p**, **Mand** (Lumbalsyndrom, besser durch Wasserlassen), **Mosch** (Laryngismus stridulus – auch Ign), **Mur-ac**, **Nat-m**, **Nux-m** (Schläfrigkeit beim Lernen), **Ol-an** (Migräne; Migräne mit Polyurie – Ign), **Passi**, **Phos** (Netzhautablösung – Naphtin), **PLB** (Poliomyelitis anterior, wenn die Erkrankung das Akutstadium durchlaufen hat und in einer chronischen Lähmung geendet ist – Caust, Lath, *Nat-c*, *Nat-m*, *Phos*, *Pic-ac*, Sil, *Sulph*), **Psor** (Hypotonie), *Puls* (Ptosis), **Pyrus-m** (Labyrinthogener Schwindel), **Rhus-t** (Ptosis der Lider rheumatischen Ursprungs – Gels: Ptosis und dritten Hirnnerven), **Sacch** (Liebt es, auf der Bühne zu stehen, im Scheinwerferlicht zu sein – Gels: Lampenfieber), **Sang** (Verlangen gehalten zu werden), **Sapo** (Bei warmem, mildem Wetter zugezogene Erkältung), **Sel**, **Sep** (Kann die Augenlider nicht offenhalten – Caust, Graph), **Sil**, **Stry**, **Sulph**, **Thuj** (Schmerzen mit häufigem Wasserlassen), **Verat-v**, **Visc** (Hypotonie), **Zinc**

Gentiana lutea

Komplementärmittel: –

Folgemittel: –

Feindlich: –

Antidote: –

Kollateralmittel:
Ant-c, **Chin**, **Iod**, **Lyc**, **Mand**, **Sulph**

Geranium maculatum

Komplementärmittel: –

Folgemittel:
Chin (Blutung aus dem Magen[50]), **Plb-a** (Magengeschwür, rundes Magengeschwür, wenn die Blutung nicht aufhört[44] – auch Sec[44])

Feindlich: –

Antidote: –

Kollateralmittel:
Ars (Blutung und Schmerzen bei Krebspatienten – Cinnm, Hoan), **Chin**, *Erig*, **Gerin** (Andauerndes Räuspern und Spucken bei älteren Leuten), *Ham*, *Ip*, *Mil*, **Phos**, **Ph-ac**, **Sabin**, **Sul-ac**

Ginkgo biloba

Miasma:
Pso

Seitenbeziehung:
/

Speisen, die man meiden sollte:
Fett[50]

Komplementärmittel: –

Folgemittel: –

Feindlich: –

Antidote: –

Kollateralmittel:
Caust, Cupr, Naja, Spig, Stann, Stry

Ginseng

Seitenbeziehung:
r[134]

Komplementärmittel: –

Folgemittel: –

Feindlich: –

Antidote: –

Kollateralmittel:
Agn (Apoplex – Op), **Aral**, **Chin**, **Coca**, **Gels**, **Hed**, **Kali-c**, *Ph-ac*, **Pic-ac** (Geistige Erschöpfung – Arg-n, Ph-ac, Stry), **Rhus-t**, **Stry**, **Zinc**

Glonoinum

Temperament:
Choler, Phleg[15], Sang

Wirkdauer:
1 Tag

Bemerkungen:
Meine Erfahrung mit Glon ist, daß Einzelangaben in mittleren oder tiefen Potenzen eine relativ kurze Zeit wirken. Dies scheint seiner physikalischen und chemischen Instabilität zu entsprechen, seiner Neigung zu explodieren. Bei chronischen Zuständen hatte ich mit den mittleren Potenzen von Glon nur leidlichen Erfolg, selbst bei Wiederholung, aber die 10M und ebenso die 50M wirkten länger, so wie andere Mittel auch. Daher habe ich seit einigen Jahren für chronische Zustände älterer Menschen die höheren Potenzen eingesetzt. Bei akuten Ereignissen oder Krisen wirken die 200. oder 1000. Potenz in Einzelgabe sehr gut[50].

Für Menschen mit arterieller Hypertonie fand ich Glon selten befriedigend, hatte jedoch sehr gute Ergebnisse bei Zuständen, bei welchen Hypotonie ein herausragendes Symptom war. Dies scheint entsprechend der Primärwirkung seiner Prüfung und Arzneiwirkung zu sein[50].

Speisen, die man meiden sollte:
Alkohol[31], Kaffee, STIMULANTIEN[9], *Wein*[31]

Komplementärmittel:
Bell[8.17.185], **Sulph**[147]

Folgemittel:
Lach (Böse Folgen von Sommerhitze und sogar Hitzschlag in tropischen Ländern wie Indien (Pakistan), nachdem Glon die akuten Symptome beherrscht hat[50]), **Meli** (Kopfschmerz, wenn Glon indiziert erscheint, aber nicht hilft[51]), **Op** (Koma, Anästhesie nach Hitzschlag, wenn Glon[36], Bell[36], Apis[36] nicht helfen[36]), **Usn** (Hitzewellen in der Menopause, wenn Glon nicht wirkt[111] – auch Sang[111])

Feindlich:
Wein[16]

Antidote:
Acon, Bell[139], *Camph*, *Coff*, *Nux-v*

Kollateralmittel:
Acon (Nervöses Herzklopfen bei Kindern; Meningitis oder zerebrale Kongestion vom Liegen mit dem Kopf in den direkten Sonnenstrahlen; Kopfschmerz besser durch Wasserlassen – Gels), **AML-N**, *Apis*, *Arn* (Apoplex – Op), **Bar-m** (Vaskuläre Schmerzen – Bell, Verat-v), **BELL**, **Cact**, *Carc* (Pulsierendes Pochen am ganzen Körper), **Cortiso** (Hitzschlag), *Gels* (Rheuma – Nat-c), **Hell**[50], **Iod**, **Lach** (Kopfschmerz durch Hitze), **Lycps** (Hypertonie – Arn,

Rauw, Verat), **Meli**, **Nat-c** (Kann keinen Hut auf dem Kopf ertragen oder in der Sonne laufen – Lach), **Nat-m**, **Nux-m** (Verläuft sich in wohlbekannten Straßen – Arg-n), **Op** (Konvulsionen mit kontrahierten Pupillen), **Sel**, **Sil**, **Spong** (Zerberstende Brustschmerzen), **Stram**, **Suprar** (Arterieller Bluthochdruck mit durch Emotionen verursachten Anfällen), **Ther** (Hitzschlag – Usn), **Verat**, **Vip** (Alte Narben öffnen sich wieder – Graph)

Gnaphalium polycephalum

Miasma:
Syc

Komplementärmittel:
Sulph[143]

Folgemittel:
Xanth (Ischias des vorderen Wadennerven[2])

Feindlich: –

Antidote: –

Kollateralmittel:
Acon (Neuralgie mit Taubheitsgefühl – Cham, Mand), **Agar**, **Coloc** (Schmerz entlang des rechten Ischiasnerven; Ischias mit unerträglichen Schmerzen, gefolgt von Taubheitsgefühl und Parese), **Graph**, **Kali-p** (Ischias mit Taubheitsgefühl der betroffenen Glieder), **Led**, **Mag-p**, *Plat* (Schmerzen mit Taubheitsgefühl), **Plb** (Ischias mit Taubheitsgefühl und Verstopfung), **Rhus-t**, **Sabal**, **Sec**, **Ulm** (Schmerz abwechselnd mit Taubheitsgefühl), **Xanth**

Gossypium herbaceum

Komplementärmittel: –

Folgemittel: –

Feindlich: –

Antidote:
Vib-p (Nach der Verwendung von Goss zum Zweck einer Abtreibung[56]), **Vip-b**

Kollateralmittel:
Arist-cl, *Cimic*, *Helon* (Uterusatonie), **Kali-c** (Habitueller Abort), **Lil-t**, **Plat**, **Puls** (Sterilität und sekundäre Amenorrhoe – Arist-cl), **Sec**, **Senec**, *Sabin*, **Sep**, **Ust**

Granatum

Komplementärmittel: –

Folgemittel: –

Feindlich: –

Antidote: –

Kollateralmittel:
Cocc, **Colch**, **Con**, **Fil**, *Gels*, **Kou**, **Nux-v**, **Pellin** (Bandwurm), **Phos**, **Tub**

Graphites naturalis

Miasma:
PSO[4,8,140], *Syc*, *Syp*[9]

Temperament:
Melan[31], *Phleg*, Sang

Seitenbeziehung:
u[31], L (Besonders für das linke Ovar[157]), r[31], r nach l (Chronische Krankheiten[148]), l ⬌ r

Verwandte Darmnosode:
Morgan Pure

Wirkdauer:
40-50 Tage

Bemerkungen:
Graph ist ein tief wirkendes Mittel und paßt besonders auf chronische Zustände[19].

Selten ist der Graph-Patient ohne irgendeine Art von Hautproblem, selbst wenn es keine Ausschläge gibt, ist die Haut rauh, trocken und schlecht ernährt[50].

Ich konnte mit Potenzen oberhalb der 3X nie gute Ergebnisse erzielen[50].

Puls kann bei Graph-Persönlichkeiten als Akutmittel in Betracht gezogen werden[147].

Das Sulph der Frauen[44].

Graph, Petr und Psor bilden das Trio für hartnäckige Fälle von Urtikaria[1].

Speisen, die man meiden sollte:
Alkohol[12], FETT[8], *Kalte Getränke*, *Kalte Speisen*, SCHWEINEFLEISCH[8], *Süßigkeiten*, Wein[12]

Speisen, zu denen man raten sollte:
Heiße Getränke[50], Scharfe Speisen

Interkurrente Mittel:
Scir (Krebsbehandlung – auch Tub, Med[50])

Komplementärmittel:
Arg-n[139,145], Ars (Hautsymptome und Drüsenerkrankungen[9]), Calc[143], CAUST, Chel (Hepato-biliäre Symptome mit Dyspepsie, Flatulenz[157]), Cob (Hypothyreose, hormonelle Insuffizienz, Impotenz[143]), Coll (Hämorrhoiden, venöse Stasis[157]; portale Hypertension – auch Paeon[157]), Ferr (Anämie und Chlorose bei Frauen[16]), HEP, Hydr (Portale Stauung), Lappa (Ekzem im Gesicht – auch Viol-t[157]), Morg[52], LYC (Leberinsuffizienz[157]), Puls (Symptome, die das Kreislauf- und neuroendokrine System betreffen – auch Ferr, Kali-c, Sep[157]), Rhus-t (Hautsymptome, gefolgt von Schmerz in den Beinen[50]), Sulph[8,19,50,143,147,185], Thuj (Gutartige Tumore, Polypen, besonders bei Alten – auch Caust[157]), Tub[139] (Verhärtete, eingezogene Narben)

Folgemittel:
Arg-n (Magenleiden[9]), Ars[56], But-ac (In einem Fall von brüchigen, schmutzig aussehenden Fingernägeln, nach dem Versagen von Graph, Ant-c und Thuj[50]), Calen (Brustkrebs), Calc (Bandwurm[33, 56]), Carc (Wenn Graph, obwohl offensichtlich gut gewählt, versagt[52]), Diph (Bei einem Fall von Zwölffingerdarmgeschwür, welches gut auf Graph ansprach, später aber nicht mehr reagierte, wurde aufgrund der Vorgeschichte einer schweren Diphtherie in der Kindheit Diph gegeben, was zu einer Heilung führte[52]), Euph (Erysipel, wenn Graph versagt[40]), Hep, Kali-sil (Ekzem, hartnäckige Fälle, nachdem Graph versagt[39]), Lyc (Hautsymptome[159]), Merc-c (Skrofulöse Blepharitis[33]), Morg (Hat den hartnäckigen und ungewöhnlichen Fall geklärt, wo Graph entweder versagte oder nur teilweise Linderung brachte[50]), Nat-s[104], Phos, Psor (Jucken, wenn Graph versagt[50]), Puls[64,104], Rhod (Erkrankungen der Hoden[72]), Sep[64] (Venöse Stauung[157]), SIL, Squil, Stann (Hartnäckige Gastralgie, wenn (Graph und) andere Mittel versagen[46]), Sulph[6,64,157] (Psychiatrische Erkrankungen, besonders bei Fettleibigen[122]; Ekzeme[197]; Hautausschläge und andere Probleme bei Kleinkindern[157]), Thios (Karpaltunnel-Syndrom mit Schmerzen im Nacken und in der oberen Dorsalregion, schlimmer am Morgen, etwas besser nach fortgesetzter Bewegung, wurden aber später am Abend schlimmer[52]), Tub[64], X-ray (In einem Fall von Rissen und Bluten zwischen den Fingern… ich ging fehl mit Graph und Petr, aber ein Pulver X-ray in Potenz, morgens und abends, heilte innerhalb einer Woche[50])

Feindlich: –

Antidote:
Acon (Husten[25]), ARS (Kummer[25]; Geistessymptome[16]), Chin, Iod[30], Lyc, NUX-V (Magensymptome[16]), Rhus-t[31] Alkohol, Wein

Kollateralmittel:
Abrot, Agar (Katalepsie – Con), Alet (Uterusatrophie – Helon, Cimic), Alum (Trockene Hautausschläge – auch

Caust, Nat-m; Spinnwebgefühl im Gesicht – Bar-c, Bor), Anac (Gastralgie, erleichtert durch Essen – Chel), Ant-c (Fingernägel wachsen in Spalten, wie Warzen mit hornigen Flecken; Ausschläge um den Mund herum – auch Sep), Arist-cl (Sterilität und sekundäre Amenorrhoe; Menses spät und spärlich – Puls), Ars (Hautsymptome – Hep, Mez, Sil, Sulph; Hautkrebs), Ars-i (Übergewichtige Frauen im Klimakterium), Arum-t (Heiserkeit mit Unsicherheit der Stimme), Bar-c (Talgdrüsenzysten – Calc), Bomb (Jucken an den Gelenken – Nat-c, Sep), Bor-ac (Vagina kalt, wie mit Eis vollgepackt), Calc (Fettleibige mit Diabetes, auch Prädiabetes bei Fettleibigen; übergewichtig, aber ungesund; Nägel klein, aber breit), Calc-f, Caps, Carb-an, Carb-s, Carb-v (Fauliger Flatus), Carc (Narbengewebe; Keloid), Cast-eq (Rissige Brustwarzen), Caust (Das Geräusch seiner eigenen Fußtritte hallt in den Ohren wider; Narben verhärtet und schmerzhaft – Phyt), Chel, Chin (Rezidivierendes Erysipel – Sulph), Con, Des-ac (Vermindert die Narbenbildung), Dros (Narbengewebe – Sil), Dys-co (Honigartige Exsudationen; Zwölffingerdarmgeschwüre), Eup-ar (Wunde Brustwarzen – Laps), Ferr (Fettleibigkeit – Calc, Caps), Fl-ac (Postoperative oder posttraumatische Adhäsionen – Graph, Platan; eingedellte Nägel, spröde, in Längsrichtung gerieft, wachsen nicht schön und zu schnell, an einigen Stellen zu dick, an anderen zu dünn), Flor-p (Chronisches Ekzem – auch Aur, Lyc; mit Brennen und Rhagaden – Caust), Hep (Einwachsender Zehennagel – Sil, M-aust), Hydr (Nichtfötide Absonderung aus einem kanzerösen Uterus – auch Hydroc; Kreos: fötide Absonderung – auch Ars, Carb-ac, Carb-an, Hoan, Nit-ac), Hyper (Schmerzhaftes Stillen durch Zug an der Narbe nach einem früheren Brustabszeß), Ign, Iod (Vermehrter Appetit – Mand, Psor), Jug-r (Wundheit auf und hinter den Ohren), Kali-ar (Trockene Haut – Ars, Bar-c, Phos, Sep, Sil), Kali-bi, Kali-i (Sehr tiefe Gewebe – Tub, Peth), Kali-m (Kopfhautekzem und feuchtes Ekzem im allgemeinen, besonders bei Kindern), Lac-d (Komplikationen bei Diabetes, besonders Neuritis mit Schmerz), Lol (Essen bessert die Erkrankungen des Magens – Chel), Luf-op (Trockenheit der Nase), Lyc, Mag-c (Abneigung gegen Fleisch – Carb-v), Mag-f (Zerbröckelnde Nägel – Thuj, Sil), Maland (Keloid – Fl-ac, Rad-br), Mand, Mang (Anämische alte Frauen mit geringem wäßrigen Ausfluß aus der Gebärmutter), Med (Deformierte Nägel), Moni (Dermatitis nach Antibiotikatherapie), Morg, Nat-m (Skrofulöse Personen die unter Verstopfung leiden; Hautausschläge in den Hautfalten mit starker Rötung und schmerzhaftem Jucken – auch Calc), Nit-ac (Hört besser bei Lärm oder wenn er im Wagen fährt; Analfissuren – Paeon, Rat), Ol-an, Olnd (Ekzem hinter den Ohren), Ooph (Fettleibigkeit in der Menopause), PETR (Hautsymptome – Tub), Phos (Empfindlich gegen den Geruch von Blumen), Phyt (Blepharitis; Narben; Narbengewebe, besonders in den Mammae; für plötzlich gebissene Brustwarzen; Beschwerden in alten Narben), Pitu-a (Narben nach Verletzungen, chirurgischen Operationen), Plb (Abmagerung der leidenden Teile), PSOR (Hautausschläge in den Hautfalten; lange anhaltende Ohrabsonderung; die entsprechende Nosode – auch die Tuberkuline), Puls (Drainagemittel in der Pubertät, wenn Calc oder Graph für verzögerte Pubertät angezeigt ist; Störungen der Menses – Lyc), Sang (Krank und ohnmächtig durch den Geruch von Blumen), Sel (Mangel an Spermien), Sep (Abneigung gegen Koitus; Menses spät und spärlich – Arist-cl, Nat-m), *Sil* (Nägel hornig, hart, brüchig, mit weißen Flecken, die beim Schneiden zerbröckeln – Tub; Narbengewebe – Dros; kalte Verhärtungen, zur Absorption der harten Gebiete, die die ‚geheilten' Abszesse oder Furunkel umgeben), **Skook** (Ekzem), **Staph** (Chronische Blepharitis; rasche Vernarbung von Wunden, Schnitten und chirurgischen Inzisionen), *Sulph* (Sulph passt bei Skabies entschieden besser, Graph bei herpetischen Ausschlägen, Graph hat auch mehr von den Besonderheiten des weiblichen Geschlechts, Sulph eher des männlichen; Furunkel, Panartitien, Eiterungen der Tonsillen, arthritische und rheumatische Erkrankungen weisen alleine auf Sulph hin, während Ausschlagserkrankungen, die sich hauptsächlich hinter dem Ohr, am Skrotum lokalisieren und die von einer Art sind, die in ihrer Essenz als Erysipel ausreichend charakterisiert ist, dessen Wiederkehr Graph verhindern können soll, sowie Psoriasis palmaris, erlauben keine andere Wahl als die von Graph; rote Körperöffnungen – Graph: blasse Körperöffnungen; Hautatrophie – Ars, Cocc, Graph, Sabad; Sil: Atrophie der Nägel; Nägel dick und deformiert, besonders die Zehennägel), **Tab** (Endokarditis oder Perikarditis mit Schmerz, der zum Nacken austrahlt), **Thios** (Narben), **Thuj** (Störungen nach Impfungen – Sil), **Titan** (Ejakulation zu schnell – Lyc, Zinc)

Gratiola officinalis

Bemerkungen:
Grat scheint für chronische Erkrankungen zu sein, was Cham für akute ist[26,118].

Grat-Tee wirkt als Katalysator bei Krankheiten der Gallenblase und der Leber[36].

Grat, Kali-c und Ox-ac bilden das Trio für Übelkeit in der Schwangerschaft mit Magenbrennen[50].

Nux-v-Symptome bei Frauen passen oft auf Grat[9].

Speisen, die man meiden sollte:
Kaffee

Komplementärmittel:
Chin[147]

Folgemittel: –

Feindlich: –

Antidote:
Bell, Caust, Euph, Iod[31], Nux-v

Kollateralmittel:
Ant-c, **Apis**, **Apoc**, **Bell**, **Bov**, **Chin** (Appetitverlust mit Völlegefühl im Bauch und Leeregefühl im Magen), **Colch**, *Crot-t*, **Dig**, **Gels** (Kopfschmerz mit gestörtem Sehen),

Iod, **Lyc**, *Mag-c*, **Mand**, **Nux-v**, **Petr**, **Plat**, **PODO** (Herausschießende Diarrhoe – Mand), **Psor**, **Sulph**, **Thuj** (Durchfall), **Verat**

Grindelia robusta

Komplementärmittel: –

Folgemittel:
Jug-r (Schmerz über dem linken Auge[12])

Feindlich: –

Antidote:
Rhus-t[31]

Kollateralmittel:
Am-c (Urämie mit Atmungsstörungen – Apoc, Grind, Hydr-ac, Kali-n), **Am-m**, **Ant-a**, **Ant-t**, **Aral**, **Carb-an**, **Carb-v**, **Cupr-ac**, **Dig** (Erwacht plötzlich aus dem Schlaf, mit Erstickungsgefühl – Lach, Op, Sulph), **Kali-bi**, **Lach** (Atemtätigkeit im Schlaf angehalten – Cact, *Dig*), **Sang**, **Teucr** (Chronisches Emphysem, Bronchitis)

Guaco

Komplementärmittel: –

Folgemittel: –

Feindlich: –

Antidote:
Kreos[12] und Sulph (Leukorrhoe[12])

Kollateralmittel:
Alum, Bell, Carb-an, Caust, Gels (Parese der pneumogastrischen Nerven), **Lath** (Atemwegssymptome), **Nit-ac**, **Ox-ac**, **Ph-ac**

Guajacum

Miasma:
Pso[55], Syc[4], Tub[140], *Syp*

Temperament:
Melan

Seitenbeziehung:
u, l, r

Wirkdauer:
40 Tage
Mehr als 5 Wochen[187]

Bemerkungen:
Guaj ist besser als Caust, dem es gut folgt, wenn Gicht oder Rheuma zur Deformation der Glieder führt, schlimmer bei Bewegung[12].

Komplementärmittel:
Psor[63]

Folgemittel:
Calc, Chin (Verzögerte Rekonvaleszenz nach Cholera[54]), Merc, Sulph (Cholera infantum[25])

Feindlich: –

Antidote:
Caust[31], Kreos[139], *Nux-v*, Rhus-t[31]

Kollateralmittel:
Alum, Ant-c, Bell, Benz-ac, Bry, Calc-p (Wachstumsschmerzen – Ph-ac), *Caust*, Com, Ferr, Iod, Kali-bi, Kali-i, Kreos, Led (Rheuma besser durch kalte Anwendungen), Lith-c (Gicht mit Deformationen – Apis, Cimic, Colch, Led, Phyt, Sulph), **Merc**, Mez, *Nit-ac*, Ph-ac (Wachstumsschmerzen bei Kindern), *Phyt*, *Rhod*, *Rhus-t*, Pix, Psor, Sal-ac, **Staph** (Schmerz im kariösen Zahn), **Stront-c** (Wachstumsschmerzen bei Kindern), *Sulph*, Thuj, *Tub*

Guarana

Speisen, die man meiden sollte:
Kaffee[9]

Komplementärmittel: –

Folgemittel: –

Feindlich: –

Antidote: –

Kollateralmittel:
Agar, Cact, Coloc, Ign, Nux-v

Guarea trichiloides

Speisen, zu denen man raten sollte:
Warme Getränke

Komplementärmittel: –

Folgemittel: –

Feindlich: –

Antidote: –

Kollateralmittel:
Apis, Arn, Ign, Merc, Phos, Sil

Gunpowder

Miasma:
Pso[135], Syc[135], Syp[135]

Bemerkungen:
Gunpowder (in hohen Potenzen) hat sich selbst bei hartnäckigen Fällen von Psoriasis, welche auf das Simillimum nicht gewichen sind, als erfolgreich erwiesen[135].

Bei einfachen Eiterungen ist Gunpowder im Stadium der bestätigten Eiterbildung in der 6. Potenz indiziert. Im Stadium des Abklingens des Abszesses ist die 30. Verdünnung in Gebrauch, welche die Eiterung gewöhnlich beendet[50].

Interkurrente Mittel:
Hep (Ein paar interkurrente Dosen von Hep steigern seine Wirkung[50])

Komplementärmittel:
Hep[50,135], Thuj[135]

Folgemittel: –

Feindlich: –

Antidote: –

Kollateralmittel:
Anthraci (Karbunkel und Furunkel – Tarent-c), **Arn**, Calen, Crot-h, Ham, Hep, Kali-n, Lach (Blutvergiftung – Pyrog), **Ruta**, Symph, Sil, Sulph

Haematoxylum campechianum

Komplementärmittel: –

Folgemittel: –

Feindlich: –

Antidote:
Camph

Kollateralmittel:
Cact, Chin, Coloc, Ger, Gins, Naja, Sil (Beschwerden durch unterdrückten Fußschweiß – Sulph)

Hamamelis virginiana

Miasma:
Pso[50]

Wirkdauer:
1-7 Tage

Bemerkungen:
Aloe, Ham und Puls, sowie Ham, Zinc und Fl-ac bilden die Trios für das Kreislaufsystem, Anämie, Amenorrhoe, Varizen[50].

Das Acon des venösen Kapillarsystems[1].

Speisen, die man meiden sollte:
Fett[8], Schweinefleisch

Komplementärmittel:
Aesc[111], Aloe[77], FERR (Das klassische Komplementärmittel[143]; Blutungen[1,12,34]; und hämorrhagische Diathese[1,34]), Fl-ac[17,145,147,185] (Varikosis[8,17,34]), Lach[143], Psor (Traumatische Erkrankungen der Ovarien[165])

Folgemittel:
Arn, Crot-h (Hämorrhagische Pocken, typhöser Zustand, wenn Ham versagt[148]), Ferr, Merc (Epistaxis, wenn Ham versagt[16]), Mill (Rupturierte Varizen, wenn die Blutung durch Ham nicht aufgehalten wird[74]), Psor (Traumatische Erkrankungen der Ovarien[50]), Spong (Orchitis[14]); Vip (Man kann bei der Vorgeschichte einer Verletzung, die zu einer schmerzhaften Entzündung der Varizen führt, gute Resultate erzielen, wenn man in Fällen, in denen Ham allein nicht das gewünschte Ergebnis brachte, Vip gibt, gefolgt von Ham[50])

Feindlich: –

Antidote:
Arn, Ars, Camph, Chin, Puls (Schmerzen in den Zähnen[12,25])

Kollateralmittel:
Aesc (Varizen – Card-m), Aln, Arist-cl, ARN (Absorption einer intraokulären Blutung; brüchige Kapillaren – Lach, Led), Bell-p (Zerschlagenes Wundheitsgefühl und Blutungen – Arn), Benz-n (Venöse Hyperämie des Gehirns; dunkles, schwarzes Blut koaguliert mit Schwierigkeiten), Bor, Bov (Passive Blutung – Chin, Croc), Calc, Calen, Carb-v (Reaktionsmittel bei venöser Stase), Cham, Chin, Coll (Hämorrhoiden nach der Niederkunft), Con (Verletzungen der Brüste), Croc, Erig, Ferr-p, Fl-ac, Glech (Hämorrhoiden mit rektaler Reizung und Blutung, Anus roh und wund), Graph (Vorbeugemittel für variköse Geschwüre), Hed, Hydr (Nach der Blutung von Hämorrhoiden, die Erschöpfung steht in keinem Verhältnis zur Menge des verlorenen Blutes), Ip, Led (Postoperative intraokuläre Blutung), Mangi (Varizen), Meli, Mill (Blutende Hämorrhoiden ohne Jucken), Mur-ac (Hämorrhoiden – Aloe, Calc-f, Nit-ac), PULS (Insuffizienz der Venen und Kapillaren; Varizen, geschwollene Venen, mit Schmerzen, als würde ein Dorn hineingetrieben, Extremitäten werden rot, schlimmer durch Hitze, besser durch langsame Bewegung in frischer Luft – Card-m: Varizen bei Patienten mit Lebererkrankungen oder Schmerz in der Gallenblase; Fl-ac: Varizen neigen zu Geschwürsbildung; Vip: platzendes Gefühl in den unteren Extremitäten; Zinc: brennende Schmerzen entlang der Tibia, Beine ständig in Bewegung; Phlegmasia alba dolens), Rhod (Neuralgie des Skrotums), Sil (Konstitutionsmittel für Varizen – Calc-f, Thuj), Staph, Sulph (Ekzem der Varizen), Sul-ac, Tril, Vip

Hecla lava

Miasma:
Syp[4]

Seitenbeziehung:
r

Komplementärmittel: –

Folgemittel: –

Feindlich: –

Antidote: –

Kollateralmittel:
Amph (Bezug zum Kieferknochen), Ang (Exostose, chronische Osteitis – Asaf, Mez), Calc-f (Exostose – Still, Stront), Conch (Diaphyse des Knochens betroffen; Teile extrem berührungsempfindlich), Mang (Osteoarthritis von Händen und Füßen, besonders wenn ein Anteil von rheumatoider Arthritis dabei ist), Merc, Phos (Nekrose des linken Unterkiefers; Hecla: Nekrose beider Kiefer), Sil

Hedeoma pulegioides

Komplementärmittel: –

Folgemittel: –

Feindlich: –

Antidote:
Verat (Einige seiner Wirkungen[12])

Kollateralmittel:
Hed, Lil-t, Menth-pu, Oci, Sep

Hedera helix

Miasma:
Pso[50], Tub[140]

Seitenbeziehung:
l[36], l nach r[29,36,50]

Bemerkungen:
Hed ist ein verläßlicher Ersatz für Jod, besonders, wenn ein Patient auf Jod in allopathischen Dosen schlecht reagiert, ist Hed die Alternative[36].

Speisen, die man meiden sollte:
Alkohol

Komplementärmittel: –

Folgemittel:
Apat[36], Calc-f[36], Fl-ac (Hyperthyreose, wenn Hed eine Besserung begonnen hat[36], auch Katarrh der Atemwege – Mag-f[36], Calc-f[36]), Kali-fl[36], Lap-a[36], Mag-f[36], Mag-m[50], Nat-f[36]

Feindlich: –

Antidote:
Gunp (Schwermut und Hautreizung[9])

Kollateralmittel:
Anac (Magen- und Gallenblasenstörungen, schlimmer bei leerem Magen – Iod, Mand), Ant-c, Apis (Schlimmer bei warmem Wetter – Iod, Lach), Aral, Bad (Noduläre Struma – Fuc, Thyr), Bry, *Calc-f*, Chion, *Fl-ac*, Flor-p, Ign, Iod, Lach (Schlimmer im Frühjahr – Iod), Lap-a, Lyc, *Mag-f, Mand*, Nat-c (Husten schlimmer beim Betreten eines warmen Zimmers – Nat-m), Nat-m (Abmagerung trotz gutem Appetit – Iod, Lyc), Nit-ac (Leukorrhoe scharf, wundmachend – Kreos, Sep), Nux-v (Schlimmer am frü-

hen Morgen – Agar), **Phos** (Pankreaskrankheiten – Iris, Chion, Mand), **Puls** (Husten schlimmer morgens, im warmen Zimmer – Bry), **Sec, Sil,** *Spong* (Struma – Jod-Verbindungen), **Thuj** (Linksseitige Beschwerden – Lach), **Visc** (Intrakranialer Druck)

Helianthus annuus

Komplementärmittel:
Nat-m (Häufiges Komplementärmittel[147])

Folgemittel: –

Feindlich: –

Antidote: –

Kollateralmittel:
Cean (Vergrößerte Milz), Chin (Flatulenz), Grind (Hyperazidität), Ilx-a (Besser im Winter), Polym, Spir-gl-q (Splenomegalie), Squil

Helleborus niger

Miasma:
Pso[50]

Temperament:
CHOLER[15], *Melan*, Phleg[15]

Seitenbeziehung:
u, r ➘ l

Verwandte Darmnosode:
Morgan Gaertner

Wirkdauer:
20-30 Tage

Speisen, die man meiden sollte:
Alkohol [8], *Fett, Gemüse, Scharfe Speisen*[31], Warme Speisen

Speisen, zu denen man raten sollte:
Kalte Speisen

Komplementärmittel:
Bar-c (Hyperaktivität, mangelnde Aufmerksamkeit und andere Störungen der Kindheit, die hauptsächlich die geistigen und emotionalen Ebenen betreffen[50]), Bell[7], Nat-m[52,147], Puls[7], *Zinc*[8,17,34,36,50,145,147,185]

Folgemittel:
Apis (Wenn Betäubung einsetzt[12]; plötzliches Schreien bei Kindern, auch im Schlaf[46]; Albuminurie nach Schar-

lach, wenn Hell versagt[1,25]), **Art-v, Bell, Bry, Calc-p** (Hydrozephalus[54]), **Chin, Cupr-ar** (Hochödematöse Nephritis, als bei einem Fall die bestgewählten Mittel versagten[46]), **Iodof** (Hydrozephalus nach tuberkulöser Meningitis[54]), **Lyc, Merc[7], Nux-v, Phos, Puls, Rhus-t[77], Sep, Sulph** (Meningitis[40]), **Tub** (Akute zerebrale oder basilare Meningitis, mit drohendem Erguß, nächtlichen Halluzinationen, erwacht erschreckt aus dem Schlaf, schreit, wenn Hell versagt[1]), **Zinc** (Meningitis, wenn die Reflexe erloschen sind[39]; zerebrospinale Meningitis, wenn Hell den Patienten erholt hat und es zu einem Reaktionsmangel kommt. Es geht ihm nicht gut, sein Magen ist schwach und er erbricht alles, selbst einen Löffel voll Wasser, wenn diese Erschöpfung und Bewußtlosigkeit durch Hell nicht beherrscht wird, fällt er in einen tiefen Stupor, es scheint, als könne ihn nichts aufwecken. Keine Darmtätigkeit, unbewußtes Wasserlassen[30,50]; wenn Hell versagt und der Patient wie tot daliegt[145])

Feindlich: –

Antidote:
Camph, Chin

Kollateralmittel:
Acon (Wenn Konvulsionen im Verlauf einer chronischen Bright'schen Erkrankung mit einer akuten Verschlimmerung eingeleitet werden, besonders bei Kindern – auch Apis, Canth, Gels, Hell, Ter), **Agar** (Hydrozephalus – auch Bry), **APIS** (Meningitis – tuberkulös; Hydrozephalus – auch Bry), *Apoc* (Nephritis mit Ödemen – Apocy-m, Cain), *Arn, Ars* (Wassersucht), **Bapt**, *Bar-c* (Bild einer chronischen Idiotie – Hell: akute), *Bell* (Tuberkulare Meningitis), **Bry, Calc, Calc-p, Camph** (Beschwerden besser beim Drandenken), *Canth* (Urin unterdrückt durch urämisches Koma), **Colch, Cupr, Dig** (Wassersucht des Gehirns), **Gels** (Nervöse Symptome, die spät im Verlauf eines Diabetes auftreten – Cic, Hell, Stry, Zinc), **Hell-f** (Wirkung besonders auf die Milz; Schmerzen der Milz ziehen zu Skapula, Nacken und Kopf; Haare und Nägel fallen aus; Drüsenvergrößerungen), **Hell-o** (Speichelfluß), **Iod, Lyc** (Stirnfalten – bei Hirnsymptomen: Hell; bei Brustsymptomen: Lyc), **Mur-ac, Nux-m, Op** (Typhus mit zerebraler Kongestion; urämisches Koma – auch Cupr-ar), **Ph-ac** (Sensorische Depression mit Gleichgültigkeit), **Puls, Sep, Sulph, Sycco** (Anhaltender Kopfschmerz, besonders bei einem Kind, wobei dieser das Prodromalsymptom einer tuberkulösen Meningitis sein kann), **Ter** (Aszites durch Nierenkrankheit), **Thyr** (Konvulsionen bei Neugeborenen), **Tub** (Kind rollt den Kopf von einer Seite auf die andere), **Zinc** (mangelhaft entwickelte Exantheme; Unruhe; tiefe Betäubung)

Helleborus orientalis

Komplementärmittel: –

Folgemittel:
Coff

Feindlich: –

Antidote: –

Kollateralmittel:
Cham, Hell, Ip

Heloderma

Seitenbeziehung:
|[50]

Komplementärmittel: –

Folgemittel: –

Feindlich: –

Antidote: –

Kollateralmittel:
Agar, *Aran,* **Aran-ix** (Partielle Kälte – Agar, Elaps), **Camph, Carb-v, Card-m** (Gallensteine – Chel, Berb), **Cupr-ar** (Urämisches Koma – Am-c, Hell, Op), *Elaps,* **Gels** (Paralytische Schwäche), *Hydr-ac* (Kollaps – Camph, Bar-c, Carb-v), *Lach,* **Laur** (Diabetisches Koma), **Tarant, Verat**

Helonias dioica

Miasma:
Pso[50], Syc

Temperament:
Melan[15]

Bemerkungen:
Helon, Ox-ac und Lycps bilden das Trio für die Verschlimmerung beim Denken an die Beschwerden[134].

Komplementärmittel:
Alet[143], Sep[147]

Folgemittel:
Pic-ac (Hinfälligkeit bei Uteruserkrankungen mit Mattigkeit, Müdigkeit wie nach langer Anstrengung, Schmerzen aller Muskeln, wenn Helon versagt[16])

Feindlich: –

Antidote:
Kali-br (Depression), Lil-t[31]

Kollateralmittel:
Agri (Schmerzhafte Nieren, beeinträchtigte Verdauung und Menstruationsschwierigkeiten, Husten mit reichlichem Auswurf, begleitet von Harnabgang), *Alet* (Hinfälligkeit

durch Prolaps, protrahierten Krankheitsverlauf und fehlerhafte Ernährung; Drainagemittel für die weiblichen Genitalien, Uterustonikum), **Aur-m** (Denken an ihre Beschwerden bringt ihr Herz zu schnellem und starkem Schlagen), **Chin**, **Cimic**, **Coca** (Diabetes mit sexueller Schwäche – Mosch, Ph-ac), **Con** (Gebärmutterverlagerung), **Ferr** (Geistige Anstrengung bessert – Calc, Croc, Nat-c), **Foll** (Prämenstruelles Syndrom), **Hell** (Diabetes, schwere Fälle, die in den Todeskampf führen), **Hydr**, **Iber** (Bewußtsein, sein Herz zu spüren – Helon: die Gebärmutter), **Kali-c**, **Kreos**, **Lil-t**, **Med** (Fühlt ihre Gebärmutter), **Mill** (Atonie der Blutgefäße; Helon: Atonie der Gebärmutter), **Murx** (Schmerzhaftes Bewußtsein ihrer Gebärmutter), **Natrium-Salze**, **Nat-hchls** (Prolaps, weiche Gebärmutter, beim Hinsetzen das Gefühl, als würde sie nach oben geschoben), **Nat-m**, **Ph-ac**, **Pic-ac** (Schwäche von Rücken, unteren Gliedern und Brennen), **Pyrog** (Bewußtsein, sein Herz zu spüren – Helon: die Gebärmutter), **Senec**, **Sep** (Gemütssymptome und Prolaps), **Stann** (Gebärmuttersymptome; große Erschöpfung), **Tril**

Hepar sulphuris calcareum

Miasma:
PSO[4,31,140], Syc, Tub[4,140], Syp

Temperament:
Choler, MELAN[15], PHLEG[31], Sang

Seitenbeziehung:
u, l, r (Relativ, unter Bezug auf die weitreichende Wirkung des Mittels[157])
l ⟍ r

Verwandte Darmnosode:
Morgan Gaertner

Wirkdauer:
40-50 Tage
Mehr als 8 Wochen[187]

Bemerkungen:
Bei akuter Otitis media gefährlich und daher kontraindiziert[125].

Ein wirksames Antidot gegen Quecksilber- und Metallvergiftung, gegen Jod, besonders Mißbrauch von Kaliumjodid, und Dorschlebertran[25].

Wenn Hauterkrankungen durch Zinc- und Merc-Salben unterdrückt worden sind und es als Konsequenz zu Brusterkrankungen kommt[50].

Sollte bei Krupp nie gegeben werden, wenn die Haut heiß und trocken ist; sollte bei membranösem Krupp vorsichtig gegeben werden, selbst in späteren Stadien, weil Überdosierung dazu führen kann, daß akutere Symptome wie-

derauftreten[39]. Gib Hep bei Patienten, die verkapselte Tuberkel in der Lunge haben, nicht zu oft oder zu hoch – auch Sil, Sulph[39].

Hep ist kontraindiziert bei Abszeß geschlossener Körperhöhlen[47].

Wirkt konstitutionell wie eine Kombination von Sulph und Calc[50].

Hep nimmt eine mittlere Position zwischen Sulph und Calc ein[50].

Fehlen der Empfindlichkeit gegen kalte Luft und Berührung kontraindiziert Hep[145].

Hep, Sil und Tub bilden das große Trio bei Fällen von Bronchitis mit reichlichem und eitrigem Auswurf, besonders wenn jegliche kleinste Kälteexposition den gegenwärtigen Zustand verschlimmert[48].

Hep, Calc und Mag-c bilden das Trio für sauren Durchfall bei Kleinkindern[157].

Sulph, Calc und Hep bilden das Trio der chronischen Mittel für psorische Eiterungen[157].

Speisen, die man meiden sollte:
Alkohol[3], Eis[1], Essig[8], Kaffee, Kalte Getränke[8], Kalte Speisen, SAURE SPEISEN[8], Tee[8], Weinbrand und Whiskey

Interkurrente Mittel:
Spong[187]

Komplementärmittel:
Acon[7], Calen[50] (Verletzungen[12]), Iod[8,17,34,50,145,147], Lach[50,139], Lyc[106] (Besonders bei Erwachsenen[157]), Merc[50,145,147], Mez (Hautsymptome bei Kleinkindern – auch Ant-c, Graph[158]), Myric[143], Phell[143], Psor[50,147], Sil (Chronische Beschwerden[32]), Staphycoc (Chronische Staphylokokkeninfektionen[143]), Streptoc, Thuj (Eiterungen[6])

Folgemittel:
Abrot (Hautsymptome – Eiterbeulen[12]; Furunkel[1,34,149]; Pruritus[64]), Acon, Apis (Abszesse und Furunkel, wenn sie erysipelartigen Charakter annehmen[16]), Arn, Ars[7] (Sehr aktive und schwere Eiterung, wenn Hep nicht ausreicht[157]), Arum-t (Trockener, rauher, kruppartiger Husten[1,34]; Taubheit[25]; Heiserkeit am Morgen und Scharlach[25]), Bar-c, Bell, Brom (Bei Krupp nach dem Versagen von Hep[1,34]; Husten, Krupp, wenn Hep nicht in der Lage ist, die Exsudationen zu entfernen[14,16]), Bry (Furunkel[50]), Calad, Calc (Abszesse tief in den Muskeln; Abszesse tief im Nacken, tief im Oberschenkel, im Abdomen[50]), CALC-S (Eiterungen, wenn der Eiter flüssiger wird, wenn die peripheren Entzündungsphänomene beinahe verschwunden sind, besonders, wenn kein Schmerz bei Druck auf den Abszeßrand besteht[90]; eitrige Prozesse, wenn Hep zu wirken aufhört[24,36,56]; Furunkel, Abszesse[16]; Abszeß, wenn Hep versagt[134]; schleichende Fälle von Eiterungen[44]; Krupp, wenn das Kind nicht bis zum Kinn zugedeckt werden will, sondern die Decken wegstößt[17]; Appendizitis, wenn Hep versagt und die Eiterung unvermeidlich

ist[140]; chronische Eiterungsneigung[157] – auch Sil[157]), **Calen**[20], **Caust**[7] (Hautausschläge im Gesicht, wenn Hep nicht bessert[148]), **Cham** (Chronische Abszesse, bei denen Hep zur Beschleunigung der Eiterbildung nicht sofort gewirkt hat[14]; Halserkrankungen mit fötidem Mundgeruch, wenn Hep versagt[30]), **Chin**[7], **Cocc**, **Echin** (Eitrige Appendizitis, wenn Hep versagt[54]), **Daph**[7], **Fl-ac** (Panaritium, wenn Ulzeration begonnen hat[33]), **Ferr-p** (Im Fall eines phlegmonösen Erysipels des linken Oberschenkels – Hep, Sil und Merc-i hatten wenig Einfluß, Ferr-p heilte[10]), **Hydr** (Ohrprobleme[149]), **Ign**[7], **Iod** (Krupp, wenn Hep versagt und die Einatmung schwierig ist[16]; Krupp, wenn sich die Exsudation trotz Hep zu einer Membran umgestaltet[14,44]), **Hyper** (Panaritium, wenn Ulzeration begonnen hat[33]), **Kali-i** (Halsbräune, Tonsillitis[44]), **Lach** (Eiterung mit Frösteln und Neigung zur Sepsis[36] auch Pyrog[36]; bläuliches Aussehen[16]; Abszeß und Furunkel, falls sie zu einem Panaritium unter dem Nagel führen; Ovartumore, sogar wenn Eiterung stattgefunden hat[33]), **Lyc** (Rote Pickel in Gruppen, zwischen den Schulterblättern und im Nacken, nach dem Versagen von Hep[148]), **Mag-c** (Folgen von Infektionskrankheiten mit Entzündung und Kälteempfindlichkeit[36]; Erkrankungen der Bandscheiben entlang der ganzen Wirbelsäule oder rheumatische Arthritis, wenn man im Laufe einiger Wochen nicht das gewünschte Resultat erhält und auch keine Symptome auftauchen, die auf ein anderes Mittel hinweisen[36]), **Mag-f** (Nach dem Versagen von Hep[9,29]), **Merc** (Skrofulöse Erkrankungen, wenn die durch Hep erreichte Besserung zu einem Stillstand kommt[198]; Acne vulgaris[192]; Abszesse[95]; Abszeß und Furunkel, wenn sich der Eiter schon gebildet hat[16]), **Nit-ac** (Halssymptome[12]), **Nux-v** (Neigung zu Furunkeln mit Magenleiden, Furunkel sind sehr schmerzhaft und empfindlich, wenn Hep und Arn nicht erleichtern[64]), **Phos** (Banale Erkältung, wenn sie auf die Brust schlägt[56]), **Plat** (Wenn Lach und Hep nach in der Lage sind, den Eiter durch eine Eierstockserkrankung zu entleeren[50]), **Psor** (Nachdem der akute Anfall einer Appendizitis vorbei ist[131]), **Puls**, **Pyrog** (Lange bestehende Fälle von offenem Bein, nachdem Hep, Sil und andere analoge Mittel versagten[134]), **Rhus-t**, **Sep**, **SIL** (Panaritium, wenn Ulzeration begonnen hat, Umlauf[33]; wenn weiterhin Eiter abgesondert wird und die Wunde nicht heilt[16]; Eiterungen bei eitriger Pyelitis[32]; Otitis media im Stadium der vollen Eiterung[192]; Abszesse und Furunkel, wenn der Eiter dünn ist und die Heilung verzögert[16]; Halsbräune, Tonsillitis[16,44]; Entzündungen enden in Eiterungen, zur Heilung, nachdem es zur Absonderung gekommen ist[48]; um chronisch rezidivierende Eiterungen der Schleimhäute und Empfindlichkeit der Lymphdrüsen zu heilen und zu vermeiden[15]; Verhärtungen und Schwellungen der Brüste, besonders um Geschwürsbildung zu heilen[77]; wenn Hep nach Verletzungen keine Wirkung entfaltet[156]), **Spong** (Husten und Krupp, wenn Trockenheit vorherrscht[1,34]; Masern, wenn Hep in 40 Stunden nicht erleichtert[149]; Krupp, wenn Hep den Husten verschlimmert und zum Wiederauftreten früherer Symptome geführt hat[39,54]), **Staph** (Quecksilberbedingte Geschwüre, wenn Hep versagt[33]), **Streptoc** (Kindbettfieber, Erysipel und andere Streptokokkeninfekte[50]), **Sulph** (Panaritium, wenn Ulzeration begonnen hat[33]; Appendizitis, nach Operation des Abszesses – auch Sul-i[44]; Otitis media[17]; Beschwerden durch Mißbrauch von Metallen, wenn Hep versagt[130]), **Zinc** (Schmerzhafte Abszesse, besonders um den Anus herum und Zahneiterung[14])

Feindlich:

Pyrog (Bei Furunkulose sollte es nie nach Hep verschrieben werden, weil das Risiko besteht, daß es die zentrifugale Wirkung von Hep aufhält[157]), **Spong** (Nach Hep[12])*

Antidote:

Acet-ac, **Alum**[33], **Ars**, **BELL** (Besonders[98]), **Cham** (Kolik und Durchfall[23]), **Graph**[33], **Ign**[33], **Iod**[50,139], **Kali-i**[8], **Merc**[50,98], **SIL**
Gemüse[55], Essig

Kollateralmittel:

Acon, **Arg-n** (Splitterschmerzen – Nit-ac), **Arn** (Berührungsempfindlich – Chin; Gruppen kleiner Furunkel, sehr schmerzhaft – Hep, Lach, Tarent), **Ant-t**, **Ars**, **Aur** (Träge Form von Skrofula), **Aur-m-n** (Skrofulöse Drüsengeschwüre mit zerrissenen, gezahnten Rändern; skrofulöse Geschwüre von Konjunktiva und Cornea), **Bar-c**, **Bell** (Impuls, Feuer zu legen – Acon, Stram; Anfangsstadium eines Karbunkels), **Brom**, **Bry**, **Calc**, **Calc-p** (Heraussickern einer blutigen Flüssigkeit aus dem Nabel von Säuglingen – Hyos: von Urin), **Calc-pic** (Gehörgangsfurunkel; eitrige und septikämische Zustände), **CALC-S** (Schwache, abgemagerte Patienten, überempfindlich gegen Kälte, mit gelblich-grünem Auswurf; Eiterungsneigung bei Acne rosacea), **Carc** (Wunden heilen langsam), **Caust** (Erleichterung durch feuchtes Wetter, besonders warm und feucht – Nux-v; Eiterung an der Analregion – Hep), **Coff** (Schmerzempfindlich – Cham), **Fl-ac** (Eiterung der Lymphknoten – Carb-an, Cist, Sil, Tub), **Graph**, **Grat** (Hautausschläge am Nacken), **Gunp** (Staphylokokken- und Streptokokken-Eiterungen), **Hed**, **Hell** (Hirnödeme), **Iod**, **Jug-r** (Adenopathie, axilläre Eiterungen), **Kali-i** (Husten beim Aussziehen – Rumx), **Kali-m** (Verhindert Nephritis nach Scharlachfieber), **Lach** (Heftiger Frost, bei dem der Patient bittet, dass man sich auf ihn setzt und hält, und man kann ihn nicht fest genug halten), **Lappa** (Drainagemittel in Fällen von Eiterungen; Drainagemittel für chronische Staphylokokken – auch Viol-t), **Mag-f**, **MERC**, **Myr-s**, **Nit-ac**, **Nux-v** (Feuchtes und regnerisches Wetter bessert – Caust), **Petr** (Skrofulöse Erkrankungen des Ohres), **Psor** (Muß bis zum Gesicht eingehüllt sein, auch bei warmem Wetter), **Puls** (Schmerzen mit dauerndem Frösteln und je stärker der Schmerz, um so stärker der Frost), **Pyrog** (Jede Verletzung entwickelt sich zu einem Eiterherd), **Sep** (Unfähigkeit, sich der Umgebung anzupassen), **SIL** (Otitis, chronische Eiterungen; chronische Eiterungen der Tonsillen; Diabetes mit Furunkulose; Eiterungen – Merc, Myr-s; kälteempfindlich; Wunden, die nicht heilen, besonders bei Kindern – auch: eine Wunde heilte mit einem knorpeligen Rand anstelle eines weichen epithelisierten Randes), **Spong**, **Staph**, **Stram** (Heftige Infektion mit Halluzinationen), **Sulph**, **Sul-i**, **Tub** (Erkältet sich durch die leichteste Exposition in kalter Luft; scheint instinktiv zu wissen, ob die Türen und Fenster im nächsten Zimmer offen sind – Nux-v, Psor, Sil)

---

* Diese Beobachtung von C.C. Smith, die der Beobachtung von H.C. Allen, Bönninghausen und vielen anderen widerspricht, steht bei J.H. Clark.

Hippozaenium

Miasma:
Pso, Syc, *Tub*, Syp

Komplementärmittel: –

Folgemittel: –

Feindlich: –

Antidote:
Coff, Caust (Lähmung des Handgelenks)

Kollateralmittel:
Anac (Pflockgefühl), Aur, Aur-m, *Bac*, Cadm-s, *Carc*, Hep, Kali-bi, Mucot (Akuter und chronischer schleimabsondernder Katarrh bei Kindern und alten Leuten), Nitac, Psor, Schlangengifte, *Syph*, Tuberkuline, Vario

Hippuricum acidum

Miasma:
Pso[50]

Bemerkungen:
Benz-ac scheint ein nahes Analogon zu sein[9].

Komplementärmittel: –

Folgemittel: –

Feindlich: –

Antidote: –

Kollateralmittel:
Arg-n, *Benz-ac*, *Kali-bi*, *Hydr*, Guaj, Rhus-t

Hirudo medicinalis

Miasma:
Pso[50]

Seitenbeziehung:
|[29]

Speisen, die man meiden sollte:
Fett

Komplementärmittel: –

Folgemittel: –

Feindlich: –

Antidote: –

Kollateralmittel:
Crot-h, Lat-m, Naja

Hura brasiliensis

Komplementärmittel:
Microc[147], Sulph[147]

Folgemittel: –

Feindlich: –

Antidote:
Camph, Op

Kollateralmittel:
Crot-t, *Euph*, Hura-c, Manc, Merc, *Mez*, Nux-v, *Rhus-t*, Rhus-v

Hura crepitans

Komplementärmittel: –

Folgemittel: –

Feindlich: –

Antidote:
Camph, Op

Kollateralmittel:
Caps, Crot-t, Hura, Ric

Hydrangea arborescens

Komplementärmittel:
Form (Eitriger Urin, Kolibazillurie[143])

Folgemittel: –

Feindlich: –

Antidote: –

Kollateralmittel:
Berb, *Chim*, **Equis**, **Gali** (Diuretikum, löst Grieß und Steine[199]), **Geum** (Heftige ruckende Schmerzen von tief im Bauch zum Ende der Harnröhre; Blasenerkrankungen mit Schmerzen im Penis), **Juni-c** (Drainagemittel für Prostata und Harnwege – Chim, Equis, Sabal, Uva, Ter), **Lept**, *Lyc*, **Mag-p** (Drainagemittel bei Phosphaten – Hydrang), *Oci*, **Pareir**, **Polyc** (Prostatitis), **Pop**, **Sabal**, *Solid*, **Uva**

Hydrastis canadensis

Miasma:
Pso[50], Syc, TUB[4], Syp

Temperament:
Phleg

Bemerkungen:
Kali-bi ist sein mineralisches Analogon[143].

Hydr paßt nicht für akuten, entzündlichen Katarrh; solange das Fieber anhält, sollte es nicht verwendet werden[76].

Kali-bi, Hydr und Coc-c bilden das Trio bei Bronchitis mit reichlichem fadenziehendem Auswurf[48].

Speisen, die man meiden sollte:
Alkohol[9], *Brot*[31]

Komplementärmittel:
Lyc[44, 147], **Myric** (Hepatobiliäre Probleme, chronische Pharyngitis[157]), **Ptel** (Hepatobiliäre Probleme[157]), **Thuj**[147]

Folgemittel:
Kreos (Magen- oder Zwölffingerdarmgeschwüre, wenn andere Mittel versagen[36]), **Pen**[9], **Plb** (Idiopathische Verstopfung, wenn Hydr versagt[118] – auch Op[118]), **Puls** (Wenn die fressende Qualität der Absonderungen verschwindet[111]), **Thuj**[63]

Feindlich: –

Antidote:
Merc[157], **SULPH** (Kopfsymptome und Ischiasschmerzen[12,25])

Kollateralmittel:
Abrot, *Alum* (Zähe, gelbe Leukorrhoe – Kali-bi), *Ars*, **Ars-i** (Abmagerung bei Lungenschwindsucht – Abrot, Ars-i, Calc, Hydr, Iod, Ol-j, Ph-ac), **Aster**, **Berb** (Universelles Drainagemittel – Hydr, Solid), **Bor**, **Carb-an** (Gastralgie – Alum, Fl-ac, Nux-v, Staph), **Cean** (Hypotonie bei Leber-

störungen), **Chin**, **Coca** (Nachwirkungen schwerer Darmerkrankungen), **Coc-c**, **Coll** (Untere Darmabschnitte), **Con** (Brustdrüsen), *Cund*, **Cor-r**, **Gali** (Krebs – knotiger Tumor der Zunge), **Hydr-m** (Metrorrhagie, besonders durch fibroide Tumore; Magenerweiterung und chronische Verdauungsstörungen), **Hydrin-s** (Darmblutung bei Typhus), *Kali-bi* (Wirkung auf die Schleimhäute; chronische Rhinitis; Katarrh der Schleimhäute, dick, fadenziehend – Coc-c), **Kali-i** (Dyskratische Diathese – auch Ars, Aur, Carb-an, Hydr, Iod, Kali-bi, Kreos, Merc, Plb, Sil, Thal und *Syph*: die entsprechende Nosode), *Kreos* (Krebsige Geschwüre der Gebärmutter), **Med** (Pharyngitis, besser durch Gurgeln mit Salzwasser; entsprechende Nosode – *Psor*), **Nit-ac** (Wundmachende Leukorrhoe – Kreos, Sulph), **Nux-v** (Verdauungs- und Leberstörungen bei Patienten mit Lungenschwindsucht – auch Hydr, Chel, Cuprar), **Orni** (Drainagemittel für den Magen), **Phyt** (Brustdrüsen), **Podo** (Rektumprolaps bei Kindern; duodeno-pankreatische und biliäre Drainage – Merc), *Puls* (Wirkung auf die Schleimhäute), **Scroph-n** (Drainage bei Krebserkrankungen – Hydr, Chel, Sed-ac, Phyt), *Sep*, **Sil**, **Stann**, *Sulph* (Untere Darmabschnitte – Aloe), **Teucr** (Chronische Bronchitis, Dyspepsie und Leberstörungen), **Ther** (Leberkrebs), **Thuj** (Präkanzeröse Zustände, ein großes Vorbeugemittel – Lyc), **Xanrhi**

Hydrocotyle asiatica

Miasma:
Syp[125]

Komplementärmittel: –

Folgemittel: –

Feindlich: –

Antidote: –

Kollateralmittel:
Ars (Lupus – Cist, Thuj, Tub), **Ars-i-f**, **Elae** (Sklerodermia, Elephantiasis, Lepra, Haut verdickt, juckt und verhärtet, Gefühllosigkeit), **Graph**, **Hura**, **Hydr**, **Lyc**, **Lyss** (Lepra), *Mag-c*, **Mag-f**, **Pet**, **Psor**, **Rhus-t**, *Sep*, **Sil**, *Sulph*, **Syph** (Leukoderma), **Trich** (Schlangenbisse, Geschwüre und Hauterkrankungen)

Hydrocyanicum acidum

Komplementärmittel: –

Folgemittel: –

Feindlich: –

Antidote:
Ammc[9], *Camph*, Chin, Chlor, Coff, Ferr, Ip, Nux-v, Op,
Verat, Verat-v[31]
Ammonium[9,31,100]

Kollateralmittel:
Agar, *Camph* (Cholera; Kreislaufkollaps – auch Carb-v,
Verat), *Carb-v*, Cic, Cupr (Spastischer Husten; Getränke
machen ein gurgelndes Geräusch im Ösophagus – auch
Cina), Glon (Apoplektische Zustände), Lach (Urämie mit
Kreislaufstörungen – Grin, Phos, Ser-ang), *LAUR* (Reflex-
Husten bei Herzerkrankungen; Lippenzyanose; Kollaps mit
Zyanose ohne kalten Schweiß – auch Acet, Cupr, Hydr-ac
haben plötzlichen Kollaps), Oena, Op, *Tab*, Verat

Hydrophis
cyanocinctus

Seitenbeziehung:
l[29]

Komplementärmittel: –

Folgemittel: –

Feindlich: –

Antidote: –

Kollateralmittel:
Gels, Lach, Lath

Hyoscyamus niger

Miasma:
Pso[50]

Temperament:
CHOLER[31], MELAN[15], PHLEG[16] *Sang*

Seitenbeziehung:
u, l ↗ r

Wirkdauer:
6-14 Tage

Bemerkungen:
Das blasse, schwache und kalte Bell[15].

Hyos, Kali-bi und Apis bilden das Trio mit besonderer
Wirkung auf das Gaumenzäpfchen[89].

Speisen, die man meiden sollte:
Alkohol[9], Essig[50], Kalte Getränke, Weinbrand und Whisky

Komplementärmittel:
Bar-c (Hyperaktivität, mangelnde Aufmerksamkeit und
andere Störungen der Kindheit, die hauptsächlich die gei-
stigen und emotionalen Ebenen betreffen[50]), Bell[7], *Rhus-t*
(Typhus[48], wenn das Delirium besser wird[48, 66])

Folgemittel:
Bell (Schlaflosigkeit bei Geisteskrankheit[110]), Bry[7], Caust,
Con (Trockener Husten der Lungenphthisis, wenn Hyos
indiziert scheint, aber versagt[1,25,46]; trockener Husten
nachts nach dem Hinlegen, in der Schwangerschaft oder
nach der Geburt, wenn Hyos indiziert scheint, aber ver-
sagt[74]), Lach (Pneumonie, wenn Hyos indiziert scheint,
aber versagt, der Stupor nimmt zu, ebenso die Schwä-
che, der Patient ist unfähig, die Zunge herauszustrek-
ken[48]), Lyc, Lyss, Nux-v[7,36], Op[7], *Phos* (Erotische Ma-
nie[16]; Lasziviät, wenn Hyos versagt[1,25,34]; Delirium[33]),
Puls, Rhus-t[139], Stram (Psychische Krankheiten[110]),
Verat

Feindlich: –

Antidote:
Acet-ac, Am-br (Krämpfe, durch eine tiefe Potenz von
Hyos verursacht[25]), **BELL** (Auch Vergiftungsfolgen[111]),
Camph[98] (Auch Vergiftungsfolgen[111]), Chin (Auch Vergif-
tungsfolgen[111]), Cit-ac, Nit-ac[9], Op, STRAM (Auch Ver-
giftungsfolgen[111])
Essig

Kollateralmittel:
Aloe (Unfreiwilliger Stuhl – Phos, Ph-ac), Agar (Chorea),
Apis, Arg-n (Exhibitionist), Arn (Nervenschmerzen – Guaj,
Hyper, Kalm, Phyt, Spig), Ars, BELL (Delirium – Stram),
Canth (Hydrophobie – Lyss), *Cann-i*, Con (Husten
schlimmer abends; Parkinsonismus – Kres, Aran-ix,
Tarent), Cupr, Cypr, Dor (Urethritis bei Kindern), Dros
(Husten schlimmer im Liegen, besser im Sitzen), Hyosin-
hyd (Paralysis agitans, Zittern bei disseminierter Sklero-
se, Schlaflosigkeit und nervöse Unruhe, Symptome der
Urämie), Ign, Lach (Eifersucht bei Kleinkindern und in
der Menopause – auch Hyos; Argwohn und Eifersucht –
Puls; liebt die Eifersucht; Geschwätzigkeit; sexuelle Er-
regtheit), Lyc, *Murx* (Nymphomanie – Plat), Op, Passi
(Nächtlicher Husten), Phos (Verlangen, sich aufzudek-
ken), Plat (Neigung, sich im Schlaf völlig aufzudecken;
fokussiert sexuelle Gedanken auf die Genitalien anderer,
hat Phantasien über dieselben, diese werden durch das
bloße Denken an Sex erregt, z.B. geistiges Ausziehen
anderer; Lach: sexuell aktiver und mit ihren Phantasien
wirklich beschäftigt; Tarent: Frauen laden Männer zum
Sex ein; Hyos: spricht von und denkt an Sex, eine eher
mentale Sexualität), Rumx (Andauernder Kitzelhusten bei
Kindern, beginnt, sobald der Kopf das Kissen vor der
Nachtruhe berührt – Bell), Staph, STRAM (Geschwätzig-
keit – Lach), *Tarent* (Körperliche Ruhelosigkeit, Chorea –
Agar, Ars, Iod), *Verat* (Geisteskrankheit; Paranoia – Plat,
Stram, Lach)

Hypericum perforatum

Temperament:
CHOLER[15], SANG[15]

Seitenbeziehung:
l ⟍ r

Wirkdauer:
1-7 Tage

Bemerkungen:
Das Arn der Nerven[44]

Komplementärmittel:
Arn, *Calen*[1,34,36,64,66], X-ray (Schmerzhafte Hühneraugen auf den Fußsohlen[189])

Folgemittel:
Apis (Hydrozephalus nach Geburtstrauma[15]), Arn (Verletzungen[143]; komplizierte Brüche, wenn der Bruch eingerichtet worden ist[50]), Bry (Myelitis, manchmal[54]), Hell

(Kopfverletzung[15]; Prozesse nach Hirnverletzung, Hydrozephalus, Entzündung der Hirnhäute[15]; Geburtstrauma, wenn ein geistiger Defekt nachweisbar ist[15]), Rhus-t (Chronische Rückenschmerzen – auch Nux-v[155])

Feindlich: –

Antidote:
Ars (Schwäche oder Übelkeit bei Bewegung[12,25]), *Cham* (Gesichtsschmerz[12,25]), Sulph

Kollateralmittel:
Acon, ARN (Krankheiten der Motorneurone – auch Vanad; Folgen von Verletzungen – Bell-p), Aur, *Bell-p* (Mikrotrauma der Wirbel durch Vibrationen; Wirbelverletzung, besonders lumbo-sakro-kokzygeal), CALEN, Cham, Cimic, *Led* (Reaktionsmangel bei Stichwunden mit Kälte der Extremitäten und livider Verfärbung um die Wunde herum; Bisse; Stichwunden; Verletzungen – auch Arn), Nat-s, Nat-m, Nux-v (Tetanus), Pic-ac, Plat, Puls, Rhus-t, *Ruta*, Scrop (Fröhliches Delirium, Lecken der Lippen und Schmatzen, sieht Katzen, zupft imaginäre Haare), Stann, Staph (Verletzungen durch spitze Gegenstände – Led), Sulph (Wunden)

Iberis amara

Miasma:
Pso[50], Syc

Bemerkungen:
Von der 1X bis zur 3X ist Iberis für zirkulatorische und kardiale Plethora mit schnellem Puls indiziert. Für Brady-kardie wird es ab der C5 aufwärts empfohlen. Für Leber- und Magenstörungen passen hohe Potenzen[47].

Komplementärmittel: –

Folgemittel:
Amyg[7], Bell[7], Cact[7], Dig[7]

Feindlich: –

Antidote: –

Kollateralmittel:
Acon, Aml-n, Amyg, Arn, Aur, Cact, Crat, *Dig*, Gels, Kalm, Phos, Spig, Verat

Ichthyolum

Komplementärmittel: –

Folgemittel: –

Feindlich:
Alkalis[3], Karbonate und Alkalisalze[3], Säuren[3]

Antidote: –

Kollateralmittel:
Calc, Caust, Carb-ac, Lyc (Harnsäure), Petr, Plan, Sulph

Ignatia amara

Miasma:
Pso[8]

Temperament:
MELAN[31], PHLEG[15], *Sang*[31]

Seitenbeziehung:
u, l, r, l ⤢ r

.

Verwandte Darmnosode:
Proteus (Bach)

Wirkdauer:
9 Tage
5-9 Tage[187]

Bemerkungen:
Ign hat denselben Bezug zu Erkrankungen bei Frauen wie Nux-v zu biliösen Männern[1,48].

Es ist am besten, Ign am Morgen anzuwenden, wenn es keine Gelegenheit zur Eile gibt[76].

Ign, Nat-m und Ph-ac bilden das Trio für Folgen von Kummer[48].

Speisen, die man meiden sollte:
Alkohol[31], Bier[31], Essig[23], KAFFEE[9], *Kalte Getränke, Stimulantien*[9], SÜSSIGKEITEN, Tabak[106], Wein[50], Weinbrand und Whisky,

Speisen, zu denen man raten sollte:
Scharfe Speisen

Interkurrente Mittel:
Puls[187] (Einige chronische Fälle[187])

Komplementärmittel:
Ambr[116], Apis, *Aur*[8,34,145,185], Carc[50], NAT-M (Das chronische Komplementärmittel[32]; um bei akuten Erkrankungen die von Ign begonnene Arbeit zu Ende zu bringen[197]; Gemütszustände, bei denen Ign zeitweise gut tut, aber nicht heilt[30]; Beschwerden von hysterischen Mädchen[39]; Folgen von Kummer, enttäuschter Liebe[36]; wenn die Beschwerden immer wieder kommen und Ign an einen Punkt kommt, an dem es nicht länger wirkt[56]; wenn akute Fälle gut auf Ign reagiert haben[106]; wenn Ign die Symptome nicht ganz beseitigt, kommt Nat-m häufig zu Hilfe, um die Kur zu vervollständigen[16]), *Ph-ac*[8,17,34,145], **Puls**[8,17], **Sep**[5,8,17,63,145,185], Sil[63], Zinc[44]

Folgemittel:
Alum-p (Chronische Folgen von Kummer[30]; Kummer, wo Ign indiziert scheint, aber versagt[50] – auch Nat-ch[50]; bei einem Fall von Neuralgie nach Kummer[50]), Apis[50], Ars, Bell, Calc, Caust (Chorea, wo Ign indiziert scheint, aber versagt[26]), Chin, Cocc, Ferr-p (Supraorbitalneuralgie der rechten Seite mit Morgenverschlimmerung, besonders bei jungen Frauen, wenn Ign[10], Bell[10], Cham[10], Coloc[10], Nux-v[10], etc[10] versagen[10]), Kali-p[139], Lina (Leichtes Ohnmächtigwerden bei jungen Mädchen), *Lyc* (Wenn Furcht, Verlangen nach Gesellschaft und die Verschlimmerung von 16 bis 20 Uhr vorliegen[50]), Nat-ch (Kummer[50]), NAT-M (Gemütskrankheiten[16,106], wenn Ign dem Patienten gut getan hat, aber die Traurigkeit, die Abneigung gegen Gesellschaft und Trost, die Kopfschmerzen, Verdauungsschwäche, Ohmacht und Menstruationsstörungen nur teilweise gelindert wurden[17]; Kummer, wenn lange anhaltende Folgen und Unfähigkeit zu weinen bestehen[11]), **Nit-ac**[50], Nux-v, *Ph-ac* (Chronische Folgen von enttäuschter

Liebe[2,16]; starke Dämpfung des Nervensystems[106]; Folgen von Kummer, mentalem Schock[76]), **Puls** (Halsschmerzen bei gastrischen Konstitutionen[50]; Chlorose[40]), **Rhus-t**, (Halsschmerzen bei rheumatischen Konstitutionen[50]), **Sep**, *Sil*, **Sulph**, **Valer** (Globus hystericus, wenn Ign versagt[44]), **Zinc**[7,50]

Feindlich:

COFF, **Nux-v** (Manchmal[12]), **TAB**
Tabak[106,120]
Kaffee und Tabak verschlimmern viele Beschwerden[187].

Antidote:

Acet-ac, **ARN**, **Bell**[139], **Camph**, *Cham*, **COCC** (Durch Ign hervorgerufene, verminderte Sexualkraft[25]), *Coff*, **Lyc**, *Nux-v*, **PULS** (Das Hauptantidot[17]), **Zinc**[31]
Essig[23]

Kollateralmittel:

Acon (Folgen von Schreck – Op), *Ambr* (Folgen von Kummer – Nat-m, Ph-ac; hysterisches Herzklopfen – Asaf, Camph, Cast, Croc, Lith-c, Scut, Sumb, Valer), **Anac** (Magenschmerz besser durch Essen – Chel, Hed, Graph), **Asaf** (Globus hystericus; Aerophagie und Ösophaguskrämpfe, Ballgefühl vom Hals zum Gehirn – Anac, Plb, Sep), **Aur**, *Aven*, **Bell** (Schwierigkeiten beim Schlucken von Flüssigkeiten – Lyc, Lach, Lyss), **Brom** (Depression bei Brustkrebs[196]), **Bry** (Liegen auf der schmerzhaften Seite bessert), *Carc* (Widersprüchliche und wechselnde Beschwerden), **Cham** (Konvulsionen bei Kindern nach Emotionen), **Cimic**, **Cina** (Folgen von Bestrafung bei Kindern – Op), **Cocc** (Dysmenorrhoe; hysterische Lähmung; hysterisches Asthma; Um die Milchsekretion der Brüste wiederherzustellen, die durch den Schock eines Todesfalles in der Familie unterdrückt war), **Coloc**, **Crat** (Seufzen bei Herzerkrankungen – auch Dig; Seufzen bei Schwäche – Ars, Ph-ac, Pic-ac; Seufzen bei Kummer – Ign, Hyper), **Croc** (Plötzlicher Wechsel der Launen), **Dig** (Herzprobleme nach Kummer – auch Aur; traurig, schlaflos nachts durch Schmerzen im Herzen, wie von unglücklicher Liebe, bei Frauen mit braunem Teint, von denen fest und hartnäckig behauptet wird, daß sie vorzugsweise Ign sind), **Ferr** (Rotes Gesicht im Frost), **Gels** (Kopfschmerz besser durch reichlichen Urin – Lac-d: reichlicher Urin bei Kopfschmerz), **Graph**, **Hed**, **Hep**, **Hydr** (Schwächegefühl im Magen – Sep), **Hyos** (Folgen von enttäuschter Liebe – Nat-m, Staph, Lach), **Lac-ac** (Speichelfluss bei sehr blassen anämischen Frauen in der Schwangerschaft, mit Verschlimmerung durch Tabakrauch – Sabal), **Lach** (Unfreiwilliges Seufzen), **Lachry**, **Lil-t** (Eingebildete Ursachen für Kummer), **Lith-Salze** (Hypomanische Zustände), *Lyc* (Depression mit Verlust von Selbstvertrauen, Widerspruch unerträglich – Aur, Sep), **Mag-m** (Hysterische Beschwerden vermischt mit Krankheiten der Gebärmutter – Sep), *Mandr*, **Menth** (Husten, schlimmer durch Tabakrauch – Tarent: Husten durch Rauchen von Tabak gebessert – Merc), **Mosch** (Schmerz in der Brust mit Erstickungsgefühl – Lach; Frau im hysterischen Anfall, die sagt: „ich kann nicht atmen, ich sterbe"), **NAT-M** (Kummer; Mädchen, die sich in verheiratete Männer verlieben; die Depression ändert sich im Verhältnis zum Grade der Verstopfung), **NUX-V** (Mittel des modernen Lebensstils – Strych-p), **Nux-m** (Hysterische Schmerzen – Ox-ac, Puls), **Op** (Unmittelbare Folgen von Emotionen), **Pana** (Empfindlichkeit über den Magenregion mit Hunger, aber Abneigung zu essen), **Petr** (Erbrechen besser durch Essen – Mand, Tab), **Phos**, **Ph-ac** (Depression nach Kränkung), **Plat** (Hysterische Epilepsie; Gemütssymptome wechseln mit körperlichen), **Psor**, **PULS** (Hysterische Schwangerschaft; Symptome ändern sich andauernd – Psor, Tub), *Rhus-t*, *Sep* (Homosexualität – Puls, Plat, Med), **Serot** (Labile Hypertonie; Hypertonie abwechselnd mit Hypotonie), *Sil*, **Squill** (Husten, je mehr man hustet um so größer ist der Hustenreiz), *Staph* (Die geringste Tat oder ein harmloses Wort beleidigen; Bräute, die im Haus ihrer Schwiegereltern vom Gemüt her leiden), **Stict** (Je mehr der Patient hustet, um so größer ist der Hustenreiz, aber nicht nervös; Schnupfen wird zu Husten), **Stram**, **Sul-ac** (Reflex-Magen- und -Speiseröhrensymptome), **Sumb** (Nervöse Pharyngopathie und nicht-organische Herzmanifestationen), **Tab**, **Tarent-h** (Hysterisches Herzklopfen besser durch Musik), **Thuj** (Chronisches Fatigue-Syndrom – Carb-v, Chin, Ferr, *Mag-c*, *Phos*, Sil), **Thyr** (Hysterische Krämpfe in der Schwangerschaft), **Zinc**

Indigo tinctoria

Seitenbeziehung:
r[8]

Komplementärmittel: –

Folgemittel:
Quas (Konvulsionen durch Würmer, wenn Indg versagt[16])

Feindlich: –

Antidote:
Camph[98], **Nux-v**

Kollateralmittel:
Anac, **Bufo**, **Cimic**, **Cina**, **Cupr**, **Oest** (Epilepsie), **Scir** (Fadenwurm), **Sulph**

Indium metallicum

Seitenbeziehung:
r[29]

Komplementärmittel: –

Folgemittel: –

Feindlich: –

Antidote: –

Kollateralmittel:
Agar (Jucken der Zehen), **Cund** (Rissige Mundwinkel), **Sel**, **Titan** (Männliche Geschlechtsorgane)

Influenzinum

Bemerkungen:
Influenzinum ist ein wertvolles Prophylaktikum, wenn es im Herbst Patienten gegeben wird, die befürchten, im Winter eine Grippe zu bekommen[50].

Komplementärmittel:
V-a-b[29]

Folgemittel:
Bry (Akute Sinusitis[50]), **Oscilloc** (Wenn Influ nicht das erhoffte gute Ergebnis bringt, egal ob es während der Krankheit angewendet wurde, bei langsamer Rekonvaleszenz oder zur Prophylaxe[50]; bei postenzephalitischen Fällen werden, nachdem Influ gewirkt hat, häufig Mittel der Bell-Gruppe gebraucht und schließlich tiefer wirkende Konstitutionsmittel[139])

Feindlich: –

Antidote: –

Kollateralmittel:
All-c, **Ars** (Bei septikämischen Formen der Grippe – Anthraci, Carb-ac, Echin, Lach, Naja, Pyrog), **Bac** (Resthusten, die nach irgendeiner Erkrankung kommen können – auch Tub, Med), **Bapt** (Epidemische Grippe), **Bry**, **Cadm-s** (Folgekrankheiten nach einer Grippe), **Galph**, **Gels**, **Luff** (Fronto-okzipitaler Kopfschmerz; Entzündung der Nasenschleimhaut), **Oscilloc** (Grippe), **Scut** (Folgeerkrankungen der Grippe), **Ser-v**, **Sil**, **Stict** (Husten nach Schnupfen), **Sul-i** (Um die letzten Toxine auszuschwemmen, wenn alle indizierten Mittel angewendet wurden, gefolgt von Nat-m, dann Kalzium-Salze für die Rekalzifizierung), *Tub*

Iodium purum

Miasma:
Pso[4,8,140], *Syc*, *Tub*[4,31,50,140], *Syp*

Temperament:
Choler, *Sang*

Seitenbeziehung:
u, / [31], r[31], l ⭧ r

Verwandte Darmnosode:
BACILLUS No.7 (Paterson)

Wirkdauer:
30-40 Tage
Mehr als 6 Wochen[187]

Bemerkungen:
Iod ist im allgemeinen ein sehr heißes Mittel, aber das abgemagerte Iod kann im Endstadium frostig sein, Sulph zeigt eine ähnliche Reaktion[125].

Von Iod wird behauptet, es sei nicht ratsam bei drohender tuberkulöser Lymphadenitis[19].

Bei kardiovaskulären Läsionen sind die metallischen Salze Aur-i oder Bar-i vorzuziehen[19].

Iod als Kalziumsalz (Calc-i 3X) wirkt stärker, besonders als „organotropes Mittel" für eine vergrößerte Schilddrüse[36].

Bei der Verwendung von Iod muß man die Herzaktion im Auge behalten[44].

Bei Hyperthyreose werden hohe Potenzen empfohlen[19].

Iod-Verbindungen sind bei Struma, wenn der Thymus mitbetroffen ist, kontraindiziert und hohe Potenzen von Calc sollten in Erwägung gezogen werden[50].

Wirkt bei Struma am besten, wenn es nach Vollmond oder bei abnehmendem Mond gegeben wird[1].

Sollte im Wochenbett nicht gegeben werden, außer in hohen Potenzen[1,25,145].

Iod bildet mit Lycps und Naja das Trio für Hyperthyreose[111].

Iod gemischt mit Sulph-Indikationen … wird Sul-i … mit Neigung zu ernsthaften Entzündungen, Pleuritis, Hydrozele, Arthritis etc. Iod passt für Patienten, welche von einem tuberkulösen oder tuberkulinischen Zustand in einen präkanzerösen oder kanzerösen Zustand geraten sind, sozusagen direkt; der Oxygenoide wird carbo-nitrogen ohne durch das hydrogenoide Stadium zu gehen[50].

Speisen, die man meiden sollte:
SCHWERE SPEISEN, UNVERDAULICHES[8]

Speisen, zu denen man raten sollte:
Milch[50]

Komplementärmittel:
Abrot[49], **Ars-i**[157], **Bac**[49], **Bad**, **Calc-f**[36], **Kali-i** (Drüsen- und Brusterkrankungen[1]), **Loph** (Hypermetabolismus, Abmagerung, kardiale Reaktion[143]), *Lyc* (Manchmal das chronische Komplementärmittel[32]), **Merc**, **Nat-m**[49], **Phos**[143], **Phyt**, *Sil*[8,17,49,147,185], **Spig**[49] (Basedow[143]), **Spong**[143], **Sumb** (Schilddrüse[143]), *Thyr*[143,157] (Hyperthyreose[47]), *Tub*[49,147]

Folgemittel:

Acon, **Apat**[36], **Apis**, **Arg-n**, **Ars**, **Art-v** (Epilepsie[25]), **Bell**[7], **BROM** (Pneumonie, wenn Iod, obwohl es indiziert scheint, versagt[44]; Krupp[1,2,34,44]; Krupp und kruppartige Erkrankungen des Larynx[1]; folgt Iod bei Krupp, wenn Iod versagt oder bei Rückfällen nach Iod[1,34]; harte Struma, wenn Iod versagt[1,34]; Struma parenchymatosa, wenn andere Mittel versagen; Atemwegserkrankungen[13]), **Calc** (Osteomalazie, in wöchentlichem Wechsel mit Iod[33]), **Calc-f** (Basedow, um den Jod-Spiegel im Blut zu senken[36]), *Calc-p* (Schwindsucht[10]), **Chol** (Leberkrankheiten, wenn andere Mittel keine Reaktion bringen[36]), **Fl-ac** (Hyperthyreose, wenn Iod eine Besserung begonnen hat; Katarrh der Atemwege[36] auch Calc-f[36], Mag-f[36]), *Hep* (Krupp, nach dem Nachlassen der Krupp-Symptome bleibt nur ein Husten, trocken mit metallischem Klang, wenn er lockerer wird und sich löst[50]), *Kali-bi* (Diphtherie und andere Halserkrankungen[1]; Krupp[1,12,34]; Krupp, wenn ein heiserer Husten mit harten Membranen, allgemeine Schwäche und Kälte bestehen[1]; membranöser Krupp[1], wenn Iod das Fieber und den klingenden Husten modifiziert hat und ein heiserer, bellender Husten bleibt, zähe Exsudation[1,25,76]; sexuelle Schwäche und Kälte[50]), **Kali-fl**[36], **Kali-i** (Kruppartige Pneumonie im dritten Stadium[44] – auch Sul-i[44]), **Lach** (Lungenbeschwerden[106]), **Lap-a** (Struma, wenn sie Iod widersteht[36]), **Lyc** (Pneumonie[48]), **Mag-f** (Neurodystonie, die gewöhnlich das Bild einer Hyperthyreose zeigt – auch andere Fluor-Verbindungen[36]), **Merc**, **Nat-f**, **Nux-v** (Schnupfen[44]), **Phos** (Phthisis[88]), **Puls** (Schnupfen[44]), **Sep**, **Spong** (Harte Struma, vorher mit Iod-Salbe behandelt[44] – auch Hep[44]), **Stram** (Bei einem Fall manischdepressiver Psychose, nach einiger emotionaler Belastung, ein plötzlicher Rückfall der manischen Phase mit Beten und Singen auf Stram[32]), **Sulph**

Feindlich: –

Antidote:

Acon, **Ant-t**, *Apis* (Mißbrauch von Iod[25]), **ARS** (Mißbrauch von Sil, Bar-c, Iod[44,77]; Basedow durch Iod-Mißbrauch[36]), **Bacillus**[58], **Brom**, *Bell*, *Camph* (Auch Vergiftungsfolgen[111]), **Calc** (Große Schwäche und Atemnot beim Treppensteigen[1]), **Calc-f** (Hyperthyreose[47]), **Chin**, *Chin-s*, **COFF**, *Ferr*, **Graph**, *Grat*, **Hed**, **HEP** (Ein wertvolles Antidot[50]; Iodium-Mißbrauch, besonders bei Struma[50]; auch Vergiftungsfolgen massiver Dosen[111]), **Lycps** (Herzkrankheiten durch Mißbrauch von Iodium[44]), **Mag-i** (Hyperthyreose[36]), **Nit-ac** (Vergiftungsfolgen massiver Dosen[111]), **Op**, **PHOS** (Böse Folgen von exzessivem Jodgebrauch, Morbus Basedow durch Jod-Mißbrauch[36]), **SPONG**, **SULPH**, *Thuj* (Auch Vergiftungsfolgen[111])
Bei großen Dosen: Stärke oder Weizenmehl, gemischt mit Wasser. Milch

Kollateralmittel:

Abrot (Abmagerung mit enormem Appetit), **Adon**, *Anac*, **Apis**, **Aqu-m** (Hypertonie mit funktionellen Störungen der Schilddrüse), **Arg-n**, *Ars* (Rasche Abmagerung und Kräfteverlust), **Ars-i** (Hyperthyreose mit Angst; Husten besser in frischer Luft – All-c, Hed), **Aur-i** (Vaskuläre Struma – Aur), *Brom* (Erkrankungen der Drüsen, wie der Schilddrüse, der Parotis, der Tonsillen, der Unterkieferdrüsen, Hoden, Ovarien und Brustdrüsen, die zu Vergrößerungen

und Verhärtungen führen; Hyperthyreose oder toxische Struma, die Symptome entsprechen denen von Iod, mit der Ausnahme, daß es bei blonden Patienten mit dünner Muskelfaser und rosafarbener Haut eingesetzt wird; Besserung durch die Bewegung beim Umhergehen; bei Schnupfen fühlt sich die eingeatmete Luft kalt an, die Verschlimmerung durch Hitze und Überhitzung und der Vorzug für blonde, blauäugige Kinder hilft, Brom von Iod zu unterscheiden), **Bry** (Husten schlimmer im warmen Zimmer – Brom, Puls), **Cact**, *Calc-f* (Harte, knotige Struma – Iod: weiche Struma), **Calc-i** (Schilddrüsenkrebs; Schwellung der Schilddrüse in der Adoleszenz), **Carb-ac**, **Card-m** (Struma, besonders venöse), *Chel*, **Cina** (Heißhunger, sogar im Fieber – Phos), **Coff** (Hyperthyreose bei Kaffeetrinkern), **Dig**, **Dros** (Struma bei Tuberkulose in der Familienanamnese), *Ferr-i* (Abgemagerte Kinder mit gutem Appetit; Struma mit Exophthalmus und auffälliger Einbeziehung des Drüsensystems; exophthalmische Struma im Pubertät), *Ferr-p* (Exophthalmische Struma mit Affektionen des Darms), **Fl-ac**, **Fl-d-p** (Knotenstruma), **Fuc** (Struma mit dem Verlangen, heftig gefächelt zu werden), **Gels**, **Grat**, *Hed* (Schlimme Folgen von Jod in allopathischen Dosen; Schwäche mit Zittern besser durch Essen mit Ruhelosigkeit, die vom Magen hochsteigt), *Hep* (Impuls zu morden – auch Ars, aber Ars und Hep sind frostig, während Iod warmblütig ist; Metallvergiftungen – Sulph), **Hydr**, **Ign**, **Iod-Salze** (Krebsfälle, bei denen eine Infektion vorliegt, besonders *Iod* als das „Super-Antibiotikum"), **Iris** (Kopfschmerz bei Pankreaserkrankungen), **Kali-ar** (Epidemische Struma – Spong, Ferr-p mit Hitzewallungen), **Kali-bi**, *Kali-i* (Läuft Tag und Nacht, kann ohne Ermüdung lange Strecken gehen; Iod: Gehen erschöpft ihn; tertiäre Form der Syphilis; reichliche Leukorrhoe weiß, gelb oder grün, scharf, frißt das Leinen und führt zu Wunden; exophthalmische Struma, Morbus Basedow), **Kalm**, **Kreos** (Scharfe, wundmachende Leukorrhoe – Hydr, Nit-ac), *Lach* (Empfindliche Schilddrüse, vasomotorische Schwierigkeiten), **Lap-a** (Schilddrüse; Proliferation der Schilddrüse), **Lathyr** (Abmagerung des Gesäßes), **Leon** (Basedow-Herz – Lach, Cact, Naja), *Lil-t* (Tut immer etwas; funktionelle Herzstörungen wie bei Hyperthyreose), *Lyc* (Geht barhäuptig, selbst im schlimmsten Winter – Phos; Psoriasis[50]), **Lycps** (Herzklopfen, Struma mit Exophthalmus; toxische Struma), **Mag-c** (Kind ist ständig am Naschen, damit es sich wohlfühlt), **Mag-f**, **Mandr**, *Merc*, **Nalox** (Appetit unkontrollierbar – Abrot), **Nat-p** (Struma mit Druck auf der Halsgrube), *Nat-m* (Hyperthyreose – auch Iod, Spong; Abmagerung obwohl er gut ißt – Thuj), **Panal** (Struma), **Phos** (Rasch wachsende, abgemagerte Jugendliche beiderlei Geschlechts; Phthisis bei rasch wachsenden jungen Menschen; muß oft essen oder fällt in Ohnmacht; Hyperthyreose mit Herzbeteiligung), **Psor** (Die ganze Zeit hungrig, kann die ganze Zeit essen, steht nachts auf, um zu essen), *Puls*, **Sacch** (Hypoglykämie mit starkem Verlangen, beim ersten Aufwachen und zwischen den Mahlzeiten häufig zu essen, fühlt sich nicht wohl, wenn die Mahlzeit ein wenig aufgeschoben wird), *Scrof* (Herzklopfen aus der Entfernung zu hören), **Sec** (Rasche Abmagerung bei Typhus), *Sep* (Zimmer voller Menschen verschlimmert – Hell, Phos), **Spig** (Bei Herzklappenerkrankungen, Vibrationsgefühl über dem Herzen, wie wenn man eine schnurrende Katze streichelt), *Spong* (Alte, harte Kröpfe mit einem Erstickungsgefühl im Hals, gering aber quälend, schlimmer nach

Mitternacht), **Sulph** (Chronische Hydroarthrose), **Sumb** (Hyperthyreose, Herzklopfen schlimmer durch Gemütsbewegungen), **Thyr** (Tumore, Myome der Gebärmutter mit Iod-Symptomen, großer Appetit, trotzdem Abmagerung), **Tub** (Vermehrter Appetit – Acet-ac, Abrot, Iod, Nat-m, Sanic; die entsprechende Nosode – auch Syph), **Uran-n** (Verliert Gewicht trotz gutem Appetit – Nat-m) Mittel, die Jod enthalten: Calen, Hed, Lycps, Spong und die Jodsalze

Iodoformium

Komplementärmittel: –

Folgemittel: –

Feindlich: –

Antidote:
Hep, Sang (Hautsymptome[12])

Kollateralmittel:
Arg-n, *Ars*, *Bell*, *Calc*, LYC, *MERC*, Sel, *Nux-v*, PHOS

Ipecacuanha

Miasma:
Pso[8], Tub[50]

Temperament:
Choler[15], *Sang*[15]

Seitenbeziehung:
l, r, l ↗ r

Wirkdauer:
7-10 Tage
12-24 Stunden[187]

Bemerkungen:
Ip geht nicht gut mit Ars. Diese Tatsache muß bei der Behandlung von Atemwegserkrankungen bedacht werden[106].

Op verstärkt seine Wirkung auf die Bronchialschleimhaut[16].

Sollte empfindlichen Kindern aus Furcht vor dem Hervorrufen nächtlicher Exazerbationen nicht abends gegeben werden[26].

Man muß besonders daran denken, wenn Chinin gegeben wurde und den Fall durcheinander gebracht hat, einige

Dosen Ip bringen wieder Ordnung in den Fall. Ip ist vielleicht nützlicher bei akuten oder erst kürzlich entstandenen Fällen und Sulph bei chronischen Fällen, in denen Chinin unterdrückt oder die Symptome verändert hat[76].

Ip, Hydr-ac und Lob bilden das Trio für Vagotonie[89].

Speisen, die man meiden sollte:
Butter, *Fett*, Gebäck, *Gefrorenes*[50], *Kaffee*, KALBFLEISCH, *Obst*, *Reichhaltige Speisen*, *Schweinefleisch*, *Süßigkeiten*[31]

Mittelabfolgen:
Ip → Bry → Ant-t → Puls[6] (Bronchitis)

Interkurrente Mittel:
Ars[187], Sulph (Pocken mit Erbrechen oder drohender Blutung, nach Ip[85])

Komplementärmittel:
Arn, **Ant-t**, Arn[30], *Ars* (Magenleiden, Baucherkrankungen[8,9,16,31]; Asthma[48]), **Calc**, *Cupr*[17,147,185] (Krampfartige Affektionen, Keuchhusten[16]; bei Keuchhusten, vielmehr bei Husten von keuchhustenartigem Charakter[145]), **Cupr-ac** (Zu Beginn von Pertussis, Stadium konvulsivum[95]), **Phos** (Akute Entzündung, Kongestion des Lungenparenchyms[6]; Lungenerkrankung[6]), **Puls**, **Samb** (Bronchialasthma bei Kindern[28]), **Sulph** (Lungenerkrankungen, besonders links, Atelektase[12]; Pocken mit Erbrechen oder drohender Blutung, als interkurrentes Mittel[85])

Folgemittel:
Acon[7], Am-c (Bronchiolitis und Pneumonie bei Kindern wenn Ip, Acon, Ant-a, Ant-t, Bell, Chin-s, Ferr-p und Phos versagen[44]), **Ant-c** (Intermittierendes Fieber[25]), **ANT-T** (Wenn der Husten weniger häufig auftritt und der Patient schläfrig wird[16,34]; Katarrh der Brust bei Kindern[16]; Pneumonie bei Kindern, wenn Ip versagt hat oder eine bestimmte Zeit lang nur palliativ gewirkt hat, dann kann dieses Mittel Leben retten[199]; wenn Ip bei akuten Erkrankungen des Atemsystems bei Kleinkindern nicht den gewünschten Erfolg hat[89]; Brustsymptome bei Kindern[19]; wenn der Husten nachläßt, der Allgemeinzustand sich aber verschlimmert, durch fortschreitende Schwäche und den Verlust der Kraft, Schleim auszuwerfen, und die Lungen immer noch mit Schleim überladen sind[1,19]; Bronchiolitis mit raschem Beginn bei Kleinkindern mit großer Schleimansammlung in der Brust, wenn der Husten nachläßt, der Patient schläfrig ist und die Lungen zu versagen scheinen[16,34]; Bronchopneumonie oder kapilläre Bronchitis bei Kleinkindern, verursacht durch warme feuchte Atmosphäre[16]; Fremdkörper im Kehlkopf[25]; Asthma, wenn der Patient ziemlich blaß und kalt ist[15]; Komplikationen bei Masern, Bronchitis, wenn Ip versagt und der Patient weder husten noch auswerfen kann[80]), **Aran**, **Arn**, **Apis** (Keratitis[25]), *Ars* (Cholera infantum[103]; Cholera[95]; Hinfälligkeit[12]; Krupp, plötzlich aufgehaltene Erkältung, Fröste[12,25]; Asthma[16,48]; Asthma bei Müllern[163]; Magenkatarrh durch unverdauliches Essen oder Erkältung des Magens, auch Nasenkatarrh von dicken, pausbäckigen Kindern[16]; Durchfall bei Kleinkindern[138]; Magensymptome[48]), **Bell**, **Bry** (Akutes Asthma[33]; Bronchitis[6]), **Cact**, **Cadm-s** (Gelb-

fieber[12]; Cholera infantum, wenn Ars, Bell und Ip versagen[25]), **Calad** (Typhus, als Ip bei einigen Fällen versagte[25]), **Calc**, **Cham**, **Chin** (Wenn die Patienten geblutet haben, bis sie anämisch wurden und Wassersucht bekommen, hört Ip auf, das Mittel zu sein, sein natürliches Folgemittel ist dann Chin[30]; verlängerte Rekonvaleszenz nach Cholera[54]), **Cocc**, **Colch** (Chronische Bronchitis[126]), **Cupr** (Keuchhusten[16]), **Hep** (Husten bei Kindern, falls Ip versagt[149]), **Ign**, **Kali-c** (Pneumonie, wenn Ip den Auswurf nicht herausbringt[14]), **Lyc[7]**, **Merc[7]**, **Nit-ac** (Chronische Bronchitis[126]), **Nux-v** (Intermittierendes Fieber[22]; plötzlich aufgehaltene Erkältung[25]; Cholera infantum, wenn Ip versagt[77]; Magensymptome[1]; Chronische Bronchitis[127]), **Phos**, **Podo** (Magenerkrankungen[1]; Erbrechen, wenn Ip versagt[13,25]), **Puls** (Magensymptome[1]), **Pyrog** (Gebärmutterblutung, Ip versagt[29,39]; Gebärmutterblutung, wenn Ip indiziert scheint, aber versagt[56]; bei Gebärmutterblutung, das Blut ist hellrot und die Patientin hat begleitend eine reine Zunge, wenn auf Ip keine Reaktion erfolgt[52]), **Rheum**, **Rhus-t**, **Seneg** (Asthma mit ernstem anhaltendem Husten und Atembeklemmung durch große Schleimansammlung, wenn Ip indiziert erscheint, aber machtlos ist[48]), **Sep**, **Sulph** (Lungenerkrankungen besonders links, Atelektase[12]; Bronchialkatarrh mit lauten Rasselgeräuschen über der ganzen Brust, besonders der linken Lunge, besonders nach dem Versagen von Ip[16], Ant-t[16] und Phos[16]), **Syc-co** (Asthma), **Tab**, **Verat** (Wenn Ip bei morgendlicher Übelkeit versagt[13])

Feindlich:
Bism (Scheint die Wirkung von Ip zu behindern[16]), **Op[139]**

Antidote:
Alum, *Arn*, **ARS**, **Camph**, **CHIN**, **Dulc**, **Ferr[31,120]**, **Laur[31]**, *Nux-v*, **Op[31,120]**, **Sul-ac[31,100,120]**, *Tab*, **Verat** (Erstickungsanfälle durch Mißbrauch von Ip[33])

Kollateralmittel:
Acal (Husten mit blutigem Auswurf – Chin, Ferr), **Acon** (Projektilerbrechen), **Aeth** (Übelkeit vor den Mahlzeiten mit sauberer Zunge; schläfrig nach dem Erbrechen), **Ant-a**, *Ant-c* (Erbrechen mit dauernder Übelkeit – Tab), **Ant-i** (Feuchtes Asthma, Pneumonie und Bronchitis), *Ant-t* (Rasseln in der Brust mit Atemschwierigkeiten, aber Ip-Symptome kommen als Akutsymptome schnell, während die Symptome von Ant-t-Beschwerden sich langsam entwickeln; drohende Lungenlähmung – Carb-v, Kali-hox), **Aral**, **Arg-n** (Übelkeit bei vielen Beschwerden), **Ars** (Bronchialasthma – Ant-a), **Ars-i** (Nasaler und bronchialer Katarrh, Komplikationen bei Malaria), **Asar** (Gastroenteritis mit sauberer Zunge), **Bell** (Zerebrales Erbrechen – Glon, Rhus-t), *Carb-v* (Husten mit Zyanose – Cupr), *Carc* (Erbrechen durch geistige Erregung), **Cham** (Schnupfen und Bronchitis während der Zahnung), **Chel** (Pneumonie bei Kleinkindern), **Chin**, **Cocc** (Übelkeit in Kopf und Mund – Ruta: Übelkeit im Rektum – Dios: Übelkeit in den Ohren), **Coc-c**, **Colch** (Herbstliche Dysenterie, kalte Nächte nach heißen Tagen – Merc), **Coloc** (Durchfall mit Kolik – Verat), **Croc**, *Cupr* (Übelkeit durch Gefühlsbewegungen; Übelkeit mehr als bei jedem anderen Mittel), **Dros**, *Erig* (Hellrote, stoßweise Blutung – Mill, Sabin), **Euph-hy** (Gastrointestinale Erkrankungen – Ant-c, Puls), **Eup-per** (Erbrechen sofort nach dem Trinken), *Ferr* (Hämorrhagi-

sche Diathese, Blut hellrot, gerinnt leicht – Ip, Ferr-p, Phos), **Iris** (Zyklisches Erbrechen – Merc-d, Senn), **Jatr** (Durchfall), **Lac-d** (Dauernde Übelkeit – Lac-ac), **Lach** (Asthma während Krätze), **Lip** (Anhaltender, trockener, harter Bronchialhusten, Asthma und chronische Bronchitis), **Lob** (Reflex-Übelkeit), **Merc** (Empfindlich gegen beide Extreme von Hitze und Kälte – Calc-sil, Cinnb, Nat-c, Nat-m, Sulph), **Merc-c**, *Mill*, **Nat-p** (Übelkeit während der Schwangerschaft, ohne eines der anderen Symptome), *Nux-v*, *Phos*, **Poth** (Asthma schlimmer durch Staub – Sol, Lyc, Samb), **Psor** (Asthma mit gleichzeitig bestehenden Hautproblemen – auch Ip; Asthma mit Hautausschlägen – auch Thuj; Asthma mit Jucken – auch Calad, Cist, Sabad; mit Krätze – auch Lach; mit schwerem Ekzem – auch Petr), *Puls* (Magensymptome), **Ric** (Übelkeit hepatischen Ursprungs), **Sabin**, **Sec** (Blutung mit Übelkeit), **Senn** (Azetonämisches Erbrechen), **Sep** (Fälle von intermittierendem Fieber, die durch homöopathische Potenzen verdorben wurden), **Sulph**, **Tab**, **Thlas** (Blutung bei fibroiden Uterustumoren – Ip, Thyroid), **Thyr** (Projektilerbrechen bei Neugeborenen), **Typh** (Dysenterie, Diarrhoe und Beschwerden im Sommer), **Verat** (Dysmenorrhoe mit Erbrechen – Tub)

Iris tenax

Komplementärmittel: –

Folgemittel:
Psor (Nachdem der akute Anfall einer Appendizitis vorbei ist[131])

Feindlich: –

Antidote: –

Kollateralmittel:
Bell, **BRY**, **Calc-s**, **Echin**, **Hep**, **Lach** (Bei Appendizitis hat Lach lokal genau dieselbe Verschlimmerung durch Bewegung wie Bry – Pyrog, man kann also Leben retten, wenn man Lach oder Pyrog gibt, anstatt Bry zu geben und ein Risiko einzugehen), **Lyc**, **MERC-C**, **PHOS**, **SIL**

Iris versicolor

Miasma:
Syp

Seitenbeziehung:
u, l, r, Wechselnde Seiten

Speisen, die man meiden sollte:
Milch, *Obst*

Komplementärmittel:
Phos[143], Sang (Migräne[143]), *Sulph*[6,143,147]

Folgemittel: –

Feindlich: –

Antidote:
Merc[31], *Nux-v*, Phyt[31,100]

Kollateralmittel:
Agro (Brennendes Gefühl im Magen, durch die Speiseröhre in den Hals, Schwindel und Kopfschmerz, Brennen vom Unterkiefer zum Scheitel), Aloe, Ant-c, *Ars*, *Calc-f*, *Caps* (Brennen des ganzen Verdauungskanals – Canth, Euph, Rob), Carb-v, Chion (Biliöse Migräne; Pankreasinsuffizienz), Cycl (Migräne mit Sehstörungen), Eichh (Exkretorische Pankreasinsuffizienz), Fl-ac, Gels (Migräne mit Sehstörung – Nat-m), *Iod* (Pankreaserkrankungen –

Fl-ac, Phos, Calc-f, Mag-f, Chion), Ip, Iris-fl (Delirium, Konvulsionen und Lähmung), Iris-fa (Kopfschmerz und Hernie), Iris-g (Wassersucht und Sommersprossen), Iris-t (Schmerz in der Ileozäkalregion, Appendizitis, Schmerz durch Adhäsionen), Jug-c (Lebersymptome), Kali-bi (Migräne mit Sehstörungen – Gels, Sang; blind machender Kopfschmerz – Nat-m, Sil; Kali-bi wird oft benutzt, wo Iris angezeigt ist), Lac-d (Wöchentliche, periodische Migräne), Lob-i (Schwangerschaftserbrechen), *Lyc*, *Mag-c*, Mag-f, Merc, Mandr, *Nat-m*, Nat-p, *Nux-v*, Pancr (Intestinale Verdauungsstörung; Schmerz eine Stunde oder mehr nach dem Essen; lienterischer Durchfall), Pepsin (Unvollständige Verdauung mit Schmerzen in der Magengegend, Marasmus bei Kindern, die künstliche Nahrung bekommen; Durchfall durch Verdauungsschwäche; Pankreaserkrankungen, Diabetes, Gicht), Phos, Puls, *Rob* (Chronisches Sodbrennen; Migräne mit Hyperazidität – auch Sang; Hyperazidität – Ant-c, Nat-p, Sul-ac), *Sang*, Senn (Drainagemittel für das Pankreas), Sil, Sulph, Sul-ac (Gastritis mit Neigung zur Geschwürsbildung), Verat (Beschwerden im Sommer bei Kindern)

Jacaranda caroba

Komplementärmittel: –

Folgemittel: –

Feindlich: –

Antidote:
Merc

Kollateralmittel:
Cor-r, Jac (Syphilitische Symptome von Augen und Rachen, schankerartige Geschwüre; atonische Geschwüre; dunkle, schmerzlose Diarrhoe), **Thuj**

Jalapa

Komplementärmittel: –

Folgemittel: –

Feindlich: –

Antidote:
Elat[9], Cann-s[9]

Kollateralmittel:
Ars, **Camph**, *Cham* (Ruhelosigkeit von Kindern – Mag-c), **Coloc**, **Elat**, **Iod** (Hyperthyreose – Phos, Thyr), **Ip**, **Jatr** (Enteritis oder Gastroenteritis, besonders bei Kindern), **Mag-c**, **Psor** (Weinen von Kindern, nachts – Apis), **Rheum**

Jasminum

Komplementärmittel: –

Folgemittel: –

Feindlich: –

Antidote:
Bath (Konvulsive Symptome[12])

Kollateralmittel:
Nyct

Jatropha curcas

Speisen, zu denen man raten sollte:
Kalte Getränke[50]

Komplementärmittel: –

Folgemittel:
Caust (Blähsucht des Bauchs mit Durchfall, Gärung, wenn Jatr keinen Effekt hat[87])

Feindlich: –

Antidote:
Halten der Hände in kaltes Wasser[12,31]

Kollateralmittel:
Ars, **Camph**, **Coloc**, *Crot-t*, **Cupr**, **Elat**, **Gamb**, **Ip** (Durchfall), **Jal**, **Jatr-u** (Ödeme und kardiale Parese), **Manc**, **Podo**, **Ric**, **Verat**

Juglans cinerea

Komplementärmittel: –

Folgemittel: –

Feindlich: –

Antidote:
Bry (Angina pectoris[12]), **Cocc**[44], **Chel**[44], **Gels**[44]
Bry-Tropfen bessern sofort

Kollateralmittel:
Bry (Schmerzen unter dem rechten Schulterblatt), **Chel** (Schmerzen unter dem rechten Schulterblatt, bei Leber- und Gallenblasenerkrankungen – Ptel, Chen), **Chion**, **Cocc** (Hinterkopfschmerzen – Gels), **Iris**, **Juglin** (Katarrh des Zwölffingerdarms, biliöse Diarrhoe), *Jug-r*, **Mag-m** (Durchfall – Coloc), **Mez**, **Nux-v**, *Podo*, **Ptel**, *Rhus-t* (Hautausschläge – Jug-r, Mez, Viol-o, Nat-m, Psor, Sulph), **Vinc**, *Viol-t*, **Yuc**

Juglans regia

Miasma:
Syp[8]

Speisen, die man meiden sollte:
Fettige Speisen[50]

Komplementärmittel: –

Folgemittel: –

Feindlich: –

Antidote:
Rhus-t

Kollateralmittel:
Ars, **Chin-a**, **Euph** (Hautausschläge – Jug-c, Rhus-t, Mez), *Graph*, *Jug-c*, **Manc**, **Merc**, *Mez*, **Nux-v** (Gelbsucht), **Petr**, **Psor**, *Rhus-t*, **Sulph**, **Vinc**, **Viol-o**, **Viol-t**

Justicia adhatoda

Bemerkungen:
Scheint zwischen All-c und Euphr zu kommen[9].

Komplementärmittel: –

Folgemittel:
Just-r (Hochwirksam, wenn Just gebraucht wurde, aber versagte und mehr blutiger Auswurf oder Bluterbrechen besteht oder Tuberkulose[9]), **Nux-v** (Schnupfen[44] – auch Puls[44])

Feindlich: –

Antidote: –

Kollateralmittel:
All-c (Erkrankungen des oberen Respirationstrakts – Cinnb, Dros, Euphr, Mand, Puls), **Am-c**, *Ant-t*, **Ars**, **Iod**, *Ip*, **Merc**, **Nit-ac**, **Rad-br**, **Sulph**

Kali arsenicosum

tion entwickeln kann; träge Ulzeration, schmerzlos, mit steilen Rändern, dicken Absonderungen, viskös und reichlich fließend)[50].

Miasma:
Pso[50], Syp

Speisen, die man meiden sollte:
Fett, Kalte Getränke, Kalte Speisen, Milch

Komplementärmittel:
Nat-m[147]

Folgemittel: –

Feindlich: –

Antidote:
Kali-i (Einige Fälle von Überdosierung, siehe auch Ars[12])

Kollateralmittel:
Ars (Angst um die Gesundheit), Ars-i (Psoriasis – Kali-s, Nat-m, Sep, Sulph; Lyc – hepatisch), Chin-ar (Leukämie – Nat-ar, Nat-s), Hep, Kali-bi, Kali-c, Lach, Merc-c, Mez, Rad-br (Krebs), Sil, Spong, Thuj

Kali bichromicum

Miasma:
Pso[4,140], Syc[9,140], Tub[140], Syp[4,8,9,140]

Temperament:
Phleg, Sang

Seitenbeziehung:
l[8], r[8]

Verwandte Darmnosode:
Bacillus No.7 (Paterson)

Wirkdauer:
30 Tage

Bemerkungen:
Der unempfindliche Biertrinker, rheumatoide Diathese[32].

Kali-bi, Kali-i und Aur bilden ein wertvolles Trio bei chronischem Nasenkatarrh[48].

Hat Absonderung von zähem, fadenziehendem Schleim, der an den Teilen festklebt und in langen Fäden gezogen werden kann, wie bei Hydr. Die Schmerzen konzentrieren sich auf kleine Stellen wie bei Ign, wechseln rasch, wie bei Kali-s, Lac-c und Puls, erscheinen und verschwinden plötzlich, wie bei Bell, Ign und Mag-p[50].

Die präkanzerösen Fälle brauchen oft Kali-bi (Magen- oder Pylorusgeschwür, das sich zu einer malignen Degenera-

Speisen, die man meiden sollte:
Bier, Eis[8], Kalte Speisen und Getränke[50]

Interkurrente Mittel:
Scir (Krebsbehandlung – auch Tub, Med[50])

Komplementärmittel:
Ant-t[63], Ars, Carc[50], Hydr (Rhinopharyngitis, chronischer Katarrh[158]), Phos[9,17,19,34,147,185], Psor[8,17,34,147,157,185], Puls[63], Sep[8], Sul-i (Ozäna[46]), Syph (Syphilitische Ulzerationen[157])

Folgemittel:
Alum-sil (Membranöser Krupp[1]; membranöser Krupp für Ausbreitung nach unten mit intensivem Wundheitsgefühl von Trachea und Bronchien[1]), Ant-t (Katarrhale Affektionen und Hautkrankheiten[1,12,34]), Ars[7], Aur (Ozäna und Karies der Nasenknochen, wenn Kali-bi indiziert scheint, aber versagt[39]), Berb (Hautsymptome[64]; rheumatische Erkrankungen[1,34]), Canth[7], Carb-ac (Dysenterie[50]), Chol (Organische Lebererkrankungen, bei denen die häufigeren Lebermittel – Kali-bi, Chel, Card-m, Myrr, Merc und Dipl versagt haben[92]), Diph (Kehlkopfdiphtherie, wenn Kali-bi versagt[1]), Hydr (Destruktive Diathese[15]; Magen- und Gebärmutterkrebs[15]; Ohrprobleme[149]), Iod (Krupp[1,25]), Iris (Migräne, bei der Kali-bi indiziert scheint, aber versagt[51]; bei einem Fall von chronischer Gastritis, welche wegen ihrer hartnäckigen Natur zur Befürchtung Anlaß gab, es sei Magenkrebs. Es gab Erbrechen von fadenziehendem Schleim, welcher nach dem Ablauf weniger Zeit schwarz wurde und kaffeefarben. Nach dem Versagen von Kali-bi wurde Iris verschrieben und es heilte in kurzer Zeit und dauerhaft[48,134]), Kreos (Magengeschwüre, wenn andere Mittel versagen[36]), Lach (Krupp, Diphtherie[16,33]; Halserkrankungen[16]; Krupp, wenn das Kind von den Krämpfen erstickend erwacht[1]; Krämpfe der Rachenmuskulatur[50]), Nat-p (Chronischer postnasaler Katarrh mit goldgelber Exsudation und gelber Zunge, nachdem Kali-bi versagt hatte, so wie alles andere auch und der Patient hypochondrisch geworden war[10,97]), Nux-v (Chronische Bronchitis[126]), Puls (Bronchitis[6])

Feindlich:
Calc (Nach Kali-bi[50])

Antidote:
ARS, Cinnb (Schmerzen ziehen um die Orbita herum[25]), LACH (Krupp, Diphtherie etc[12,25]), Merc[31], Merc-i[31], Puls (Wandernde Schmerzen[50])
In Vergiftungsfällen[12]: Ei[12], Milch[12], Mandeln[12], Olivenöl[12], Seife, Natrium- und Kaliumbikarbonate[12], Magnesia[12], Kalk[12], Hydriertes Eisenperoxid[12]

Kollateralmittel:
Am-br (Chronischer Katarrh von Rednern), Anac, Ant-t, Arg-n (Skrofulöse Ophthalmie mit Hornhautgeschwüren; Zervixerosion – Graph, Kreos, Sil), Bath, Brom (Dunkelfarbige Akne, harte Akne – Ars-br, Sil, Sul-i), Bry, Calc, Calc-f (Übelriechende, klumpige, grünliche Absonderun-

gen – Kali-i, Merc, Sep), **Calc-s** (Eitrige Sinusitis), **Canth**, **Carc** (Sinusitis mit dicken grünen Absonderungen von der Nase), **Chel**, **Cinnb** (Sinusitis – Hydr, Luf-op, Stict, Stann), **Cinnb**, **Coc-c** (Absonderung fadenziehend aber klar oder weiß), **Cor-r** (Postnasaler Katarrh mit viel Schleimtropfen in den Rachen), **Cupr** (Schmerzen von Rücken nach vorne; Kali-bi hat Schmerzen vom Brustbein zum Rücken), **Flav**, *Fl-ac*, **Graph**, **Gym** (Rundes Magengeschwür), **Hed**, *Hep*, *Hydr* (Fadenziehende Schleimabsonderung – Coc-c, Lyss), **Ign** (Schmerz in einem kleinen, umschriebenen Gebiet – bei Kali-bi ist er durch eine Läsion verursacht, während er bei Ign durch eine Störung des Sensoriums, wie eine Neuralgie, ausgelöst wird und wandert), **IOD** (Larynx und Trachea – Brom, Spong), **Kali-bi**, *Kali-c* (Chronische Zustände mit dicken, gelben, grünen oder blutigen, übelriechenden Absonderungen; Husten 3-5 Uhr morgens – Caust, Kali-br, Iod), *Kali-i* (Geschwüre wie ausgestanzt – Kali-bi), **Kali-m**, **Led** (Chronisches Rheuma mit wandernden Schmerzen – Puls, Lac-ac), **Lem-m**, **Luf-op** (Sinusitis frontalis; Trockenheit der Nase), *Lyc* (Skrofulöser Schnupfen mit grünlicher oder gelblicher Absonderung; Ozäna bei Lebererkrankungen; Thuj: sykotische Ozäna – Syph: syphilitische Ozäna), *Mand*, **Med** (Pharyngitis besser durch Gurgeln mit Salzwasser), *Merc* (Leber), **Merc-c**, **Nat-m**, **Nit-ac** (Geschwürsbildung am Gebärmutterhals), **Ox-ac** (Magenschmerzen; Schmerzen an kleinen Stellen; rheumatische Gelenkschmerz in einem kleinen Gebiet, dauert kurze Zeit, sehr heftig), **PHOS**, **Phyt** (Ausgestanzte Geschwüre, umgeben von kleinen Furunkeln), *Puls* (Gichtige Schmerzen im Wechsel mit Verdauungsstörungen reagieren recht oft auf Puls, es besteht die Neigung, Kali-bi zu geben, aber sehr oft wäre Puls besser[51]), **Sars** (Kopfschmerzen mit vorausgehender Blindheit), *Sep* (Träge, obstruktive Nasenkatarrhe mit dicken, gelblichen oder gelblich-grünen, schleimigen Absonderungen, mit der Bildung harter Krusten, schorfiger Massen in den Nasenwegen, das linke Nasenloch ist mehr betroffen – Sep passt mehr auf Brünette, Kali-bi auf Blonde, besonders solche, die dick sind und einen kurzen Hals haben), *Sil* (Sinusitis – Ars-i, Kali-i, Puls), **Silphu** (Husten hartnäckig, mit reichlichem, weißem, fadenziehendem, schwierigem Auswurf, schlimmer durch Zugluft), **Stict** (Postnasales Tropfen; Verstopfung an der Nasenwurzel mit dem ständigen Verlangen, die Nase zu putzen, obwohl nichts herauskommt – auch Lach, Psor, Teucr; akute Sinusitis frontalis – Kali-bi: schmerzhafter), *Sulph* (Magen- und Darmerkrankungen), **Tarax** (Landkartenzunge – Nat-m), **Tell** (Chronische Otitis media), **Teucr**, **Thuj** (Chronische, besonders linksseitige Sinusitis – rechtsseitig: Hep, Puls, Sil), **Thyr** (Rhinitis)

Verwandte Darmnosode:
Bacillus No.7 (Paterson)

Bemerkungen:
Soll wirkungsvoller sein, wenn Salz vom Speiseplan gestrichen wird[9].

Speisen, die man meiden sollte:
Öle[50], Pflanzliche Säuren[12]

Speisen, zu denen man raten sollte:
Salzfreie Diät bei Epilepsie[9]

Komplementärmittel:
Acon, **Cact** (Entzündung des Zwerchfells), **Puls**, **Samb**[7], **Sil**[147], **Spong**[7], **Stram** (Hyperaktivität, mangelnde Aufmerksamkeit und andere Störungen der Kindheit, die hauptsächlich die geistigen und emotionalen Ebenen betreffen – auch Bar-c[50]), **Sulph**[147]

Folgemittel:
Cact (Entzündung des Zwerchfells[12,25]), **Nux-v** (Schnupfen – auch Puls[44])

Feindlich: –

Antidote:
Camph, *Helon* (Nach Überdosierung mit Kaliumbromid[26]; Schwermut[12,25]), **Hep**[16], **Nux-v**, **Sulph**, **Zinc** (Depression[50]), **Zinc-p**[8,145]
Pflanzliche Säuren[12], Öle[50]

Kollateralmittel:
Agar (Hände und Füße in ständiger Bewegung – Tarent, Zinc), *Ambr*, *Am-br*, **Asc-t** (Taubheit des ganzen Körpers), **Aur-br** (Nächtliche Furcht bei Kindern), *Bell*, **Ars**, *Calad*, **Calc**, **Calc-p** (Akne in der Adoleszenz), **Caust**, **Coff**, **Con** (Nervöser Husten in der Schwangerschaft mit drohendem Abort), **Cypr**, **Hed**, **Hep**, *Hyos* (Nächtliche Furcht – Stram, Zinc), *Kali-p*, **Lil-t** (Reflexsymptome), **Lyc**, **Op**, **Spong** (Krampfartiger Husten – Am-br, Bell), **Sel**, **Sul-ac**, **Stram**, **Tarent** (Unruhige Hände – Kali-br), **Tub** (Autismus; Akne bei tuberkulösen Kindern), **Valer**, **Zinc** (Unruhige Füße – Kali-br: unruhige Hände)

Kali carbonicum

Miasma:
Pso[4,143], *Syc*[4,143], *Tub*[4], *Syp*[143]

Temperament:
MELAN[15], Phleg

Seitenbeziehung:
U, I[31], I nach r, r[8] (Gelenke und neuralgische Affektionen[106]), I ⟍ r

Verwandte Darmnosode:
Bacillus No.7 (Paterson), Morgan Pure

Kali bromatum

Miasma:
Pso[140], Syp[4]

Temperament:
Sang[64]

Wirkdauer:
40–50 Tage

Bemerkungen:
Ein gefährliches Mittel bei Gicht. Gib niedrigere Potenzen bei gichtigen Fällen. Kali-i scheint für gichtige Kali-Patienten besser zu Diensten zu sein[39].

Kali-c ist kontraindiziert bei Gicht mit Erkrankungen der inneren Organe[159].

Es ist gefährlich, Kali-c bei Tuberkulose zu verwenden, da es die Infektion ausbreiten kann[61].

Die präkanzerösen Fälle brauchen oft Kali-c (Schwäche, Frostschauer, lumbale Schmerzen, Schweiße, Gewichtsverlust)[50].

Vorsichtig verwenden in alten gichtigen Fällen, bei fortgeschrittener Bright'scher Erkrankung und Tuberkulose[9,30].

Als eine Regel gilt: Bei einem Kali-Patienten mit Gallenkolik kann man diese meist mit Acon in Verbindung bringen. Man kann die Symptome mit Acon erleichtern und mit Kali-c später weitermachen[51,61].

Ein Negativpunkt von großem Wert (im Zusammenhang mit den Kali-Salzen) ist die Abwesenheit von Fieber; ich würde das nie vergessen, nur in den außergewöhnlichsten Fällen kann ein Kalium-Salz indiziert sein, wenn Fieber besteht; sie können nur in Zuständen von Schwäche, weichem Puls, Kälte, allgemeiner Dämpfung angewendet werden, niemals bei Erregung, mit Sicherheit nicht bei fieberhafter Erregung[76].

Eine niedrige oder gar subnormale Temperatur ist oft hinweisend auf Kali-c[50].

Wenn der Patient eine Mischung von Kali-c- und Phos-Symptomen bietet, kann das Mittel Kali-p sein[50].

Potasche hat mehr Bezug zu den zellulären Bestandteilen des Körpers, im Gegensatz zu Natrum, das mehr Bezug zum Plasma hat[50].

Caust, Kali-c und Carb-v bilden das Trio für Atemwegserkrankungen bei alten Leuten[157].

Ars, Carb-v, und Kali-c bilden das Trio für Herzkreislaufversagen in der Geriatrie[50].

Speisen, die man meiden sollte:
Eis[50], Fett, *Fleisch*[31], *Gemüse*, *Kaffee*[9], *Kalte Getränke*, *Milch*, *Pfannkuchen*, *Schwarzbrot*

Interkurrente Mittel:
Lyc (Periodontitis, nach Kali-c[36]), **Nux-v** (Akute Fälle[50]), **Sep** (Rheumatische und entzündliche Symptomengruppe, nach Kali-c[36]), **Sulph**[187]

Komplementärmittel:
Abies-n (Hiatushernie), **Ant-t** (Bronchitis bei alten Leuten – auch Seneg[157]), **Ars** (Herz[157]), **Ars-i** (Herzsklerose[157]), **Bry** (Anfallsweiser Husten[44]; Katarrh hepatischen Ursprungs – auch Chel[157]; basal rechts[157] – Lyc[157],

Nux-v[157]), **Ars-i**[8,17,185], *Carb-v* (Viele Arten von Krankheiten, besonders Lungenerkrankungen[16]; entweder davor oder danach, um die Heilung chronischer Krankheiten, bei denen Kali-c nützlich war, zu vervollständigen[50]; Rheuma; Lungentuberkulose[48,147]; Perikarditis mit Erguß und Pneumonie mit Pleuraerguß[56]), **Chel** (Leberstörungen[157]), **Cob** (Allgemeine Asthenie, müde nach Koitus, Impotenz[143]), **Crat** (Kardiale und arterielle Störungen[157]), **Dig** (Asystolie[157]; rechte Seite des Herzens, Ödeme[143]), **Dulc** (Katarrh feuchten Ursprungs – auch Calc, Hep, Nat-s, Thuj[157]), **Form** (Kolibazillurie[143]), **Graph** (Flatulenz – auch Nux-m[157]), **Grin** (Asthma und Lungenödem, versagende Atmung durch kardiorespiratorisches Emphysem[157]), **LYC** (Pneumonie mit Leberkomplikationen[48]; als interkurrentes Mittel bei Periodontose[36], chronische Tonsillitis, charakterisiert durch große Tonsillen, wie Pflöcke[36]; chronisches Rheuma und Gicht[36], wenn Kali-c das konstitutionelle Mittel ist und eine tiefe Wirkung auf die Verdauungsorgane und das Portalsystem gewünscht wird[36], ergänzt die Wirkung von Kali-c auf die Verdauungsorgane und ist auch ein interkurrentes Mittel für die Gruppe der rheumatischen und entzündlichen Symptome[36]), *Nat-m*[36,44] (Verzögerte Pubertät[157]), *Nit-ac*[17,147,185] (Lungenschwindsucht[8,33]), *Nux-v* (Akutes Komplement[50]; chronische Krankheiten[50]; der Patient, dessen Basismittel Kali-c oder Sep ist, braucht oft Nux-v, wenn akut krank[50]), *Phos* (Herzschwäche durch muskuläre Degeneration[44]; chronische Herzkrankheiten[44,50]; Krankheiten des Herzmuskels[44]; rechte Seite des Herzens[157]; Störungen der Gefäße – auch Nat-s[157]; Katarrh kardiorespiratorischen Ursprungs[157] – auch Apis: Erguß[157]), **Psor** (Hautsymptome – auch Sulph; nach Geburt oder Fehlgeburt[165]), **Puls** (Oft komplementär; Venen, Kreislaufstörungen[157]), **Sep** (Ergänzt die Wirkung von Kali-c auf die Verdauungsorgane und ist auch ein interkurrentes Mittel für die Gruppe der rheumatischen und entzündlichen Symptome[36]), **Ser-ang** (Chronische Nephropathie[143]), **Stroph-h**[157], **Sulph**[50], **Thuj**[157]

Folgemittel:
Anan (Ausfall der Augenbrauen, wenn Kali-c versagt[66]), **Ars**, **Bell-p**, **Bell**[7], **Bry**[1,7], **Calc**[7], **Camph**[7], *Carb-v* (Alopezie[40]), **Chol** (Leberkrankheiten, wenn andere Mittel keine Reaktion bringen[36]), **Fl-ac** (Hüftgelenkserkrankung[1,12,34]), **Graph**[157], **Iod** (Drüsenleiden[88]), *Lyc*, **Merc**, **Nat-m**[1], *Nit-ac* (Phthisis[44,50]; Hinfälligkeit bei Phthisis[16]; sehr wirkungsvoll nach Phthisis[100,120,137,145]), **Nux-v**, *Phos* (Wenn sich die Kali-c-Gediegenheit weit genug aufgelöst hat und die Manifestation der erethischeren Phos-Sensibilität und der Phos-Ängste möglich ist[87]), **Puls**, **Rhus-t**[7] (Im Fall einer Frau, die Schmerzen in der Lumbosakralregion hatte, an der linken Gesäßbacke, am linken Knie und in der rechten Lende, vom Charakter her als stechend beschrieben[50]), **Sep** (Schlaflosigkeit[44]), **Sil**[7], **Spig**, **Sulph**[157] (Frgüsse in die serösen Höhlen[44]), **Thuj**[157], **Tub** (Gastroptose[95])

Feindlich: –

Antidote:
CAMPH, *Carb-v*, **COFF**, **Dulc**, *Nit-s-d*, **Psor** (Hautsymptome[157])

Kollateralmittel:
Abies (Hiatushernie), *Acon*, **Agar** (Schlimmer durch Koitus und Samenverlust – Ph-ac, Sel, Staph), *Agn*, **Am-c**

(Nasenbluten beim Gesichtwaschen morgens; trockener Husten nach Grippe durch Kitzeln im Hals wie von Staub, schlimmer von 3 bis 4 Uhr morgens), **Am-p**, **Am-v** (Bronchialasthma, Hypertonie), **Ant-ar** (Kollapsgefühl bei Pneumonie[95]), **Ant-t** (Erstickungs- und Beklemmungsgefühl um 3 Uhr morgens), **Ars**, **Ars-i** (Abgemagerte alte Leute mit schwachem Herz), **Bacillus**, **Bad** (Harte, runde, weiße Massen fliegen beim Räuspern oder Husten aus dem Mund; auch Chel, Lach; Hep: kleine Bälle, riechen nach verdorbenem Fleisch wenn sie zerdrückt werden), **Bell**, **Berb** (Tiefsitzender Rückenschmerz, Schmerz über die Nieren), **Bor** (Erschreckt bei unerwartetem Geräusch – Nat-m), **Bry** (Stechende Schmerzen – Ran-b, Sulph), **Cact**, *Calc* (Verantwortliche und praktische Leute, kälteempfindlich; erschreckt im Magen – Phos, Mez), **Calc-hp**, *Caust* (Urininkontinenz beim Husten – Nat-m; alle Kalis sind dämpfend, daraus resultieren wahrscheinlich Schwäche und subnormale Temperatur, besonders bei Kali-c und Caust), **Cench** (Sackartige Schwellungen über den Augen und unter den Augenbrauen[199]), **Chel** (Unterer Lappen der rechten Lunge, Stiche hindurch zum Rücken; Schmerz durch die obere rechte Brust – Ars, Calc), *Crat* (Bollwerk bei Degeneration des Herzmuskels, sei es mit niedrigem oder hohem Blutdruck), **Dig** (Anhaltende Schwäche nach Koitus, besonders bei Herzpatienten), **Ferr-p** (Subnormale Temperatur bei chronisch anämischen Patienten), **Fl-ac**, **Graph** (Verzögerte Pubertät – Calc, Puls, Thuj), **Hed** (Verschlimmerung um 1 Uhr morgens), **Kali-a** (Diabetes, Durchfall, Wassersucht, alkalischer Urin an Quantität sehr vermehrt), *Kali-bi*, **Kali-cit** (Bright'sche Erkrankung), **Kali-fcy** (Schwaches Herz; körperliche und geistige Erschöpfung nach Infektionen; Herzverfettung und funktionelle Herzerkrankungen; Gebärmuttersymptome wie Sep), **Kali-i** (Um Flüssigkeit aus der Pleurahöhle und aus den Gelenken zu absorbieren), **Kali-m**, *Kali-n* (Menses zu reichlich und zu früh, gekennzeichnet durch dunkles Blut mit Kreuzbeinschmerzen vor und nach der Periode), **Kali-ox** (Lumbago, Konvulsionen), **Kali-p**, **Kali-pic** (Gelbsucht, heftiges Aufstoßen – auch Kali-pic-n), **Kali-s** (Konservativ, hält sich streng an Regeln), **Kali-sal** (Erbrechen, besonders in der Schwangerschaft; Arteriosklerose, mit chronischem Rheuma), **Kali-sil** (Gichtknoten), **Kali-t** (Paraplegie), **Kali-tel** (Knoblauchgeruch des Atems, Speichelfluß, geschwollene Zunge), **Kalm** (Rheumatische Metastasierung zum Herzen), **Lach** (Herz wie an einem Faden hängend; Bindgewebserkrankungen – Aur, Arg-n, Bry, Calc, Staph, Tub), **Led** (Rheumatische Erkrankungen, Gicht – auch Rhod, Spig), **Lith-be** (Tiefsitzende Schmerzen in den Lenden), *Lyc* (Tuberkulare Pleuritis – Iod, Kali-c; tief wirkendes Mittel, um zu helfen, die beschädigte Leber zu regenerieren; Nase ulzeriert und innen krustig), **Mag-m** (Ischias schlimmer um 3 Uhr morgens), *Med* (Linksseitiger Ischias, wenn der Patient früh morgens einen sauren Mund und eine schmutzige Zunge hat; zunehmende Eosinophilie mit Erleichterung der klinischen Symptome bei Asthma – Apis, Chel, Kali-c, Lyc, Puls, Phos, Sil, Sulph[163]; Schwellung zwischen Augenbraue und Oberlid), *Naja* (Mitralklappeninsuffizienz), *Nat-m*, **Nat-s** (Pneumonie, die sich nicht löst, den unteren, linken Teil der Lunge betreffend – *Kali-c*: rechte obere Lunge), **Nux-v**, **Ox-ac** (Schmerzen in der Lumbalregion, erstrecken sich die Oberschenkel hinunter und über die Region

beider Nieren), *Phos* (Pneumonie des rechten Unterlappens; konstitutionelle Neurasthenie; die Furcht scheint in der Magengrube zu beginnen; Kali-c: die Furcht greift die Magengrube an), *Ph-ac*, **Puls**, *Ran-b*, **Samb** (Bronchialasthma bei Kleinkindern), **Sep** (Unzureichende Wehen, heftiger Rückenschmerz; möchte den Rücken gedrückt bekommen; gynäkologische Schmerzen im Kreuz), *Sil*, **Silpho** (Asthma mit chronischer Bronchitis), **Spig** (Entzündung des Herzens – Kalm, Naja), **Squil**, *Stann*, **Staph**, **Sulph** (Katarrhalische Zustände neigen dazu, sich in der Brust zu lokalisieren – *Lyc*, *Phos*), **Uran-n** (Dauernder Schmerz und Wundheit im Kreuz über der Nierenregion), **Verat** (Große Kälte bei den Schmerzen), **Zinc**

Kali chloricum

Miasma:
Syp[4]

Temperament:
Phleg

Seitenbeziehung:
/

Speisen, die man meiden sollte:
Fett, Gebäck, Reichhaltige Speisen

Komplementärmittel: –

Folgemittel:
Nat-p (Aphthen der Lippen und Wangen, wenn Bor, Bapt etc. versagen[10])

Feindlich: –

Antidote:
Hydr

Kollateralmittel:
Cadm-s (Herzklopfen in Verbindung mit Zusammenziehen in der Brust), *Canth*, Echi, Hydr, *Merc* (Haupttrichtungen; Stomatitis und Enteritis – Merc-c), **MERC-C**, Nit-ac (Nephropathie – Ter)

Kali cyanatum

Komplementärmittel: –

Folgemittel: –

Feindlich: –

Antidote:
Cob-n (Kobaltnitrat ist ein vortreffliches Antidot zu Kaliumzyanid[50])

Kollateralmittel:
Cedr, Hydr-ac, Mez, Mur-ac, *Nit-ac* (Blutende Fissuren – Semp), Plat, Sec (Ausstrecken der Finger bei Konvulsionen – Kali-cy: starke tetanische Konvulsionen, Finger ausgestreckt und krampfartig kontrahiert[199]), Stann

Kali ferrocyanatum

Komplementärmittel: –

Folgemittel: –

Feindlich: –

Antidote:
Hep

Kollateralmittel:
Coll, Dig, Ferr, Hydr-ac, Kali-c (Schwaches Herz), Stann

Kali iodatum

Miasma:
Pso[4,140,199], SYC, *Tub*[140], SYP

Temperament:
Phleg, Sang[64]

Verwandte Darmnosode:
Bacillus No.7 (Paterson)

Wirkdauer:
20-30 Tage

Bemerkungen:
Bei primärer Verschlimmerung setze man das Mittel sofort ab, besonders, wenn man eine Struma behandelt; bei exophthalmischer Struma müssen höhere Potenzen versucht werden[50].

Kali-i bildet mit Sang und Stann das Trio für Husten nach Pneumonie[48].

Speisen, die man meiden sollte:
Milch

Komplementärmittel:
Aesc[111], Hydr (Influenza, wenn die Leber schmerzhaft und träge ist, die Haut und die Sklera sind gelb und es besteht viel Jucken[44,54]), Kali-m (Kehlkopferkrankungen – auch Spong[157]), Nit-ac[50], Phyt[175] (Erkrankungen des Periosts, der Drüsen, der Knochen und der Haut[48]), Syph (Retinitis[47,147]), Thyr[143]

Folgemittel:
Apat, Brom (Struma parenchymatosa, wenn (Kali-i und) andere Mittel versagen[44]), Calc-f, Calc-s (Krupp[10]; Dys-

enterie[97]; Verbrennungen und Verbrühungen, wenn sie eitern[97]; Pickel[108]), Cory (Exostose von Schädel und Tibia, wenn Kali-i versagt[44]), Fl-ac[36], Kali-f[36], Mag-f[36], Lap-a[36], Nat-f[36], Nit-ac, Plat-m (Syphilitischer Kopfschmerz, okzipital, wenn Kali-i versagt[24]; syphilitische Erkrankungen, wenn Kali-i versagt[9]), Puls (Masern[85])

Feindlich: –

Antidote:
Am-m, Arg-n (Völle und Verdauungsschwäche[12]), Ars, Aur (Mißbrauch von Kali-i[82]), Chin, *Hep* (Übermäßiger Gebrauch von Kali-i[48]), Merc, Nit-ac (Überdosierung[12,56]), Rhus-t, Sulph, Valer

Kollateralmittel:
Ars-i, Bacillus, *Bell*, Carc (Drüsenfieber), Cere-s (Schwinden der Sexualorgane), Cinnb (Nase rot und geschwollen mit Zusammenschnüren an der Nasenwurzel), *Hep*, IOD (Kardiale und Drüsenstörungen; rasche Abmagerung mit Appetitverlust – Lyc, Phos), Kali-bi, Kali-c (Um Flüssigkeit aus der Pleurahöhle und aus den Gelenken zu absorbieren), *Lach* (Karbunkel, umgeben von kleinen Pusteln – Lyc, Tub), Lyc (Atrophie der Sexualorgane – Ign, Staph), Merc, Mez, *Phyt*, Sang (Husten nach Pneumonie – Lyc, Stann), Sil, Sulph, *Syph*

Kali muriaticum

Miasma:
Syc[9], *Syp*[4,9]

Verwandte Darmnosode:
Proteus (Bach)

Bemerkungen:
Es ist ein tiefwirkendes Mittel mit der Neigung, die Übel von der Wurzel her zu beseitigen wie Sulph; in der Behandlung chronischer Krankheiten nützlich als interkurrentes Mittel[108].

Ein schwerfälliges Mittel für schwerfällige Symptome und schwerfällige Konstitutionen[10].

Speisen, die man meiden sollte:
Fett[9], Gebäck[8], Gewürze und Würzen[8]

Interkurrente Mittel:
Scir (Krebsbehandlung – auch Tub, Med[50])
Syph (Für eine tiefe Wirkung, nach Kali-m[129])

Komplementärmittel:
Calc-s[17,185] (Vervollständigt die Wirkung von Kali-m[10] – auch Kali-s[10]), Puls[147], Sul-i[147], Syph (Als interkurrentes Mittel für eine tiefe Wirkung[129])

Folgemittel:
Ant-t (Böse Folgen von Impfungen, wenn Kali-m, Sil und Thuj versagen[149]), Bell (Katarrhalische und hypertrophische Zustände[9]), Calc-f (Krupp[97]), Calc-p (Katarrh[108]; Lu-

pus[10]; Krupp[97]), **Calc-s**[50,152] (Eiternde Frostbeulen[97]; Hauterkrankungen mit Absonderung von dickem gelben Material[97]; Eiterungen mit Komplikationen[90]; Heiserkeit, hartnäckige Fälle[10]; nützlich, wenn Kali-m teilweise gelindert hat und dann zu wirken aufhört[10]), **Ferr-p**[87], **Kali-p**[7], **Kali-s**[152] (Katarrhalische Zustände, wenn die weiße Absonderung von Kali-m entschieden gelb geworden ist, sehr reichlich ist und kein Anzeichen aufweist, dass sie nachlässt[50]; Schnupfen, Heiserkeit[21]; Syphilis[10]; Verdauungsschwäche mit Schmerzen, Wasser sammelt sich im Mund[10]), **Kino** (Otorrhoe mit Stichen im rechten Ohr[9]), **Mag-p** (Taubheit oder dumpfes Hören[10]), **Nat-m**[152] (Epilepsie, Gelbsucht[17]; Gelenkrheuma und chronisches Rheuma[62,97]; Skorbut des Zahnfleisches[108]), **Nat-s**[32], **Puls**[1], **Sil**[152] (Verbrennungen, Otitis media, Rhinitis acuta[21,7]; Syphilis[10]; Mastitis, auch harte Knoten in der Brust, wenn Kali-m versagt[97]; böse Impffolgen[10]), **Sulph** (Absorption von Exsudationen in seröse Höhlen, Pleura, Hirnhäute, Peritoneum, wenn der Fall durch Psora kompliziert ist und besonders wenn das charakteristische Brennen herausragt[48]; auch wenn Kali-m versagt[1,130])

Feindlich: –

Antidote:
Bell, Calc, Calc-s, Hydr, Merc[31,100], Puls, Sulph

Kollateralmittel:
Alum, Apis, *Bell*, Bry, **Calc-f** (Wassergefüllte Zyste des Knies – Iod, Kali-m), **Carc** (Leukoplakie – Ambr, Merc, Phos, Sal-ac, Sulph), **Con**, *Ferr-m*, Ferr-p, **Graph** (Feuchtes Ekzem), **Hep** (Vorbeugemittel für Nephritis nach Scharlachfieber), **Hydr** (Zähe Sekretion), **Kali-bi, Kali-c, Lith-c** (Rheumatische Karditis), **Med**, *Merc*, **Merc-d** (Probleme der Eustachischen Röhre; Eustachische Röhre verschlossen), **Nat-m, Phyt, Puls** (Verdauungsschwäche durch reichhaltige, fette Speisen, Gebäck), **Rhus-t, Sil, Spong, Sulph, Thuj** (Böse Folgen von Impfungen)

Kali nitricum

Miasma:
Pso[55]

Temperament:
Phleg

Seitenbeziehung:
u, I[31], r[8], I ↘ r, I ↗ r

Verwandte Darmnosode:
Bacillus No.7 (Paterson)

Wirkdauer:
30-40 Tage
Mehr als 6 Wochen[187]

Speisen, die man meiden sollte:
Fett, KALBFLEISCH, Kaffee, *Kalte Speisen*

Speisen, zu denen man raten sollte:
Scharfe Speisen

Komplementärmittel: –

Folgemittel:
Bell, Benz-ac (Enuresis, nach dem Versagen von Kali-n[12]), Calc, Nux-v (Dysenterie[12]), Puls, Rhus-t, Sep, Sulph

Feindlich:
Camph, Caust[8], Ran-b[8]

Antidote:
Camph (Vermehrt die Schmerzen[13]), Dulc[34,77], Ip (Husten[12]), Riechen an *Nit-s-d*[12], Op

Kollateralmittel:
Am-c, Ant-ar (Asthmatische Zustände mit Herzschwäche – Am-c, Laur, Kali-c), **Ant-t**, *Arn*, **Ars**, **Aster**, **Camph**, **Canth**, *Chin* (Asthma schlimmer in feuchtem Wetter – Nat-s), **GLON**, **Gunp** (Blutvergiftungen), *Kali-c* (Rheumatisches Herz – Kalm), **Kali-s**, **Laur**, **Lyc**, *Nat-c*, **Nit-ac**, *Op* (Drohender Apoplex), **Samb**, **Sang**, **Stann** (Zu kurzatmig um zu reden), **Thuj** (Hydrogenoide Konstitution – Nat-s, Aran, Nat-m), **Tub**

Kali phosphoricum

Miasma:
Pso[4], Tub[140]

Temperament:
Choler[15,31], Sang

Seitenbeziehung:
U, I (Unterer linker Thorax[62]), r (Gesicht[50])

Verwandte Darmnosode:
Gaertner (Bach)

Bemerkungen:
Kali-p, Stry-p und Pic-ac bilden das Trio der Mittel für Neurasthenie[54].

Speisen, die man meiden sollte:
Kalte Getränke, Milch

Komplementärmittel:
Aven[143], Caust[147], Mag-p, Lyc (Impotenz – auch Sel[143])

Folgemittel:
Calc-f (Verwirrtes Gefühl im Kopf[108]), Calc-p (Hirnmüdigkeit[108]; akutes Gelenkrheuma[10]), Cycl[7], Ign[139], Kali-m[7], Mag-p[152] (Brummen und Summen in den Ohren, wenn durch Kali-p nicht beseitigt[7,10]), Med (Tiefere, unterdrückte Wirkungen[50]), Nat-m (Blutung hell oder dunkelrot, dünn, wäßrig, leicht geronnen[152] – auch Nit-ac[1,7,10]), Nit-ac, Sil (Schlaflosigkeit[21]), Sulph (Wachstumsschwierigkeiten, Rekonvaleszenz, Rheuma[6]), Zinc-p[139]

Feindlich: –

Antidote: –

Kollateralmittel:
Agar (Studentennahrung; kann seine Routinetätigkeit nicht tun oder tut das Gegenteil), Agn (Nervöse Schwäche bei unverheirateten Personen), Arg-m (Schrecklich übelriechende Leukorrhoe), Ars, Caust, Chin (Hypotonie bei asthenischen Patienten – Ferr, Gels), Cimic, Cod, Ferr-pic, Gels, Ign, Kali-c, Kali-hp (Hinfälligkeit mit Schwinden des Muskelgewebes, Phosphaturie mit allgemeiner Anämie), Lach, Lyc, Macroz (Extreme Hinfälligkeit nach schwerer Erkrankung; Müdigkeit ohne erkennbaren Grund, kein Schmerz), Mur-ac, Phos, Ph-ac, Pic-ac (Nervöse Erschöpfung – Ph-ac, Stry), Rad-br (Hypotonie bei asthenischen Patienten, aber mit gesteigertem Appetit – auch Kali-p, Ox-ac, Zinc – Grundmittel: – Nat-m, Sul-i, Tub-k), Sil (Keine innerliche Energie für irgendeinen Kampf, durch das geringste Hindernis entmutigt – Kali-p: der erschöpfte Neurastheniker mit sehr schwachem Willen und einem Gefühl von Unfähigkeit zur Arbeit), Stram (Nächtliche Furcht – Kali-br), Zinc

Kali sulphuricum

Miasma:
Pso[50,140,147], SYC, Tub[140], SYP

Temperament:
Sang[64]

Verwandte Darmnosode:
Bacillus Mutabilis

Bemerkungen:
Die biochemische, reizbare Puls[47].

Eine Kreuzung zwischen Sulph und Puls[61].

Speisen, die man meiden sollte:
Fisch[8]

Komplementärmittel:
Dulc[1,34], Puls[50], Sil[56], Sulph[147], Tub[147]

Folgemittel:
Acet-ac (Jucken und Rötung der Haut[12]), Ars, Calc, Hep, Kali-c (Loser, rasselnder Husten[34]), Nat-m[152] (Kopfschuppen, wenn Kali-s indiziert scheint, aber versagt[97]), Nat-p[139], Puls, Rhus-t, Sep, Sil (Krebs[21]), Sulph

Feindlich: –

Antidote: –

Kollateralmittel:
Ant-t, Calc-s, Hep, Kali-bi, Kali-m, Merc, Nat-m, Puls (Gelbliche Schleimhautabsonderungen – Calc-s, Hep), Sulph, Ter, Tub

Kalmia latifolia

Miasma:
Pso, Syc, Syp[4]

Temperament:
Choler[31]

Seitenbeziehung:
r

Verwandte Darmnosode:
Dysenterie Co (Bach)

Wirkdauer:
7-14 Tage

Bemerkungen:
Kalm, Led und Rhod sollten nie in Folge gegeben werden[72].

Komplementärmittel:
Benz-ac[17,175,185] (Das natürliche Komplementärmittel[30]), Gels[175], Puls (Wandernde Schmerzen[80]), Spig (Herz[143]), Spong

Folgemittel:
Calc, Lith-c, Lyc, Naja (Klappeninsuffizienz, kompensatorische Störungen, wenn Kalm versagt[44]; Schwäche des Herzmuskels mit drohendem Kollaps[44], Endokarditis, wenn die Herzschwäche zunimmt, eventuell Dig[192]), Nat-m, Puls, Spig

Feindlich: –

Antidote:
Acon, Apis[7], Bell, Spig, Tab

Kollateralmittel:
Abrot, Acon, Adon, Aur (Rheumatismus wandert von einem Gelenk zum anderen und affiziert schließlich das Herz), Aur-m (Rheumatisches Fieber, bei dem die Gelenke am meisten affiziert waren, aber nun besser sind und das Herz der Hauptsitz des Leidens ist), Bell, Benz-ac (Gichtige Zustände – Puls, Rhus-t), Berb (Rheumatismus mit Neuralgie – Cimic, Spig), Bry (Wenn gichtige Zustände bestimmte Teile verlassen haben und plötzlich die Augen betroffen sind; Kalm: gichtige oder rheumatische Metastase zum Herzen), Cact (Rheuma beginnt in den oberen Gliedern), Calc, Cedr (Supraorbitalneuralgie auf der linken Seite), Cimic, Colch (Rheumatische Metastasierung zum Herzen – Abrot, Lith-c, Laur, Lach (Herzgeräusche); exsudative Perikarditis, Endokarditis – Acon, Spig, Kalm), Crat, Der (Neuralgischer Kopfschmerz rheumati-

schen Ursprungs), **Dig** (Herzwirkung; kardiale Störungen mit langsamem Puls), **Glon** (Schmerzen verschlimmern und bessern sich mit der Sonne – Sang, Stann), **Kali-bi** (Rheumatische Zustände – Puls, Rhus-t), **Kali-m** (Rheumatische Karditis – Lith-c), **Lat-m**, **Led** (Gicht, Rheuma), **Lil-t** (Herzschmerz erstreckt sich zum rechten Arm), *Lith-c*, *Lyc*, *Mag-p* (Rechtsseitige Neuralgie – Elat), **Naja** (Mitralklappenprolaps – Sep, Spig), *Nat-m*, **Puls**, **Rhod** (Schmerzen von oben nach unten), *Rhus-t* (Gicht, Rheuma), *Spig* (Rheumatische Endokarditis; Herzklappenerkrankungen – Cact, Spong; Schmerzen kommen und gehen mit der Sonne – Kali-bi, Nat-m; schwere stechende Schmerzen im linken Auge – Kalm: im rechten Auge und der Orbita), **Stel** (Chronisches Rheuma), **Still**, **Stry**

Kreosotum

Miasma:
Pso[31, 140], *Syc*[140], *Tub*[140], SYP[4,9]

Temperament:
Phleg[31]

Seitenbeziehung:
U, L, l nach r, r

Wirkdauer:
15-20 Tage

Speisen, die man meiden sollte:
Essig, *Kalte Getränke*[31], *Kalte Speisen*, Saure Speisen

Speisen, zu denen man raten sollte:
Warme Speisen[9]

Komplementärmittel:
ARS (Bösartige Krankheiten[9] – auch Phos[9], Sulph[9]), **Phos**, **Sulph**[8,17,147,185], **Ter** (Wehtun im erkrankten Zahn mit entzündetem Mund[14]), **Tub**[147]

Folgemittel:
ARS (Krebs und Krankheiten mit Neigung zu Malignität[1]; Malignität[9,12,13,34,50,145]), **Bell**, **Calc**, **Kali-c**, **Lyc**, **Nit-ac** (Phthisis, etc[50]), **Nux-v**, **Phos** (Krebs und Krankheiten mit Neigung zu Malignität[1]; Malignität[34,50,145]), **Rhus-t**, **Sep**, *Sulph* (Krebs und Krankheiten mit Neigung zu Malignität[1]; Malignität[13,34,50,145]; Durchfall[103])

Feindlich:
Carb-ac[1,7,36], nach **Carb-v**, **Chel**, nach **Chin**

Antidote:
Acon (Reizung der Gefäße[25]; vaskulärer Erethismus[12,25]), **Arn**[7], **Ars**[13], **Carb-v**[34,120], **Chin**, *Ferr* (Zu starke Wirkung von Kreos bei lebhaften, sanguinischen und kraftvollen Kindern[26,98]), **Ip**[13], **NUX-V** (Pulsation in jedem Teil des Körpers[12])

Kollateralmittel:
Arg-n (Krebs der Genitalien und der Atemwege – Carban, Carb-v, Phos), **Ant-t**, **Ars** (Gangrän – Sec), **Ars-i** (Lungenkrebs – Carb-an, Kali-c, Phos), **Arum-t**, *Carb-ac* (Frauenkrankheiten), **Carb-an**, **Carb-v**, **Cham** (Zahnung sehr schmerzhaft, Kind sehr reizbar, will liebkost werden), **Eup-per**, **Fl-ac** (Pruritus bei Diabetes; ätzende Leukorrhoe – Ars, Sep, Merc), **Ful** (Gereizte Schleimhaut, besonders von Uterus und Skrotum), **Graph**, **Hep**, **Hydr** (Krebsartige Geschwüre der Gebärmutter), **Iod**, **Ip**, **Lach** (Postklimakterische Frauenkrankheiten), **Mag-c** (Menses und andere Absonderungen übelriechend), **Mez** (Zahnkaries – Staph), **Nit-ac** (Bronchitis mit übelriechendem Auswurf – Pix, Carb-v), **Petr**, **Phos** (Wunden bluten stark – Lach, Zinc), **Pix**, **Psor**, **Sec** (Gangrän bei Arteriosklerose und Diabetes), **Sep**, **Sil**, **Staph** (Schlechtgelaunte Kinder, schreien nach Dingen, die sie, nachdem sie sie erhalten haben, unwillig wegstoßen oder wegwerfen)

Kresolum

Miasma:
Pso, Syc

Seitenbeziehung:
r[29]

Komplementärmittel: –

Folgemittel: –

Feindlich: –

Antidote: –

Kollateralmittel:
Aran (Parkinsonismus), **Calc-ar**, **Caust** (Paretische Schwäche), **Nit-ac**, **Oena** (Epilepsie – Cupr), **Plb**, **Phos** (Blutungsneigung)

Kurchi

Komplementärmittel: –

Folgemittel:
Ip (Dysenterie[142])

Feindlich: –

Antidote: –

Kollateralmittel:
Acon, Aloe, Ars, Ham, Ip, Merc-c, Nux-v, Sulph

Lac caninum

Miasma:
Pso[4,140], Syc[140], Tub[140], SYP

Temperament:
Sang

Seitenbeziehung:
/ nach r[3], WECHSELNDE SEITEN

Bemerkungen:
Ich habe gelernt, eine Dosis zu geben und zu warten, nicht zu wiederholen; das Mittel wirkte am besten in einer einzigen Gabe; falls es wiederholt wird, sollte es in exakten Abständen gegeben werden, z.B. alle 24 Stunden[50].

Speisen, die man meiden sollte:
Milch

Komplementärmittel:
Nit-ac[50]

Folgemittel:
Caust (Wechselseitige Migräne, wenn Lac-c versagt[87]), **Diph** (Kehlkopfdiphtherie, wenn Lac-c versagt[1,39]; Kehlkopferkrankungen[39]), **Lach**[50]

Feindlich: –

Antidote: –

Kollateralmittel:
Agn, **Apis** (Spärlicher Urin bei Diphtherie; Fieber ohne Durst – auch Puls), **Bell**, **Brom** (Blähungsabgang aus der Vagina – Lyc, Nux-m), **Bry** (Brüste entzündet, schmerzhaft, muß sie beim Treppauf- oder Treppabgehen halten), *Calc*, *Con* (Brüste schmerzhaft vor der Periode), *Diph*, *Dros*, **Galeg**, **Gels**, **Kali-bi** (Beschwerden wechseln plötzlich den Ort), **Lac-ac**, *Lac-d*, **Lac-f** (Ziliarneuralgie, Asthenopie, Dysmenorrhoe), **Lac-v** (Kopfschmerz, rheumatische Schmerzen, Verstopfung), **Lac-v-c** (Übelkeit in der Schwangerschaft), **Lac-v-f** (Diphtherie, Leukorrhoe, Menorrhagie, Dysphagie), **Lach** (Hyperästhesie der Haut und aller Teile; gegenseitige Berührung der Finger unerträglich, hält sie auseinander), **Lyss**, **Mag-c** (Halsweh während der Menses – Dulc hat Halsweh während der Menses bei Mädchen), *Mand*, **Mang** (Wanderndes Rheuma, chronisch), *Merc-cy*, **Mut**, *Nat-s* (Empfindlichkeit der Wirbelsäule), **Nux-m** (Der Faden der Gedanken verschwindet plötzlich), **Op** (Schnarchen im Schlaf), **Phyt**, **PULS** (Um die Milch einzutrocknen – auch Asaf, Lac-c; wandernde Symptome, Schmerzen ziehen von einem Körperteil zu einem anderen – Kali-bi, Tub; Rheuma wandert von Gelenk zu Gelenk – Kali-bi, Mang), **Sabad** (Schmerzen von einer Seite zur anderen), **Sec**, **Sulph**, **Urt-u**

Lac humanum

Komplementärmittel: –

Folgemittel: –

Feindlich: –

Antidote: –

Kollateralmittel:
Bar-c, Cham, Hyos, Lach, Lyc, Nat-c, Nat-m, Nux-v, Op, Phos, Ph-ac, Plat, Sacch, Sep, Staph, Sulph

Lac vaccinum defloratum

Miasma:
Pso[4], Syc, Tub[50], Syp

Speisen, die man meiden sollte:
MILCH, entrahmte Milch[50], Milchprodukte[199]

Komplementärmittel:
Card-m (Verstopfung mit Hyperazidität während der Schwangerschaft[18])

Folgemittel: –

Feindlich: –

Antidote: –

Kollateralmittel:
Acet-ac (Diabetes), **Calc** (Um bei stillenden Müttern die Qualität der Milch zu verbessern), **Cocc** (Beschwerden durch Schlafmangel), **Colos** (Durchfall bei Kleinkindern, der ganze Körper riecht sauer, Kolik), **Con**, **Cycl**, **Gels**, **Iris** (Wöchentliche, periodische Migräne), **Lac-c** (Milchallergie – Aeth, Calc, Carb-v, Lac-d, Mag-c, Sulph), **Nat-m**, **Nux-v**, *Phos*, **Puls**, **Sil** (Symptome gehen im Wechsel von einem Auge zum anderen), **Sulph**, **Sym-r** (Erbrechen in der Schwangerschaft – Thyr)

Lacerta agilis

Komplementärmittel: –

Folgemittel: –

Feindlich: –

Antidote:
Essig[12]

Kollateralmittel:
Amph, Helo

Lachesis muta

Miasma:
PSO[4], Syc[140], Tub[140], Syp

Temperament:
Choler[31] (Besonders Frauen[1]); Melan[1,31]; Phleg, Sang

Seitenbeziehung:
U, L (Einzelne Organe der linken Körperseite wie Sprachzentrum, Herz, Milz[157]. Linksseitig, besonders im oberen Körperteil. Neuralgie[46]. Die rechte Bauchseite hat zahlreiche Symptome von Lach[76], Rheuma beginnt auf der rechten Seite[1]), L nach R (Schleimhäute und entzündliche Hauterkrankungen[50]; Tonsillitis, Sinusitis, Ovaritis[116])
/ ↘ r.

Verwandte Darmnosode:
Morgan Gaertner

Wirkdauer:
30-40 Tage
4-5 Wochen[187]

Bemerkungen:
Niedrige Potenzen können Blutungen hervorrufen, falls eine Disposition dazu besteht, ich habe bei Patienten Nasenbluten beobachtet, wenn die 8X gegeben wurde. Die Potenz, die homöopathisch heilen soll, sollte deshalb oberhalb dieser Stufe sein[125,136].

Toxisch bis zur 8X[125].

Die homöopathische therapeutische Zone beginnt mit der 5C[47].

Wenn Besserung einsetzt, ist gewöhnlich nur eine zweite Gabe notwendig; in jedem Fall ist die Wiederholung des Mittels selten erforderlich[50].

Bei Symptomen von Asthenie besetzt Lach eine mittlere Position zwischen Ars und Carb-v[72].

Wirkt bei Frauenleiden besonders gut zu Beginn und am Ende der Menses[9].

Falls der Patient unter einer tieferen Therapie steht, die nicht unterbrochen werden soll, denke man an Bor-ac 3X oder Glon 4X[50].

Lach kann (in der Menopause) seine konstitutionelle Wirkung besser entfalten, wenn zuvor eine Nosode (Bac, Med, Syph, etc.[50]) die Gifte, die vor dem Klimakterium im Körper sind, hinausgeschafft hat[50].

Kontraindiziert bei manischen Zuständen[47].

Reaktionsmangel bei Geschwüren[44].

Lach bildet mit Sang und Sep das Trio für lästige Symptome des Klimakteriums[54].

Speisen, die man meiden sollte:
ALKOHOL[31], Essig, Heiße Getränke[31], Kaffee[50], Säuren[9], Stimulantien[9], Tee, Warme Getränke[9], WARME SPEISEN

Speisen, zu denen man raten sollte:
Austern[8], Kalte Speisen[50], Weinbrand (wenn man Lach für maligne Pusteln gibt[16]

Interkurrente Mittel:
Sil[187]

Komplementärmittel:
Aesc (Hämorrhoiden – auch Lyc[6], Nux-v[6]), Apis (Verstärkt die Wirkung von Lach bei Erysipel – auch Rhus-t[6] und bei der schweren Form: Anthraci[6], Crot-h[6], Tarent-c[6]), Ars[8, 17,144] (Verstärkt die Wirkung von Lach bei Ulzerationen – auch Carb-v[6], Hep[6], Lyc[6]), Aur[6, 157], Calc[8], Calc-f (Nervöse Inkoordination[88]), Carb-v[17,50,199], Carc[17,50,52], Chin (Metrorrhagie von dunkler Farbe – auch Croc, Plat, Puls, Sec[6]), Cimic (Exzitationsphase klimakterischer Störungen – auch Lil-t[6]), Colib[157], Crot-c (Vollendet oft die Heilwirkung von Lach[9]), Crot-h[50,139] (Wenn Lach, obwohl gut indiziert, den Fall zuweilen unvollendet läßt[149], ... affiziert den Organismus länger und gründlicher als Lach und bringt viele Heilungen zuwege, die unter Lach unvollständig geblieben sind[50]), Dig (Leber und Herz[143]), Dod, Foll (Hämorrhoiden, schlimmer vor Menses[6]), Glon (Heiße Wallungen – auch Amyl-n, Cham[6], Cina[6], Hep[6], Hyos[6], Meli[6], Sang[6], Sep[6], Staph[6]), Graph (Beschwerden in der Menopause – auch Aur, Sulph, Thuj[6]), Hep (Dyspeptische Symptome, wenn jegliche Art Nahrung eine Verdauungsstörung bewirkt[16]; Leber[157]), Ign (Beschwerden durch Gefühlsregungen, Verdruß, Kummer – auch Nat-m, Nat-s[6]), Iod, Kali-bi, Kali-i, Lac-c, Loph (Thyreo-ovarielles Syndrom, enge Kleidung am Hals unerträglich, schlimmer beim Aufwachen[143]), LYC (Das Hauptkomplementärmittel[50,12]), Merc (Schlechter Mundgeruch, Gingivitis[6]), Mur-ac (Scharlach mit schwerem Verlauf oder Komplikationen[80]; Leber[9]), Nat-m[50], Nit-ac, Par (Neuralgie[90]), Phos (Lebererkrankungen, Gelbsucht mit Ekchymose oder Blutung[26]; Metrorrhagie von hellroter Farbe – auch Sabin[6], Sang[6], Tril[6]), Plat (Psychische Beschwerden[6]), Puls, Sang[157], Salam[6], Staph[6], Sep (Depressive Phase im Klimakterium[6]), Spig (Basedow[143]), Sulph[143], Thuj[157] (Arthralgie in der Menopause[6]; sub-akute oder chronische Brachialgie[6]; sykotisch, vaskuläre Tumore, Angiome – auch Calc-f, Fl-ac[157]), Thyr (Menopause[139]), Tub-d[157], Tub-r[157], Zinc (Spärlicher Urin bei Diphtherie[14]), Zinc-i[17,50,139,185]

Folgemittel:
Acon, Alum, Am-c (Wenn Lach bei Scharlachfieber zu Unrecht gegeben wurde[32]), Ars (Erbrechen in der Schwangerschaft[16]; Erysipel[85]), Bell, Brom, Bry, Cact, Calc (Delirium tremens, wenn Lach indiziert scheint, aber ver-

sagt[44]), **Calc-f**, *Carb-v*, **Carc** (Wenn Lach, obwohl offensichtlich gut gewählt, versagt[52]), *Caust*, **Cham**[7], **Chel** (Gelbsucht[50]), **Chin**, **Chol** (Leberkrankheiten, wenn andere Mittel keine Reaktion bringen[36]), **Cic** (Manchmal nach Lach indiziert[25]), **Con**, **Crot-h** (Retinale Blutung, wenn Lach indiziert erscheint, aber keinen Nutzen bringt[74]), **Dros** (Morbus Paget der Tibia mit gräßlichen Schmerzen, wenn Lach versagt[56]), **Echi** (Diphtherie, wenn Lach keinen günstigen Effekt hat[9,36], maligner Scharlach, wenn indizierte Mittel keine Reaktion bringen[36]), **Euph**, **Gels**, **Ham** (Retinale Blutung[11]), **Hep**, **Hyos**, **Iod** (Beschwerden der Lunge[19,106]), **Kali-bi**, **Kali-i**, **Lac-c** (Diphtherie, wenn Lach versagt[40]), **LYC** (Dysfunktion der Leber[111]; Fieber, wenn der Patient benommen oder schläfrig wird, Kälte, wie wenn er auf Eis liegt, ein Fuß warm, der andere kalt, fühlt sich, als hätte das Blut aufgehört zu zirkulieren[16]; böse Folgen sehr ermüdender Arbeit[110]), **Lyss**, **Mag-c** (Septische fieberhafte Zustände mit Kälteschauer und Schwitzen, wenn Lach indiziert scheint, aber versagt[36]), **Mang**, **Meny**, *Merc* (Entzündungen des Bauchraums mit Eiterungen, auch bei Typhlitis[16]; Typhus mit Leberkomplikationen, nachdem Lach versagt[115]), *Merc-i-f* (Scharlach mit Verlust der Stimme und Heiserkeit[33]; Scharlach[40], wenn die Wirkung von Lach aufgebraucht zu sein scheint[77]; scharfes Pochen, bohrende Schmerzen von innen nach außen, tief im linken Ohr, Urin dunkel und reichlich[25]), **Naja** (Wenn Lach Patienten mit chronischen kardiovaskulären Erkrankungen keine Linderung verschafft[50]), **Nat-m** (Intermittierendes Fieber, wenn der Typ wechselt[1,34]), **Nit-ac**, **Nux-v** (Schnupfen[44]; Apoplex, zerebrale Blutung[44]), **Olnd**, **Phos**, **Ph-ac**, **Plat** (Bei Erkrankungen der Ovarien erleichtert Plat, nachdem Lach versagt[16]; wenn Lach[16,50] und Hep[50] nicht an der Lage sind, bei Ovarialkrankheiten den Eiter zu entleeren[16,50]; Eiterung der Ovarien, nachdem der Eiter durch die Wirkung von Lach entleert wurde[16]), **Psor** (Nachdem der akute Anfall einer Appendizitis vorbei ist[131]), **Puls** (Schnupfen[44]), **Pyrog** (In sehr verzweifelten Fällen von Pneumonie[8,34,44]), **Rad-s** (Schwierigkeiten in der Menopause, besonders nach Bestrahlungsbehandlung[50]), **Rhus-t**, **Sang** (Klimakterische Wallungen[48]; und Leukorrhoe, Brennen der Handflächen und Fußsohlen, kann Bettwärme nicht ertragen, wenn Lach indiziert scheint, aber versagt[1,46,48]), **Sep**[7] (Bei einem Fall von Problemen nach Hysterektomie[52]), **Sil**, **Staph**[7], **Stram**[7] (Apoplex, zerebrale Blutung[44]), **Sulph**, **Tarent**, **Thyr**[50,139], **Valer** (Globus hystericus, wenn Lach versagt[44]), **Vario** (Herpes zoster[63]; Blutung bei Typhus, wenn Lach und andere gut gewählte Mittel versagen[18]), **Verat**[7], **Vip** (Hyperämie der Leber, wenn Lach versagt[33])

Feindlich:

Acet-ac[1,50,76], *Acon*, *Am-c* (Nach Lach[11]), *Carb-ac*, *Cit-I*[25], **Dulc** (Chloralhydrat antagonisiert seine Wirkung auf das Herz[1,38]), **Nit-ac** (Nach Lach[8]), **Psor**, **Samb**[50,139], **Sep**[13,50,76] Säuren stören die heilende Wirkung von Lach[13]

Antidote:

Alum, **Am-c**[11] (Wenn Lach zu oft wiederholt oder in zu tiefer Potenz verwendet wurde; während Am-c feindlich zu Lach ist, antidotiert es trotzdem in Fällen, die durch Lach vergiftet wurden[39,50], oder wenn Lach zu niedrig gegeben oder zu oft wiederholt wurde[50]; bei Vergiftung

mit der Urtinktur verwende man eine hohe Potenz[30]), **ARS**, **BELL** (Nervöser Zustand, Erregbarkeit und Husten[30]; akute Symptome, Husten[30]), *Calc* (Chronische Symptome[39,50]; mehr die chronischen Wirkungen[30]), **Caps**[50] *Carb-v* (Pathogene Wirkungen[38]), **Ced** (Prinzipielles Antidot[12]), **Cham**, **Chin**, **Cocc**, **Coff**, **Colch** (Schmerzen gehen von links nach rechts[1]), **Crot-h**, **Hep** (Leber[157]), **Led**, *Merc*, **Nat-m**, **Nit-ac**, *Nux-v*, **Op**, *Ph-ac*, **Rhus-t**, **Sep** (Sichtbarer Tenesmus des Rektums[12]; unaufhörlicher Stuhldrang mit praktisch keinem Ergebnis[56]; Lupus oder lupusähnlicher Ausschlag, infiltriert, kann vom Zentrum her abheilen, um einen Ring zu bilden, hart und purpurfarben[39]), **Tarent**, **Verat**[19] Alkohol, Salz (für Folgen von Bissen[12]), *Strahlungshitze*[9,12,13,25]

Kollateralmittel:

Absin (Vorzeitige Menopause), **Agar**, **All-c**, *Am-c* (Das anorganische Lach), **Am-caust** (Diphtherie, der Patient kann einen Glottiskrampf haben mit drohender oder tatsächlicher Abschnürung – Lach: drohende Abschnürung), **Aml-n** (Exzellentes Drainagemittel und Kreislaufregulator bei Frauen in der Menopause des Typs Lach, Sulph, Glon), **Amph** (Rechter Kiefer geschwollen und schmerzhaft, lanzinierende Schmerzen), **Ant-c** (Migräne besser durch Sekretion, Exkretion, Niesen, Stuhlgang, Auswurf), *Apis* (Ovarielle Symptome; Tonsillitis schlimmer durch warme Getränke, warmer Umschlag, Halstuch, Hals berührungsempfindlich und Spannungsgefühl, Eifersucht bei Witwen), **Aral** (Asthmatische Symptome und Aufwachen mit Giemen nach dem ersten Schlaf; Lach schläft sich in die Verschlimmerung hinein, ist gewöhnlich später in der Nacht schlimmer und der Husten weckt den Patienten nicht unbedingt auf; Lach schläft sich in die Verschlimmerung hinein, ist gewöhnlich später in der Nacht schlimmer und der Husten weckt den Patienten nicht unbedingt auf), *Arist-cl* (Muskelrheuma in der Menopause), *Arg-n* (Linksseitige Migräne, Ischias und Beschwerden des linken Ovars; berührungsempfindlich, besonders am Nacken – Ign, Stram), **ARN**, *Ars* (Leiden nach Absorption von tierischen Giften; linksseitige Migräne mit ruhelosem Schlaf, Schreien; drohende Gangrän der Hernienschwellung – Lach), **Asaf**, **Aster** (Linksseitige Symptome), *Aur* (Tiefe Melancholie in der Menopause, begleitet von starker Reizbarkeit und einer ausgeprägten Selbstmordneigung), **Bapt** (Infektiöse und adynamische Zustände – auch Crot-h, Echi, Elaps, Pyrog), **Bell** (Vergrößerung und Verhärtung der axillären Lymphknoten im Klimakterium; hoher Blutdruck doch die Wechseljahre), **Bufo** (Epilepsie während des Schlafs), *Cact* (Linksseitige Abhängigkeiten, z.B. Herzklopfen, schlimmer beim Liegen auf der linken Seite, Taubheitsgefühl im linken Arm, linksseitige Ödeme der Glieder, Herzschmerz zieht zum linken Arm; Zusammenschnürungsgefühl – Cench, Naja), **Calad** (Schläft im Fieber ein, erwacht, wenn es aufhört)), *Calc* (Quält seine Umgebung; andauernde Blutung in der Menopause), **Carb-an**, **Carb-v**, **Carc** (Hartnäckige Schlaflosigkeit; postmenopausale Krankheit), **Card-m** (Virushepatitis – Phos), **Caul** (Menses schmerzhaft, je geringer die Blutung, um so intensiver der Schmerz), **Caust**, **CENCH** (Enge Kleidung um den Hals unerträglich; Zusammenschnüren des Bauchs unerträglich; stellt sich vor, jemand wolle sie vergiften; linksseitig, schläft sich in die Verschlimmerung hinein), **Cer-ox**, **Cham** (Trockener Husten nachts im Schlaf ohne Aufzuwachen), **Chin** (Remittierendes Fieber; Kindbettfieber, Sepsis – Pyrog), *Cimic* (Geschwätzigkeit mit unaufhörlichem weitschweifigem Reden; arthralgisch-myalgisch-neuralgischer Symptomenkomplex in der Menopause), **Cholest** (Präkanzerose der Leber mit Hypertonie), **Cina** (Blau um die Lippen), **Colch** (Wandernde Arthritis, Schmerzen gehen von links nach rechts), **Con** (Reaktionsmangel in der Menopause; Schwäche nach der Menopause), **Cot** (Beschwerden im Klimakterium), **Crot-h** (Geschwätzigkeit, bei der der Patient nuschelt und über seine Worte stolpert; rechtsseitig, weniger Konstriktion, aber größere Erschöpfung; rechtsseitig, neigt dazu, gelb zu sein: linksseitig, neigt dazu, blau zu sein; Thrombokinaseaktivität mit Blutungsneigung; akute Endokarditis nach Polyarthritis; Septikämie mit Blutungsneigung), **Crot-t, Cupr** (Beschwerden beginnen links), **Dig** (Der Atem scheint im Schlaf dahinzuschwinden – Carb-v; Auffahren aus dem Schlaf mit Erstickungsgefühl), **Echi** (Perikarditis mit septischem Verlauf), **Ferr** (Blaßrosa Verfärbung der Nägel – auch Lach, Puls, Thuj), **Fl-ac** (Gefühl von Fülle in den Gliedern und der unteren Beinabschnitte in der Menopause), **Foll** (Identifikationsprobleme bei Teenagern; Probleme der Menopause: heiße Wallungen, Zyklusunregelmäßigkeiten, Schwindel und Ohnmacht, Nachtschweiße, trockene Vagina, hitzeempfindlich), **Gels** (Zittern – Ars), **Glon** (Kopfschmerz durch Hitze; Störungen der Vasomotoren in der Menopause), **Graph** (Arthritis in der Menopause), **Grin** (Atmung angehalten sobald er einschläft; Asthma im Schlaf; Antidot gegen Schlangengift – Cedr, Gymno, Slag), **Hydr** (Drainagemittel bei kanzerösen Zuständen), **HYOS** (Kinder husten abends beim Hinlegen – Bell, Sep; Geschwätzigkeit, Eifersucht und Mißtrauen), **HYDR-AC** (Herz und Kreislaufkollaps – Am-c, Carb-v, Verat), **Ign** (Unfreiwilliges Seufzen; Beschwerden von enttäuschter Liebe), **Iod** (Schlimmer im Frühjahr – Iod und Iod-Verbindungen), **Kali-bi** (Karbunkel umgeben von kleinen Pusteln – Lyc, Tub), **Kali-br** (Epilepsie bei Menses), **Kali-c** (Bindegewebserkrankung – Aur, Merc, Psor, Puls, Sep, Rad-br, Rhus-t, Ruta, Tub), **Kali-hox, Kali-p** (Erscheinen der Periode bessert – Zinc), **Kali-perm** (Diphtherie mit starker Fäulnis und Erschöpfung – Ars), *Kali-s* (Temperaturwechsel von kalt zu warm verschlimmert – Carb-v, Merc, Phos), **Kreos, Lac-c** (Hyperästhesie der Haut und aller Teile), *Laur* (Zyanose bei Neugeborenen; bläulich-grau gefleckte Haut – Lach: bläulich, purpurfarben; kardialer Husten – Naja: mit Erstickung), **Led** (Störungen in der Menopause – Graph, Lyc, Sep, Thuj, Zinc), *Lyc* (Nymphomanie im Klimakterium – Murx; enge Kleidung verschlimmert, auch Nux-v, Sep; Frühling verschlimmert – auch Puls, aber Lach hat auch Verschlimmerung im Herbst), **Lycps** (Gerade beginnendes Herzversagen mit schrecklichem, tumultartigen Gefühl, mit Verschlimmerung beim Drehen auf die rechte Seite), **Mag-c, Manc** (Heißblütige Kinder, die es nicht ertragen können, enganliegende Kleidung zu tragen), *Med* (Beschwerden, die den Patienten aus dem Schlaf aufwecken, brauchen oft Med und nicht eines der Schlangenmittel; sexuelle Schwierigkeiten bei Frauen im mittleren Alter – Syph; Lyss: falls Krämpfe bestehen und die Patientin nachts mit lasziven Gedanken erwacht), **Mez** (Zusammenschnüren des Anus), **Meli** (Blutung bessert; Thrombophlebitis, prophylaktisch), **Merc** (Hypertrophie der Leber bei akuten Lebererkrankungen – Chin, Crot-h, Merc, Merc-d, *Phos*, Vip, Yuc), **Mill** (Bei Blutungsanamnese sollte es vor chirurgischen Eingriffen gegeben werden), **Morg-g** (Kongestive Aspekte), **Mosch, Naja** (Nervöse Erschei-

nungen auffallender, Blutung weniger betont, linksseitig, aber nicht von links nach rechts; Pest; Myokarditis, Myodystrophie; Herzversagen mit Taubheitsgefühl; Gefühl von Schwere und Druck auf dem Scheitel – Cact, Sulph), **Nux-v** (Alkoholismus – auch Aur, Op, Sulph; schlimmer nach langem Schlaf – Mag-c, Sulph; Hypertonie in der Prämenopause – auch Ign, Sulph; Furcht zu heiraten; Lyc: Furcht vor intimen Beziehungen), *Onos* (Linksseitige, okzipito-frontale Migräne, schlimmer morgens, bei einer Person, die gewohnheitsmäßig müde ist, die klagt, dass ihr Kopfschmerz durch Überanstrengung der Augen kommt, begleitet von Schmerz im Augapfel), **Ooph** (Beschwerden im Klimakterium; Leiden nach Ovariotomie – auch Orch), *Op* (Alkoholisches Koma; Apoplex, blasende Atmung; so empfindlich gegen die Umgebung und so sehr durch Lärm gestört, sie kann die Fliegen auf den Wänden laufen hören und entfernte Glocken – Lyss), *Ovar* (Klimakterische Störungen), *Phos* (Kaposisarkom – auch Crot-h; hämolytische Anämie – Chin; infektiöse Hepatitis bei Kindern), **Phyt** (Bei Halserkrankungen, heiße Getränke verschlimmern), **Pilo** (Heftige Schweiße in der Menopause), **Pip-m** (Verlangen nach Vergnügen), **Plat, Poth** (Asthma durch Pollen), *Psor* (Menstruationsstörungen im Klimakterium, Dysmenorrhoe im Klimakterium; abdominelle Erkrankungen im Klimakterium mit einem hohen Maß an schlechter Laune), *Puls* (Klimakterische Arthropathie; Katarakt, der sich bald nach dem Klimakterium entwickelt), **Pyrog** (Sepsis – Crot-t, Ars; verhindert Sepsis), **Ran-b** (Herpetische Hautausschläge und Zoster mit bläulichen Blasen), **Rhus-t, Rumx, Sabad** (Halsbeschwerden wandern von links nach rechts, aber chronischer, mit Besserung durch warme Getränke; Tonsillitis und Diphtherie von links nach rechts), *Sang* (Heiße Wallungen in der Menopause, auch bei Alkoholikern; Hypertonie bei Frauen im Klimakterium mit dem Gefühl brennender Hitze in verschiedenen Teilen, besonders aber an Hals und Kopf, heftige, kongestive, rechtsseitige Kopfschmerzen verursachend und Pulsationen in Kopf und Brust; auch Lil-t, doch dies hat nicht die brennende Empfindung, nur Pulsationen im Allgemeinen), **Sec** (Menometrorrhagie nach der Geburt oder in der Menopause, besonders in Fällen von Fibromyomen; Retinopathie – Phos), *Sep* (Melancholie und Niedergeschlagenheit bei Beginn der Menopause; Hepato-ovarielle Probleme, venöse Stase; vasomotorische und Kreislaufstörungen in der Menopause; Migräne in der Menopause; kann keinen Druck um den Nacken ertragen; muß die Kleidung lockern – auch Arn; portale Hypertonie – auch Lyc, Nat-s; Rheuma in Verbindung mit hormoneller Dysfunktion – Puls; Verhärtung und purpurne Verfärbung sind Besonderheiten von Sep; Lach: purpurnes Aussehen), **Ser-ang** (Schwere Hepatitis – Blutung, Ohnmacht, Oligurie), *Sieg* (Linksseitige Wirkung und Symptome von Schläfrigkeit, Erschlaffung, Zittern, Frösteln, Schwindel), **Sil** (Schlimmer im warmen feuchten Wetter – Carb-v), **Spig, Spong** (Furcht vor Schlaf bei fortgeschrittenen Brustleiden; erwacht beim Schlaf mit großer Furcht und manchmal dauert es, bis er seine Umgebung erkennen kann), **Stann** (Gemütssymptome sind während der Menses besser; Körpergeruch besser durch den Fluß), **Staph** (Hypertonie bei eifersüchtigen, mürrischen Personen), **Stront-c** (Klimakterische Probleme; heiße Wallungen mit Abneigung gegen Aufgedecktwerden; Hypertonie in der Menopause – *Lach*, Ovar), **Stry-p** (Hitzewallungen, Konstriktion des

Halses und Verschlimmerung nach Schlaf, aber Lach hat nicht die blitzartigen Kontraktionen), **Sulph** (Arterielle Hypertonie in der Menopause; Asthma im Schlaf, welches nicht aufweckt – Lach), **Sul-ac** (Heiße Wallungen in der Menopause; Dyspepsie bei Alkoholikern), **SYPH** (Patient fürchtet sich, zur Nacht ins Bett zu gehen, wegen der schrecklichen Erschöpfung, die ihn beim Aufwachen erwartet – Lach: Patient fürchtet sich schlafenzugehen wegen der Verschlimmerung der Krankheitssymptome; Hypertonie mit Störungen des Gefäßen – auch Aur, Calc, Ign, Lach, Sil; die entsprechende Nosode bei Hypertonie: *Tub-r*), **Tarax** (Hepato-sanguinisches Drainagemittel), **Tarent** (Paranoia – Hyos, Kali-br, Verat), **Ther** (Schwindel beim Schließen der Augen – Arg-n, Mosch), **Thlas** (Jede zweite Periode sehr reichlich; Lach: jede zweite Periode fällt aus); **Thuj** (Drüsen- und Tumorprobleme in der Menopause; Linksseitigkeit – Spig), **Vip** (Thrombophlebitis – Cench), **Xanth** (Ovarialneuralgie), **Zinc** (Schmerzen besser durch den Fluß, immer besser während der Menses – auch Mosch, Senec – Cimic: das Gegenteil; Lach: Schmerzen kommen zurück, wenn der Fluß nachläßt)

Folgemittel:
Psor (Erbrechen in der Schwangerschaft[1,50]), **Tab** (Wenn Lac-ac bei Schwangerschaftserbrechen versagt[1])

Feindlich:
Coff[20]
Kaffee (Verstärkt die Symptome[31])

Antidote:
Bry (Linderte die scharfen Schmerzen im oberen rechten Körperdrittel, aber ein Wundheitsgefühl blieb zurück[12])

Kollateralmittel:
Act-sp, Benz-ac, Berb (Nierenkolik, heftige krampfartige Schmerzen entlang des Ureters, links), **Caul, Elaps** (Diabetes, starke Ausscheidung von Harnsäure im Urin, Hypertonus, gichtige Modalitäten), **Lith-c, Med, Nat-lac** (Rheuma mit Diabetes – auch Nat-p, Nat-s), **Phos** (Hypoglykämie – Lac-d, Sep, Sulph), **Ph-ac** (und alle anderen Säuren), **Puls, Rhus-t, Sarcol-ac, Tab**, alle **Laktate**

Lachnanthes tinctoria

Miasma:
Pso[50], Tub[50]

Komplementärmittel: –

Folgemittel: –

Feindlich: –

Antidote: –

Kollateralmittel:
Agar, Bell, Calc-p (Nacken und Zervikalregion – Cimic, Rad-br), **Cann-i, Caust, Cic, *Cimic*, Dulc** (Zervikale Spondylose – Mag-f), **Fel** (Schmerzen und große Spannung im Nacken), **Gels, *Glon*, Gymno, Hyos, *Lach*, Op, Par, Plat, Phos, Sang, Stram, Sulph**

Lacticum acidum

Seitenbeziehung:
l[31,50]

Bemerkungen:
Patienten, die dieses Mittel brauchen, sind kindisch und unreif. Sie würden das ganze Leben lang ein Kind, ein Mädchen bleiben wollen[50].

Komplementärmittel:
Psor[17] (Erbrechen in der Schwangerschaft[8,12,25,50] – Nux-v[50])

Lactuca sativa

Komplementärmittel: –

Folgemittel: –

Feindlich: –

Antidote:
Aethr[66], **Camph**[66], **Cann-i**[66], **Op**[66]
Rotwein[66]

Kollateralmittel:
Aloe, Arg-m, Ars, Bell, Op

Lactuca virosa

Speisen, die man meiden sollte:
Kaffee[12], Essig[50]

Komplementärmittel: –

Folgemittel: –

Feindlich: –

Antidote:
Acet-ac, Coff[9]
Pflanzliche Säuren, Kaffee

Kollateralmittel:
Am-br, *Bell* (Trockener krampfartiger Husten – Con, *Dros*, Spong), **Coff**, **Con**, **Hyos**, **Kali-c** (Herzsymptome – Kali-i), **Lach** (Empfindlicher Nacken), **Op** (Schlaflosigkeit – Nux-m), **Spong**, **Ter** (Veilchenartiger Uringeruch), **Thuj**

Lapis albus

Komplementärmittel: –

Folgemittel:
Brom (Struma parenchymatosa, wenn (Lap-a und) andere Mittel versagen[44]), **Iod** (Bei Kropferkrankungen muß Lap-a bei zunehmendem Mond gegeben werden, während Iod und Iod-Verbindungen, z.B. Ars-i, Bad, Bar-i, Hed, Kali-i, Luf-op, Spong, Calc-i, Ferr-i, Sul-i, Stann-i, Thyr bei abnehmendem Mond auf Lap-a folgen sollten[36,44]), **Kali-i**[36], **Sil**[36], **Spong**[36]

Feindlich: –

Antidote: –

Kollateralmittel:
Ars, Ars-i, *Bad*, Brass-ol, Brom, *Calc* (Exostose), *Calc-f* (Harte Struma), Calc-i, **Con**, Cund, Hep, *Iod*, Kali-i, Kali-Verbindungen, Phos, *Sil*, Spong, Sulph, Thal (Sarkom – auch Kali-m)

Lappa arctium

Komplementärmittel:
Mag-c[185]

Folgemittel: –

Feindlich: –

Antidote: –

Kollateralmittel:
Abies-c, *Bell-p*, Berb, Calc-p, Frax, Jug-c, Jug-r, *Lil-t*, Mag-c, Nat-p (Sodbrennen), *Ph-ac*, Sep

Lathyrus sativus

Bemerkungen:
Das einzige Mittel in unserer Materia medica, das symptomatisch, pathologisch und klinisch das eindrucksvollste Bild eines typischen Falles von Kinderlähmung bietet, ist Lath.

Komplementärmittel:
Op (Poliomyelitis vom bulbären Typ[199])

Folgemittel: –

Feindlich: –

Antidote: –

Kollateralmittel:
Agar, *Alum*, *Aran-ix* (Multiple Sklerose – Alum, Agar, Zinc), **Arg-n**, **Kreos**, *Form*, *Gels* (Poliomyelitis – Cocc[199], Cur[199]), **Oxyt**, **Sec**, **Zinc**

Latrodectus hasselti

Komplementärmittel: –

Folgemittel: –

Feindlich: –

Antidote:
Led[9]

Kollateralmittel:
Aran, Lat-m, Ther

Latrodectus katipo

Komplementärmittel: –

Folgemittel: –

Feindlich: –

Antidote:
Led[9]

Kollateralmittel:
Agar

Latrodectus mactans

Seitenbeziehung:
J[50]

Bemerkungen:
Führende und bestimmende Charakteristika: extreme Zustände von *Anspannung*, *Spastik*, *Zusammenschnüren* und *Erschöpfung*[50].

Komplementärmittel: –

Folgemittel: –

Feindlich: –

Antidote:
Apis[50], Ars[50], Led[9]

Kollateralmittel:
Acon, **Aran**, **Aran-ix**, **Arn** (Herzerkrankungen mit Schmerz, der besonders im Ellbogen und linken Arm empfunden wird), **Ars** (Angina pectoris, wichtigstes Mittel bei chronischen Fällen mit Kalkablagerungen in den Koronararterien; Schmerz beginnt im Herz und strahlt in die Nackenwurzel aus – Lach: Nackenschmerz bei koronaren Zuständen), **Aur**, **Cact** (Angina pectoris – Ars, Lach, Tab), **Crot-h**, **Dios** (Angina pectoris, Herzschmerzen erstrecken sich zu beiden Armen und zum Magen), **Glon**, **Hydr-ac**, **Kalm**, **Lach**, **Lat-h** (Chronische Blutvergiftung, hält den intensiven Schmerz bei Pyämie auf, starke Ödeme in der Nachbarschaft von Wunden, heftige schießende Schmerzen gehen der Lähmung voraus, dauernde Wahnidee zu fliegen), **Lat-k** (Lymphangitis und nervöse Zuckungen, scharlachfarbene brennende Hautausschläge; brennende Hautausschläge), **Lil-t** (Angina pectoris mit Schmerzen im rechten Arm – Phyt; Herzmittel, besonders bei Frauen mit affizierten Beckenorganen), **Mygal**, **Naja** (Schmerzen in der Herzregion, ausstrahlend zum Rachen oder Nacken; bei Frauen Schmerz vom linken Ovar zum Herzen; die Ausstrahlung der Herzschmerzen ist genauso wie bei Lat-m, aber der Naja-Zustand ist eher eine Pseudoangina als eine typische, reine Angina), **Phyt** (Der Schmerz geht vom Herz weg und erscheint im rechten Arm), **Rhus-t** (Schmerzen in der Herzregion, ziehen den linken Arm hinunter), **Spinnengifte**, **Tab**, **Tarent** (Tremor – Aran-ix), **Triat** (Schwellung mit heftigem Jucken von Fingern und Zehen), **Verat**, **Visc** (Koronarinsuffizienz mit Angina pectoris)

Allgemeine Schwäche mit Reaktionsmangel[47].

Reaktionsmangel bei Lungenerkrankungen[14].

Wirkdauer:
4-8 Tage

Speisen, die man meiden sollte:
Alkohol[31], Kaffee[31], *Scharfe Speisen*[31], Weinbrand und Whisky

Speisen, zu denen man raten sollte:
Kalte Getränke

Interkurrente Mittel:
Op (Chronische Fälle[187]; gelegentlich auch: Carb-v[187], Mosch[187], Nit-ac[187] oder Sulph[187])

Komplementärmittel:
Bell, **Carb-v**, **Phos**, **Puls**, **Stroph-h** (Erkrankungen des Herzens[15]), **Valer** (Nervöse Erkrankungen, bei denen Laur wegen mangelnder Vitalität des Patienten keine Reaktion bringt[145]), **Verat**

Folgemittel: –

Feindlich: –

Antidote:
Am-c[139], Ant-t[139], **CAMPH**, **COFF**, *Ip*, **Nux-m**, **OP**, **Podo**
Bei großen Dosen: Ammoniak[13], Starker Kaffee[13], Kalte Güsse[13]

Kollateralmittel:
Ambr, **Am-c**, **Ant-t**, **Ars**, **Bar-m** (Schmerzen im Herzen, ausstrahlend zum Rachen), **Bell**, **Camph**, **Caps**, *Carb-v* (Herzerkrankungen mit Kälte und Kollaps – Ant-t, Camph), **Caust**, **CONV** (Am ähnlichsten), **Crat**, **Cupr** (Gurgeln im Magen), **Dig**, **Dros**, **Gels**, **Hell** (Diabetisches Koma – auch Op), **Hydr-ac** (Krämpfe des Ösophagus), **Hyos**, **Kalm**, **Kali-c**, **Lach** (Blaues Baby – Dig), **Op**, **Phos**, **Prun**, **Psor**, **Puls**, **Sec** (Kältegefühl besser durch Kälte – auch Camph, Am-c), **Stroph-h**, **Sulph**, **Valer**, **Verat**, **Zinc**

Laurocerasus

Miasma:
Pso, *Syp*

Seitenbeziehung:
u, l ↘ r

Bemerkungen:
Reaktionsmangel durch erschöpfte Nerven (oder ungewöhnlich geringe Vitalität[48]), wenn gut gewählte Mittel versagen, besonders bei Herzkrankheiten mit Zyanose[44].

Ledum palustre

Miasma:
Pso[4], Syc, Tub, *Syp*

Seitenbeziehung:
u, *l*[31], r[8], L ↘ R

Wirkdauer:
30 Tage
3-4 Wochen[187]

Speisen, die man meiden sollte:
Alkohol[31], Bier, Wein[9], Weinbrand und Whisky

Komplementärmittel:
Chin[8,17], Sep[8,17], *Sulph*[19,143,147], Tab[19], Ther, Tub[147]

Folgemittel:
Acon, Bell, Bry, Calc, Chel, *Hyper* (Bisse von Katzen, Ratten oder anderen Nagetieren, wenn die Schmerzen die Extremitäten hochschießen[19]; bei Pferden, die in einen Nagel gelaufen sind und bei denen es trotz der Gabe von Led zur Tetanusprophylaxe zu Zuckungen kommt[39]; Verletzungen der Nerven, nachdem die Entzündung begonnen hat[92]; Stichwunden[50]), Lyc, Merc, Nux-v, Puls, Rhus-t, Sulph, *Sul-ac* (Ekchymosen[1,34,64,145])

Feindlich:
Chin (Chinarinde, gegeben für die Hinfälligkeit, die Led verursacht, ist sehr schädlich[12,23]; verschlimmert viele Beschwerden[187])

Antidote:
Apis[31], *Camph*, Coff[139], Ip[139], Op, *Rhus-t* (Das Hauptantidot[12,98])

Kollateralmittel:
Arn, *Ars*, Bell-p (Ekchymosen – Sul-ac, Ham; Besserung durch kalte Anwendungen), *Benz-ac* (Rheuma von unten nach oben – Arn, Eup-pur, Sulph), Bry, Calc-f, *Colch*, Con (Langanhaltende Folgen von Verletzungen), Crot-h, Dig (Kardiale Hämoptysis), Dulc, Eup-per (Rheuma mit von unten nach oben ziehenden Schmerzen der Knochen, besonders bei alten Leuten), Fl-ac, Guaj (Rheuma besser durch kalte Anwendungen – Apis), *Ham*, Ip (Husten wie Keuchhusten – Cina, Cupr), Kalm (Rheuma von oben nach unten – auch Cact; Gegenteil zu Led), Lac-c (Arthritis, Schmerzen von den unteren zu den oberen Teilen), Lac-d (Rheuma besser durch Kälte, schlimmer durch Wärme – auch Guaj, Kali-s, Lac-c, Puls, Sulph), Lach (Tierbisse mit schwarzer Verfärbung um die Wunde), Lyc, Lyss (Folgeerkrankungen nach Insektenbissen), Mag-c (Gichtknoten unter der Haut), *Merc*, Nat-c (Wiederholte Verstauchungen – Sep), Nux-v (Wein verschlimmert – Sul-ac, Zinc), Phos, Plb (Die leidenden Teile magern ab), *Puls* (Wandernde Schmerzen, Bewegung bessert; möchte die Füße in sehr kaltes Wasser tauchen), Rhus-t, *Ruta* (Traumatologie – Sul-ac), Sec (Schlimmer durch Hitze trotz subjektiver Kälte), Sep (Mangel an Lebenswärme bei chronischen Krankheiten; Led bei akuten Krankheiten), *Staph* (Stichwunden), Stel (Chronisches Rheuma), Sulph (Aufsteigendes Rheuma – Arn), Thuj (Arthritis deformans – Am-p, Benz-ac, Calc, Calc-f, Caust, Graph, Laur, Lith-c)

Lemna minor

Komplementärmittel: –

Folgemittel: –

Feindlich: –

Antidote: –

Kollateralmittel:
Agra, Aral, Brom (Chronischer Schnupfen), Cadm-s, Calc, Dulc (Feuchte Umgebung und nebliges Wetter verschlimmern), Ecbal, Kali-i, Nat-s, Samb, Teucr, Thuj

Leonurus cardiaca

Komplementärmittel: –

Folgemittel: –

Feindlich: –

Antidote:
Ars

Kollateralmittel:
Arist-cl, Carb-v, Naja, Podo

Leptandra virginica

Seitenbeziehung:
r[147]

Speisen, die man meiden sollte:
Kalte Getränke[8]

Komplementärmittel:
Phos[8,147,185]

Folgemittel:
Chol (Leberkrankheiten, wenn andere Mittel versagen[36])

Feindlich: –

Antidote: –

Kollateralmittel:
Apoc, Ars, Bapt, Bol-s (Durchfall), Bry, Card-m, Chel, Chin, Chion, Helia (Stuhl schwarz), *Iris*, Lach, Merc, Myric, Phos, *Podo*, Polyp (Stuhl schwarz, fäkaler Bodensatz), *Ptel*, Yuc

Levopromazinum

Miasma:
Pso[29]

Seitenbeziehung:
l[29]

Komplementärmittel:
Tub[143]

Folgemittel:
Chlorpr[29] (Schwerere kardiovaskuläre Erkrankungen, wie z.B. eine Rechtsherzinsuffizienz oder ein Myokardinfarkt[29]), **Phos**[29], **Psor** (Zerebrospinale Erkrankungen[29] – auch Chlor[29])

Feindlich: –

Antidote: –

Kollateralmittel:
Bar-c, *Chlor*, Con, Gels, Kali-c, Merc, *Nat-m*, PHOS, Psor, *Sep*, *Tub*

Liatris spicata

Komplementärmittel:
Ferr-c (Wassersucht durch Leber- und Milzvergrößerung[3])

Folgemittel: –

Feindlich: –

Antidote: –

Kollateralmittel:
Apis, Apoc, Aral, Ars, Dig, Lyc

Lilium tigrinum

Miasma:
Pso, Syc[9]

Temperament:
CHOLER[15], Melan[31], Sang

Seitenbeziehung:
L[9], r, r nach l[8]

Wirkdauer:
30 Tage

Bemerkungen:
Ein warmblütiger Sep-Typ[11].

Alle Beschwerden werden von Herzklopfen begleitet[50].

Bell, Sep und Lil-t bilden das Trio für das herabdrängende Gefühl in der Gebärmutter[50].

Lil-t, Murx und Ust bilden das Trio der Mittel für Kongestion der Geschlechtsorgane[157].

Speisen, die man meiden sollte:
Schokolade[8], Pfeffer, Salz und Milch bei Brusttumoren durch Reizung der Eierstöcke oder der Gebärmutter[50]

Komplementärmittel:
Lach[19,78], Lyc[19], Sep[19,147]

Folgemittel: –

Feindlich: –

Antidote:
Acon[139], HELON (Symptome der Gebärmutter[26]; Uterusprolaps[25]; Anteversion des Uterus[12,13,25]), NUX-V (Kolik[12,25]), Plat (Gemütssymptome[26,56]), Puls

Kollateralmittel:
Aloe, Alum (Eile verursacht Angst, die nicht aushaltbar ist – Lil-t: das Gegenteil), Am-m (Periodenblutung fast nur nachts), Arg-n (Ziellose eilige Bewegung), Cact, Caust (Menses fließen nur beim Umherbewegen), Cic (Manische Depression – Zinc), Cimic (Gebärmutter- und Herzerkrankungen), Ergot, Erig, *Helon* (Symptome der Gebärmutter), Iod (Muß immer beschäftigt sein), Kali-br (Reflexsymptome), Kalm (Herzschmerzen erstrecken sich zum rechten Arm – Phyt), Kreos (Periodenblutung sistiert im Sitzen, fließt stark im Liegen), *Lach* (Reflexendokrine Störungen in der Menopause; Ovarialkarzinom – Lil-t), Lappa (Herabdrängendes Gefühl in der Gebärmutter – Sep), Mag-c, Murx (Sexuelle Erregbarkeit), Naja, Nux-v, Pall (Symptome der Ovarien – Podo), *Plat* (Gemütssymptome; Symptome des Beckenraumes), *Puls* (Erkrankungen der Gebärmutter und Eierstöcke – Plat, Sep), Pyrog (Puls abnorm schnell, steht in keinem Verhältnis zur Temperatur), SEP (Starkes Herabdrängen, muß die Hand zur Erleichterung gegen die Vulva drücken; Husten, der seinen Ursprung im Becken zu haben scheint), *Spig*, Sulph, Tarent

Linaria vulgaris

Komplementärmittel: –

Folgemittel: –

Feindlich: –

Antidote:
Tee in Milch[12]

Kollateralmittel:
Caust, Dig, Eup-pur, Equis

Linum catharticum

Komplementärmittel: –

Folgemittel: –

Feindlich: –

Antidote:
Sulph (Kopfschmerz[12])

Kollateralmittel:
Linu-u

Linum usitatissimum

Komplementärmittel: –

Folgemittel: –

Feindlich: –

Antidote:
Asaf, Ip

Kollateralmittel:
Apis, Ars, Chlol, Linu-c

Lithium carbonicum

Miasma:
Syc, Syp

Temperament:
Melan

Speisen, die man meiden sollte:
Schokolade[31], Tomaten[8]

Komplementärmittel:
Lyc[147] (Hyperurikämie[143])

Folgemittel: –

Feindlich: –

Antidote:
Thyr-Verbindungen (Euthyreote Struma durch Langzeitgebrauch von Lith[36])

Kollateralmittel:
Act-s (Schmerz in den kleinen Gelenken), ***Benz-ac*** (Ablagerungen auf den Herzklappen; Rheuma mit Neigung zu Herzbeschwerden), **Berb**, **Cact**, **Calc**, **COLCH** (Harnsaure Diathese – Ant-c, Ant-t, Berb, Benz-ac, Calc, Am-p, Lyc, Sil, Sulph), **Dig**, **Kali-m** (Rheumatische Karditis), **Kalm** (Ablagerungen auf den Herzklappen; Rheuma mit Neigung zu Herzbeschwerden; Rheuma mit Herzkomplikationen), **Linu-c** (Ähnliche Atemwegssymptome, aber auch Kolik und Durchfall), **Lith-be** (Tiefsitzende Schmerzen in den Lenden, im Kreuz, Unwohlsein in der Blase, Gallensteine), **Lith-br** (Zerebrale Kongestion, drohender Apoplex, Schlaflosigkeit und Epilepsie), **Lith-lac** (Rheuma der Schulter und der kleinen Gelenke, besser durch Umhergehen, schlimmer in Ruhe), **Lyc** (Harnsaure Diathese – Lith-be), **Nat-c** (Dyspeptische Symptome), **Nat-p**, **Sil**, **Sul-ac**

Lobelia inflata

Miasma:
Pso

Speisen, die man meiden sollte:
ALKOHOL[9], *Tee*[9]

Komplementärmittel: –

Folgemittel:
Seneg (Asthma mit heftigem anhaltendem Husten und Atembeklemmung durch starke Schleimansammlung, wenn Lob indiziert erscheint, aber wirkungslos ist[48])

Feindlich: –

Antidote:
Ant-t[139], **Camph**[98], **Dig**, *Ip*, **Tab**

Kollateralmittel:
Ant-t, **Aral** (Bronchialasthma – Ars, Iod, Kali-c), ***Ars***, ***Asaf***, ***Aspid*** (Anstrengungsdyspnoe), **Clem** (Striktur der Urethra), **Cocc**, **Dig**, **Ign**, **Iod**, **Ip**, **Kali-ar**, **Lob-a**, **Lob-e** (Bösartige Gewächse, extrem rasche Entwicklung, kolloider Krebs des Omentum, große Trockenheit der Haut,

korkenzieherartiger Schmerz im Bauch, bösartige Erkrankungen des Gesichts, Epitheliom), **Lob-p** (Atemlähmung, nervöse Erschöpfung bei Grippe), **Lob-s** (Niesen, Grippe befällt die hinteren Nasenlöcher, Schmerzen in der Stirn über den Augen, große Beklemmung im unteren Teil der Brust, Schmerz in der Brust unter den linken kurzen Rippen), **Mand**, **Nux-v** (Alkohol), **Petr**, **Tab** (Übelkeit und Erbrechen besser durch Essen – Petr, Mand), **Tub**, *Verat* (Erweiterung der rechten Herzkammer)

Loleum temulentum

Komplementärmittel: –

Folgemittel: –

Feindlich: –

Antidote: –

Kollateralmittel:
Arg-n, Astra-e, Chel (Essen bessert Magenleiden), *Con*, Gran, Lath, Onos, Phos, Sec, Urt-u, Zinc

Lophophytum leandri

Seitenbeziehung:
/ [143]

Komplementärmittel: –

Folgemittel: –

Feindlich: –

Antidote: –

Kollateralmittel:
Iod, Lach, Lyc, Sumb (Tachyarrhythmie – Lycps)

Luffa operculata

Seitenbeziehung:
| [181]

Komplementärmittel: –

Folgemittel:
Apat[36], **Calc-f**[36], **Fl-ac**[36], **Kali-fl**[36], **Lap-a**[36], **Mag-f**[36], **Nat-f**[36], **Nat-s** (Um ein Wiederauftreten der Symptome bei Bronchialasthma zu verhindern – auch Sil[50])

Feindlich: –

Antidote: –

Kollateralmittel:
Am-c (Grippe mit Verstopfung der Nase, meistens nachts), **Bry**, *Calc*, *Cinnb*, **Coloc**, **Cor-r** (Krampfartiger Husten mit spärlichem Sputum), **Fl-ac**, *Gels*, **Hep**, *Hell*, **Iod**, **Kali-i** (Und andere Iod-enthaltenden Mittel), **Mag-f**, **Mom-b**, *Samb* (Häufiges krampfartiges Niesen), *Spong*, *Teucr*

Lupulus humulus

Komplementärmittel: –

Folgemittel: –

Feindlich: –

Antidote:
Coff[9]
Essig[9]

Kollateralmittel:
Calad, Cann-i, Cann-s, Nux-v, Sel

Lycopersicum

Komplementärmittel: –

Folgemittel:
Bell[9]

Feindlich: –

Antidote:
Tabakrauch[12]

Kollateralmittel:
All-c (Schnupfen), **Ant-t** (Schwäche der Halsmuskulatur), **Bell**, **Caps**, **Dulc**, **Eup-per**, **Gels**, **Hyos**, **Rhus-t**, **Sang**, **Sol-ac** (Drohende Lungenlähmung im Verlauf einer Bronchitis bei Betagten und Kindern), **Sol-c** (Konvulsionen und Epilepsie, von großem Wert beim idiopathischen

Grand Mal, wenn die Krankheit jenseits des Kindesalters begonnen hat; Hystero-Epilepsie, Keuchhusten), **Sol-m** (Schmerzen im linken Hüftgelenk), **Sol-o** (Schwellung der Brustdrüse mit reichlicher Milchsekretion), **Sol-t-ae** (Rektumprolaps, offenstehendes Rektum, übelriechender Atem und Körpergeruch, Rektumtumore sehen aus wie verdorbene Kartoffeln, Träume von Blutlachen), **Sol-t** (Wadenkrämpfe und Kontraktionen der Finger, Spucken durch die geschlossenen Zähne), **Sol-v** (Gesichtslähmung), **Stict**, **Uran-n** (Diabetes)

Lycopodium clavatum

Miasma:
PSO[4,140], SYC[4,8,9,140], TUB[140], Syp[4,8]

Temperament:
Choler, Melan, Phleg, Sang

Seitenbeziehung:
U, *l*[31] (Hemiopie[50]), R (Hals, Brust und Eierstock[50]; Varizen[116]; Leber[157]), R nach L
r ⤢ l

Verwandte Darmnosode:
Morgan Gaertner

Wirkdauer:
40-50 Tage[187]

Bemerkungen:
Sulph, Calc und Lyc bilden das zentrale Trio, um das herum der ganze Rest der Materia medica gestellt werden kann. Bei hartnäckigen und chronischen Krankheitsfällen, durch gemischte Miasmen verursacht, gaben viele der alten Meister Lyc in der Abfolge Sulf ➝ Calc ➝ Lyc um Heilungen zu bewirken und zu vervollständigen, die einem Einzelmittel oder einer Reihe von Potenzen widerstanden hatten[199].

Obwohl zweifelsfrei indiziert, kann es klug sein, die Behandlung[39] chronischer Krankheiten mit einem anderen antipsorischen Mittel zu beginnen, z.B. Nux-v, oder in der Abfolge Sulph, Calc, Lyc[1,19].

Im Säuglingsalter, wenn die Mittelwahl zwischen Mitteln wie Calc, Psor, Sanic, Sulph liegt, es ist aber keines davon ist, stattdessen Lyc[50].

Bitte vermeiden Sie im allgemeinen, einen Fall mit Lycopodium zu beginnen, wenn Sie mit einem solchen Mittel beginnen, schaffen Sie Durcheinander und Sie erhalten mitunter eine heftige, ungewollte Verschlimmerung[63].

Bei Nierensteinen hilft die vorherige Verschreibung von Berb, um den Impuls durch Lyc, welches dafür bekannt ist, heftige Reaktionen zu erregen, abzuschwächen[159].

Bei einem Fall versagte Lyc, als es in der 30. und 200. Potenz gegeben wurde, später aber, als es in ansteigender Folge 1M, 10M und 50M gegeben wurde, eine Dosis von jeder Potenz zur Bettzeit an aufeinanderfolgenden Nächten, wurde in der dritten Woche eine Reaktion bemerkt und die Patientin registrierte eine langsame und stetige Besserung, bis sie innerhalb von 8 Wochen in normalem Zustand war[159].

Lyc kann bei akuten Krankheiten als interkurrentes Mittel angezeigt sein[13,96].

Das „Sulphur vegetabilis"[50].

Ein Arzt, der Lycopodium anzuwenden versteht, ist schon ein guter Homöopath[50].

In niedrigen Verdünnungen bessert Lyc sehr oft die Verstopfung, während es in mittleren und höheren Verdünnungen die Verstopfung verschlimmert[111].

Kontraindiziert in fortgeschrittenen Fällen von Gallensteinen mit chronischer Cholezystitis bei alten Leuten[6].

Lyc nicht bei Scharlachfieber geben, wenn der Ausschlag plötzlich abblaßt und Aufgeblähtheit und Wassersucht eintreten[32].

Lyc-Erwachsene entwickeln sich im Alter in Richtung Ars oder Lach (Frauen) oder in Richtung der sklerotischen Mittel Bar-c, Phos oder sogar Plb[6].

Seine Wirkung wappnet gegen den präkanzerösen Zustand. Bei bestätigtem Karzinom hat es kaum einen Nutzen, weil es keine Macht über das tumuröse Element hat[50].

Lyc, Carb-v und Chin bilden das Trio für Flatulenz[38,56,157].

Lyc, Carb-v und Kali-c bilden das Trio für Flatulenz bei alten Leuten[157].

Lyc, Rad-br und Caust bilden das Trio für Hypertonie in Verbindung mit Nierenerkrankungen[50].

Speisen, die man meiden sollte:
Alkohol[9], Austern, *Bier*[31], *frisches Bier*[8], BLÄHENDE SPEISEN, Bohnen und Erbsen, *Brot*[31], *Fett*[8], *Gebäck*, KAFFEE[12,15] (Verhindert die Wirkung von Lyc und löscht sie aus[187]), *Kalte Getränke*, KALTE SPEISEN, KOHL, *Milch*, *Obst*, *Reis*[50], Rohkost[8], *Rüben*, Sauerkraut, Schokolade[50], *Schwarzbrot*, Stärkehaltige Speisen[50], *Süßigkeiten*[9], WEIN[9], ZWIEBELN

Speisen, zu denen man raten sollte:
Scharfe Speisen[50], *Warme Getränke*, Warme Speisen[9]

Interkurrente Mittel:
Phos[6], **Scir** (Krebsbehandlung – auch Tub, Med[50]), **Senn** (Schweres azetonämisches Erbrechen nach Lyc[6]), **Tarax**[187], **Thyr** (Hyperthyreodismus[66])

Komplementärmittel:

Anac (Zwölffingerdarmgeschwüre[6] – auch Arg-n[6]), **Ars**[6,50] (Dysfunktion der Leber[111]), **Bell** (Fieber mit Azetonämie[157] – auch Senn[157]), **Benz-ac**[143] (Chronisches Rheuma[112]; vervollständigt seine Wirkung[143]), **Berb**[6] (Leber, Niere, Haut[155]), **Bry**[6],***Calc***[87,106,185] (Krisis bei Nierenkolik[116]), **Calc-f** (Erweiterung variköser Venen[47]), ***Carb-v*** (Eine gelegentliche Gabe Carb-v, alle 8 Tage[118], unterstützt Lyc[8,25,39]), **Carc**[50] (Wenn Lyc eine vorübergehende Besserung aller Symptome bringt, wirkt Carc als Komplementärmittel[50]), **Caust**[6], **CHEL** (Physiopathologisches Komplement[157]; wenn Lyc offensichtlich indiziert scheint, heilt Chel[50]; Gallenfunktion, Hypocholie auch Chin, Myric[157]; Lebersymptome[38]; Lungentuberkulose[48]; Pleuritis begleitet von Leberproblemen[50]; Anorexie bei Kleinkindern[158]), **Chin**[6,147,157,160] (Personen mit Neigung zu Gallensteinen – auch Chel[160]; komplementär zu Lyc, wenn es verschlimmert in Form von Meteorismus[155]; Dysfunktion der Leber[155]), **Chol** (Gallenblasen- und Leberstörungen[50]), **Cob** (Impotenz[143]), **Coloc**[6,50,157] (Eine zornige Lyc-Person, nach der Einnahme einer Dosis Lyc bei Leberdysfunktion, kann am nächsten Tag sehr heftige krampfartige Schmerzen haben, besser durch Zusammenkrümmen – hier wirkt es sowohl als Antidot, als auch komplementär zu Lyc[155]), **Con**[6], **Fago**[143], **Fl-ac** (Erweiterung von Varizen[47]), **Graph** (Abdominelle Symptome[98,106]), **Hep** (Erwachsene[157]), **Hydr** (Hypertonie, Portalvenenstauung[157]), **Ign**, ***Iod***[17,98,106,145,147,157,185,197] (Akutes Komplement – auch Lach, Puls[50]), **Ip** (Kapilläre Bronchitis schlimmer auf der rechten Seite, Sputa gelb und dick[12]), **Iris** (Azetonämie mit Pankreasinsuffizienz[157]), ***Kali-c*** (Besonders chronische rheumatische Prozesse[112]; Periodontitis, Pharyngitis, Tonsillitis[8,34,36]; Lebersymptome – auch Nat-s, Graph, Sulph[157]), **Kali-i**, **LACH** (Oft kann Lach einen Fall beenden, den Lyc eine Wirkung hatte, den es aber nicht beenden kann[119]), **Led**, **Lith-Salze** (Chronisches Rheuma[112,157]), **Loph** (Gallengangsdyskinesie und Migräne[143]), **Mag-m** (Milchunverträglichkeit, Leberstörungen[157]), **Med**, **Morg-g** (Kann vorteilhaft mit Lyc bei Nieren- oder Blasensteinen mit Verdauungsstörungen gegeben werden[47]), **Nat-m**[6,50,87,143], **Nux-v**[6,157] (Pneumonie bei Kindern[89]; portale Hypertension[159]), **Parathyr** (Nierensteine, sogar Ausgußsteine und beidseitige Steine), **Pareir**[143], **Phos** (Erhöhung von Cholesterin, Triglyzeriden[116]), **PULS**, **Rhus-t**[139], **Sars** (Chronisches Rheuma[112,157]), **Sep**[6], **Sil**[143], **Solid** (Autointoxikation hepatischen Ursprungs, seine komplementäre Wirkung unterstützt die konstitutionelle Wirkung von Lyc[109]), ***Sulph***[6,8,17,50,185] (Katarrh hepatischen Ursprungs[157]), **Syph** (Das beste Komplement, wenn Lyc symptomatisch keine Ergebnisse bringt[50]; azetonämisches Erbrechen[157]), **Thlas** (Steinleiden, rotes Sediment im Urin[47]), **Thuj**[157] (Vaskuläre Tumore, Angiome – auch Calc-f, Fl-ac[157]), **Tub** (Husten[48,157])

Folgemittel:

Anac, **Apis**, **Arg-m** (Heilte Scirrhus des Muttermunds, als Lyc versagte[25]), **Arg-n** (Flatulente Dyspepsie[1]), **Ars**, **Bar-c** (Drüsenerkrankungen als Folgekrankheiten nach Scharlachfieber[50]; Arteriosklerose[6], kann von Phos gefolgt werden[6]), **Bell**, **Bry** (Lumbago[50]), **Calc** (Psychiatrische Erkrankungen[122]; Inaffinimentation[122]; neurologischer Kopfschmerz mit Erschöpfung bei einem diabetischen Patienten[122]), **Carb-v**, **Carc** (Wenn Lyc, obwohl offensichtlich gut gewählt, versagt[52]), **Carc-ad** (Bei einem Fall von subakuter Lebernekrose, als nach sorgfäl-

tiger Fallausnahme Lyc indiziert schien, aber nach Lyc kein Fortschritt erzielt wurde[52]), ***Chel*** (Wenn Lyc indiziert scheint und trotzdem versagt[48,106]), **Chol** (Leberkrankheiten, wenn (Lyc und) andere Mittel versagen[36]), **Colch**, **Dros**, **Dulc**, **Fl-ac**[50], **Graph** (Flatulenz[157]), **Hydr** (Verdauungsschwäche[9]), **Hyos**[77], **Iod**[7], **Kali-c** (In einem Fall von Nierensteinen, die das ganze Becken der rechten Niere ausfüllten, es waren etwa fünf, von der Größe kleiner Murmeln, und der ganze Zwischenraum war mit kleinen Stückchen oder Detritus angefüllt, wann immer die Patientin einen Stein absetzte, hatte sie Flatulenz, die aufhörte, wenn der Stein abgegangen war – Sars war das abschließende Mittel, nach Kali-c[50]), **Kreos** (Magen- oder Zwölffingerdarmgeschwüre, wenn (Lyc und) andere Mittel versagen[36]), ***Lach*** (Dysfunktion der Leber[155]), ***Led*** (Makuläsionen nach einer Dosis Lyc 10M, das Konstitutionsmittel muß nach 2 Wochen von einer Dosis Led gefolgt werden[11]), **Lith**[143], **Lob** (Chronische Bronchitis[126]), **Meny**, **Merc** (Typhus mit Leberkomplikationen, wenn Lyc versagt[115]), **Mom-b** (Wenn der Flatus in der Milz-Flexur des Kolons eingeklemmt ist und Lyc versagt[33]), **Morg** (Bronchopneumonie oder Lobärpneumonie, in jenem kritischen Fall, wo Lyc als das scheinbar gut gewählte Mittel nicht als erwartete Ergebnis bringt[50]), ***Morg-g*** (Kann bei einem Patienten Erleichterung bringen, dem es mit seinem definitiven Konstitutionsmittel Lyc nicht so gut geht, wie man erwarten sollte[61]), **Nat-m** (Verminderter Appetit[153]), **Nit-ac** (Impotenz nach übermäßigem Geschlechtsverkehr, wenn Lyc versagt[3]), **Nux-v** (Wäßriges Aufstoßen, wenn Lyc keinen Erfolg hat[26]; Verstopfung, wenn Lyc versagt[118]), **Pitu** (Nierenkolik, wenn die indizierten Mittel versagen[50]), **Phos** (Psychiatrische und neurologische Störungen[122]; schweres azetonämisches Erbrechen, mit Senn als interkurrentes Mittel[6]), **Psor** (Nachdem der akute Anfall einer Appendizitis vorbei ist[131]), **Puls**, **Rad-br** (Hypertonie bei Nierenerkrankungen[50]), **Raph**, **Rhus-t** (Ödeme der Füße, wenn Lyc gut indiziert scheint, aber versagt[7,74]), **Ruta**, **Sacch**[50], **Senn** (Azetonämisches Erbrechen bei Kleinkindern[158]), **Sep** (Hautsymptome[157]), **Sil** (Krebsartige Tumore[113]), **Stann** (Hartnäckige Gastralgie, wenn (Lyc und) andere Mittel versagen[46]), **Stram**, **Sulph**[6,50] (Unfreiwilliger Samenabgang, Hoden schlaff und herabhängend und Schwitzen des Skrotums und zwischen Skrotum und Oberschenkel[48]), **Syph** (In der Geriatrie, wenn Lyc geholfen hat, aber nicht alles getan hat, was man erhoffte, besonders wenn der Patient gestörte Nächte hat und wenn ein diastolisches Herzgeräusch besteht, mit oder ohne rheumatischer Vorgeschichte[50]; wenn Lyc durch die Modalität der 16 Uhr Verschlimmerung indiziert scheint, aber nicht wirkt[119]), ***Ther*** (Skrofulöse Knochenkrankheiten, wenn nach Lyc indiziert erscheint, aber versagt[16]; infantile Atrophie, Karies der Knochen, Rachitis, skrofulöse Vergrößerung der Drüsen, nach dem Versagen von Lyc[16]), **Thuj** (Leberinsuffizienz, biliäre Unterfunktion, hepatovaskulärer Blutandrang, Hypercholesterinämia, Hyperurikämie hepatischen Ursprungs[157]), **Tub**[6], **Verat** (Schmerzhafte Verstopfung bei Kleinkindern[1]; Verstopfung von Kleinkindern, wenn Lyc gebessert hat, aber noch einige Spuren der Krankheit zurückbleiben[118])

Feindlich:

Coff, **Nux-m**[8], **Sulph** (Nach Sulph; außer im Zyklus Sulph, Calc, Lyc, Sulph etc.[12,30])

Kaffee (Kaffeetrinken verhindert die Wirkung von Lyc und löscht sie aus[23])

Antidote:

Acon, **CAMPH**[98], **CAUST** (Schlechte Laune, Mißtrauen, macht Vorwürfe[23]), **CHAM**, **Chin** (Flatulenz[157]; Meteorismus[155]; wenn Lyc, in hohen Potenzen verschrieben, verschlimmert[143]; sehr intensive Blockade, hier antidotiert Chin nicht nur die schlimmen Folgen von Lyc, sondern ist auch komplementär[155]), **Coc**[120], **Coff**, **Coloc** (Krampfartige Schmerzen im Bauch, besonders mit Krämpfen des Querkolons und des Dünndarms, Schmerzen so heftig, daß sich der Patient zusammenkrümmen muß[155]; Schmerzen nach Zorn[155]), **GRAPH**, **Lach** (Das umfassendste Antidot zu Lyc[98]), **Nux-v**, **Op**, **PULS** (Fiebrige Verschlimmerung[124], Medizinische Verschlimmerung durch Lyc bei Leberdysfunktion[155])
Kaffee (Eine Tasse starker Kaffee scheint die guten Wirkungen von Lyc zu antidotieren[79])

Kollateralmittel:

Abrot, **Acet-ac** (Abmagerung des oberen Teils des Körpers, untere Teile ödematös), **Aesc**, **Agn** (Vorzeitige Samenergüsse – Calad, Sel), **All-s** (Probleme im Querkolon – Lyc, Raph), **Aloe** (Gift von Austern außerhalb der Saison; Lyc: innerhalb der Saison), **Alum** (Sexuelle Schwäche alter Männer – Con[50]; vorzeitiges Altern; Verstopfung von Kleinkindern; Verstopfung durch Untätigkeit der Därme – Sil), **Am-c** (Hämaturie mit Entwicklung in Richtung auf eine chronische Niereninsuffizienz), **Anac**, **Ant-c** (Hepatorenales Syndrom), **Ant-t** (Fächerartige Bewegung der Nasenflügel – Bapt, Bell, Brom, Hell, Phos, Rhus-t), **Apis** (Symptome rechtsseitig oder von rechts nach links; Anurie – Apoc, Canth, Colch, Dig, Op, Staph), **Arg-n** (Flatulenz der Milzflexur – auch Lyc, Mom-b, Trom), **Arist-cl** (Venenstauung – Aesc, Calc-f, Puls), **Arg-m** (Rechtsseitiger Stirnkopfschmerz, Schmerz in den Augen; Leber und Hüftgelenke), **Arg-n** (Schlimmer durch Erwartungsspannung – Ars, Carb-v, Gels, Med, Ph-ac, Plb, Sil, Thuj; Verlangen nach Süßigkeiten, was verschlimmert), **Ars** (Schlimme Folgen von Tabakrauchen und -kauen; bevorzugt warme Speisen und Getränke – auch Chel; Nierenversagen – Apis, Apoc, Cupr, Nat-m, Plb; Lupus – auch Ars-i, Bar-c, Calc, Carb-ac, Carb-s, Carb-v, Cist, Graph, Kali-chl, Kreos, Psor, Sil, Thuj; Sep: Lupus in Ringform), **Aur-i** (Rechtsseitige Struma), **Bar-c** (Alt aussehende Kinder), **Bell** (Graves'sche Krankheit – auch Nat-m – Lyc, wenn vaskuläre Symptome vorherrschen), **Benz-ac** (Roter Sand im Urin – Oci, Sars; die Urinkonsistenz wechselt), **Berb** (Harnsaure Diathese – Laps, Lith-c, Nat-s, Sep; Drainagemittel für die Nieren auch Sars, Solid), **Both** (Tagblindheit, Schmerz im rechten Großzeh), **Brom** (Blähungsabgang aus der Vagina – Lyc, Nux-m), **Bry** (Diphtherie beginnt unten und steigt nach oben – Lyc: genau das Gegenteil), **CALC** (Kinder mir faltigem Gesicht – Lyc: faltiges Gesicht bei Erwachsenen; Ejakulation zu früh – Nat-m, Sel, Sulph), **Calc-f**, **Calc-r** (Nephrolithiasis), **Carb-v** (Meteorismus – Chin, Mag-c; Flatulenz im oberen Abdomen betonter – Podo und Nat-s haben die Luftansammlung am ausgeprägtesten im Kolon ascendens, Sulph im Sigmoid, All-c verursacht Rumpeln und Einklemmung von Blähungen mit Schmerz im linken Hypochondrium – Mom-b, Lyc im Hypochondrien, in der Milzflexur des Kolons, mit Druck nach oben und nach

unten auf Rektum und Blase), **Carc**, **Card-m**, **Caust** (Intertrigo während der Zahnung; Steifheit des Musculus sternocleidomastoideus auf der rechten Seite; Furcht und Unwilligkeit, Verantwortung zu übernehmen – Sil), **Cere-s** (Schwinden der Genitalorgane), **CHEL** (Rechtsseitige Gelenkschmerzen; Cholelithiasis mit Cholezystitis; Lebersymptome; besonders für akute Prozesse; Drainagemittel für Lyc – auch Card-m, Tarax; rechtsseitige Migräne – auch Iris, Sang), **Chin** (Fühlt sich nach dem Essen einer Kleinigkeit voll; Völlegefühl nicht besser durch Aufstoßen), **Chion** (Diabetes mit Leberproblemen), **Con**, **Cycl**, **Elaps** (Rechte Seite – Chel, Crot-h), **Equis** (Nierenstein – Berb, Calc-f, Ox-ac), **Dig**, **Dios** (Gallensteinkolik begleitet von Flatulenz), **Ferr**, **Fl-ac** (Vorzeitige Senilität – auch Alum; Gleichgültigkeit gegenüber geliebten Personen, aber nicht gegen Fremde – Lyc: impotent gegenüber seiner Frau aber leicht erregt durch andere Frauen) **Hell** (16 Uhr Verschlimmerung; faltige Stirn bei Hirnsymptomen – Lyc: bei Schmerz), **Hep** (Chronische Pyelonephritis – Nit-ac), **Hydr** (Drainagemittel für Lyc bei präkanzerösen Zuständen), **Hydrang** (Diabetes mit gesteigertem Durst und Harnwegsbeschwerden), **Ign** (Krampfartige, rechtsseitige Kolitis, auch Bry – Mom-b: Querkolon – Raph: linksseitig, auch Merc-d), **Iod** (Bulimie – Nat-m, Phos, Thuj), **Ip** (Bei Wehen oder drohender Fehlgeburt, Schmerzen fliegen von links nach rechts; Cimic von einer Seite zur anderen; bei Lyc: von rechts nach links), **Jal** (Baby schreit die ganze Nacht, auch Psor, Cina – Gegenteil zu Lyc), **Kali-c** (Intensives Verlangen nach Süßigkeiten – Arg-n; Flatulenz und schnell gebläht, besonders nach dem Essen einer verhältnismäßig geringen Menge – Lyc: hat dieselbe Flatulenz und das Blähungsgefühl, aber es hat nicht die tiefe Schwäche des Systems wie Kali-c und wird im Allgemeinen in kalter, frischer Luft besser), **Kali-i** (Husten nach Pneumonie – Sang, Stann), **Kali-m** (Dyspepsie hepatobiliären Ursprungs; Intertrigo von Kleinkindern), **Kali-s** (Völlegefühl schon nach dem ersten Bissen), **Lach**, **Lil-t** Erstickungsgefühl in einem überfüllten Raum, im Theater – Apis, Iod, Kali-i, Lyc, Puls), **Lith-be** (Harnsaure Diathese – Am-be, Sars), **Lith-c**, **Mag-c** (Magenbeschwerden am späten Nachmittag, gewöhnlich zwischen 18 und 19 Uhr, gewöhnlich mit Übelkeit), **Mag-m** (Leber- und gastrointestinale Problem, schlimmer am Morgen, unerfrischender Schlaf), **Mand** (Flatulenz im rechten Hypochondrium – auch Iris-f, Mag-c; Kopfschmerz besser durch Essen – Ign, Psor), **Merc**, **Mom-b** (Beschwerden des Colon descendens, Milzwinkel – Lyc, Trom; Ansammlung von Flatus in der Milzflexur; während er sich bei Sulph in der Sigmaflexur sammelt), **MORG-G** (Harntraktentzündung, Nierensteine, Zystitis; Verschlimmerung von 16 bis 20 Uhr), **Murx** (Vermehrtes sexuelles Verlangen bei Frauen – Lil-t, Plat), **Nat-m** (Störungen der Ernährung und des Endokriniums; oben dünn und unten plethorisch; Abmagerung von oben nach unten; lacht über ernste Angelegenheiten – Lyc lacht, wenn er bei Angst angesehen wird), **Nat-p** (Flatulenz, besonders Zäkum), **Nat-s** (Blähungskolik im Colon ascendens; Cholesterinstoffwechsel – auch Phos, Chin), **Nit-ac** (Übelriechender Urin – Benz-ac, Mag-c, Sep), **NUX-V** (Mangel an männlichen Hormonen – Ars, Lach, Sep, Sil, Sulph; Uterusverlagerungen), **Oci** (Schmerz im rechten Harnleiter), **Phos** (Brennender Schmerz wie rote heiße Kohlen zwischen den Schulterblättern; Hyperglykämie mit Affektion von Pankreas und Nervensystem; Hepatonephritis; Probleme des Cholesterinstoffwechsels – Ars, Lyc, Podo, Sulph; Gallenwegssteine im chronischen Zustand, Cholezystitis; fächerartige Bewegung der Nasenflügel – *Ant-t*), **Pic-ac** (Witwen, die unter ungestilltem sexuellen Verlangen leiden – Calc, *Plat*), **Plat** (Verstopft auf Reisen), *Plb* (Nephropathie und Retinopathie, Hypertonie), **Plumbg** (Verstopft mit rotem Urin, Schmerz in den Nieren und den Gelenken und allgemein im Körper, milchiger Speichel, ulzerierter Mund), **Podo** (Halsweh von rechts nach links), **Prion** (Schlimmer von 16 bis 20 Uhr), *Psor* (Frühes Grauwerden der Haare in Flecken; Hernie bei Kindern – Calc, Calc-p, Jal), **PULS** (Weint beim Erzählen der Symptome; Sep: wenn nach Symptomen gefragt; Lyc: wenn man ihm dankt; eine Hand warm, die andere kalt; Lyc: Füße; Gefühl von etwas Lebendigem im Bauch – Croc, Thuj), *Rhus-t* (Schmerz in den Beinen besser beim Laufen – Ferr, Mag-c, Puls), **Rib-ac**, *Samb* (Verstopfte Nase bei Kleinkindern), **Sang** (Rheuma der rechten Schulter, Rechtsseitigkeit; die meisten Schmerzen von rechts nach links, z.B. Kopfschmerz, Schmerz in den Gliedern), **Sanic** (Haut am Nacken verschrumpelt und hängt in Falten; Abmagerung der oberen Teile des Körpers trotz gutem Appetit), *Sars* (Kind schreit beim Wasserlassen – auch Bov, Sanic; weißes Sediment; Sil: gelb; Lyc: rot; Abmagerung der oberen Teile), **Senec** (Schmerz in der rechten Niere – auch Equis, Lyss, Sars), *Sep* (Anorexie bei Kleinkindern; verhindert die Entwicklung einer Hernie; harnsaure Diathese, besonders bei frostigen Personen, Lyc bei warmblütigen Personen; schmetterlingsförmige Pigmentation im Gesicht; Urin fötide mit rotem haftenden Sand – auch Berb; Lyc: roter, nicht haftender Sand; portale Stauung mit Leberinsuffizienz; Hyperventilationssyndrom – Med, Nat-m, Phos, Puls, Sep, Sil, *Tub*; als ob sie jeden Muskel und jede Faser ihrer rechten Seite fühlte, von der Schulter zu den Füßen), **Ser-ang** (Hypertonie bei Nephritis oder Nierenstauung), **SIL** (Kann keinen Widerspruch ertragen – auch Sep; Furcht in Öffentlichkeit aufzutreten aus Angst zu versagen, wenn er anfängt, ist er aber erfolgreich, Sil ist kälteempfindlich während Lyc empfindlich gegen Hitze ist[199]; Mangel an Selbstvertrauen; schafft es nicht – auch *Arg-n*, Carc, *Calc*, *Ph-ac*, *Puls*, *Sep*; vorzeitige Geburt – Calc, Hell, Lach, Lyc, Merc, Phos, Sulph, Thuj, Tub[177]), **Solid** (Leberdrainagemittel – auch Berb, Bar-m; Leberatrophie; Drainagemittel bei Azetonämie), **Spong** (Liegen auf der linken Seite bessert – Caust, Spig), **Staph, Stram** (Benimmt sich in der Schule gut, zu Hause Terror), **Streptoc** (Mitgefühl verursacht Weinen), **SULPH** (Flatus sammelt sich in der Sigmaflexur an; linksseitige Varizen – Lyc: rechtsseitig; Penis klein und geschrumpft; Migräne hepatodigestiven Ursprungs; Linkshänder), **Titan** (Sexuelle Schwäche mit vorzeitiger Ejakulation), **Thuj** (Präsklerose-Mittel – Aur; fühlt sich voll, sogar schon nach zwei oder drei Bissen), *Tub* (Liebt Veränderungen; Kind reizbar beim Erwachen – Cupr; frühzeitige sexuelle Reife bei Kindern – Calc, Lyc, Merc, Phos), **Uran-n** (Nierenkrankheiten mit Diabetes)

Lycopus virginicus

Wirkdauer:
40-50 Tage

Bemerkungen:
Nützlich nach Mißbrauch von anderen Herzmitteln, um das Herz zu beruhigen[44].

Wichtiges Mittel bei exophthalmischer Struma mit erregtem Herzen[50]. Es ist eine große Hilfe in der Vorbereitung eines Patienten zur Operation einer exophthalmischen Struma, wo es ein Herzberuhiger ersten Grades ist[50].

Komplementärmittel:
Spig (Basedow[143]), **Thyr** (Struma[14])

Folgemittel:
Gels[58], **Nat-c**[58], **Nat-m**[58], **Schlangengifte**[58]

Feindlich: –

Antidote:
Acon[25]
Wärme (Schmerzen durch Kälte[25])

Kollateralmittel:
Adren, Apis, Cact, Coll, Crat, Dig, Ephe (Exophthalmische Struma, die Augen fühlen sich an wie herausgestoßen, mit tumultöser Herzaktion), **Hydr-ac, Iber** (Tachykardie – Spig), **Iod, Lach, Laur** (Kardiale und nervöse Störungen), **Prun, Sang, Spart-s** (Kardiale Erregbarkeit bei Hypotonie – Crat), **Spig, Spong**

Lyssinum

Miasma:
Pso[50], *Syc*[50], *Tub*[50], Syp[50]

Temperament:
CHOLER[15], Sang

Seitenbeziehung:
U, *I*[50], R

Speisen, die man meiden sollte:
Hammel

Bemerkungen:
Lyss heilt keine Tollwut, es sein denn, das Verlangen nach Hitze ist ausgeprägt[50].

Nach dem Biß eines tollwutverdächtigen Hundes gebe man Lyss drei- oder viermal am Tage, bis eine Reaktion in Form von Mattigkeit, Kopfweh oder innerer Unruhe eintritt, was darauf hinweist, daß die Mittelwirkung begonnen hat[50].

Verzögerter und/oder nicht wahrnehmbarer Beginn und heftige Erkrankungen, z.B. eine Epilepsie, die heftig und kurz ist, der Patient mag lange anfallsfrei sein, es besteht ein verzögerter Anfallsbeginn, der plötzlich und heftig ist; bei tuberkulöser Meningitis ist der Prozeß langsam und schleichend in der Entwicklung, dann akut, mit schlechter Prognose[50].

Wunden heilen gut nach dem Biß eines tollwütigen Tieres und langsam nach einem normalen Biß[50].

Komplementärmittel:
Staph[162]

Folgemittel:
Bar-c (Hyperaktivität, mangelnde Aufmerksamkeit und andere Störungen der Kindheit, die hauptsächlich die geistigen und emotionalen Ebenen betreffen[50] – auch Stram[1,34,50]) **Gels**[7], **Lach**[7], **Led** (Tollwut[50]), **Naja**[7], **Nat-c**[7], **Nat-m**, **Stram**[1,34]

Feindlich: –

Antidote:
Agn, *Bell*, **Brom** (Schlimmer durch Staub[54]), **Cedr**, *Cur*[31,100], *Fagu*, *Hyos*, **Lach**, *Stram*

Kollateralmittel:
Adren (Atemlähmung – Bell, Gels, Nat-m), **Agn**, *Apis* (Schlimmer durch Sonnenexposition – Glon, Lach), *Ars*, **Bell** (Hydrophobie – auch Canth, Hyos, Stram), *Cocc*, *Con* (Aufsteigende Lähmung – Gels, Cocc; Beschwerden durch unterdrücktes sexuelles Verlangen; Lyss: Beschwerden durch abnormes sexuelles Verlangen), **Canth**, **Hyos**, **Helon** (Ist sich ihrer Gebärmutter bewußt), **Hep**, *Hydr* (Hydrophobie – Canth), **Lac-c**, **Lach** (So empfindlich gegen die Umgebung und so sehr durch Lärm gestört, sie kann die Fliegen auf den Wänden laufen und entfernte Glocken hören – Op), *Hydr-ac*, **Hyos**, *Lach* (Bläuliche Farbe von Wunden und Geschwüren), **Lil-t**, **Merc**, **Phos**, *Pic-ac* (Sexuell übererregt – Plat, Canth), *Sep* (Gebärmutterprolaps), **Spirae** (Bisse tollwütiger Tiere), **Staph**, *Stram* (Konvulsionen durch blendendes Licht; Kind liebt es, zu baden, fürchtet jedoch die Dusche – Sulph), **Stry-s** (Fortgeschrittene Fälle von Tetanus und Tollwut, wenn Angst und Krämpfe dem Tod vorausgehen[199]), **Tanac**, *Vip*, **Xanth** (Hydrophobie, chronische Zystitis bei Frauen)

Magnesia carbonica

Miasma:
Pso[4,8], Syc, *Tub*[140]

Temperament:
Choler[15], Sang

Seitenbeziehung:
u, r, r ⟋ l[8]

Verwandte Darmnosode:
Morgan Pure

Wirkdauer:
40-50 Tage

Bemerkungen:
Bei lymphatischer Diathese – Tuberkulinie plus Psora – nehmen mit zunehmendem Alter nach der Pubertät die Magnesium (-Salze) den Platz der Kalzium-Salze ein[15].

Speisen, die man meiden sollte:
Fett, Gewürze und Würzen[50], Kaffee, *Kartoffeln*[50], *Kohl, Milch, Pflanzliche Diät*[50], *Warme Speisen*

Komplementärmittel:
Calc (Migräne – auch Lyc, Nux-v[160]; Verdauungsstörungen – auch Lyc, Nux-v[157]), ***Cham***[17,147] (Verdauungsstörungen bei Kleinkindern – auch Bell[158]; Zahnschmerz[16]), **Lach** (Prämenopause[157]), **Lyc**[143,147], **Phos**[7], *Rheum* (Wenn Milch nicht bekommt und das Kind einen sauren Geruch hat[1]; Rheuma[2,23,25,62]; hyperazide Symptome bei Kleinkindern, Azidität der Sekretionen, saurer Körpergeruch, saurer Durchfall – auch Hep[157]), **Rhus-t**[34]

Folgemittel:
Caust, **Lyc**[36], **Mag-f** (Chronische Hypertrophie der Drüsen, ebenso chronische Tonsillitis, wenn es zu einem Rückfall kommt[36]), **Mand**[36], **Merc, Phos, Puls, Rheum** (Wenn Milch nicht bekommt und das Kind einen sauren Geruch hat[34]), **Sep, Sil, Sulph**

Feindlich: –

Antidote:
Acet-ac[31], **ARS** (Allgemeines Antidot – auch Merc, Puls[157]), **Bry**[31], **Bell**[16], **CHAM** (Neuralgie[12,16,25]), **Coloc** (Greifender Schmerz[16]; Kolik[157]), **Mag-c** (Das potenzierte Mittel lindert oft, wenn das Magnesium in Rohform genommen wurde, um den „Magen zu besänftigen"[1]), **Merc, NUX-V** (Verstopfung[157]), *Puls*, **Rheum** (Durchfall, saure Stühle[16]; Rheuma, Bauchbeschwerden[12,22,25])

Kollateralmittel:
Aeth (Saure Diarrhoe von Kleinkindern, Milch wird unverdaut ausgeschieden – Calc), **Aloe** (Morgendliche Diarrhoe – Podo), **Alum**, *Am-c*, **Ant-c** (Zähne sind empfindlich und können nicht behandelt werden – auch Hyper;

Ant-c, wirkt auf das Dentin; Mag-c: die Wurzeln, Hyper: die Nerven), *Ars* (Tuberkulose entwickelt sich schnell bei Patienten mit familliärer oder persönlicher Vorgeschichte von Tuberkulose – *Calc, Lyc, Tub*), **Bar-i** (Chronisch rezidivierende Tonsillitis – Calc-i, Calc-f, Calc-p, Sil), **Calc** (Nervöse Reizbarkeit), **Calc-p, Cham** (Erkrankungen von Kindern), **Cheir** (Taubheit, Otorrhoe, Nase nachts verstopft durch die Reizung vom Herausschneiden eines Weisheitszahns), **Chel, Chin** (Zahnbeschwerden in der Schwangerschaft), **Chol** (Leberkrankheiten, wenn andere Mittel versagen), **Coloc** (Neuralgische Schmerzen, besser durch Wärme und Zusammenkrümmen), **Colos** (Grüne, saure Diarrhoe bei der Zahnung – Rheum), **Fl-ac, Hed, Hep** (Baby riecht sauer trotz Waschen), **Grat** (Saurer Stuhl), **Iod** (Gehen in frischer Luft bessert – Puls, Hed, Fl-ac), **Iris-t** (Beschwerden der Zäkalregion – Mag-c, Rhus-t), **Kali-c** (Schlimmer um 3 Uhr morgens mit nervöser Erregung oder Angst – Hed, Iod), **Kreos, Led** (Gichtige Verhärtungen unter der Haut), **Mag-f** (Nervöse Ruhelosigkeit und Angst bei Schilddrüsenstörungen, schlimmer gegen Morgen – Hed, Iod, Fl-ac), **MAG-M** (Kinder, die wegen Leberstörungen nicht gedeihen, besonders mit kalkigen weißen oder gelblichen Stühlen, Vorgeschichte von zerstrittenen oder geschiedenen Eltern), **Mag-p** (Rheuma des rechten Deltoideus), **Mand** (Leber- und Gallenblasenstörungen mit Schmerzen unter dem rechten Schulterblatt – Chel), **Phos, Puls** (Frische Luft bessert; Schmerz in den Beinen, besser durch Umhergehen und Massage – Bell-p, Rhus-t; Menses fließen tagsüber – Mag-c: Menses fließen im Schlaf, reichlicher nachts, Gegenteil zu Puls), **Rat** (Zahnschmerzen in der Schwangerschaft – Sep, Lyss), **Rheum** (Saure Stühle; das ganze Kind riecht sauer), **Rhus-t** (Mag-c wird oft benötigt, wenn Rhus-t gegeben wird[39]), **Sanic** (Ruheloser Schlaf, erwacht um 3 Uhr 30 morgens; ist außer sich bei Kleinigkeiten; dickköpfig, schlechte Laune abwechselnd mit Lachen und Spielen bei Kindern), **Sep** (Verwaiste, adoptierte Kinder, die von einem einzelnen Elternteil aufgezogen werden), **Sil, Sulph, Thuj** (Chronisches Fatigue-Syndrom – Am-c, *Mag-m, Mur-ac, Nux-v, Ph-ac, Sulph*)

Magnesia fluorata

Bemerkungen:
Bandscheibenaffektionen entlang der Wirbelsäule (Zervikalsyndrom, Schulter-Arm-Syndrom, Erkrankungen der Thorakalwirbel, der Lumbalwirbel, sakroiliakal oder Arthritis[36])

Komplementärmittel: –

Folgemittel:
Am-i[36], **Ars-i**[36], **Bar-c** (Atheromatose[36]), **Calc-i**[36], **Iod**[36], **Kali-i**[36], **Lyc, Merc-i-f**[36], **Spong, Stront** (Atheromatose[36]), **Sul-i, Thyr**[36]

Feindlich: –

Antidote: –

Kollateralmittel:
Bar-c, *Calc-f*, *Dig* (Herzinsuffizienz, Altersherz, Koronar-sklerose – Stroph-h), Ham, Hep, *Iod*, *Mag-c*, Nat-m, PULS, *Stroph-h*, Sulph

Magnesia iodata

Komplementärmittel: –

Folgemittel:
Apat[36], Calc-f[36], Fl-ac[36], Kali-fl[36], Lap-a[36], Mag-f[36], Nat-f[36]

Feindlich: –

Antidote: –

Kollateralmittel:
Apat, Magnesium-, Iodium- und Fluor-Verbindungen

Magnesia muriatica

Miasma:
Pso[4,140], Syc[140], Tub[140]

Temperament:
Phleg, Sang

Seitenbeziehung:
u, l, r, l ↘ r

Verwandte Darmnosode:
Proteus (Bach)

Wirkdauer:
40-50 Tage

Bemerkungen:
Es ist ein Mittel für nach dem Mittagessen; viele Beschwerden treten nach dem Mittagessen auf, z.B. Ohnmacht, Anfälle, Atemnot, Übelkeit und Zittern, etc.[185]

Speisen, die man meiden sollte:
Fett, MILCH, *Obst*

Komplementärmittel:
Lyc[7], Puls[7], Sep[7]

Folgemittel:
Bell, Calc, Chel (Leberkrankheiten, wenn (Mag-m und) andere Mittel versagen[36]), *Lyc*, Merc[7], Nat-m, Nux-v, Phos, Puls, Sep, Sil[7], Sulph[7]

Feindlich: –

Antidote:
Ars, CAMPH, CHAM, Merc[31,100], Nux-v, Puls[100], Sep[100]

Kollateralmittel:
Alum (Urin beginnt langsam), Am-m (Hartnäckige Verstopfung, Stuhl hart und mit großer Schwierigkeit ausgetrieben – Nat-m), Ant-c, Arg-n (Herzklopfen), Bad (Herzklopfen schlimmer beim Liegen auf der rechten Seite), Bry (Besser beim Liegen auf der linken Seite bei Perikarditis), CALC, Calc-f (Chronische Leberkrankheiten), *Carc* (Schlafposition auf der linken Seite), Cham (Frostig, strecken aber auch ihre Füße aus dem Bett wegen Hitze der Sohle – Phos, Sanic, Med), *Graph*, *Hydr*, *Kali-c*, Kali-m (Leberinsuffizienz), *Lyc*, *Mag-c* (Kinder, die wegen Leberstörungen nicht gedeihen), **Mag-s** (Warzen), *Merc* (Lebererkrankungen; Liegen auf der rechten Seite verschlimmert), Mur-ac, Nat-c (Durchfall durch Milch), *Nat-m* (Chronisches Fatigue-Syndrom – Am-c, Calc, Cocc, Gels, Mag-c, Sulph, Thuj), Ptel (Leberstauung), *Puls*, Sep (Kinder können während der Zahnung keine Milch verdauen), Sil (Krankheiten skrofulöser Kinder; Kopfschmerz besser durch warm Einwickeln), Yuc, Zinc (Nervosität)

Magnesia phosphorica

Miasma:
Pso[140], Syc[153]

Seitenbeziehung:
r[50] (Kopf, Ohr, Gesicht, Brust, Ovar, Ischiasnerv[1])

Bemerkungen:
Wirkt manchmal am besten, wenn es in heißem Wasser gegeben wird[1].

Speisen, die man meiden sollte:
Kalte Getränke, Kalte Speisen

Interkurrente Mittel:
Calc-p (Skrofulöse oder anämische Personen, nach Mag-p[97])

Komplementärmittel:
Tub (Dysmenorrhoe[139])

Folgemittel:
CALC-P (Wenn Mag-p indiziert scheint, aber versagt[97]; auch interkurrent bei skrofulösen oder anämischen Personen[97]; Konvulsionen vom Zahnen, ohne Fieber, wenn Mag-p versagt[10]; Krämpfe in den Beinen[10]; Krämpfe, besonders wenn Mag-p versagt[108]; Schreibkrämpfe, besonders mit krampfartigen Schmerzen in den Fingern und Handgelenken[108]; Chorea[10]), **Cupr** (Krämpfe, falls Mag-p versagt[149]), **Kali-s** (Wenn Mag-p bei Schmerzen und Spasmen oder Krämpfen versagt[21]; kolikartige Schmerzen im Magen, wenn Mag-p versagt[10]; manchmal, wenn Mag-p versagt[152]), **Lyc**[36], **Plb-i** (Blitzartige Neuralgie, wenn Mag-p versagt[21]), **Zinc** (Pruritus[21])

Feindlich: –

Antidote:
Ars[139], Camph[139], *Bell*, Cham[139], Colch (Nierenstein[109]), Gels, Lach (Husten[12]), Nux-v[139] Kalzium (Anästhetische Wirkungen[19])

Kollateralmittel:
Act-sp (Kardiovaskuläre Spasmen), *Bell*, Cact, Calc (Beschwerden durch Stehen in kaltem Wasser oder Arbeiten in kaltem Lehm), *Cast* (Schmerzen im Bauch, besser durch Wärme und Druck), Caul, Cham, COLOC (Kolik, besser durch Zusammenkrümmen und warme Anwendungen; unterdrückt seinen Zorn aus gesellschaftlicher Verpflichtung; Mag-p: unterdrückt seinen Zorn, weil er befürchtet, er könne den Kontakt mit anderen verlieren), Dios, Kali-p, Kalm (Rechtsseitige Neuralgie), Lach, Lob-i, Puls (Menstruationsschmerzen – Vib), Spig, Zinc

Magnesia sulphurica

Miasma:
Pso[50]

Temperament:
Phleg

Seitenbeziehung:
l[8]

Speisen, die man meiden sollte:
Fett[50], Kartoffeln

Komplementärmittel: –

Folgemittel:
Lyc[36]

Feindlich: –

Antidote: –

Kollateralmittel:
Cimic, Hep, Ign, Iod, Mag-c, Mag-m, Puls, Nat-m (Schlimmer am Meer – Iod), Nat-s (Diabetes), Thuj (Warzen – Caust)

Magnetis poli ambo

Komplementärmittel: –

Folgemittel: –

Feindlich: –

Antidote:
Elec, Glv, Ign, Zinc

Kollateralmittel:
Anac, Bell, Caust, Ign, Lyc, M-arct, M-aust, Nux-v, Petr, Podo, Puls, Sabin, Stram, Teucr

Magnetis polus arcticus

Wirkdauer:
10-14 Tage[187]

Komplementärmittel: –

Folgemittel: –

Feindlich: –

Antidote:
Glv[187], Ign, M-aust[187], Zinc

Kollateralmittel:
Bar-c, Calc, Cham, Con, Cupr, Ferr, Ip, Nux-v, Phos, Puls, Rhus-t, Spig, Sulph

Magnetis polus australis

Wirkdauer:
10-14 Tage[187]

Komplementärmittel: –

Folgemittel: –

Feindlich: –

Antidote:
Ign, M-arct, Zinc

Kollateralmittel:
Aster (Blutandrang zum Kopf), Caps (Fötider Husten), Graph (Zehennägel – Sil, Nit-ac, Thuj), Ign, M-arct, Nux-v, Phos, Puls, Rhus-t, Sulph, Zinc

Magnolia grandiflora

Komplementärmittel: –

Folgemittel: –

Feindlich: –

Antidote: –

Kollateralmittel:
Aml-n, Cact (Kreislauf), Dulc, *Rhus-t*, Thuj

Malandrinum

Miasma:
Syp

Bemerkungen:
In der Schwangerschaft aus Furcht, einen Abort zu verur-
sachen, vorsichtig geben[50].

Cooper verwendete es als interkurrentes Mittel bei Krebs-
fällen[50].

Komplementärmittel:
Nat-m[119]

Folgemittel:
Sulph (Schreckliche Folgen von Impfung, wenn Maland
oder Thuj nicht ausreichen[165])

Feindlich: –

Antidote: –

Kollateralmittel:
Calc, Canth, Graph, Merc-sul, Petros, Sars, Sil, Sulph,
Thuj, *Vario*

Malaria officinalis

Komplementärmittel: –

Folgemittel: –

Feindlich: –

Antidote:
Ars, Bry, Nux-v, Rhus-t

Kollateralmittel:
Acet-ac, Aza (Wiederholte hartnäckige Fälle von Mala-
ria), Bry, Cean, Chel, Chol, Coc-c, Dulc, Eug, Ip, Lem-m,
Lith-c, Lyc, Meny, Nat-m

Mancinella

Komplementärmittel: –

Folgemittel: –

Feindlich: –

Antidote:
Caust (Lähmung des Handgelenks[12,31])
Kaffee

Kollateralmittel:
Arum-t, Canth, Cist, Crot-t, Euph, Mez, Rhus-t, Sul-ac,
Yuc

Mandragora officinalis

Miasma:
Pso[50]

Seitenbeziehung:
r[29]

Bemerkungen:
Mandragora gehört zur selben Familie wie Bell, Hyos und
Stram, der Familie der Solanaceae. Es ist höchst toxisch
und passt mehr auf die sich langsam entwickelnde und
tiefsitzende Pathologie als auf die akuteren Zustände von
Bell, Hyos und Stram[50].

Verwandte Darmnosode:
Bacillus No.7[29]

Speisen, die man meiden sollte:
Alkohol[36], *Fett*[36], *Kaffee*[36], *Tabak*[36]

Komplementärmittel: –

Folgemittel:
Lyc (Leber- und Gallenblasenerkrankungen[36])

Feindlich: –

Antidote:
Bell, Camph, Nux-v
Kaffee, Wein, Zigarren[12]

Kollateralmittel:
Agar (Nervöse Leiden des Magens, besser durch Abgang
von Stuhl und Flatus), Aloe (Unfreiwilliger Stuhl), Anac
(Magenschmerz, besser durch Essen – Calc-f, Chel,
Graph, Iod), Arg-n (Beschwerden von Süßigkeiten mit
Verlangen nach Süßigkeiten – Lyc), BELL (Besser durch
Rückwärtsbeugen – Dios), Berb, Calc-f, Calc-p, Caps,

Card-m (Cholezystitis – Chin, Chion, Iod, Merc-d, Podo), Chel (Cholezystopathie – Berb, Calc-sil, Card-m, Hydr, Lyc, Mag-c, Nat-s), Coloc, Con, Dios (Gallenkolik – Berb, Card-m, Chel, Lyc; Rückwärtsbeugen bessert – Sieg, Bell; Kopfschmerz, Kolik, Ischias), Dros, Fab (Gallenblasenerkrankungen – Cimic, Cob-n, Sulph), Fl-ac, Gels (Kopfschmerz, besser durch reichliches Wasserlassen – Ph-ac, Verat), Gnaph (Neuralgie mit Taubheitsgefühl), Hed, Hyos, Iod, LYC (Rechtsseitige Beschwerden – Bell, Chel, Sang), Merc, Nux-v (Verstopfung mit erfolglosem Stuhldrang und Stuhl wie kleine Bälle – Alum), Petr (Nach dem Erbechen Verlangen zu essen, was bessert – Tab), Plb, Podo (Durchfall mit explosionsartigen Stühlen), Psor (Kopfschmerz besser durch Essen – Lyc), Ptel (Erwacht mit Kopfschmerz und Hunger, was bessert – ein reichlichen Frühstück vorbei ist), Puls (Hängenlassen der Glieder verschlimmert), Rhus-t (Besser durch Umhergehen – Hed, Iod, Puls), Sang, Sel (Chronische Gonorrhoe – Puls, Sep), Sil, Sulph (Stehen verschlimmert), Tab, Verat, Zinc

Manganum aceticum

Miasma:
Pso[4], Syc, Tub[140], Syp[32,125]

Temperament:
Phleg

Seitenbeziehung:
u, l, r, r ↘ l, wechselnde Seiten

Wirkdauer:
40 Tage

Bemerkungen:
Ein Keynote des Mittels ist, daß sich jeder Teil des Körpers bei Berührung extrem wund anfühlt[50].

Speisen, die man meiden sollte:
Kaffee, Kalte Getränke

Speisen, zu denen man raten sollte:
Warme Getränke

Komplementärmittel:
Lyc, Psor[147], Sul-i[147], Tub[147]

Folgemittel:
Puls, Rhus-t, Sulph

Feindlich: –

Antidote:
Camph, COFF, Merc

Kollateralmittel:
Am-m (Rheuma), Aran-ix (Parkinsonismus – Con), Arg-m, Arg-n (Bronchialkatarrh), Arn, Ars, *Carc* (Hoch-

empfindlich in Bezug auf die Bedürfnisse anderer, begierig, ihnen zu helfen), Caust, Chin, Cob (Schmerz in der Gegend von Leber und Milz), Con (Aufsteigende Lähmung), Cupr, *Dulc* (Verschlimmerung durch feuchtes Wetter), Ferr, Gels, Graph, Hecla (Osteoarthritis der Hände und Füße, besonders wenn eine Zumischung rheumatoider Arthritis dabei ist), HEP (Verschlimmerung durch Kälte oder Anfassen von etwas Kaltem), *Hyper* (Verschlimmerung durch Nebel), Kali-c, Lach, Lyc, Mang-m (Schmerzhafte Knöchel; Knochenschmerzen), Mang-o (Schmerzen in der Tibia; Dysmenorrhoe, Kolik und Durchfall; leicht ermüdet und erhitzt; besonderer, schlurfender Gang), Mang-s (Lebererkrankungen; Übermaß an Galle), Nat-c, Nicc, Par, Phos, *Pic-ac, Psor*, Puls, Rhus-t, *Sulph*, Vanad, Zinc

Medorrhinum

Miasma:
Pso[140], SYC, Syp[4,140]

Temperament:
PHLEG (Wesentliche Nosode des phlegmatischen Temperaments[57])

Seitenbeziehung:
l[147,157] (Die übliche sykotische Lateralität[50,157]), l ↘ r[9]

Verwandte Darmnosode:
Sycotic Co (Paterson), Morgan Pure

Bemerkungen:
Bei allen Nosoden beruht die Verschreibung auf einem Hinweis auf die entsprechende Infektion in der Vorgeschichte oder Familienanamnese … als intermediäres (interkurrentes) Mittel für Patienten, bei denen das bestgewählten Mittel keine dauerhafte Heilung erreichen und die Totalität der Symptome auf einen spezifischen „miasmatischen Zug" hinweisen[125].

Bei vielen Krebspatienten gibt man irgendwann im Laufe der Behandlung eine Gabe Med als interkurrierendes und komplementäres Mittel zu anderen, tiefen, konstitutionellen Mitteln[199].

Patienten mit Thuj-Symptomen, bei denen Thuj nicht wirkt[5,108,117].

Sollte nie bei akuten Beschwerden gegeben werden, da es ernsthafte Verschlimmerungen hervorrufen kann[39].

Wenn Med Patienten mit signifikanter Herz-Pathologie oder Patienten oberhalb des funktionellen Alters von 60 gegeben wird, sollte die Anfangsdosis nicht höher als in der 200. Potenz gegeben werden, diese Vorsicht resultiert aus einigen sehr unglücklichen Erfahrungen[87].

Kann in den Fällen (Einzeldosis) gegeben werden, wenn antisykotische Mittel, wie Thuj, Nat-s und Arg-n, obwohl offensichtlich indiziert, die Kur nicht zu Ende führen[19].

Es hat dieselbe Beziehung zu tiefsitzenden sykotischen chronischen Erkrankungen des spinalen und sympathischen Nervensystems, die Psor zu tiefsitzenden Erkrankungen der Haut und Schleimhäute hat[1].

Die brennenden Füße von Sulph, die Ruhelosigkeit und unruhigen Beine und Füße von Zinc werden bei Med gleichzeitig gefunden[1,145].

Bei Patienten mit Indikationen für Mittel wie Nat-s, Arg-n, Kali-s, Caust oder Sep bei einer Brusterkrankung – chronische Bronchitis oder Bronchitis mit Asthma – wird zu irgendeiner Zeit des Behandlungsverlaufs fast immer eine Dosis Med benötigt. Ähnlich liegt der Fall bei Fibrositis oder arthritischen Patienten mit Indikationen für Apis, Calc, Ferr, Fl-ac, Mang, Phyt und Thuj[51].

Das sofortige Ergebnis des Mittels ist bei allen Fällen das Einsetzen von Absonderungen von den Schleimhäuten[165].

Med, Nat-s und Thuj sind die Haupt-Interkurrentmittel für das sykotische Misama[59].

Komplementärmittel:
Carc[50] (In einem Fall von Warzen, als Thuj und Med nicht erfolgreich waren, brachte Carc die Warzen weg[50]; Mongoloide, denen zuvor mit Med geholfen werden konnte[50]), **Gonot** (Sykotische Zustände[29]), **Nat-m**[113], *Nat-s* (Chronisches Rheuma[112] – auch Rhus-t[112], Thuj[112], Tub-r[112]), *Psor*[50,147,157], **Rhus-t**[34], **Sulph**, **Syc-co**[106], **Syph**[50], *Thuj*[32,50,147,157,158] (Chronisches Rheuma mit einer Vorgeschichte von Gonorrhoe[112])

Folgemittel:
Bar-c[50] (Hyperaktivität, mangelnde Aufmerksamkeit und andere Störungen der Kindheit, die hauptsächlich die geistigen und emotionalen Ebenen betreffen[50]), **Calc** (Asthma[32]), *Carc* (Wenn Med, obwohl offensichtlich gut gewählt, versagt[52]; wenn Med eine vorübergehende Besserung aller Symptome bringt, wirkt Carc als Komplementärmittel[50]), **Lap-a** (Uterustumore[91]), **Lyc** (Im Fall eines Jungen von 2 Monaten, der erbrach, wenn er zuviel zu sich nahm, den ganzen Tag schrie, aber in der Nacht ruhig war, Haut trocken, Stirn faltig und vordere Fontanelle leicht eingedrückt, massives Untergewicht, elend zwischen 16 und 21 Uhr, verweigerte die Nahrung, wenn sie auch nur im Geringsten abgekühlt war und schlief unabänderlich in Knie-Ellbogen-Lage[52]), **Morg** (Hat den hartnäckigen und ungewöhnlichen Fall geklärt, wo Med entweder versagte oder nur teilweise Linderung brachte[50]), **Phos** (Schwäche, Erschöpfung und gestörter Schlaf in einem Fall von Hyperventilations-Syndrom[50]), *Psor* (Sykosis, die einer fest psorischen Konstitution aufgeprägt ist[50]), **Puls** (Nabel steht hervor, hat ein rotes und wundes Perineum, während die Mutter schlimme deutsche Masern hatte[50]), **Rhus-t**[8], **SULPH** (Das führende Komplementärmittel[50]), **Syph** (Uterustumore[91]), *Thuj*[50] (Unterdückte Gonorrhoe, Ekzem[64]; Verhärtung der Nebenhoden nach Gonorrhoe[30,50])

Feindlich:
Ip[106]

Antidote:
Ip (Trockener Husten[12,31]), **Nux-v**[7], **Thuj**[25]

Kollateralmittel:
Am-c (Asthma cardiale, besser durch Liegen auf dem Bauch), **Ant-c** (Verkrüppelte Füße; hornige Auswüchse unter den Nägeln), **Ant-t**, **Arg-m** (Schwellung der Knöchel bei Diabetes), **Arg-n**, **Arist-cl**, **Bar-c** (Kinder zwergwüchsig und verkümmert), *Brom* (Ödematöse Schwellungen nehmen mit dem Voranschreiten des Tages allmählich zu und verschwinden nachts), **Calc** (Mongoloide), **Calc-f**, **Calc-s** (Verlangen nach grünem unreifen Obst), **Carb-v** (Kollapszustand, möchte die ganze Zeit Luft zugefächelt haben), *Carc* (Masturbation bei Kindern; waschen immer die Hände – Ars, Cur, Lac-c, Merc, Nat-m, Psor, Puls, Sep, Syph; schlimmer oder besser am Meer – Nat-m, Sil; Kind schläft in Knie-Ellbogen-Lage – Calc-p, Cina, Lyc, Phos, Sep, Tub), *Chlor* (Muß die Lungen füllen, aber keine Kraft, die Luft auszutreiben[199]), **Cimic** (Arthralgisch–myalgisch–neuralgischer Symptomenkomplex), **Cocc** (Kälte der Brüste), **Dpt** (Schnupfen bei Kindern), **Elaps** (Verlangen nach Orangen), *Equis*, **Eup-per** (Husten erleichtert, wenn er auf Händen und Füßen geht), **Fl-ac** (Hitze der Fußsohlen, muß sie aufdecken – Calc-f, Mag-f, Hed), **Foll** (Sexuelle Reife früh bei Mädchen), **Galeg** (Laktation – auch Lact), **Gels** (Unfähigkeit zu laufen, die Muskeln gehorchen dem Willen nicht), **Gonoc** (Sykotische Nosode – Coli, Microc), **GONOT**, **Guaj** (Rheuma – Rhus-t, Rhod), **Hydr** (Verdauungsstörungen – Alum, Lyc), **Ip**, **Kali-i**, **Led** (Erkrankungen des Herzens nach Streptokokkeninfektionen – Lyc, Med; Schmerz in den Fersen – auch Am-m, Valer), **Lept** (Gallenblase, Schmerzen besser beim Liegen auf dem Bauch), **Lyc** (Urogenitalorgane – auch Berb, Staph; schlimmer durch Erwartungsspannung – Arg-n, Thuj), **Mag-c**, **Maland** (Querverlaufende Streifen und Furchen auf den Nägeln – auch Med, Nat-m, Thuj; Aran: längs- und querverlaufende Furchen), **Morg-co** (Durchfall bei Kindern mit vergrößerter Leber), **Morg-g** (Nägelbeißen – Gaert, Syc-co), **Nat-m** (Verschlimmerung tagsüber, solange die Sonne am Himmel steht – Sep, Sulph), *Nat-s* (Antisykotikum; häufig für die Heilung eines Asthmas benötigt – Sep, Sil, Thuj und auch Psor wetteifern mit ihm für Palliativzwecke: Ars, Carb-v, Ip und Spong; hydrogenoide Zustände; posttraumatische Gemütsstörungen; Kind ist völlig aus der Fassung, wenn es gescholten wird), *Nit-ac* (Molen – Psor, Sep, Syph, Tub), **Phos** (Wäscht oft die Hände – Lac-c, Med, Syph), **Plb** (Hypertonie mit kardio-renalen Störungen – Calc, Nat-s, Rhus-t, Thuj, Visc), **Pneu**, *Psor* (Wiederkehrende Entzündungen der oberen Atemwege; Med: wiederkehrende Entzündungen der oberen Atemwege und Genitalien; Haare unter einer Maus – auch Thuj; chronische Vergiftungen), **Puls** (Homosexuell; Karpaltunnel-Syndrom – Lyc, Nux-v, Nat-m, Zinc), **Ruta** (Wehe Füße von Verkäufern – Am-c; wehe Füße durch Hühneraugen und Hornhaut, Med: Fußsohle so schmerzhaft und wund, er kann kaum darauf laufen), **Sabad** (Hypertrophie der Nase), **Samb** (Atemwegssystem), **Sanic** (Dauerndes, unwiderstehliches Verlangen, hinter sich zu schauen – Brom, Lach), **Sel**, **Sep**, **Sil** (Erbliches Rheuma), **Stont** (Chronisches Rheuma), **Sulph** (Hitze der Fußsohlen, besser durch Aufdecken; Wundsein um den Anus und zwischen den Gesäßbacken bei Kindern; in der Rekonvaleszenz von

rheumatischem Fieber – Calc, die Natrums und Sil), **Syc-co**, **SYPH** (Erhöhung des Cholesterins und Urämie; unbe-handelbare Fälle von chronischem Rheuma, Schmerzen schlimmer nachts; bei Med: schlimmer am Tag; lanzinie-rende Herzschmerzen nachts, von der Basis zur Spitze; Med: von der Spitze zur Basis; mongoloide Idiotie – auch Arg-n, Ars, Bar-c, Bar-m, Bufo, Calc, Calc-p, Calc-s, Hyos, Lyc, Ph-ac, Phos, Psor, Sulph), **Thuj** (Schlimmer bei Kälte und feuchter Kälte; gonorrhoisches Rheuma – Phyt; schlimme Folgen von Bluttransfusion; plötzlicher Zuwachs von Haaren auf den Gliedern; Haar trocken und spröde; Windeldermatitis; Asthma mit einer Vorgeschich-te von Gonorrhoe – auch Puls, Sil), **Tub** (Autismus; katar-rhalische Zustände treten nach Kälteexposition wieder auf und nehmen einen chronischen Verlauf), **Tub-a** (Chroni-sche Erkrankungen des Rhinopharynx – Psor), **Verat** (Ver-langen nach Eis – Elaps), **Xanth** (Linksseitige Lumbo-ischialgie – Am-m, Rauw), **Zinc** (Ruhelosigkeit der Beine und Füße ohne Schmerz, zyklische Stimmungsschwan-kungen – Med: schmerzhafte Ruhelosigkeit der Beine; Husten schlimmer durch Süßigkeiten – Spong)
Eugenische Kur nach Julius Mezger. Tub 30, nach 2-3 Wochen 200; dann Syph 30 und 200, Med oder Gonoc 30 und 200, jede Dosis durch 2-3 Wochen getrennt, begleitet von, je nach individuellem Fall, Puls, Arist-cl oder Sep als Drainagemittel

Medusa

Bemerkungen:
Steht zwischen dem Bild von Sep und Nat-m[61].

Speisen, die man meiden sollte:
Fisch[9]

Komplementärmittel:
Nat-m[61]

Folgemittel: –

Feindlich: –

Antidote: –

Kollateralmittel:
Apis (Urtikaria – Rhus-t), **Physal-p** (Urtikaria – Apis, Urt), **Sep**, **Urt-u** (Nesselsucht)

Melilotus alba

Komplementärmittel: –

Folgemittel: –

Feindlich: –

Antidote: –

Kollateralmittel:
Aml-n, **Bell** (Pulsieren der Karotiden; kongestiver Kopf-schmerz – auch Glon, Seneg), **Erig**, **Ferr-p**, **Glon**, **Ham** (Varizen, Hämorrhoiden), **Hyos**, **Petr**, **Psor**, **Sang**

Melilotus officinalis

Komplementärmittel:
Sulph[147]

Folgemittel: –

Feindlich: –

Antidote: –

Kollateralmittel:
Aesc (Varizen, Brachialgie), **Aml-n** (Epistaxis nach Kopf-schmerz, erleichtert aber nicht – Ant-c), **Bell**, **Brom** (Na-senbluten lindert Brustsymptome), **Calc**, **Ferr-p** (Kopf-schmerz, besser durch Nasenbluten – Bufo, Petr, Psor), **Glon**, **Lach** (Nasenbluten bessert), **Mag-s**, **Meli** (Im we-sentlichen dieselbe Wirkung – Blutungen, kongestiver Kopfschmerz, prallgefüllte Blutgefäße, Krämpfe; konge-stiver Stirnkopfschmerz, besser in frischer Luft oder durch Nasenbluten), **Sang** (Bei kongestivem Kopfschmerz, ro-tes Gesicht, heißer Kopf)

Menispermum canadense

Komplementärmittel: –

Folgemittel: –

Feindlich: –

Antidote:
Bry, Chin

Kollateralmittel:
Bry, Coca

Mentholum

Komplementärmittel: –

Folgemittel: –

Feindlich: –

Antidote:
Camph (Vergiftungsfolgen massiver Dosen[111])

Kollateralmittel: –

Menyanthes trifoliata

Seitenbeziehung:
u, l ↘ r

Wirkdauer:
14-20 Tage

Bemerkungen:
Verstopfung weicht am häufigsten auf Gaben von Meny, Bry, Nux-v, Verat und Staph, wenn diese hintereinander gegeben werden, jedes Mittel, nachdem das vorherige ausgewirkt hat[118].

Meny, Daph und Ox-ac bilden das Trio für beginnende Rückenmarkserweichung[50].

Speisen, die man meiden sollte:
Butterbrot, Fett

Speisen, zu denen man raten sollte:
Essig

Komplementärmittel:
Lyc

Folgemittel:
All-c[50], Bell[7], Bry (Verstopfung[118]), Calc[7], Caps, Lach[34], Lyc, Puls, Rhus-t, Sep[7], Sulph[7], Verat[34]

Feindlich: –

Antidote:
Camph

Kollateralmittel:
Aran, Ars, Cact, Calc, Caps, Graph (Otosklerose – Phos, Sil), Meli, Nat-m, Par, Ph-ac, Puls, Rhus-t, Sil, Verat

Mephitis putorius

Temperament:
Sang

Seitenbeziehung:
l[29]

Wirkdauer:
1 Tag

Bemerkungen:
Um seinen vollen Erfolg sicherzustellen, sollte es in tiefer Verdünnung angewendet werden, von der 1. bis zur 3., zumindet in schweren Fällen von Keuchhusten[196].

Komplementärmittel: –

Folgemittel: –

Feindlich: –

Antidote:
Camph (Aber nur vorübergehend[12]), Crot-h (Augensymptome[12])

Kollateralmittel:
Ambr, Am-c, Ars, Asaf, Aven (Schlaflosigkeit durch nervöse Erschöpfung), Bell, Carb-v, Cham, Cimic, Cor-r, Dros (Keuchhusten – Cupr, Coc-c), Lach, Mosch, Phos (Asthma schlimmer nach dem Husten – Meph: Asthma schlimmer durch Husten), Rum, Stict, Tarent, Zinc-val

Mercurialis perennis

Komplementärmittel: –

Folgemittel: –

Feindlich: –

Antidote:
Acon, Bell, Kali-bi[80]

Kollateralmittel:
Ant-c, Bor, Kali-bi, Kreos, Lach, Led, Mag-m, Merc, Nat-m, Nit-ac, Nux-m, Stram, Sulph

Mercurius (solubilis und vivus)

Miasma:
Pso[9], Syc[4,8,140], SYP[140]

Temperament:
Choler, Melan[15], Phleg, Sang[64]

Seitenbeziehung:
l, r, l ↘ r, Wechselnde Seiten

Verwandte Darmnosode:
Gaertner (Bach)

Wirkdauer:
30-60 Tage
2-3 Wochen[187]

Bemerkungen:
Mercurius, als Mercurius solubilis gegeben, hat bis zur 6X toxische Wirkungen auf die Darm- und Mundflora[125].

Sollte wegen der Gefahr, Tonsillenabszesse hervorzurufen, nicht niedriger als in der 12X angewendet werden[125]; ist unterhalb der 6X toxisch[125].

Sollte nicht unter der C6 gegeben werden[50].

Bei primärer oder sekundärer Syphilis ist Merc ein unübertreffliches und zuverlässiges Mittel, es muß konsequent über Wochen und Monate angewendet werden, während den Pausen gibt man zweckmäßigerweise die indizierten interkurrenten Mittel Kali-i und Nit-ac, beide in niedrigen Potenzen, oder Syph und Sulph in hohen Potenzen[44].

Zögern Sie, Merc bei Dysenterie zu geben, falls Sie nicht sicher sind, daß es indiziert ist[39].

Sulph verstärkt seine Wirkung[8,16].

Merc wird nicht gut von Sil gefolgt; Sil bringt kein nützliches Ergebnis, wenn Merc noch wirkt oder gewirkt hat. Sil folgt gut nach Hep und Hep folgt gut nach Merc, und somit wird Hep in dieser Mittelfolge ein interkurrentes Mittel[30,56].

Die Beziehung zwischen Merc und Entzündung sollte sehr sorgfältig studiert werden. Es wird in den späteren Stadien der Entzündung empfohlen, wenn die Entzündung in Eiterung übergeht, je mehr Eiter sich gebildet hat, je mehr ist es indiziert … wir denken an Merc, wenn das Entzündungsstadium eben vorbeigegangen ist und die Eiterung gerade beginnt, es wirkt in beide Richtungen, es verhindert die Eiterung, wenn sie noch nicht stattgefunden hat und ist daher ein Mittel, das in unsicheren Fällen von Eiterbildung Verwendung findet[134].

Salz, Quecksilber und Schwefel entsprechen den drei Grundkonstitutionen von Paracelsus[129].

Alle Mercurius-Verbindungen sind bei Albuminurie in niedrigen Potenzen kontraindiziert[44].

Merc ist selten indiziert, wenn die Zunge trocken ist[19].

Merc, Hep und Sil bilden das Trio für Eiterungen[50].

Es scheint, daß, wenn Merc (solubilis) versagt, Merc-v wirkt[185].

Geben Sie in psorischen Fällen nicht viele Dosen Merc, schauen Sie nach einem tieferen Mittel[30].

So wie Sulph für die Psora ist, ist Merc für die Syphilis und Thuj für die Sykosis[30].

Speisen, die man meiden sollte:
Alkohol[8,31], *Kaffee*, *Kalte Speisen*, *Scharfe Speisen*[31], *Wein*[31], *Zucker*[9]

Speisen, zu denen man raten sollte:
Kalte Speisen

Mittelabfolgen:
Merc → Hep → Sulph[17]
Merc → Hep → Sil[17] (Otitis media[50])

Interkurrente Mittel:
Kali-i und Nit-ac (Primäre und sekundäre Syphilis – auch Sulph und Syph[44]; Nit-ac auch für Syphilis der Knochen[44]); **Sulph**[187]

Komplementärmittel:
Aur[8,17], **Bad**, **Bar-c** (Vergrößerung der Tonsillen[143]), *Bell* (Akutes Rheuma von Kindern, wie betrunken, Schwitzen, pochender Kopfschmerz, Mydriasis, hohes Fieber, Träume, das Kind schreit auf, während es schläft[8,80]), **Carc**[50], **Chin**[157], *Hep*[8,17,157], **Hydr** (Influenza, wenn die Leber schmerzhaft und träge, Haut und Sklera sind gelb und es besteht viel Jucken[54]), **Iod**[157], *Kali-i* (Syphilis[36,101]; venerisches Rheuma[101]; Grippe, ergänzt die Wirkung von Merc wenn letzteres aufhört zu wirken[50]), *Lyc* (Pneumonie mit Leberkomplikationen, um die Kur zu beenden[48]; akute Tonsillitis[47]; ulzeröse oder pseudomembranöse Entzündung der Tonsillen[47]; Diphtherie[47]), *Mez*, *Nit-ac* (Weicher Schanker bei schwächlichen, skrofulösen Personen; sekundäre Geschwürsbildungen der Schleimhäute[26,96]; Krebs[50]; **Phyt**, **Puls**, **Sep**[8,17], **Sil**[8,125] (Blepharoadenitis bei skrofulösen Personen[50,198]), **Sulph**[8,17], **Syph** (Bei syphilitischen Erkrankungen[47]; syphilitische Ulzeration[157]; chronische Fälle[143]), **Thuj**

Folgemittel:
Acon (Als interkurrentes Mittel bei wirklicher Syphilis, wenn nach Merc heftige Entzündung des Penis besteht[101]), **Agar**[12], **Ant-c**, **Apis**, **Arg-m** (Heilte Gonorrhoe nach dem Versagen von Merc[25]), **Arg-n** (Ophthalmia neonatorum, wenn Merc versagt[16,177]; dicke, gelbe, reichliche, blande Absonderung von den Augen, wenn Merc versagt[39]), **Ars** (Fließschnupfen, wenn Merc nicht ausreicht und die Absonderung brennender im Charakter wird[48]; Schnupfen und Dysenterie[17]; Pocken, während des Voranschreitens des sekundären Fiebers[85]), **Asaf**, **Aur** (Syphilitische Gummata, gummatöse Tumore, wenn Merc versagt hat[101]), **Bar-c** (Miliarer Schanker bei skrofulösen, zwergwüchsigen Kindern[33]), **Bell**, **Calc**, **Calc-p** (Schwindsucht[10]; beginnender Tabes mesentericus[25]), **Calc-s** (Entzündung der Haut, des subkutanen Zellgewebes und des Bindegewebes in jedem Körperteil oder Organ mit Eiterungsneigung[36]), **Caps** (Gonorrhoe, wenn ein kleiner, dünner, schleimiger Ausfluß übrigbleibt[48]), **Carb-v**, **Cham**[12], *Chin*, *Chol* (Leberkrankheiten, wenn (Merc und) andere Mittel versagen[36]; organische Leberkrankheiten, bei denen die häufigeren Lebermittel – Card-m, Chel, Kali-bi, Merc, Myrr und Dipl versagt haben[91]), **Cinnb** (Wirkliche Syphilis, wenn Merc keinen Nutzen brachte[10]), **Crot-h** (Ge-

schwüre, Speichelfluß nachts, wenn Merc versagt hat[39]), **Dulc**, **Echi** (Eitrige Appendizitis, wenn Merc versagt[54]), **Guaj**, **HEP** (Wenn Merc bei Rheuma, Halsbräune, Furunkeln und Eiterungen nicht mehr hilft[50]; Otitis media, wenn Eiterung droht[17]; Leberkrankheiten[138]; Komplikationen nach Influenza mit Beteiligung der Nebenhöhlen bei Patienten, die hochempfindlich gegen Luftzug sind, gebessert wurden durch Merc, aber nicht geheilt, kann mit Hep geholfen werden[51]; Skrofulose[44]; Halserkrankungen[30]; Entzündung mit drohender Eiterung, um Absorption zu bewirken[13.90], wenn trotz Merc die Eiterung anhält[36.90]; Karies der kleinen Knochen durch Entzündungsprozeß[95]; atonische Dyspepsie[13]; hypostatische Pneumonie[44]; Erkältung[16]; Schnupfen, Nasenlöcher wund und ulzeriert, wenn die Absonderung dick und gelb wird, stärker gerötet, geschwollen und schmerzhaft, Nasenwege empfindlich gegen die eingeatmete Luft[17]; Furunkulose[95]; atrophische Rhinitis, wenn Merc indiziert erscheint, aber nicht erleichtert[93]; Katarrh[16]; Stomatitis[39]; Gonorrhoe, wenn Eiterung droht, zusammen mit Pochen im Perineum und nachdem Merc sich als unwirksam erwies[101]; Scharlach[40]), **Hydr** (Skrofulöse Ozäna und Geschwüre im Hals[128]), **Iod** (Scharlach[40]; Gelbsucht, Leberzirrhose, Stuhl lehmfarben, Schmerzhaftigkeit über der Leber[39]), **Jac** (Akute Pharyngitis mit viel Dysphagie, wenn Merc indiziert scheint, aber versagt[24]), **Kali-bi** (Diphtherie und Halserkrankungen[1]), **Kali-chl** (Skorbut[44]), **Kali-i** (Akuter Nasenkatarrh, wenn Merc alles getan hat, was es kann oder versagt, besonders bei syphilitischen Personen[48]; Syphilis, mit Fistelöffnungen, dünne, übelriechende, ätzende, scharfe Absonderung oder stürmische Eiterung; schwieriger Husten[39]; Epistaxis[39]; Gonorrhoe, wenn ein kleiner, dünner, schleimiger Ausfluß übrigbleibt[48]; akutes Rheuma von Kindern[80]), **Kali-m** (Skorbutartiger Fötor[33]), **Lach** (Hepatitis[40]; Ovarialtumore, sogar wenn Eiterung stattgefunden hat[33]; Entzündung der Speicheldrüsen und Stomatitis, wenn Merc und andere Mittel versagen[36]; Zahnfleisch geschwollen, schwammig, leicht blutend, besonders wenn es purpurfarben wird[48]; Entzündung des Bauchs mit Eiterung, oder wenn Eiterung folgt und Merc versagt, oder wenn Gangrän droht, auch Typhlitis[16]; Rheuma, wenn Merc versagt[166]), **Lyc**, **Merc-c** (Schwere, hartnäckige Formen von Ekzem, wenn Merc-v indiziert erscheint, aber nicht erleichtert[64]; Dysenterie, wenn Merc versagt[138]), **Merc-i-f** (Weicher Schanker, wenn Merc indiziert scheint, aber versagt[24]), **Mez** (Heftiger Schmerz, der die Zähne einbezieht, und Gesichtsschmerz mit dauerndem Frösteln, wenn Merc versagt[2]; Neuralgie, schlimmer nachts, mit Einbeziehung des Kopfes, wenn Merc versagt[39]; heftige Otalgie, bezieht Gesicht und Zähne mit ein, frostig, nachdem Merc versagt[39]; chronische Entzündung des Ohres, bei der Merc indiziert scheint, aber versagt[13]; Ziliarneuralgie nach Operation[16]; Durchfall, wenn Merc fälschlicherweise gegeben wurde[103]), **Mur-ac** (Typhus[138]), **Nit-ac** (Syphilitische Erkrankungen der Haut, der Schleimhäute und der Sinnesorgane, wenn Merc versagt[66.101]; tertiäre Syphilis, Osteitis, Periostitis[17]; chronischer Harnröhrenausfluß, wenn Merc ohne Nutzen angewendet wurde[101]; interkurrentes Mittel, wenn Merc versagt, in allen Stadien[44]; Aphthen, Stomatitis mit Speichelfluß, Schwellung der Zahnfleischs, Foetor ex ore etc., wenn Merc ohne Nutzen ist[48]; Halskrankheiten[39]), **Nux-v** (Schnupfen[44]), **Phos**, **Pilo** (Schwitzen des rheumatischen Fiebers[50]), **Plat** (Oophoritis[7.20]; Karies der Knochen, beson-

ders Nasenknochen und Tarsus[24]), **Psor** (Nachdem der akute Anfall einer Appendizitis vorbei ist[131]), **Puls** (Schnupfen[44]; Bronchitis[6]), **Rhus-t** (Dysenterie, sehr wirksam, wenn nur Durchfall übrig bleibt[138]), **Sep**, **Sil*[134]** (Bei Entzündungsprozessen … Merc verhindert nicht die Eiterbildung, sondern fördert sie und sollte deshalb angewendet werden, wenn man von einer Eiterbildung überzeugt ist, Sil folgt Merc, nachdem Merc seine Arbeit geleistet hat, es verhindert zukünftige Eiterung und hat die Neigung, den sich hinziehenden Prozeß einer langsamen Heilung zu beschleunigen[134]), **Staph** (Verstopfung mit schlechtem Geschmack im Mund, unregelmäßiger Appetit und Schmerzen im Zahnfleisch, wenn Merc nicht ausreicht[118]), **Still** (Es wurde in vielen Fällen mit Erfolg angewendet, wo Merc, Aur und Thuj nichts Gutes bewirkten[134]), **Sulph** (Dysenterie, wenn der Tenesmus und das Bluten aufgehört haben und der Schleim persistiert[16]; Dysenterie, wenn Merc versagt[39]; Dysenterie, nachdem Merc die akuten Symptome weggenommen hat[138]; Helminthiasis, Hepatitis[40]; Gonorrhoe, wenn ein kleiner, dünner, schleimiger Ausfluß übrigbleibt[48]; auch Gonorrhoe, wenn Merc, Cann-s, Canth und Merc-c nicht prompt und zufriedenstellend wirken[48]; Hautjucken[134]), **Thuj**, **Tub** (Konstitutionelle Krankheiten, wenn Merc-i und auch Sulph und Thuj versagen[139])

Feindlich:

Acet-ac, **Lach**[8], **SIL*** (Bei Eiterungen[197]; in potenzierter Form sind Sil und Merc feindlich, trotzdem können hohe Potenzen von Sil manchmal böse Folgen von Merc antidotieren[30.39]; potenziertes Sil kann bei Geschwüren, Karies etc. nach Mißbrauch von unpotenziertem Merc mit gutem Effekt angewendet werden, wenn die Symptome seine Anwendung verlangen[17].

Wenn ein Fehler im Verschreiben gemacht wurde und **Sil** nach **Merc** gegeben wurde, mit besorgniserregender Wiederkehr schlimmer Symptome, dann kommt **Hep** als Zwischenmittel und „bringt die Sache in Ordnung[56].“

Antidote:

Acet-ac[34], **Alum**[139], **Ang**, **Ant-c**[31], **Arn**[139], **Ant-t**, **Aran**, **Arg-m**[31], **Ars** (Auch überaus nützlich für Vergiftungsfolgen massiver Dosen[111]), **Asaf** (Chronische Folgen von Quecksilber[50]; Knochenerkrankungen, extreme Empfindlichkeit der erkrankten Teile, starke Schmerzen um die Augen herum[12.16]; Beschwerden durch Mißbrauch von Merc bei Syphilis[25]), **AUR** (Suizidale Manie[157]; Karies der Knochen, besonders Patella und Nase[12.16]; Melancholie nach Mißbrauch von Merc[39]; Folgen von Überdosierung mit Merc in der Behandlung von Geschlechtskrankheiten[56.95]; Eiterung der Drüsen nach Merc[79]; Rheuma nach Quecksilber[166]; tiefe Geschwüre, befallen die Knochen[50] – Kali-c[50], Nit-ac[50]), **Aur-m** (Überdosierung von Merc, bei vielen zerebro-spinalen Fällen[54]; tiefe Melancholie bei Arteriosklerose, bei Syphilitikern, nach Mißbrauch von Quecksilber[50]), **BELL**, **Bry**, **Calad**, **Calc**, **Calc-f**, **Camph**,

---

* N.M. Chouduri hat seine eigene, persönliche klinische Erfahrung, Sil auf Merc folgen zu lassen.

Caps (Mißbrauch von Merc[12]), **CARB-V** (Pathogene Wirkungen[38]), **Caust** (Manchmal[12]; Mißbrauch von Merc bei Krätze[1,31,56]), **CHIN** (Chronischer Speichelfluß[12,16,157]; auch überaus nützlich für Vergiftungsfolgen massiver Dosen[111]), **Chion** (Leberstörungen nach Mißbrauch von Quecksilber[33]), **Cinnb** (Folgen von Übermedikation mit Quecksilber[50]), **Cina, Clem, Cob-n, Con** (Schwellung der Lymphknoten[25]), **Cupr, Cory-c, Cor-r, Daph** (Schmerzen aus Quecksilber[25]), **DULC** (Speichelfluß, besonders wenn schlimmer in feuchtem Wetter[16]; Speichelfluß, schlimmer durch jeden feuchten Wetterwechsel[12]; schlimme Folgen oder Mißbrauch von Quecksilber[1,33,111]; Mißbrauch von Merc[25]), **Elec, Ferr** (Auch überaus nützlich für Vergiftungsfolgen massiver Dosen[111]), **Fl-ac** (Mißbrauch von Quecksilber[25]), **Guaj** (Mißbrauch von Quecksilber bei Rheuma, Gicht, Kontraktionen[25,120]; auch überaus nützlich für Vergiftungsfolgen massiver Dosen[111]), **HEP** (Prinzipielles Antidot, besonders für Kopfschmerz nachts, Haarausfall, schmerzhafte Knoten auf dem Kopf, entzündete Augen, Ptyalismus und ulzeriertes Zahnfleisch, Schwellung der Drüsen etc.[33]; chemisches Antidot, für die Nachteile, die durch kleine Dosen Merc, unhomöopathisch angewendet, entstanden sind[71]; Gemütssymptome[12]; Angst, Kummer, suizidale und homizidale Stimmung, Knochenschmerzen, entzündete Mundgeschwüre und Magensymptome[12]; Jucken der oberen Glieder nach Mißbrauch von Merc[39]; besonders Mißbrauch von Quecksilber[16]; Überdosierung mit Merc[106]; Gemüt, Knochen, Magensymptome und Geschwürsbildungen[157]), **Hydr, Hyos, IOD** (Drüsenerkrankungen[12,16]), **Iris, Jac, Kali-bi, Kali-chl** (Schwammiges Zahnfleisch, blutet leicht, aphthöse Geschwüre in Mund, Hals und Mundgeruch[16]), **KALI-I** (Soll das beste Antidot für alle schlimmen Folgen von Quecksilber sein, obwohl NIT-AC gleichermaßen wertvoll ist[50]; auch Vergiftungsfolgen massiver Dosen[111]; Syphilis und Merkurialismus vereint; Knochen, Periost, Drüsen, Ozäna, dünne, wäßrige Absonderungen, Oberlippe wund und roh, wiederholter Katarrh nach Quecksilber, jede geringe Exposition gegen feuchte oder nasse Luft – Schnupfen, Augen heiß, wäßrig, geschwollen, neuralgische Schmerzen in den Wangen, Nase verstopft mit gleichzeitigem wäßrigen, brennendem Schnupfen, Halsweh schlimmer durch jede neue Kälteexposition[12]; syphilitische Iritis nach Mißbrauch von Merc[39]; Überdosierung mit Merc[106]; Knochenprobleme und Überempfindlichkeit gegen Kälte[157]), **Kali-i** (Skorbutartiger Foetor[12]), **Kreos, LACH** (Gelegentlich, wenn das Quecksilbergift der Konstitution eingeprägt wurde[16]), **Lyc, Mag-m** (Metrorrhagie[12]), **Merc** (Hohe Potenz, um schlimme Folgen von rohem Quecksilber zu antidotieren[1]), **Merc-c** (Das beste Antidot zu Mercurius solubilis[98]), **Mez** (Große Dosen oder zu häufige Wiederholung[1,50]; Gebrechlichkeit[36,111]; Vergiftung durch Merc[36]; Erkrankungen des Nervensystems[157], Neuralgie[12,16] in Augen, Gesicht, Zähnen etc.[2,12]; heftige Schmerzen in den Zähnen und im Gesicht[2]), **Mur-ac, Nat-m, NIT-AC** (Das beste Antidot[98]; syphilitische Geschwüre nach Mißbrauch von Quecksilber, wenn tiefere Gewebe angegriffen werden, wie das Periost, die Knochen und Fasergewebe, besonders wenn sekundäre Syphilis durch Quecksilbervergiftung kompliziert ist[16]; Mißbrauch von Quecksilber[1,50]; Mißbrauch von Merc nach Geschwürsbildung von Gaumen und Rachen[56]; entzündliche Schwellung der Leisten- und Achsellymphknoten nach Mißbrauch von Merc[56]; auch Vergiftungsfolgen

massiver Dosen[111]; schwerwiegende Störungen, Kachexieneigung, Ulzerationen, Blutungen, Knochen- und Schleimhautläsionen[157]), **Nux-m** (Inhalation von Merc[120]), **Nux-v** (Zittern[12,25]), **Op, Phos, Ph-ac** (Karies der Wirbel nach Mißbrauch von Quecksilber[16]), **PHYT** (Knochenschmerzen[38]; Quecksilbervergiftung, Stomatitis[54]), **Podo** (Schlimme Folgen von Quecksilber[1,34], von Dämpfen[12]), **Puls** (Schlimme Folgen von Quecksilberdämpfen[13]), **Ran-b, Rat, Rhod** (Schmerzen bei Syphilis nach langdauernder Kur mit Merc[79]), **Rhus-g, Rhus-t, Ruta, Sars** (Antidotiert Merc und stellt Reaktionsfähigkeit her[39]; rote Flecken[64]; Rheuma nach Merc[39]; Marasmus nach Mißbrauch von Merc[103]), **Sel** (Ekzem unterdrückt durch Quecksilber[1, 34]; feuchte juckende Flecken und Prickeln der Haut nach lokaler Behandlung von Ausschlägen, besonders mit Merc[145]), **Sep, Sil** (Folgen von rohem Quecksilber[16,30,111]), **Spig, STAPH** (Ernährungsstörungen durch exzessiven Merkurialismus[157]; schlimme Fälle; chronische Rheuma[13]; System herabgemindert durch Quecksilbervergiftung[16], System gedämpft, ausgezehrt, fahl, dunkle Ringe um die Augen, schwammiges Zahnfleisch, Geschwüre auf der Zunge[12], und sehr deutliche Knochenschmerzen[16]; Feigwarzen, trocken, gestielt, nach Mißbrauch von Merc[30,64]; konstitutionelle Folgen von Merc[134]; Schwellung der Tonsillen nach Merc-Mißbrauch[30]), **Still** (Zusammengebrochene Konstitution mit Entzündung der Knochenhaut und Knoten auf den Knochen[16]), **Stram, SULPH** (Mißbrauch von Merc bei Typhus[115]), **Sul-i** (Schlimme Folgen von Merc am Mund[30,50]), **Ter, Thuj** (Auch Vergiftungsfolgen massiver Dosen[111]; nach Langzeitgebrauch von Merc in starken Dosen[157]), **Valer, Zinc**
Wenn alle Symptome übereinstimmen, **Merc** in hoher Potenz[12]; Schwefel-Bad

Kollateralmittel:

Aloe (Akute ulzerierende Kolitis – *Merc, Nit-ac*, Podo), **Ant-c** (Ophthalmie, schlimmer durch Feuerschein), **Apis** (Kinder haben Stuhl in Form einer Mischung von Blut, Schleim und Nahrung, wie Tomatensauce), **Arg-n, Arist-cl, Ars** (Anurie und terminale Urämie – Phos, Plb), **Ars-i** (Temperaturextreme verschlimmern – Ars-i, *Calc-f*, Calc-s, Calc-sil, Cinnb, Ip, Lyc, *Nat-c*, *Nat-m*, Sulph, Sul-ac, Syph), *Asaf* (Iritis), *Aur*, **Bapt** (Stomatitis stillender Mütter), **Bar-c, Bar-m** (Hartnäckige skrofulöse Erkrankungen und Eiterungen der Drüsen), **Bell, Brom** (Endodkarditis oder Perikarditis mit Schmerz von unten nach oben), **Cadm-i, Calc** (Skrofulöse Diathese – auch Bar-c, Calc-p, Calc-f, Hep, Merc, Psor, Sil, Sulph, Tub), **Calc-f, Canth** (Kind zieht am Penis), **Capp** (Polyurie, Drüsenerkrankungen, schleimiger Durchfall, Influenza), **Carb-v** (Reaktionsmittel bei syphilitischer Kachexie), **Cham** (Schmerzen mit reichlichem Schwitzen), **Chel** (Unterlappen der rechten Lunge, Stiche hindurch bis in den Rücken – Kali-c), **Cinnb** (Augenerkrankungen), **Cist** (Mononukleose), **Cob-n** (Knochenschmerzen), **Con, Epil** (Chronische Diarrhoe mit Tenesmus und schleimigen Absonderungen; Ptyalismus, Dysphagie; Auszehrung des Körpers und große Hinfälligkeit, Cholera infantum), **Eryth** (Pityriasis rubra und Syphilis), **Euph** (Blepharitis und Konjunktivitis durch Kälte), **Gaer, Guaj, Hench** (Gastroenteritis, Übelkeit, Erbrechen von Galle und schaumigem Schleim, Stühle wäßrig, reichlich, schleimig, Tenesmus, Gefühl, nie fertig zu sein), *Hep* (Panarthritis),

Iod, *Jab* (Speichelfluß), **Kali-i** (Harter Schanker; Brennen im Gesicht, Fließschnupfen und Verschlimmerung durch Hitze und Bettwärme), **Kali-m**, **Kreos** (Gingivitis bei Diabetikern), **Led** (Nächtliche Samenergüsse mit Blut vermischt), **Lept** (Gallenstörungen), **Lol** (Zittern von Händen und Beinen), **Lyc**, **Lyss** (Neigung, den Ehepartner zu töten, wenn er schläft), *Mag-c* (Jeder Temperaturwechsel greift stark an – Bry, Chel, Kali-i, Mang, Phos, *Rhod*), **Mag-f** (Fokale Infektion in der Nase), **Mag-m** (Liegen auf der rechten Seite verschlimmert), **Med** (Reichlicher Speichelfluß nachts beim Schlafen), **Merc-a** (Kongestion mit Steifheit, Trockenheit und Hitze der betroffenen Teile, Mangel an Feuchtigkeit, Hals trocken, Sprechen schwierig, Schanker in der Harnröhre), **Merc-aur** (Tertiäre Syphilis, besonders der Knochen; Syphilis der Drüsen), **Merc-c** (Heftige Entzündungsprozesse; Syphilis mit extremer Niedergeschlagenheit; rasch um sich greifende Geschwüre bei Diphtherie – Merc: Geschwüre breiten sich langsam aus), **Merc-d**, **Merc-f** (Syphilis bei Patienten mit Gastroenteritis oder falls sehr empfindlich gegenüber gewöhnlichen Merc-Verbindungen), **Merc-i cum Kali-i** (Sowohl ein wundervolles Nebenhöhlenmittel, als auch ein wertvolles Mittel bei bestimmten chronischen rheumatischen Zuständen; Arthritis, Neuritis und alle schmerzhaften Beschwerden schlimmer nachts und resistent gegen alle anderen Mittel), **Merc-i-f** (Augenkrankheiten und Rachensymptome – Merc-i-r), **Merc-k** (Hartnäckige Erkältungen, akute Gesichtslähmung), **Merc-ns** (Pustuläre Konjunktivitis und Keratitis, Gonorrhoe und Schleimhautpapeln mit stechenden Schmerzen; Syphilide), **Merc-p** (Nervöse Krankheiten durch Syphilis), **Merc-pr-r** (Erstickungsanfälle nachts im Liegen, genau beim Einschlafen, Gonorrhoe, Harnröhre fühlt sich wie ein harter Strang an), **Mez** (Kronen intakt, Wurzeln der Zähne zerfallen – Merc: Kronen zerfallen, Wurzeln intakt; Schmerz in den langen Knochen, Periost, schlimmer nachts – Kali-i, Phyt), *Nit-ac* (Geschwüre, die übelriechend sind, granulieren, leicht bluten, charakteristischerweise von unregelmäßiger Kontur, mit der Neigung, tief hinunterzugehen, schlimmer durch leichte Berührung, wobei der Schmerz sich anfühlt wie wenn er durch einen Splitter verursacht würde – Merc: Geschwüre oberflächlich, schmerzhaft bei Berührung mit dem Gefühl einer scharfen Spitze, die sich in die Gewebe bohrt), **Nux-v** (Dysenterie mit Tenesmus, der nach dem Stuhl aufhört – Merc: andauernder Tenesmus), **Op** (Beantwortet Fragen langsam – Lyc, Ph-ac), *Phos*, *Phyt*, *Plant* (Schmerzen in den Zähnen mit vermehrtem Speichelfluß), **Plb** (Schwarze Flecken auf den Nägeln – auch Carb-v, Phos), *Puls* (Reife Erkältung in der Nase mit grünlich-gelber Absonderung, eitrige Ophthalmie; Milch in den Brüsten von nicht-schwangeren Frauen und Mädchen; Merc: von Buben), **Rhus-t** (Pneumonie bei Alkoholikern), *Ruta*, *Sep* (Kälte und Hitze des Zimmers verschlimmern – Carb-ac, Graph, Ip, *Merc*), *Sil*, *Sulph* (Pruritus vulvae, schlimmer nachts und durch Kontakt mit Urin), **Syph** (Hutchinson'sche Zähne), **Thea** (Zwang, einen geliebten Menschen zu töten, besonders das eigene Kind – Arg-n, Nux-v, Sulph), **Thuj**, **Til** (Schweiß nimmt zu wenn die rheumatischen Schmerzen zunehmen), **Tub** (Extreme Empfindlichkeit gegenüber atmosphärischen Einflüssen; so empfindlich gegen Wetterwechsel, Kälte und Hitze), **Verat-v** (Geruch des Atems wie Äther oder Chloroform)

Mercurius corrosivus

Miasma:
Pso[50], Syc[140], SYP

Seitenbeziehung:
/

Speisen, die man meiden sollte:
Bier[8], Eier[8], Essig[8], Fett, Kartoffeln, *Saure Speisen*[9]

Interkurrente Mittel:
Acon (Dysenterie[103,148])

Komplementärmittel:
Cop[143], Sil[147], Ter[143]

Folgemittel:
Acon (Dysenterie, bei der Merc-c offensichtlich indiziert ist, aber versagt[39,103]; ein wertvolles interkurrentes Mittel bei Dysenterie, wenn Merc-c, obwohl indiziert, versagt[103,148]), **Arg-n** (Ophthalmia neonatorum[16]), **Chim** (Wenn Merc-c und Canth bei Harnwegsproblemen versagen[50]), **Clem** (Iritis[14,16]), **Colch** (Diarrhoe oder Dysenterie mit Schwellungen der unteren Teile des Abdomens und häufigem Schaudern, wenn Merc-c versagt[121]), *Lach* (Peritonitis[16]), *Phos* (Albuminurie im späteren Teil der Schwangerschaft, in feinen Granula ausfallend – Merc-c: Albuminurie in großen Flocken während der Schwangerschaft), **Psor** (Nachdem der akute Anfall einer Appendizitis vorbei ist[131]), **Rhus-t**[35,36], **Sep**[35,36], **Sulph** (Gonorrhoe, wenn Merc-c, Cann-s, Merc nicht prompt und zufriedenstellend wirken[48]), **Sul-ac**[98], **Thuj**[35,36], **Verat** (Bei einem Fall von Dysenterie bei einem Kalb[142])

Feindlich: –

Antidote:
Ars[8,17], Aur[40], Calc-s[9], Lob, Merc, *Nit-ac*[3,13,34], Sep, Sil
Bei großen Dosen: Eiweiß[12,13]

Kollateralmittel:
Acon, Arn (Bei Dysenterie vergeblicher Harndrang), *Ars*, Canth, Cinnb, Helon (Albuminurie mit Schwäche und Niedergeschlagenheit), Hep (Schlecht behandelte chronische Fälle von Dysenterie mit einer Vorgeschichte von Quecksilber- oder Chininmißbrauch), Ip (Amöben-Dysenterie), *Lach*, Leon (Beeinflußt die Beckenorgane, beruhigt Krämpfe und nervöse Reizbarkeit, fiebrige Erregung, unterdrückte Menses und Lochien, Dysenterie), Lyc (Morbus Crohn), Nit-ac, Nux-v (Vorgeschichte von Dysenterie), Phos (Retinitis albuminurica – Kali-p), Psor (Dysenterie, Fälle, die auf ein offensichtlich indiziertes Mittel nicht reagieren – Tub), Streptoc (Bakterielle Dysenterie mit exzessiver Blutung und Toxämie), Sulph, Ter (Dysenterie mit Harnwegssymptomen[50])

Mercurius cyanatus

Miasma:
Syp[4]

Komplementärmittel:
Bell (Diphtherie, besonders in gutartigen Fällen[80]), Dipth[35,36]

Folgemittel:
Crot-h (Schreckliches Bild von Mund und Rachen, dickes gelbes Exsudat um die Rachenhinterwand herum mit schrecklichem Zustand von Mund und Zahnfleisch[61]), Dipth (Diphtherie[50]), Echi (Diphtherie, wenn Merc-cy keine Reaktion hervorbringt[36]), Merc (Diphtherie, in gutartigen Fällen – auch Merc-c[80])

Feindlich: –

Antidote:
Aur[40], Hep[40], Hydr-ac (Vergiftungsfälle[76]), Kali-bi, Nit-ac[40]

Kollateralmittel:
Ail (Diphtherie mit hohem Fieber), Ars (Diphtherie mit großer Fäulnis und Erschöpfung – Lach, Kali-perm), Arum-t, Caust, Dipth (Bei Diphtherie, wenn der Patient dem Untergang geweiht zu sein scheint und die sorgfältigst gewählten Mittel versagt haben; bei Diphtheriepatienten mit schwacher oder erschöpfter Vitalität, wenn der Anfall von Anfang an zu Malignität tendiert, von Merc-cy zu unterscheiden durch Schmerzlosigkeit[199]), Hep, Kali-bi (Diphtherie), Kali-chl, Kali-perm (Ulzero-hämorrhagische Probleme), Lach, Lac-d, Mur-ac, Phyt, Sul-ac (Diphtherie, der Patient kann aussehen wie eine Leiche)

Mercurius dulcis

Miasma:
Syc, Syp[4]

Speisen, die man meiden sollte:
Saure Speisen

Komplementärmittel: –

Folgemittel:
Kali-m (Ohrenkrankheiten[10]), Mag-m (Leber- und Gallenblasenkrankheiten[44]; einige Salze oder Mittel aus dem Pflanzenreich[44])

Feindlich: –

Antidote:
Alum[139], Aur[40], Bry (Leberstörung, durch Merc-d verdorbene Fälle[33,40]), Hep, Nit-ac[40], Podo[40]

Kollateralmittel:
Gamb, Grat, Hep, Hura, Kali-m (Katarrhalische Mittelohrentzündung), Merc, Merc-i-f, Sul-ac, Thuj (Ranula)

Mercurius iodatus cum Kali iodatum

Miasma:
SYP[50]

Bemerkungen:
Indikationen für seine Verwendung sind solche, wie sie unter den Prüfungen von einem jeden der 3 Elemente, die das Mittel bilden, gefunden werden, d.h. von Mercurius, Iodum und Kalium[50].

Arthritis, Neuritis und alle schmerzhaften Beschwerden schlimmer nachts und gegen andere Mittel resistent; Schwäche, Anämie und Abmagerung sind hervorstechende Charakteristika[50].

Komplementärmittel: –

Folgemittel: –

Feindlich: –

Antidote: –

Kollateralmittel:
Goldsalze, Mercurius-Kombinationen, Kali-i, SYPH, Toxi, Tub

Mercurius iodatus flavus

Miasma:
SYP

Seitenbeziehung:
r, r nach l[8], l ⤢ r

Verwandte Darmnosode:
Bacillus No.7 (Paterson)

Speisen, die man meiden sollte:
Heiße Getränke[31]

Komplementärmittel: –

Folgemittel:
Apat[36], Calc-f[36], Fl-ac[36], Kali-bi (Diphtherie, wenn der Auswurf fadenziehend wird[16]), Kali-fl[36], Lap-a[36], Mag-f[36], Nat-f[36]

Feindlich: –

Antidote:
Aur[40], Hep, Kali-bi[25,80], Lyc (Herzklopfen[12]), Nit-ac[40], Thuj[13]

Kollateralmittel:
Bell, Iod, Kali-m, Lyc, Merc (Diphtherie), Plb-i (Tumore der Mamma)

Mercurius iodatus ruber

Miasma:
SYP

Seitenbeziehung:
I, I nach r[8]

Verwandte Darmnosode:
Bacillus No.7 (Paterson)

Komplementärmittel:

Folgemittel:
Apat[36], Bell (Scharlachfieber[13]), Bar-i (Um bei akuter oder chronischer Entzündung der Tonsillen einen Rückfall zu vermeiden[36]; chronische Entzündung des Pharynx[36] – auch Calc-i[36], Bar-c[36], Calc[36], Calc-f[36], Sil[36], Mag-f[36]), Calc-f[36], Fl-ac[36], Hep (Skrofulose[44]), Kali-bi (Diphtherie, wenn der Auswurf fadenziehend wird[16]), Kali-fl[36], Lap-a[36], Nat-f[36], Thuj (Entzündung der Anhangsgebilde der Gebärmutter, akuter oder subakuter Natur – oder andere entsprechende Konstitutionsmittel[36], z.B. Sep[36], Sulph[36])

Feindlich: –

Antidote:
Kali-bi[25,80], Hep[31], Thuj[13]
wie unter Merc und Iod[100]

Kollateralmittel:
Bad, Iod, Kali-i, Lach, Merc, Merc-cy (Diphtherie), Mez, Nit-ac

Mercurius sulphuricus

Miasma:
Pso[50], Syc[140], SYP[4]

Verwandte Darmnosode:
Morgan Gaertner

Bemerkungen:
Wenn es gut wirkt, ruft es reichlichen wässrigen Durchfall hervor, mit großer Erleichterung für den Patienten[1].

Komplementärmittel: –

Folgemittel: –

Feindlich: –

Antidote:
Aur[40,120], Hep[40], Nit-ac[40]

Kollateralmittel:
Ars (Hartnäckige Fälle von Hydrothorax; Hydrothorax durch Herz- oder Nierenerkrankung – Dig), Cinnb, Dig, Merc-a (Schneiden in der Harnröhre wenn der letzte Tropfen herausfließt), Sulph

Methysergidum

Komplementärmittel:
Tub-r (Sklerose, verhärtete und eingezogene Narben)

Folgemittel: –

Feindlich: –

Antidote: –

Kollateralmittel:
Calc-f, Caust, Fl-ac (Gleiche Wirkung, Pruritus, Ulzerationen), Graph (Sklerohypertrophie), Hed (Zellgewebsentzündung, Sklerohypertrophie), Thios (Sklerose)

Mezereum

Miasma:
Pso[4], Syc, Syp

Temperament:
Phleg[1,120,130,137], Sang[64]

Seitenbeziehung:
u, L, r, r nach l, l ✗ r

Wirkdauer:
30-60 Tage
40-50 Tage[187]

Speisen, die man meiden sollte:
Bier[31], Heiße Getränke[31], Säuren[12], Warme Speisen

Speisen, zu denen man raten sollte:
Kalte Speisen[8], Milch

Komplementärmittel:
Hep (Ekzem bei Kleinkindern[158]; Impetigo[116]), Merc[7,32,185], Puls, Sulph[6,147,157], Syph[147,157]

Folgemittel:
Bell[7], Bry[7], Calc, Caust, Chrysar[188], Ign, Kreos (Magen- oder Zwölffingerdarmgeschwüre, wenn (Mez und) andere Mittel versagen[36]), Lyc, Merc, Morg (Hat den hartnäckigen und ungewöhnlichen Fall geklärt, wo Mez entweder versagte oder nur teilweise Linderung brachte), Nit-ac (Sekundäre Syphilis[12]), Nux-v, Phos, Puls, Rhus-t[7], Sep[7], Sil[7], Sulph[7] (Hautausschläge bei Kleinkindern[157])

Feindlich: –

Antidote:
Acet-ac[13], Acon, Bry, Calc (Kopfschmerz[12,25]), Camph, Hep, Kali-i, Nit-ac, MERC, NUX-V (Neuralgie[25]; Neuralgie des Auges[25]), Phos, Rhus-t, Sulph, Sul-ac Essig[31,100] Säuren, Milch[13]

Kollateralmittel:
Anac (Herpes zoster – Mez, Ran-b), Asaf (Neuralgie der Knochen), Ars, Arum-t, Brom (Kopfhaut mit einer Kappe von Krusten bedeckt – Hep), Canth, Caust (Seniler Pruritus), Chrys-ac (Hautausschläge ulzerieren und bilden dicke Schuppen, unter denen eitriges Material ausgeschwitzt wird), Euph (Nässende Hautausschläge – Manc, Graph), Guaj, Hep, Hydr, Kali-chl (Stomatitis – Arum-t, Bor), Kali-i (Tumore der Knochen und Osteomyelitis), Mand, Med (Störrische Augenbrauen oder zu borstige Haare), MERC (Chronische Amöbendysenterie), Nit-ac (Erschrecktes Gefühl im Magen – Calc, Phos; variköse Geschwüre, berührungsempfindlich und leicht blutend, jedoch nicht von einer bläulichen Verfärbung umgeben wie es bei Mez der Fall ist), Phyt (Schmerzen des Periost – Asaf, Still), Psor (Wirres Haar – Nat-m), Plat, Puls, Ran-b (Herpes zoster; Mez: Herpes zoster mit Neuralgie; Rhus-t: Herpes zoster mit Brennen und Entzündung; Ars: Herpes zoster mit Brennen und starker Ruhelosigkeit, schlimmer nach Mitternacht; Hyper: unerträgliche Schmerzen schlimmer durch Kälte und Nebel), RHUS-T (Ekzem), Sars (Hautausschläge im Gesicht – Cic, Viol-t), Still, Syph (Neuralgie nach Herpes zoster, schlimmer nachts), Thuj (Ziliarneuralgie), Urt-u (Diabetes, Nierenprobleme und Verlangen nach Schinken), Viol-t (Krustige, eitrige Hautausschläge – Olnd, Petr)

Millefolium

Miasma:
Syc[4], Syp[31]

Temperament:
Melan[31]

Seitenbeziehung:
l ↘ r

Wirkdauer:
1-3 Tage

Bemerkungen:
Bei jeder Blutung, wenn es kein besonderes Symptom gibt, das ein anderes Mittel indiziert, gebe man Mill[50].

Speisen, die man meiden sollte:
Kaffee

Komplementärmittel: –

Folgemittel:
Plb-a (Magengeschwür und rundes Magengeschwür, wenn die Blutung nicht aufhört[44])

Feindlich:
Coff
Kaffee bewirkt Kongestion zum Kopf[12]

Antidote:
Ant-t (Schwindel[35,36]), Ars-i (Durchfall[35,36]), Arum-m

Kollateralmittel:
Acal (Hämoptysis, Brustkrankheiten, Schwindsucht), Acon (Blutung), Arn (Blutung nach Verletzung – Ham), Bell (Hämaturie ohne pathologische Zustände), Bell-p, Calend, Carb-v, Chin, Croc, Erech (Epistaxis, Hämoptysis, hellrotes Blut), Erig (Blutung von den Nieren – Mill, Ter), Fic (Blutung von Därmen und Lungen), Ger, Ham (Blutende Hämorrhoiden ohne Jucken), Ip, Led, Nat-n, Phos, Ruta (Beginnende Tuberkulose nach Brustverletzung – Mill, Ph-ac), Sabin, Senec, Thlas (Gebärmutterblutung mit Schmerzen im Becken oder im Kreuz), Tril

Mitchella repens

Komplementärmittel: –

Folgemittel: –

Feindlich: –

Antidote: –

Kollateralmittel:
Aesc, Caul, Chim, Cimic, Eup-pur, Helon, Puls, Senec, Uva, Vesp (Geschwüre um den Muttermund)

Momordica balsamica

Seitenbeziehung:
/

Komplementärmittel: –

Folgemittel: –

Feindlich: –

Antidote: –

Kollateralmittel:
Arg-n, *Asaf*, Caj, Carb-v, Cast, Chin (Flatulenz – Arg-n, Carb-v, Lyc), **Cocc**, **Crot-t**, **Gamb**, **Grat** (Schmerzen im linken oberen Quadranten; Mom-b: gewöhnlich durch eingeklemmte Luft in der Milzflexur des Kolons; Chen: Schmerzen im linken Hypochondrium ziehen in den Rükken; Chel: Schmerzen im rechten Hypochondrium ziehen in den Rücken; Trom: Schmerzen im linken unteren Quadranten), **Iod** (Eingeklemmter Flatus im linken Hypochondrium), **Jal**, *Lyc* (Luftansammlung in der Milzflexur), **Mag-c**, **Mom-ch** (Ernstere Symptome – Därme voller gelber wässriger Flüssigkeit, die explosionsartig ausgeschieden wird, Krämpfe, Durst, Erschöpfung), **Nect**, **Op** (Inkarzeration und Subokklusion), *Raph*, **Scroph-n** (Entzündung des Colon descendens, besonders der Sigmaflexur – Trom), *Trom* (Probleme des Kolons, Descendens-Region – Lyc (Flatulenz)), **Sulph** (Eingeklemmter Flatus mit Druck in der linken Seite des Abdomens)

Morbillinum

Komplementärmittel:
Carc[50]

Folgemittel:
Arg-n (Hyperventilations-Syndrom im Fall eines Patienten, der akute phobische Anfälle hatte[50]), **Bac** (Fälle mit einer persönlichen Vorgeschichte von Masern und Familienanamnese von Asthma und Bronchitis[50]), **Tub**[50]

Feindlich: –

Antidote: –

Kollateralmittel:
Bry, Carb-v, *Dros*, Kali-c, *Kali-m*, **Puls**, Sulph, Thuj

Morgan Gaertner

Komplementärmittel: –

Folgemittel:
Lyc (Divertikulitis, Krämpfe des Dickdarms[50])

Feindlich: –

Antidote: –

Kollateralmittel:
Chel, Chin, Hell, Hep, Ins (Durchfall bei Leberstörungen), Lach, LYC, Med (Verdauungsstörungen in Verbindung mit kindlicher Leber), Merc-c, Sang, Tarax

Morgan pure

Miasma:
Pso[50]

Komplementärmittel: –

Folgemittel:
Puls (Bei einem Fall von Kolitis mit Niedergeschlagenheit nach Mumpsinfektion[174]), Sulph (Unerträgliches Jukken[50,81]; akutes Jucken bei schlimmem Ekzem oder Dermatitis[11])

Feindlich: –

Antidote: –

Kollateralmittel:
Alum, Bar-c, Calc, Calc-s, Carb-s, Carb-v, Dig, Ferr-c, Graph, Kali-c, Mag-c, Med, Nat-c, Petr, Psor, Sep, SULPH, Tub

Morphinum aceticum

Miasma:
Pso[50]

Speisen, die man meiden sollte:
Essig[17]

Komplementärmittel: –

Folgemittel: –

Feindlich:
Essig steigert die Schmerzsymptome, Schwindel etc[12].

Antidote:
Acon (Sekundäre Wirkungen[12]), Atro, Aven, Bell, Camph, Ip (Sekundäre Wirkungen [12]; auch Vergiftungsfolgen[111]), Cocain[24], Coff, Coff-t, Cupr-ar (Urämie[111]), Sulph (In sehr hohen Verdünnungen, auch für Vergiftungsfolgen[111])
Im Fall von Morphinomanie Autophlyktänotherapie, d.h. subkutane Injektion eigenen Serums, welches aus der Punktion einer mit Cantharidenpflaster erzeugten Blase auf der Haut gewonnen wird[111]
Starker Kaffee (Vergiftungen[12])

Kollateralmittel:
Acon (Überempfindlich gegen Schmerz – Arn, Bell, Cham, Coff), **Arn** (Bett fühlt sich zu hart an), **Ars**, **Bry**, **Cann-i**, **Coca**, **Coff**, **Con** (Schwindel, schlimmer beim Drehen des Kopfes – Bry, Cocc), **Cupr-ar** (Urämie – Cupr-ac, Hydrac, Hell), **Gels**, **Hep**, **Op**, **Staph**, **Stram**

Moschus

Miasma:
Syc[50]

Temperament:
Choler, Melan[1], *Sang*

Seitenbeziehung:
u, l, r

Wirkdauer:
1 Tag

Interkurrente Mittel:
Op (Chronische Krankheiten[187], gelegentlich auch Carb-v[187], Laur[187], Nit-ac[187], Sulph[187])

Komplementärmittel:
Ambr[116]

Folgemittel:
Valer (Nervöse Erkrankungen, wenn Mosch durch mangelnde Vitalität des Patienten versagt[145])

Feindlich: –

Antidote:
Camph (Bewußtlosigkeit und Kälte[12]), **Coff**

Kollateralmittel:
Acon (Plötzlicher Beginn von Atemwegssymptomen, schlimmer Kälte), **Agn**, **Ambr**, *Asaf* (Globus hystericus), **Bry**, **Camph**, **Canth**, **Carb-v**, **Cast** (Eine Wange rot, die andere blaß; Acon hat eine Wange rot und heiß, die andere blaß und kalt bei Fieber), **Coca** (Diabetes mit Impotenz – Alum, Helon, Phos, Ph-ac, Pic-ac, Plb), **Croc**, **Cupr** (Plötzlich beginnendes Asthma, Husten, Krämpfe), **Hyos**, **Ign**, **Ip** (Plötzliche Atemwegssymptome, besonders Asthma), **Meph** (Asthma schlimmer durch Husten, Schmerz in der Brust bei Asthma), **Nuph**, *Nux-m* (Kräfteverlust wenn erregt), **Plat** (Spasmophilie; Hysterie, Atemwegskrämpfe und starkes sexuelles Verlangen; Nymphomanie – Canth, Nuph, Stram), **Phos**, **Puls** (Kreislauf- und Hormonstörungen bei jungen Mädchen), **Rhus-t**, **Sabad** (Eingebildete Leiden – Mosch), **Sep**, **Sumb** (Pseudokardiale Erkrankungen; funktionelle Beschwerden bei Hypertonikern, wie Taubheit der Extremitäten ohne Vorwarnung, aber leicht ausgelöst durch Kälteexposition, Herzklopfen,

Luftschlucken und Rülpsen und vager Präkordialschmerz), **Valer**

Mucobactor

Speisen, die man meiden sollte:
Käse[52]

Komplementärmittel: –

Folgemittel: –

Feindlich: –

Antidote: –

Kollateralmittel:
Brom, **Tab**

Murex purpureus

Miasma:
Syc[50]

Temperament:
Melan[31], Sang[31]

Seitenbeziehung:
u[50], r[8]

Bemerkungen:
Schmerzen von der Gebärmutter zur Brust, besonders diagonal[62].

Es ist fast ausschließlich ein Frauenmittel[44].

Die kongestive Sep[143].

Komplementärmittel: –

Folgemittel: –

Feindlich: –

Antidote: –

Kollateralmittel:
Aster, **Cocc**, **Helon**, **Hyos**, **Ign**, **Kreos**, **Lach**, *Lil-t* (Nymphomanie – auch Plat; Mosch: sexuelles Verlangen vermehrt bei alten Frauen; Sel: sexuelles Verlangen vermehrt bei alten Männern – auch Lyc), **Mand**, **Onos**, *Plat*, *Sep* (Herabdrängendes Gefühl ohne sexuelle Erregbarkeit), *Sulph*, **Zinc**

Muriaticum acidum

Miasma:
Pso[50], Syc[153]

Temperament:
Phleg[15]

Seitenbeziehung:
u, l, r, | ↘ r, | ↗ r

Verwandte Darmnosode:
Proteus (Bach)

Wirkdauer:
35 Tage

Speisen, die man meiden sollte:
Alkohol[34], *Obst*

Speisen, zu denen man raten sollte:
Scharfes Essen

Komplementärmittel:
Carb-v[19,147], **Hep** (Otorrhoe nach Scharlach[26]), **Ph-ac**[19,147]

Folgemittel:
Calc, Echi (Maligner Scharlach, wenn indizierte Mittel keine günstige Reaktion bringen[36]), **Hep** (Otorrhoe nach Scharlach[26]), **Kali-c, Mal-ac, Nat-c** (Stechende Schmerzen in der Herzgegend[50]), **Nux-v, Phos** (Scharlach[40]; Scharlach, wenn die Brustsymptome sehr beunruhigend werden[77]), **Puls, Sep, Sil, Sulph**

Feindlich: –

Antidote:
BRY, CAMPH, IP (Sicheres Antidot[12,98])
Bei großen Dosen: kohlensaures Natron, Kalk[8,13,25] Magnesia[8,13,25] Seife
Alkohol[34], Salz[34]
Vergiftungsfälle: kohlensaure Salze der Alkali- und Erdalkalimetalle[12]

Kollateralmittel:
Acon (Akute Hämorrhoidalsymptome – Lach), **Aloe** (Unfreiwilliger Stuhlabgang bei Blähungsabgang), **Arum, Arum-t,** *Bapt* (Scheinbar hoffnungslose Fälle von Typhus – Ars, Carb-v; Stupor mit unfreiwilligem Urin- und Stuhlabgang bei Infektionskrankheiten), **Bry, Carb-ac** (Aphthen im Mund), *Carb-v* (Retter am Rande des Todes – Ars), **Hydr-ac** (Halssymptome, blaue Oberfläche), **Nit-ac** (Blutende Hämorrhoiden, sehr empfindlich auf Berührung – Sul-ac), **Parat** (chronischer Marasmus, nach Typhus), **Ph-ac** (Benommenheit und geistige Erschöpfung, die körperliche Schwäche erscheint im Gegensatz zu Mur-ac später[199]), **Puls, Sul-ac**

Mutabilis

Komplementärmittel:
Puls[29]

Folgemittel: –

Feindlich: –

Antidote: –

Kollateralmittel:
Ferr-p, Kali-s, PULS

Mygale lasiodora

Seitenbeziehung:
r[50]

Komplementärmittel:
Dig[8], Kali-bi[8]

Folgemittel: –

Feindlich: –

Antidote:
Led[9]

Kollateralmittel:
Agar, Aran, Ars, Canth, Cic, Cimic, Cupr, Stram, *Tarent*, Ther, Ziz

Myrica cerifera

Komplementärmittel:
Dig[8,147], Kali-bi[8,147]

Folgemittel:
Chol (Organische Lebererkrankungen, bei denen die häufigen Lebermittel Card-m, Chel, Kali-br, Merc, Myrr und Dipl versagt haben[91]), **Dig** (Völlige Gelbsucht mit bronzefarbener Haut, Appetitverlust, Schwere in Magen und Bauch, spärlichem, gelbem, schaumigem Urin, hellen Stühlen, unzureichender Galle, großer Schwäche, Schläfrigkeit mit Neigung zu Stupor, wenn Ars, Lept, Merc-d, Nux-v und Podo nicht wirken[36])

Feindlich: –

Antidote:
Dig (Unterbricht die Wirkung von Myric[66]; Gelbsucht[9,12,25])

Kollateralmittel:
Ant-c, Berb, Card-m, *Chel*, Chin, *Dig* (Gelbsucht), Fel, Lach, Lept, Mag-c, Mag-m, Merc-c, Merc-d, Podo, Tarent, Ther

Antidote: –

Kollateralmittel:
Calc-s, Hep (Mittel zum Öffnen von Abszessen – Sil), Lach, Merc, Pyrog, Sil (Abszesse)

Myristica sebifera

Myrtus communis

Bemerkungen:
Bei Abszessen, „das homöopathische Messer"[25,36]

Komplementärmittel:
Sulph[50]

Folgemittel:
Hep (Abszesse und Eiterungen, nachdem der Abfluss hergestellt ist und wenn der Eiter dick, gelb und der Patient sehr empfindlich ist[50]), Sil (Abszesse und Eiterungen, nachdem der Abfluss hergestellt ist, der Eiter ist dünn und weiß[50])

Feindlich: –

Komplementärmittel: –

Folgemittel:
Con[1]

Feindlich: –

Antidote: –

Kollateralmittel:
Bry, Myrt-c (Chronische Bronchitis mit dickem, gelben Sputum, schwierig zu lösen), Ox-ac, Phos, Pix, Sulph, Ther (Schmerzen gehen durch die obere linke Brust zur Schulter – Anis, Sulph, Pix)

Naja tripudians

Miasma:
Pso[140], Syc[140], Tub[140]

Seitenbeziehung:
l nach r (Schmerzen im Eierstock, Diphtherie, Gelenkerkrankungen[30])

Bemerkungen:
Bei Herzerkrankungen steht Naja zwischen Spig und Dig[44].

Verschreiben Sie immer Naja (in Fällen von Herzerkrankungen), es sei denn, Sie werden durch spezifische Symptome davon weggeführt[30,50].

Denken Sie in allen Fällen, die eine Herzsymptomatik entwickeln, an Naja[50].

Sollte nicht unterhalb der 8X angewendet werden[136].

Sehr nützliche Medizin für Herzschmerzen, man verwende es am Anfang, wenn die Symptome nicht für ein anderes Mittel indizierend sind, selbst wenn nicht klar für Naja[50].

Kardialer Zustand mit sehr wenig Symptomen[30].

Lachesis ist so viel bekannter als Crotalus und Naja, daß es häufig gegeben wird, wenn eine feinere Unterscheidung getroffen werden könnte, und Naja besser wirken würde[50].

Naja hat die septischen Symptome, die bei Lachesis und Crotalus so häufig sind, nicht so ausgeprägt[50].

Speisen, die man meiden sollte:
Alkohol[12], Gewürze, Salz im Übermaß[12], *Stimulantien*[9], *Wein*[50], Würzen[8]

Komplementärmittel:
Spig (Herz[143])

Folgemittel:
Cact (Kreislaufstörungen[111]), Kali-c (Myokarditis[36] – auch Kalm, Spig[36]), Lach (Herzinfarkt, Myokarditis[15])

Feindlich: –

Antidote:
Citr-l[25], Tab (Potenzen[12])
Ammoniak, Stimulantien (Folgen von Bissen[12])
Hitze, Salz, Alkohol

Kollateralmittel:
Acon, Am-c (Kardiorespiratorische Störungen; entkräftetes, schwaches Herz mit Reaktionsmangel, keine Symptome, Herzversagen), Apis, Apoc (Stenokardie), Arg-n, *Ars* (Kongestives Herzversagen – Am-c, Ant-t, Ox-ac, Phos, Sulph, Syph), Aur, Brom, Cact, Caust, Chin-a (Sep-

tische Prozesse – Lach, Pyrog, Mag-c), *Cimic*, Coc-c (Feuchter Husten von Herzpatienten mit fadenziehendem Auswurf), Crat (Herzerkrankungen bei Hypertonikern – Arn, Aur, Naja, Prun, Visc), CROT-H (Koronargefäße; Kreislaufstörungen in der Menopause – Lach), Elaps, Iber (Drainagemittel für das Herz), Kali-c (Herzinfarkt – Lach, Lat-m, Verat), Kalm, LACH (Osler'sche Erkrankung; Herzsymptome, septische Herzprozesse; maligne Endokarditis – Ars, Echi, Pyrog; Herznerven – Naja: besonders Herzmuskeln; Pest; Embolie – Crot-h), Lat-m (Angina pectoris – Cact, Lach), *Laur*, Leon (Nervöse und funktionelle Herzerkrankungen; Basedow-Herz – Iod, Lach, Scut), Merc-Salze (Diphtherie), Nat-m (Arrhythmie), Pitu (Herzanfälle bei alten Leuten, wenn das indizierte Mittel nicht gefunden werden kann), Pyrog (Müdes Gefühl um das Herz herum und seines Herzens bewußt), Sep (Funktionelle Herzprobleme mit vergrößerter oder gereizter Prostata), SPIG (Myokarditis – Acon, Kali-c, Kalm), Spong (Trockener, chronischer Reflexhusten bei organischen Herzkrankheiten; rezidivierender Husten bei Aortitis oder Mediastinitis), Sulph (Fortgeschrittene Fälle von Herzerkrankung), Thyr (Herzanfälle bei alten Leuten)

Naphthalinum

Komplementärmittel: –

Folgemittel:
Dros (Keuchhusten bei Kindern[3])

Feindlich: –

Antidote: –

Kollateralmittel:
Am-c, Carb-v, Chol (Hornhauttrübung), Cina, Coc-c, Cor-r, Dros, Kali-n (Asthma cardiale – Laur), Ip, Phos, Sabad, Samb, Sec (Seniler Katarakt oder Katarakt bei Diabetikern), Sulph, Terp (Keuchhusten, Heuasthma und Bronchialerkrankungen), Thuj

Natrum arsenicosum

Miasma:
Pso[153], *Syc*[153], Tub[50]

Seitenbeziehung:
Schmerzen bevorzugen die linke Seite[13], r

Speisen, die man meiden sollte:
Essig, *Fett*, Kalte Speisen, *Obst*

Interkurrente Mittel:
Tub[51]

Komplementärmittel: –

Folgemittel:
Sep[106], Stann (Gastralgie, wenn (Nat-ar und) andere Mittel versagen[46])

Feindlich: –

Antidote:
Camph[139]

Kollateralmittel:
Apis, *Ars*, Arum-t, Hydr, Kali-bi, Kali-c, Lyc (Verstopfung der Nase nachts – *Am-c*), Nat-c, *Nat-m*

Natrum carbonicum

Miasma:
Pso[4], *Syc[8]*

Temperament:
Phleg

Seitenbeziehung:
u[50], I[31], r, l ⚹ r

Verwandte Darmnosode:
Morgan Pure

Wirkdauer:
30 Tage
30-40 Tage[187]

Bemerkungen:
Nat-c sykotische Mädchen tendieren gegen Thuj oder Caust oder Med; besonders indiziert bei Kleinkindern oder nach vierzig[157].

Der Nat-c-Patient ist durch Frösteln charakterisiert, aber auch durch Unverträglichkeit von Sonnenhitze; ... das Frösteln ist besser durch Essen[50].

Nat-c, Gels und Lach bilden das Trio für Schwäche durch Sommerhitze[50].

Nat-c, Sep und Calc-f bilden das Trio für Ptosis[157].

Speisen, die man meiden sollte:
Alkohol[31], *Essig*, *Gemüse*, *Honig[8]*, *Kalte Getränke*, *Milch*, *Obst*, *Reichhaltige Speisen[50]*, *Saure Speisen*, *Schweinefleisch*, *Schwere Speisen*, *Unverdauliches[8]*

Speisen, zu denen man raten sollte:
Brot[8]

Interkurrente Mittel:
Tub[51]

Komplementärmittel:
Aeth (Abmagerung bei Milchunverträglichkeit[157]; Durchfall und Erbrechen bei Kleinkindern[157]), **Am-c[157]**, **Ant-c** (Anfälle von Verdauungsschwäche[157]), **Bor** (Aphthen[157]), **Calc[7]**, **Gels** (Während Anfällen von Schwermut[157]), **Kali-Salze[12]**, **Lyc** (Verdauungsprobleme – auch Graph, Sep[157]; Probleme bei Kleinkindern – auch Chin[157]), **Nat-s** (Atmungsapparat – auch Kali-bi, Psor, Sep, Thuj[157]), **Rhus-t** (Akute Manifestationen, Ausscheidungen[157]), *Sep* (Verdauungsschwäche und nervöse Symptome[16]; Schwermut – auch Con, Psor, Bar-c[157]; Ovarialinsuffizienz, Metritis, chronische Entzündung der Zervix[157]), **Sulph**, **Syph** (Ptosis[159]), **Thuj** (Ausscheidungen[157])

Folgemittel:
Calc, *Nit-ac*, Nux-v, Phos[7], Puls, Sel, Sep, Sil[7], Sulph, Thuj[157]

Feindlich: –

Antidote:
Ars[34], CAMPH, Chin[31], *Nit-s-d*

Kollateralmittel:
Acon (Schlimmer durch Sonnenexposition – Bell, Glon, Nat-m), **Aeth** (Milchunverträglichkeit – Mag-c), **Ambr** (Empfindlich gegen Musik – Sep, Thuj), **Am-c**, **Ant-c**, **Arg-n** (Beschwerden von Süßigkeiten), **Ars**, **Bell-p** (Besser durch Reiben und Bewegung – Puls, Rhus-t), **Bor** (Sterilität – Hell, Nat-m, Lyc, *Med*, Plat, *Sep*), **Calc**, **Calc-f** (Neigung, sich den Knöchel zu verstauchen), **Carb-v**, **Caust** (Urininkontinenz bei Husten; Knöchel verdrehen sich leicht), **Cimic** (Sterilität durch Krampf des Isthmus – Coff, Orig-v, *Plat*), **Granat** (Hitzschlag – Glon), **Iod** (Schlimmer im Frühling – Lach, Hed), **Hed** (Schlimmer bei warmem Wetter – Iod, Lach, Apis), *Kali-c*, **Lach**, **Led** (Leichte Verrenkung und Verstauchung des Knöchels), **Lith-c** (Dyspeptische Symptome), *Lyc* (Abneigung gegen die eigene Familie – Sep), **Mag-m**, *Nat-m*, **Nat-p**, *Nat-s* (Hefeartiges Erbrechen), **Nat-sil** (Schwache Knöchel), **Phos** (Hämorrhagische Diathese), *Puls* (Husten schlimmer im warmen Zimmer – Bry, Iod, Nat-m), **Rhod** (Stürmisches Wetter verschlimmert – Phos, Sil), *Sep* (Magen- und nervöse Beschwerden, Hautsymptome; Anamnese gespannter familiärer Beziehungen – Nat-c), **Sil** (Um Muttermilch vom Gift zur Nahrung zu verändern), **Staph** (Sich aufopfernde Menschen – Sil), **Sulph**, **Thuj**

Natrum hypochlorosum

Komplementärmittel:
Sep

Folgemittel:
Sep[106]

Feindlich: –

Antidote:
Guaj, Puls (Rheumatische und myalgische Symptome[12]).
Wahrscheinlich sind die Antidote zu Nat-m auch Antidote
zu diesem Mittel[12].

Kollateralmittel:
Helon, Nat-c, Calc, Sep

Natrum iodatum

Verwandte Darmnosode:
Bacillus No.7 (Paterson)

Interkurrente Mittel:
Tub[51]

Komplementärmittel: –

Folgemittel:
Apat[36], Calc-f[36], Fl-ac[36], Kali-fl[36], Lap-a[36], Mag-f[36],
Nat-f[36], Sep[106]

Feindlich: –

Antidote: –

Kollateralmittel:
Bry, Calc, Caust, Phos, Phyt, Sil

Natrum muriaticum

Miasma:
Pso[4.8.140], *SYC*[153], *Tub*[140]

Temperament:
Choler, MELAN[15.31], *Phleg*, SANG[15]

Seitenbeziehung:
u, l ↘ r

Verwandte Darmnosode:
PROTEUS (Bach)

Wirkdauer:
40-50 Tage

Bemerkungen:
Apis, Bry[143], Ign und Puls sind die Akutmittel zu Nat-m[147];
Apis besonders bei fiebrigen Krankheiten und Hauterkran-
kungen, besonders Urtikaria[6]; Bry besonders bei fieber-
haften Zuständen und sero-fibrinöser Pleuritis[6].

Sollte nie während Fieberanfällen gegeben werden[1].

Kann bei chronischen Fällen nicht oft wiederholt werden
ohne ein interkurrentes Mittel, wie es durch die Sympto-
me erforderlich ist[1].

Es wird empfohlen, das Mittel nicht während einer akuten
Exazerbation zu geben, sondern zwischen den Anfällen[19].

Bei Nat-m-Patienten mit heftigem Kopfschmerz gebe man
Nat-m nicht für den akuten Zustand, sonst wird das Lei-
den schrecklich verschlimmert, man gebe sein „akutes
Mittel" Bry und Nat-m erst in einer ruhigen Periode[56].

Bry kann in der akuten Phase eines Nat-m-Falles gege-
ben werden[159].

Nat-m, Ars und Chin-s bilden das Trio der Malariamittel[50].

Wenn man Nat-m im Fall einer unterdrückten Malaria gibt,
hilft Chin-ar oft beim Auftreten eines Malariaanfalls[159].

Häufig von großem Nutzen bei einer Vorgeschichte von
Malaria oder von vielen Behandlungen mit Chinin[19].

Wechselt oft mit Sep ab[14].

Nat-m ist komplementär zu Krebsnosoden und zu den
Nosoden im allgemeinen[113].

Während Nat-m in hohen Verdünnungen ein Regulator
des Intrazellulärraums ist, wirkt es in tieferen Verdünnun-
gen auf die Interzellulärräume[111].

Das chronische Mittel zu Verat und Ign[35].

Nat-m hat dieselbe spezielle Beziehung zum Krebs-Mias-
ma, die Merc zur Syphilis hat oder Thuj zur Gonorrhoe.
Dies ist wenigstens meine Beobachtung[197].

Man gebe niemals Nat-m oder Chin für unregelmäßige
Symptome oder Stadien[30].

Speisen, die man meiden sollte:
Alkohol[31], Essig, Hering[8], *Honig*[8], *Kaffee*, Kalte Speisen,
Milch, SALZ[8], Saure Speisen, *Schweinefleisch*

Speisen, zu denen man raten sollte:
Scharfe Speisen[50]

Mittelabfolgen:
Nat-m ⇢ Gels ⇢ Kali-c ⇢ Ph-ac (Impotenz[50])
Nat-m ⇢ Thuj ⇢ Petr ⇢ Phos ⇢ Carb-u (bei Nieren-
störungen[50])

Interkurrente Mittel:
Tub[51]

Komplementärmittel:
Abrot[49], **APIS** (Akutes Komplement[147]; Fröste, Fieber und
Hautsymptome[16]; akutes Komplement bei fieberhaften Er-

krankungen und Hautaffektionen, besonders Urtikaria[197]; Ekzem[64]; Ödeme[11]; Nesselsucht, Urtikaria[44]; Hautallergie, chronische Urtikaria – auch Urt-u[116]), **Aqu-m[147]**, **Arg-n[1,17,49]**, **Ars** (Bei schweren (akuten) Zuständen[50]; Anämie[6]), **Ars-i[116]**, **Aven[49,143]**, **Bry[139]** (Akutes Komplement[143] bei fieberhaften Zuständen und Pleuritits, Serofibrinosis[6,197]), **Caps**, **Carc** (Wenn Nat-m eine vorübergehende Besserung aller Symptome bringt, wirkt Carc als Komplementärmittel[50]), **Cean** (Malaria[56,111]), **Chin** (Anämie, körperliche und geistige Degeneration[15,80]; Asthenie, Anämie[6]), **Chin-ar** (Wenn man Nat-m bei einer unterdrückten Malaria gibt, hilft Chin-ar oft im Fall eines akuten Malariaanfalls[50]), **Cimic** (Amenorrhoe, Dysmenorrhoe, Hyperfollikulinämie[6] – auch Sep[6]; Störungen des Ovarialzyklus, akute Kontrakturen von Hand- und Fußmuskulatur, krisenhafte Akrokontraktur[6]), **Cor-r** (Keuchhusten, andauernder Husten mit Kälteempfindlichkeit[143]), **Equis[143]**, **Ferr[80]** (Asthenie, Anämie, Folgen von Blutungen[6]), **Hell** (Migräne[52]), **Ign** (Akutes Komplement[147]), **Iod[49]**, **Kali-c** (Anämie, Chlorose[16,157]; Albuminurie bei Kindern[50,88] – Puls[50]), **Lyc** (Leber- und Verdauungsstörungen[12,87]), **Mag-m** (Verstopfung bei Kindern[49]), **Merc[49]**, **Phos** (Anämie nach Malaria, sogar perniziöse Anämie[6]), **Prot[50]**, **Puls[157]** (Akutes Komplement[147]; Albuminurie bei Kindern[88]), **Senec[143]**, **Sep** (Otto Leeser stimmt dieser komplementären Beziehung jedoch nicht zu: „in der Tat ist es oft nicht leicht, aufgrund der Gemütssymptome zwischen Sep und Nat-m zu unterscheiden; deswegen dürfen die beiden Mittel doch nicht als komplementär bezeichnet werden, denn sie ergänzen einander nicht"[66]; Pubertät – auch Plat[6]; Asthenie mit tiefer Depression – auch Ign[6], Ph-ac[6], Plat[6]), **Sil[49,143]**, **Squil** (Reichliches Wasserlassen mit vermehrtem Durst[143]; Diabetes[50]), **Sulph[7,49,192]** (Rachitis, wenn Nat-m notwendig ist, wird Sulph als Reaktionsmittel in den seltenen Fällen zu entbehren sein[192]), **Sul-i[143,157]**, **Thuj[32,50]**, **Tub[50,147]** (Stabilisiert die Wirkung von Nat-m[143]; Abmagerung, Schwäche, verminderter Appetit[6]), **Tub-m[49]** (Fortschreitende Abmagerung mit oder ohne Fieber, begleitet von Anorexie und Verstopfung[50])

Folgemittel:

Abrot (Appetitverlust bei Kindern[15]), **Apis** (Intermittierendes Fieber[40]), **Arn** (Nach Blutverlust, wenn die Heilung verzögert ist[15]), **Ars[50,88]**, **Art-v** (Beschwerden durch Würmer, wenn (Nat-m und) andere Mittel versagen[54]), **Bell[7]**, **Bry**, **Cean** (Malaria, in vielen Fällen, es vervollständigt die Heilung, wo Nat-m die Arbeit halb beendet ließ[134]), **Calad** (Typhus, als Nat-m bei einigen Fällen versagte[25]), **Calc** (Anämie, körperliche und geistige Degeneration[15]), **Calc-f** (Lippenherpes[10,152]), **CALC-P** (Rachitis[44]; Hinfälligkeit nach katarrhalischem Fieber[108]; akutes Gelenkrheuma[10]; Orchitis, Hydrozele[10,97]; Amenorrhoe[108]; Kopfschmerz von Schulmädchen, wenn Nat-m versagt, besonders bei anämischen Zuständen[48]; Keuchhusten, während der Rekonvaleszenzphase[80]; **Carc** (Wenn Nat-m, obwohl offensichtlich gut gewählt, versagt[50]), **Chin** (Blutverlust[7,15]), **Ferr** (Nervöse Leiden und Kreislaufstörungen[88]), **Ferr-p[7]**, **Gels** (Impotenz[50] – Kali-c[50], Ph-ac[50]), **Graph[7]**, **Hep**, **Hell** (Gehirnerschütterung, wenn Nat-m und Mittel wie Nat-s, Cic und Arn enttäuschen[50,7,50,52]), **Ign** (Wenn Nat-m indiziert erscheint, aber nicht wirkt[87]; Hypertonie mit Depression[124]), **Iod** (Bei einem Fall von manisch-depressiver Psychose, als sich plötzlich Impulse, drohender Selbstmord und abnormaler Hunger entwickelten[32]), **Kali-c** (Menstru-

ationsschwierigkeiten[16]; unterdrückte Menses[9], mit Anämie[145, 16]; kann die Menses zurückbringen, wenn Nat-m versagt[25,50,149,176]), **Kali-m[7]**, **Kali-p[7]** (Blutung[152]), **Kali-s** (Besonders wenn die Schleimhautabsonderung gelb wird[21]; Anämie[12]; Tuberkulose[12,21]; Verdauungsschwäche mit Schmerz, Wasser sammelt sich im Mund[10]), **Lach[7]**, **Levo[29]**, **Lyc[6,7]** (Verdauungsstörungen), **Med** (Asthma, bei einem Fall, als Nat-m und Ant-t indiziert schienen, aber versagten[50]), **Nat-ar** (Wenn Nat-m, offensichtlich indiziert, versagt, die Menses zurückzubringen[39]; wenn Nat-m bei beißenden und wundmachenden Absonderungen indiziert scheint, aber versagt[21]), **Nat-s[7]**, **Nux-v[7]**, **Phos** (Rachitis[44]; Psychiatrische Erkrankungen[122]; Gelbsucht[30]), **Ph-ac** (Rachitis[44]), **Puls**, **Rhus-t**, **Sel** (Sexuelle Schwäche[34]), **Sep** (Pulmonale Entstauung, wenn Nat-m versagt[111]; chronische Krankheiten[10]; Anämie nach Nat-m versagt[50]), **Sil** (Analfistel, nach Verstopfung[21]), **Sulph[6]** (Chronische Krankheiten[10]; in einem Fall von unterdrückter Malaria als Nat-m (ein perfektes Bild) versagte, bewirkte Sulph noch eine rasche auffallende Besserung des Terrains, so daß danach Nat-m phantastisch wirkte[50]), **Thuj** (In einem Fall von Epitheliom mit einer Vorgeschichte von Malaria unterdrückt durch Chinin[197]), **Tub[143]** (Besonders akute Exazerbation chronischer toxischer Zustände[19])

Feindlich:

Nit-ac (Nach Nat-m[8]), **Podo** (Nat-m steigert die Wirkung von Podo[12])

Antidote:

Apis[13,36], **Arg-n** (Als chemisches oder dynamisches Antidot, je nach eingenommener Menge[16]), **Ars[12,25]**, **Bad** (Schlimme Folgen vom Baden im Meer[1,12,25]), **Camph**, **Carb-v**, **Con**, **NIT-S-D** (Als Urtinktur oder in Potenzen[9]; besonders als Würze[16]), **Nux-v** (Kopfschmerz, Erschöpfung[12]; Schwindel[1]), **PHOS** (Schlimme Folgen von übermäßigem Gebrauch von Tafelsalz[1,12,25,34]), **Sep**, **Sulph** (Gebrauch von gewöhnlichem Salz über Jahre[117])

Kollateralmittel:

Acon (Furcht vor Luftangriffen), **Agar** (Kind lernt spät sprechen – Calc, Phos; skrofulöse Erkrankungen von Kindern, Symptome schlimmer am Meer, Struma), **Aqu-m** (Dieselben Symptome), **Alum** (Sjögren-Syndrom – auch Nat-m; Trockenheit der Schleimhäute – auch Bry), **Ambr** (Findet ein Vergnügen daran, auf vergangene, unangenehme Ereignisse zurückzukommen, liegt nachts wach und denkt diese nach; Ambr ist gezwungen, auf solche Dinge zurückzukommen, weil die Konzentration schwer ist und er sich dieser Gedanken nicht entledigen kann), **Aqu-m** (Dieselben Symptome), **Arg-n** (Die Zunge klebt am Gaumen, bei Diabetikern mit Schwellung der Knöchel[196]), **Arn** (Symmetrische Hautausschläge), **Ars** (Feuchte Haut – Dulc, Rhus-t, Sars; Ars: weist Trost zurück – Nat-m: schlimmer durch Trost), **Ars-i** (Hypothyreose), **Aur** (Empfindlich gegen Kritik; Depression bei edlen Leuten – Kali-p, Sel), **Bry** (Husten schlimmer beim Betreten eines warmen Zimmers – Hed, Nat-c), **Calc** (Weiche Nägel, besonders bei Kindern; Frauen, die nicht empfangen können – Sulph), **Calc-p** (Primäre Amenorrhoe – Lyc), **Carc**, **Caust** (Urininkontinenz beim Husten, Niesen – Puls, Kali-c), **Cench** (Abmagerung von oben nach unten, Hals – Mammae – Oberschenkel – Unterschenkel), **Ceph-i** (Diabetes – Abrom), **Chin-a** (Malariaanfall, nachdem Nat-m für unterdrückte Malaria gegeben wurde[159]), **Cimic** (Fehlgeleitete Gefühle), **Cund**, **Eug** (Eiterungen an den Extremitäten und Fingern, für Patienten vom Nat-m-Typ), **Foll** (Männer und Frauen, in guten Ehen, die sich plötzlich in jemand anderen verlieben), **Gels** (Malaria, bei der der Frost in den Extremitäten beginnt, kürzlich entstandene Fälle – Nat-m: chronische Fälle; 10 Uhr verschlimmert – Sep), **Glyc** (Diabetes; seiner Anwendung muß die Gabe eines Konstitutionsmittels vorangehen, z.B. Nat-m, und es sollte durch ein Drainagemittel wie Syzyg unterstützt werden; Zucker im Urin mit Eiweiß und erhöhtem spezifischem Gewicht), *Graph*, **Hed** (Schlimmer am frühen Morgen – Arg-n, Iod, Kali-c, Lach, Nux-v), **Hell** (Unempfindlichkeit und Benommenheit, schlimmer durch Trost), **Ign**, **Influ** (Grippe – Eup-per), *Iod* (Abmagerung trotz guten Appetits – Abrot, Sul-i), *Kali-c* (Reaktionsmittel bei Störungen im Gleichgewicht des Mineral- und Wasserhaushalts – Calc, Nat-m; erschrickt durch unerwartetes Geräusch – Bor; Amenorrhoe bei jungen Mädchen; verzögerte Pubertät), **Lach** (Wechselfieber kehrt jedes Frühjahr zurück), *Lyc* (Dünne, magere Erscheinung um den Nacken, aber unter der Taille gut genährt; Mononukleose – Ars, Ferr, Kali-c, Phos, Sep, Sil), **Magnesium-Salze** (Meeresluft verschlimmert – Iod), **Mur-ac** (Muß lange warten um Wasser zu lassen wenn andere dabei sind – Hep), **Nat-c** (Schlimmer im Frühjahr – Lach), **Nat-s** (Heftige Krämpfe der oberen Dorsal- und Zervikalmuskeln), **Nit-ac** (Verweilt bei vergangenen, unangenehmen Ereignissen – *Plat*, Sep; Krachen in den Ohren beim Kauen; Geschwüre an den Körperöffnungen, wo sich Haut und Schleimhaut treffen – Graph), **Nux-v**, **Op** (Diabetisches Koma – Allox, Hell; Allox: diabetische Azidose – Cupr-ar; Sec: diabetische Gangrän; Cupr-ar: Augenkomplikationen bei Diabetikern; Stann: Tuberkulose bei Diabetikern), **Plb**, *Phos* (Katarakt bei Diabetikern; Verlangen nach Salz; Husten bei Leberkrankheiten; vaskuläre Komplikationen bei Diabetikern; Grundmittel – auch Calc-p; apollinische Mittel – Ars, Ferr, Iod, Kali-c, Nat-m[78]), **Ph-ac** (Diabetes mit ausgeprägter Schwäche und beeinträchtigtem Gedächtnis), **Prot**, **PULS** (Reichliche Sekretionen von den Schleimhäuten – Sep), **Sal-mar** (Chronische Vergrößerung der Drüsen, besonders zervikal, Patienten mit Kropf-Diathese, Struma), **Sanic** (Abmagerung der oberen Teile des Körpers trotz gutem Appetit), **Sars** (Schmerz, der den Patienten sehr niederdrückt; Abmagerung besonders am Nacken), **SEP** (Risse im Mundwinkel – Nat-m: tiefer Riß in der Mitte der Unterlippe; Abneigung gegen Männer und Koitus; schmerzhafter Koitus; spärliche und verzögerte Menses; Rückenschmerz besser durch feste Unterlage unter den Rücken), **Sil** (Halsweh, hartnäckig; schlanke Kinder – Iod, Nat-s), **Tub** (Intermittierende Fieber, wenn die Fälle rezidivieren und das Fieber zurückkehrt, nachdem gut indizierte Mittel den Kreislauf durchbrochen haben, aber den Patienten nicht gesund erhalten können, Appetit gut, verliert aber Gewicht – *Abrot*, *Iod*), **Tub-s** (Die entsprechende Nosode), **Squil**, **Staph**, **Streptoc** (Weinerlich, Trost verschlimmert), *Sulph* (Chronische Urtikaria – Lyc), **Tarax** (Landkartenzunge – Ars, Kali-bi, Mag-Salze), **Sul-i** (Jugendlicher Diabetes bei Abgemagerten; Hyperthyreose; Schwäche in der Immunantwort – Bar-c, Calc, Sil, Thuj), **Tub** (Orthostatische Proteinurie – Ars-i, Calc-p, Puls, Sil, Sul-i), **Tub-s** (Die entsprechende Nosode), *Zinc*

Natrum nitricum

Temperament:
Phleg

Interkurrente Mittel:
Tub[51]

Komplementärmittel:
Chel[44]

Folgemittel:
Sep[106]

Feindlich: –

Antidote: –

Kollateralmittel:
Aran, **Cact** (Angina pectoris – Lat-m, Lach), **Chel**, **Crot-h**, **Dulc** (Hydrogenoide Konstitution – Nat-s, Thuj), **Ferr** (Rademachers Universalmittel – Cupr), **Glon**, **Kali-n**, **Kali-sil**, **Lach**, **Nat-c**, **Nat-m**, **Nat-s**, **Phos** (Hämorrhagische Diathese – Crot-h, Glon, Lach, Nat-s, Nit-ac, Sul-ac)

Natrum nitrosum

Komplementärmittel: –

Folgemittel: –

Feindlich: –

Antidote:
Kaffee

Kollateralmittel:
Nat-c (Hydrogenoide Konstitution), **Nat-s**

Natrum phosphoricum

Miasma:
Syc[31]

Temperament:
Sang

Seitenbeziehung:
r ↘ l (Gelenke[62]); r

Natrum salicylicum

Verwandte Darmnosode:
Gaertner (Bach)

Bemerkungen:
Interkurrierend bei allen Fällen mit übersäuertem Magen[50]

Speisen, die man meiden sollte:
Essig, Milch, Saure Speisen, Süßigkeiten[8], *Zucker*[9]

Interkurrente Mittel:
Tub[51]

Komplementärmittel:
Cina (Würmer[157]), Lyc[143]

Folgemittel:
Art-v (Beschwerden durch Würmer, wenn (Nat-p und) andere Mittel versagen[12, 21, 44]), Calc-p (Krämpfe bei Schreibern, besonders wenn ein krampfartiger Schmerz in Fingern und Handgelenken besteht[108]), Sep, Sil (Nächtliche Enuresis[12]; Absonderung von den Augen[21]), Sulph (Beschwerden durch Würmer bei Kindern, die eine Abneigung gegen Baden haben, wenn (Nat-p und) die bestgewählten Mittel versagen[46])

Feindlich: –

Antidote:
Apis (Nesselausschlag[25], Urtikaria[12]), Ars[139], Camph[139], Carb-v[139], Nit-s-d[139], Sep (Ausschläge und Schwellung um die Gelenke[12,25])

Kollateralmittel:
Alum (Flaschenkinder), Benz-ac, Calc (Saurer Zustand von Magen und Darm bei Kindern), Caps, Carb-v, Cina, Cob (Nächtliche Samenergüsse mit Rückenschmerz – Sel, Staph), Guaj, Kali-s, Kreos, Lac-ac (Diabetes mit Rheuma), Lith-c, Merc-i-f (Dicker, schmutzig-gelber Belag an der Zungenbasis – Chel, Chin-s, Kali-bi), Mur-ac, Nat-lac (Rheuma und Gicht; Rheuma mit Diabetes), Nat-ns (Angina pectoris, Zyanose, reichlicher wäßriger Stuhl nachts), Nat-sel (Chronische Laryngitis und Kehlkopftuberkulose; Heiserkeit von Sängern; hustet kleine Klumpen Schleim ab, bei häufigem Räuspern), Nat-sil-f (Krebs, Tumore, Knochenerkrankungen, Karies, Lupus, Ethmoiditis, vorsichtig anwenden), Nat-s-c (Pyämie, eitrige Pleuritis), Nat-sulo (Durchfall, mit hefeartigen Stühlen), Nat-tel (Atem hat Knoblauchgeruch; Nachtschweiß bei Phthisis), Phos, Ph-ac, Rob, *Rheum* (Saures Mittel – Colos, Hep, Sul-ac), Sil (Spinale Reizung bei Kindern durch Würmer), Urt-u (Eliminiert Harngrieß – Berb, Sars, Lyc)

Natrum salicylicum

Komplementärmittel: –

Folgemittel: –

Feindlich: –

Antidote: –

Kollateralmittel:
Chin, Gaul, Lob-p (Schläfrigkeit, schwindliger Kopfschmerz zwischen den Augenbrauen, ausgeprägte Erschöpfung), Nit-ac (Menière-Syndrom – Bar-c, Caust, Nat-m, Phos), Pyrus-m (Labyrinth-Schwindel), Salc-ac (Otogener Schwindel – Chin, Chin-sal, Chin-s, Chen: besonders mit Lebersymptomen)

Natrum sulphuricum

Miasma:
Pso[140], SYC, Tub[31,140], Syp[140]

Temperament:
Melan[15], Phleg

Seitenbeziehung:
/ (Rheuma[112])

Verwandte Darmnosode:
Sycotic Co (Paterson)

Wirkdauer:
30-40 Tage

Bemerkungen:
Basismittel für „Wasser", hydrogenoide, lymphatische, skrofulöse, Salz-, karbonische, sykotische und phlegmatische Konstitution, besonders für Männer[129]

Mangel an emotionalen Beschwerden ist für sich selbst hochcharakteristisch für Nat-s[50].

Speisen, die man meiden sollte:
GEMÜSE, Kaffee, Kalte Speisen, Kartoffeln, Kohl, Milch, OBST, Reichhaltige Speisen, Scharfe Speisen

Interkurrente Mittel:
Calc-p (Enuresis, nach Nat-s[10]), Kali-s (Malaria, nach Nat-s[21]), Med[50]

Komplementärmittel:
Arn (Kopfverletzung[157]), *Ars* (Atemstörungen besser durch Hitze[157]; in einem Fall von Gallenkolik, als Nat-s nicht lange hielt und die Kolik seltsamerweise rezidivierte[50]; hydrogenoide Personen, die an Rheuma leiden[111,112]; chronisches Rheuma[112]), Carc[50], Chin[6], Chol (Leberstörungen[50]), Dulc (Rheuma[34,112]; Asthma bei Kindern[158]), Form (Kolibazillurie[143]), Lept (Gallenfunktion, Hypercholie – auch Podo, Ric[157]), Med (Wenn Nat-s offensichtlich indiziert ist, aber die Kur nicht vervollständigt[19]), Nat-m, Phos (Lithiasis, Rheuma[157]), Podo, Rhus-t (Chronisches Rheuma[112,143] – auch Thuj[112]), *Thuj*, Tub-r[157]

Folgemittel:

Ars, **Bell**, **Calc**[139], *Calc-p* (Neigung zu Blasensteinen, flok-kige Ablagerungen[12,108]; Enuresis bei jungen Kindern und alten Leuten, als interkurrentes Mittel[10]; Harngrieß, Stein oder Phosphatablagerungen, um die erneute Bildung von Steinen zu verhindern[97]), **Calc-s**, **Carc** (Wenn Nat-s, obwohl offensichtlich gut gewählt, versagt[52]), **Caust** (Anhaltendes Schielen nach akutem Hydrozephalus mit beidseitiger Lähmung des 6. Hirnnerven und beidseitigem Papillenödem mit der Anamnese einer Zangengeburt, nachdem die Behandlung mit Arn begonnen worden war[50]), **Chol** (Leberkrankheiten, wenn andere Mittel versagen[36]), **Echi** (Hilft in unbehandelbaren Malariafällen, das Bild zu klären – Nat-s hilft, größere kritische Situationen abzuwenden[50]), **Ferr-p**[7] (Diabetes[152]), *Hell* (Gehirnerschütterung, wenn Nat-s und Mittel wie Arn, Cic und Nat-m enttäuschen[50,52]), **Kali-s** (Als interkurrentes Mittel bei Malaria[21]), *Med* (Asthma[155]), **Morg** (Restinfektion nach Bronchopneumonie[50]; Bronchialasthma durch unterdrücktes Ekzem bei Kindern, wenn Ars und Nat-s versagen[163]), **Nat-ar** (Beißende und quälende Absonderungen, wenn Nat-s indiziert scheint, aber versagt[21]), **Nat-m**[152] (Hydrogenoide Konstitution[1,66,89]), **Ox-ac** (Akutes Herzversagen[50]; kritisches Stadium einer Grippepneumonie, als es dem Patienten offensichtlich mit Nat-s gut ging und er dann kollabierte, er schien alle Kraft verloren zu haben, Hitze, das Herz begann gerade zu versagen[50]), **Puls**[139], **Sep**[108], **Sil** (Hydrozele, Gelbsucht[21]), **Sulph**[139] (Erkrankungen der Atemwege schlimmer durch Hitze[157]), **Thuj**

Feindlich: –

Antidote:

Dulc[139], **Hed**, **Lyc**, **Med**, **Merc**, **Nat-m**, **Nit-s-d**[139], **Puls**, **Rhus-t**, **Still**, **Sulph**, **Thuj**

Kollateralmittel:

Ant-c (Mondmittel – Dulc, Puls, Thuj[78]), **Aran** (Beschwerden durch Leben in feuchten Häusern oder Kellern; Drainagemittel – Dulc, Form, Phyt, Rhus-t, Rhod), **Ars** (Leukämie bei Kindern[196]), **Ars-i** (Asthma bei phthisischen Personen), **Arist-cl**, **Aur** (Schlimmer sanfte Musik, mildes Licht), **Bapt** (Biliöses Fieber – Card-m), **Bar-c** (Asthma von skrofulösen Kindern; Asthma bei sehr alten Leuten), **Bar-m** (Seniles Asthma), **Bold** (Krankheitszustände der Leber als Folge von Malaria, atonische Zustände des Magens und Darmkanals, Brennen, Gewicht in der Leber- und Magenregion, bitterer Geschmack, Leberabszeß, Asthma, Bronchitis, Katarrh, Lungenödem), **Bry** (Morgendliche Diarrhoe – auch Sulph, Nat-s; hält die Brust bei Husten), **Calc** (Venusmittel – Hydr, Graph, Thuj[78]), **Cann-s** (Feuchtes Asthma, besonders bei Kindern), **Carc**, **Cast-eq** (Asthma im Zusammenhang mit Pferden), **Chin** (Wichtiger Regulator der Interzellulärräume), **Chol** (Hydrogenoide Hypertoniker), **Coloc**, *Dulc* (Wetterwechsel von trocken zu feucht verschlimmert – Calc, Calc-p, Merc, Nux-v), **Form** (Rheumatische Schmerzen schlimmer bei Schneesturm), **Glon**, **Graph** (Hautsymptome – Petr, Psor), **Hed** (Linksseitige Beschwerden – Lach, Spig, Thuj), **Hydr-ac** (Heftige Anfälle von nervösem Asthma mit starkem Zusammenschnürungsgefühl der Brust), **Ins** (Durchfall bei Leberstörungen), **Iod**, **Ip** (Drainagemittel für hydrogenoide Zustände – auch Nux-v), **Kali-m** (Asthma cardiale,

besonders bei Kindern), **Kali-p** (Nervöse Form von Asthma, besonders bei Kindern – Kreos), **Lac-ac** (Diabetes mit Rheuma; Diabetes mit Gichtsymptomen – Nat-s), **Lach** (Asthma in der Menopause; schlimmer im warmen feuchten Wetter – Carb-v, Sil), **Lyc** (Gallenblasenstein-Diathese – Berb, Tarax), **Mag-p** (Krampfartiges, nervöses Asthma mit anfallsweisem, trockenem, krampfartigem Kitzelhusten), **Malar** (Malariakachexie, Milzerkrankungen, Malaria und Rheuma, funktionelle Leberkrankheiten), *Med* (Asthma bei Kleinkindern, auch Colon irritabile; Kind ist ganz aus der Fassung, wenn es gescholten wird; die entsprechende Nosode – auch Tub-r), **Mut** (Alte chronische Fälle von Asthma, nachdem man mit dem indizierten Mittel vorangekommen ist), **Nat-c** (Hydrogenoide Konstitution), **Nat-ch** (Diabetes; Nackenschmerzen; Schlafneigung nach dem Essen, zirrhotische Leber, Wassersucht), **Nat-i** (Beginnende rheumatische Endokarditis), **Nat-hsulo** (Leberflecke), **Nat-m**, **Nux-v** (Diabetes durch spinale Läsionen; Drainagemittel von Nat-s bei Leberstörungen), **Ox-ac** (Beschwerden schlimmer beim Drandenken), **Pitu** (Reflex-Asthma durch endokrine Störungen), **Pneu**, **Podo** (Intestinale und hepatische Symptome), **Poll** (Allergisches Asthma bei Kindern), **Pulm-v** (Anhaltende Kurzatmigkeit, verursacht bei der kleinsten Bewegung einen Asthmaanfall), *Puls*, **Rhus-t** (Drainagemittel von Nat-s bei chronischem Rheuma – Dulc), **Rumx**, **Sil** (Asthma bei Kindern sykotischer Eltern oder bei alten Sykotikern), **Squil** (Reichlicher, farbloser Urin bei Diabetes), **Still** (Hüftkrankheiten), **Stry** (Asthma bei Diabetes), **Sulph** (Asthma morgens beim Fasten, bis er etwas ißt; zentrifugale Wirkung; elektive Wirkung auf die linke Lungenbasis – Ant-s-aur, *Tub*), **Sul-ac** (Hämostyptikum), *Thuj* (Hydrogenoide Konstitution – Med, Dulc), **Thyr** (Gelbsucht von Neugeborenen mit Projektilerbrechen), **Tub** (Asthma), **Viol-t** (Lungendrainage bei Kleinkindern)

Nepenthes distillatoria

Komplementärmittel: –

Folgemittel: –

Feindlich: –

Antidote: –

Kollateralmittel:

Arist-cl, **Arg-n** (Angst, Flatulenz)

Niccolum metallicum

Miasma:

Pso[50]

Speisen, die man meiden sollte:
Milch[8]

Komplementärmittel:
Phos[143]

Folgemittel: –

Feindlich: –

Antidote: –

Kollateralmittel:
Anac, Arg-n (Kopfschmerz schlimmer morgens, nach Anstrengung), **Bell, Brom, Calc-s, Carc, Cycl, Ferr, Hyos** (Schluckauf – Bell, Tab), **Iris, Kali-br, Mang, Lyc, Mag-m, Nat-m, Nux-v, Par** (Gefühl, als wären die Augen nach innen gezogen), **Phos, Plat, Plb, Puls, Stann** (Niedergeschlagenheit mit Schwäche), **Staph, Sulph, Tab, Thuj** (Grüne Leukorrhoe)

Niccolum sulphuricum

Komplementärmittel: –

Folgemittel: –

Feindlich: –

Antidote:
Glon (Heiße Wallungen[3]), **Pic-ac** (Schmerz in Hinterkopf, Wirbelsäule und Augen[3] – auch Sep[3])

Kollateralmittel:
Cob, Hyos, Nat-m, Nux-v, Plat

Nicotinum

Komplementärmittel: –

Folgemittel:
Loh (In einem Fall von Hämorrhoiden, die sich durch Tabakrauch verschlimmert hatten[50])

Feindlich: –

Antidote:
Siehe unter **Tab**

Kollateralmittel:
Absin, Dig, Lob, Oena, Tab

Nitricum acidum

Miasma:
PSO[4], SYC, *Tub*[140], SYP

Temperament:
Choler, Melan[15], Phleg, Sang[31]

Seitenbeziehung:
u[8], *l*, r, l ➤ r

Verwandte Darmnosode:
Sycotic Co (Paterson)

Wirkdauer:
40-60 Tage

Bemerkungen:
Wenn Sie Nit-ac studieren, studieren Sie auf jeden Fall auch Lac-c; wahrscheinlich werden Sie von Nit-ac zu Lac-c übergehen[50].

Nit-ac niedrig potenziert darf nicht als Trituration oder als Globuli verabreicht werden, da es den Zucker unter Bildung von Oxalsäure zersetzt[76].

Wenn es dem Nit-ac-Patienten beginnt besser zu gehen, können für einige Zeit Hautsymptome auftreten, ein günstiges Zeichen[9].

Nit-ac, Thuj und Staph bilden das Trio der Kondylommittel[66].

Speisen, die man meiden sollte:
Brot, Butterbrot, Fett, Kalte Speisen, MILCH, *Reichhaltige Speisen, Warme Speisen*

Interkurrente Mittel:
Op (Chronische Fälle[187]); gelegentlich auch **Carb-v**[187], **Laur**[187], **Mosch**[187], **Scir** (Krebsbehandlung – auch Tub, Med[50]) **Sulph**[187] (Krebsige Ulzerationen[196])

Komplementärmittel:
ARS (Kachektisches Syndrom[157] – auch Psor[157]), *Arum-t*[1,50] (Wundmachende Absonderungen aus der Nase und Risse im Mundwinkel[16]), **CALAD**[50] (Einige Autoren halten CALAD für das einzige Komplementärmittel zu Nit-ac[50]), **Calc**[50], **Bac**[49], **Calc**[17,55,185], **Cop**[143], **Kali-c**[12,34], **Lac-c**[9,50], **Lyc**[17,106], **Paeon** (Schmerzhafte Hämorrhoiden mit Fissuren[111], auch Rat[111]), **Phos** (Lungentuberkulose, Asthma, Nierenstein und Magengeschwüre[36]), **Rat** (Anorektale Erkrankungen[143]), **Sep, Sulph** (Hämorrhoiden[160]), **Syph**[49,147], **Thuj**[50] (Papillome bei Fettstoffwechselstörungen – auch Lyc, Sep[116]), **Thios** (Keloid[131]), **Tub**

Folgemittel:
Arn (Kollaps bei Dysenterie[12]), **Arum-t** (Bei trockenem, heiserem, kruppartigen Husten[1,34]; Scharlach[25]), **Aur-m**[27,50], **Bell, Calad**[1], *Calc* (Folgt Nit-ac bei Warzen, wenn es

versagt*[3]), **Carb-an**[27,50], **Carb-v**, **Carc** (Wenn Nit-ac versagt, obwohl offensichtlich richtig gewählt[52]), **Echi** (Maligner Scharlach, wenn (Nit-ac und andere) angezeigte Mittel keine günstige Reaktion bringen[36]), **Guaj** (Heilte Entzündung des Gaumens, die zu einem harten Schanker dazukam, selbst als Merc-c, Nit-ac, Aur-m und Mez versagt hatten[50]), **Hep**, **Kali-bi** (Karbunkel mit Blutungsneigung[16]), **Kali-c**, **Kreos** (Diphtherische Dysenterie[12]), **Lach**, **Lac-c** (Wenn Nit-ac nicht wirkt[50]), **Med** (Besonders bei erweiterten Pupillen), **Merc**, **Mez**[27], **Mur-ac** (Wenn Nit-ac bei Typhus nicht ausreicht[115], auch Ars[115], Phos[115]), **Nat-c**, **Phos**, *Puls*, **Sec** (Gangrän der Schleimhäute[12]), **Sep**, **Sil**, **Staph** (Quecksilbergeschwüre[33]; Gebärmutterkrebs, mit syphilitischer oder Quecksilbervergiftung komplizierte Fälle, nach dem Versagen von Nit-ac[196]), **Sulph** (Skrofulöse Ophthalmie[12,22]), **Sul-ac** (Epistaxis, wenn Nit-ac unwirksam ist[86]), **Syph** (Bei Gonorrhoe, als intekurrentes Mittel, auch in syphilitischen Fällen als interkurrentes Mittel[36]), *Thuj*

nach Amöbendysenterie), **Myrr** (Hämorrhoiden), **Nat-m**, **Nat-s**, **Nux-v**, **Petr** (Verstreute braune Flecken bei dunkelhaarigen Personen), **Phos**, **Phyt** (Krebsartige Geschwüre im Mund; die intestinalen und rektalen Symptome des Mittels sind der ulzerierenden Kolitis sehr ähnlich, einschließlich Krebs), **Prot** (Herpetische Ausschläge an den Haut-Schleimhaut-Grenzen), **Psor**, **Puls**, **Rat** (Analfissuren mit Hämorrhoiden – Ars, Paeon, Sul-ac), **Rub** (Oxalatsteine), **Ruta** (Drainagemittel für das Rektum – auch Hura, Scrof), **Sed-r** (Rektumkarzinom mit großen Schmerzen), **Sed-t** (Rektumkarzinom mit Blutungen), **Semp** (Stomatitis aphthosa) **Sep**, **Sil** (Fissuren und ischiorektaler Abszeß – Sulph; Geschwüre drohen, in die Hornhaut zu perforieren – *Calc*), **Slag** (Analjucken, Hämorrhoiden, Verstopfung), **Staph**, **Sulph**, **Sul-ac**, *Thuj* (Genitale und perianale Kondylome; Rektumkarzinom – auch Scir; Kolonkarzinom)

Feindlich:
Calc (Darf nicht vor Nit-ac gegeben werden*[23]), **Hep**[34], **LACH** (Vor Nit-ac[8]), **Nat-m** (Vor Nit-ac[8]).

Antidote:
Acon[20], **Bell**, **Calad**[13], *Calc*, **Camph**[98,13], **Con**, **Dig**[31], **HEP**, **Iod**, **Lyc**[25], *Merc*, **Merc-c**[98], **Mez**, **Petr**, **Phos**[25], **Ph-ac**, **Puls**[25,139], **Rhus-t**[25,139], **Sep**[25,139], **Sil**[25,139], **SULPH** Bei großen Dosen: Laugensalze[13], Seife[13], Magnesia[13]

Kollateralmittel:
Anac, **Anthraci** (Ludwigs Angina: schwere Form der Gewebsentzündung des submaxillären Raumes mit sekundärer Einbeziehung der Sublingual- und Submentalregion, gewöhnlich nach einer Infektion des Zahnraumes des Unterkiefers oder aus einer Verletzung resultierend, D3-D6), **Arist-cl**, **Ars**, **Ars-i** (Ständig reizende, wundmachende Absonderungen), **ARUM-T** (Schleichende, typhoide Erkrankungsformen mit einem hohen Maß an Toxizität, bösartige Form des Scharlachfiebers und der Diphterie, übelriechende und wundmachende Absonderungen, das besondere Symptom zur Differenzierung ist das Bohren mit den Fingern in den Nasenlöchern), **Aur**, **Benz-ac** (Übelriechender Urin – Sep, Lyc), *Calc* (Geschwüre die das Frenum zerstören), **Cand** (Candida albicans – Nit-ac), **Carc**, **Cinnb** (Blutende Warzen an Anus und Genitalien), **Cocc** (Gelenke knacken bei Bewegung – Graph), **Cund** (Krebs an der Verbindungsstelle von Schleimhaut und Haut), **Ferr-i** (Kolitis), *Fl-ac* (Molen – *Acet-ac*, Calc, Lyc, *Phos*, *Puls*, Sulph, Thuj), *Graph* (Besserung beim Fahren im Wagen, aber Graph ist kein empfindliches Mittel wie Nit-ac), **Hed**, *Hep*, **Hura** (Rektum und Colon), **Iod**, **Kali-bi**, **Kali-c**, **Kali-cy** (Blutende Fissuren – Semp), **Kreos** (Leukorrhoe wundmachend, übelriechend – Sep, Iod), *Lyc*, **Med** (Kältegefühl in einzelnen Teilen bei hydrogenoider Konstitution – Nat-s, Thuj), **MERC** (Stomatitis – Mur-ac; ulzerierende Kolitis, Rekto-Kolitis, Sigmoid-Kolitis, besonders

Nitri spiritus dulcis

Speisen, die man meiden sollte:
Käse[50], SALZ[9]

Komplementärmittel: –

Folgemittel:
Ran-b

Feindlich: –

Antidote:
Calc, Calc-i, Camph, Carb-v, Con, Caust, Kali-c, Kali-n[25], Nat-c, Nat-m, Op, Sep

Kollateralmittel:
Lyc, Phos, Ph-ac

Nitrogenium oxygenatum

Komplementärmittel: –

Folgemittel: –

Feindlich: –

Antidote:
Bell[12]

Kollateralmittel:
Nit-ac, Verat-v (Kongestion)

* Die unterschiedliche Meinung zweier Autoritäten wird getrennt aufgeführt.

Nuphar luteum

Komplementärmittel: –

Folgemittel: –

Feindlich: –

Antidote: –

Kollateralmittel:
Agn (Sexuelle Schwäche – Calad, Ph-ac), Aloe (Durchfall frühmorgens – Podo, Sulph), Calad, Chin, Con, Dam, Nux-v, Nymph (Durchfall frühmorgens, Rückenschmerz), Podo, Ph-ac, Staph, Sulph (Durchfall – Chel, Gamb), Yohim

Nux moschata

Temperament:
Sang

Seitenbeziehung:
u, l, r, l ↘ r

Wirkdauer:
60 Tage
6-8 Tage[187]

Speisen, die man meiden sollte:
Alkohol[31], Kalte Getränke, Kalte Speisen

Speisen, zu denen man raten sollte:
Warme Getränke

Komplementärmittel:
Calc[8,17,34,147,185], Kali-c[143], Lyc[8,17,34,143,147,160,185], Nux-v[7], Puls[7], Sep[143], Thuj[143]

Folgemittel:
Abies-n (Ösophaguskrämpfe, wenn Nux-m versagt[15]), Ant-t, Bell, Glon (Dysmenorrhoe mit Bewußtlosigkeit, wenn Nux-m indiziert scheint, aber versagt[54]), Lyc, Nux-v, Phos, Puls, Rhus-t, Stram, Sulph[7]

Feindlich:
Sil[139], Squll[139], Sulph

Antidote:
Ars[31], Camph, Gels, Laur, Op, NUX-V, Rhod[31], Valer, Zinc
Kümmel[98]

Kollateralmittel:
Alum (Trockene Haut, Unfähigkeit zu schwitzen – auch Graph, Mand, Sulph – Acon in Fieber), Ambr, Ant-t (Un-

widerstehliche Schläfrigkeit bei nahezu allen Beschwerden – Op), Apis (Fieber ohne Durst – Gels, Puls), Ars, Asaf, Bell, Bry (Trockenheit der Schleimhäute, schlimmer bei Hitze, Bewegung), Cann-i, Carb-v (Gastrokardialer Symptomenkomplex – Chin, Lyc, Mag-c, Sulph), Chin (Viel Flatulenz, schlimmer durch Kälte und Berührung), Cic (Gedächtnislücke für Stunden oder Tage – Nat-m), Cocc, Colch (Übelkeit durch den Anblick von Speisen – Ars), Croc, Dulc, Gels (Als ob das Herz stehenbliebe; Schläfrigkeit, schwere Lider), Graph, Hep (Dyspepsie, besser durch Würzen; Neigung zur Ohnmacht, sogar durch den leichtesten Schmerz; Schmerz mit Ohnmacht), Hyos, *Ign* (Kraftverlust durch Schock oder Gemütsbewegung), Iod-Verbindungen (Kleine Brüste – auch *Onos*, Mag-i; Nat-i: Brüste werden kleiner; Sabad: eine Brust kleiner als die andere), Kali-c, Lyc (Hautsymptome), Mosch, *Nux-v*, Ol-myr (Furunkel, toxische Geschwüre), *Op* (Gemüt; Fiebersymptome; Schlaf mit stertoröser Atmung), Orni (Flatulenz, wann immer sie sich im Bett dreht, Gefühl, als ob sich auch ein Sack Wasser drehen würde; Magengeschwür und -krebs), Ph-ac (Darmkatarrh mit Schläfrigkeit und großer Schwäche), Puls, *Rhus-t* (Gliederschmerzen schlimmer durch Kälte, besser durch Umhergehen – Bell-p, Puls), Sep, Sil, Sulph, Tarent (Durch helle Farben körperlich affiziert – Nux-m: Gefallen an hellem Gelb)

Nux vomica

Miasma:
Pso[8,140]

Temperament:
CHOLER[31], Melan[15], Sang[1,31]

Seitenbeziehung:
u, *l*[8] (Abdominalsymptome linksseitig[50]), l nach r[50], R (Brustsymptome rechtsseitig[50]), l ↘ r, l ↗ r

Wirkdauer:
1-7 Tage
10-12 Tage[187]

Bemerkungen:
Nux-v ist das erste Mittel, an das man im Fall von chronischen Patienten denken muß, die nach einer längeren Behandlung von woanders kommen, oder die Mißbrauch mit sich getrieben haben, indem sie allen Arten von Exzessen oder stark gewürzten Speisen, Stimulantien oder Getränken, die der normalen Gesundheit schädlich sind, gefrönt haben[165].

In allen Fällen, bei denen viel Medizin eingenommen wurde, gibt man zuerst Nux-v und später das indizierte Mittel für die gegenwärtige Erkrankung[187].

Jeder Fall von Nux wird, richtig verstanden, ein besonderes Charakteristikum aufweisen: vergebliche Anstrengung oder Impuls. Vom Gemüt bis zu den Zehen ist dieses

Mittel voll von diesen falschen Anfängen, Abbrüchen und „ja, abers"[50].

Das großartigste Mittel, um Tabula rasa zu machen, wenn wir unsere Fälle durcheinandergebracht haben[39].

Sollte nicht direkt nach den Mahlzeiten gegeben werden oder wenn der Geist in starker Anspannung ist[39].

Empfindliche Personen sollten es nicht morgens nüchtern oder beim ersten Erwachen nehmen[23].

Es sollte nicht unmittelbar vor oder nach einer Mahlzeit genommen werden, auch sollte der Patient direkt nach der Einnahme des Mittels nicht schreiben, nachdenken, lesen oder rezitieren[72].

Nux-v ist ein interkurrentes Mittel bei lokomotorischer Ataxie und Multipler Sklerose[2,13,38].

Bei portaler Stauung steht Nux-v zwischen Sep und Sulph[68].

Nux-v intensiviert die Wirkung von Sep[13,111].

Bry und Sulph sind die prinzipiellen interkurrenten Mittel bei Verstopfung[118].

Es hat viele Fälle von Hernien geheilt, einfache oder strangulierte, wenn unterstützt von Op in hohen Verdünnungen[138].

Nux-v, Sulph und Calc bilden das Trio für Folgen von Masturbation oder exzessiver Wollust[16].

Speisen, die man meiden sollte:
ALKOHOL[31], BIER[8], *Eis*[50], *Essig*, Fett, Fleisch[50], GEWÜRZE, Kalbfleisch, KAFFEE[19], *Kalte Getränke*, KALTE SPEISEN, *Milch*, *Pfeffer*[8], Säuren[12], *Schwarzbrot*, *Stimulantien*[9], *Tee*[9], WEIN[9], WEINBRAND und WHISKEY, WÜRZEN[9]

Speisen, zu denen man raten sollte:
Heiße Getränke[50], SCHARFE SPEISEN, *Warme Getränke*

Mittelabfolgen:
Nux-v ➝ Sep ➝ Sulph (Autointoxikation[50])

Interkurrente Mittel:
Ip[187], Sulph[187], Bry[118] und Sulph (Reizform der Konstipation[118]; Bry und Sulph sind die wichtigsten interkurrenten Mittel für Fälle mit Verstopfung[118])

Komplementärmittel:
Arn[34], Bry[8,17], Calc, Carc[50], Cham[8,17], Con (Verstopfung mit Ohnmachtsgefühl nach Stuhl[16]), Dros[1,25,34], Kali-c, *Lyc*, Merc[34], Morg (Leberstörungen[47]), *Phos*[8,17,34,185], Puls[17,50], Rhus-t, SEP (Das chronische Komplementärmittel[32], Lebererkrankungen, wenn Nux-v nur teilweise erleichtert, nimmt die Arbeit von Nux-v auf und vollendet sie gut[106]; fortgeschrittene Autointoxikation – Nux-v, Sep, Sulph[50]), SULPH (Um bei einer akuten Erkrankung die

von Nux-v begonnene Arbeit zu Ende zu bringen[197]; Verstopfung bei Personen mit Hämorrhoiden und Hypochondrie[118], bei schwangeren Frauen und Neugeborenen, auch bei Verstopfung abwechselnd mit Durchfall und Hautproblemen[48]; abdominelle Plethora, Hämorrhoiden[26]; Dyspepsie durch Teigwaren[16]; komplementär bei nahezu allen Krankheiten[1,34]; häufigstes Komplementärmittel[16]; besonders Nux-v zur Nacht und Sulph morgens, wenn ihre komplementäre Wirkung gewünscht wird[39]; hilft Nux-v[132])

Folgemittel:
Act-sp, **Aesc** (Venöse Kongestion[151]; Hämorrhoiden, wenn Nux-v bei Hämorrhoiden versagt[1,34]; oder sie gebessert hat[66]; Gastralgie[25]; abdominelle Plethora, wenn Verstopfung[50]), **Aeth**[7], **Agar** (Charakteristischer Tremor, wenn Nux-v versagt[14]), **Aloe** (Portale Stauung[151]), **Aran**, **Ars**, **Ars-met** (Pterygium[12]), **Bell**, **BRY** (Verstopfung, verschlimmert durch Abführmittel, wenn Nux-v versagt[118]; Verstopfung, wenn der Zustand das Resultat sitzender Lebensweise ist und verbunden mit Störungen der Galle und Erstarrung der Därme, und wenn Nux-v und Op versagt haben[118]; bei der gereizten Form von Verstopfung kann Bry mit Nux-v abgewechselt werden, mit einer interkurrenten Dosis Sulph[118]; akuter Nasenkatarrh, wenn die Nase trocken und verstopft bleibt und der Kopfschmerz über der Nasenwurzel anhält, stark verschlimmert durch Bewegung[48]), **Cact**, **Calc** (Besonders Nachtschweiße nach Samenergüssen, wenn der Koitus von Schwäche des Geistes und Körpers gefolgt wird[16]; Verstopfung[118]; Spermatorrhoe der passiven Art[26]), **CARB-V** (Gastralgie, brennende Schmerzen[40]; Dyspepsie, wenig heftige Arten, durch ausschweifendes Leben und übertriebenem Frönen von reichhaltigen Speisen und Wein, wenn Nux-v versagt[39]; Hepatitis, Tabes dorsalis[40]; Magensymptome nach einer Ausschweifung, wenn Nux-v versagt[16] auch Sulph[16]; verschiedene abdominelle Probleme[13]; Magenleiden, wenn Nux-v versagt, Flatulenz und Dyspepsie von Trinkern[14]; Empfindlichkeit gegen Medikamente, wenn Nux-v keinen Erfolg hat, wie angenommen[15]), **Cham** (Verdauungsschwäche, Magenleiden[33]), **Chin**, **Chol** (Leberkrankheiten, wenn andere Mittel versagen[36]), **Cinnb** (Wenn Nux-v, zur Prophylaxe von Erkältungen gegeben, nicht hinreicht[15]), **Cob**, *Cocc* (Spinale Chorea, wenn Lähmung übrigbleibt[16]; Nabelhernie mit hartnäckiger Verstopfung, wenn Nux-v versagt[1,33]; Gastralgie, wenn Nux-v versagt[82,83]), **Colch**, **Coll** (Schmerz im Abdomen wenn das indizierte Nux-v versagt[1,25,34]), **Dios** (Aufgetriebenheit des Abdomens nach Überessen, wenn Nux-v indiziert scheint, aber versagt[50]), **Euph** (Viel Reizung zum Niesen[44]), **Ferr-p** (Supraorbitalneuralgie, rechte Seite, mit Morgenverschlimmerung, besonders bei jungen Frauen, wenn Nux-v, Bell, Coloc, Cham etc. versagen[16]), **Hep** (Erkältung, wenn durch Nux-v nicht aufgehalten[15]; Zorn und unwiderstehliches Verlangen zu schlagen und zu töten, wenn Nux-v versagt[110]), **Hyos** (Blutung aus den Lungen, wenn Nux-v versagt; Hämoptysis bei Trinkern[25]), **Ign** (Wehenschmerzen, wenn Nux-v indiziert scheint, aber versagt[74]), **Ip**, **Iris** (Kolik von Kleinkindern mit Flatulenz und Verstopfung, wenn Nux-v versagt[40]), *Kali-c* (Magen- und Harnblasenprobleme[9]), **Kali-i** (Akuter Schnupfen oder supraorbitaler Schmerz, wenn Nux-v versagt[50]), **Kalm**[139], **Kreos** (Magen- oder Zwölffingerdarmgeschwüre, wenn (Nux-v und) andere Mittel versagen[36]), **Lach** (Leberzirrhose bei Alko-

holikern[125]), **Lyc** (Nephrolithiasis, rechtsseitig[40]; chronische Dyspepsie, meist mit Störungen der Harnwege, wenn Nux-v versagt[44]; Durchfall[103]; chronische Bronchitis[126]; erworbenes Immundefekt-Syndrom[50]), **Mag-m** (Vergrößerte Leber durch unterdrückte Hämorrhoidalblutung, wenn Nux-v versagt[16] – auch Sep[16], Sulph[16]), **Mag-p** (Kolik bei kleinen Kindern, wenn Cham, Coloc und Nux-v versagen[10]), **Nat-m** (Haß auf Personen, die ihn beleidigt haben[110]; chronische Verstopfung, die Nux-v widersteht[118]), **Op** (Idiopathische Verstopfung, wenn Nux-v versagt[118]; Verstopfung von Kindern, wenn Nux-v indiziert scheint, aber versagt[118]; Verschluß der Därme jeglicher Ursache ..., Op im Wechsel mit Nux-v heilt die meisten dieser gefährlichen Fälle, sogar wenn die Peristaltik umgekehrt ist und fäkales Erbrechen beginnt[138]; Atemdepression bei Neugeborenen nach der Gabe von Opiaten unter der Geburt, wenn Nux-v versagt[50]), **PHOS** (Flatulente und schleimige Dyspepsie bei Trinkern[14]; Hirnerweichung[16], wenn das Gedächtnis des Patienten versagt und er über Kopfschmerz klagt, wenn er seinen Geist anstrengt[16] – auch Pic-ac[16], Sulph[16]; es ist oft gut, eine einzelne Dosis einer hohen Potenz Nux-v einige Stunden vor dem Beginn mit Phos zu geben, besonders in Fällen, die aus allopathischer Behandlung kommen[103]; wäßrige Diarrhoe mit viel Pressen, wenn Nux-v versagt[17] – auch Pic-ac[17], Sulph[17]; wenn die Erkältung abwärts steigt und die Brust miteinbezieht[16]; Spermatorrhoe der passiven Art[26]), **Ph-ac** (Synkope, die Anfälle beginnen nach einer Mahlzeit, Nux-v reicht nicht aus[33]; Ohnmacht nach einer Mahlzeit und Samenergüsse[34]), **Plat** (Geschlechtliche Leidenschaft bei jungen Mädchen[110], nachdem Nux-v versagt hat[1]; widerspenstige Fälle von Verstopfung, bei welchen Nux-v keine Erleichterung bringt, besonders wenn die Entleerungen nur nach heftigen Anstrengungen stattfinden, oft manuelle Hilfe erfordern und aus kleinen, dunklen, harten Massen zusammengesetzt sind[118], sehr hartnäckige Verstopfung in der Schwangerschaft, wenn Nux-v versagt[138]), **Plb** (Idiopathische Verstopfung, wenn Nux-v versagt[118]), **Podo** (Erbrechen, wenn Nux-v versagt[13,25]; Magenerkrankungen[1,34]), **Psor** (Schwangerschaftserbrechen[50]), **Puls** (Erkältung, wenn die Absonderung gelb wird[159]), **Rhus-t**, **Sep** (Uterusprolaps nach plötzlichem Verdrehen des Körpers oder nach Überanstrengung[16], wenn Nux-v nicht ausreicht[39]; Schwangerschaftserbrechen[50]; auch andere Frauenleiden[15]; hartnäckige Verstopfung, nachdem Nux-v und Sulph versagt haben; Autointoxikation[158]; saisonale Allergien, Heufieber[50]), **Stann** (Hartnäckige Gastralgie, wenn (Nux-v und) andere Mittel versagen[46]), **Stry-n** (Splanchnoptosis, wenn das gewünschte Ergebnis mit Nux-v nicht erreicht wird[83] – auch Stry-p[83]), **Stry-p** (Neurasthenie, in Fällen, bei denen Nux-v indiziert scheint, aber keine günstige Wirkung entfaltet[167]), **SULPH** (In hoher Potenz[138]; abdominelle Probleme, um die Kur zu beenden, die mit Nux-v begonnen wurde[70]; Hypochondrie[33,118]; Dysenterie, wenn schlimmer nachts, Absonderung von Blut, Schleim und Eiter mit Fieber[56]; krampfhafte oder konstriktive Form der Verstopfung[118]; kann bei Hämorrhoiden mit Nux-v im Wechsel gegeben werden[36], etc[36]; Hämaturie durch Unterdrückung von Hämorrhoiden oder ungehemmtes Schwelgen in alkoholischen Getränken[101]; Folgen von unterdrückten Hämorrhoiden[123]; Chronische Bronchitis[126]), **Sul-ac[12]**, **Verat** (Verstopfung[118], besonders schmerzhafte Verstopfung von Kindern, Kleinkindern[1,14]), **Xanth** (Hemiplegie[25])

Feindlich:

Acet-ac (Vor oder nach Nux-v[25,76]), **Aesc[143]**, **Aster**, **Camph[44]**, **Caust[8]**, **Cham[50]**, **Coff[44]**, **Ign[104]** (Manchmal[12]), **Nux-m[8]**, **Op[44]**, **Tab[139]**, **ZINC** (Hemmt die Wirkung von Nux-v[144])

Säuren, Kaffee[19]

Antidote:

Acet-ac[63], **Acon** (Überempfindlichkeit und Dyspnoe[23]), **Aeth** (Pylorospasmus bei Kleinkindern), **Ambr**, **Ars**, **Bell**, **CAMPH** (Auch Vergiftungsfolgen[111]), **Cham** (Große Verdrießlichkeit und Reizbarkeit[23]), **COCC** (Paralytische Symptome[23], auch Vergiftungsfolgen[111]), **Coff** (Kopfschmerz[16]; Anorexie[23]), **Coff-t[139]**, **Euph**, **Ign**, **Iris**, **Lach** (Besonders[98]), **Op**, **Pall**, **Plat**, **Puls** (Auch Vergiftungsfolgen[111]), **Solid** (Medizinische Verschlimmerung, verursacht durch Nux-v bei Dysfunktion der Leber[111]), **Stram**, **Sulph** (Auch Vergiftungsfolgen[111]), **Thuj** (Vergeblicher Harndrang[17]), **Zinc**

Weinbrand, Wein

Bei großen Dosen: Kaffee, Essig[23], Pflanzliche Säuren[23]

Kollateralmittel:

Abies-n (Gefühl eines Klumpens im Magen – Ant-c), **Aesc** (Hämorrhoiden – Hydr), **Aeth**, **Aloe** (Dysenterie und Hämorrhoiden; sitzende Lebensweise; Durchfall nach dem Aufhören mit Bier; Nux-v: Durchfall nach dem Aufhören mit alkoholischen Getränken), **Ambr** (Essentielle Hypertonie – Ign, Nux-v, Phos, Valer), **Ant-c**, **Arg-n** (Das chronische Nux-v mit explosivem Aufstoßen und höchst neurotisch), **Ars** (Hämorrhoiden bei Trinkern; plötzlicher Beginn außergewöhnlicher Schwäche oder Erschöpfung), **Bell** (Hypertonie bei Kindern – Cortiso, Cupr, Nux-v), **Bov** (Mißbrauch von Kosmetika), **Bry** (Gelbsucht bei Kleinkindern – Acon, Bov, Card-m, Cham, Chel, Chin, Lyc, Merc, Nat-s, Podo), **Calad**, **Calc** (Morgendliche Übelkeit – Carb-v, Sep; Nabelhernie – Calc-p), **Canth** (Dysurie in der Schwangerschaft), **Carb-v** (Alkohol verschlimmert – Sul-ac, Sulph; Magensymptome von einer Schwelgerei; Asthma durch abdominelle Reizung), **Carc** (Gewaltiges Verlangen; Leidenschaft und Erzählungen zu lesen; Nux-v: Leidenschaft, medizinische Bücher zu lesen; kurzer Schlaf bessert – Fl-ac, Ph-ac), **Card-m** (Affektionen, die aus Alkoholexzessen entstehen), **Caust** (Katarrh, Heiserkeit; feuchtes Wetter bessert – Asar, Hep), **Cham** (Gelbsucht durch Zorn; Konvulsionen bei Kleinkindern vom Stillen, nach einem Wutanfall der Mutter), **Chin** (Leidenschaftliche reizbare Kinder – Nux-v: Erwachsene), **Chion** (Pankreaserkrankung – Iris, Mand, Nat-c, Phos), **Cic**, **Cocc** (Nabelhernie), **Coff** (Schlaflosigkeit mit aktivem Geist), **Coloc** (Beschwerden durch Zorn – Bry, Cham, Staph), **Coll**, **Cupr** (Die Reaktion auf praktisch alle allopathische Medikamente und auf viele homöopathische Mittel, selbst gut indizierte, ist unverhältnismäßig heftig), **Eup-per** (Malaria mit extremen Knochenschmerzen, mit Übelkeit und heftigem Kopfschmerz – Rhus-t), **Fl-ac** (Vergrößerte Leber bei Trinkern – Ars, Am-m, Lach, Sulph), **Graph** (Gastralgie; Auftreibung des Magens durch Luft, besonders bei Frauen mit sitzender Lebensweise), **Hep** (Viele Fälle, in denen wir Hep geben müßten, erhalten stattdessen Nux-v[51]), **Hydr**, **Ign** (Medikamente unverträglich, paradoxe Reaktionen – Cupr: übertriebene Reaktionen, Krämpfe, Spasmen, Schmerzen – Zinc: neurologische Reaktionen, neurotoxisch), **Ip**, **Kali-c** (Erwacht um 3 Uhr morgens – Mand, Mag-c), **Lach** (Leberstauung; Leberzirrhose bei Alkoholikern – auch Spir-gl-q), **Led** (Bronchialasthma und Magenkatarrh von Trinkern), **LYC** (Asthma durch abdominelle Reizung; Uterusverlagerungen), *Mag-c*, **Mag-m**, **Mand**, **Mang** (Iatrogenes Parkinson-Syndrom), *Myric* (Der fleißige, tätige Typ Mann, der mit großer Geschwindigkeit arbeitet, Reizbarkeit und Depression, Stirnkopfschmerz schlimmer morgens, dicker, Übelkeit erregender Schleim im Rachen, schlechter Schlaf), **Nat-m**, **Nux-m** (Iatrogene Folgen von psycholeptischen Medikamenten), **OP** (Notfallmittel bei Verstopfung; Darmverschluss bei Älteren; strangulierte Hernie; Pitu: strangulierte Hernie bei alten Leuten; Calc: Hernie besonders bei Kindern; heißer Schweiß, will die Bettdecke weghaben; Nux-v: heißer Schweiß, kann die Bettdecke nicht anheben), **Phos** (Intoxikation bei der Narkose, mit iatrogenen Substanzen; Retinitis pigmentosa), **Ph-ac**, **Phyt** (Mißbrauch von Abführmitteln, Verstopfung bei Herzpatienten), **Pitu** (Strangulierte Hernie der alten Leute, besonders Asthmatiker mit intensiven, greifenden Schmerzen; strangulierte Hernie bei alten Leuten mit starkem Schmerz), **Psor** (Fühlt sich einen Tag vor einem Anfall besonders wohl), *Puls* (Verstopfung mit vergeblichem Stuhldrang, aber bei warmblütigen, nachgiebigen Typen; Schnupfen besser in fri-

scher Luft – All-c, Hed, Iod), **Ran-b** (Epilepsie bei Alkoholikern), **Rhus-t**, *Sep* (Besser durch guten, substanziellen Schlaf; schlimmer, falls aus einem kurzen Schlaf aufgeweckt; beinahe unaufhörlicher Stuhldrang, mit praktisch keinem Ergebnis; Ausbrüche, die Kinder zu schlagen; Terrainmittel – Lyc, Nux-v, Sulph[78]), **Sterc** (Asthma bei Alkoholikern besonders mit schwachem Herz), *Staph* (Folgen von Masturbation; Nux-v wird manchmal verwendet, wenn Staph für Erwachsene besser wäre), **Stry** (Fälle, die zu viele Symptome haben), *Sulph* (Ein allgemeines breites Antidot; portale Hypertonie; Leberstauung bei harten Trinkern und großen Essern – auch Phos; unerfrischender Schlaf bei warmblütigen Patienten – Nux-v: bei frostigen Personen), **Sul-ac** (Azidität – Rob), **THUJ** (Folgen von Hormonbehandlung und Antibabypillen – auch Graph, Nat-s, Nit-ac, Sep, Puls; Hauptantidot gegen moderne therapeutische Maßnahmen; Folgen von längerem Gebrauch von Kortikoiden – Nat-s; Patienten, die früh erwachen und anschließend nicht mehr schlafen können), **Tub-d**, **Vanac** (Asthma mit harter Verstopfung), **Ven-m** (Reflex-Migräne durch Verdauungsstörungen), **Verat** (Schlimmer um 4 Uhr morgens), **Verat-v** (Subakute allergische Zustände), **Zinc** (Überarbeitete und erregbare Personen), **Zing**

Ocimum canum

Komplementärmittel: –

Folgemittel:
Dios, Ter (Hämaturie[101])

Feindlich: –

Antidote: –

Kollateralmittel:
Bell (Besser durch Rückwärtsbeugen; Kolik kommt plötz-
lich und geht plötzlich), **Berb, Coloc** (Besser durch Zu-
sammenkrümmen und Wärme – Mag-p), **Hedeo, Lyc,
Mag-p, Pareir, Tab** (Nierenkolik mit Übelkeit, Erbrechen
und kaltem Schweiß)

Ocimum sanctum

Komplementärmittel:
Sulph[50]

Folgemittel:
Sulph[50]

Feindlich: –

Antidote: –

Kollateralmittel:
Ant-c, Cham, Cupr, Dulc

Oenanthe crocata

Komplementärmittel: –

Folgemittel: –

Feindlich: –

Antidote: –

Kollateralmittel:
Absin, Arg-n, Bell, Bufo, Calc, Caust, *Cic* (Konvulsionen
nach Verletzungen), *Cupr*, Hell (Augäpfel nach oben ge-
zogen), **Hydr-ac** (Epilepsie – Verbe), **Hyos, Kali-br, Vip,
Zinc**

Oleander

Miasma:
Pso[50]

Seitenbeziehung:
u, L, r[8], l ⬎ r

Wirkdauer:
20-30 Tage
3-4 Wochen[187]

Speisen, die man meiden sollte:
Obst

Komplementärmittel:
Lyc[7]

Folgemittel:
Bell[7], Bry[7], Calc[9], Con, Croc[139], Lyc, Nat-m, Nux-v[7], Puls,
Rhus-t, Sep, Spig, Sulph[7]

Feindlich: –

Antidote:
CAMPH (Akute Wirkungen[12]; das beste Antidot für akute
Vergiftungen[16]), *Sulph* (Chronische Wirkungen[12, 16], be-
sonders auf die Haut[16])

Kollateralmittel:
Aloe (Stuhlentweichen mit Flatus), **Apoc,** *Anac* (Haut-
symptome), **Caust, Chin, Chin-s, Cocc, Cop, Conv, Cur,
Dig** (Herzerkrankungen), **Gels** (Lähmung), **Graph, Mez**
(Hautsymptome), **Nat-m, Onos** (Schwäche der Augen-
muskeln mit Asthenopie – Phys), **Psor, Sil, Squil, Staph,
Sulph, Vinc** (Ausschläge auf der Kopfhaut – Bov, Clem,
Staph), *Viol-t*, **Visc** (Milchschorf von kleinen Kindern –
Sulph)

Oleum animale

Komplementärmittel:
Pisc (Lungentuberkulose, erstes Stadium[44])

Folgemittel:
Scp

Feindlich: –

Antidote:
Camph, Nux-v, Op

Kollateralmittel:
Ars, Carb-v (Verdauungsstörungen, besser durch Auf-
stoßen, Blähungsabgang), **Gels** (Migräne mit Polyurie –
Ign), **Ign, Lyc, Mosch, Nux-m, Puls, Sep, Sil, Sulph, Tell**

Oleum jecoris

Miasma:
Pso[50], Syc, Tub[50]

Komplementärmittel: –

Folgemittel: –

Feindlich: –

Antidote:
Hep[25, 34] (Auch Vergiftungsfolgen massiver Dosen[111]), **Iris** (Kinder mit krankem Magen und Durchfall[12]), **Lyc** (Vergiftungsfolgen massiver Dosen[111])

Kollateralmittel:
Bac (Skrofulöse Geschwüre und Sinus – Ins), **Gad** (Schnelle Atmung mit Flattern der Nasenflügel, Blutandrang zur Brust, Schmerz in den Lungen und Husten), **Iod, Phos, Spong, Tab**

Onosmodium virginianum

Seitenbeziehung:
l, wechselnde Seiten

Speisen, zu denen man raten sollte:
Kalte Getränke

Interkurrente Mittel:
Ferr-p (Schnupfen[50])

Komplementärmittel: –

Folgemittel: –

Feindlich: –

Antidote: –

Kollateralmittel:
Agar, Arg-n, Calc (Überanstrengung der Augen), **Cimic, Con, Hyper, Kali-c, Lil-c, Nat-s, Rhus-t, Ruta** (Augenmuskelschwäche – Seneg, Nat-m), **Stry** (Geistige Erschöpfung mit gestörter Koordination – Arg-n, Con, Phos, Pic-ac), **Thuj** (Linksseitiger Kopfschmerz – Arg-n, Lach, Lil-t, Sep, Spig)

Opium

Miasma:
Syc[140]

Temperament:
Sang[64]

Seitenbeziehung:
r, l ↘ r

Wirkdauer:
7 Tage

Bemerkungen:
Reaktionsmangel durch nervöse Erschöpfung und Vasoparalyse[44], oder es scheint keine vitale Reaktion zu geben[48].

Schmerzlosigkeit, nicht reagierende Zustände, Ermüdung, Erschöpfung, Stumpfheit, Atonie[50].

Hahnemann verwendete Op interkurrent, wenn gut gewählte Mittel nicht wirkten[36].

Bei hartnäckigen Fällen von Verstopfung unterstützen Nux-v, Plb und Canth, interkurrent gebraucht, die Wirkung von Op[118].

Speisen, die man meiden sollte:
ALKOHOL[31], Essig[33], *Kaffee*[16], *Stimulantien*[9], Wein[12], Weinbrand und WHISKY

Speisen, zu denen man raten sollte:
Kalte Getränke[8]

Interkurrente Mittel:
Sulph (Pocken[85])

Komplementärmittel:
Alum[8, 17,34, 147,185], **Bar-c**[8, 17,34, 147, 162,185] (Hyperaktivität, mangelnde Aufmerksamkeit und andere Störungen der Kindheit, die hauptsächlich die geistigen und emotionalen Ebenen betreffen[50]), *Bry*[8,17,34,147,185], **Carc** (Wenn Op eine vorübergehende Besserung aller Symptome bringt, wirkt Carc als Komplementärmittel[50]), **Daph**[133], **Phos**[8,17,34,147,185], *Plb*[8, 32, 185]

Folgemittel:
Acon, Agar[12], **Alum** (Koma als Folge zerebraler Blutung, wenn der Zustand durch Op gebessert wurde[30, 124] – auch Phos[30, 124], Plb[30, 124]), **Ant-t, Apis** (Stupor nach Apoplex, wenn Op versagt[16]), **Arn** (Apoplex[35, 36]), **Ars** (Masern[85]), *Bell* (Nierenstein[109]; böse Folgen von Kohlendämpfen, wenn Op unzureichend ist[33]; Verstopfung, als Op in einigen Fällen versagte[25]), **Bry** (Verstopfung, wenn der Zustand die Folge sitzender Lebensweise ist und assoziiert

mit Gallenstörungen und Verlangsamung der Därme, wenn Op und Nux-v versagt haben[118]), **Calad** (Typhus, als Op bei einigen Fällen versagte[25]), **Calc**, **Carc** (Wenn Op, obwohl offensichtlich gut gewählt, versagt[52]), **Coff**, **Con** (Trockener Husten der Lungenschwindsucht, wenn Op indiziert scheint, aber versagt[1]), **Hell** (Kopfverletzung, wenn der Patient dumpf und benebelt aussieht und Op nicht wirkt[61]), *Hyos* (Nephrolithiasis[40]; Blutung von den Lungen, wenn Op versagt[33]; Hämoptysis bei Trinkern[25,33], und kongestive Fröste, wenn Op versagt[25]), *Nux-v* (Apoplex[40]), **Nux-m**, **Plb** (Apoplex[30]; Apoplex, wenn allgemeine oder teilweise Lähmung übrigbleibt[145]; Apoplex, Stupor, wenn Op ausreichend ähnlich ist, um die zerebrale Stauung zu beseitigen, die den apoplektischen Propf umgibt[30,184] – Alum, Phos), **Raph**[143], **Samb** (Schlimme Folgen von Schreck[1,34]), **Sulph** (Pocken, als interkurrentes Mittel[85]), **Visc** (In einem Fall von Hysterie mit Aphasie, Ataxie, Anurie und hartnäckiger Verstopfung, als Op und Alum versagten[50]), **Zinc** (Wenn Op versagt, irgendeine Reaktion hervorzurufen[134]; Durchfall, unwillkürlich, oft begleitet von Stupor[50])

Feindlich:
Gels[17, 62] (Ein heißes Bad kann bei Hirnstörungen Konvulsionen verursachen[39])

Antidote:
Acet-ac, **Aeth**[25], **Alum** (Vergiftungsfolgen[111]), **Ant-t**[31], **Arg-n**, **Atro**[139], **Aven**[44], **BELL** (Auch Vergiftungsfolgen massiver Dosen[111]), **Berb**[139], **Bry** (Vergiftungsfolgen[111]), **Calc**[42], **Camph** (Nervenaufruhr, wenn Morphin abgesetzt wird[12]; akute Intoxikation durch massive Dosen[111]), **Carc** (Verstopfung mit fehlendem Stuhldrang; **Caps**[139], **Cham** (Nervöse Reizbarkeit[12]), **Cic**, **Cinnb**, **Cinnm**, **Cob**, *Coff*, **Con**, **Cubr**, **Dig**, *Gels*, **Gins**, **Hell** (Mißbrauch von Op bei Typhus[115]), **Hep**[42] (Auch Vergiftungsfolgen[111]), **IP** (Auch Vergiftungsfolgen[111]), **Kali-c**, **Kali-perm**, **Lach**[31], **Mang**[106], **Merc**, **Morph** (Auch Vergiftungsfolgen massiver Dosen[111]), **MUR-AC** (Muskelschwäche als Folge eines langanhaltenden Gebrauchs von Op[1, 16, 25, 31]), **Nat-m**[139], **Nat-s**[44], **Nux-v** (Auch bei chronischer Intoxikation[111]), **Op** (Wenn die Symptome passen, können die Potenzen schlimme Folgen von Op-Mediaktion antidotieren[1]), **Passi**[44, 98], **Plb** (Verstopfung[111]), *Puls* (Diarrhoe durch Mißbrauch von Op[30]), **Sang** (Op-Narkose[1, 25]), **Sars**, **Stram**[31], **Stry**, **Sulph** (Marasmus[12]), **Vanil**, *Verat*[7, 120], **Verat-v** (Vergiftung durch Op[39,76]), **Zinc**
Bei großen Dosen: Kali-perm-Lösung (Etwa 1 g auf einen halben Liter Wasser[12], der Patient muß alle 5 Minuten einen Viertelliter schlucken und wird dann zum Erbrechen veranlaßt[12], später kann eine etwas stärkere Lösung gegeben und behalten werden[12]); Sauerstoffinhalationen (Der Patient muß zum Umherlaufen gebracht werden[12]; falls man ihm erlaubt zu schlafen, kann es unmöglich sein, ihn wieder aufzuwecken[12]); starker schwarzer Kaffee[16], Essig[33], Kaffee (Wiederholt gegeben[16]), **Bell**[13], **Camph**, Emetika[13]
Akute Vergiftung[9]: **Atro**[9,25]
Chronische Vergiftung[9]: **Ip**, **Nux-v**, **Passi**[9], **Macro** (Schlimme Folgen von gewohnheitsmäßigem Op-Essen[33]); **Mosch** (Um Kollaps bei gewohnheitsmäßigen Essern zu verhindern[33]); Kaffee[71], **Vinc**[139], Wein
Morphinismus[44]: **Aven**[44], **Cham**[44], **Ip**[44], **Nux-v**[44], **Nat-s**[44], **Passi**[44]

Kollateralmittel:
Acon (Folgen von Schreck – Gels, Hyos), **Adren** (Um Fälle zu öffnen, in denen ein indiziertes Polychrest nicht wirkt), **Aloe** (Unfreiwillige Stühle – Mand, Phos), **Alum** (Verstopfung durch Inaktivität des Rektums – Bry, Graph), **Am-c** (Reaktionsmangel bei ernsten Krankheiten oder plötzliche Erschöpfung im ersten Stadium zerebrospinaler Meningitis), **Ambr** (Reaktionsmittel bei Patienten mit schwachem Nervensystem), **Apis** (Konvulsionen durch heißes Bad), **Arn** (Wenn ernsthaft krank, versichert er, daß es ihm gut geht; Wangen beim Ausatmen aufgebläht; kongestive Hypertonie – Aur, Gels, Lach, Phos, Sulph), **Arg-n** (Marasmus bei Kindern, faltige, eingetrocknete Haut – auch Sars, Sulph), **Ars**, **Aster** (Kongestion des Kopfes mit Stumpfheit – Arn, Bapt), **Bar-c** (Krankheiten der ersten und zweiten Kindheit – Mill), **Bell** (Schläfrig, aber unfähig zu schlafen – Cham), **Bry** (denkt, er ist weg von zu Hause; Verstopfung), **Calad** (Närrische Verwegenheit), **Cann-i**, **Carc**, **Cimic** (Schlaflosigkeit früherer Opium-Esser), **Carb-v** (Urämisches Koma – Canth), **Carc** (Folgen von Schreck), **Cod** (Neigung zu Koma, in Verbindung mit Urämic bei Diabetes – Morph), **Coff**, **Gels**, **Glon** (Kongestion zum Kopf mit rotem Gesicht – Arn, Sang), **Grin** (Erstickungsgefühl im Schlaf – Lach), **Hell** (Reaktionsmangel bei paralytischen Zuständen; Apoplex bei Trinkern; urämisches Koma – Am-c, Cupr-ar, Op), **Hyos** (Apoplex mit blasser Gesichtsfarbe – auch Ars, Tab, Verat, Op hat ein leidiges, rotes Gesicht), **Ign** (Direkte Folgen von Gemütserregung), **Lac-c** (Schnarchen im Schlaf), *Lach* (Typhus mit drohender Hirnlähmung, auch Delirium tremens; Apoplex, blasende Atmung; alkoholisches Koma), **Laur**, **Mag-c** (Schlimmer nach Schlaf – Apis, Lach), **Morph** (Nervöser Schock nach Schreck; extreme Schmerzempfindlichkeit; Tympanitis), **Mosch**, **Mur-ac**, **Nux-m** (Schläfrigkeit, hirnorganisches Syndrom), *Nux-v*, **Petr**, **Phos**, **Pitu** (Strangulierte Hernie bei alten Leuten), **Plb** (Harnverhalt durch Mangel an Gefühl, daß die Blase voll ist; Verstopfung; Darmverschluß – Pyrog), **Psor** (Reaktionsmangel), **Puls**, **Rad-br** (Reaktionsmangel bei Geschwüren), **Sep**, **Stram** (Die Furcht vor dem Schrecken bleibt übrig; völlige Abwesenheit von Schmerzen trotz heftiger Symptome), **Sulph** (Reaktionsmangel), **Zinc**

Origanum majorana

Miasma:
Pso[140]

Komplementärmittel: –

Folgemittel:
Wenn Origanum bei Onanie nicht hilft, nimmt Gallavardin: **Chin**, **Coff** (Mit entsprechender Schlaflosigkeit[36]), **Puls** und besonders **Staph**, **Nux-v**, **Sulph**, **Caust**. Mezger fügt **Aster** dieser Liste hinzu[36].

Feindlich:
Orig sollte nicht mit Orig-v im Wechsel gegeben werden[66]

Antidote: –

Kollateralmittel:
Aster (Nymphomanie-Hauptmittel), **Canth, Chin, Coff,
Ferul** (Heftige sexuelle Erregung bei Frauen, Kältegefühl
im Hinterkopf), **Hyos, Nux-v, Plat** (Masturbation), **Puls,
Staph** (Sexuelle Besessenheit), **Sulph**

Ornithogalum umbellatum

Speisen, die man meiden sollte:
Kaffee

Komplementärmittel:
Hydr[143]

Folgemittel:
Phos (Magen- und Zwölffingerdarmgeschwür, wenn es
Orni widersteht[56])

Feindlich: –

Antidote:
Starker Kaffee[12,120], Warmes Bad[13]

Kollateralmittel:
Ant-c, Arg-n, Carb-v, Chin, Hydr (Drainagemittel für den
Magen – Cund), **Lyc**

Oscillococcinum

Miasma:
Tub[56]

Bemerkungen:
Am Beginn einer Erkrankung, die sich nicht von selbst
offenbart[111].

Komplementärmittel:
Sulph (Schnupfen, Grippe mit Fieber oder sogar Bronchitis[111])

Folgemittel: –

Feindlich: –

Antidote: –

Kollateralmittel:
Cinnb, Eup-per, Galph, Ging-b, Luff, Pyrog, Syph

Osmium metallicum

Seitenbeziehung:
/

Speisen, die man meiden sollte:
Wein[50]

Komplementärmittel: –

Folgemittel:
Dios

Feindlich: –

Antidote:
Bell (Kehlkopfkatarrh[12]), **Hep** (Schmerz im Kehlkopf[12]),
Merc (Kehlkopfkatarrh[12]), **Ph-ac, Sil** (Geschwollenes
Zahnfleisch[12]), **Spong** (Schmerz im Kehlkopf[12]); **Sulph**
Schwefelwasserstoff

Kollateralmittel:
Arg-m, Ars, Iod, Irid, Mang, Phos, Sel, Sulph, Tell

Ostrya virginica

Komplementärmittel: –

Folgemittel: –

Feindlich: –

Antidote:
Bry, Macro, Merc, Nux-v (Lumbago[12])

Kollateralmittel:
Ign, Lept, Lyc

Ouabainum

Bemerkungen:
Ouab wird nicht verwendet, wenn der Patient mit Dig
aufgesättigt ist[111].

Wenn Ouab nicht wirkt, ist die Prognose ernst[111].

Komplementärmittel:
Dig (Herzinsuffizienz, Kreislaufstörungen[111])

Folgemittel: –

Feindlich: –

Antidote: –

Folgemittel: –

Kollateralmittel:
Cor-r, Cupr, Dig, Dros

Feindlich:
Zucker, Kaffee und Wein bekommen nicht[12,25]

Oxalicum acidum

Seitenbeziehung:
L[9], r nach l[44]

Speisen, die man meiden sollte:
Kaffee, Süßigkeiten, Wein[12,25]

Interkurrente Mittel:
Bell[187]

Komplementärmittel:
Aloe (Kopfschmerzen, Durchfall und Lumbago bei fetten, plethorischen Erwachsenen[50]), Bell (Nephritis[50]), Berb (Nephritis[50]), Sulph[147], Thuj[143]

Antidote:
Vergiftungen: Kohlensaurer Kalk[12,52] und Magnesia[12,116]

Kollateralmittel:
Ambr (Denken an die Beschwerden verschlimmert, Ablenkung verbessert – Calc-p, Gels, Helon, Med, Staph), Aran-ix (Herzklopfen schlimmer beim Hinlegen), Arg-m, Ars, Camph (Besser beim Denken an die Beschwerden – im Gegensatz zu Ox-ac), Cere-s (Schmerzen in den Hoden nach Samenerguß – Ph-ac), Cice (Steinleiden, Gelbsucht, Lebererkrankungen, Diuretikum), Colch, Form (Gelenkschmerzen begleitet von Schwitzen), Gels, Iod, Kali-bi (Schmerz an kleinen Stellen), Kreos, Merc-c, Ph-ac (Nervöse Herzerkrankungen – Arg-n, Gels), Pic-ac (Nervöse Erschöpfung), Pip-m, Ph-ac, Scolo v (Schreckliche Schmerzen in Rücken und Leisten, ziehen die Beine hinunter; Angina pectoris, Pusteln und Abszesse), Ter (Oxalatsteine – Aspar, Nit-ac, Ox-ac, Rub), Verat

Paeonia officinalis

Komplementärmittel:
Sulph[143,147]

Folgemittel: –

Feindlich: –

Antidote:
Aloe, Rat

Kollateralmittel:
Aesc (Brennende und blutende Hämorrhoiden mit Schmerzen im Rektum und Kolon), *Aloe*, **Arn** (Wundliegen), **Fl-ac** (Steißbeinfistel), **Glech** (Rektum-Symptome), **Graph**, **Ham** (Varikosis), **Hura** (Rektokolitis), **Nit-ac** (Splitterschmerzen im Anus und Blutung mit lang anhaltenden Schmerzen nach Stuhl), **Rat** (Hämorrhoiden mit Stichen im Rektum, brennende Schmerzen für Stunden nach Stuhl; starke Konstriktion des Anus; Stuhl wird mit großer Anstrengung ausgetrieben), **Sil** (Ulcera), **Sulph** (Durchfall)

Palladium metallicum

Miasma:
Syc[50]

Temperament:
Choler[15], *Sang*[15]

Seitenbeziehung:
r

Komplementärmittel:
Plat, Thuj[143]

Folgemittel:
Plat[7]

Feindlich: –

Antidote:
Bell (Kopfschmerz[12]), **Chin** (Durchfall[12]), **Glon** (Kopfschmerz[12])

Kollateralmittel:
Apis (Erkrankungen des rechten Ovars – Arg-m, Cimic, Plat, Podo), **Asaf**, **Helon**, **Lach**, **Lil-t**, **Nat-m**, *Plat*, **Puls** (Reflex-Gemütssymptome durch ovarielle Störungen – Cimic, Sep), **Sep** (Herabdrängen in der Uterusregion – Helon, Lil-t, Stann), **Sulph**

Paraffinum

Seitenbeziehung:
|[50]

Komplementärmittel: –

Folgemittel: –

Feindlich: –

Antidote: –

Kollateralmittel:
Alum, Eupi, Kreos, Nuph, Petr

Paratyphoidinum

Komplementärmittel: –

Folgemittel:
Ars (Durchfall Jahre nach Typhusfieber – auch Cupr, Verat[142])

Feindlich: –

Antidote: –

Kollateralmittel:
Bapt, Carb-v, Echin, Kali-p, Mez, Psor, Pyrog, Syph, Typhin

Pareira brava

Miasma:
Syc[50]

Temperament:
Melan

Komplementärmittel:
Caust[147], Lyc[147]

Folgemittel: –

Feindlich: –

Antidote: –

Kollateralmittel:
Apis, **Bell**, **Berb** (Nierensteine – auch Canth, Coloc; Nierenkolik), **Canth**, **Chim** (Nierenkolik – Berb, Calc, Cham,

Coloc), **Dulc**, **Equis**, **Fab** (Dysurie, Komplikationen nach einer Gonorrhoe; Harngrieß; Blasenkatarrh), **Hydrang**, **Med**, **Nux-v**, **Pariet** (Nierensteine; Alpträume, Patient träumt davon, lebendig begraben zu werden, chronischer Katarrh, Kongestion als Folge einer Zystitis, Prostatitis; Gefühl, als ob ein Ball im Perineum sitzen würde), **Sabal**, **Uva** (Krämpfe und Brennen in der Blase, klebriger Urin)

Paris quadrifolia

Seitenbeziehung:
u, l, r, l ↘ r

Wirkdauer:
2-4 Tage

Komplementärmittel:
Sep[7], Sil[147]

Folgemittel:
Bry[7], Calc, Colch, Led, Lyc, Nux-v, Phos, Puls, Rhus-t, Sep, Sulph

Feindlich:
Ferr-p[1.134], Phos[50]

Antidote:
Camph, *Coff*, Sulph[139]

Kollateralmittel:
Agar, Apis, Arg-n, Bell, Gels (Glaukom – Glon, Lach), Lach (Geschwätzigkeit – Agar, Croc, Hyos, Stram), Led, Lyc, Nux-v, Sil, Stram

Parotidinum

Komplementärmittel: –

Folgemittel:
Merc-i-f (Rechtsseitiger Mumps[131]), Merc-i-r (Linksseitiger Mumps[131])

Feindlich: –

Antidote: –

Kollateralmittel:
Berb, Merc, Merc-i-f, Merc-i-r, Pilo, Rhus-t

Passiflora incarnata

Komplementärmittel: –

Folgemittel:
Bell (Konvulsionen während der Zahnung[3])

Feindlich: –

Antidote: –

Kollateralmittel:
Acon, *Aven*, Bar-c, Bell, *Coff*, Crat, Cypr, Hyos, Nux-v, *Op*, *Zinc-val*

Pediculus capitis

Komplementärmittel: –

Folgemittel: –

Feindlich: –

Antidote:
Chin (Anasarka[12])

Kollateralmittel:
Psor (Hautsymptome – Sulph), Trom (Kolik und Durchfall nach dem Essen)

Penicillinum

Seitenbeziehung:
r[29]

Bemerkungen:
Steht zwischen Sulph und Thuj[147].

Komplementärmittel: –

Folgemittel: –

Feindlich: –

Antidote: –

Kollateralmittel:
Apis, Ferr-p (Fieber), Bell, Hep, *Phos* (Kollagenose), Phyt, *Sil* (Eiterungen), Sulph, *Thuj*

Pertussinum

Komplementärmittel:
Caust, Cor-r, Podo

Folgemittel:
Caust, Cor-r (Nachdem das infektiöse Prinzip durch die Nosode abgeschwächt wurde), Dros[50] (In einem Fall von Bronchialasthma), Influ, Podo

Feindlich: –

Antidote: –

Kollateralmittel:
Coc-c, Cor-r, Cupr, Dros (Verhindert Keuchhusten[199] – Carb-v[199], Cupr[199]), Mag-p, Meph, Naphtin

Petroleum

Miasma:
Pso[4,140], Syc[9], Syp

Temperament:
Choler[15], Sang, Phleg

Seitenbeziehung:
u, l[8], r

Verwandte Darmnosode:
Morgan Pure

Wirkdauer:
40-50 Tage

Bemerkungen:
Steht zwischen Sulph und Phos und auch zwischen Graph und Carb- v[16].

Petr und Caust wirken sehr langsam[187].

Speisen, die man meiden sollte:
Alkohol[31], BLÄHENDE SPEISEN, Bohnen und Erbsen, KOHL, SAUERKRAUT

Komplementärmittel:
Calc[7], Lyc[7], Maland (Hautausschläge auf Handflächen und Fußsohlen, schlimmer in der kalten Jahreszeit und beim Waschen[180]), Psor[143] (Vervollständigt seine Wirkung[6]), Sep, Sulph[6,7]

Folgemittel:
Bell[7], Bry, Calc, Caust[50], Lyc, Morg (Hat den hartnäckigen und ungewöhnlichen Fall geklärt, wo Petr entweder versagte oder nur teilweise Linderung brachte[50]), Nit-ac, Nux-v, Phos[7], Puls, Rhus-t[7], Squil[7], Sep, Sil, Sulph

Feindlich:
Nach Sep[50]

Antidote:
Acon, Camph[96], COCC, NUX-V, Phos

Kollateralmittel:
Agar (Hartnäckige Frostbeulen – Abrot, Nit-ac), Alum (Hautsymptome schlimmer im Winter), Anac (Gastralgie besser durch andauerndes Essen – Chel), Bell, Bor (Hautsymptome – Graph), Calc, Carb-v, Caust (Krachen der Gelenke; trockenes Ekzem – auch Alum, Graph, Nit-ac, Sulph), Cocc (Reisekrankheit; Seekrankheit), Glon (Vergißt wohlbekannte Straßen), GRAPH (Hautsymptome; feuchtes Ekzem hinter den Ohren – auch Olnd, Vinc, Viol-o, Staph), Ign, Mand, Merc, Olnd (Heißhunger bei Durchfall – Sulph), Phos, Psor (Hautausschläge, schlimmer im Winter, mit Husten), Puls, Rhus-t (Ausschläge auf den Genitalien – Crot-t, Graph), Sep, Sil, Sulph, Sul-ac (Umweltkrankheiten – Phos), Tab (Übelkeit und Erbrechen, muß danach essen, was bessert – Mand), Thuj (Hautausschläge schlimmer im Winter – Alum, Caust, Psor, Sil), Vinc

Petroselinum sativum

Miasma:
Syc[4], Syp[4]

Bemerkungen:
Ein interkurrentes Mittel bei Gonorrhoe, wenn der Blasenhals mitbeteiligt ist[16].

Komplementärmittel: –

Folgemittel: –

Feindlich: –

Antidote: –

Kollateralmittel:
Apiol (Dysmenorrhoe), Berb, Cann-s, Canth, Cop, Kreos, Lyc, Merc, Merc-c, Pop-c, Puls (Puls wird oft erfolglos gegeben, wenn Petros das Simillimum für Durchfall in der Schwangerschaft ist), Sars, Sulph

Phellandrium aquaticum

Komplementärmittel: –

Folgemittel: –

Feindlich: –

Antidote:
Rheum (Durchfall[12])

Kollateralmittel:
Ant-t, Asaf, Asar, Bals-p, Blatta, Carb-v (Fötide Bronchorrhoe – auch Bals-p, Nit-ac; Lungenerkrankungen – Carb-an, Kreos, Stann), Con, Ill, Nit-ac, Phyt, Pix, Sang, Seneg, Sil, Sul-i

Phosphoricum acidum

Miasma:
Pso[4], Syc[8,31], Tub[140], Syp

Temperament:
Melan[15], Phleg, Sang

Seitenbeziehung:
U, I[8], r[8], I ↘ r

Wirkdauer:
40 Tage

Bemerkungen:
Wenn zu viele Medikamente einen Zustand von Hypersensitivität hervorgerufen haben und das (indizierte) Mittel versagt[50].

Ph-ac hat eine mittlere Position zwischen Phos und Calc-p[66].

Speisen, die man meiden sollte:
Essig, *Heiße Getränke*[31], *Kalte Getränke, Kalte Speisen, Kaffee, Obst,* Roher Kaffee[98], *Scharfe Speisen*[31], *Schwarzbrot, Warme Speisen*

Interkurrente Mittel:
Psor[50]

Komplementärmittel:
Aven[143], Bry, Calc-p, *Chin*[8,17,143,185]

Folgemittel:
Agar, Anthraci[139], Ars, Bell, Bry[17], Calc[7], Calc-p, Carb-v, Caust, Cham (Reizbarkeit im Fall eines Kindes nach einem nicht-schwächenden Durchfall[50]), Chin (Erschöpfende Schweiße, Durchfall, Hinfälligkeit[25,34]), Con (Beschwerden von mittelalten Junggesellen[50]; passive Spermatorrhoe[26] – auch Sep[26], Sulph[26]), Ferr, Ferr-p, Fl-ac (Diabetes[1,12,25,46]), Ign (Folge von Kummer[50]), Kali-c[7], Kali-p, Lyc, Merc[7], Nat-p, Nit-s-d (Sensorische Unempfindlichkeit, wenn Ph-ac bei Typhus versagt[16,25]), Nux-v, Pic-ac (Verstehen schwierig[15]; Seufzen, Brüten[15]; Unfähigkeit für geistige und körperliche Arbeit, sexuelle Neurasthenie[15,50], ausgeprägte[15]), Puls, Rhus-t[20], Ruta, Sel[20] (Sexuelle Schwäche[1,34]), Sep, Sil, Stann (Sprechen verursacht ein Schwächegefühl in der Brust[19]), Sulph, Verat

Feindlich: –

Antidote:
Acon[139], Arn, CAMPH, Cocc, COFF, Coff-t[39], Ferr, Lach, Nux-v, Staph, Sulph[17]
Roher Kaffee[98]

Kollateralmittel:
Allox (Diabetes bei abgemagerten jungen Leuten), Arg-n, Aur, Calc-a (Durchfall, wenn der Stuhl den Patienten nicht schwächt – auch Tub), Calc-p (Kopfschmerz bei Schulmädchen; fehlerhafte Knochenentwicklung; Phosphatsteine – Phos, Rubia, Sars), Caps (Heimweh), Carb-v (Laryngitis schlimmer abends), Cere-s (Schmerzen in den Hoden nach Samenerguß – Ox-ac), Chin (Chronische Folgen des Verlusts von Körperflüssigkeiten), Crat (Diabetes bei Kindern – Calc, Carc, Chim, Nat-s, Phos, Puls, Sulph), Cur (Diabetes nervösen Ursprungs), Ferr-p, Fl-ac, Gels, Guaj (Wachstumsschmerzen), Hell (Depression, Apathie und Gleichgültigkeit), Ign (Diabetes nervösen Ursprungs; stiller Kummer – Nat-m, Puls), Jab (Frühes Ergrauen der Haare – Wies), Kali-a (Diabetes), Kali-br (Urin mit reichlich Phosphaten; Urin blass, häufig, große Mengen hoher Dichte und beladen mit Zucker, Leber geschwollen und schmerzhaft bei Diabetes[196]), Kali-p (Geistige Überanstrengung), Lappa (Phosphaturie – Alf), *Mineralsäuren, bes. Mur-ac,* Nat-m (Chronische Folgen von Kummer; Kopfschmerzen bei Schulkindern und Studenten – Calc-p; Typhus), Nat-p, Nect (Wässriger Durchfall, trockene Zunge, Kolik), Oeno (Durchfall ohne Drang mit nervöser Erschöpfung), PHOS (Morbus Crohn – Dysco, Prot, Grat, Lyc, Nux-v; Tuberkulose mit großer Schwäche der Brust; Herzklopfen bei rasch wachsenden Jugendlichen, besser nach einem kurzen Schlaf – auch Sep), *Pic-ac* (Diabetes mit Erschöpfung, stark gefärbter Urin von hohem spezifischen Gewicht und voller Albumin, Zucker, Phosphate und Harnsäurekristalle; nervöse Erschöpfung; drohende Dementia praecox), PULS, Rhus-a (Diabetes, große Mengen Urin mit niedrigem spezifischen Gewicht), Rub (Phosphatsteine), *Sil,* Stann (Sprechen verursacht ein Schwächegefühl in der Brust), Staph (Schwächende Pollutionen), *Sulph,* Teucr (Hypersensitiver Zustand durch den Gebrauch zu vieler Medikamente), Thyr (Diabetes)

Phosphorus

Miasma:
Pso[4,8], Syc[8], Tub[50], Syp

Seitenbeziehung:
u, L, r[8], r nach I[8], R ↘ L, wechselnde Seiten

Temperament:
Choler[15,31], PHLEG[15], SANG[31]

Verwandte Darmnosode:
GAERTNER (Bach)

Wirkdauer:
40 Tage

Bemerkungen:

Es ist oft gut, eine Einzeldosis einer hohen Potenz Nux-v einige Stunden vor dem Beginn mit Phos zu geben, besonders in Fällen, die aus allopathischer Behandlung kommen[103].

Es ist ein Mittel für Gewebsdegeneration. Es sollte nicht nur gemäß dem Typus, sondern auch in Bezug auf die Klinik und die Laborergebnisse verschrieben werden[50].

Phos ist in jeglicher Dosis für junge Menschen gefährlich; bei Erwachsenen wirkt es in hohen Potenzen gut, besonders wenn Herz, Leber und Nieren befallen sind. Einzige Ausnahme zu dieser Regel sind akute Lungenerkrankungen, wie Lungenstauungen, Pneumonie und Bronchopneumonie, wenn Phos ungeachtet des Alters gegeben werden musss. Die optimale Potenz ist die 30., die kaum wiederholt werden muß.

Muß bei aktiver Tuberkulose mit Vorsicht angewendet werden, nicht in Potenzen höher als die 30C und nicht öfter als eine Dosis alle 5 oder 6 Tage[47] oder besser ist es, Ferr-p zu geben. Es ist häufig für Phos- und Sulph-Patienten, bei akuten Krankheiten Ars zu benötigen[61].

Wenn ein Fall fortgeschrittener Tuberkulose durch die Totalität seiner Symptome nach Anwendung der Eiterungsmittel, wie Phos, Sil, Sulph oder Kali-c verlangt, innehalten und nachdenken, ob nicht sogar eine Einzelgabe einer tiefen Potenz, wie z.B. der 30., eines solchen Mittels die Lebenskraft nicht überfordert. Schauen Sie vor der Gabe eines solchen Mittels, ob ein verkapselndes Mittel, wie Calc, oder ein palliatives Mittel, wie Sang oder sogar Puls, oder ein anderes Mittel, das pflanzlich ist und damit weniger aufführerisch als ein Mineral oder Element, durch die Totalität der Symptome nicht fast ebenso gut indiziert und damit alles in allem sinnvoller zu geben ist.

Phos, Sil und Lach sind drei gefährliche Mittel, wenn prätuberkulöse Neigung besteht. Die falsche Potenz oder zu häufige Wiederholung können den Patienten in eine aktive Tuberkulose treiben[175].

Phos richtet bei schleichenden Organkrankheiten viel Schaden an[36].

Wenn der Mond abnimmt, können Phos, Sil etc. bei Patienten mit geschädigten Organen sicher und mit gutem Erfolg angewendet werden[50].

Gewöhnlich gibt es eine Verschlimmerung nach 36 Stunden bei Pneumonie und nach 4 Tagen bei chronischen Fällen[50].

Bei Phos, von dem wir annehmen, daß es durch Liegen auf der linken Seite verschlimmert wird, passiert es manchmal, daß genau das Gegenteil der Fall ist[197].

Phos kann allen Blutungsmitteln assistieren[6].

Phos, obwohl es auffallende Symptome von unstillbarem Durst auf kalte Getränke hat, ist auch ein durstloses Mittel, eine Tatsache, die von vielen übersehen wird[175].

Einige Kombinationen von Phos mit anderen Substanzen können gefahrlos (besonders bei Tuberkulose) passend eingesetzt werden, wie Ferr-p, Calc-p, Phos-iodatum oder Phos-triiodatum[111].

Bei Verdacht auf Prostatakarzinom wirkt Cadm-p besser[50].

Das Ph-ac-Calzium Salz (Calc-p 6X) wirkt stärker, besonders wenn eine „organotrope" Wirkung auf die Tonsillen erwünscht ist[136].

Phos, Rhus-t und Rhod sind die Barometer in der Nachbarschaft[119].

Wenn Sie Schwierigkeiten haben, zwischen Phos und Sil zu unterscheiden, geben Sie die Nosode Gaer[50].

Phos, Chin und Dig bilden das Trio für die kardiale Leber[111].

Speisen, die man meiden sollte:
Alkohol[9], Buchweizen[8], Butter, Essig, Gebäck, Gewürze, HEISSE GETRÄNKE[31], Honig[8], Milch, Reichhaltige Speisen, SALZ, Saure Speisen[9], SCHARFE SPEISEN[50], Schwarzbrot, Warme Getränke[9], WARME SPEISEN, Wein[12], Würzen[9]

Speisen, zu denen man raten sollte:
Gefrorenes[50], KALTE GETRÄNKE, KALTE SPEISEN[9]

Interkurrente Mittel:
Arn (Akute hämorrhagische Nephritis), **Ars**[187], **Carb-an**[187], **Hep**[187], **Iris** (Bauchspeicheldrüsenentzündung[6]), **Nux-v**[187], **Psor**, **Puls** und **Stann** (Tuberkulose mit Kavernen), **Senn** (Schweres azetonämisches Erbrechen), **Scir** (Krebsbehandlung – auch Tub, Med[50]), **Sil**[187], **Tub**[51]

Komplementärmittel:
Acet-ac (Diabetes mellitus[50]), **All-c**, **Am-c** (Chronische und ernsthafte Affektionen der Nieren[50] – Ars[50], Merc; Urämie[157]; Lungenerkrankungen; passive, toxische und kardiopulmonale akute Ödeme bei Urämie[157] – auch Ant-t, Apis, Ethyl-s-d[157]; Urämie durch chronische Niereninsuffizienz[6]), **Arn** (Hämaturie mit Niereninsuffizienz[6]; Blutungsneigung[6]), **ARS** (Dysfunktion der Schilddrüse, trockene Haut[6]; Dysfunktion der Leber[111] – auch Bry[111] Ric[111]; Leberparenchym – auch Lyc, Nat-s[160]), **Ars-i** (Myokard[6]), **Aven**[143], **Bry** (Akute Cholezystitis[6]; Zirrhose in der Dekompensationsphase mit beginnendem Aszites[6]), **Calc**[8], **Calc-p**[6,10], **Carb-v** (Lähmung[16]; wenn der Patient auf Phos gut reagiert und große Erleichterung seitens der Angst hat, die Krankheit sich dann aber auf den Verdauungstrakt fokussiert und starke Aufgetriebenheit verursacht[87]; Erkrankungen des Halses und der Brust, wenn begleitet von großer Erschöpfung[1]), **Carc**[50] (Wenn Phos eine vorübergehende Besserung aller Symptome bringt, wirkt Carc als Komplementärmittel[50]), **Carc-ad**, **Card-m** (Leberzirrhose[50]), **Chel** (Virushepatitis[116]; Verdauungsstörungen bei Kleinkindern[158]), **Chin** (Hypertrophie von Leber und Milz mit Blutungsneigung[6]; Magenblutung[151]; Anämie durch chronische Niereninsuffizienz – auch Ferr[6]; Dysfunktion der Leber[111]; blutende Zwölffingerdarmgeschüre[6]; Le-

berinsuffizienz mit Blutung[160]), **Cob** (Gesteigerte Libido mit Impotenz[143]), **Coff**, **Con**[143], **Cupr**[19] (Muskelkrämpfe bei chronischer Niereninsuffizienz – auch Cupr-ar[6]), **Dig** (Lebersymptome mit Herzinsuffizienz[143]), **Fl-ac** (Diabetes mit Neigung zu Geschwürsbildungen und Zahnproblemen[50]), **Hydr** (Hepatotropie[143]), **Ign** (Nervöse und sensorische Hypersensibilität, Krampfneigung[6] – auch Nux-v[6]), **Ip**, **Kali-bi**[160], **Kali-c**[6,17] (Chronische Niereninsuffizienz mit allgemeiner Depression, Anämie, Asthenie mit Schwächegefühl, Dyspnoe um 3 Uhr morgens, Ödeme, stechende, wandernde Schmerzen[6]; chronische Herzkrankheiten[44]; Herzverfettung[95]; Lungenschwindsucht[8,34,95]), **Kali-p**[6], **Lach** (Leberzirrhose bei Alkoholikern[160]), *Lac-ac* (Diabetes mit muskulärer Ermüdung[50]), **Laur** (Funktionelle Herzstörungen – auch Hydr-ac[6]), **Lyc** (Hitze zwischen den Schulterblättern[6]; Pneumonie[48]; chronische und ernsthafte Affektionen der Leber[50]), **Mez**, **Naja** (Chronische und ernsthafte Herzerkrankungen[50]), **Nat-m** (Juveniler Diabetes bei Abgemagerten – auch Sul-i[6]), **Nux-v**[50] (Spasmophilie – auch Ign, Cimic, Mag-p[6]), **Ph-ac** (Diabetes mit Störungen des Intellekts, Gleichgültigkeit, Depression, Haarausfall[50]), **Pic-ac** (Spinale Erschöpfung als Folge akuter Krankheiten[26]; Diabetes mellitus mit nervösen Komplikationen[50]), **Puls**[7] (Neurovegetativ, Kreislaufphänomene[6]), **Ric** (Leberinsuffizienz und Cholezystitis[111]), **Rumx**[143], **Sang**[8,17,147,185], **Sangs** (Tumor im linken Ovar mit reichlicher Blutung, wenn Phos aufhört zu wirken[91]; dauernde Blutungen, Folgen der Anwendung von Blutegeln[9]), **Sec** (Arteriitis[6]), **Seneg**[143], **Sep**[8,17,50,147,185] (Ptosis[6]), **Ser-ang** (Chronische Nephropathie[143]), **Sil** (Skrofulose[44]; chronische Fälle von fistelnden Öffnungen in den Mammae mit schwieligen Rändern, wenn Phos zur Heilung oder zur Auflösung der harten Klumpen nicht ausreicht[75]; Hämoptysis[44]; Krebsfälle[50]), **Spig** (Palpitationen schlimmer beim Liegen auf der linken Seite[6]), **Sulph** (Pneumonie[48,7,8]; Lungenschwindsucht im Anfangsstadium[48]), **Ter** (Nieren[143]), **Thuj** (Blutender Fungus der Brust[25]), **Tub**[9,50,143] (Unterstützt die Wirkung von Phos[6])

Folgemittel:

Acon (Asystolie[111]), **All-c**[1], **All-s**[7], **Am-c** (Bronchitis und Pneumonie bei Kindern, wenn Phos, Acon, Ant-a, Ant-t, Bell, Chin-s, Ferr-p und Ip versagten[44]), **Ant-ar** (Herzversagen – Ant-t), **Ant-t** (Rechtsherzinsuffizienz mit basaler Stauung[111] – auch Ant-a[111]), **Apis** (Erkrankungen der Prostata, wenn Phos versagt[25]), **Arn** (Interkurrentes Mittel bei akuter, hämorrhagischer Nephritis[6]), **Ars** (Hypertonie[15]; Anämie[44]; neurologischer Kopfschmerz, psychiatrische Erkrankungen[122]; chronische Niereninsuffizienz[6]), **Ars-i**, **Bapt** (Erkrankungen des Ösophagus[95]), **Bell**, **Bism** (Gastralgie bei augenscheinlichen Patienten des Phos-Typs, bei denen Phos keinen Nutzen brachte[87]), **Bor** (Hautsymptome[64]), **Brom** (Krupp und kruppartige Erkrankungen des Kehlkopfs[40]; Krupp, wenn Phos versagt[1,34,77]), **Bry** (Husten[48]), **Cact** (Rheumatische Metastasierung zum Herz[48]; Herzerkrankungen, Klappeninsuffizienz[46]; Asystolie[111]), **Calc** (Psychiatrische Erkrankungen[122]), **Calc-p** (Schwindsucht[10]; kann bei Erschöpfung der nervösen Störungen im Wechsel mit Phos gegeben werden[47]), **Carb-v** (Kollaps bei Typhus[16]; drohender Herzkollaps und Lungenödem, wenn Phos versagt[44]), **Carc** (Wenn Phos, obwohl offensichtlich gut gewählt, versagt[36]), **Chin** (Leber und Gallengänge[111]), **Chol** (Leberkrankheiten, wenn (Phos und) andere Mittel versagen[36]), **Chlor**[50], **Cina** (Aphonie

durch Kälteexposition nach dem Versagen von Phos[1]), **Cocc** (Erbrechen durch Hirntumore[56]), **Con** (Husten besser beim Aufsitzen, wenn Phos versagt[46]), **Cupr-ar** (Hochödematöse Nephritis, als bestgewählte Mittel bei einem Fall versagten[46]), **Dig** (Leber und Gallengänge[111]), **Dys-co** (Bei einem Fall von Schwindel mit der Vorgeschichte einer Narkose, zusammen mit Dysfunktion der Leber[52]), **Ferr-p** (Nephritis, wenn Phos indiziert scheint, aber versagt[54]; Pneumonie des linken Oberlappens mit reichlichem Auswurf von schaumigem, rosafarbenen Schleim, wenn Phos indiziert scheint, aber versagt[97]), **Gaer** (Morbus Crohn, bei dem sich Phos als sehr wirkungsvoll erwies[50]), **Graph**[104], **Hep** (Laryngitis[8,44]; Krupp[50,198]), **Iris** (Interkurrentes Mittel bei Entzündung der Bauchspeicheldrüse[6]), **Kali-c** (Lockerer, rasselnder Husten[34]; Asystolie des rechten Herzens mit Ödemen[111] auch Apis[111], Dig[111]; Herzmuskelschwäche im späteren Stadium mit Herzschwäche und besonders, wenn Lungenstauung besteht[44]; in einem Fall von Leberzirrhose[50]), **Kreos** (Magen- oder Zwölffingerdarmgeschwüre, wenn andere Mittel (einschließlich Phos) versagen[36]; Zirrhose bei Alkoholikern, wenn die Symptome passen[6]), **Lach** (Impotenz, wenn Phos versagt[44,192]), **Lyc** (Appetitverlust[122]; psychiatrische und neurologische Störungen, psychosomatische Fälle; bei einem Fall von Kopfschmerz mit Erschöpfung bei einem diabetischen Patienten[122]; schweres azetonämisches Erbrechen, mit Senn als interkurrentes Mittel[6]), **Meph** (Bei einem Fall von Husten bei einem älteren Mann, der wegen des Hustens kaum reden konnte, nachdem Phos, Ambr, Kali-bi und Rumx ohne viel Erfolg angewendet wurden, heilte Meph[134]), **Morg** (Bronchopneumonie oder Lobärpneumonie, in dem kritischen Fall, wo Phos, scheinbar gut gewählt, nicht das erwartete Ergebnis zu bringen scheint[50]), **Nat-m** (Bei einem Fall von Hypertonie mit allergischer Bronchitis[159]; Bronchopneumonie[197]), **Nit-ac**, **Nux-v**, **Op** (Urämie bei alten Leuten[157]), **Pen** (Husten mit grünem, schaumigem, dickem Sputum[50]; Husten schlimmer durch Sprechen, wenn Phos, obwohl indiziert, versagt[3]), **Petr**, **Ph-ac** (Asthma, wo Phos das Konstitutionsmittel ist, aber den Fall nicht heilte[50]; ersetzt Phos bei krupartiger Pneumonie mit zunehmender Schwäche[44]), **Pic-ac**[42], **Plb** (Hypertonie[15]), **Psor** (Nachdem der akute Anfall einer Appendizitis vorbei ist[131]), **Puls** (Beschwerden bei jungen, schüchternen, milden Mädchen[6]; als interkurrentes Mittel bei Tuberkulose mit Kavernen[6]), **Pyrog**[52] (Blutung aus der Magenregion, Kaffeesatzerbrechen und Teerstuhl, alle Symptome wie Phos, trotzdem versagt Phos[39]), **Rhus-t**, **Sang** (Komplikation von Endokarditis mit Pneumonie, wenn Phos indiziert scheint, ohne die erwarteten heilenden Ergebnisse[99]; Husten, Pneumonie[48]), **Sel** (Sexuelle Schwäche[1]), **Sep** (Neigung zu kritisieren[110]; leichter Husten bei Masern, die dann Phos nicht die ganze Hilfe geben konnte, die nötig ist[85]), **Sil** (Hämoptysis[1,44,106]; eitrige Adenitis, Abszeß der Brust, Aspekt wie bei Erysipel[6]), **Stann** (Hartnäckige Gastralgie, wenn (Phos und) andere Mittel versagen[46]; Tuberkulose[88]; als interkurrentes Mittel bei Tuberkulose mit Kavernen[6]), **Sulph** (Husten[48]; Bronchialkatarrh mit lauten Rasselgeräuschen durch die ganze Brust, besonders der linken Lungen, und besonders nach dem Versagen von Phos[16], Ip[16] und Ant-t[16]; Bronchiolitis bei Kleinkindern, wenn pneumatische Erkrankungen überwiegen und die Reaktion auf Phos unzureichend ist[19]; rechtsseitige Pneumonie mit der Vorgeschichte eines Koronarereignisses[50];

Wachstumsschwierigkeiten, Rekonvaleszenz, Rheuma[6]), **Tub**[9,50,143]

Feindlich:
Apis, CAUST (Nach Phos[76]), **Rhus-t** (Nach Phos[76]), **Iod**[106]

Antidote:
Aeth (Vergiftungsfolgen von Phos[98,111]), **Arn, Ars** (Übersteigerte Wirkung von Phos, besonders bei Lungentuberkulose[30,50] auch Vergiftungsfolgen[111]; Verschlimmerung nach Phos bei pathologischen Läsionen, gefolgt von Carb-v[6]), **Calc, Camph** (Auch Vergiftungsfolgen[111]), **Canth** (Verbrennungen durch Phos[26]), **Cham**[139], **Chel, Chlor, Coff** (Auch für Vergiftungsfolgen[111]), **Coff-t**[39], **Cupr-s** (Phosphorvergiftung[44]), **Kali-n**[33], **Lach, Mez, NUX-V** (Beruhigt überschießende Reaktionen[6,176]; wenn Phos falsch gegeben wurde[176], auch für Vergiftungsfolgen durch Phos[111]), **Ph-ac** (Haarausfall durch Phos-Vergiftungen[66]), **Psor** (Übermäßige Wirkung von Phos[50,72]), **Puls** (Vergiftungsfolgen[111]), **Rhus-v**[31], **Sep, Sil, Sulph**[33], **TER** (Auch für Vergiftungsfolgen[111])
Wein
Vergiftungen: Verwende Emetika im frühen Stadium einer Vergiftung[13,38], oder Magnesia in Wasser[13]; Abführmittel[38]. Fette und Öle müssen vermieden werden, da sie Phos lösen und seine Absorption begünstigen. Kupfersulfat wird als Emetikum empfohlen[38]. Phosphornekrosen müssen chirurgisch behandelt werden, durch Entfernen des toten Knochens[38]. Kali-perm gut verdünnt und großzügig gegeben[50].

Kollateralmittel:
Acal (Wiederholte Hämoptysis, auch Hämoptysis der Lungentuberkulose), **Adon** (Drainagemittel für Phos für Asystolie), **Agar-e** (Verlangen nach Eiswasser, heftiger Schwindel, alle Symptome besser durch kaltes Wasser), **Aloe, Alumn-ac** (Blutung als Folge einer Tonsillektomie – Spülen des Nasopharynx mit einer 10%-igen Lösung), **Alumn** (Fettige Leberdegeneration, Herz und Nieren, Blutung in Lungen, Pleura und Haut), **Ambr** (Reflex-Husten durch mentale Einflüsse), **Am-c** (Erkältungen, die herabgehen zu den Bronchien; plötzliche Schwäche – Camph, Verat), **Am-m, Amph** (Rechter Kiefer geschwollen und schmerzhaft), **Ant-i** (Subakute, chronische Erkältungen in der Brust, die vom Kopf nach unten gezogen sind und sich auf den Bronchien festgesetzt haben, in Form eines harten, kruppartigen Hustens mit starkem Giemen und der Unfähigkeit, Sputum heraufzubringen, besonders bei betagten, schwachen Patienten; subakute oder chronische Bronchitis; träge Pneumonie oder Pneumonie, die sich schleppend löst), **Apis** (Anus weit offen; Gelenke bluten bei Hämophilie-Patienten), **Apoc** (Erbrechen unmittelbar nachdem die Flüssigkeit im Magen warm wird), **Arg-n** (Hohe Töne verursachen Husten; möchte das Zimmer eiskalt; geistige Schwäche, kann sich nicht konzentrieren, Schwindel – Ph-ac, Pic-ac, Stry), **Arn** (Präoperatives Mittel – auch Chin, Phos; intrakranielle Blutung; Ekchymosen – Bell-p, Ham, Sul-ac; fettige Degeneration des Herzens; Nephritis mit Hämaturie; Miktohämaturie; wiederholte akute Blutungen), **Ars** (Fettige Herzdegeneration; Atrophie des Nervus opticus; Nägel dünn, zart – Ferr-p), **Ars-i** (Fälle von Pneumonie, die drohen eine Lungenschwindsucht zu entwickeln), **Aster** (Drainagemittel

für die Brustdrüsen – auch Scrof), **Aur-m** (Fettige Leberdegeneration – Bac, Pic-ac, Vanad), **Bapt** (Glaubt, sein Körper ist in Stücke zerbrochen und versucht, die Teile zusammenzubringen), **Bell** (Akute hämorrhagische Pankreatitis; Spannung in den Knochen; Phos: Spannung in den Drüsen), **Berb** (Leitet Phos durch den Urin aus, auch bei Cholezystitis), *Bism* (Kalte Getränke bessern; möchte die Hand gehalten haben), **Brom, Bry** (Erkältung beginnt, die Bronchialwege zu befallen und erstreckt sich in die Alveolen; Kopfschmerz vom Bügeln; Phos: von Waschfrauen), **Bufo** (Kleine Wunden eitern reichlich – Phos: kleine Wunden bluten reichlich), **Cadm-p** (Harte und knotige Prostata, entweder karzinomatös oder einem Karzinom nahekommend; Blutung bei Prostatakrebs; Sabal: Krebs der Harnwege mit fein stechenden Schmerzen), **Cact** (Blutung in Verbindung mit einer Störung des Herzens), **Calc** (Angst bei Kleinkindern – auch Phos; „Einfallen" der Brustwände; Entzündung der Brustdrüsengänge, erysipelartiges Aussehen; Fibroide), **Calc-f, Calc-i** (Fibroide der Gebärmutter; Menses zu früh und zu lang), **CALC-P** (Bei Kindern mit zartem, schlankem Wuchs und reizbaren Nerven, um die Konstitution zu stärken; übermäßig gewachsene Jungen mit schwacher Brust – Calc), **Carb-an** (Bauchspeicheldrüsenkrebs), **Card-m** (Verstopfungsneigung bei Leberzirrhose), **Carb-v** (Dyspnoe bei Patienten mit Lungenschwindsucht – auch Ip, ; chronische kardiopulmonale Insuffizienz; schwaches Gefühl in der Brust, Stann; blaue Farbe der Nägel – auch Dig, Kali-c; Phos: hat sowohl blaue als auch schiefergraue Farbe; Blutung der Schleimhäute, auch unter der Haut), *Carc* (Alpträume bei Kindern; Verlangen nach Eiskrem; mitfühlend, aber Carc fühlt die Leiden von beidem, vom Individuum und vom Planeten als Ganzem; sie wollen Harmonie, nicht nur in ihrer Familie, sondern in der ganzen Welt; verzögerte Wundheilung und Neigung, leicht zu bluten; hämophile Purpura und hämorrhagische Diathese), **Caust** (Heiserkeit, die eigene Stimme scheint im Kopf zu widerhallen), **Cere-b** (Fälle von Herzerkrankung, wenn die Symptome beim Liegen auf der linken Seite schlimmer sind), *Cean* (Pankreaskopfkarzinom), **Chin** (Rezidivierende Blutung, anhaltend; sehr schwächender Durchfall; Durchfallneigung bei Leberzirrhose; Drainagemittel von Phos bei Cholezystitis; hämolytische Anämie – Lach), **Chin-s** (Entzündung des Nervus opticus – Ars, Cina, Gels, Phos), **Chion** (Neigung zur Gelbsucht bei Leberzirrhose; Pankreatitis bei Ikterus), **Chol** (Isotherapie bei Gallensteinen), **Cimic** (Empfindlichkeit der Wirbelsäule – Chin-s), **Con** (Lähmung des Nervus opticus; gelbe Verfärbung der Nägel – auch Chel, Chin, Graph, Phos; Petr: dumpfe Farbe der Nägel), **Crot-h** (Blutungsneigung, Leberzirrhose – auch Lach, Sul-ac; Blutung der Retina – auch Ham, Lach, Sulph; vikariierende Menstruation bei geschwächten Konstitutionen; Hämophilie, und besonders intraokuläre Blutung; Ruhelosigkeit bei Frauen, ähnlich der Ruhelosigkeit bei Männern von Phos), **Cupr-a** (Großer Durst auf kalte Getränke, die bessern; Reaktionsmangel bei Pneumonie; fettige Herzdegeneration – auch Vanad, Phyt), **Des-ac**, **Dig** (Asystolie des rechten Herzens; Leberhypertrophie bei Herzerkrankungen – Kali-c, Ser-ang), **Dys-co** (Achalasie), **Eichh** (Pankreasinsuffizienz), **Ferr** (Aufstoßen von Speisen), **Ferr-a** (Kinder, die rasch wachsen, blaß und leicht ermüdet), *Ferr-p*, **Ferr-pic** (Epistaxis – Nat-n), **Ferr-i** (Fettige Herzdegeneration), **Fl-ac** (Ekstase), **Foll** (Metrorrhagie, Menorrhagie, Hypermenorrhoe – Crot-h),

Gaer, Gels (Impotenz aus psychischen Gründen), **Glyc** (Diabetes mellitus; Pneumonie bei Grippe), **Graph** (Geruchsempfindlich – Sang), **Ham** (Muskelbluten bei Hämophilie-Patienten), **Hed** (Essen bessert – Anac, Iod, Psor), **Hep** (Bluten der Hämorrhoiden aufgrund von Leberstörungen), **Hir** (Blutungen), **Hydr-ac** (Urämie mit Störungen der Atemwege – Kali-n, Am-c, Ser-ang, Grind), **Hyos** (Möchte sich aufdecken), **Ign** (Gerüche verschlimmern – Graph, Nux-v, Sang, Valer), **Iod** (Durchfall bei Störungen der Bauchspeicheldrüse – auch Iris, Ph-ac: chronisch; muß oft essen; heftiges Herzklopfen bei leichtester Anstrengung), **Ip** (Blutungen bei Uterusfibroiden – Thlas, Thyroid; Epistaxis bei Hämophilie-Patienten), **Irid** (Anämie und Zustand von Schwäche bei schnell wachsenden Kindern), **Iris** (Pankreas – Ars; Zuckerstoffwechselstörungen – Lyc, Ins, Lac-ac; Diabetes pankreatischen Ursprungs – Panc), **Kali-bi** (Herzverfettung – Phyt; Leberzirrhose mit Magengeschwür), **Kali-c** (Funktionelle Schwäche des Herzmuskels; Pneumonie des rechten Unterlappens; Rechtsherzinsuffizienz), **Kali-i** (Halsweh nach Schnupfen; rezidivierende Pneumonie), **Kali-m** (Halsschmerz besser durch kalte Getränke – manchmal Kali-bi), **Kali-n** (Rechtsherzdilatation), **Kreos** (Neigung zum Bluterbrechen bei Magenkrebs – Sul-ac), **Lac-d** (Ausgeprägte Neigung zur Hellsichtigkeit; geht gerne aus, möchte Spaß haben), **LACH** (Dunkle Blutung, schlimmer im und nach dem Schlaf; kleine Wunden bluten stark – auch Kreos; schläft auf der rechten Seite, kann nicht auf der linken schlafen; Netzhautblutung; Hämoptysis der Menopause; Herzklopfen schlimmer beim Liegen auf der linken Seite; akute Leberatrophie; Leberzirrhose – auch Ars), **Lat-m** (Hellrote Blutung bei Kreislauf- oder Herzerkrankungen – Erech, Led, Lycps – dunkles Blut: Bov, Cact, Chin, Lach – ohne Klumpen: Ser-ang, Lach), **Lyc** (Grundmittel für Leberzirrhose – auch Phos; fächerartige Bewegungen der Nasenflügel; Retinitis pigmentosa; erhöhter Cholesterin- und Triglyzeridspiegel; langsame Erholung nach einer Lungenentzündung – Calc, Sil, Sulph), **Mag-c** (Fettverdauungsstörung bei Kleinkindern mit lockeren Stühlen, auch But-ac, Hep, Iris, Merc-v, Puls), **Mag-m** (Fettleber – Lyc, Nat-s, Thuj; Leberzirrhose, hart, große Leber – Lyc, Mag-m, Aur, Iod), **Mall** (Lungenkrebs – Cob-m, Beryl), **Mand** (Unfreiwillige Stühle – auch Aloe), **Med** (Ahnt die meisten Dinge, bevor sie geschehen, und im Allgemeinen richtig[199]; Blutung durch den Anus, wenn zuvor die Gebärmutter entfernt wurde; wäscht sich oft die Hände – Syph), **Merc, Mill** (Chronische Blutungen bei tuberkulösen Patienten; Blutungen bei Krebs[199]; Hämaturie bei kleinen Kindern ohne pathologische Befunde), **Mosch** (Diabetes mit Impotenz aber gesteigertem sexuellen Verlangen), **Naphtin** (Diabetische Retinaläsionen), **Nat-m** (Insulinabhängige Diabetiker; durstig, Trockenheit der Haut, Verlangen nach Salz; auch Hypoglykämie – Sacch, Sulph; Kinder lernen spät sprechen – Agar; Kopfschmerz von Schulkindern – auch Calc-p), **Nit-ac** (Kleine Wunden bluten stark – auch Crot-h, Lach; häufige Blutungen bei Tuberkulose, besonders bei alten Menschen – Phos: bei jungen Leuten, die schnell wachsen; Nachtschweiß der Tuberkulose), **Nux-v** (Chemische Hypersensitivität – Phos, Sul-ac), **Pen** (Katarrhalische Zustände nach Erkältungen – das Gefühl, als wäre die Nase voller Schleim, durch Naseputzen nicht gebessert; ist das Keynote), **Phase** (Diabetes mit Herzklopfen), **Ph-ac** (Morbus Crohn – Aloe, Lyc, Phos, Podo, Puls, Prot), **Phos-h** (Krü-

melige Zähne; Hyperästhesie, lokomotorische Ataxie), **Phyt** (Fibrozystische Brusterkrankung – Puls, Sil), **Pic-ac** (Fettige Degeneration von Gehirn und Rückenmark – Phos: der Leber), **Pneu** (Pneumonie, auch Pneumotoxin), **Prun-v** (Rechtsherzdilatation), **Psor** (Hunger nachts – auch Lyc; Heißhunger vor den Verschlimmerungen; zitternde Schwäche und Ruhelosigkeit beim Fasten – Iod, Fl-ac, Con), **Puls** (Verlangen nach kalten Speisen und kalten Getränken; Magenbeschwerden besser durch kalte Speisen und Getränke; Drainagemittel von Phos bei Erkrankungen der Atemwege; Kind möchte Zuneigung; Phos gibt sie auch; schläft auf der rechten Seite – Lach, Lyc), **Pyrog** (Durst auf eiskalte Getränke, die, sobald sie im Magen warm werden, erbrochen werden), **Rad-br** (Husten, in seinen allgemeinen epidemischen Aspekten genau wie Phos, außer daß er durch frische Luft und Bewegung gebessert wird; Diabetes, Hämoglobin und Erythrozyten sind vermehrt und bemerkenswerterweise ebenso die polymorphkernigen Neutrophilen), **Rhod** (Stürmisches Wetter verschlimmert), **Rhus-t, Ruta** (Unstillbarer Durst auf eiskaltes Wasser), **Sang** (Pneumonie; allergisch gegen Gerüche, besonders blühende Rosen), **Scir, Sel** (Blutung bei Krebspatienten und bei Makuladegeneration), **Senn** (Drainagemittel des Pankreas), **Sep** (Fröhlich bei Blitz und Donner, Gegenteil zu Phos; Leeregefühl besonders im Epigastrium; Phos: Leeregefühl in Kopf und Bauch; Stann: Leeregefühl in der Brust mit Schwäche in der Brust; Sinn: Leeregefühl im Epigastrium; bedeutend gebessert durch einen kurzen Schlaf; Hyperventilationssyndrom – Med, Nat-m, Thuj, Tub), **Ser-ang** (Dunkle Blutung bei Lebererkrankungen – auch Crot-h, Vip – hellrot: Phos), **Sil** (Beschwerden, die den Magen betreffen, werden durch kalte Speisen gebessert; Katarakt; Anstieg der Eosinophilen mit Erleichterung der klinischen Symptome des Asthma – Apis, Ars, Chel, Puls, Kali-c, Med[163]; Nekrose der Wirbelkörper; Stront-c: des Femur; Fl-ac: der langen Knochen – auch Ang, Asaf, Stront-c; Aur-m: kranial, nasal; Caps: des Mastoid – auch Calc-f; Con: des Schädels; Plat-m: des Tarsus; Hep: fazial – auch Mez, Sil), **Sin-n** (Katarrh geht von oben nach unten – Stict), **Spig** (Glaukom), **Squil** (Beim Husten Stiche unter den kurzen Rippen der linken Seite; der Anus bleibt offen, mit unwillkürlichem Stuhl), **Stict** (Trockener Husten nach Fließschnupfen; Kältegefühl zieht vom Kopf zur Nase, zum Rachen und von da zur Brust), **Sulph** (Zartes Gesicht mit langen, dünnen Wimpern; heiße Fußsohlen – Phos: heiße Handflächen; Exantheme nach Drogenmißbrauch; Kind zieht den kalten Fußboden dem Bett vor; Pneumonie durchläuft ihr erstes Stadium normal und bleibt dann stehen – so ein Reaktionsmangel weist auf Sulph hin[50]; zu Beginn einer linksventrikulären Insuffizienz; wenn Hitzewallungen in der Brust in der Gegend des Herzens beginnen, ist es eher Sulph, wenn sie im Rücken oder im Magen anfangen, dann eher Phos), **Sul-ac** bei Infektionskrankheiten; Pankreasinsuffizienz; Brechneigung bei Leberzirrhose), **Syph** (Ganz entsetzlicher Schwindel; überprüft alles zehnmal – Caust), **Symph** (Zusammenwachsen gebrochener Knochen – Calc-p, Thyr), **Ter** (Typhus mit Tympanitis – Ph-ac), **Thuj** (Mißbrauch von Salz – Nat-m; Bindegewebserkrankungen – Calc, Psor, Sil, Sulph), **Thymol** (Typische sexuelle Neurasthenie; Reizmagen, schlimmer geistige und körperliche Anstrengung), **Thyr** (Diabetes, auch als Reaktionsmittel bei Familienanamnese einer langwierigen chronischen Krankheit), **Tub** (Um die Hepatisation aufzulösen – Sulph; Erschöpfung durch zu rasches Wachstum; oft werden kalte Sachen verlangt; Kinder verlieren rasch an Gewicht bei akuten Problemen – Nat-m), **Tub-a** (Bronchopneumonie bei kränklichen Kindern), **Uran-n** (Hepatischer Diabetes mit gestörter Verdauung und Nahrungsverwertung und reichlichen Zuckerablagerungen im Urin), **Valer**, **Verat**, **Vinc** (Blutung durch fibroide Tumore), **Vip** (Chronisches Nasenbluten), **Visc** (Herz kompensiert nicht, mit quälender Atemnot, schlimmer beim Versuch, auf der linken Seite zu liegen), **Zinc** (Besser durch Reiben; tuberkulöse Meningitis)

Phosphorus hydrogenatus

Komplementärmittel: –

Folgemittel: –

Feindlich: –

Antidote:
Elec[12]

Kollateralmittel:
Arg-n (Lokomotorische Ataxie – Alum, Helo), **Benz-d** (Sehstörungen)

Physostigma venenosum

Seitenbeziehung:
l

Komplementärmittel: –

Folgemittel: –

Feindlich: –

Antidote:
Agar (Zucken in den Lidern und Augenmuskeln[1]), **Arn**, **Ars**, **Atro**[147] (In voller medizinischer Dosierung lindert es die meisten Folgen von Physostigmin[9]), **Camph** (Hebt die Symptome vorübergehend auf[31]), **Chlol**[31], **Coff**, **Lil-t** (Astigmatismus[12]) Emetika, Kaffee[12]

Kollateralmittel:
Agar, **Asaf**, **Bell**, **Con**, **Cur**, **Esin-sal** (Postoperative Darmlähmung), **Gels** (Zittern, Ptosis, Parese), **Jab**, **Lach**, La-

thyr, **Nux-v** (Krämpfe), **Op**, **Passi**, **Phos**, **Plb-i** (Myasthenia gravis), **Stram**, **Stry**, **Tab**, **Thebin** (Tetanus), **Zinc-p** (Verfall der Nerven, besonders des Nervus opticus)

Phytolacca decandra

Miasma:
PSO[140], *Syc*, TUB[140], SYP

Seitenbeziehung:
l nach r, r

Verwandte Darmnosode:
Gaertner (Bach)

Bemerkungen:
Phyt nimmt eine Position zwischen Bry und Rhus-t ein[1,36,48,90,145] und heilt, wenn diese, obwohl offensichtlich gut indiziert, versagen[1,34,48,56].

Speisen, die man meiden sollte:
Scharfe Speisen

Speisen, zu denen man raten sollte:
Kalte Getränke[8]

Interkurrente Mittel:
Scir (Krebsbehandlung – auch Tub, Med[50])

Komplementärmittel:
Aesc[111], *Bry* (Geschwollene Brüste mit Milchfieber, wenn das Kind trinkt, breiten sich die Schmerzen über den ganzen Körper aus[8,48]), **Foll** (Prämenstruelle Brustspannung[143]), **Kali-i**[175] (Erkrankungen des Periosts, der Drüsen, Knochen und der Haut[44, 48]), **Microc**[19, 147], **Rhus-t**[34], **Sil**[8,19,34,35,36,185], **Syph**[19, 143, 147] (Syphilitische Ulzeration[157])

Folgemittel:
Con (Nach dem Versagen von Phyt in einem Fall von Brusttumoren linderte Con und Cund heilte[50]; in einem Fall einer Schwellung von der Größe einer Murmel unter dem linken Arm[50]), **Jac** (Akute Pharyngitis mit viel Dysphagie, wenn Phyt indiziert scheint, aber versagt[24]), **Lac-c** (Diphtherie, wenn Phyt und Lyc, obwohl sie indiziert scheinen, versagen[25]), **Lyc** (Krebstumore[113]), **Microc**[139], **Sil**[139], **Syph**[139]

Feindlich:
Merc[9,36]

Antidote:
Bell, **Coff** (Erbrechen[12]), **Dig**[139], **Ign**, **Iris**, **Merc**, **Mez**, **Nit-ac**[139], **Nit-s-d**, **Op** (Große Dosen[12]), **Sulph** (Augensymptome[12,25]) Bei großen Dosen: Opium[25], Kaffee (Erbrechen[12,25]), Salz, Milch[120]

Kollateralmittel:
Apis (Bright'sche Erkrankung – Ter), **Ars**, **Arum-t**, **Aster** (Drainagemittel für die Brustdrüsen – auch Scroph-n), **Bar-c**, **Bell** (Mastitis, Rötung, klopfende Schmerzen, von den Brustwarzen ausstrahlende Streifen; Pharyngitis – Merc; akute Tonsillitis), **Bry** (Hypergalaktie; die geschwollene Brust heilt nicht und eitert nicht, purpurfarben und hart wie alter Käse – Phel), *Calc* (Brustschmerz bei der Periode – Con), **Calc-f** (Fibrom der Mamma; Fibroadenome der Brust – Calc, Carb-an, Con, Lap-a, Sil), **Caps** (Halsschmerzen, kompliziert mit gastrischen und rheumatischen Beschwerden), **Carc** (Chronische Mastitis), **Carc-b** (Chronische zystische Mastitis), **Caust**, **Cham** (Schmerzhafte Brust bei Kindern), **Calc-i** (Brusterkrankungen – Plb, Lac-c, Con), **Chim** (Schmerzhafte Tumore der Brust bei jungen, unverheirateten Frauen), **Chin** (AIDS – Carc, Hep, Med, Syph, Vanad), **Cist** (Katarrhalische Pharyngitis, akute oder chronische), **Con** (Brüste verbacken, Knoten), **Foll** (Kongestion, Zyste und Adenofibrom der Brust), **Graph**, **Iod** (Milchknoten in den Brüsten), **Kali-bi** (Ausgestanzte Ulcera), *Kali-i*, **Kalm** (Akute Polyarthritis – Bry; Spig mit Endokarditis), **Lac-c** (Brustkrebs, wenn die Brust amputiert wurde), **Lach** (Bei Halserkrankungen verschlimmern heiße Getränke), **Lap-a** (Rezidivierende Tumore; Knoten und Tumore der Brustdrüse von elastischer Konsistenz), **Mez**, *Merc* (Hohes Fieber bei Tonsillitis), **Petr**, **Phos** (Krankheiten mit Ursprung in der Wirbelsäule – Pic-ac, Zinc), **Phyt-b** (Halsweh und Fettleibigkeit), **Podo** (Starkes Verlangen, die Zähne zusammenzupressen), **Puls** (Akute Polyarthritis – Bry, Lach, Merc), **Rhus-t**, **Scir** (Brustkrebs), **Sep** (Herpes circinatus – Bac, Tell), **Sil** (Wenn das Kind trinkt, zieht der Schmerz zur Gebärmutter – auch Puls; Crot-t: Schmerz zieht zum Rücken; Phyt: Schmerz zieht über den ganzen Körper; Brustkrebs, wenn die Brustwarze wie ein Trichter eingezogen ist[196]; chronische Mastopathie mit Knotenbildung; hartnäckiges Halsweh), **Spig** (Endokarditis und Perikarditis mit Schmerzen, die sich den rechten Arm hinunter erstrecken), **Sulph**, *Tep* (Brusttumore, feines Stechen wie mit Nadeln in der rechten Brust[196]), **Thuj** (Rachen- und Stimmbandkarzinom)

Picricum acidum

Miasma:
Pso, Syc[140], SYP[140]

Temperament:
Sang

Bemerkungen:
(Bei Symptomen von Pic-ac) wenn große Ruhelosigkeit der Füße besteht, wirkt Zincum picricum besser[30].

Speisen, zu denen man raten sollte:
Kaltes Wasser[9]

Komplementärmittel:
Sil[147]

Folgemittel:
Anthraci, **Ferr-pic** (Lokomotorische Ataxie, wenn Blutbild und andere Symptome, die eine ausgeprägte Anämie zeigen, zu den Symptomen von Pic-ac dazukommen und auf eine ausgeprägte Asthenie hinweisen[54]), **Fl-ac**[139,50]; **Kali-p** (Müdes Gefühl und okzipitaler Kopfschmerz[50])

Feindlich: –

Antidote: –

Kollateralmittel:
Am-pic, **Arg-n** (Geistige Erschöpfung – Ph-ac, Kali-p, Stry-p), **Arn**, **Aran-ix**, **Arg-n**, *Bar-c*, **Camph**, **Calc-pic** (Furunkel in und um das Ohr herum), **Cann-i**, **Canth** (Heftige Erektionen), **Con** (Zerebralsklerose mit Schwindel, Kopfschmerz und Vergeßlichkeit – Bar-c, Stront, Phos), **Ferr-pic** (Reaktionsmittel, wenn andere in der Behandlung verschiedenster funktioneller Schwächen versagen; Summen im Ohr, Taubheit, Prostataerkrankungen, chronische Gicht), **Gels**, **Iod**, *Mag-c*, **Merc** (Furunkel im äußeren Gehörgang – Sulph), **Nux-v**, **Ox-ac** (Wirbelsäulenerweichung), **Petr**, **Phos** (Heftige Erektionen; fettige Degeneration der Leber – Pic-ac: von Gehirn und Rückenmark; Erkrankungen der Nieren, besonders mit Diabetes – Pic-ac: Albuminurie bei Diabetes), **Ph-ac**, **Plat**, **Pop-c**, *Sabal* (Prostatahypertrophie – auch Ferr-pic), **Sil** (Nervöse Erschöpfung), **Staph**, **Stront**, *Stry-p*, **Sulph** (Kongestion der lumbalen Wirbelsäule), **Zinc-p** (Gesichtslähmung und Paralysis agitans), *Zinc-pic*

Picrotoxinum

Komplementärmittel: –

Folgemittel: –

Feindlich: –

Antidote:
Camph, Op

Kollateralmittel:
Cocc, Nux-v

Piper methysticum

Komplementärmittel: –

Folgemittel: –

Feindlich: –

Antidote:
Puls, Rhus-t (Teilweise[12])

Kollateralmittel:
Calc-p (Denken an die Beschwerden verschlimmert, Ablenkung bessert – Gels, Helon, Lil-t (besonders Herzsymptome), Med, Ox-ac, Staph), **Cann-s, Cop, Gels, Helon, Med, Staph**

Pix liquida

Miasma:
Tub[15,31]

Komplementärmittel: –

Folgemittel:
Anis (Schmerzen in der Region der dritten Rippe, wenn Pix versagt[16])

Feindlich: –

Antidote:
Apis[31]

Kollateralmittel:
Anis (Schmerzen in der Region der dritten Rippe aus der rechten Seite – Pix: auf der linken Seite), Ars (Übermäßiges Hautjucken – Dolich, Graph, Psor, Sulph), **Carb-ac, Carb-v, Graph, Ill** (Schmerz in Höhe des dritten Rippenknorpels rechts, an der Verbindungsstelle mit der Rippe – Pix: links), **Kreos** (Übelriechendes Sputum – Asaf, Phel, Carb-v, Sul-i), **Petr, Sulph** (Schmerz in der oberen linken Brust, zieht durch zum Schulterblatt – Myrt, Ther), **Ter, Ther** (Schmerz in der oberen linken Brust)

Plantago major

Komplementärmittel: –

Folgemittel:
Anac[62]

Feindlich: –

Antidote:
Merc (Schmerzen in den Zähnen[12])

Kollateralmittel:
Arg-m, Arn, Asaf, Bals-p, Bell (Gesichtsneuralgie als Folge einer Entzündung der Zahnwurzel – Kreos, Merc, Staph), **Clem** (Schmerz in den Zähnen), **Ferr-p, Mag-c, Merc** (Mittelohrkatarrh – Cham, Puls), **Mez, Psor, Puls, Staph, Sul-i**

Platinum metallicum

Miasma:
Pso[4], Syc[9], Syp[9]

Temperament:
Choler, Melan[31], Phleg[15], Sang[1]

Seitenbeziehung:
U, l ↗ r, Wechselnde Seiten

Wirkdauer:
35-40 Tage
5-6 Wochen[187]

Speisen, die man meiden sollte:
Kaffee

Komplementärmittel:
Nat-m[19], Pall[147] (Rheuma[62]; beide affizieren das rechte Ovar, aber Pall hat Besserung durch Druck[12]), Rhus-t[7], Sep[19,147], Stram (Hyperaktivität, mangelnde Aufmerksamkeit und andere Störungen in der Kindheit, die primär die geistigen und emotionalen Ebenen betreffen[50])

Folgemittel:
Acon, Anac, Arg-m, Bell, Calc[7], Canth (Nymphomanie, besonders begleitet von viel wollüstigem Jucken, Herzklopfen und Verstopfung, wenn Plat indiziert scheint, aber versagt[99]), Ign, Lyc, Merc, Pall (Fälle, in denen Plat indiziert erscheint, aber wegen seiner Nichtübereinstimmung mit den Gemütssymptomen nicht heilt[25,26]; besonders bei Erkrankungen des Ovars der rechten Seite[26]), Plb (Hartnäckige Verstopfung[50]; hartnäckige Verstopfung, wenn Plat versagt[1,118]; Drängen und schreckliche Schmerzen durch Konstriktion und Spasmus des Anus, wenn Plat versagt[56]), Puls, Rhus-t, Sep, Sulph[7], Verat

Feindlich: –

Antidote:
Bell, Colch (Das sicherste Antidot zu Plat[98]), Nit-s-d, Puls

Kollateralmittel:
Agn, Alum (Häufiges Drängen mit Unfähigkeit, den Stuhl herauszupressen), Anh (Gegenstände sehen sehr klein aus), Arg-n, Ars, Aur (Allgemeine Niedergeschlagenheit – Cimic, Stann), Bell, Bufo (Unempfindliche Flecke auf der Haut), Cann-i (Heftiges sexuelles Verlangen – Hyos, Murx, Phos), Carbn-s (Kongestion der Retina – Aur, Plat), Cimic (Wochenbettdepression – Stann), Coloc, Con, Croc (Metrorrhagie; plötzlicher Stimmungswechsel in beide Extreme), Cupr, Grat, Hyos (Hochmütig – Lyc, Sulph, Verat), Ign (Hysterie mit plötzlichem Stimmungswechsel – Croc), Irid, Kali-p (Nymphomanie bei Jungfrauen), Lil-t (Gemüts- und Beckensymptome), Lyc (Egoistische Geisteshaltung; flieht vor den eigenen Kindern; Plat: haßt Kinder; Sep: Kinder ärgern ihn), Lyss (Empfindlichkeit der Vagina, macht den Koitus schmerzhaft – Sep), Magnesi-

um-Salze (Krampfartige Bauchschmerzen – Bell, Coloc, Op, Plb), **Mand**, **Med**, **Murx** (Herabdrängende Schmerzen in der Gebärmutter – Lil-t, Sep; sexuelle Erregbarkeit – Phos), **Nicc** (Migräne alle 14 Tage, beginnt an der linken Seite und zieht hinüber zur rechten, schlimmer um 10 bis 11 Uhr vormittags und gegen Abend nachlassend – Plat: ähnliche Symptome, jedoch neigt der Kopfschmerz dazu, rechtsseitig zu sein), **Nux-v** (Plötzlicher Impuls, ihre Lieben zu töten; Der: Impuls, die Eltern zu töten, bei einem Kind), **Op** (Spastische Verstopfung – Alum, Plb; Schmerzlosigkeit der betroffenen Teile; Plb: Unempfindlichkeit der betroffenen Teile), **Pall** (Ziemlich ähnlich zu Plat, was auf dem gemeinsamen Vorkommen beider Elemente im natürlichen Zustand und einer nahen chemischen Verwandtschaft beruht; es besteht eine große Empfänglichkeit für Lob, Beifall und Schmeichelei und leicht verletzter Stolz; Gefühl von Druck nach unten im Becken mit Gebärmuttervorfall, besser durch Reiben; nervöse Frauen, die in der Öffentlichkeit gesund und herzlich auftreten, besonders bei sozialen Ereignissen, danach jedoch zusammenbrechen), **Phos** (Geisteskrankheit mit der Vorstellung eigener Wichtigkeit), **Plat-m** (Syphilitische Erkrankungen, heftiger Hinterkopfschmerz, Karies der Fußknochen), **Plat-m-n** (Polyurie und Speichelfluß), **Plb** (Verstopfung in der Schwangerschaft), **Puls**, **Rhod**, **Rhus-t**, **Sed-a** (Sexuelle Reizbarkeit, Reizung der Nervenzentren), **Sel** (Verstopfung), **Sep** (Uterusverhärtung, empfindlich gegen Koitus), **Stann** (Schmerzen kommen und gehen allmählich – Stront; Uterussenkung und -verlagerung), **Staph** (Bringt einen Mann weg von seiner Geliebten zu seiner Frau zurück – Nat-m), **Sulph** (Ist stolz in intellektuellen Dingen; Aur: Stolz auf Leistungen; Plat: Stolz auf seine Person), **Syph** (Wäscht sich dauernd die Hände), **Tarent** (Erotische Manie), **Thuj** (Schmerz wie wund in der Vagina, verhindert Koitus), **Valer** (Nervöse Erkrankungen), **Verb** (Gesichtsneuralgie; Wochenbettmanie – Cimic, Stram)

Plumbum metallicum

Miasma:
Pso[4], Syc

Temperament:
Melan

Seitenbeziehung:
u, l, r, l ↗ r

Wirkdauer:
20-30 Tage
3-4 Wochen[187]

Bemerkungen:
Starke Dosen sollten in der Schwangerschaft vermieden werden, da es, wie Alumina, zu einem Abort führen kann[44].

Speisen, die man meiden sollte:
Fisch, Kalte Speisen

Speisen, zu denen man raten sollte:
Scharfe Speisen[50]

Komplementärmittel:
Am-c (Urämie[157]), **Bell**[7], **Con** (Sklerose – auch Caust[157]), **Lyc**[7], **Phos** (Beschleunigt die langsame Wirkung von Plb[143]), **Puls**[7], **Rhus-t**[8,17,34,147,185], **Sec**[63] (Krampfartige Wirkung auf die glatten Muskeln, die Arterien, die Kapillaren, Krämpfe, Lähmung und Abort[50]), **Sulph**[7], **Thal**[8,185]

Folgemittel:
Am-c (Fällt in Ohnmacht wenn in großer Gesellschaft[119]), **Apat**[36], **Ars** (Manchmal[77]), **Bell**, **Calc**[7], **Calc-f**[36], **Calc-p**, **Fl-ac**[36], **Kali-fl**[36], **Lap-a**[36], **Lyc**, **Mag-f**[36], **Merc**, **Nat-f**[36], **Nux-v**, **Op**[7], **Phos** (Urämie bei alten Leuten[157]), **Plat** (Kolik[119]), **Plb-a** (Muskelatrophien, Neuritis und Polyneuritis etc., wenn Plb nicht wirkt[111]), **Plb-i** (Lokomotorische Ataxie mit schrecklichen Schmerzen, wenn Plb indiziert scheint, aber versagt[76]), **Puls**, **Sep**[7], **Sil**, **Stann** (Hartnäckige Gastralgie, wenn (Plb und) andere Mittel versagen[46]), **Stram**, **Sulph**, **Sul-ac**, **Thal** (Schreckliche Neuralgie der Multiplen Sklerose, hintere Spinalsklerose, wenn Plb versagt[2]), **Zinc**

Feindlich: –

Antidote:
Acet-ac (Kolik[12]), **AETH** (Das beste Antidot[98]; chronische Vergiftung[9,13,25,34,38,66]), **Aln**, **Alum** (Albuminurie durch Bleivergiftung[44]; spastische Verstopfung – Op, Mand[36]; Verstopfung[66]; Kolik[25,38]; schlimme Folgen von Blei[9,13,34]; Vergiftungsfolgen[111]; Empfindlichkeit gegen Blei, paralytische Schwäche, die durch Plb verursacht ist[30]), **Alumn** (Verstopfung[32]; Kolik[25,38]; schlimme Folgen von Blei[9,13,34]), **Ant-c** (Auch für Vergiftungsfolgen[111]), **Ars** (Ars wirkt antidotierend zu Bleivergiftungen[9,13]), **Aur** (Vergiftungsfolgen[111]), **Bar-c** (Vergiftungsfolgen[111]), **Bell**, **Carb-s**, **Caust** (Bleivergiftung[12,31,56,111]; Lähmung[31,56]; schlimme Folgen[56]; schlimme Folgen, Lähmung der Zunge, vom im-Mund-Halten der Bleiletter bei Schriftsetzern[56]), **Cocc** (Auch für Vergiftungsfolgen[111]), **Coff-t**, **Coloc** (Prolaps[16]; Bleivergiftung[9,54]; Kolik[47]), **Elec**, **Gnaph** (Ischias mit Taubheitsgefühl[51]), **Hep**, **Hyos**, **Iod** (Bleivergiftungen[36]), **Kali-br** (Eines der besten Antidote für Bleivergiftungen[34]), **Kali-i**[3], **Kreos**, **Led** (Leidende Teile magern ab[39]), **Lyc**[3], **Merc**, **Mosch**[7], **Nat-n**, **Nat-s** (Albuminurie durch Bleivergiftungen[44]), **Nux-v** (Chronische Vergiftungen[38]; Albuminurie durch Bleivergiftungen[44]; Vergiftungsfolgen von Blei[111]), **Nux-m** (Bleikolik[12,120]), **Op** (Chronische Vergiftung[38]; hartnäckige Verstopfung[36]; auch für Vergiftungsfolgen[111]), **Petr** (Bleivergiftungen[1,13,25,31,34]), **Pip-n**, **PLAT** (Verstopfung[66]; Kolik[25,38]; ziehende Schmerzen in der Nabelregion, wie von einem Faden gezogen[30,50]; schlimme Folgen von Blei[9,13,34]; Bleivergiftungen[17]; Verdauungsstörungen und Verstopfung[111]), **Plb-a**[41], **Plb-i**[47], **Plect**, **Stram**, **Sulph** (Albuminurie durch Bleivergiftungen[44]), **Sul-ac** (Chronische Folgen von Blei[12]; schlimme Folgen von Bleiwasser[13,25]; chronische Vergiftungen[38]), **Syph** (Nervöse Läsionen[111]), **Thal**[47], **Zinc** (Sklerose, arterielle Hypertonie und Lähmung[111])

Akute Vergiftungen: Emetika, Natrium- oder Magnesiumsulfat, um ein unlösliches Sulfat zu bilden und die Därme zu öffnen. MORPHIUM oder OPIUM, um die akuten Schmerzen der Bleikolik zu besänftigen[38] Chronische Vergiftungen: Hauptsächlich vorbeugend durch Entfernen der Bleiquelle[38]; auch **Nux-v**[44], **Alum**[44], **Plat**[44] (Chronische Bleivergiftung[36]), **Plb-a** (Chronische Bleivergiftung[36]), **Op**[44], **Bell**[44,120], **Nat-s**[44], **Hep**[44] Alkohol beugt chronischen Bleivergiftungen vor[25,44]

Kollateralmittel:

Abrot (Rasche und heftige Abmagerung), **Alum** (Spastische Verstopfung – Op, Mand, Plat), **Aran-i** (Gliederzittern bei alten Leuten – Con), **Arist-cl** (Nicht entwickelter Uterus – Senec, Rad-br), **Ars** (Muskeldystrophie – auch Cur, Kali-bi; Rauw; Endstadium der Urämie – auch Phos; Nephritis – Aur, Kreos), **Ars-br** (Albuminurie in Verbindung mit Diabetes – Merc-c), **Ars-i** (Atherosklerose – Aur, Plb-a), **Aur** (Neigung zu allgemeiner oder teilweiser Lähmung bei Hypertonie; Hypertonie bei Arteriosklerose – Aur-m, Bar-c, Bar-i, Bar-m, Nat-i, Phos, Stront-c), **Bar-c** (Arteriosklerose im allgemeinen und Zerebralsklerose – Aur, Stront, Con), **Bell** (Delirium), **Caust** (Neurologische Probleme bei Älteren – Phos; Diabetes mit Lähmung und Taubheitsgefühl – Plb-i), **Coloc** (Kolik), **Con**, **Cupr** (Volvulus oder Invagination; ähnlich Plb bei vielen paralytischen Zuständen, aber mehr krampfend), **Cur** (Lähmung durch Überanstrengung der Streckmuskeln bei Klavierspielern), **Dios**, **Graph** (Abmagerung der leidenden Teile), **Kali-br** (Gedächtnisverlust, mußte das Wort gesagt bekommen, bevor er es sagen konnte), **Kres**, **Lac-c** (Geschwächte Patienten mit Gedächtnisverlust), **Lesp-c** (Chronische Nephritis – Ars, Chin-ar), **Lyc**, **Merc**, **Nit-ac**, **Nux-v** (Strangulierte Hernie), **Op** (Darmverschluß – Fälle mechanischer Obstruktion wie strangulierte Hernie, Volvulus, etc), **Phos** (Kolik und Verstopfung; Poliomyelitis anterior, wenn die Krankheit zu einer chronischen Lähmung geführt hat – Alum, Caust, Lath, Nat-c, Nat-m, Pic-ac, Sulph; neurologische Probleme bei alten Leuten – Caust, Lach), **Plb-a** (Schmerzhafte Krämpfe in den gelähmten Gliedern, heftige Schmerzen und Muskelkrämpfe bei Magengeschwüren), **Plb-chr** (Konvulsionen mit schrecklichen Schmerzen; eingezogenes Abdomen; sollte Plb den Vorzug gegeben werden, wenn der krampfartige Schmerz im Darm außergewöhnlich heftig ist), **Plb-i** (Verhärtung der Brustdrüsen, besonders wenn eine Entzündungsneigung auftritt; wund und schmerzhaft, Verhärtung oder große Härte in Verbindung mit trockener Haut, sklerotische Degenerationen, besonders des Rückenmarks; Krebs des Gehirns – auch Plb), **Plb-p** (Verlust der sexuellen Kraft; lokomotorische Ataxie), **Plect** (Spastische Lähmung, spinale Form), **Plat** (Ziehende Schmerzen im Nabel, wie von einem Faden gezogen), **Podo** (Einziehung des Nabels, Schmerzen in der Leberregion besser durch Reiben – Ptel), **Psor** (Trägt warme Kleidung, sogar im Sommer), **Puls** (Nicht entwickelter Uterus), **Rhus-t**, **Scir** (Fürchterliches Sinken am Nabel), **Sec**, **Sep**, **SEL** (Hinfälligkeit in Krebsfällen – Aur, Cadm-s, Vanad), **Ser-ang** (Albuminurie, sogar chronische), **Sil**, **Stront**, **Sulph**, **Tamar** (Brennende Magenschmerzen 3-5 Stunden nach dem Essen – Nat-m), **Thal** (Ischias mit Atrophie der Glieder), **Thal-s** (Ascites; chronische Fälle von Störungen des Nervus opticus), **Thuj** (Hypertonie bei Sklerose; Atrophie der langen Muskeln), **Zinc** (Erkrankungen mit Ursprung in der Medulla; Lähmung der unteren Glieder – Thal)

Podophyllum peltatum

Miasma:
Syc[149]

Seitenbeziehung:
l[31], r (Hals, Leber[147], rechtes Ovar, rechtes Hypochondrium[1,30])

Wirkdauer:
30 Tage

Bemerkungen:
Sollte nicht gegeben werden, nachdem Ip und Nux-v versagt haben, Erbrechen zu erleichtern[22].

Sehr tiefe Potenzen sollten vermieden werden, besonders in der Schwangerschaft[66].

Speisen, die man meiden sollte:
Austern, Milch[50], Obst

Komplementärmittel:
Calc[8,17], **Lyc**[143], **Nat-m**[8,17,34,50,143,147,185], **Sulph** (Diarrhoe in den Morgenstunden, auch Wadenkrämpfe[48])

Folgemittel:
Bell (Während der Zahnung oder Beschwerden im Sommer bei Säuglingen, wenn Podo oder Cham versagen[134]), **Calc**[7], **Chin** (Analprolaps[44]; akuter gastrointestinaler Katarrh, verlängerte Rekonvaleszenz nach Cholera[54]), **Chol** (Leberkrankheiten, wenn andere Mittel versagen[36]), **Ip**[7], **Nux-v**[7], **Sulph**

Feindlich:
Salz verstärkt seine Wirkung[12,13,17,25,31]

Antidote:
Coloc, Lac-c, Lac-ac, Lept, Merc[31], NUX-V, Sulph[6]

Kollateralmittel:
Acet-ac (Chronischer Durchfall bei abgemagerten Kindern – Iod), **Aloe**, **Berb**, **Cham**, **Chap** (Chronischer Durchfall), **Chel**, **Chin**, **Colch** (Schmerzlose Choleraerkrankung), **Con** (Chronische Diarrhoe bei alten Leuten; Durchfall bei alten Leuten – Phos), **Crot-t** (Durchfall – Bry), **Dios**, **Ferr** (Schmerzloser Durchfall bei Kindern – Chin, Phos), **Ferr-i** (Prolaps und Verlagerungen), **Gamb**, **Hydr** (Rektumprolaps), **Iris**, **Jal**, **Lyc** (Tonsillitis von rechts nach links), **Mand**, **Merc** (Lebersymptome), **Merc-d**, **Nabal** (Chronischer Durchfall, schlimmer nach dem Essen, nachts und gegen Morgen; Schmerz in Abdomen und Rektum), **Nat-s** (Intestinale und hepatische Symptome), **Phos** (Neigung zu schmerzlosem Durchfall mit großer Schwäche nach dem Stuhl), **Ph-ac** (Patient fühlt sich wohl bei Durchfall – auch Acet-ac, Nat-s, Zinc; Podo hat genau das Gegenteil), **Phyt** (Heftiges Verlangen, die Zähne zusammenzupressen), **Ptel** (Leberregion schmerzhaft, besser durch Reiben), **Puls**, **Rumx**, **Ruta** (Rektumprolaps), **Sep** (Prolaps; Bleivergiftung – Nux-v), **Sulph**

(Durchfall), **Sul-ac**, **Thuj**, **Thyr** (Chronischer und hartnäckiger Durchfall bei marastischen, rachitischen, unterernährten Kindern), **Yucc** (Schmerz in der Stirn bei Leberstörungen)

Polygonum hydropiper

Komplementärmittel: –

Folgemittel: –

Feindlich: –

Antidote: –

Kollateralmittel:
Calc, **Calc-st-sula** (Blutendes Myom – Ham, Erig, Aur-m-n), **Card-m** (Ulcera cruris), **Ham**, **Polyg-pe** (Nierenkolik, Nierenstein – Berb), **Polyg-s** (Schmerzen von Nierenkolik, eitrige Nephritis)

Polygonum punctatum

Komplementärmittel: –

Folgemittel: –

Feindlich: –

Antidote:
Nat-m[147]

Kollateralmittel:
Lyc, **Nux-v**, **Senec**

Populus candicans

Komplementärmittel: –

Folgemittel: –

Felndlich: –

Antidote:
Rhus-t[147]

Kollateralmittel:
Agar, **Alum**, *Aran-ix*, **Arum-t**, **Brom** (Rhinopharyngitis – Arum-t), **Elaps**, **Gels**, **Helo**, **Lach** (Empfindlich gegen den Druck der Kleider), **Lyc**, **Nat-ch** (Rezidivierender Herpes labialis), **Quill**

Populus tremuloides

Komplementärmittel: –

Folgemittel: –

Feindlich: –

Antidote: –

Kollateralmittel:
Bar-c, **Con**, **Cop**, **Equis**, **Ery-a** (Pollakisurie mit dickem, fadenziehendem Schleim), **Ferr-pic**, **Gaul**, **Lyc**, **Onos**, **Sabal** (Der homöopathische Katheter), **Sars**, **Staph**

Pothos foetidus

Komplementärmittel: –

Folgemittel: –

Feindlich: –

Antidote: –

Kollateralmittel:
Arum-t, **Asaf**, **Meph**

Primula obconica

Komplementärmittel: –

Folgemittel: –

Feindlich: –

Antidote:
Fago

Kollateralmittel:
Anac, **Apis** (Urtikaria – Medus, Rhus-t), **Euph** (Hautsymptome – Anac, Ars; feuchtes Ekzem), **Fago**, **Ran-b**, **Rhus-t**, **Urt-u**

Prionurus australis

Komplementärmittel: –

Folgemittel: –

Feindlich: –

Antidote: –

Kollateralmittel:
Agar (Teilweise Kälte – Aran-ix, Elaps, Helo), **Aran** (Parkinson-Syndrom – Aran-ix), **Elaps, Helo, Lach, Lyc, Merc**

Proteus

Miasma:
Pso[50]

Speisen, die man meiden sollte:
Schokolade, Wein

Speisen, zu denen man raten sollte:
Weinbrand

Komplementärmittel: –

Folgemittel: –

Feindlich: –

Antidote: –

Kollateralmittel:
Am-m, Apis, Aur-m, Bar-m, Bell (Plötzlicher Beginn), Bor, Calc-m, Con, Cupr, Ferr-m, Ign, Kali-m, Mag-m, Mur-ac, NAT-M, Sec

Prunus spinosa

Miasma:
Syc[50]

Seitenbeziehung:
r

Komplementärmittel: –

Folgemittel: –

Feindlich: –

Antidote: –

Kollateralmittel:
Apoc, Cere-b (Neuralgische Schmerzen im Augapfel – Par, Prun, Valer), Crat, Iber, Laur, Olnd, Prun-p (Halsweh, Druck hinter dem Brustbein und stechende Schmerzen im Rektum), Prun-v (Herztonikum, hilft der schlaff werdenden, vergrößerten Herzkammer; Dilatation der

rechten Seite, Husten schlimmer nachts und beim Hinlegen, schwache Verdauung, besonders bei Älteren), **Pyrog** (Krampfartiger Schmerz in Gebärmutter, Herz und Blase, Gefühl von kaltem Wasser im Magen erstreckt sich zur Speiseröhre), **Squil, Thuj**

Psorinum

Miasma:
PSO[4,8,140], Syc, Tub[31,140], Syp[9]

Temperament:
CHOLER[15], MELAN (Wesentliche Nosode des melancholischen Temperaments[37]), Phleg

Verwandte Darmnosode:
Morgan Pure

Wirkdauer:
30–40 Tage

Bemerkungen:
Die Überlegung, ob man bei einer Krankheit, sei sie akut oder chronisch, eine Nosode einsetzt, taucht auf, wenn es klar umrissene Indikationen für ein Mittel gibt und es nicht die Wirkung hat, die rechtmäßigerweise erwartet wird. Falls Indikationen für eine bestimmte Nosode bestehen, gibt es keine Schwierigkeit; ohne klare Indikationen liegt die Wahl zwischen Carc[50], Med, Psor, Syph oder Tub[51].

Das Arzneimittelbild von Psor hat viele Facetten. Eine Anzahl psorischer Mittel kann innerhalb von ihm erkannt werden, denn es hat den unangenehmen Körpergeruch und die Hautausschläge von Sulph, die Hinfälligkeit von Phos, die Kälteempfindlichkeit von Calc, Kalium, Magnesium und Sil; den Mangel an Selbstachtung, den Sil und Calc zeigen; der Heißhunger in der Nacht erinnert an Phos, die anhaltende Verstopfung an Calc, die vergrößerten Lymphknoten an Calc, Bar-c und Mag-c[125].

Die Ähnlichkeit (zwischen Psor und Tub) ist so nahe, daß die beiden Mittel austauschbar sind[111].

Psor ist ein abgemagertes und frostiges Sulph[157].

Psor nimmt einen Platz zwischen Sulph und Thuj ein und unterstützt andere antipsorische Mittel der Materia medica[29].

Psor und Sulph sind die Haupt-Interkurrentmittel für das psorische Miasma. Als interkurrentes Mittel bei chronischen Krankheiten und verzögerter Rekonvaleszenz[66].

Reaktionsmittel, wenn gut gewählte Mittel versagen[36,44], durch psorische Behinderungen der Reaktionen der Lebenskraft, wenn Sulph versagt[48].

Wechselnde Krankheiten mit Reaktionsmangel[157].

Heilungsstillstand bei Typhus, übelriechende Absonderungen, keine Reaktion auf Mittel[199].

Denken Sie an alle frostigen Mittel, bei denen der Patient eine herabgesetzte Vitalität hat, wie Sep, Sil, Phos, Phac, Lyc und Calc. Bei dieser Art Mittel kann eine interkurrente Dosis von Psor benötigt werden[51].

Wenn indiziert, wirkt eine einzelne Dosis der 1000sten Potenz bei Hautkrankheiten oft ohne Wiederholung über Monate. Eine Wiederholung in kürzeren Intervallen (manchmal ein Tag oder zwei) ist nur in einigen akuten Fällen nötig, wie Erbrechen, Dysenterie, Durchfall[165].

Psor hat die Eile von Sulph, die Flatulenz von Aloe und Olnd und die Schwierigkeit, weichen Stuhl auszutreiben von Alum, Chin und Nux-m[39].

Fälle (von Cholera infantum), die auf das anscheinend indizierte Mittel nicht rasch ansprechen, wenn die Kinder eine schmutzige, gelbe, fettige Haut haben, mit teilweise entwickeltem Ausschlag auf der Stirn und der Brust, der ständig ärgert und quält; hartnäckige Lienterie und Cholera infantum, den bestgewählten Mitteln zu widerstehen scheinen, Stuhl sehr dünn und wässrig, schmutziggrünlich, aashafter Geruch, Kind sehr verdrießlich[50].

Psor, Kali-bi und Nit-ac bilden das Trio für Ozäna[157].

Speisen, die man meiden sollte:
Fett[8], Gefrorenes[8], Kaffee (Der Psor-Patient bessert sich nicht, solange er Kaffee trinkt[9,165,175]), Milch, Obst, Pfirsiche

Interkurrente Mittel:
Sulph (Chronische Erkrankungen und verzögerte Rekonvaleszenz nach Psor[66]), **Tub** (Lungenentzündung[1,14])

Komplementärmittel:
Arn (Nach einem Schlag auf das Ovar[12]), **Ars**[143,147], **Bac**, **Bar-c**[50], **Bell-p**[7], **Calc**[50], **Carb-an**[50], **Carb-v**[50], **Carc** (Wenn Psor eine vorübergehende Besserung aller Symptome bringt, wirkt Carc als Komplementärmittel[50]), **Caust**[50], **Con**[50], **Kali-c**[50], **Lac-ac** (Erbrechen in der Schwangerschaft[12]), **Mag-m**[50], **Maland** (Hautausschläge auf den Handflächen und Fußsohlen, schlimmer in der kalten Jahreszeit und durch Waschen[180]), **Nat-c**[50], **Nat-m**[113], **Petr**[157], **Phos**[50], **Sep**[17,50,147,185] (Psoriasis[8,50]), **Sil**, **SULPH** (Brustkrebs[12,165]), **Thuj**[165], **Tub**[12,17,50,162,165,185], **Zinc**[50]

Folgemittel:
Alum, **Arn**[7], **Rac** (Wenn Psor nicht wirkt[29]; Herpes circinatus[91]; Erythem[91]), **Bar-c** (Tonsillitis[51]), **Berb**[61], **Bor**, **Calc-p** (Rachitis[44]), **Carb-ac** (Erschöpfender Durchfall mit sehr übelriechenden Stühlen, wenn Psor versagt[103]), **Carb-v**, **Carc** (Wenn Psor, obwohl offensichtlich gut gewählt, versagt[52]), **Chel** (Asthma[91]), **Chin**, **Hep** (Überempfindlichkeit gegen kalte Luft[1]), **Iod** (Tiefsitzende Konstitutionelle Erkrankungen, wenn das indizierte Mittel versagt und eine psorische Vorgeschichte klar nachgewiesen werden kann[1]), **Lac-ac**[7], **Lyc**[1,50], **Med** (Uterusfibroide[91]), **Morg** (Hat den hartnäckigen und ungewöhnlichen

Fall geklärt, wo Psor entweder versagte oder nur teilweise Linderung brachte[50]), **Naja**[30,50], **Phos** (Rachitis[44]), **Ph-ac** (Rachitis[44]), **Rad-br**[50], **Sep** (Folgt Psor bei Psoriasis fast unabdingbar[50]), **Streptoc** (Bei einem Fall von rheumatoider Arthritis, wo Psor bei vielen Gelegenheiten geholfen hatte, besserte Streptoc noch viel mehr[52]), **Sulph** (Brustkrebs[1,25,50]; sehr schweres Bronchialasthma[36]), **Syph** (Nach dem Versagen von Psor bei Hauterkrankungen[50]), **Tub** (Wenn Psor nicht wirkt[29], besonders bei Phthisis, wenn Psor darin versagt, zu erleichtern oder dauerhaft zu bessern[1]; rezidivierende Halsbräune, wenn diese in Psor-Fällen von Psor nicht beseitigt wird… eine tuberkulare Familienanamnese indiziert Tub; folgt als Konstitutionsmittel bei Heufieber, Asthma[1,163]; seborrhoisches Ekzem, verfilztes Haar, widerwärtige, schlecht riechende Krusten, nachdem Psor versagt[64]; Weichselzopf, wenn Psor versagt[1]; Pleuritis, in Fällen, die entschiedene tuberkuläre Zeichen aufweisen[48]), **Urea** (Uterusfibroide[91])

Feindlich:
Apis[50], **Chin**[16,50], **Con** (Manchmal[12]), **Crot-t**[50], **Lach**[50,170] und andere Schlangengifte[50], **Lyc**, **Sep**

Antidote:
Carb-v (Brennen, besonders um die Brustwarzen herum[25]), **Coff** (Häufige Wiederholung[145]), **Nux-v** (Zu häufige Wiederholung[50,165])
Kaffee

Kollateralmittel:
Adren (Um Fälle zu öffnen, in denen gut gewählte Mittel nicht gewirkt hatten, die aber gut wirkten, wenn sie wiederholt wurden, nachdem Adren gegeben worden war),
Ars (Trockenes Ekzem), **Ars-i** (Hinfälligkeit bei Patienten mit Lungenschwindsucht – auch Chin-ar, Psor, Zinc), **Anac** (Schlimmer durch einen leeren Magen – Hed, Iod, Ign, Phos), **Bar-c** (Chronische Halsbräune – Calc, Nat-m, Sil, Sulph; Psor: rezidivierende Halsbräune), **Berb-a**, **Calc** (Reaktionsmangel – Nat-ar), **Calc-f** (Reaktionsmittel bei Schwellung der Lymphdrüsen), **Carb-v**, **Cop**, **Caust**, **Chel** (Gelenke scheinen locker zu sein – Ph-ac), **Cortiso**, **Ferrpic** (Reaktionsmittel, wenn andere versagen, besonders bei verschiedenartigen funktionellen Schwächen), **Gaer** (Pessimist, Mangel an Vertrauen, subjektiv störende Augensymptome; Furcht vor Höhen), **GELS** (Krankheitsgefühl, fühlt sich völlig erschöpft – Tub), **Graph** (Hypothermie mit Frösteln), **Grat**, **Guaj** (Absonderungen und Ausscheidungen riechen faulig – Sulph), **Hep** (Rekonvaleszenz verzögert nach toxischen Wirkungen – Sulph, Pyrog), **Hyper** (Lichtempfindliche Haut), **Iod**, **Kali-m** (übelriechende, käsige Bälle aus dem Hals), **Lach** (Reaktionsmangel bei Geschwüren), **Lap-a** (Reaktionsmangel bei steinharten Schwellungen der Drüsen), **Laur** (Reaktionsmangel bei Brustproblemen; Zyanose, Dyspnoe etc., schlimmer beim Aufsetzen; bei Erstickungsanfällen muß er sich hinlegen; Herzasthma besser durch flaches Liegen auf dem Rücken[199]), **Lyc** (Rechter Fuß kälter als der linke, Gegenteil zu Psor; Hautausschläge, brennendes Gefühl der Haut, schlimmer um 11 Uhr vormittags, wechselnde und chronische Zustände), **Mag-c** (Hautausschläge mit übelriechenden Absonderungen – Sep, Sil, Sulph), **Mang**,

Med (Ekzem bei Kleinkindern; Asthma besser durch Knie-Brust-Lage oder auf „vier Füßen"), **Meli** (Kopfschmerz besser durch Nasenbluten), **Mur-ac** (Reaktionsmittel bei Hautgeschwüren), **Nat-ar, Nat-m** (Vermehrter Haarwuchs im Gesicht, struppig – Calc, Sulph), **Nit-ac** (Periunguale Eiterung – Hep, Psor, Sil), **Nux-v** (Fühlt sich insbesondere am Tag vor dem Anfall besser), **Op** (Reaktionsmangel, wenn der Patient benommen und schläfrig ist), **Ped** (Psorische Manifestationen bei Kindern), **Petr** (Hautbeschwerden schlimmer im Winter), **Phos** (Nervöse Folgen von Gewittern; muß nachts aufstehen und etwas essen – Phos, Tub), **Ph-ac, Plb** (So empfindlich gegen frische Luft, sogar im Sommer gut warm angezogen; aber schwitzt nie), **Prot, PULS** (Varizen an den unteren Extremitäten – Fl-ac, Lyc, Scir), **Rad-br** (Reaktionsmittel, bei Krebserkrankungen, um die Reaktion des Systems anzuregen; Reaktionsmangel bei Geschwüren), **Saroth, Sep** (Übler Körpergeruch bei Frauen – bei Männern: Hep, Psor, Sep; Geschwüre an den kleinen Gelenken – Bor, Lappa, Mez), **Sil** (Katarrh, Otorrhoe; chronischer Kopfschmerz mit Erbrechen, seit einer schweren Krankheit in der Jugend), **Skook** (Ekzem der Füße), **Squil** (Durchfall), **Stel** (Synoviale Reaktion), **Sulph** (Reaktionsmittel, wenn die indizierten Mittel versagen, besonders bei akute Zuständen; schmutzige, dreckige Leute mit Neigung zu Hauterkrankungen; nach einer Fehlgeburt und Abgang der Plazenta geht jeden Tag ein Schwall frisches rotes Blut mit Klumpen ab, Tage und Wochen lang, mit leichtem Sickern von hellrotem Blut, jedes Mal, wenn sie auf ihren Füßen steht, fängt der Fluß wieder an; chronische Phthisis des Kehlkopfs), **Syph** (Chronizität – Kali-i), **Thyr** (Reaktionsmittel bei stoßweiser Blutung, wenn indizierte Mittel versagen), **Tub** (Reaktionsmittel bei Knochenschmerzen; Geisteskrankheit bei einer Familienanamnese von Allergie; Dysenterie, wenn indizierte Mittel versagen; als interkurrentes Mittel bei Ekzem; wenn gut gewählte Mittel den Fall eine kürzere Zeit als üblich aufhalten, wegen Schwäche der Lebenskraft und bei tiefsitzenden Krankheiten; Weichselzopf – Sars; Hypertonie bei zerebrohepatischen Störungen – Acon, Arn, Bar-c, Berb, Cact, Calc, Chol, Dig, Gels, Glon, Lyc, Naja, Phos, Stront, Sulph, Tub-d; böse Folgen von Typhusimpfung), **Valer** (Reaktionsmangel bei nervösen Krankheiten), **X-ray** (Reaktionsmangel bei syphilitischem Miasma; nervöse Folgen von Gewittern), **Zinc** (Reaktionsmittel bei chronischer Otitis; Halsschmerz), **Zinc-p** (Trägheit und Reaktionsmangel)

Ptelea trifoliata

Speisen, die man meiden sollte:
Butter, Fett, Fleisch, Gebäck[8]

Speisen, zu denen man raten sollte:
Saure Speisen[9]

Komplementärmittel:
Bry[147], Psor[147]

Folgemittel: –

Feindlich: –

Antidote: –

Kollateralmittel:
Abies-n (Schweregefühl im Magen nach dem Essen – Ant-c, Chin, Mag-c), **Ant-t, Arn, Berb, BRY** (Abwärtsziehendes Gefühl in der Leberregion, schlimmer beim Liegen auf der linken Seite; Liegen auf der rechten Seite bessert; Schmerz in der Leber), **Card-m, Chel, Cina, Cocc, Hydr-ac, Ign** (Leeregefühl im Magen nach dem Essen – Cina, Staph), **Lyc, Mag-c** (Beim Liegen auf der linken Seite fühlt es sich an, als ob die Inhalte der Bauchhöhle zu dieser Seite gezogen werden würden), **Mag-m** (Verdauungsstörung; rechter Leberlappen wie wund, schmerzhaft beim Draufliegen und wenn er sich zur linken Seite dreht, fühlt es sich an, als ob die Leber nach links herübergezogen wird), **Mand** (Erwacht mit Kopfschmerz und Hunger, besser nach dem Frühstück), **Med, Merc, Nux-v, Plb** (Leberschmerz besser durch Reiben – Podo), **Psor** (Asthma nach unterdrückten Hautausschlägen), **Sep** (Übelkeit durch den Geruch oder beim Anblick von Speisen), **Yucc**

Pulsatilla pratensis

Miasma:
Pso[140], Syc[4,140], Tub[50]

Temperament:
MELAN[31], Phleg[1,15] (Besonders junge Mädchen, Frauen[136]), Sang[64]

Seitenbeziehung:
u (Kopfschmerz, Gefühl von Kälte oder Hitze, Schweiß[116]), l[8], l nach r[8], R (Erkrankungen des rechten Leistenrings, des rechten Thorax, der rechten oberen und rechten unteren Extremitäten[62]), l ↘ r[8], Wechselnde Seiten

Verwandte Darmnosode:
Bacillus Mutabilis
Gaertner (Bach)

Wirkdauer:
40 Tage
8-14 Tage[187]

Bemerkungen:
Kali-s ist das mineralische Äquivalent[143].

Bei akuter Otitis media sind niedrige Potenzen (3X – 4X) von Puls gefährlich und deshalb kontraindiziert[125].

Puls-Patienten können im mittleren Alter Graph oder Sep benötigen, sie brauchen oft Nux-v als interkurrentes Mittel[19].

Oft benötigt, wenn die Beschwerden, an denen der Patient jetzt leidet, in die Zeit der Adoleszenz zurückdatieren[19].

Puls ist das Hauptdrainagemittel für das tuberkulare Terrain[47], auch Drainagemittel der französischen Schule für Masern, Scharlach und chronische Krankheiten[15].

Anämische oder chlorotische Patienten, die von der Allopathie kommen, verkompliziert durch den Mißbrauch von Eisen, Chinin und „Tonika", brauchen im allgemeinen Puls als erstes und oft einziges Mittel, um die Kur zu beenden[1].

In niedrigeren Verdünnungen ist die Wirkung zentrifugal, in höheren gleichzeitig zentrifugal und zentripetal. In niedrigeren Verdünnungen hat es eine Wirkung auf die Leber als Exkretionsorgan. In höheren Verdünnungen hat es eine Wirkung auf die Leber als Sekretions- und endokrines Organ[111].

Sil ist das chronische Puls insofern, als es auf die chronische Form solcher Krankheiten paßt, die in ihrer akuten Phase Puls benötigen[134].

Im allgemeinen indiziert am Ende akuter Zustände und am Beginn chronischer Störungen[136].

Wenn Puls indiziert ist, haben wir es mit einem tuberkularen Territorium zu tun[50].

Puls ist ein Mittel für die „reife" Erkältung, wenn es am Anfang verschrieben wird, bringt es den Fall gewöhnlich durcheinander[16].

Bei einer Erkältung mit Puls-Symptomen, die eine Bronchitis entwickelt, bessere Reaktion auf Kali-s[175].

Puls, Sep und Nat-m bilden das Trio für Anämie bei Amenorrhoe.

Puls, Chin und Chel bilden auch ein Trio[63].

Kali-c, Nat-m und Puls bilden das Trio für Anämie in der Pubertät[157].

Speisen, die man meiden sollte:
Äpfel[8], Alkohol[31], Austern[8], Bier[8], junges Bier[8], BROT, BUCHWEIZEN, BUTTER, BUTTERBROT, Buttermilch[8], EIER[6], Eis[8], Eiskrem[31,50], Essig[8,31], FETT, besonders warmes Fett[177], Fisch[8], Fleisch, GEBÄCK[9], GEFRORENES, HEISSE GETRÄNKE[31], Kaffee, Kalte Speisen, Kartoffeln[8], Kohl, Milch, OBST, Öl[50], PFANNKUCHEN, REICH-HALTIGE SPEISEN, Rohkost[8], Rüben, Säuren[8], Salat[8], Saure Speisen[8], Scharfe Speisen, Schokolade[31], Schwarzbrot, SCHWEINEFLEISCH, Schwere Speisen, Süßigkeiten[50], Tee[9], Unverdauliches[8], Warme Getränke[9], WARME SPEISEN, Wein[50], GESCHWEFELTER WEIN

Speisen, zu denen man raten sollte:
KALTE SPEISEN[9] UND GETRÄNKE

Mittelabfolgen:
Puls → Hep → Sulph[7]
Puls → Sil → Kali-s[30]
Puls → Sil → Fl-ac[50] (Patienten des Sil oder Fl-ac Typs[17]; Septikämie, Pyämie[50]; bei Ohrabsonderungen[50])
Puls → Sil → Fl-ac → Thuj[50]
Puls → Sil → Sulph[50]

Interkurrente Mittel:
Ars[187], Bry[187], Chin[187], Nux-v[187], Rhus-t[187], Sulph[187], Tub[50]

Komplementärmittel:
All-c, Arg-n (Ophthalmie[12]; schwere Flatulenz und berstendes Gefühl, schlimmer zur Nachmittagszeit[56]), **Ars**[17] (Magenkatarrh durch Erkälten das Magens mit Eiswasser[8,16]; oder Eiskrem[16]), **Aven**[49], **Bell**[7], **Bor-ac**[50], **Bry**[8,17], **Calc-f** (Wirkung auf die Venen[6]), **Calc-s** (Vervollständigt und verlängert die Wirkung von Puls[143]), **Carc**[50] (Wenn Puls eine vorübergehende Besserung der Symptome bringt, wirkt Carc als Komplementärmittel[50]), **Cham**, **Carb-v** (Kopfschmerz bei der Menstruation[30]), **Coff**[9], **Graph** (Übermäßig gewachsene Puls[39,62]), **Ham** (Venenkreislauf – alle Arten Kongestion der Venen, Phlebitis, Varizen, lokalisierte Stauung[111]), **Kali-bi**, *Kali-c* (Oft komplementär[199]; Amenorrhoe, Anämie[157]), **Kali-m, KALI-S** (Wenn Puls eine gewisse Zeitlang gut gewirkt hat und wegen gegensätzlicher Modalitäten Sil eine Zeit gut wirkt, und wenn dann der Patient in den Originalzustand, Symptome und Modalitäten zurückfällt[30,106]; viele Fälle, bei denen Puls palliativ wirkt, werden durch Kali-s geheilt[199]; Bronchitis[48]; Pneumonie[48]; chronischer Nasenkatarrh[48]; hartnäckige Fälle von Husten, wenn Puls den Fall nicht beenden kann[48]; um eine reife Erkältung zu beenden[32]), **Lac-c** (Wandernde Schmerzen bei chronischem Rheuma[113] – auch Kali-bi[112] und Kali-s[112]), **Lyc** (Das chronische Komplementärmittel[32]; hilft Puls fast immer[119]; Rheuma, wenn Puls im akuten Stadium geholfen hat[119]; Wirkung auf die Verdauungsorgane – auch Chin, Cycl, Graph, Thuj[6]), **Nat-m** (Chronisches Rheuma[112]; gesteigerte venöse Stauung und Festsetzen der Symptome in bestimmten Regionen[157]), **Nux-v**[9], **Phos, Senec**[143], **Sep*** [*17,185], **SIL** (Das chronische Komplementärmittel[32], bei nahezu allen Beschwerden[1]; das natürliche Komplementärmittel und das chronische Puls[30,48,56]; bringt zu Ende, was Puls halbfertig zurückläßt[134]; Komplementär- und Drainagemittel[50]; um bei akuten Erkrankungen die von Puls begonnene Arbeit zu Ende zu bringen[197]; trotz der Tatsache, daß Sil-Patienten Wärme so begierig verlangen, wie Puls-Patienten sie nicht mögen, bessert sich vermutlich jeder Fall, der von Puls profitierte, mit Sil noch grundsätzlicher[106]; führt zu Ende, wenn im akuten Zustand Gutes bewirkt wurde[104]; Gerstenkörner[6]; chronische Otitis – auch Aur[6]; Orchi-Epididymitis, chronische Infektionen, besonders bakteriell[151]), **Squil** (Urinspritzen beim Husten[143]), **Stann**

---

* Beachte: Während W. Boericke und Fortier Bernoville Sep in die Liste der feindlichen Mittel stellen und H.C. Allen und Alfons Stiegele die abwechselnde Gabe von Puls und Sep nicht befürworten, so haben doch J.H. Clark und R.G. Miller etc. Sep in die Liste der Mittel aufgenommen, die Puls gut folgen.

(Menses zu früh und zu reichlich[12]; wenn Puls bei einem Fall für einen Husten gegeben wurde und Verwirrung gestiftet hat, der Patient wird schwächer, verliert Gewicht und der Husten wird trocken und höchst quälend, hier antidotiert Stann sowohl, als es auch komplementär wirkt[30]), **Sulph**[17,39,106,123,147], **Sul-ac**, **Sul-i**[143,147] (Wiederkehrende Rhinopharyngitis bei Kleinkindern[6]; vervollständigt die Wirkung von Puls[6]), **Tub**[147] (Oft das chronische Mittel von Puls[50]; Lungentuberkulose, wenn der Patient nicht von psorischer Konstitution ist[48]), **Zinc**[8,17,185]

Folgemittel:

Abies-n (Gefühl eines Klumpens im Magen, wenn Bry und Puls versagen[50]), **Abrot** (Metastasierung von Mumps auf Hoden oder Brustdrüsen, wenn Puls oder Carb-v versagen[30]), **Agar**, **Alum** (Frauen, die eine Gonorrhoe haben, die durch Palliation einen längeren Verlauf nimmt, besonders nach dem Versagen von Puls und Thuj[39]; wenn ein gonorrhoischer Ausfluß immer wieder kommt, nur kurzzeitig gebessert nach Puls oder diesem und jenem Mittel oder auch nach Thuj, das spezifischerweise gegeben wurde, da es sich um eine Gonorrhoe handelt, dann kommt dies daher, daß es sich um eine sehr kranke Frau handelt, die Patientin müde und ausgelaugt ist, und wenn man sich den gesamten Menschen ansieht, entdeckt man in dieser ständigen Wiederkehr des Ausflusses, der durch die Mittel nur palliativ behandelt war, den paretischen Zustand – man denke dann an dieses Mittel, sowohl bei Männern als auch bei Frauen[30]), **Anac**, **Ant-c** (Intermittierendes Fieber[25]), **All-c**[7], **Ant-t** (Übelkeit in der Brust, Unterdrückung einer Gonorrhoe[12]; Brustsymptome, Unterdrückungen von Gonorrhoe[25]; rheumatischer Zahnschmerz, wenn Puls nicht lindert[25]), **Apis** (Uterusbeschwerden, wenn Puls versagt[25]), **Arg-n** (Ophthalmia neonatorum, wenn Puls versagt[16,177]; dicke, gelbe, reichliche, milde Absonderungen von den Augen, Puls versagt[39]; eitrige Ophthalmie und Ophthalmia neonatorum[16]), **Arist-cl** (Erste Menses verzögert, Amenorrhoe[15]; spärliche oder unterdrückte Menses[15]; Sterilität bei Frauen[15]), **Ars**, **Asaf**, **Bell** (Otitis interna und externa[26]; Meningitis, nachdem Erbrechen eingesetzt hat[26]), **Brom** (Asthma von hübschen und dicken Kindern mit Puls-Symptomen, aber Puls versagt[56,149]), **Bry** (Prostataerkrankungen, wenn Puls versagt[44]), **Calc** (Chronische Dyspepsie[26]; wenn Puls bei Schulmädchen versagt[9]; wenn Puls sich unzureichend erweist bei Schmerz in Kopf, Ohr, Zähnen und Gliedern, besonders nach der Unterdrückung von Wechselfieber durch große Dosen Chinin[33]), **Calc-i** (Um den Milchfluß zu stoppen, wenn Puls indiziert scheint, aber versagt[44] – auch Kali-i[44], Sul-i[44]), **Calc-p** (Keuchhusten, während der Rekonvaleszenzzeit[80]; tuberkulöse Zustände[49]), **Carb-v** (Verdauungsstörungen durch fettes Essen, Gebäck, etc., wenn Puls versagt[48]; Magenkrämpfe nach Schweinefleisch, Sauerkraut (bei einem Fall), als die Symptomatologie Puls indizierte, es aber nicht wirkte, und Carb-v heilte, obwohl offensichtliche Symptome, die Carb-v indizierten, nicht gefunden werden konnten[112]; Azidität[149]), **Carc**[50] (Wenn Puls, obwohl offensichtlich gut gewählt, versagt[52]), **Cham**, **Chin**, **Clem** (Orchitis durch unterdrückte Gonorrhoe, wenn Puls den Schmerz gemindert und den Ausfluß wiederhergestellt hat, aber bei der Reduktion der Schwellung oder Verhärtung versagt[16,48]), **Colch** (Harnsaure Diathese, Verdauungsstörungen[44]; Gicht[16]; besonders wenn das Problem durch Verdauungsschwä-

che herbeigeführt worden ist und Puls indiziert scheint, aber versagt[16]), **Con** (Husten besser beim Aufsitzen, nach dem Versagen von Puls[46]), **Cupr** (Masern, livide Verfärbung mit Meningitis oder pneumonischen Manifestationen[46]), **Euph**, **Ferr** (Chlorose[40]), **Fl-ac**[50,139,157], **Graph** (Amenorrhoe[40]; venöse Stauung[157], gefolgt von Sep[157]), **Hep** (Schmerz im Ohr, wenn Eiterung droht[16,17]), **Ign**, **Kali-bi** (Masern, wenn der Patient heftigere Symptome entwickelt[16,56,102,172]), **Kali-br**, **Kali-c**[1] (Wenn Mädchen in der Pubertät wegen schlechter Gesundheit und allgemeiner Schwäche nicht menstruieren zu können scheinen, ist Kali-c in solchen Fällen manchmal erfolgreich, nachdem Puls oder Ferr falsch verschrieben worden sind[149]), **Kali-m**, **Kali-n**[139], **Kali-s** (Eiterungen mit Komplikationen[90]; Katarrh der Schleimhäute, ob akut oder chronisch, aber besonders chronisch, wenn Puls versagt[48]; dicke, orangegelbe Absonderung aus der Nase nach Grippe, wenn Puls versagt[50]), **Kalm** (Rheuma, wenn Puls durch wandernde Schmerzen indiziert ist, aber versagt[166]), **Lyc** (Fortgeschrittene Fälle von Phthisis, wenn Morgenhusten mit grünem Auswurf besteht, Schmerz in der Brust beim Husten und tiefem Einatmen, kurzes, schnelles Atmen mit heftiger Bewegung der Nasenflügel, faltiger Stirn, rotem Sand im Urin, etc.[119]), **Meny**, **Nat-m** (Nasenkatarrh mit sehr reichlicher, dicker, gelber Absonderung, mit völligem Verlust von Geruch und Geschmack, nach dem Versagen von Puls[2,39]), **Nit-ac** (Korneitis, Keratitis[40]), **Nux-v**, **Pen** (Spätere Erkältungen[9]; Husten mit grünem, schaumigem, dickem Sputum, wenn Puls und Phos versagen[50]), **Petr** (Puls war für Durchfall in der Schwangerschaft oder nach der Geburt oft erfolglos gegeben, wenn Petr das Simillimum ist[74]), **Phos**[104] (Wenn die Erkältung nach unten in die Brust zieht[16]), **Phyt** (Manchmal, wenn man feststeckt und meint, der Patient ist Puls, aber auf Puls nicht reagiert[61]), **Polyg-pe** (Amenorrhoe bei jungen Mädchen[29]), **Psor** (Septische Zustände[50]), **Rhod** (Erkrankungen der Hoden[72]), **Rhus-t** (Rheuma der Knie[50]), **Rubell** (Der Nabel des Kindes steht hervor und es hat ein rotes und wundes Perineum, während die Mutter deutsche Masern hatte[50]), **Rosm** (Sekundäre Amenorrhoe, wenn Puls versagt[66]), **Ruta**[50], **Sanic** (Leiden durch Überarbeiten, mit Schmerzen an der Stirn über den Augen, die Augen fühlen sich an, als würden sie in den Kopf zurückgezogen, alles schlimmer im warmen oder geschlossenen Zimmer, besser in frischer Luft, die Gedanken wandern beim Versuch zu denken, kann eine Arbeit im Büro längere Zeit durchhalten, beginnt eine Sache, läßt sie liegen und nimmt was neues auf, kein Durst, kein Appetit, Mund trocken, Zunge belegt, Puls nicht hilft[56]), **Sep***, **Sil**, **Sol** (Sonnenallergie[52]), **Spong** (Orchitis[44]; wenn Puls die Neigung zum chronischen Übel nicht aufhalten kann, wenn die schlaffere Gewebe betroffen sind, wenn dicker, gelber, reichlicher Eiter zu einer ätzenden Absonderung wird und eine Neigung zur Verhärtung besteht[17]), **Stann** (Hartnäckige Gastralgie, wenn (Puls und) andere Mittel versagen[46]; Schwindsucht, wenn der lockere Morgenhusten zu einem trockenen Husten wird und der Auswurf unterdrückt ist[119]; oft gebraucht in Puls-Fällen[32]), **Sulph** (Sepsis, Amenorrhoe, wenn Puls nicht den gewünschten Effekt hat[50]; Amenorrhoe, unterdrückte Menses, wenn Puls versagt[16,17,33,72]; Urtikaria[50]; eine Patientin, die Puls in der ersten Zeit der Niederkunft brauchte, wird, wenn die Plazenta sich sehr langsam trennt, fast immer

Sulph brauchen, um sie hinwegzuschaffen[51]; Lungentuberkulose[48], **Sul-ac** (Magenstörungen[16]), **Sul-i** (Masern[6]), **Thuj**, **Tub** (Als interkurrentes Mittel[15]; Hartnäckige Dysmenorrhoe[18], wenn Puls nur bei den akuten Phasen hilft, aber in seiner Wirkung nicht anhält[50]; Amenorrhoe, wenn Puls und andere gut gewählte Mittel versagen[18]; Tuberkulose[50]), **Zinc** (Varikosis[44]; Varizen[2,76], chronische Zustände[76], wenn Puls einige der akuten Symptome gebessert hat[39]; Varizen, besonders wenn infolge der Stauungen nächtliche Unruhe der Beine mit Zuckungen auftritt[192])

Feindlich:
Ars[147], **Bell**[147], **Cham**[147], **Lach**[46], **Nux-m**[8], **Nux-v**, **Sep***[9,111,147] (Nicht im Wechsel mit Puls[1,46]), **Rhus-t**[147]

Antidote:
Acet-ac[139], **Acon**, **Ant-c**, **Ant-t**, **Asaf**, **Bell**[31], **Camph**[36], **Calc**[7], **Calc-p** (Wenn die unpassende Anwendung von Puls die Luftwege affiziert hat, hat sich Calc-p als das beste Antidot erwiesen[12,98]), **Cench**[50], **CHAM** (Hauptantidot von Puls[08], Cham und Puls antidotieren sich gegenseitig und folgen einander auch gut, wenn eins von beiden zu stark gewirkt hat, neutralisiert das andere die bösen Folgen und führt die gute Wirkung fort[12]; Schläfrigkeit, Erschöpfung[23,72] und Abschwächung der Sinne[23]), **Chin**[31], **Colch**[17,31], **COFF** (Hauptantidot von Puls[98]), **Con**, **Ferr**[17,157], **Gels**[17], **IGN**, **Kali-bi** (Masern, wenn die Symptome nach der Einnahme von Puls schwerer werden), **Lyc**[111], **Mag-c**[17], **Merc**, **NUX-V**, **Phos**[7], **Plat**[31], **Sabad**[31], **Stann**, **Stram**[31], **Sulph** (Hauptantidot von Puls[98]), **Sul-ac**[7,17,31], **Zinc** (Krämpfe in den Waden und in den äußerlichen Genitalien[66])
Säuren[12], Kaffee (Fürchterliche Angst[23]), Essig[31], Eiskrem[30]

Kollateralmittel:
Abrot (Metastasierung von Mumps – Carb-v), **Aesc** (Stuhl unterschiedlicher Färbung; Puls: keine zwei Stühle gleich), **Agar** (Frostbeulen – Tub), **Alum** (Zungenmandel – eine Ansammlung mehr oder weniger hypertrophierter Lymphfollikel am Grund der glossoepiglottischen Foveola gelegen, an der Zungenbasis – auch Ant-c, Aesc, Bry, Ham, Puls, Merc, Sep, Sulph), **Ambr** (Melancholie, sitzt tagelang und weint), **Am-c** (Fließschnupfen mit Geruchsverlust), **Anag** (Amenorrhoe, Kopfschmerz), **Ant-c**, **Ant-t** (Sekundäre Orchitis nach plötzlich gestoppter Gonorrhoe), **Apis** (Hysterische Mädchen in der Pubertät), **Arg-m**, **Arg-n** (Ophthalmie; Konjunktivitis mit dickem, gelbem Eiter, schlimmer im warmen Zimmer und besser in frischer Luft ; das „junge Gemüse"; Erstickungsgefühl im warmen Zimmer), **Arist-cl** (Frauenkrankheiten, Vorbereitung auf normale Wehentätigkeit; Amenorrhoe in der Stillzeit, Menses spät und spärlich – auch Graph; Menses spät

oder verschwinden), **Art-v** (Konvulsive Erkrankungen von Mädchen in der Pubertät), **Asok** (Amenorrhoe in der Pubertät mit Kopfschmerz), **Aster** (Pickelneigung in der Adoleszenz), **Atri** (Symptome der Gebärmutter, Amenorrhoe, mag keine warmen Speisen, verlangt fremdartige Speisen), **Aur** (Schmerzen wandern von Gelenk zu Gelenk und setzen sich schließlich in Herzen fest; verzögerte männliche Pubertät; heftiges Herzklopfen in der Pubertät), **Bac** (Tuberkulose), **Bar-c** (Leicht durch andere Leute zu beeinflussen), **Bell**, **Bry** (Vikariierendes Nasenbluten), **Calc** (Verzögerte Pubertät bei fettleibigen Mädchen – Graph, Kali-c, Puls; weiße Flecke auf den Nägeln – auch Alum, Nat-m, Nit-ac, Sep, Sil, Sulph, Tab; Ars: Nägel grün und schwarz mit weißen Flecken), **Calc-f** (Reaktionsmittel bei Schwellung der Lymphdrüsen), **Calc-i** (Wird im warmen Zimmer ohnmächtig), **Calc-p** (Pubertätsprobleme von Mädchen; verzögerte Pubertät bei abgemagerten Mädchen; Folgen von Erkältung während der ersten Menses; Mädchen reifen langsam), **Canth** (Dysurie in der Schwangerschaft – Nux-v), **Carb-v** (Flatulenz; Magen verdorben durch reichhaltige, fette Speisen), **Carc** (Schläft auf dem Rücken mit den Armen über dem Kopf), **Caul** (Nachwehen, Plazentaretention; wanderndes Rheuma der kleinen Gelenke; Pubertätsprobleme), **Caust**, **Cham** (Asthma schlimmer im Zimmer – Spong, Iod), **Chin-s** (Wandernde rheumatische Schmerzen), **Cimic** (Beschwerden der Gebärmutter und Rheuma; depressive Zustände bei endokrinen Störungen – Sep), **Cocc** (Schlaflosigkeit und Angst in der Schwangerschaft), **CON** (Trokkener Husten nachts, Herabhängen der Beine bessert; Puls: Herabhängen der Beine verschlimmert; fängt bald nach dem Schlafengehen zu schwitzen an – Sil), **Cortiso**, **Crot-h** (Phlebitis – Lach, Merc), **CYCL** (Puls-Patienten reizbarer und verdrießlicher Natur; die frostige Puls), **Ferr** (Schmerz in den Gliedern, Muskeln und Nerven, besser beim Umhergehen – Rhus-t; langsame Bewegung bessert – Syph), **Ferr-i**, **Graph** (Primäre Amenorrhoe – Kali-c, Senec; Frauen mit Neigung zur Fettleibigkeit mit spärlicher und zu lange dauernder Menstruation; Gerstenkörner am Unterlid – Puls: Oberlid), **Ham** (Wundschmerz der Bauchdecken in der Schwangerschaft; vikariierende Hämoptysis – auch Bry; venöse Stauung – Carb-v, Abrot), **Hed**, **Hydr**, **Ign** (Symptome anscheinend widersprüchlich; Schmerz auf eine Hälfte des Körpers beschränkt – Valer, Thuj), **Joan** (Amenorrhoe, Menorrhagie), **Kali-bi** (Wandernde Arthritis – Berb, Form, Puls), **Kali-c** (Verzögerte Pubertät – Calc, Graph, Nat-m; Anämie oder Chlorose von jungen Mädchen, die nicht fähig zu sein scheinen, zu menstruieren, mit Aufgedunsenheit der Oberlider, Kurzatmigkeit durch leichte Anstrengung[50]), **Kali-i** (Abneigung gegen Wärme, Verlangen nach und Besserung durch frische, kalte Luft – Calc-i), **Kali-m** (Verdauungsschwäche durch reichhaltige fette Speisen), **Kali-s**, **Lac-c** (Um den Milchfluß zu hemmen; sich unregelmäßig irrende Schmerzen sind fast so häufig wie von einer Seite zur anderen wechselnde; rheumatische Schmerzen in den unteren Extremitäten, besser durch kalte Anwendungen, aber von einer Seite auf die andere wechselnd), **Lac-d**, **Lach** (Abneigung gegen Heirat; mißtrauisch, Eifersucht; endokrine Störungen in der Pubertät, aber besonders in der Menopause), **Lith-c** (Tachykardie durch geringste geistige Anstrengung bei Frauen vom Puls-Typ), **Lyc** (Fortgeschrittene Fälle von Phthisis mit Morgenhusten und grünem Auswurf; ein Fuß heiß, einer kalt; fast unmöglich,

---

* Beachte: Während W. Boericke und Fortier Bernoville Sep in die Liste der feindlichen Mittel stellen und H.C. Allen und Alfons Stiegele die abwechselnde Gabe von Puls und Sep nicht befürworten, so haben doch J.H. Clark und R.G. Miller etc. Sep in die Liste der Mittel aufgenommen, die Puls gut folgen.

ihre Beschwerden genau zu beschreiben ohne Weinen), **Mag-c** (Frische Luft bessert alle Beschwerden), **Mang** (Chronisches Rheuma, wandernd; Arthritis bei Knaben in der Pubertät), **Med** (Down-Syndrom – auch Bar-c, Calc; Homosexualität – Plat, Sep, Ign; Karpaltunnel-Syndrom), **Merc** (Störungen des Immunsystems; Milch in der Brust von Knaben), **Morb** (Verzögerte Rekonvaleszenz bei Masern, niemals mehr wohl seit Masern, auch Tub; als interkurrentes Mittel, besonders bei Asthma), **Mut, Nat-s** (Abfall der Zahl der Eosinophilen mit Besserung bei Asthma – Apis, Ars, Calc, Kali-c, Lyc, Med, Puls[163]), **Naja** (Wegen der Palpitationen unfähig zu sprechen), **Nux-m, Nux-v** (Einseitiges Schwitzen – Petr, Thuj), **Pen** (Husten mit grünlichen, schaumigen Sputa), **Phos** (Kind möchte Zuwendung und gibt sie großzügig zurück, während bei Puls das Kind die Zuwendung annimmt und nicht zurückgibt; Trost bessert), **Phyt** (Mastalgie – Con, Lac-c), **Pitu** (Verzögerte Pubertät mit mangelnder Entwicklung der Brüste), **Plb** (Nicht entwickelter Uterus), **Pot-an, Puls-n** (Gleiche Wirkungen), **Raph** (Abneigung gegen Kinder, besonders kleine Mädchen; verabscheut Frauen – Lach), **Rhus-t** (Beschwerden durch Naßwerden bleiben im betroffenen Teil; die von Puls steigen nach oben; die von Bell gehen nach unten; Schmerz im Rücken schlimmer im Sitzen), **Sabad** (Schläfrig am Tag und ruhelos nachts; schwermütig, wandernde Schmerzen, morgens und abends schlimmer), **Sal-ac** (Wandernde Schmerzen in den Gelenken), **Sanic** (Keine zwei Stühle gleichen sich), **Sanic-eu** (Stuhl wechselt die Farbe – Podo, Sulph), **Senec** (Funktionelle Amenorrhoe bei jungen Mädchen; Amenorrhoe nach Antibabypillen – Calc-p; Tuberkulose durch unterdrückte Menses), **Sep** (Weint bei Gebärmutterbeschwerden, wenn nach ihren Symptomen gefragt; Puls weint, wenn sie ihre Symptome erzählt; Lyc weint, wenn ihm gedankt wird), **Sieg** (Geschwüre bei Varizen), **Sil** (Akute oder hartnäckige, chronische Fieber, besser durch Kälte; Erstickungsgefühl in einem warmen Zimmer, verlangt nach frischer Luft, wenn diese nicht zu kühl ist), **Spong** (Asthma durch unterdrückte Menses – Puls), **Stann** (Abneigung gegen Männer, Traurigkeit), **Stel** (Verstopfung und Durchfall wechseln, mit Wechsel in Farbe und Konsistenz des Stuhls; das gängige rheumatische Bild, wie: venöse Stauung, wandernde Schmerzen, schlimmer durch Wärme und besser durch Bewegung und Kälte, aber Stel ist schlimmer morgens und es ist ein sicherer Hinweis auf eine Leberkrankheit notwendig, um eine Anwendung zu rechtfertigen; chronischer Harnröhrenausfluß), **Sumb** (Die schlimmste Form eines Nasen- und Rachenkatarrhs mit gelber Farbe), **Sulph** (Beginnende Tuberkulose, besonders bei Mädchen in der Pubertät, Menses erscheinen nicht; Hypertonie bei Patienten, die empfindlich gegen Wärme und geschlossene Plätze sind), **Syph** (Homosexualität – Hypoth), **Thiosin** (Tränengangsverschluß – Sil), **Thuj** (Unregelmäßige Verfärbung der Nägel mit blaßrosafarbenem bis zu karminrotem Hof – auch Puls; Sterilität bei Männern – X-ray), **Thyr** (Amenorrhoe; akute Exazerbation chronischer toxischer Zustände – Tub), **Tub** (Wenn der Fall beim zurückkommen der Beschwerden ein neues Mittel braucht, Erstickungsgefühl im warmen Zimmer; besser durch kalte, frische Luft, viele Symptome schlimmer abends; Frösteln, dennoch Erstickungsgefühl in einem warmen Zimmer; Krampfneigung; Leukorrhoe in der Adoleszenz), **Xanth** (Lange bestehende sekundäre Amenorrhoe), **Zinc** (Verzögerte Pubertät), **Zinc-val** (Ischias)

Pyrogenium

Miasma:
Pso[4,140], Syc[140], Tub[140], Syp[140]

Temperament:
Phleg, Sang[15]

Bemerkungen:
Das Acon des Typhus[3], oder der typhösen Fieberqualität[36,56].

Es hat die „Ruhelosigkeit" von Acon, den schnellen hüpfenden Puls, die zerebrale Reizung und das Fieber von Bell, das hagere Gesicht, die Magenreizung, die fauligen Stühle und die Erschöpfung von Ars, die grünen Stühle von Cham, Mag-p oder Mag-c, die blutigen Stühle und den Tenesmus von Merc, den Kahnbauch von Calc-p, das Erbrechen und die Durchfälle von Camph – Pyrog ist folglich alles dieser Mittel in eines gepackt[50].

Wenn bestgewählte Mittel versagen bei septischen Zuständen[1,3,19,36], oder Rezidive in diesen Fällen[36].

Es ist ein Bapt mit sehr hohem Fieber[32].

Speisen, die man meiden sollte:
Warme Getränke[40]

Speisen, zu denen man raten sollte:
Kalte Speisen[8]

Komplementärmittel:
Ars[147] (Stinkender Durchfall, kleine Mengen, bei Sepsis[9,36]), **Bell[52]**, **Bry[9]**, **Canth** (Albumin im Urin in Verbindung mit septischen Wunden, etc.[36]), **Hep[116]**, **Lach[139]**, **Mang** (Zellulitis im subakuten Stadium), **Nat-m[113]**, **Nit-ac[36]**, **Psor[139]** (Bei einem Fall von Bronchopneumonie, als der Patient sich nach Pyrog viel besser fühlte, aber schließlich nur sehr langsam aufklarte[52]), **Rhus-t[139]**, **Sil** (Harnsaure Diathese bei septischen Zuständen[36]), **Thuj[6]** (Eiterungen[6])

Folgemittel:
Anthraci (Rasche und abgrundtiefe Erschöpfung septischen Ursprungs, nicht behoben durch Pyrog[145]), **Ars[50]**, **Aur-m-n** (Frauenleiden[50] – Cimic[50], Hydr[50], Pall[50], Sep), **Bell-p** (Septische Wunden der Bauch- und Beckenorgane), **Bry** (Ileo-Kolitis[50]), **Chin[50]**, **Hep** (Phlegmone der Tonsillen, um die Entwicklung eines Abszesses zu verhindern[111]; Eiterungen mit Komplikationen, wenn Pyrog die septische Zustände nicht abwenden kann[29,90]), **Kali-p** (Nach Geburt oder Abort[50]), **Mag-c** (Septische fieberhafte Zustände mit Frösteln und Schwitzen, wenn Pyrog indiziert scheint, aber versagt[36]), **Merc[50]**, **Merc-v[50]**, **Psor** (Rekonvaleszenz von septischen Zuständen[50]; chronische Folgen von akuten septischen Prozessen[50]; viele Arten pathologischer Manifestationen), **Sulph** (Epidemische Grippe, wenn der erste Fieberanfall durch Pyrog unterbrochen wurde[36])

Feindlich: –

Antidote:
Calc[194], Sulph[194]

Kollateralmittel:
Achy, Am-c (Infektionen, toxische Zustände mit Reaktionsmangel; Diskrepanz zwischen Fieber und Puls – Zinc), **Anthraci, Ant-t** (Ernste Beschwerden, Komplikationen seitens der Atmung; fächerartige Bewegung der Nasenflügel – Bapt, Brom, Bell, Lyc, Phos), **Arn** (Das Bett fühlt sich zu hart an – auch Bapt), **Ars** (Erbrechen; Vergiftung mit Leichengiften und Septikämie – Carb-v), **Ars-i** (Morbus Hodgkin mit hohem Fieber), **Bapt** (Plötzlicher Beginn septischer Zustände; Absonderungen schrecklich übelriechend – auch Kreos, Lach, Nat-c, Nit-ac; wunder, zerschlagener Zustand; Typhus mit übelriechendem Durchfall – Ars, Carb-v; septische Form der Cholezystitis), **Bism, Bry, Cadm, Calc** (Pyämische Zustände bei Abszessen in den tiefen Muskeln), **CALC-S, Carb-ac** (Septische und infektiöse Zustände), **Carb-v, Chin-a** (Septisches Fieber – Ars, Lach, Mag-c, Verat-v), **Crot-h, Echi, Eup-per** (Influenza und Fieber – Gels; Schmerzen in den Knochen), **Lach, Lil-t** (Puls unnatürlich schnell, steht in absolut keinem Verhältnis zur Temperatur), **Lyc** (Fächerartige Bewegung der Nasenflügel), **Mag-c, Naja** (Seines Herzens bewußt; septische Zustände mit Herzschwäche und drohendem Kollaps), **Phos** (Durst auf eiskalte Getränke, die erbrochen werden, sobald sie im Magen warm werden), **Phyt, Psor** (Anfallsweise Herzklopfen, als ob das Herz die Kontrolle verloren hätte, als ob es wegrenne), **Rhus-t** (Ruhelosigkeit, besser durch Bewegung), **Sal-ac** (Septische Zustände am Herzen), **Sec, Sepin, Sieg** (Puls steht in keinem Verhältnis zur Temperatur), **Staph** (Gerstenkörner – Sil, Calc-f), **Staphycoc** (Erkrankungen, bei denen Staphylokokken der hauptbakterielle Faktor sind, wie Akne, Abszesse, Furunkel), **Streptoc** (Kindbettfieber, Erysipel und andere Streptokokkeninfektionen; Wirkung gegen Fieber, septische Symptome bei Infektionskrankheiten), **SULPH** (Temperatur nach der Geburt, die Lochien lassen nach oder hören auf; Furunkulose – Hep, Sil; **Potenzen eigenen Eiters, Tarent-c** (Septischer Frost), **Verat-v** (Toxämische, septikämische Fieber mit hoher Temperatur)

Pyrus americanus

Seitenbeziehung:
J[50]

Speisen, zu denen man raten sollte:
Warme Getränke

Komplementärmittel: –

Folgemittel: –

Feindlich: –

Antidote:
Camph

Kollateralmittel:
Camph, Prun

Quassia amara

Komplementärmittel: –

Folgemittel:
Aqu-m (Lebererkrankungen, besonders wenn Quas indiziert erscheint, aber therapeutisch unwirksam bleibt[66]), **Aqu-q** (Wenn Quas versagt[36]), **Ars** (Leberatrophie[15]), **Cean** (Leberzirrhose mit Beteiligung der Milz[15]), **Phos** (Leberatrophie – auch Plb[15])

Feindlich: –

Antidote: –

Kollateralmittel:
Berb (Harnsaure Diathese), **Card-m** (Aszites), **Chel** (Leber- und Gallenblasenschmerz erstreckt sich unter das rechte Schulterblatt), **Chin**, **Mag-m**, **Myric**, **Lept**, **Lyc**, **Ptel**, **Sulph**, **Tarax** (Landkartenzunge), **Yucc**

Quebracho

Komplementärmittel: –

Folgemittel:
Grind (Herzasthma, wenn Queb versagt[50])

Feindlich: –

Antidote: –

Kollateralmittel:
Berb, *Carb-v*, *Laur*, **Squil**, **Staph** (Urämisches Asthma – Apoc, Theob)

Radium bromatum

Miasma:
Pso[140], Syc, Tub[140], Syp[140]

Seitenbeziehung:
Wechselnde Seiten[8]

Bemerkungen:
Rad-br scheint die Wirkung anderer indizierter Mittel nicht zu stören, sondern im Gegenteil ihre Aktivität zu erhöhen[13,67] und wird sich zweifellos als interkurrentes Mittel von großem Wert erweisen[13].

Vergessen Sie Radium nicht in einem Fall, wo Nat-s, Petr, Psor, Puls, Rhus-v, Sep, Sulph indiziert erscheinen, aber nicht wirken; bedenken Sie vor allem die Besserung in frischer Luft, durch fortgesetzte Bewegung und durch heißes Wasser oder heiße Anwendungen[50].

Wenn die Symptome zwischen Bry und Rhus-t stehen[50].

Die Gemütssymptome in einem Fall, der Rad-br benötigt, neigen dazu, denen von Puls und Sep zu ähneln[50].

Aus unserer persönlichen Erfahrung als Prüfer drängen wir darauf, dass keine Potenz unterhalb der D12 für homöopathische Zwecke angewendet wird, da Verschlimmerungen und Gewebsschäden resultieren können[50].

Rad-br, Syph und X-ray sind die hauptinterkurrenten Mittel für das syphilitische Miasma[50].

Interkurrente Mittel:
Rad-br[50] (Syphilitisches Miasma[50]), **Syph**[50] (Syphilitisches Miasma[50]), **X-ray**[50] (Syphilitisches Miasma[50]; Nachwirkungen von Bestrahlung[52])

Komplementärmittel:
Tub (Verstärkt die Wirkung von Rad-br[139] – auch Influ, Pneu, Psor[139])

Folgemittel:
Brom (Struma parenchymatosa, wenn andere Mittel versagen[44]), **Calc**, **Caust** (Hypertonie in Verbindung mit Nierenerkrankungen[50]), **Rhus-t** (Krebs[196]), **Rhus-v**[9], **Sep**, **X-ray** (Als interkurrentes Mittel für Nachwirkungen von Bestrahlung[52])

Feindlich: –

Antidote:
Cadm-i[50], **Phos**, **Rhus-t**[13,34], **Rad-br** (Rad-br potenziert für Strahlenkater nach Radium-Behandlung[36]), *Rhus-v*[9,13,34,50], **Tell**[7,9,13,34], **X-ray** (Unglückliche Folgen von Radium bei Patienten, die damit behandelt wurden[9])

Kollateralmittel:
Agar (Erkrankungen der Lumbalregion – Caes, Cob, Rhus-t), **Anac**, **Ang**, **Ars** (Krebsschmerzen – Apis, Aster,

Calc-a, Calc-ar, Carc, Cund, Con, *Euph*, Graph, Hydr, Kali-p, Morph, Orni, Rad-br, Semp, *Sil*, Tarent-c), **Arn**, **Aur**, *Bar-c*, *Carb-an* (Geschwüriges Epitheliom – auch Ars, Cinnb, Cund, Ful, Gali; Rad-br: nicht-geschwüriges Epitheliom), **Caust**, **Gels**, **Graph** (Keloid – Fl-ac), **Kali-c**, **Lyc**, **Ooph** (Chronisches Rheuma der Gelenke nach Exposition von Röntgenstrahlen oder im Klimakterium), **PHOS**, **Puls**, **Rad-i** (Mißbrauch von Röntgenstrahlen), **Rauw**, **Rhus-r**, *RHUS-T* (Anfängliche Bewegung verschlimmert, fortgesetzte Bewegung bessert), **Rhus-v**, **Sec**, **Sep**, *Stront-c*, **Sulph**, **Tell**, *Tub-r* (Arthritis und Ankylosis bei Rheuma; Dupuytren'sche Kontraktur, besonders im Frühstadium, ohne vorherige chirurgische Behandlung), **Uran-n** (Böse Folgen von nuklearen Strahlungen – Influ, Pneu, Psor, Rad-br, Stront, Tub, X-ray), **X-ray**

Ranunculus bulbosus

Miasma:
Syc[140], Tub[50]

Seitenbeziehung:
u, l, r, l ⤢ r

Wirkdauer:
30-40 Tage
4-6 Wochen[187]

Speisen, die man meiden sollte:
ALKOHOL[9], *Essig*, *Likör*[9], Saure Speisen, WEIN[9], *Weinbrand und Whisky*[8]

Speisen, zu denen man raten sollte:
Schweinefleisch[8]

Komplementärmittel:
Ars (Herpes zoster[50])

Folgemittel:
Bry, **Ign**, **Kali-c**, **Nux-v**, **Rhus-t** (Rheuma[112]), **Sabad** (Pleuritis[1,34]), **Sep**

Feindlich:
Acet-ac (Nach Ran-b[25]), **Dulc**, **Kali-n**[8], **Nit-s-d**, **Staph**, **Sulph** (Danach[16,50])
Alkohol, Essig, Wein

Antidote:
Anac, **Bry**, **Camph**, **Cham**[42], **Clem**, **Crot-t**, **Puls**, **Rhus-t**, **Staph**

Kollateralmittel:
Acon, **Aesc** (Pleuritis – Bry, Kali-c, Sulph), **Aran-ix**, **Arn**, **Asc-t** (Thorakaler Schmerz), **Bry** (Interkostalrheuma; stechende Schmerzen in der Brust), **Cact** (Entzündung des Zwerchfells), **Canth**, **Cimic**, **Clem**, **Dulc** (Myalgische, neuralgische Schmerzen, schlimmer Kälte – Aran-ix,

Rhus-t, Sulph), **Form-ac, Kali-c, Mez, Phyt, Puls, Ran-a**
(Schmerzen in den Lumbalmuskeln und -gelenken beim
Beugen und Drehen des Körpers), **Ran-fl** (Geschwürsbil-
dung; Gangrän des Armes), **Ran-g** (Lungenerkrankun-
gen; Bronchopneumonie, Influenza), **Ran-s, Rhus-t** (Her-
pes zoster – Mez)

Ranunculus glacialis

Komplementärmittel: –

Folgemittel: –

Feindlich: –

Antidote:
Kaffee[12]

Kollateralmittel:
Bell, Cham, *Ran-b*

Ranunculus repens

Komplementärmittel: –

Folgemittel: –

Feindlich: –

Antidote:
Äther in Milch[12]

Kollateralmittel: –

Ranunculus sceleratus

Seitenbeziehung:
u, /, R, I ↘ r

Wirkdauer:
30-40 Tage
4-6 Wochen[187]

Speisen, die man meiden sollte:
Brot

Speisen, zu denen man raten sollte:
Schweinefleisch[8], Speck[8]

Komplementärmittel:
Puls[7]

Folgemittel:
Ars, Bell, Lach (Diphtherie mit fleckweise abgelöster
Schleimhaut auf der Zunge[12]), **Phos, Puls, Rhus-t, Sil,
Sulph**[7]

Feindlich: –

Antidote:
Camph, Puls
Kaffee[12] und Wein[12]
Kaffee und Wein antidotieren nur teilweise[12]
Die Geschwüre wurden mit Perubalsam etwas gelindert[12]

Kollateralmittel:
Ars, Arum-t, Canth, Euph, Mez, Nat-m (Landkartenzun-
ge), **Puls, Ran-b** (Hautsymptome; Katarrh mit Niesen,
Schmerz in den Gelenken), **Rhus-t**

Raphanus sativus

Bemerkungen:
Raph, Iris und Ox-ac bilden das Trio bei Kolik, Meteoris-
mus mit lokalisierten Schmerzen der abdominellen Auf-
treibung, periumbilikale Krämpfe und scharfem, brennen-
dem Durchfall, schlimmer nach dem Frühstück[50].

Speisen, die man meiden sollte:
Zu trockene Speisen[8]

Komplementärmittel: –

Folgemittel: –

Feindlich:
Milch und Wasser verschlimmern die Schmerzen im Ab-
domen[12]

Antidote:
Große Schlucke kalten Wassers

Kollateralmittel:
Aloe, Anac, Arg-n, Asaf, *Berb*, Brass, Carb-v (Flatu-
lenz), **Jalap, Lact, Lyc** (Verstopfung mit Meteorismus;
eingeklemmte Flatulenz – Chin), **Mom-b** (Schlimmer nahe
der Milzflexur), **Orig-v** (Nymphomanie)

Ratanhia

Miasma:
Syc[50]

Seitenbeziehung:
R

Komplementärmittel:
Lyc

Folgemittel:
Lyc

Feindlich: –

Antidote: –

Kollateralmittel:
Aesc, Canth, Cast-eq (Risse der Brustwarzen – Graph, Sep), **Crot-t** (Rektumneuralgie), **Dolch** (Hämorrhoiden mit Brennen; Neigung zu Hämorrhoiden), **Graph** (Risse der Brustwarzen bei stillenden Frauen – Sep), **Ham, Iris, Lyc, Mur-ac, Nit-ac** (Hämorrhoiden mit Fissuren und Tenesmus – auch Aesc, Hura, Graph: ohne Tenesmus), **Paeon** (Brennen am Anus nach dem Stuhl – Aesc, Graph, Nit-ac, Sulph), **Sang-n** (Krankheiten des Rektums), **Sed-a, Sil, Slag** (Analjucken, Hämorrhoiden, Verstopfung), **Sulph, Teucr,** *Thuj*

Rauwolfia serpentina

Miasma:
Syc[50]

Komplementärmittel: –

Folgemittel: –

Feindlich: –

Antidote:
Cob (Depression verursacht durch Langzeitgebrauch von Reserpin – welches ein Derivat von Rauwolfia ist – für Hypertonie[124])

Kollateralmittel:
Aesc, *Aran-ix* (Hypertonie – Aur, Bar-c, Glon, Plb, Stront, Visc), *Arn,* **Carb-v, Colch, Dig, Glon** (Kreislaufstörungen), **Nux-v, Rhus-t** (Gicht und Rheuma), **Stront-c, Sulph** (Verdauungsstörungen), **Thuj, Visc,** *Verat*

Rheum officinale

Miasma:
Pso[50]

Seitenbeziehung:
u[8], /[31], r[31], | ⟋ r

Wirkdauer:
2-3 Tage

Bemerkungen:
Steht zwischen Mag-c und Cham[162].

Bei Stuhldrang mit Kolik bilden Rheum, Coloc und Fal das Trio, an das man sich erinnern sollte[48].

Speisen, die man meiden sollte:
Obst, Pflaumen[8]

Komplementärmittel:
Bell[31], *Mag-c* (Verlängert seine Wirkung bei Durchfall, Azidität, Kolik[143]; wenn Milch nicht bekommt und das Kind sauer riecht[12]), **Merc**[31], **Nux-v**[31], **Puls**[31], **Rhus-t**[31], **Sulph**[31]

Folgemittel:
Bell, Calc[39], **Ip**[7,13], *Mag-c* (Durchfall, saure, schleimige Stühle[14,16,33,103]), **Puls, Rhus-t, Sulph**

Feindlich: –

Antidote:
Camph, Canth[31], **CHAM, COLOC,** Mag-c[31], *Merc,* **NUX-V,** *Puls*

Kollateralmittel:
Bell, **Calc** (Sauer riechende Stühle bei Kindern – Mag-c; der ganze Verdauungskanal ist sauer – saurer Geschmack, saures Aufstoßen, saures Erbrechen, saurer Stuhl), **Calc-a,** *Calc-p, Cham* (Überempfindliche Kinder – Bor, *Rheum*), **Chin** (Hepatopathie und Ohrgeräusche), **Coloc, Hep** (Saure Stühle bei Durchfall – Sul-ac, Mag-c), **Ip,** *Mag-c* (Grüne, sauer riechende Stühle und Erbrechen von geronnener Kuhmilch bei Kindern – Calc-p, Cham, Iris, Nat-p, Sulph; das ganze Kind riecht sauer – Hep), *Nat-p,* **Nux-v, Podo, Puls, Rumx, Staph, Sulph, Sul-ac**

Rhododendron chrysanthum

Miasma:
Pso[55], Syc[140], Tub[140], Syp

Seitenbeziehung:
u, /, r, | ⟍ r

Wirkdauer:
35-40 Tage
5-6 Wochen[187]

Bemerkungen:
Der Wetterprophet[119]

Das Rhus-t des Sommers[143]

Speisen, die man meiden sollte:
Alkohol[31], Alkoholische Getränke[50], *Kalte Getränke, Kalte Speisen,* Likör, *Obst, Wein*[50], Weinbrand und Whisky[8]

Komplementärmittel:
Carc[50], **Med** (Epididymis-Orchitis, besonders in den akuten Stadien der Entzündung, Schwellung und Schmerzen, wo Rhod hilft, aber der Schmerz immer wieder zurückkommt, hilft eine Dosis Med, den Fall zu klären[188]), **Nat-c**[143], **Nat-s**[19,143,147], **Phos**[143], **Puls**[7], **Rhus-t**[7]

Folgemittel:
Arn, Ars, Calc, Con, Lyc, Merc, Nux-v, Puls, Sep, Sil, Sulph

Feindlich: –

Antidote:
BRY, *Camph*, *Clem*, Nux-m, Nux-v[139], RHUS-T

Kollateralmittel:
Acon (Karditis – Colch, Kalm, Spig, Spong), **Ampe-qu** (Hydrozele und renale Wassersucht), **Ang** (Steifheit der Gelenke), **Aran**, **Aur** (Hodenerkrankungen – Clem, Puls, Spong), *Calc*, *Clem* (Schwellung der Hoden und Epididymitis – Con, Iod, Puls, Spong, Thuj), *Con*, **Dulc**, **Kali-c**, *Kalm* (Schmerzen von oben nach unten), **Lac-c** (Wanderndes Rheuma), **Led** (Rheuma mit geschwollenen Gelenken), *Merc* (Jeder Temperaturwechsel verschlimmert – Bry, Chel, Kali-i, Meli, *Mag-c*, Nit-ac, Phos), **Nat-s**, *Nux-m*, *Phos*, *Psor* (Schlimmer vor Sturm – Nux-m; Phos: schlimmer während Sturm), **Puls** (Angeborene Hydrozele; Hydrozele bei Kindern mit keinen anderen Symptomen), **Ran-b**, RHUS-T (Die erste Bewegung verschlimmert, Erleichterung durch fortgesetzte Bewegung), **Sep**, **Sil**, **Spig**, **Sulph**, **Thuj**

Rhus radicans

Komplementärmittel: –

Folgemittel: –

Feindlich: –

Antidote:
Sang[120]

Kollateralmittel:
(Siehe Rhus-t)

Rhus toxicodendron

Miasma:
Pso[8], Syc[8], Tub[31]

Temperament:
Choler[15], Melan[31], Phleg, Sang[64]

Seitenbeziehung:
u, *l*[8] (Schmerz im linken Arm, Ischias[38]), l nach r, *r*[8] (Die meisten Beschwerden[36,38]; sakroiliakal[32]), L ↘ R, l ↗ r Die linke Seite dominiert. Schwellungen gehen von rechts nach links, bläschenförmige Schwellungen gehen von links nach rechts. Schmerzen gehen von der Vorderseite zum Rücken, von innen nach außen, von oben nach unten[62].

Verwandte Darmnosode:
Sycotic Co (Paterson)

Wirkdauer:
1-7 Tage
3-6 Wochen[187]

Bemerkungen:
Rheuma vom Rhus-t-Typ aber chronisch: Lyc; Rhus-t für kürzlich aufgetretene Fälle[50].

Tub wird oft als interkurrentes Mittel gebraucht[19].

Es muß angefügt werden, daß Rhus-t manchmal, trotz guter Indikationen, bei Rheuma nicht wirkt, in solchen Fällen sollten entweder: 1. wirkungsvolle Präparate beschafft werden oder 2. sollte Med Rhus-t vorangehen, vorausgesetzt, es gibt keine deutliche Verschlimmerung durch feuchte Kälte[47].

Wenn Rhus-t nicht überzeugend heilt, sollte es vom Konstitutionsmittel gefolgt werden[66].

Rhus-t folgt nicht gut nach Tiergift[1].

Caust, Rhus-t und Sulph bilden das Trio für chronisches Rheuma und Lähmung[46,48].

Rhus-t, Ruta und Caust bilden das Trio für verschiedene Formen von Rheuma[19].

Speisen, die man meiden sollte:
Alkohol[31], Bier, Brot, Käse, Kaffee, KALTE GETRÄNKE, KALTE SPEISEN, *Saure Speisen*[8], Schalentiere[8], *Tee*[31], *Warme Speisen*, Wein[50], Weinbrand und Whisky[8]

Speisen, zu denen man raten sollte:
SCHARFE SPEISEN[31], *Warme Getränke*[50]

Mittelabfolgen:
Rhus-t ➝ Sulph ➝ Calc[50]

Interkurrente Mittel:
Bry[187], Nux-v[187], Puls[187], Tarax[187], Tub[19]

Komplementärmittel:
ARN[1,17,34,66], Ars (Dermatologie[143]), Bell[139], Benz-ac, Bov (Urtikaria[50]; wenn Rhus-t die Urtikaria lindert, aber nicht heilt[30]), **Bry** (Schmerzen, wenn die charakteristische Reaktion auf Bewegung wechselt und somit Indikationen für einen Mittelwechsel gibt[106]; Lumbago[125]), Calc (Um bei akuten Erkrankungen die von Rhus-t begonnene Arbeit zu Ende zu bringen[197]; Verstauchungen, wenn Rhus-t gelin-

dert hat, aber nicht heilt[16]; entwickelt die Wirkung von Rhus-t – auch Kali-c, Nat-s, Tub-r[143]), **Calc-f** (Rückenschmerz, wenn Rhus-t versagt[22]; wenn Rhus-t nicht ausreichend scheint, wirkt Calc-f tiefer und länger[8]; Lumbago[52]; Rheuma, besonders bei alten Leuten[132]), **Carc**[50], **Caust, Hyos** (Scharlach der typhoiden Form[48]), **Kali-c**[143], **Lyc** (Das chronische Komplementärmittel[32]; Lyc nimmt häufig die Wirkung von Rhus-t auf und vollendet sie[8,106] – auch **Mag-c**, Med[8,17,147], Phos[8,17]), **Med**[105], **Nat-s**[143], **Phyt**[17,52,185] (Rheuma[8,9]), **Plb** (Oft das chronische Komplementärmittel[32]), Puls[7,8,17], **Rad-br** (Falls ein Patient auf Rhus-t ein wenig reagiert hat, aber ungeheilt bleibt, vervollständigt Rad-br oft die Kur[124]), **Rhod** (Rheuma[90]), **Ruta** (In vielerlei Hinsicht[50]), **Sulph** (Wenn Rhus-t bei Lähmung versagt[39]; Lähmung verschiedener Art[16]; Rheuma[6]; akute Entzündungen der Haut[6]; Dermatologie[143]), **Tub**[139,147] (Wenn Schmerzen und Wehtun, besser durch Bewegung, durch Rhus-t nur vorübergehend gebessert werden, auch wenn Rhus-t versagt[8,30]), **Tub-r**[143,147] (Arthritische Schmerzen in den Gelenken[47]), **Vario**[34]

Folgemittel:

Agar, Ail (Scharlach[16,39,50]; Scharlach[39], wenn die Haut mit einem spärlichen, dunklen, bläulichen Ausschlag bedeckt it[16]), **Am-c** (Chronische Verstauchung der Knöchel, wenn Rhus-t versagt[139]; Husten nach Grippe[145]), **Aran, Arn, ARS** (Pneumonie[8,66] wenn Ruhelosigkeit mit Erschöpfung anhält[48]; Ischias[66]; Karbunkel[14,16]; erethische Form von typhösem Fieber[16]; Masern, ataxoadynamische Form[80]; Darmfieber, wenn der adynamische Erethismus für Rhus-t zu heftig ist[26]; es darf jedoch nicht zu früh gegeben werden, auch wenn im Verlauf eines Scharlachs die Parotisdrüsen anschwellen und eitern und Rhus-t versagt[16,50]; Pemphigus, wenn Rhus-t indiziert scheint, aber versagt[77]; letztes Stadium der Phthisis oder Tuberkulose[39]; Fieber und entzündliche Krankheiten mit Benommenheit, getrübte Sinne, trockene Zunge, schleichendes, murmelndes Delirium, aber geben Sie Ars nicht zu früh, seien Sie sicher, daß Ars wirklich indiziert ist[39]; Typhus[48]; Folgekrankheiten der Drüsen bei Scharlachfieber – auch Bar-c, Calc, Kali-c und Lyc[32]; Herpes zoster intercostalis in einem Fall von Brustkrebs[50]), **Bapt** (Typhus[16]), **Bell** (Scharlachfieber des mehr adynamischen Typs[50]), **Benz-ac, Berb** (Rheumatische Erkrankungen[1,34]; Hautsymptome[64]), **Bor** (Erysipel, nachdem Rhus-t versagt[40]), **Bov** (Es hat geheilt, wo Rhus-t indiziert schien und versagte[12]; chronische Urtikaria[9,24,34,64]; chronische Urtikaria, wenn Rhus-t indiziert scheint, aber versagt[1,25,34,50], auch Hautausschläge[149]), **Bry** (Typhus[48]; chronisches Rheuma[112]; bei einem Fall von schwerem remittierendem Fieber mit Koma, Delirium und Gelbsucht[142]), **Cact**[12,20], **CALC** (Verstauchungen[16,92]; Lumbago, wenn Rhus-t versagt[16]; Rheuma[62]; Rheuma, wenn Rhus-t versagt[33,39,76]; Rheuma der Muskeln von Rücken und Schultern, nachdem Rhus-t versagt[166]; Rheuma durch Arbeiten im Wasser, wenn Rhus-t versagt[14]; wenn Rhus-t Verstauchungen lindert, aber nicht heilt[16]; Überanstrengung von Rücken oder Gelenken, wenn Schwäche bleibt[66]; auch Verstauchungen der Bänder und Sehnen[38]; Schwäche der Sehnen nach Verletzung[30,50]; Metrorrhagie, Herzerkrankungen und Hämoptysis durch Überanstrengung[17]; auch Steifheit, wenn Rhus-t versagt[39]; Verletzungen, falls es nach Rhus-t keine deutliche Besserung gibt[156]; in den Gelenken bleiben nach Verstauchungen Schwäche und Schmerzhaftigkeit[30]),

Calc-f (Rheuma[62]; Lumbago, wenn Rhus-t versagt[16,30]; Lumbago schlimmer in Ruhe, besser durch Hitze, nachdem Rhus-t versagt hat[39]; Lumbago, chronische Fälle[16]; Lumbago durch Überanstrengung, wenn Rhus-t versagt[33,39,144]; Überanstrengung der Muskeln und Sehnen, wenn Schwäche nach Rhus-t anhält[30,50]), **Calc-p, Canth** (Erysipel, wenn Rhus-t versagt[40]), **Carb-v** (Typhöses Fieber[16]; Typhus mit starker Erschöpfung, wenn Rhus-t nicht ausreichend ist[115] – auch Mur-ac[115]; träge Form des Typhus[16]; Karbunkel[16]; Überanstrengung des Rückens oder zurückbleibende Gelenkschwäche[66]), **Caust** (Überanstrengung der Muskeln[44,66]; Rheuma[66]; chronische Gelenkkrankungen[44]), **Cham, Chel** (Rheuma der Füße und Knöchel nach einem schleichenden, remittierenden Fieber beginnend, Knöchel und Füße geschwollen, Schmerz schlimmer bei Bewegung, besser durch Bäder in heißem Wasser[50]; Rheuma des rechten Fußes und Knöchels, wenn Rhus-t versagt[149]), **Con, Colch**[139], **Dol** (Herpes[12]; Herpes zoster, wenn Rhus-t versagt[25]), **Dros** (Morbus Paget der Tibia mit gräßlichen Schmerzen, wenn Rhus-t versagt[56]), **Dulc, Echi** (Erysipel mit Neigung zur Bildung kleiner Furunkel, die äußerst schmerzhaft sind[54]), **Graph, Hyos** (Pneumonie mit typhusartigen Symptomen, Scharlach mit drohender Bewußtlosigkeit und zunehmendem Delirium[44]; auch Infektionskrankheiten, wenn sie einen schlechten Verlauf nehmen und das Delirium zunimmt[66]), **Ind** (Ischias mit allen Modalitäten von Rhus-t, welches nicht hilft[50]; Typhus[16]; Pneumonie, wenn Rhus-t indiziert scheint, aber versagt[48]; Scharlach[16]; beim adynamischen Typus[39,50]; Parotitis[44] – auch Chin-a[44], Echi[44], Pyrog[44], abhängig von der entsprechenden Sepsis[44] und Metastasierung[44]), **Lyc** (Rote Pickel in Gruppen, zwischen Schulterblättern und Nacken, nach dem Versagen von Rhus-t[148]; Rheuma, wenn Rhus-t in der Heilung versagt, obwohl indiziert[139] – auch Tub[139]), **Medus** (Urtikaria und Arzneimittelexanthem, wenn Rhus-t indiziert scheint, aber versagt[36]), **Meny, Merc** (Entzündung der Drüsen mit Abmagerung bei skrofulösen und syphilitischen Patienten[16]; submaxilläre, axilläre und Parotisdrüsen[16]), **Mur-ac** (Typhus[138], wenn Rhus-t indiziert scheint, aber versagt[17]; Typhus mit starker Erschöpfung, wenn Rhus-t unzureichend ist[115]), **Nat-s** (Hypertonie bei Sykotikern[157]), **Nux-v** (Einzusetzen für Überanstrengung der Rückens oder zurückbleibende Gelenkschwäche[66]; Lumbago[125]), **Phos** (Typhöses Fieber, wenn pneumonische[115] Symptome auf Rhus-t nicht weichen und der Durchfall anhält[16,115]; wenn Rhus-t bei Pneumonie versagt und wenn Durchfall anhält[16]; Typhus, wenn Rhus-t die pneumonischen Manifestationen nicht beherrschen kann[48]), **Ph-ac** (Typhus mit Erschöpfung[16]; völlige Apathie, wenn das Fieber von der erethischen Form in die träge Form wechselt[72]; blutige Stühle[16]), **Phyt** (Rheumatische Zustände, wenn Rhus-t indiziert scheint, aber versagt[19,56]; Steifheit, wenn Rhus-t versagt[11]; Grippe, wenn Rhus-t versagt, obwohl offensichtlich gut indiziert[50]), **Plb** (Lähmung der Streckmuskeln durch Überanstrengung, wie z.B. bei Klavierspielern; wenn die Muskeln durch das Spielen ermüden, Tonleitern, etc. ermüden – manchmal auch Cur[184]), **Puls, Pyrog** (Scharlachfieber, wenn typhöser Zustand beginnt und Rhus-t versagt und der typhöse Zustand in eine Sepsis aufgeht, mit Wehtun und Steifheit und man wie lackierten, feuerroten Zunge, die rote, dreieckige Zungenspitze von Rhus-t ersetzt, wenn die Pulsfrequenz stärker als die Temperatur ansteigt oder Pulsfrequenz und Temperatur in der anderen Richtung aus dem Rhythmus sind, besonders, wenn kämpferisches Delirium besteht, mit Semi-Hellsichtigkeit und drohendem Herzversagen, mit Schweiß wie verdorbenes Fleisch und Geschwätzigkeit[32]; Fieber septischen Ursprungs, alle Formen, wenn Rhus-t oder die bestgewählten Mittel versagen[56]; setzt seine Wirkung durch[32]), **Rad-br** (Wo Rhus-t, obwohl offensichtlich indiziert, nicht die gewünschten Ergebnisse bringt[19]), **Rham-cal** (Fibromyalgie[50]), **Rhod** (Chronisches Rheuma, wenn Rhus-t versagt[112]), **Ruta** (Wenn sich nach Verstauchungen Knötchen in den Sehnen bilden[30,38]), **Sep** (Chronisches Rheuma[123]), **Staph** (Einzusetzen für Überanstrengung oder Verstauchen des Rückens oder zurückbleibende Gelenkschwäche[66]), **Stel** (Erysipel, wenn Rhus-t indiziert scheint, aber versagt[50]), **Streptoc** (Bei einem Fall von einer Frau von fünfzig Jahren, die auf die Knie gefallen war und Schmerzen hatte, die einige Monate anhielten, obwohl kein Hinweis auf eine Fraktur oder Osteoarthritis bestand, Rhus-t half ein bißchen, Arn und Ruta hatten keinen sichtbaren Effekt, viele Jahre zuvor hatte sie an Halsbräune und rheumatischem Fieber gelitten, Streptoc führte zu einer dramatischen Besserung und anhaltenden Schmerzfreiheit[52]), **Stront** (Chronische Verstauchungen, besonders der Knöchel, wenn Rhus-t versagt[39,134]), **SULPH** (Fibrinöse Pleuropneumonie[40]; Pneumonie, um letzte Hand anzulegen, um den Fall zu klären und chronische Krankheiten zu verhindern[48]; kindliche oder rheumatische Lähmung durch übertriebene Exposition gegenüber Kälte und Feuchtigkeit, wenn Rhus-t versagt[39]; subakute Arthritis[6]), **Tarax** (Typhus mit Reißen in den Gliedern, höchst unerträglich, wenn in Ruhe, besser, wenn er sie bewegt, wenn Rhus-t nichts Gutes bewirkt[115]), **Tub**[50] (Wenn Rhus-t indiziert scheint, aber versagt[66,149]; Schmerzen, Wehtun, besser bei Bewegung, Rhus-t versagt[39]; Wehtun, ziehende Schmerzen in den Gliedern in Ruhe, besser beim Gehen; Schmerzen besser durch Wärme und verschlimmert durch Ruhe, Stehen und nasses Wetter, wenn Rhus-t bei den Anfällen häufig geholfen hat, aber die Wiederkehr nicht verhindert[106]; Steifheit in den Gelenken, schlimmer bei Beginn der Bewegung, besser bei fortgesetzter Bewegung, nachdem Rhus-t oder Sulph versagt haben[50]; rheumatische Zustände; wundes zerschlagenes Gefühl, besser durch Bewegung, Fälle, in denen Rhus-t nur vorübergehende Linderung bringt, weil das Mittel nicht tief genug ist, um die zugrundeliegenden Ursachen zu beseitigen; wenn Rhus-t nur vorübergehend geholfen oder versagt hat, wenn Rhus das Mittel zu sein scheint, aber nicht tief genug wirkt, um die Wirkung anhalten zu lassen, wenn Rhus-t oberflächlich indiziert war oder die tiefe Wirkung der Störung, ein tiefes Erbteil, die ermattete Konstitution, die chronische Natur des Falles die Wirkung von Rhus-t behindern, dann heilt Tub diese Fälle[30]; Schmerzen besser durch Wärme, schlimmer bei Ruhe, beim Stehen und in feuchtem Wetter, wenn Rhus-t bei den Anfällen häufig geholfen, aber das Wiederauftreten der Beschwerden nicht verhindert hat[106])

Feindlich:
Anac[44], **APIS** (Vorher und nachher[119], besonders bei Hautausschlägen[12]; exanthematisches Fieber[17]; wenn z.B. Rhus-t gewählt wird und es ist ein Apis-Fall, dann ist (das gegebene) Rhus-t nichts anderes als ein Plazebo[123])

Einige konstitutionelle Fälle müssen unter Rhus-t aufhören, ihr gewohntes Bad zu nehmen, um sich unter dem Einfluß von Rhus-t zu halten[30].

Antidote:
Acon, **Agar** (Rhus-Vergiftung[148]), **Am-c** (Rhus-Vergiftung[12,25,34]), **Ampel-tr** (Toxische Dermatitis durch pflanzliche Gifte; sehr ähnlich der Rhus-Vergiftung; setzt die Empfindlichkeit gegen Vergiftung mit amerikanischem Efeu herab[9]), **Anac** (Magensymptome oder falls die Symptome von rechts nach links gehen[12,25]; Hautsymptome[50]; Erysipel[24]; Rhus-Vergiftung[48]), **Anag** (Ausschläge auf den Handflächen[30]), **Ant-t**, **Apis** (Rhus-Vergiftung – auch Arn[148], Bell[148], Bry[148], Crot-t[148], Graph[148], Grin[148], Led[148], Nymph[148], Sang[148], Sep[148], Verb-o[148]) **Aqu-sil** (Ekzem auf den Hoden, Follikulitis[46]), **Arc-I**[139], **Bell**, **Bor**, **BRY**, **Calc** (Schwäche nach Rhus-t[50]), **Calc-f**, **Camph**, **Caust**, **Clem**, **COFF**, **Coloc**, **Crot-t** (Rhus-Vergiftung[16]; Hautausschläge an Genitalien, Augen und behaartem Kopf[30]), **Cupr** (Rhus-Vergiftung[12]), **Cur** (Vergiftung durch Rhus-t[12]), **Cypr** (Hautsymptome[13]), **Dulc**, **Echi** (Rhus-Vergiftung[13,16]), **Graph** (Chronische Rhus-Vergiftung[16]), **Grin** (Jucken durch Rhus-Vergiftung, sowohl lokal als auch innerlich[39]), **Guaj** (Rhus-Vergiftung[12]), **Kali-s** (Rhus-Vergiftung[97]), **Lach**, **Led** (Besonders[98]; Rhus-Vergiftung[34,38]), **Merc**, **Mez**, **Plan**, **Plb**, **Plumbg** (Ekzem der Vulva[9]), **Ran-b**, **Rhod**[31], **Rhus-d**[9], **Rhus-r** (Typische akute Rhus-Vergiftung[17]), **Rhus-t** (30C oder höher bei Vergiftung[50]), **Sang**, **Sass**[25,31], **Sep** (Rhus-Vergiftung, das beste Mittel[72]), **SULPH**, **Tanac**[25] (Vergiftung mit amerikanischem Efeu[9]), **Thyr** (Rhus-Vergiftung[50]), **Tub**[44], **Verb-h**[139], **Vib**
Baden mit Milch und Grindelia-Lotion ist sehr wirkungsvoll[9]. Ampelopsis trifoliata, „treeleaf woodbine" (Toxische Dermatitis, durch pflanzliche Gifte[9])
Rhus-Vergiftung: Wenn man weiß, daß Kontakt stattgefunden hat, ist die erste Maßnahme, die betroffenen Teile sofort oder innerhalb von Stunden abzuwaschen, durch sorgfältiges Abreiben mit Seifenschaum. Dies kann gefolgt werden von Abreiben mit 65%-igem Alkohol[19]. Alkohol (Bei Rhus-Vergiftung die Haut mit Alkohol abwaschen[76])
Ein starker Aufguß mit roter Fenchelbaumwurzel wird sehr empfohlen. Sie wird großzügig auf den Teilen angewendet und bringt fast sofort Erleichterung und dies auch, wenn andere Mittel versagen[148].

Kollateralmittel:
Acon, **Ail**, **Anac**, **Ang** (Steifheit der Muskeln, rheumatische Steifheit), **Apis** (Erysipel – Bell; Graph; Hauterkrankungen, Entzündungen der Orbita), **Arn** (Sportlerherz – Am-br, Brom, Spong), **Ars** (Ermöglicht es einem, muskulärer Ermüdung zu widerstehen; Typhus – Bapt.), **Bac** (Schmerzen im linken Knie beim Gehen; vergehen nach fortgesetztem Gehen über eine kurze Strecke), **Bell** (Absteigende Beschwerden durch Naßwerden; die Beschwerden von Puls steigen auf; diejenigen von Rhus-t bleiben im betroffenen Teil), **Bell-p** (Reiben und Massage bessern – Mand, Phos, Puls), **Berb** (Schmerzen im unteren Rücken mit Steifheit), **Brom** (Folgen von Erkälten beim Schwitzen), **BRY** (Bei anhaltendem Fieber verstopft – Rhus-t: gewöhnlich Durchfall), **Calc** (Rheumatische Schmerzen schlimmer durch Kälte – auch Merc, Phyt,

Ruta; Schmerzen, die in der Ruhe kommen – Sep, Phos), **Calc-p** (Schneeschmelze verschlimmert), **Calc-s** (Beschwerden durch Überheben), *Calc-f* (Rheuma – Sycco), **Canth** (Gesichtserysipel, bezieht die Lider mit ein; Erysipel, große Furunkel – Rhus-t: kleine Furunkel), **Caust** (Lähmungsartige Schwäche der Blase nach Überdehnen oder Erkälten), **Cimx** (Kontraktionsgefühl der Sehnen, besonders am hinteren Teil der Unter- und Oberschenkel[157]), **Con** (Mißtrauisch; verborgene Karzinome[196]), *Crot-t* (Ausschläge auf den Genitalien – Merc, Tell), **Cupr** (Metallischer Geschmack), **Cur**, **Dros** (Affektionen der Tibia – Agar, Lach), *Dulc* (Rheumatische Lähmung in kaltem feuchtem Wetter, akute Fälle – Rhus-t: chronische Fälle; Urtikaria schlimmer in Kälte), **Ferr** (Asthma besser durch Bewegen; Gehen bessert – Hed, Puls, Sep), **Ferr-p** (Steht nachts auf, um Schmerzen zu erleichtern – Puls), **Fl-ac** (Zwang zu langen Spaziergängen, um Dampf abzulassen), **Gins** (Steifheit der Gelenke), **Graph** (Erysipel – Apis, Bell), **Hed**, **Hydr** (Schwäche und Steifheit im Rücken in der Lumbalregion, muß umhergehen, ehe er den Rücken aufrichten kann), **Hyos**, **Hyper** (Bandscheibenvorfall), **Ind** (Oft indiziert bei Ischias mit allen Modalitäten von Rhus-t, welches nicht hilft[50]), **Kali-c** (Lumbago in der Menopause), **Kali-i** (Rheuma besser durch Bewegung der Gelenke – Dulc, Kali-bi, Puls, Ruta), **Kalm** (Rheuma der obere Gliedmaßen), **Lach**, **Lac-c** (Lumbago mit Rhus-t-Modalitäten), **Led**, **Lil-t** (Ruhelosigkeit mit sexueller Erregung bei Frauen), **Lyc** (Colon ascendens – Rhus-t), **Mag-c** (Wird oft benötigt, wenn Rhus-t gegeben wird; zu müde, wenn er sitzt, besser durch Gehen und Bewegung; Rückenprobleme besser durch Bewegung), **Mag-m** (Rheumatische Schmerzen, besonders reißend, besser durch Bewegung und Wärme), **Mand** (Rheumatische Beschwerden besser durch fortgesetzte Bewegung), **Med** (Das chronische Rheuma ist besser durch Bewegung, während das akute Rheuma durch Bewegung verschlimmert wird; Karpaltunnelsyndrom – Puls, Nux-v), **Merc** (Pneumonie bei Alkoholikern; besondere Linderung der emotionalen und geistigen Symptome durch Bewegung), **Mez** (Ekzem), **Mim-h** (Rheuma; steife Knie, lanzinierende Schmerzen in Rücken und Gliedern, Schwellung der Knöchel), **Nat-c** (Rheumatische Schmerzen, Bewegung bessert), *Nat-s* (Folgen von Naßwerden – Dulc, Calc, Thuj), **Nux-v** (Verstopfung der Nase schlimmer auf der Seite, auf der er liegt), **Op** (Die Betäubung ist mehr betont), **Osteo** (In Fällen von Osteoarthritis, die konstitutionell behandelt wurden und davon profitiert haben, aber die zu einem Stillstand kommen), **Petr**, *Phos* (Steifheit bei alten Leuten), **Phyt** (Besetzt einen mittleren Platz zwischen Bry und Rhus-t und heilt, wenn diese bei Rheuma versagen), **Plb**, *Puls* (Rheumatische Schmerzen, besser durch Umhergehen – Lyc; wolkiges Wetter verschlimmert – auch Chin, Mang, Hep; wolkiges Wetter bessert: Caust, Hep, Ign, Nat-m und Nux-v, besonders besser auf der emotionalen Ebene; Sulph hat Verschlimmerung, wenn der Himmel größtenteils von Wolken bedeckt ist, aber mit fleckweisem Durchscheinen der Sonne), **Pyrog** (Ruhelosigkeit, besser beim ersten Beginn der Bewegung, Gegenteil zu Rhus-t; muß sich andauernd bewegen), **Rad-br** (Symptome von Haut, Gelenken und Faszien; Arthritis mit Deformitäten, mit Steifheit morgens in Ruhe, oder chronische rheumatische Erkrankungen mit Steifheit, schlimmer in kaltem, feuchtem Wetter, durch Ruhe und am Anfang der Bewegung, besser durch fortgesetzte Bewe-

gung, örtlich angewendete Wärme und in kalter frischer Luft), *Ran-b* (Anfängliche Bewegung verschlimmert, fortgesetzte Bewegung bessert – Calc), *Rhod* (Rheumatische Schmerzen, sofort besser durch Bewegung), **Rhus-r** (Fast identische Wirkung), **Rhus-v** (Ausgedehnte Hautläsionen bei Kleinkindern), *Ruta* (Sakroiliakale Überanstrengung; Folgen von Überanstrengung und Verstauchungen – Arn, Bell-p), **Seneg**, **Sep** (Enuresis im ersten Schlaf; Schmerz in der Sakralregion, besser durch Druck; knötchenbildende Urtikaria – auch Calc), *Sulph*, **Syph** (Schmerzen nachts), **Tarent-h** (Ruhelosigkeit – Ars, Acon, Iod), **Thuj**, **Tub** (Häufiges Wasserlassen bei Wetterwechsel; fortgesetzte Bewegung bessert – Calc, Calc-f; Steifheit, rigide Muskeln – Konstitutionsmittel), **Vario** (Rückenschmerz) **Xero** (Hautsymptome und Dysmenorrhoe), **Zinc** (Hyperaktive Kinder – Arg-n, *Ars*, *Calc-p*, *Iod*, Lil-t, *Med*, *Sul-ac*, *Tarent*, *Tub*, *Verat*)

Rhus venenata

Temperament:
Sang

Komplementärmittel:
Bry[8], Calc[8], Mag-c[8], Med[8], Phyt[8], Rhus-t

Folgemittel:
Rhus-t[7]

Feindlich: –

Antidote:
Bry, **Clem** (Jucken an Händen und Genitalien, Anus, Lippen, Mund und Nase[12]), **Nit-ac** (Verrenkungsschmerz in der rechten Hüfte[12]), **Phos**, **Ran-b** (Rheumatische Schmerzen schlimmer bei Erkältung[12])

Kollateralmittel:
Agar (Frostbeulen), **Anac**, **Merc-sul**, **Rhus-t**

Ricinus communis

Miasma:
Pso[140], Tub[140]

Komplementärmittel:
Bry

Folgemittel: –

Feindlich: –

Antidote:
Bry[16,24], Nux-v[16,24]

Kollateralmittel:
Cham (Cholerischer Durchfall mit Krämpfen), **Chin** (Durchfall ohne Schmerz, Erschöpfung), **Chion**, **Cholas** (Muskelkrämpfe), **Jug-c**, **Phos**, **Ph-ac**, **Podo**, **Res** (Beschwerden im Sommer mit Erbrechen), **Vip** (Große Leber, als wolle sie zerbersten)

Robinia pseudacacia

Komplementärmittel: –

Folgemittel: –

Feindlich: –

Antidote: –

Kollateralmittel:
Abies-n (Hiatushernie – Sulph), **Arg-n**, *Caps*, **Carb-v**, *Iris*, **Lyc**, *Mag-c*, **Mag-m**, **Mag-p**, *Nat-p*, **Nat-s**, **Nux-v**, **Orex** (Hyperchlorhydrie oder aber fehlende Säure und langsame Verdauung), **Rheum**, *Sulph* (Chronisches Sodbrennen, saures Aufstoßen – Sul-ac)

Rumex crispus

Miasma:
Pso[140], Tub[50]

Seitenbeziehung:
r nach l[8]

Speisen, die man meiden sollte:
Äpfel[8], *Fleisch*[9], Gefrorenes, Kalte Speisen, Tee

Komplementärmittel:
Kali-m (In einem Fall von Bronchitis, wo Rumx den Husten und die entzündliche Reaktion modifizierte, wobei die Temperatur fast normal war und die Exsudation gut voranging, vollendete Kali-m die Heilung[50]), **Nat-s**[147], **Tub**[147]

Folgemittel:
Calc, **Just** (Sich hinziehender Grippehusten, der auf Rumx nicht weicht[11]), **Kali-m** (In einem Fall von Bronchitis), **Menth** (Wenn Rumx bei postgrippalem, trockenem Husten versagt[50])

Feindlich: –

Antidote:
Bell, **Camph**, **Con**, **Hyos**, **Lach**, *Phos*

Kollateralmittel:
Acon, *Aloe*, **Am-c**, **Apis**, **Bell**, *Carb-v*, **Carc** (Jucken schlimmer beim Ausziehen – Nat-s, Olnd), **Caust** (Husten

und Hautsymptome), **Dros** (Beständiger Kitzelhusten bei Kindern, beginnt, sobald der Kopf das Kissen zur Nacht berührt – Bell, Hyos), **Hep** (Chronischer Husten, schlimmer in kalter Luft – Caust), **Hyos** (Husten schlimmer durch kalte Luft, vom Liegen und nachts, aber Hyos hat eine Reizung durch eine verlängerte Uvula), **Kali-ar** (Pruritus, schlimmer in kalter Luft – Olnd), **Kali-bi**, **Kali-c**, **Lach**, **Menth-pu** (Husten verursacht durch die Luft, die beim Versuch zu sprechen in den Kehlkopf kommt), **Meph**, **Phos** (Husten durch kalte Luft – Hep, Rhus-t, Spong), **Podo** (Morgendurchfall – Apis, Nat-s, Nuph, Sulph), **Psor**, **Rumx-a** (Trockener, nicht nachlassender kurzer Husten und heftiger Schmerz in den Därmen; Entzündung der Speiseröhre, auch Krebs), **Rumx-ob** (Nasenbluten und nachfolgender Kopfschmerz; Schmerz in der Niere), **Ruta** (Pruritus durch Fleisch), **Seneg**, **Spong**, **Sulph** (Morgendurchfall treibt aus dem Bett – Nat-s), **Tub** (Verkürzung, Verwachsung, Ankylose – Symph)

Ruta graveolens

Miasma:
Pso[50], Syc[140]

Temperament:
Sang

Seitenbeziehung:
u, r[8], l ↗ r

Wirkdauer:
30 Tage
8-14 Tage[187]

Bemerkungen:
Ruta, Nat-m und Seneg bilden das Trio für Überanstrengung der Augen[48].

Speisen, die man meiden sollte:
Alkohol[31], ROHKOST[8]

Speisen, zu denen man raten sollte:
Milch[50]

Interkurrente Mittel:
Carc (Rektumkarzinom, nach Ruta[132])

Komplementärmittel:
Calc-p[50] (Gelenkerkrankungen[12]), **Puls**[7], **Sil**[19,147], **Sulph**[7]

Folgemittel:
Calc, **Calc-p**[7] (Kann bewirken, daß Brüche zusammenwachsen, nachdem alles andere versagt hat[119]), **Carc** (Rektumkarzinom, als interkurrentes Mittel[132]), **Caust**, **Lac-c** (In einem sehr chronischen Fall von Rheuma, der auf verschiedene Potenzen von Ruta reagiert hatte[52]), **Lyc**, **Merc**[7], **Ph-ac**, **Puls**, **Sep**, **Rhus-t**[7], **Sil**[7], *Stront* (Chroni-

sche Verstauchungen[16], besonders der Knöchelgelenke, mit Ödemen, wenn Ruta versagt[16,24]; chronische Verstauchungen, besonders der Knöchelgelenke, wenn andere Mittel wie Ruta, Arn und Rhus-t versagen[134]), **Sulph**, **Sul-ac** (Verletzungen[12]; Verstauchungen[131]; Verletzungen der Knochen[16,145,191]), **Symph** (Falls Ruta den Schmerz des gezerrten Bindegewebes nicht lindert, Verstauchungen[172])

Feindlich: –

Antidote:
CAMPH, Merc[31]

Kollateralmittel:
Aloe (Stuhldrang, aber nur heißer Flatus entweicht, mit Besserung – Caps, Colch, Mez, Nat-ar, Spig), *Arg-m*, **Arn** (Venöse Stauung, Stasis, Varizen; Verletzung der Bänder, Sehnen – Calc-f, Caust, Rhus-t), **Bell-p**, **Calc**, **Calen**, **Camph**, **Carc** (Rektumkarzinom, als interkurrentes Mit-

tel), **Card-m**, **Cench** (Diaphyse der Knochen betroffen, Teile extrem berührungsempfindlich), **Cist** (Rhinopharyngitis – Cor-r), **Con**, **Euph**, **Euphr**, **Gels**, **Graph** (Rektumkarzinom mit Verstopfung; Nit-ac: Rektumkarzinom, wenn eine Beteiligung der Haut-Schleimhautgrenzen vorliegt; Hyrd: Karzinom irgendwo im Gastrointestinaltrakt), **Ham**, **Hyper** (Folgen von Verletzungen – Arn, Bell-p, Ham), **Led**, **Lyc**, **Mang** (Schmerzen in den Augen beim Schauen auf nahe Gegenstände, besonders auf ein nahes Licht), **Merc**, **Mez**, **Onos** (Schwäche der Augenmuskeln – Nat-m, Seneg; Beschwerden durch Überanstrengung der Augen – Ruta mit Rötung der Augen), **Phos** (Asthenopie, Folgen von Überanstrengung der Augen – Gels), **Phyt** (Rheuma; Analprolaps – Nux-v, Sep), **Podo**, **Puls**, **Ran-s**, **Rat**, **Rhus-t** (Rheumatische und Hautsymptome), **Rumx** (Pruritus durch Fleisch), **Sep** (Prolaps), **Sil** (Ganglion), *Sulph*, **Symph** (Knochenbrüche; zervikale Spondylose vom Fahren oder durch Arbeit am Computer – Nat-p), **Tub-k** (Morgendurchfall – Nat-s, Sulph), **Viol-o** (Rheuma der Handgelenke), **Sulph** (Ganglion), **Symph** (Knochenbrüche)

Sabadilla officinalis

Sabal serrulata

Miasma:
Tub[140]

Temperament:
Sang

Seitenbeziehung:
u, I[31], I nach r[44] (Halsweh[119]), *r*, R nach L[31,44], I ↘ r

Wirkdauer:
20-30 Tage
2-3 Wochen[187]

Speisen, die man meiden sollte:
Alkohol[9,31], *Kalte Getränke*[9], Kalte Speisen

Speisen, zu denen man raten sollte:
Warme Getränke[9], *Warme Speisen*[9]

Komplementärmittel:
Nat-m (Herausspritzen des Urins beim Husten[143]), **Plat**[143], **Puls**[7], **SEP** (Saisonale Allergien, Heufieber[50]), **Thuj**[50,143]

Folgemittel:
Ambro (Heufieber, wenn Sabad versagt[50]), **Ars**, *Art-v* (Beschwerden durch Würmer, wenn (Sabad und) andere Mittel versagen[44]), **Bell**, **Bry**[7], **Calc**[7], **Merc**, **Nux-v**, **Phos**, **Puls**, **Rhus-t**[7], **Sep**[7], **Sil**[7], *Sulph*[7] (Heufieber[50])

Feindlich: –

Antidote:
Camph, *Con*, **Lach**, *Lyc*[9,34], **PULS**

Kollateralmittel:
Acon, *All-c* (Krampfartiges Niesen – Naphtin), **Alumn**, **Ars** (Schnupfen mit wundmachender Absonderung – Ars-i, Merc, Sang; Niesen schlimmer in Kälte – Aran, Ars, Sabad), **Ars-i** (Heufieber – auch Wye), **Arund** (Niesen mit starkem Jucken in der Nase), **Chin**, **Cina** (Nervöse Leiden durch Würmer – Psor), **Coloc**, **Cumin** (Heufieber – auch Phle), **Cycl** (Heuasthma – Ars, Euph, Iod, Sil), **Euph** (Niesen), **Eup-per**, **Gels**, **Ign**, *Lach* (Halsweh von links nach rechts – Sabad: ist chronischer), **Lyc** (Halsweh von rechts nach links), *Merc*, **Naphtin** (Heufieber), **Nat-m**, **Nux-v**, **Phyt**, **Poll** (Krampfartiges Niesen, Heufieber), **Puls**, *Rhus-t*, **Sabad** (Eingebildete Beschwerden – auch Thuj-Sulph: eingebildete Gerüche), *Sang* (Fließschnupfen mit Überempfindlichkeit gegen Gerüche), **Squil** (Husten schlimmer im Liegen – Spong), **Sep**, **Sil** (Wurmerkrankungen bei Kindern – Spig), **Stict** (Akuter Schnupfen mit heftigem, unaufhörlichem Niesen), **Succ-ac** (Heufieber, anfallsartiges Niesen), **Sulph** (Asthma), **Urt-u**, *Verat*

Bemerkungen:
„Der homöopathische Katheter"[95]

Komplementärmittel: –

Folgemittel:
Con (Prostataerkrankungen, wenn die schmerzhaften Symptome gelindert sind, aber die Schwellung anhält[15]), **Mag-f** (Prostatahypertrophie mit totalem Harnverhalt, wenn eine Operation unvermeidlich scheint – wenn Sabal nicht befriedigend wirkt, sollte ein Versuch mit Magnesium-Salzen und eventuell mit Mag-i gemacht werden, auch wo sie keinen Erfolg hatten, haben sich die Magnesium-Salze als nützlich erwiesen, um den schmerzhaften Tenesmus der Blase zu lindern[36]), **Sol-v** (Harnprobleme bei alten Männern mit vergrößerter Prostata, wenn Sabal versagt[132]), **Vesi** (Wenn Sabal versagt[131])

Feindlich: –

Antidote:
Ars[50], **Puls** (Verzögerte Menses[12]), **Sil**, **Sabad**

Kollateralmittel:
Aesc (Prostatakarzinom), **Apis**, *Arist-cl*, **Arn** (Prostatafälle bei alten Männern, die sich an das Katheterisieren gewöhnt haben), **Aur** (Konstitutionsmittel für Prostataerkrankungen – Aur-m-n, Bar-c, Calc, Nit-ac), *Bar-c*, **Cadm-p** (Harte und knotige Prostata, entweder karzinomatös oder einem Karzinom nahe kommend), **Chim** (Harnwegsinfekte mit Problemen der Prostata und bei Diabetikern; Prostataadenom – Benz-ac, Berb, Cann-s, Canth, Caps, Cinnb, Merc, Merc-c, Nit-ac, Pareir, Pic-ac, Sars, Solid, Staph, Ter, Thuj, Uva; Drainagemittel der Prostata; Dysurie – Pop, Pareir; subakute Prostatitis – Puls), *Clem*, *Con* (Prostatakarzinom, steinharter Tumor mit Impotenz), **Dig** (Prostatahypertrophie mit Herzinsuffizienz; Schwierigkeiten beim Wasserlassen bei vergrößerter Prostata – Con), **Ferr-pic** (Prostataerkrankungen – Arist-cl, Clem, Mag-i, Pop-c, *Thuj*; Prostatakarzinom), **Hydrang** (Vergrößerte Prostata mit sehr schwierigem Wasserlassen, besonders bei Betagten), **Kali-cy** (Metastase nach Prostatakarzinom; wundervolles Palliativum bei Knochenmetastasen von Prostatakarzinom[199]), **Mag-i**, **Nat-m**, **Phos**, **Ph-ac**, **Pic-ac** (Mehr sexuelle Reizbarkeit), *Pop* (Prostatavergrößerung mit Zystitis), **Puls**, **Sel**, **Sep** (Funktionelle Herzbeschwerden bei vergrößerter oder gereizter Prostata), **Sol-v** (Vergrößerte Prostata, wenn Sabal versagt[132]), **Stigm**, **Thyr** (Mangelhafte Entwicklung der Brüste)

Sabina

Miasma:
Pso[50], *Syc*[4,8,9]

Temperament:
Phleg

Seitenbeziehung:
u, l, r, l ↘ r

Wirkdauer:
20-30 Tage

Komplementärmittel:
Bell, Carc[50], Puls[7], Rhus-t, Sep[35,36], Spong, *Sulph* (Sich dahinschleppende Blutung, wenn das akute Stadium vorüber ist, auch sehr heftige Blutung durch Abort[30]), *Thuj*

Folgemittel:
Ars, *Bell*, Cupre-l (Keloid, wenn Sabin versagt[39]), Puls, Rhus-t, Sep (Habitueller Abort, bei einem Fall nach der ersten Geburt[159]), Spong (Manchmal[74]), *Sulph* (Abort[19]; Abort, wenn Sabin versagt[39]; falls die Gebärmutterblutung immer und immer wieder zurückkommt – auch Calc[174]), Thuj[7]

Feindlich: –

Antidote:
Camph[170], Con[35,36], Lach[35,36], Lyc[35,36], *Puls*

Kollateralmittel:
Ambr (Blutung zwischen den beiden Perioden – auch Ham; schlimmer durch Musik – Thuj), Arg-n (Metrorrhagie bei jungen Witwen und kinderlosen Frauen), Arn (Fehlgeburt durch Trauma; Cham: durch Aufregung; Acon: durch Schreck – auch Op), Bell, Bov, Calc, Canth, Caul, Chin (Menorrhagie – Bov, Senec, Tril), Cocc, Croc, Dig, Erig (Metrorrhagie mit Tympanitis und rektovesikaler Reizung – Sabin: mit Schmerz im Kreuzbein; Tril: Schmerzen in der Beckenregion bei der Blutung), Ip, Kali-c (Habitueller Abort – Kali-i, Sep), Laur (Menses früh, reichlich, dünn, dunkle Klumpen mit Schmerz vom Kreuzbein zum Schambein – Sabin: vom Schambein zum Kreuzbein), Mill, Phos, Plat, Puls, Rosm (Menses zu früh; heftige Schmerzen gefolgt von Blutung aus der Gebärmutter, schläfrig), Sanguiso (Blutungen, besonders Bluten vom Anus, venöse Stauung und passive Blutung, Varizen der unteren Extremitäten; Dysenterie, langdauernde, reichliche Menses mit Kongestion zu Kopf und Gliedern bei empfindlichen, reizbaren Personen), Sec, Senec, Sep, Thuj, Tril, *Ust* (Flüssiges Blut mit Klumpen), Vib (Fehlgeburt mit hellroter Blutung)

Saccharum officinale

Bemerkungen:
Saccharum officinale ist ein sehr tiefwirkendes Mittel und es kann gefährlich sein, hohe Potenzen zu geben. Bei Erwachsenen beginne ich oft mit einer 30K, 200K und manchmal sogar mit einer LM6; bei Kindern in verhältnismäßig gutem Gesundheitszustand mit Verhaltensstörungen gebe ich die MK oder XMK ohne jegliches Problem.

Falls ein Patient wiederholt eine starke Verschlimmerung ohne Besserung hat, ist es klug, eine LM-Potenz täglich zu geben und die Intervalle zu strecken[50].

Wenn Sie bei einem neuen Patienten zwischen Stramonium und Sacch zögern, ist es klug, zunächst Stram zu geben. Wenn Stram die Arbeit geleistet hat, die es zu leisten vermag, und nicht mehr richtig wirkt, gehen Sie über zu Sacch[50].

Heftige Verschlimmerungen nach Sacch, besonders bei akuten Infektionen, bei Schmerzen und bei Problemen der Gemütsebene, können ein Problem sein. Sacch ist ein sehr tiefwirkendes Mittel und es kann riskant sein, zu hohe Potenzen zu geben. Falls ein Patient wiederholt starke Verschlimmerungen hat, ohne eine wirkliche Besserung, ist es klug, LM-Potenzen täglich zu geben und das Intervall auszudehnen[50].

Verzweifelte Suche nach Liebe und Zuneigung nach tiefgreifender Enttäuschung liebender Gefühle in der Vergangenheit, hauptsächlich in der Kindheit[50].

Die übermäßige Verwendung von Zucker in unserer modernen Gesellschaft ist für einen großen Teil der chronischen Infektionen und chronischen Krankheiten verantwortlich, wie Dr. Hering sagte: er führt zu einer Degeneration der Blutgefäße, die zu einem schlechten Kreislauf und Arteriosklerose führt. Viele Verhaltensschwierigkeiten bei Kindern mit exrtremer Aggression und Ruhelosigkeit sind der Verwendung von Zucker anzulasten[50].

Typologie: Sacch-Kinder sind dünn und sehr blaß. Clarke beschreibt sie als dicke Kinder, die Calc ähneln. Bei Erwachsenen finden wir viel häufiger Fettleibigkeit[50]. Sehr bleich: weiß wie Zucker, reichliches Schwitzen, besonders nachts, manchmal nur am Kopf wie Calc[50].

Komplementärmittel: –

Folgemittel:
Carc[50], Lac-m[50]

Feindlich: –

Antidote:
Acet-ac[50]

Kollateralmittel:
Arg-n (Verlangen nach Süßigkeiten, was verschlimmert), Bell (Kongestion zum Kopf und Wallungen, aggressiv mit Schlagen und Treten, erwacht erschreckt aus dem Schlaf, Bettnässen, Impuls, alles anzufassen), Calc (Fettleibigkeit besonders bei Erwachsenen, eigensinnig, Müdigkeit, Verlangen nach Süßigkeiten, Eiskrem, Kopfschweiß nachts, Verstopfung), *Carc* (Verlangen nach Schokolade, in vielen Fällen, wenn die Heilung mit Sacch nicht weitergeht), Cham (Gewalttätigkeit, heftiger Zorn, Treten und Schlagen, Reizbarkeit, Schmerzempfindlichkeit, will getragen werden, Ruhelosigkeit), Cimic (Große Neigung, sich an die Familie zu klammern; Sacch: Kind klammert sich immer an die Mutter), Cupr (Will nicht angefaßt werden, Mattigkeit, Schmerzempfindlichkeit, Ruhelosigkeit,

Schüchternheit, Zerstörungswut, nächtliche Furcht, Geschwätzigkeit), **Lach** (Geschwätzigkeit, Eifersucht, Depression morgens und Aufgeregtheit abends, Hitzewallungen in der Menopause, schmerzempfindlich), **Lyc** (Diktatorisches Verhalten, Mangel an Selbstvertrauen, Bedürfnis nach Bestätigung, Furcht, neue Sachen zu unternehmen, Reizbarkeit und Traurigkeit morgens beim Aufwachen, Verlangen nach Süßigkeiten, unstillbarer Appetit, Ungehorsam, Anmaßung), **Lyss**, **Mag-c**, **Op** (Schmerzempfindlich, Unentschlossenheit, offener Mund, Verstopfung mit harten Bällen), **Sacchin** (Behindert die Wirkung der Enzyme in Speichel und Verdauungstrakt mit daraus folgender Dyspepsie), **Sacch-l** (Diurese, Amblyopie; Kälte schmerzt wie feine Eisnadeln mit Prickeln wie von Frostbeulen, Verstopfung), **Sep**, **Stram** (Verlassenes Gefühl mit großer Angst und Furcht vor dem Alleinsein nachts, zwingt die Eltern, beim Kind zu bleiben bis es schläft; klammert sich an die Mutter, extremer Durst, Gewalttätigkeit, Schmerzlosigkeit schmerzhafter Beschwerden, Eifersucht, Ruhelosigkeit), *Tub* (Wechselhafte Stimmung; bösartig, aggressiv und zerstörerisch; reizbar beim Aufwachen morgens; unzufrieden; chronische Erkältung; Verlangen nach Süßigkeiten, Durst auf große Mengen Wasser; Impuls zu rennen; schlägt, eigensinnig)

Salicylicum acidum

Seitenbeziehung:
I

Komplementärmittel:
Calend[1]

Folgemittel: –

Feindlich: –

Antidote: –

Kollateralmittel:
Ars, Arg-n (Menière'scher Symptomenkomplex, schwankend, chronisch), Bry, Carb-ac, Chen-a (Menière'scher Symptomenkomplex mit Lebersymptomen), Chin (Rheuma mit reichlichem Schwitzen und Kältempfindlichkeit – Lac-ac), Chin-sal (Symptome von Sal-ac mit Symptomen von Chin-sal), Chin-s (Menière'scher Symptomenkomplex, allgemeine Hyperästhesie, Anämie), Colch, *Gaul*, Kreos, Lach, Lac-ac, Nat-sal, Nit-ac, *Phos* (Menière'scher Symptomenkomplex mit kongestiven und vaskulären Störungen), Prot (Menière'scher Symptomenkomplex), Rhod, Salol (Rheumatische Schmerzen in den Gelenken mit Wundheitsgefühl und Steifheit, Kopfschmerz über den Augen, Urin riecht nach Veilchen), Spirae, Ther

Salix nigra

Komplementärmittel: –

Folgemittel: –

Feindlich: –

Antidote: –

Kollateralmittel:
Agn, Canth, Lup, Pic-ac, Spirae, Yohim

Salolum

Komplementärmittel: –

Folgemittel: –

Feindlich: –

Antidote:
Bry

Kollateralmittel:
Act-sp, Carb-ac, Led, Nat-sal, Sal-ac, Ter

Salvia officinalis

Komplementärmittel: –

Folgemittel: –

Feindlich: –

Antidote: –

Kollateralmittel:
Cean, Chrysan (Spezifische Wirkung auf die Schweißdrüsen; beruhigt das Nervensystem; Schmerzen in den Zähnen und im Zahnfleisch, schlimmer durch Berührung, besser durch Wärme, Schlaflosigkeit und Nachtschweiße), Cimic (Migräne in Verbindung mit Störungen der weiblichen Genitalien – Sang, Lach), Salv-sc (Tonisierender Einfluß auf das Nervensystem), Til

Sambucus nigra

Miasma:
Pso[50]

Temperament:
Choler[15]

Seitenbeziehung:
u, l[8], l ↘ r

Wirkdauer:
1 Tag

Speisen, die man meiden sollte:
Milch, Obst[31]

Komplementärmittel:
Ant-t, Hep (Falscher Krupp[157]), Phos[143]

Folgemittel:
Ars, Bell, Con, Dros, Ip (Bronchialasthma bei Kindern[50]),
Nux-v (Schnupfen[44]), Phos, Puls (Schnupfen[44]; Asthma
bei Müllern, wenn Samb versagt[163]), Rhus-t, Sulph, Sep

Feindlich: –

Antidote:
Ars, Camph[98,120], Colch[98]

Kollateralmittel:
Acon, Am-c (Verstopfung der Nase von Kleinkindern
nachts; trockenes Niesen mit verstopfter Nase – Lyc,
Sin-n), Aral (Bronchialasthma – Ars, Spong, Luf-op, Ip),
Bell, Brom, Calc-lac (Verschnupfter Säugling), Iod, Ip,
Lem-m (Asthma durch Verstopfung der Nase), Lyc, Med
(Dyspnoe, kann mit Leichtigkeit einatmen, aber keine Kraft
zum Ausatmen), Meph, Nux-v (Trockener Schnupfen von
Kleinkindern – Am-c), Phos, Poth (Asthma, schlimmer
durch Staubinhalation – Ip), Samb-c (Wassersucht),
Spong, Squil, Sulph, Zinc (Ausgeprägte Ruhelosigkeit
und unruhige Beine und Füße)

Sanguinaria canadensis

Miasma:
Pso[140], Syc[140], Tub[140]

Temperament:
Choler[15]

Seitenbeziehung:
r (Vorherrschend[116]; besonders Schulter, Kopf, Leber und
Brust[50]), r nach l[147]

Verwandte Darmnosode:
Morgan Gaertner

Bemerkungen:
Sang, Kali-i und Stann bilden das Trio für Bronchitis,
wenn der Auswurf reichlich ist[48].

Sein Platz bei Keuchhusten ist größtenteils am Ende der
Erkrankung. Der Patient scheint nie über seinen Keuch-
husten hinweggekommen zu sein. Der Husten kehrt je-
desmal wieder, wenn der Patient sich erkältet[50].

Speisen, die man meiden sollte:
Süßigkeiten[9]

Speisen, zu denen man raten sollte:
Essig, Saure Speisen[9]

Komplementärmittel:
Ant-t[8,9,17,34,147,185], Calc (Patienten, die nie über einen Keuch-
husten hinweggekommen zu sein scheinen, der Husten
kommt bei jeder Erkältung zurück[50]), Phos[8,17,34,147,185],
Sars[50], Sulph[147]

Folgemittel:
Bell[7], Calc (Wenn Sang bei Keuchhusten nicht so schnell
wirkt, wie es sollte[50]), Pen[9]

Feindlich: –

Antidote:
Op (Übelkeit und Hitze im Magen, Schwindel, Blutan-
drang, große Mattigkeit, Schwäche mit kaltem Schwitzen,
aufgeregter, unregelmäßiger Herzschlag, Mangel an Emp-
findlichkeit, krampfartige Lahmheit der Muskeln[30]),
Rhus-t[36]

Kollateralmittel:
Ant-t, Arg-n (Kopfschmerz in Sonne – Gels, Kalm, Spig,
Stann), Arist-cl, Bell (Kopfschmerz), Bry, Calc (Polypen,
Galaktorrhoe), Calc-f, Chel (Rechtsseitige Migräne;
rechtsseitige Pneumonie, besonders rechter Unterlappen),
Crot-h (Rechtsseitige Beschwerden – Chel, Lyc, Mand),
Dig (Rechtsseitige Migräne), Ferr, Ferr-m (Rheuma der
rechten Schulter – Lyc, Mag-c, Ferr-p), Ferr-p (Hitze in
Rachen und Brust mit Stichen und rostfarbigem Sputum
– Phos), Gels (Will gehalten werden), Glon (Kreislauf;
Kongestion des Kopfes mit Hitzegefühl – Bell), Hydr, Iod,
Ip, Iris (Migräne), Jab, Just (Bronchialkatarrh, Schnup-
fen, Heiserkeit), Kreos (Hellrote, überlriechende Blutung
aus der Gebärmutter – Bell, Nit-ac, Sul-ac, Sulph), Lach
(Klimakterische Beschwerden), Lyc (Rechtsseitig, von
rechts nach links; Hungerkopfschmerz – Kali-p), Meli
(Kopfschmerz mit Erbrechen), Nat-m, Nux-v, Op, Phos
(Pneumonie, empfindlich gegen Gerüche von Parfüms
und Blumen), Puls, Rumx, Sabad (Blumenduft verschlim-
mert; Lavendelduft verursacht einen Asthmaanfall), Sec
(Hitze der Fußsohlen, muß sie nachts aufdecken – Sulph,
Fluor-Verbindungen), Sep (Heiße Wallungen im Klimakte-
rium – Arist-cl, Lach, Jab, Sul-ac), Squil, Stann, Stann-i
(Phthisis, wenn übermäßiger Nachtschweiß von Schwä-
che begleitet ist), Sulph (Sonntags-Kopfschmerz bei ar-
beitenden Männern; Kopfschmerz jeden siebten Tag –
Sabad, Sil), Sul-ac, Verat-v (Lungenanschoppung)

Sanguinarinum nitricum

Komplementärmittel: –

Folgemittel: –

Feindlich: –

Antidote: –

Kollateralmittel:
Am-c, *Arum-t*, Calc, *Kali-bi*, Psor, *Sang-t* (Exophthalmus; Mydriasis, trübes Sehen)

Sanicula aqua

Miasma:
Pso[140], *Tub*[140]

Speisen, die man meiden sollte:
Fleisch[36], Speck[36]

Komplementärmittel:
Cham, *Sil*[17]

Folgemittel:
Bor (Hautsymptome[1,34,64])

Feindlich: –

Antidote: –

Kollateralmittel:
Abrot (Abmagerung, Haut schrumpelig, hängt in Falten – Iod, Nat-m, Sars), **Aeth**, **Agra** (Adenoide), **Alum**, **Bor**, **Calc** (Verschwitzter Kopf bei Kindern – Sil), **Calc-p** (Kind kann seinen Kopf nicht hochhalten), **Lil-t**, **Lyc** (Abmagerung von oben nach unten – Nat-m), **MAG-C** (Ruheloser Schlaf, erwacht um 3 Uhr 30 morgens; außer sich bei Kleinigkeiten, eigensinnig und schlechte Laune abwechselnd mit Lachen und Spielen bei Kindern), **Mag-s**, **Med** (Dauerndes unwiderstehliches Verlangen, hinter sich zu schauen – Brom, Lach), **Nat-m**, **Psor**, **Puls** (Symptome wechseln ständig – Lac-c), **Rheum**, **Sanic-eu** (Verschiedenartige nervöse Erkrankungen, ähnlich Valer), **Sep** (Starkes Herabdrängen, muß zur Besserung die Hand auf die Vulva pressen – Lil-t), **Sil** (Kinder die nicht gedeihen; der Stuhl, nach großer Anstrengung teilweise herausgepreßt, schlupft zurück), **Sulph**, **Tub** (Häufiger Wechsel der Symptome)

Santoninum

Bemerkungen:
Nicht einem Kind mit Fieber oder Verstopfung geben[9,100].

Komplementärmittel: –

Folgemittel:
Cina (Skrofulöse Rhinitis bei Kindern[93])

Feindlich: –

Antidote:
Bell (Vergiftungsfolgen[111] – auch Camph[111], Chin[111], Ip[111], Verat[111])

Kollateralmittel:
Atro (Augensymptome – Dig), *Cina*, Nat-p, Spig, Teucr

Saponaria officinalis

Komplementärmittel: –

Folgemittel: –

Feindlich: –

Antidote: –

Kollateralmittel:
Cocc, Quill, Verb

Saponinum

Seitenbeziehung:
/[9]

Komplementärmittel: –

Folgemittel: –

Feindlich: –

Antidote:
Ars, Rhus-r, Rhus-t

Kollateralmittel:
Cocc, **Helon**, **Par**, **Sapin** (Müde, gleichgültig, Schmerz in der linken Schläfe, Auge, Photophobie, heiße Stiche tief in den Augen, Erkrankungen des 5. Hirnnerven, Migräne, Halsweh, schlimmer rechte Seite), **Sars**, **Verb**

Sarcolacticum acidum

Bemerkungen:
Ist die rechtsseitige Form von Lac-ac[36].

Komplementärmittel: –

Folgemittel: –

Feindlich: –

Antidote: –

Kollateralmittel:
Arn (Wundes zerschlagenes Gefühl), **Ars** (Schwäche – Kali-c, Mur-ac, Stann), **Bry** (Rheuma schlimmer durch Bewegung), **Cadm-s** (Erbrechen – Ars, Sulph), **Carb-ac, Eup-per, Glyc, Kali-c, Lac-ac, Mur-ac, Nat-p** (Saure Dyspepsie – Rob, Caps), **Psor, Rhus-t, Stann, Sulph**

Sarothamnus scoparius

Miasma:
Pso[50]

Seitenbeziehung:
I[29]

Komplementärmittel: –

Folgemittel: –

Feindlich: –

Antidote: –

Kollateralmittel:
Adon (Tachykardie, Extrasystolie, Myokardschäden – Conv, Iber, Kalm, Olnd, Stroph-h), **Squil, Staph, Sulph, Ust**

Sarracenia purpurea

Miasma:
Syc[4]

Komplementärmittel: –

Folgcmittel: –

Feindlich: –

Antidote:
Podo[7,31] (Durchfall[25])

Kollateralmittel:
Ant-t, Eup-per, Maland, Merc, Vac, Vario

Sarsaparilla

Miasma:
Pso[4], Syc, Tub[140], Syp

Temperament:
Melan

Seitenbeziehung:
U, I[8], R, I ↘ r

Wirkdauer:
35 Tage
Mehr als 5 Wochen[187]

Speisen, die man meiden sollte:
Brot, Kalte Getränke, Scharfe Speisen[8], Trockene Speisen, Warme Speisen

Komplementärmittel:
All-c, Apis[139], Merc, Parathyr (Nierensteine, sogar Ausgußsteine und beidseitige Steine), **Sep**

Folgemittel:
All-c, Bell, Fl-ac[50], Hep, Merc, Phos, Rhus-t, Sep (Dysmenorrhoe, wenn das akute Stadium vorbei ist[51]), **Sulph**

Feindlich:
Acet-ac (Scheint die Beschwerden anfangs zu verschlimmern[23,120], nach Sars[12,25])

Antidote:
Ammc[33], BELL, Camph[33], Cham[23], Merc, Sep, Sulph[33]

Kollateralmittel:
Ant-c, Ars, Berb (Harngrieß; Schmerz am Ende des Wasserlassens – Equis, Fab, Thuj), **Calc, Canth** (Harngrieß bei Kindern mit ständigem Ziehen am Penis), **Caust** (kann nur im Sitzen Wasser lassen), **Chim** (Muß mit weit auseinanderstehenden Füßen stehen beim Wasserlassen), **Cocc, Coloc** (Nierenschmerz – Bell, Berb, Canth, Dros, Lyc, Oci), **Cuc-c** (Ein Aufguß der Samen wirkt prompt bei schmerzhaftem Wasserlassen mit Zusammenschnüren und Rückenschmerz), **Equis** (Blasenstein; Tenesmus nach dem Wasserlassen – Berb; Nierenkolik – Berb, Canth), **Graph, Ipom** (Übergang des Steins von der Niere zur Blase mit heftigen, schneidenden Schmerzen in beiden Nierenregionen, die sich den Harnleiter hinunter erstrecken), **Kali-bi** (Kopfschmerz mit vorausgehender Blindheit), **Lith-c** (Harnsaure Diathese – Ant-c, Benz-ac, Berb, Colch, Form-ac, Dulc, Lyc, Med, Nat-s, Nit-ac, Rhus-t, Sars, Thuj, Urt-u), **Lyc** (Rechtsseitige Nierenkolik; Neigung zur Blasensteinbildung; roter Sand im Urin, Kind schreit beim Wasserlassen; Benz-ac: Abmagerung der oberen Teile, untere Teile ödematös), **Med, Merc, Mez** (Hautausschläge im Gesicht – auch Viol-t; Hautsymptome – Ant-c, Euph, Graph, Sil), **Nat-m** (Abmagerung besonders am Nacken; Rheuma), **Pareir, Petros, Petr, Phos, Puls, Sal-ac, Saur** (Reizung

von Nieren, Blase, Prostata und Harnwegen, schmerzhafte und schwierige Miktion, Zystitis), *Sep*, **Sil** (Ernährungsstörung; Einziehung der Brustwarzen; Brustwarzen klein, unerregbar), **Sulph**, **Ter** (Blasensteine), **Thuj** (Schmerz am Ende des Wasserlassens – Berb, Canth, Fab), **Tub** (Hämaturie mit Nierenkolik), **Zinc** (Kann nur Wasser lassen wenn er nach vorne gebeugt steht, Beine gekreuzt oder Knie abgespreizt)

Scarlatinum

Bemerkungen:
Als interkurrentes Mittel in Fällen, die einem Anfall von Scharlachfieber gefolgt sind[56].

Komplementärmittel:
Ign (Ein Fall von heftigem Rucken beim Versuch, sich zu bewegen oder zu gehen nach Scharlachfieber, gebessert mit Scarl, dann rasch behoben mit Ign[56]), **Streptoc** (Wenn Scarl indiziert scheint, aber versagt[52])

Folgemittel:
Tell (Nach einer interkurrenten Dosis von Scarl bei chronischer Otorrhoe nach Scharlach[125])

Feindlich: –

Antidote:
Bell[12]

Kollateralmittel:
Apis, Bell, Ferr-p, Hell, Lach, Merc-Verbindungen, Morb, Phos, Phyt, Rhus-t, Streptoc, Sulph

Scirrhinum

Bemerkungen:
Ein wertvolles interkurrentes Mittel; im Verlauf einer breiten konstitutionellen Behandlung einzusetzen; es fördert und vervollständigt die Wirkung von anderen indizierten Mitteln[199].

Komplementärmittel:
Cadm-s (In einem Fall von Adenokarzinom der Prostata mit einer Vorgeschichte von Kummer – auch Scroph-n[50]), **Carb-an** (In einem Fall von Adenokarzinom der Prostata, diagnostiziert nach einer Exzision der Prostata mit einer Vorgeschichte von starkem emotionalen Leid[50])

Folgemittel: –

Feindlich: –

Antidote: –

Kollateralmittel:
Ars, Cadm-s, Carb-an, *Carc*, Scroph-n, Sil, X-ray

Scrophularia nodosa

Komplementärmittel: –

Folgemittel:
Dig (Vergrößerte Drüsen[12])

Feindlich: –

Antidote:
Bry (Brustsymptome[12])

Kollateralmittel:
Ars-i, Aster, *Calc-i*, Carc, *Con*, Echi, Lob-e, Nux-m, Ruta, Scir

Secale cornutum

Miasma:
Pso[140], *Syc*

Temperament:
Melan

Verwandte Darmnosode:
Proteus (Bach)

Wirkdauer:
35 Tage
2-3 Wochen[187]

Bemerkungen:
Sollte während Wehen nie in starker Tinktur verwendet werden, da es in einigen Fällen Konvulsionen oder Entzündung der Gebärmutter hervorrufen kann[138].

Es ist hochgefährlich, Sec bei Gebärmutterblutung zu verwenden, wenn eine Albuminurie besteht, denn es führt wahrscheinlich zu Konvulsionen und falls es während Wehen zu häufig verwendet wird, neigt es sehr dazu, eine puerperale Metritis hervorzurufen[175].

Sec bildet mit Ars und Kreos das Trio für diabetische Gangrän[111].

Speisen, die man meiden sollte:
Bier[8], Brot

Komplementärmittel:
Ars[8,16,17,185], **Bell**[7], *Psor*[19,50,147], **Thuj**[8,17,185]

Folgemittel:

Acon, *Ars*, **Bell**, **Cham**[7], **Chin** (Cholera, Durchfall[103]), **Ergot** (Wirkt manchmal, wenn Sec, obwohl indiziert, versagt[9,17]), *Erod* (Blutungen, wenn Sec versagt hat[199]), **Euph** (Karbunkel, krebsige oder giftige Geschwüre, Gangrän und sogar bei Karies und Nekrose, wenn großes Brennen besteht, wie von brennenden Kohlen, welches Sec, Ars oder Anthraci nicht lindern[145]), **Kreos** (Diabetische Gangrän[15]), **Lyc**[7], **Merc**, **Op**[7], **Puls**, **Rhus-t**[7], **Sol-n** (In einem verzweifelten Fall progressiver Gangrän in Fingerspitzen, Knöcheln und Zehen eines jungen Mannes, dem wegen der Ausdehnung des gangränösen Prozesses mehrere Finger amputiert wurden, brachten Lach, Sec und Ars keine Reaktion, bis Sol-n angewendet wurde, mit dem Ergebnis, daß das Fortschreiten der Krankheit sofort aufgehalten wurde[134]), **Sulph**[7], **Tab** (Cholera, wenn Übelkeit und kalter Schweiß anhalten, nachdem der Durchfall durch Sec beendet wurde[145]), **Ust** (Gebärmutterbluten, wenn Sec indiziert scheint, aber versagt[66])

Feindlich: –

Antidote:

CAMPH, **Chin**, **Lach**, **Nux-v**, **Op**, **Sol-n** (Krämpfe und Konvulsionen durch Sec-Vergiftungen[66]), **Stram**[44], **Verat**[44], **Zinc**[44]
Bei akuter Vergiftung: Reinigen des Magens mit Tierkohle und Glaubersalz[66]. Zu Beginn einer chronischen Vergiftung mit Gefäßkonstriktionen werden örtlich Hitze und gefäßerweiternde Mittel angewendet (Amyl- und Natriumnitrit etc.), neben Opiaten oder Analgetika[66])

Kollateralmittel:

Aesc (Brachialgia paraesthetica nocturna – Agar, Hed, Mand), **Alumn**, **Ars** (Kälte- und Hitzemodalitäten sind gegensätzlich, Gangrän bei Diabetikern – Kreos, Kres), **Aur**, **Aur-m-n**, **Aur-m** (Lokomotorische Ataxie), **Bar-c** (Zerebralsklerose – Aur, Con, Stront), **Bell**, **Both** (Gangränöse septische Zustände; okuläre Blutung – auch Croc, Crot-h, Ger, Lach, *Phos* – Sec: bei Diabetes), **Brass** (Ödematöse Schwellungen, skorbutischer Mund, Abfallen der Nägel, Gangrän), **Camph** (Zudecken unerträglich trotz der körperlichen Kälte – Tab; kalte Haut, verträgt keine Bedeckung, Kollaps bei Cholera; große Kälte des Körpers und inneres Brennen mit Unverträglichkeit von Zudecken – Led, Med), **Bov** (Metrorrhagie), **Carb-v** (Feuchte Gangrän bei Diabetikern – auch Kreos, Sec; Kollaps, anhaltendes Nasenbluten; Gangrän des Zehs – Ars), **Caul**, **Cham** (Konvulsionen mitten in der Blutung), **Chin** (Blutung dunkel, passiv – Crot-h, Croc, Ham, Hydr, Sul-ac), **Cimic** (Die Wirkung auf die Gebärmutter ist der von Sec analog, aber nicht so gefährlich), **Cinnm** (Immer sicher bei postpartaler Blutung oder gefährlicher Gebärmutterblutung, während Ergot immer gefährlich ist), **Colch** (Cholera), **Con**, **Crot-h**, **Elaps** (Dunkles Nasenbluten mit rascher Erschöpfung), **Ergot** (Beginnende Arteriosklerose, ziemlich rasch fortschreitend; Hypertonie; Ödeme, Gangrän, Purpura haemorrhagica), **Ham**, **Hed**, **Ip** (Blutung mit Übelkeit), **Lach** (Schlaf verschlimmert – Crot-h, Op), **Mand**, **Mit**, **Nit-ac**, **Nux-v**, **Nux-m**, **Pedclr** (Lokomotorische Ataxie, spinale Reizung), **Phos** (Arteriopathie der unteren Gliedmaßen – auch bei Diabetikern, Ars; hämorrhagische Diathese; Anus immer offen – Apis), **Pitu** (Er-

---

weiterter Muttermund, wenig Schmerzen, kein Fortschritt), **Plb**, **Puls** (Erträgt keine stickigen Räume, sogar im Winter), **Rad-br** (Nekrose mit viel Brennen), **Sabal** (Prostatitis – Sep, Thuj), **Sep** (Raynaud Syndrom), **Sil**, **Stront**, **Sulph**, **Tab** (Möchte trotz subjektiver Kälte den Bauch aufdecken; Claudicatio intermittens – Plb), **Ust** (Blutung), **Verat**, **Zinc**

Selenium

Miasma:
Pso[4,140], *Syc*, Tub[140]

Temperament:
Melan[15]

Seitenbeziehung:
u, L, l ✗ r

Wirkdauer:
40 Tage
5-6 Wochen[187]

Bemerkungen:
Agn, Sel und Calad bilden das Trio für Impotenz[36].

Speisen, die man meiden sollte:
ALKOHOL[31], Gewürze, *Limonade*, *Obst*, *Salz*, Saure Speisen, Süßigkeiten, TEE[9], *Wein*[9], Würzen[8], *Zucker*[31]

Speisen, zu denen man raten sollte:
Weinbrand[8]

Komplementärmittel:
Thuj[143,147]

Folgemittel:
Calc, **Chin**[7], **Lyc**[7], **Merc**, **Nux-v**, **Sep**, *Sulph* (Unfreiwilliger Samenabgang, Hoden erschlafft, hängen herab und Schwitzen des Skrotums und zwischen Skrotum und Oberschenkeln[7,48]; bei einem Fall eines mysteriösen Fieberzustands nach Feuchtigkeitsexposition[174])

Feindlich:
CHIN (Die Schwäche, die durch Sel verursacht wird, wird durch Chin sehr verstärkt[16,23]; verschlimmert die Beschwerden, bis sie unerträglich werden[187])
WEIN

Antidote:
Ign, Mur-ac, *Puls*

Kollateralmittel:
Agn (Sexuelle Schwäche mit gesteigertem Verlangen – Ph-ac, Pic-ac), **Alum** (Heiserkeit bei Sängern – Arg-n, Alum, Arum-t, Caust), **Arum-t** (Rachensymptome, Heiserkeit), **Calad**, **Caust** (Heiserkeit – Arum-t, Phos), **Chin**, **Crot-h**, **Graph** (Mangel an Samen), **Ind**, **Lach** (Schlaf verschlimmert), **Lyc** (Impotenz bei Alten – Agn-c, Bar-c,

Con, Thuj), **Merc**, **Nat-c** (Beschwerden durch Sonnenexposition), **Nat-m**, **Nit-ac** (Ausfallen der Schambehaarung – Nat-m, Zinc), **Nux-v**, **Phos**, **Ph-ac** (Wirkung auf Nervensystem und Genitalien; Spermatorrhoe), **Pic-ac**, **Sabal**, **Sep** (Involutionsdepression – auch Aur), **Stann** (Brustsymptome und Auswurf – auch Arg-m), **Staph** (Denkt nur an Sex), **Sulph** (Allgemeine Wirkung; Erkrankungen der Haut und Schleimhäute; Ausfall der Schambehaarung bei Frauen – bei Männern: Sel), **Tell**, **Thuj** (Mißbrauch von Tee, männliches Urogenitalsystem), *Titan*

Sempervivum tectorum

Komplementärmittel: –

Folgemittel: –

Feindlich: –

Antidote: –

Kollateralmittel:
Alumn, Aur-m-n, Nit-ac, Rad-br

Senecinum

Komplementärmittel:
Sec (Drohende Uterusatonie[36])

Folgemittel: –

Feindlich: –

Antidote: –

Kollateralmittel:
Arn, Chin, Phos, Sabin, Sed-a (Skorbutische Zustände, Geschwüre, intermittierendes Fieber), Senec

Senecio aureus

Miasma:
Pso[140], Syc[4,140], Tub[140]

Bemerkungen:
Der Regulator für Frauen[44]

Komplementärmittel: –

Folgemittel: –

Feindlich: –

Antidote: –

Kollateralmittel:
Alet, Arist-cl (Sekundäre Amenorrhoe – Cimic, Graph, Puls, Sep), **Bell**, **Bry** (Vikariierende Menses – Puls), **Calc**, **Caul**, **Chen** (Vikariierende Leukorrhoe), **CIMIC**, **Cycl**, **Ferr**, **Graph**, **Helon**, **Kali-c** (Anämie mit Schwäche – Mang, Ferr), **Lach** (Erscheinen der Menses bessert), **Lyc** (Schmerz in der rechten Niere – Lyss), **Plat**, **Puls** (Funktionelle Störungen von Lungen und Blase, die ihren Ursprung in Gebärmutterstörungen haben; Amenorrhoe nach Antibabypillen – Calc-p), **Senec-j** (Zerebrospinale Reizung, rigide Muskeln, besonders von Nacken und Schultern; Krebs), **Sep**, **Sulph**, **Verat**

Senega

Miasma:
Pso[50], Syc[9], Tub[140]

Temperament:
Phleg[31]

Seitenbeziehung:
l[8], r[8], l ↘ r

Wirkdauer:
30 Tage
Mehr als 4 Wochen[187]

Bemerkungen:
Bei Bronchialasthma ist Seneg eine Art Kreuzung zwischen Bry und Rhus-t. Die heftigen Symptome sind die von Bry, obwohl es, anders als Bry, schlimmer durch Ruhe ist. Es hat die Besserung durch Bewegung von Rhus-t, aber der Husten und die asthmatischen Symptome sind schlimmer durch Bewegung[163].

Komplementärmittel:
Calc[7], Caust[147], Lyc[7]

Folgemittel:
Arum-t (Wundheit und Rötung des Halses[25]), Bell[7], Bry[7], Calc, Lyc, *Phos*, Sulph, Sul-ac (Pleuritis[16])

Feindlich: –

Antidote:
Arn (Manchmal[77]), Ars[50,139], **Bell** (Manchmal[98]), *Bry*, Camph (Manchmal[77]), Caust[50,139]

Kollateralmittel:
All-c, Alum (Trockenheit der Schleimhäute mit Reaktionsmangel bei alten Leuten), Am-br, Am-caust (Laryngitis – Aurum-t, Caust), Ant-s-aur (Chronisches Emphysem), Ant-t, Ars, Bry, Calc, Carc-I (Rezidivierende Bron-

chitis), **Caust** (Katarakt im Alter – auch Sec, *Sil*; Urinin-kontinenz beim Husten, chronische Form), **Coc-c, Dros, Hed, Hep, Hydr** (Klebrige Absonderungen – Coc-c, Kali-bi, Sang, Sulph), **Hyos, Kali-c, Lyc, Myrt-ch** (Chronische Bronchitis mit klebrigem Sputum), **Nepet** (Um eine Erkäl-tung abzukürzen, Kolik bei Kleinkindern), **Phos, Prot** (Bronchitis bei alten Leuten), **Rhus-t, Rumx, Ruta** (Au-genmuskelschwäche – Nat-m, Onos), **Sang, Spong, Stict, Sulph** (Absorbiert den Erguß bei Pleuritis – Squil)

Senna

Bemerkungen:
Drainagemittel für das Pankreas[66]

Komplementärmittel:
Ars (Als Konstitutionsmittel bei azetonämischem Erbre-chen im Intervall[26] – auch Lyc[30,109], Magnesium[36]), **Phos** (Azetonämie[169])

Folgemittel: –

Feindlich: –

Antidote:
Cham[9], **Nux-v**[9]

Kollateralmittel:
Aloe (Drainagemittel für Oxalate – Senn), **Amyg-p** (Aze-tonämie), **Jal, Kali-c, Lyc** (Azetonämie), **Phos** (Azetoná-misches Erbrechen, Harngrieß bei Kleinkindern)

Sepia

Miasma:
PSO[4,140], SYC, *Tub*[140], Syp[50]

Temperament:
CHOLER[15], *Melan*, Phleg

Seitenbeziehung:
u, L (Milz, linkes Ovar, Varizen, kardiale Manifestationen; linke Portalvene, linker Leberlappen[157]), r[31], Wechselnde Seiten

Verwandte Darmnosode:
Morgan Pure; *Bacillus Faecalis* (Bach)

Wirkdauer:
40-50 Tage
100 Tage (Hahnemann)

Bemerkungen:
Nux-v ist das Akutmittel zu Sep bei Verdauungsstörun-gen[143].

Sep kann bei Lungenkrankheiten als interkurrentes Mittel eingesetzt werden[2].

Sulph und Sep wechseln sich oft ab[159].

Sep ist besonders dienlich ab der Pubertät bis ins Alter von 25 Jahren und wieder in der Menopause[50].

Halsbeschwerden bei Sep-Patienten brauchen öfters Sabad[159].

Puls ist indiziert bei Sep-Patienten mit Erkältung und Si-nusitis[159].

Die Erstwirkung niedriger Potenzen kann das hormonelle Gleichgewicht aus der Balance bringen, während diejeni-ge höherer Potenzen nervöse Kontrollzentren stören kann[50].

Sep, Nat-m und Phos bilden das Trio der nützlichen Mittel in der Schwangerschaft, bei den Wehen und in den er-sten Tagen des Neugeborenen[50].

Sulph, Sep und Lyc bilden das Trio für Kreislaufstörun-gen; ebenso Sep, Sang und Lach für klimakterische Stö-rungen[54].

Sep, Murx und Lil-t bilden das Trio für Erschlaffung der Uterusgewebe und Gebärmutterverlagerungen[50].

Calc-f, Nat-c und Sep bilden das Trio für Gebärmuttervor-fall, Fibroide und Sterilität[157].

Sep sollte nicht nachts gegeben werden[74].

Speisen, die man meiden sollte:
Äpfel[8], *Alkohol*[31], *Brot*, Buchweizen[31], *Butter, Butterbrot*, ERDBEEREN[8], *Essig, Fett, Fisch* (besonders bei Herpes[50]), Fleisch[8], *Geschwefelter Wein*[8], *Heiße Getränke, Käse*[8], Kaffee, *Kalbfleisch*, KALTE GETRÄNKE[8], *Kalte Speisen*[8], *Kartoffeln*, MILCH, *Obst*, Pflanzliche Säuren[12], *Reichhalti-ge Speisen*, Sauerkraut, *Saure Speisen*[9], *Scharfe Spei-sen*, Schwarzbrot[8], SCHWEINEFLEISCH, TEE[31], *Warme Getränke*[9], Warme Speisen

Speisen, zu denen man raten sollte:
KALTE GETRÄNKE[8], *Kalte Speisen*

Interkurrente Mittel:
Carb-v[187], **Caust**[187], **Ign**[187], **Nux-v** (Akute Fälle[50]), **Psor**, **Puls**[187], **Scir** (Krebsbehandlung – auch Tub, Med[50]), **Sulph**[187]

Komplementärmittel:
Aloe (Venöse Stauung, signifikante Leberinsuffizienz bei psorischen Patienten[157]), **Alum**[39,118] (Das chronische Sep[50]), **Card-m**[160] (Venöse Stasis[157]; portale Stauung – auch Nux-v, Sulph[6]; Lebersymptome[157]), **Calc**[7], **Calc-f**

(Ptosis der Verdauungsorgane – auch Nat-c[6]), **Carc**[52] (Im Fall einer typischen Sep-Patientin, bei der die Reaktion auf das Mittel nicht anhielt, sie hatte als Kind eine sehr schwere Diphtherie, auch Keuchhusten[50]), **Card-m** (Lebersymptome[157]), **Chim** (Stasis und Gefühl von Schwere im Becken[143]), **Cob** (Impotenz, kein sexuelles Verlangen[143]), **Form** (Kolibazillurie[143]), **Gels** (Akutes Komplement[50]), **Glon** (Vasomotorisches Syndrom in der Menopause[6]), **Graph**[62], **Ham** (Periphere venöse Zirkulation[157]), **Helon** (Kongestive Manifestationen[157]; Ptosis, Depression[143]; Hydr (Portale Stauung[157]; Verdauung, Venen[143]; Verstopfung[160]), **Ign**[19] (Depression – auch Nat-c, Nat-m; Ph-ac, Psor[6]), **Kali-c**, **Lil-t** (Symptome der Gebärmutter[157]), **Lyc** (Azetonämisches Erbrechen bei Kleinkindern[157]; Reizbarkeit – auch Nit-ac, Nux-v, Plat[6]), **Med** (Endokrine Reflexbeschwerden bei sykotischen Patienten[157]), **Murx**[157], **Nat-c** (Magen- und nervöse Leiden[16]; Ptosis, Apathie, Milchunverträglichkeit[143]), **Nat-m**[197] (Otto Leeser stimmt dieser komplementären Beziehung jedoch nicht zu – ... in der Tat ist es oft nicht einfach, zwischen Sep und Nat-m auf der Basis der Gemütssymptome zu unterscheiden; aus diesem Grund können die beiden Mittel nicht als komplementär beschrieben werden, da sie sich nicht gegenseitig ergänzen[66]; andere Natrium-Salze[12]; Leukoderma[131]), **Nit-ac** (Erweist sich oft als komplementär[106]), **Nux-v**[6.185] (Der Patient, dessen Basismittel Kali-c oder Sep ist, braucht oft Nux-v, wenn akut krank[50]; portale Stauung – auch Sulph[160]; portale Hypertonie[157]; verstärkt die Wirkung von Sep[8,9,16,39,111]), **Pater** (Häufig ein gutes Komplementärmittel[47]), **Phos**[8,9,17,185], **Plat**[157], **Psor**[6,8,17,185] (Hautmykosen[6]), **Ptel** (Leberinsuffizienz[111]; Lebersymptome[50]; einige der Fälle, die wegen ihrer stumpfen, deprimierten, negativen Lebensauffassung bekommen, gingen mit Ptel besser[51]), **Puls**[8,17,185], **Rhus-t**, **Sabad**, **Sars** (Rheuma[62]), **Sil**, **Sulph**[50,157] (Ptosis[157]; verstärkt die Wirkung von Sep bei dyspeptischen Störungen mit portaler Stauung; bei linksseitigen Varizen[6]; wird oft gebraucht, um Sep bei chronischen Fällen zu unterstützen[16]; abdominelle Kongestion und andere vaskuläre Unregelmäßigkeiten, ein vormittägliches „Gefühl von Hinsein" wird betont oder Hitzewallungen bleiben bestehen, ein einseitiger Kopfschmerz kehrt immer wieder und schwächt den Patienten, Hämorrhoiden werden schlimmer, das Herabdrängen wird dauerhaft, mit einem schwachen Gefühl in den Genitalien, dann wird Sulph eingesetzt, und sofort wird eine Besserung bemerkt, nach einer Weile verschieben sich die Symptome geradeheraus wieder Sepia-wärts, und so wechseln die beiden ab[16]), **Thuj** (Kongestion des Beckens – auch Psor, Nux-v und selten Sulph[6]), **Tub**[50,143,147]

Folgemittel:
Ant-t, **Arg-m** (Heilte in einigen Fällen Verhärtungen des Muttermundes nach dem Versagen von Sep[25]), **Bell**, **Bry**[7],

---

Calc (Melancholie, wenn Sep indiziert erscheint, aber nicht wirkt[111]), **Carb-v** (Wenn Sep aufgrund der üblichen Gleichgültigkeit verschrieben wird, die Patientin zu harschen, schneidenden Bemerkungen neigt, besser durch körperliche Bewegung, Tanzen und Gewitter, aber Sep nicht bessert[50]), **Carc** (Im Fall eines Patienten, der auf Sep nicht reagiert, obwohl es offensichtlich gut gewählt ist, lohnt es sich zu schauen, ob Carc auf den Fall paßt[52]; bei einem Fall von Furunkeln in den Ohren, abwechselnd von einem Ohr zum anderen, als eine Chemotherapie half, die Furunkel zu behandeln, aber das Wiederauftreten nicht verhinderte, mit charakteristischen Sep-Symptomen, als Sep von Beschwerdefreiheit für 3 Wochen gefolgt wurde, aber ein Rezidiv nicht aufhalten konnte, wurde Carc gegeben, mit völliger Beschwerdefreiheit für 3 Jahre[52]), **Caust** (Chronische Gelenkerkrankungen[44]; Depression[50]), **Chim** (Stasis und Gefühl von Schwere im Becken[143]), **Chol** (Leberkrankheiten, wenn (Sep und) andere Mittel versagen[36]), **Cob**[143], **Con**, **Dulc**, **Euph**, **Flac**[50,139], **Frax** (Gebärmuttervorfall nach der Geburt[50]), **Graph** (Stoßweise, reichliche Leukorrhoe[1,34]), **Guaj** (Oft nützlich nach Sep[9]), **Hyper** (Ulzerierende Kolitis bei einer Frau, entstanden nach einem Sturz, bei der sie 9 Monate zuvor ihren Rücken verletzte, ihr Konstitutionsmittel war Sep, welches mit einigem Nutzen gegeben wurde, es wurden höhere Potenzen gegeben, weil die Indikationen für Sep absolut klar schienen, aber die Ergebnisse waren nicht befriedigend, Hypericum heilte[52]), **Kali-c** (Schlafstörungen, wenn Sep versagt[44]), **Kali-m**[139], **Kali-n**[139], **Kreos** (Magen- oder Zwölffingerdarmgeschwüre, wenn andere Mittel versagen[36]), **Lyc**, **Med** (Andauernde morgendliche Übelkeit, wenn die Reaktion unzureichend zu sein scheint, und der Fall festgefahren wirkt[8] – auch Nat-m[7]), **Medus**[61], **Merc**[7], **Murx** (Wenn Sep in hoher Potenz und seltenen Dosen gegeben wird, brauchen akute interkurrente Beckensymptome, falls sie so hervorstechend sind, daß ein Mittel wünschenswert erscheint, oft Murx[106]; Murx in niedrigen Potenzen erweist sich bei einer Hochpotenzbehandlung mit Sep oft als nützlich[50]), **Mut** (Bei einem Fall von Nephritis im zweiten Stadium bei einem Mädchen von 11 Jahren, welcher auf Sep nach Carc gut reagiert hatte[52]), **Nat-c** (Herabdrängendes Gefühl[1,34]; nasaler und bronchialer Katarrh[128]), **Nat-m**[138], **Nit-ac**, **Nux-v**, **Op** (Verstopfung der Schwangerschaft, wenn Sep indiziert ist, aber versagt[14,118]), **Petr**, **Phos**, **Psor** (Autointoxikation[157]), **Puls*** (Chlorose[40]), **Rat** (Gebärmuttererkrankungen[12,98]), **Rhus-t**, **Sars**, **Sil** (Leukoderma[131]; in einem Fall von Hyperventilations-Syndrom, in dem die Patientin außergewöhnlich ängstlich war[50]), **Sulph** (Chronische Fälle[16]; unfreiwilliger Samenabgang, Hoden erschlafft, hängen herab und Schwitzen des Skrotums und zwischen Skrotum und Oberschenkeln[48]), **Sul-ac**[98], **Syph** (Ekzem[64]), **Tarent**, **Thuj** (Leukoderma mit einer Anamnese wiederholter Impfungen[131]), **Tub** (Nasaler und nasopharyngealer Katarrh[50]; Gastroptosis[95]), **Zinc**[50]

Feindlich:
Bry, *Lach*, **Puls***[1,9,44] (Sollte nie mit Sep im Wechsel gegeben werden[1,44])

Antidote:
Acet-ac[1,42,98], **Acon** (Kreislaufüberreizung[23,25]), **Ant-c**, **Ant-t**, **Calc**, **Chin**[31], **Merc**[31] (Bei Frauen[98]), **Merc-c**[139] (Bei

Männern[98]), **Nat-m**[31], **Nat-p**[31], **Nit-s-d** (Starkes Antidot[25]), **Phos**[31], **Rhus-t**, **Sars**[31], *Sulph* Milch[31], Pflanzliche Säuren, Riechen an Spiritus dulcis[55]

Kollateralmittel:

ABIES-C (Nagendes, hungriges Gefühl im Epigastrium), **Aesc** (Reflexkrankheiten von Hämorrhoiden; Sep: Reflexkrankheiten von der Gebärmutter), **Am-m** (Kälte zwischen den Schulterblättern), *Ant-c* (Hautausschläge auf dem Kinn – *Cic*, Sep; Hühneraugen, Verhornungen und entzündete Fußballen – Stront-c: das wichtigste Fußmittel im Allgemeinen), **Apis** (Körperliche Bewegung bessert), *Arg-n* (Wenn ihre Kinder in früher Kindheit sterben; Herzklopfen besser durch schnelles Gehen – Puls: besser durch langsames Gehen – Ferr), **ARIST-CL** (Frühe Menopause), **Ars** (Geschwüre um die Gelenke – Mez), **Ars-i** (Hautsymptome – Ant-c, Calc, Graph, Lyc, Nat-m, Petr; Psoriasis), **Asper** (Leukorrhoe von jungen Mädchen und Katarrh der Gebärmutter), **Aur** (Abneigung gegen Kinder; Involutionsdepression – auch Sel; chronische Metritis – Sabal, Sulph, Thuj), **Bac** (Herpes circinatus, chronische Fälle – Tell: Herpes circinatus in verschmelzenden, konzentrischen Kreisen), **Bell** (Niederkunft von Frauen, die ihr Kind spät im Leben bekommen), *Bell-p* (Herabdrängendes Gefühl – Helon, Lil-t), **Benz-ac** (Übelriechender Urin – Lyc, Nit-ac), **Berb** (Rückenschmerzen bei Nierenerkrankungen – Sep: Rückenschmerzen bei Erkrankungen der Gebärmutterregion; Nux-v: Rückenschmerzen bei Erkrankungen des Magens und der Därme; Kali-c: Rückenschmerzen bei Herzkrankheiten), **Bor** (Gleichgültig gegenüber Koitus; Reflex-Gastralgie durch Störungen der Gebärmutter; Geschwüre um die Finger herum und an den Gelenken – auch Mez; Lyc: am Spann; Nat-c: Ferse), **Brom**, **Cact**, **Calc** (Menses kommen während das Kind säugt – im Gegensatz zu Sep; knotenbildende Urtikaria), **Canth** (Zurückbehaltene Plazenta – Sep, Carb-v), **Carb-an** (Gelber Sattel über der Nase), **Carb-v** (Haarausfall nach der Niederkunft), *Carc* (Starkes Empfinden für Rhythmus; liebt es, einem Gewitter zuzusehen; Verlangen nach Schokolade, besonders bittere), **Card-m** (Hervorragendes Drainagemittel der portalen Stauung bei Sep), **Caust**, **Cer-ox** (Schwangerschaftserbrechen – Ing), **Chim** (Im Perineum das Gefühl, als sitze man auf einem Ball), **Chin** (Neigung, die Gefühle anderer Leute zu verletzen), *Cimic*, **Cocc** (Übelkeit durch den Anblick von Speisen – Ars, Colch), **Con** (Unfruchtbarkeit bei Frauen – Sil, Bor, Nat-c, Nat-m), **Dam** (Frigidität bei Frauen), **Dict** (Beruhigt Wehenschmerzen; Metrorrhagie, Leukorrhoe und Verstopfung), **Dig** (Leberstauung mit tödlicher Beklommenheit im Epigastrium, durch Essen nicht erleichtert; Sep: zusätzlich Gleichgültigkeit, Verstopfung, etc.), **Faec**, **Ferr-i** (Sie hat das Gefühl, als würde die Gebärmutter nach oben gestoßen, wenn sie etwas hinsetzt – Nat-sulo), *Fl-ac* (Verdrehte Affekte bei Männern; plötzliche Abneigung gegen seine Frau und Kinder, gegen die er kämpft; ein starker Impuls, zu weinen, wie weit man zu Fuß gehen kann), **Frax** (Krebs der Gebärmutter, besonders Fibroide mit herabdrängendem Gefühl[196]), **Gels**, **Glon** (Heiße Wallungen in der Menopause – Lach, Sang, Sul-ac), **Foll** (Sterilität bei Frauen), **Graph** (Abneigung gegen Koitus; Hautausschläge auf den Beugeseiten; Apathie, inaktiv, Beugeseiten der Gelenke; um den Mund herum – auch Ant-c; hepatorenale Drainage – Ign, Lach), *Helon* (Pto-

sis der Beckenorgane – auch Lil-t; Tonikum für die Gebärmutter; Drainagemittel für die Gebärmutter – auch Thlas), **Hep** (Tabak bessert), **Hydr**, **Hyos** (Kinder husten abends beim Hinlegen – Bell), **Iod** (Gehen in frischer Luft bessert – Puls, Fl-ac), **Ip** (Fälle von intermittierendem Fieber, die durch homöopathische Potenzen verdorben wurden), **Iris** (Bläschenförmige Pityriasis – Berb), **Jab** (Akkomodationskrämpfe), **Kali-c** (Gynäkologische Schmerzen im Kreuz; Schmerzen im Rücken, besser durch harten Druck oder einen harten Gegenstand im Kreuz – auch Cimic, Nat-m, Sep), **Kali-fcy** (Symptome der Gebärmutter wie Sep, herabdrängendes Gefühl und Senkungsgefühl im Magen), **Kali-i** (Reizbar, besonders gegenüber seinen Kindern[199]), *Kreos* (Schmerzhafter oder unmöglicher Koitus mit Abneigung dagegen – Nat-m; Enuresis im ersten Schlaf, wenn die Kinder schwer aufgeweckt werden können), **Lach** (Cholezystitis in der Menopause, Kreislaufunregelmäßigkeiten in der Menopause – auch Sang), **Lapa** (Leukorrhoe mit Zusammenschnüren und austreibendem Gefühl durch den Schoß und Schmerzen in den Nieren), **Led** (Mangel an Lebenswärme bei akuten Krankheiten – Sep: bei chronischen Krankheiten), *Lil-t* (Reflex-Symptome von den weiblichen Genitalien; Kreislaufsymptome), **Lyc** (Verhindert die Entwicklung einer Hernie; Leberinsuffizienz – Chel, Card-m, Tarax), **Lyss** (Gebärmuttervorfall von jahrelangem Bestand), **Mag-c** (Mangel an Mutterliebe bei Lebewesen), **Mag-m** (Kinder können während der Zahnung keine Milch verdauen, Metropathie), **Mag-s** (Schlägt die Türen zu bei Zorn; Sep: schlägt die Kinder), **Mand** (Stehen verschlimmert – Sulph, Calc-f), *Med* (Weint beim Erzählen der Symptome – auch Puls, Streptoc; Frauen, die nach der Heirat beginnen, gesundheitlich abzubauen und vergesslich, nervös und besorgt werden, besonders, wenn die Symptome mit den Menses schlimmer werden), **Medus**, **Meph** (Asthma mit erschwerter Ausatmung, auffallender Husten und Verschlimmerung nachts), **Merc** (Asthma besser durch Tabakrauchen), *Murx* (Das erotische Gegenstück), **Nabal** (Leukorrhoe mit Pochen in der Gebärmutter), *Nat-c* (Herabdrängendes Gefühl, Abneigung gegen die Familie, Überempfindlichkeit gegen Geräusche, gelbe Flecken im Gesicht etc.; Sep wird oft gegeben, wenn Nat-c indiziert ist; viele der Patienten, die Sep zu brauchen scheinen, benötigen in Wirklichkeit Nat-c, besonders bei Veranlagungsstörungen[51]), **Nat-m** (Schmerz in der Lumbarregion, besser durch Druck – auch Rhus-t; Riß in der Mitte der Unterlippe – Hep; schmerzhafter Koitus, spärliche, verzögerte Menses, Gebärmuttervorfall; Frauen die keine Kinder empfangen können – Calc, Sulph – bei Männern: Puls, Thuj; Hautausschläge in den Gelenkbeugen), **Nit-ac**, **Nux-m** (Symptome in den frühen Monaten der Schwangerschaft), **Nux-v** (Besser nach gutem festem Schlaf; Ausbrüche, die Kinder zu schlagen; Gefühl, als wäre Brust gespannt – Merc, Sec), **Ooph** (Sterilität), **Onos** (Verlorenes Sexualleben bei Frauen), **Orch** (Flache Nägel, auch Ovar; Cean: flache und runde Nägel), *Ozon* (Schmerz im Kreuzbein; müdes Gefühl durch die Beckenorgane und das Perineum), **Pic-ac** (Hirnmüdigkeit), *Phos* (Leberstörungen; Kopfschmerz, wann immer sie Kleidung wäscht; Linderung durch Schlaf, sogar nach einem kurzen Schlaf; Zahnschmerz bei Waschfrauen; Jucken in den Gelenkbeugen; Reizbarkeit bei jenen, die der Patient am meisten mag; kalte Knie im Bett nachts;

bei Fällen mit bösartigen Wucherungen besteht Abneigung gegen Koitus[199]; heftige sexuelle Erregung mit Abneigung gegen Koitus), **Phyt** (Herpes circinatus – Tell), **Plat** (Reflex-Störungen mit Ursprung in der Gebärmutter; Gebärmutterkrämpfe; gesteigerte Libido – Lil-t, Murx), **Podo** (Herabdrängen in der hypogastrischen und Sakralregion), **Psor** (Herpetische und juckende Ausschläge in den Gelenkbeugen, Ellbeugen, Kniekehlen; vorzeitige Geburten), **Ptel** (Verdauungsstörungen), **PULS** (Das naheliegendste Analogon; weint beim Erzählen ihrer Symptome; Sep: wenn nach ihren Symptomen gefragt, Lyc: wenn ihm gedankt wird; Graph: weint aus Unsicherheit; sekundäre Amenorrhoe – Graph, Nat-m, Sulph; Puls: akute Gonorrhoe bei Frauen, Sep: chronische; Rheuma in Verbindung mit hormoneller Dysfunktion), **Pyrog** (Herabdrängende Schmerzen und Gebärmuttervorfall, nur besser durch Anhalten des Atems und Niedersinken), **Rat**, **Rhus-t** (Enuresis im ersten Schlaf), **Sang** (Kreislaufunregelmäßigkeiten in der Menopause; präklimakterische Migräne – Sep hat Migräne am Anfang der Menopause), **Sanic** (Starkes herabdrängendes Gefühl in der Gebärmutter, muß stark gegen die Vulva drücken – Lil-t), **Stann** (Leukorrhoe bei geschwächten Frauen, Stann hat jedoch mehr Brustsymptome, während Sep mehr Probleme im Becken hat), **Sil** (Krümelige Nägel – Thuj), **Squid** (Menopause – Lach), **Sting-r** (Schmerz im Rücken), **Sulph** (Hautpigmentierung; schlaffe Zustände mit mangelnder Reaktion; heftigste Fälle von unterdrückter Menses, Dysmenorrhoe bei Mädchen), **Syph** (Mehrfache Fehlgeburten; besonders, wenn eine mongoloide, behinderte oder Totgeburt aufgetreten sind, selbst in der Anamnese der Eltern; Sattel über der Nase; Neuralgie nach Herpes zoster, schlimmer nachts), **Tell** (Herpes circinatus, sich kreuzende Ringe), **Thuj** (Übermäßige Teetrinker; Frauen mit Bart und groben schwarzen Haaren auf den Gliedern; Migräne; schweres Gefühl in der Gebärmutter – Calc-f, Frax, Lil-t), **Thyr** (Beschwerden schlimmer während der Menses; Schwangerschaftsbeschwerden, einschließlich Gebärmutterschwäche und Toxämie, Anamnese wiederholter Frühgeburten und Aborte unklarer Genese; hysterische Krämpfe und Gemütsstörungen in der Schwangerschaft), **Ven-m**, **Vesp** (Geschwüre um den Muttermund)

Serotoninum

Komplementärmittel: –

Folgemittel:
Lach (Um seine Wirkung zu konsolidieren – auch Sulph[143])

Feindlich: –

Antidote: –

Kollateralmittel:
Apis (Proteinurie mit Ödemen), **Apoc**, **Ars**, **Kali-c**, **Lach**, **Nat-m**, **Phos**, **Sulph**

Serum anguillae

Bemerkungen:
Steht zwischen Dig und Crat[50,66].

Niedrigere Potenzen 1X - 3X bei Herzerkrankungen und die höheren bei plötzlichen renalen Anfällen[9].

Während der Dialyse reduziert es die in der Dialyse verbrachte Zeit dramatisch[50].

Das Digitalis der Nieren[15].

Komplementärmittel:
Form (Albuminurie, Kolibazillurie[143]), **Nat-m**[143]

Folgemittel: –

Feindlich: –

Antidote: –

Kollateralmittel:
Apis (Massive Proteinurie, Ödeme), **Berb**, **Canth**, **Crat**, **Cupr-ar** (Nierenversagen bei alten Menschen mit trägem Sensorium; Nierenversagen mit hohem Blutdruck, besonders bei alten Menschen), **Dig** (Herzinsuffizienz mit Leberstauung), **Hell** (Nephritis), **Hydr-ac** (Urämie mit Kreislaufstörungen – Lach, Grind, Phos), **Kali-c** (Nierenversagen mit Schwellungen, besonders um die Augen), **Lach**, **Lyc** (Hypertonie mit Nephritis und Kongestion der Nieren), **Nat-m** (Nierenversagen – Puls, Senn), **Plb**, **Plb-i** (Hypertonie durch Nierenstörungen – Kres, *Ser-ang*), **Squil** (Herz-Harnwegswirkung), *Thal*, **Vip**

Siegesbeckia orientalis

Seitenbeziehung:
|36

Komplementärmittel: –

Folgemittel: –

Feindlich: –

Antidote: –

Kollateralmittel:
Abrot (Pleuritis), **Arn** (Wundes zerschlagenes Gefühl, Furcht vor Berührung), **Bell**, **Dios** (Zurückbeugen bessert – Bell, Mand), **Echi** (Septische Fieber), **Fl-ac** (Dekubitalgeschwür und variköse Geschwüre), **Nat-m**, **Pyrog** (Verlust des Zusammenhanges zwischen Pulsfrequenz und Temperatur), **Sil** (Chronische Eiterungen – Calc-s), **Sulph**, **Vip**

Silica marina

Komplementärmittel:
Ant-c, Fl-ac[17], *Hep*[17], Lyc[17], Phos[17], *Thuj*[17]

Folgemittel:
Ars[7], Bar-c[7], Ign[7], Nux-v, Rhus-t[7], Sil[7]

Feindlich: –

Antidote: –

Kollateralmittel:
Nat-m, Sil

Silicea

Miasma:
Pso[4,8], SYC[140], *Tub*[31,140], SYP

Temperament:
CHOLER[15], Melan, *Phleg*, Sang[1]

Seitenbeziehung:
u, l, r, l ⤳ r

Verwandte Darmnosode:
GAERTNER (Bach)

Wirkdauer:
40-60 Tage

Bemerkungen:
Kann bei Drüsenkrebs mit Alum im Wechsel gegeben werden[36].

Falls die Besserung unter Sil aufhört, können eine oder zwei Dosen Sulph die Reaktion wiederherstellen und Sil wird dann die Kur beenden[12].

Sil kann für die Atemwege bei eitriger Bronchitis mit reichlichem, übelriechendem Auswurf oder bei sich hinziehender Pneumonie als Reaktionsmittel oder Zwischenmittel betrachtet werden[66].

Sil hat die Fähigkeit, die Absorption von fibrosiertem und Narbengewebe zu stimulieren, es sollte deshalb in alten Fällen von Tuberkulose, bei denen möglicherweise eingekapselte Taschen mit Tuberkelbazillen vorliegen, vermieden oder nur mit Vorsicht und nicht in hoher Potenz gegeben werden, da diese freigesetzt werden und eine frische aktive Krankheit auslösen können[19].

Konstitutionell steht Sil zwischen Calc und Phos. Bei Patienten des Sil- oder Fl-ac-Typs können die früheren Symptome nach Puls oder Thuj verlangen[17].

Große und wiederholte Dosen sind indiziert, wenn wir es mit skrofulösen Drüsenschwellungen ohne Eiterung zu tun haben. Wo jedoch wirkliche Eiterungen bestehen oder nur eine Neigung hierzu, helfen nur hohe Verdünnungen (30.)[50].

Alle Beschwerden werden durch Wärme gebessert, mit Ausnahme derer, die sich auf den Magen beziehen, die durch kalte Speisen gebessert werden[50].

Was Sil angeht, so ist dieses in chronischen Fälle kalt, wenn aber ein Sil-Fall akut oder subakut ist, ist es gewöhnlich heiß- oder warmblütig[175].

Bei malignen Zuständen können tiefere Potenzen nötig sein[50].

Speisen, die man meiden sollte:
Alkohol[31], *Bier*[6], *Geräuchertes*, *Kalte Getränke*, KALTE SPEISEN, Kohl, Milch und Milchprodukte[199], Salz[6], WEIN[9]

Speisen, zu denen man raten sollte:
SCHARFE SPEISEN[31]

Mittelabfolgen:
Puls ⇢ Sil ⇢ Fl-ac[50] (Patienten des Sil- oder Fl-ac-Typs[17])
Sil ⇢ Calc ⇢ Plat ⇢ Nat-m ⇢ Carb-v

Interkurrente Mittel:
Calc[187], Fl-ac (Eiterung der Knochen; fistelnde Geschwüre am Bein, wenn sich die Wirkung von Sil erschöpft[36]), Hep[187], Microc (Gallensteine und deren Komplikationen, ohne Krebs[111]), Psor, Scir (Krebsbehandlung, auch Tub, Med[50]), Sep[187], Sulph[187] (Wenn ein Tonsillenabszeß geeitert hat und Sil nicht heilt[16]; auch wenn Sil bei anderen Fällen versagt[16]; bei anderen Absonderungsprozessen, wie Abszessen oder Furunkeln, bei denen Sil zu wirken aufhört, bringen eine oder zwei Dosen Sulph die Reaktion hervor[16]), Tub[51]

Komplementärmittel:
Alum[36], Aqu-sil[136], Ars (Ekzem[88]), Ars-i[88,116], Asaf (Knocheneiterung[88]), Aur (Otitis nach Impfung bei Kleinkindern[157]), Aven[143], Bac[88], Calc, Calc-f (Tuberkulöse Zustände bei Kindern[49]; Skrofeln[49]), Calc-p (Probleme der Knochen[116]), *Calc-sil*[50] Caps (Mastoiditis bei Kleinkindern nach Impfung[157]), Cham[116,157], Cina (Würmer[49]), Fl-AC (Knochenerkrankungen[16,134]; bei Knochenkrankheiten, wenn Sil offensichtlich Gutes tut, aber in der Heilung versagt[76,134]; Knocheneiterung, fistelnde Geschwüre am Bein, wenn Sil seine Wirkung erschöpft, kommt Fl-ac dazwischen als interkurrentes, komplementäres Mittel[36]; nachdem Sil seine Wirkung bei Fisteln getan hat, Zahnfisteln, Kieferfisteln, Tränengangsfisteln und Analfisteln[50]; wenn Sil den allgemeinen Gesundheitszustand und Tonus des Patienten gebessert hat, aber die Kur nicht beenden kann und die Verschlimmerung durch Kälte wechselt zu einer Verschlimmerung durch Hitze[17]; besonders nützlich nach Mißbrauch von Sil bei Eiterungen[34]), Hecla[143], Hep[17] (Lokalisierte Eiterungen[6]), Iod, Kali-p (Intellektuelle Erschöpfung nach fortgesetzter geistiger Anstren-

gung – auch Kali-br, Cham[6]), **Lap-a** (Nässende Fistel am Oberschenkel[50]; bei einer eitrigen Otitis media, bei der Sil indiziert ist, wird der Prozeß durch Lap-a beschleunigt[9]), *Lyc[8,17]*, **Maland** (Böse Folgen von Pockenimpfung[50]), **Mall** (Tief wirkendes Komplementärmittel bei Erkrankungen der Bronchien und Lungen, wenn der Auswurf reichlich ist und der Patient kachektisch), **Myr-s[143]**, **Nat-m[6,88,116]**, **Phel[143]**, *Phos* (Chronische Eiterungen mit Einbeziehung des Knochengewebes[8]; fistelnde Geschwüre an den Gelenken und Drüsen[50]; Mastitis und ihre Folgezustände[50,198], Phos ist häufig das Komplement und vollendet die Heilwirkung von Sil[198]; Abszesse der Brustdrüsen, Abszesse der weiblichen Brust und an den Gelenken, Skrofulose[44]; Hämoptysis[44]; Gelenkkrankheiten[16]; Knochenkrankheiten[33,127]; Knocheneiterung, Wirbeltuberkulose[6]; blande Tumore von Hüfte und Knie, wenn Sil teilweise erfolgreich ist[6]), **Psor** (Hautsymptome[6]), *Puls[6,157]* (Das akute Komplement[50]; chronische Beschwerden[17]; eitrige, grüne, nicht reizende Absonderungen[6]), *Sanic*, **Seneg**, **Sieg** (Knocheneiterungen, besonders Zahnfisteln – auch Hecla[6]), **Staph** (Chronische Staphylokokkeninfektion[143]), *Sulph* (Es wird gesagt, daß eine Dosis Sulph Sil besser wirken läßt[16,39]; wiederholte Infektionen[116]; psychotisches Erbe bei Kleinkindern[6]), **Sul-i[157]**, **Syph**, **THUJ[17,32,50,129,143,147,185]** (Durchfall nach Impfung[16]; hohes Impffieber[16,165]), **Tub[116]** (Tuberkulose der Knochen und Drüsen[56]; auch bei einigen Fällen von Geistesschwäche mit diesem Makel[56]; wenn ein Fall, der Sil braucht, eine zu kurze Besserung aufweist und die Wiederholung der Gabe die Dinge schlimmer macht, zusammen mit einer tuberkulösen Familienanamnese, sollten Sie Tub studieren[50]), **Tub-m** (Abgemagerte Kinder und junge Leute mit Appetitverlust[47,88])

Folgemittel:

Agar, **Alum** (Krebs der Schleimhäute und Drüsen[36]; kann bei diesen Erkrankungen auch mit Sil im Wechsel gegeben werden[36]), **Anthraci[22]**, **Ant-t** (Dyspnoe durch Fremdkörper im Kehlkopf[12,25]), **Aran**, **Ars**, **Art-v** (Beschwerden durch Würmer, wenn (Sil und) andere Mittel versagen[44]), **Asaf**, **Aster** (Zirrhose der Mamma[25]), **Bar-c** (Fußschweiß, Zehen und Sohlen werden wund, übelriechend[25]), **Bell**, **Brom** (Struma parenchymatosa, wenn (Sil und) andere Mittel versagen[44]), **Bry[7]**, **But-ac** (In einem Fall von übelriechendem Fußschweiß, der reichlich war und kalt, der Patient hatte profus schwitzende Hände, es wurde nach dem Versagen von Sil, Graph, Psor und Thuj verschrieben[50]), **Calc** (In einem Fall von Spondylarthritis[50]), **Calc-f** (Nagelgeschwür, knöcherne Läsionen[50]; Skrofulose, Durchfall mit dünnen, unverdaute Stühlen, die teilweise verdaute Speisen enthalten[33]; hartnäckige Fälle von Katarrh[108]; Eiterungen[10]; bei Knochenwucherungen und Knocheneiterungen, nachdem Sil und Calc-p versagt haben[134]), **Calc-p** (Rachitis[44]; übermäßiger Schweiß bei Phthisis, wenn Sil versagt[97]; chronische Lähmung, chronische Arthritis, lithämische Diathese, hilft mit der Zeit bei der Absorption von Blut und Eiter[152]), **CALC-S** (Abszeß, vernachlässigte Fälle von Verletzungen, Absorption und drohende Eiterung, tiefsitzende Eiterungen[10]; Furunkel und eitrige Zustände[50]; Hypopyon, um den Eiteraustritt in das Auge zu absorbieren[10]; Atrophie bei Kindern, wenn Sil versagt[39]; Abszesse, wenn Sil den dünnen, scharfen, fötiden Eiter zu einem dicken geändert hat, aber in der Heilung versagt[16]; Erkrankungen der Hornhaut, Sil versagt[39]; Geschwüre und Ulzerationen[97]; sich hinschleppen-

de Fälle von Eiterungen[44]; mechanische Verletzungen, vernachlässigte Fälle, wenn sie dicken, gelben Eiter absondern[97]), **Cann-s** (Katarakt[50]), **Caps**, **Caust**, **Cina**, **Clem**, **Ferr-p** (Bei einem Fall von phlegmonösem Erysipel des linken Oberschenkels – Sil, Merc-i und Hep hatten wenig Einfluß, Ferr-p heilte[10]), **FL-AC** (Wenn Sil den allgemeinen Gesundheitszustand und den Tonus des Patienten gebessert hat, aber im Vollenden der Kur versagt hat, und sich die Verschlimmerung durch Kälte ändert zu einer Verschlimmerung durch Hitze[17]; Knochenkrankheiten[25,34,46]; Abszesse, fistelnde Öffnungen[16]; Halsbräune, wenn der Abzeß hervorgeeitert hat, aber trotz der Anwendung von Sil nicht heilt[16]; Karies durch Syphilis oder Quecksilber[14]; syphilitische Ulzeration des Rachens, der Uvula und Zunge nach Mißbrauch von Sil[33]; Eiterung des Mittelohrs[44]; Nasenpolyp[44]; Geruchsbildung, wenn Sil die Besserung nicht aufrechterhalten kann – auch Calc-p[149]), **Graph** (Panaritium und einwachsender Zehennagel, wenn Sil versagt[10]; einwachsender Zehennagel, wenn Sil versagt oder besonders M-aust[39], **Guaj**, **Hecla** (Rachitis, Perlenkette um den Nacken[23]; Asthma bei Müllern[44]), **HEP** (Wenn Pickel um ein Geschwür herum auftreten[25]; Asthma bei Müllern[44]), **Ign**, **Ins** (Eiterung von tuberkulösen Nackendrüsen, wenn Sil ein anderes gut gewähltes Mittel versagen[18]), **Kali-s**, *Lac-d* (Verstopfung nach langem Pressen der Stuhl zurückschlüpft[50], Sil versagt[149]; nach fortgesetztem Pressen schlüpft der teilweise herausgetretene Stuhl zurück, Sil versagt[39]), **Lach**, **Lap-a** (Chronisch persistierende Otorrhoe[14]), *Lyc* (Bei einem Fall von einem depressiven Kind, das sich unsicher fühlte, ziemlich sicher, zu versagen, Defätist in Bezug auf sein Examen und sich weigerte, die Schule zu besuchen, bessere sich der Fall danach[124]), **Merc[7]**, **Microc** (Als interkurrentes Mittel bei Gallensteinen und deren Komplikationen, ohne Krebs[111]), **Nat-m[19]**, **Nat-s[32]**, **Nit-ac[7]**, **Nux-v**, *Phos* (Gelbsucht[50]; Hüfterkrankung[14]; Osteomyelitis der Hüfte[50]; Rachitis[44]; Appetitverlust bei Kindern[15]; Gelenkkrankheiten, wenn Sil versagt[39]), **Ph-ac** (Rachitis[44]), **Psor** (Ulzeration um die Nägel herum[70]; nachdem der akute Anfall einer Appendizitis vorbei ist[131]), *Puls* (Jeder chronische Fall, der auf Sil reagiert hat, findet in Puls oft ein Mittel für gelegentliche kleinere Störungen, wie Katarrh und Neuralgien[106]), **Pyrog** (Lange bestehende Fälle von geschwürigem Bein, wenn Sil, Hep und andere analoge Mittel versagten[134]), **Rhus-t**, **Ruta** (Chronisches Rheuma[12]), **Sanic** (Kinderkrankheiten, wenn Sil nicht die erwartete Reaktion bringt[51]), **Sep**, **Stann** (Hartnäckige Gastralgie, wenn (Sil und) andere Mittel versagen[46]), *Sulph* (Als interkurrentes Mittel, wenn ein Tonsillarabszeß geeitert hat und Sil in der Heilung versagt[16], auch in anderen Fällen, wenn Sil versagt[16]; bei anderen Prozessen mit Absonderungen, wenn Sil zu wirken aufhört, regt Sulph die Reaktion an, wie bei Abszessen und Furunkeln[16]; Beschwerden durch Würmer bei Kindern, die eine Abneigung gegen Baden haben, wenn wohlgewählte Mittel versagen[46]; falls die Besserung unter Sil aufhört, regen eine oder zwei Dosen Sulph die Reaktion an und Sil vervollständigt dann die Kur[12]), **Symph** (Bei einem Fall von Unterkiefernekrose nach einem Unfall, als Sil und Tub versagten, heilte Symph[56]), **Thiosin** (Gallensteine und deren Komplikationen – auch Calc-f[111], Fl-ac[111]), **Thuj**, **Tub[143]**, **Vitr** (Wirbeltuberkulose[9]), **X-ray** (Unterdückter Fußschweiß, wenn Graph, Sil und Thuj versagen[50]; in einem Fall von rheumatischen Schmerzen in Füßen und Knöcheln ... nachdem er den Fußschweiß mit lokalen Anwendungen gestoppt hatte … die X-ray-Potenz brachte nach dem Versagen von *Sil*, Graph und Thuj diesen unterdrückten Fußschweiß zurück und seit dieser Fußschweiß wieder aufgetreten ist, sind die rheumatischen Schmerzen in seinen Füßen und Knöcheln völlig weggegangen[50])

Feindlich:

MERC (In potenzierter Form sind Sil und Merc feindlich, eine hohe Gabe von Sil antidotiert jedoch unpotenziertem Merc[30,39]), **Nux-m**[8] Wenn ein Fehler im Verschreiben gemacht wurde und Sil nach Merc gegeben wurde, mit besorgniserregender Wiederkehr schlimmer Symptome, dann kommt Hep als Zwischenmittel und „bringt die Sache in Ordnung"[56].

Antidote:

Calc-s[50,120], *Camph*, **FL-AC** (Mißbrauch von Sil, besonders bei Knochenerkrankungen[16,25,106]; Eiterungen[34]; wenn die Eiterung und Gewebszerstörung durch zu häufige Wiederholung von Sil in niedriger Potenz gesteigert wurden[17]), **Hep** (Einige Wirkungen[17]), **Merc**[31], *Sulph*[31,98]

Kollateralmittel: *Parallel z. zuvor gefd. Mitt*

Acon (Kopfschmerz, besser durch Einwickeln – Chin, Mag-Salze), *Alum* (Vollmond verschlimmert – auch *Psor*; Verstopfung bei Flaschenkindern; Neumond und Vollmond verschlimmern die Hautausschläge – Calc: Krämpfe – auch Croc, *Cina*: Reflex-Symptome bei Würmen – auch Sabad, Sep, *Sil*), **Anag** (Heraustreiben von Splittern aus der Haut), **Anan** (Nägel rissig – Sil), *Ang* (Karies der langen Knochen), **Ant-c** (Nägel brüchig; hypertrophische und krallenartige Nägel – Anan, Ars, Caust, Graph, Sil), **Ant-t** (Finger werden steif und Fingerspitzen fühlen sich an „wie Papier"), **Ars** (Raynaud'sche Erkrankung; zunehmender Mond verschlimmert; nervöse Reizbarkeit – auch Sil, Staph, Thuj, Clem; Hautausschläge – auch Alum, Bronchialerkrankungen – Phel); Quecksilbermittel – Arg-n, Iod, Lil-t, Psor, Tub[78]), **Arund-d** (Wirkt auf die exkretorischen und die Fortpflanzungsorgane; Eiterungen, besonders chronische und wenn die Geschwürsbildung fistelnd ist, besonders in den langen Knochen), *Bell*, **Bar-c** (Lymphatische Diathese – auch Calc, Calc-f, Calc-p, Hep, Psor, Sil, Sulph; verzögertes Wachstum von Geist und Körper – Calc; übelriechender Fußschweiß – Graph, Nit-ac, Puls; böse Folgen von unterdrücktem Fußschweiß), **Bar-i** (Chronische Tonsillitis – Calc-i, Calc-p), **Berb** (Nierenkolik – Calc-r, Equis, Lyc), **Black-gp** (Abszesse, Furunkel, Karbunkel, Wunden, die nicht heilen), **Bufo** (Epilepsie, die Aura beginnt vom Solarplexus), **CALC** (Schlimmer bei Vollmond; Menses während der Laktation, aber nicht, wenn das Kind saugt; Sil: Fluß nur wenn das Kind säugt; epileptische Zustände in Abhängigkeit zu den Mondphasen; durchnäßt das Kissen im Schlaf; Epilepsie, Aura: Gefühl von einer Maus, die den Arm oder das Bein hochläuft; skrofulöse Krankheiten bei Kindern, Nasenpolyp; schwitziger Kopf; Störungen der Ossifikation – Calc-f, Calc-p, Nat-m), **Calc-ar**, *Calc-f* (Hornhauttrübungen bei Kindern, lang anhaltender Gebrauch; Cholesteatom; Mangel an Elastizität im Organismus; sich spaltende Nägel; Neigung zu Osteoporose, Ptosis, Hernie, Varizen; Skoliose), **Calc-i** (Empyem), **Calc-p** (Neigung

zu Knochenbrüchen – Sil), **Carb-an** (Krebs oder präkanzeröser Zustand – Calc-f, Cund, Petr, Psor), **Card-m** (Asthma von Minenarbeitern und solchen, die in Tunnels arbeiten; Sil: Asthma von Bildhauern, Steinmetzen), **Caust** (Epilepsie bei Neumond; Calc: Vollmond; Cupr: abnehmender Mond), *Cham* (Nervöse Erkrankungen), **Chin**, **Cina** (Enuresis durch Würmer), **Cist** (Chronische Eiterungen der Drüsen – Sieg), **Cupr** (Traumatische Epilepsie – Arn, Cic, Cupr-ac), **Daph** (Arthritis, schlimmer wenn der Mond abnimmt – Sil: Arthritis schlimmer wenn der Mond zunimmt), **Des-ac**, *Feldsp* (Infektiöse Mononukleose), **Ferr-cy** (Epilepsie, Neurose mit reizbarer Schwäche und Überempfindlichkeit, besonders periodisch), **Fl-ac** (Chronische Otitis – auch Graph, Psor; Knochenkrankheiten; Sinus, Fisteln, auch des Tränengangs), **Gaer** (Mangelnde Assimilisation), **Galph** (Akute Krise mit Niesen – Cardios), **Gels** (Kopfschmerz besser durch Wasserlassen – Acon, Ign, Mand, Sang, Verat), **Graph** (Dicke Nägel – auch Alum, *Ant-c*, Calc, Merc, Psor, Sil, Sulph; Absorption von Verhärtungen; Neigung alter Narben, maligne zu entarten), **Hecla** (Chronische Sinusitis), **HEP** (Lungenabszeß; Abszeß an der Zahnwurzel; Diabetes mit Furunkulose; akute Eiterung der Tonsillen – Sil: chronische), **Ign** (Kopfschmerz besser durch Wasserlassen – Gels, Sang, Mand), **Irid** (Schwächliche Kinder mit kränklicher Komplexion und zu raschem Wachstum – Sil), **Kali-ar** (Krebsartige Ulzerationen), **Kali-c** (Hiatushernie, schmerzhaft), **Kali-p**, **Lac-c** (Symptome wechseln von einem Auge zum anderen), **Led** (Hereditäres Rheuma; Schmerz durch einen Fremdkörper unter dem Fingernagel), **Lyc** (Skrofulöse Prozesse ohne Absonderung und mit Austrocknung und Verhärtung der Teile; Rachitis – Calc; Furcht, etwas zu unternehmen aus dem allgemeinen Wissen der Unfähigkeit heraus; Sil: hier ist es eingebildet), **Mag-m** (Kopfschmerz besser durch Einwickeln, möchte trotzdem in der Luft sein; ähnliche Verstopfung und Fußschweiß), **Magnesium-Salze** (Übelriechendes Schwitzen – Hep, Psor, Sulph), **M-aust** (Einwachsender Zehennagel, wenn kein anderes Mittel indiziert ist), **Mand**, **Meny** (Schmerz zieht vom Nacken zum Kopf), *Merc*, *Myr-s*, **Nat-c**, **Nat-m** (Hartnäckiges Halsweh; Anorexia mentalis – Phos, Ph-ac, Sep, Tub-k), **Nat-sil** (Tumore, Hämophilie, Arthritis), **Nat-s** (Schlimmer im warmen feuchten Wetter – Lach, Carb-v; Asthma von alten Sykotikern oder deren Kindern), **Nit-ac** (Entzündung und die Nägel führt zur Geschwürsbildung – auch Carb-v, Graph, Sep, Sil; Nat-s: einfache Entzündung um die Nägel herum; weiße Flecke auf den Nägeln – Sep, *Sil*, Sulph), **Ol-an** (Asthma durch unterdrückten Fußschweiß), **Parathyr** (Mit dem konstitutionellen Mittel für ein steinfreies Leben einsetzen – Sil: verhindert Steinbildung, Nierenkolik), **PHOS** (Knochenerkrankungen; Mammaabszesse, fistelnde Öffnungen), **Ph-ac**, **Pic-ac**, **Plat-m** (Karies des Tarsus), **Plat-m** (Karies der Knochen), *Psor* (Ulzeration um die Nägel – auch Ars; möchte etwas auf dem Kopf tragen – Hep; Enuresis, besonders bei Vollmond), **Plb-i** (Verhärtung der Drüsen), **Ptel** (Hiatushernie), **Puls** (Tränenkanal verstopft bei Neugeborenen; Kreislaufstörungen; Drainagemittel von Sil; immer kalt während der Menses – Sep, Nat-m), **Pyrog** (Neigung zur Abszeßbildung – Hep, Myr-s, Sulph), *Ruta*, *Sanic* (Bei einer großen Anzahl von Fällen wird Sil verschrieben, wo Sanic gegeben werden sollte[51]; Kinder gedeihen nicht, Kopfschweiß

nachts; Stuhl, teilweise ausgetrieben nach großer An-
strengung, schlüpft zurück – auch Thuj), **Sep** (Herpes
circinatus – Anag, Tell), **Sieg** (Chronische Eiterungen,
Calc-s), **Sil-mar** (Sil- und Nat-m-Symptome – entzün-
dete Drüsen und beginnende Eiterung, Verstopfung),
Staph (Chalazion; Gerstenkörner – Calc-f, Puls), **Still**
(Kleine Klumpen oder Knoten auf dem behaarten Kopf),
Stront-c (Schmerz zieht vom Nacken zum Kopf; Kopf-
schmerz besser durch warm Einwickeln – Mag-m), **Stict**
(Verstopfte Nase mit Trockenheit; Sinus – Kali-s, Lyc,
Merc), **SULPH** (Hirnerkrankungen bei Kindern mit kalten
Füßen morgens und heißen abends; Kollagenose – Ars,
Calc, Graph, Hep, Lach, Lyc, Merc), **Syc-co** (Sinusitis),
Syph (Nägel geformt wie Gerstenkörner), **Tabash**,
Tarent-c (Panaritium), **Tell** (Ischias, jedesmal, als der
Patient hustete, nieste oder lachte, starb er fast vor
Schmerzen), **Thiosin** (Karpaltunnel-Syndrom; Verstop-
fung des Nasentränenganges, wenn Narbengewebe er-
wartet wurde, einschließlich der Fälle, bei denen die
Chirurgie versagt hatte), **THUJ** (Hartnäckige Neuralgie;
Asthma bei Kindern sykotischer Eltern; verschämter
Stuhl, Sanic; Folgen von Impfung – Ant-t, Hep, Merc,
Variol; einwachsender Zehennagel; übelriechender Fuß-
schweiß – BUT-AC, Graph), **Tub** (Rezidivierende Otitis;
Trichterbrust; Fußschweiß sehr übelriechend, mit Mangel
an Durchhaltevermögen), **Tub-m** (Die entsprechende
Nosode), **Vario** (Eiterung nach Pockenimpfung – Thuj),
X-ray (Rheuma nach unterdrücktem Fußschweiß)

Sinapis alba

Komplementärmittel: –

Folgemittel: –

Feindlich: –

Antidote: –

Kollateralmittel:
Abies-n, Anac, Bry, Cina, Naphtin, Nux-v, Puls, Sin-n, Teucr

Sinapis nigra

Komplementärmittel: –

Folgemittel: –

Feindlich: –

Antidote:
Nux-v, Rhus-t, Rhus-r
Wenn es durch einen Senfumschlag zur Blasenbildung
gekommen ist, ist Seife das Mittel[12]; Riechen an Brot
(Unmittelbare Folgen von übermäßiger Einnahme als Ge-
würz[12])

Kollateralmittel:
Am-c, Caps, Coloc, Kali-cy, Lol-t, Phyt, Sin-a (Rachen-
symptome hervorstechend, besonders Druck und Bren-
nen mit Verstopfung in der Speiseröhre; Gefühl eines
Klumpens in der Speiseröhre hinter dem Manubrium ster-
ni und mit viel Aufstoßen, ähnliche Rektumsymptome),
Thlas, Variol
Senföl zur Inhalation (Nasennebenhöhlen, schmerzhafte
Zustände von Nase und Mittelohr)

Skookum chuck

Miasma:
Pso[50]

Komplementärmittel: –

Folgemittel: –

Feindlich: –

Antidote:
Tab, Tub
Tabak[3]

Kollateralmittel:
All-c, Psor, Sulph, Urt-u (Urtikaria)

Slag

Komplementärmittel: –

Folgemittel: –

Feindlich: –

Antidote:
Bry, Carb-v, Phos, Ph-ac

Kollateralmittel:
Lyc, Nit-ac, Nux-v, Stict, Sulph

Sol

Komplementärmittel: –

Folgemittel: –

Feindlich: –

Antidote:
Acon, Bell, Gels, Glon und andere Hitzschlagmittel[12]

Kollateralmittel:
Elec, Lach, Lun, M-amb, Nat-c

Solanum nigrum

Komplementärmittel: –

Folgemittel: –

Feindlich: –

Antidote: –

Kollateralmittel:
Bell, Sol-c, Sol-ac, Sol-t-ae

Solidago virgaurea

Komplementärmittel:
Lyc[147] (Verstärkt seine Wirkung[143]), Sulph[147], Tuberkuline[147]

Folgemittel: –

Feindlich: –

Antidote:
Iodof[9]

Kollateralmittel:
Agri (Schmerz in der Nierenregion), Am-c (Niereninsuffizienz, hilft in Fällen von Hämodialyse), Apis, Ars, Berb (Harnsäure; Niereninsuffizienz), Cadm-s (Rückenschmerz der Nephritis – Sol-v), Calc (Fibröse Tumore), Calc-ar, Canth, Card-m, Chel (Leberschwäche – Card-m, Berb), Coc-c (Nierenfunktion), Hydrang, Lesp-c, Lyc (Leberatrophie), Phos, Pop, Puls (Tuberkulares Drainagemittel – Crat, Sol-v), Santa, Ter, Tritic, Zinc (Miktionsschwierigkeiten bei nervösen Patienten)

Spigelia

Miasma:
Pso[140], Tub[140]

Temperament:
Melan[15]

Seitenbeziehung:
u, l (Besonders Augen, Ohren und Gesicht[44]), r, l ⤴ r

Wirkdauer:
20-30 Tage
3-4 Wochen[187]

Bemerkungen:
Angina pectoris bei geschwächten, nervösen, anämischen Patienten; es kann Anfälle verhindern[50].

Speisen, die man meiden sollte:
Alkohol[31], Kalte Getränke, Kalte Speisen, Tee[8], Weinbrand und Whisky[8]

Komplementärmittel:
Arn[50,147], Nat-m (Herzkrankheiten[50]), Calc[185], Carc[50], Puls[7], Sang (Rechtsseitige Migräne[54]), Spong[8,17,34]

Folgemittel:
Acon, Apis (Perikarditis, wenn es zu einem Erguß in den Herzbeutel kommt, auch Ars oder Ars-i[192]), Arg-n (Dyspepsie[12,25]), Arn, Ars (Herzsymptome[13]), Ars-met (Pterygium[12]), Art-v (Beschwerden durch Würmer, wenn (Spig und) andere Mittel versagen[44]), Bell, Bry (Endokarditis, wenn sich gichtisch-rheumatische Exsudationen an Endokard und Klappen vermuten lassen, auch Colch[192]; Perikarditis mit heftigem Verlauf, wenn die Exsudation begonnen hat[44]), Calc, Cimic, Colch (Perikarditis als Komplikation von akutem Rheuma bei Kindern[80]), Dig (Herzsymptome[13,98]), Iod (Endokarditis, wenn Spig nicht günstig wirkt[40]), Iris, Kali-c (Herzsymptome[13,16,25,44], Endo- und Perikarditis mit scharfen, schneidenden Schmerzen und Verschlimmerung um 3 Uhr morgens[16]), Kali-m[139], Kalm (Herzkrankheiten[12,25,44,48]; Klappeninsuffizienz, Endokarditis als Folge von Rheuma und Gicht[44]), Lach (Perikarditis[15]), Lith[72], Lyc[7], Mag-c (Gesichtsneuralgie, scharfes Schießen auf der linken Seite von Kopf und Gesicht, schlimmer nachts, durch Druck und Erschütterung, wenn Spig versagt[39]), Naja (Akute Herzschwäche[44]; kardiale Komplikationen von Rheuma bei Kindern[80]), Nat-m (Herzbeschwerden[50]), Nux-v, Puls, Rhus-t, Sep, Sil (Bei einem Fall von Elephantiasis des linken Beins[142]), Spong (Herzerkrankungen, wenn die heftigen Symptome nachgelassen haben[44]; Endokarditis im zweiten Entzündungsstadium[44]), Sulph, Zinc

Feindlich: –

Antidote:
Aur (Ruhelosigkeit in den Gliedern[12,25]), CAMPH, Cocc[98], Merc[31], Puls

Kollateralmittel:
Acon (Entzündliche Störungen der Herzmuskel – Benz-ac, Kali-c, Kalm, Naja, Phyt), Ars, Atrax, Aur, Bell, Benz-ac, Bry, Cact, Calc (Kopfschmerz linksseitig, halbseitig, besonders übergewichtige Menschen, weite Pupillen), Carc (Heftiges Herzklopfen, wird vom Patienten gehört und gefühlt), Cedr (Supraorbitalneuralgie mit frühmorgendlicher Periodizität und begleitenden Anfällen von Taubheit der Glieder), Cimic, Cina (Würmer), Cinnb (Supraorbitaler Schmerz), Colch, Crot-h, Dig, Gels (Kopfschmerz in der Sonne – Arg-n, Nat-m, Sang, Tab), Gink-b (Linksseitige Migräne), Iod (Bei Herzklappenerkrankun-

gen, ein Gefühl von Vibration über dem Herz, als ob er eine schnurrende Katze streichele), **Kali-c, Kalm** (Valvulopathie – auch Sep; kardiale Komplikationen bei akuten rheumatischen Gelenkbeschwerden, rheumatische Metastasierung zum Herzen – Benz-ac, Colch, Kali-c, Phyt, Prop), **Lat-m, Lyc, Mez** (Ziliarneuralgie), **Phos, Phyt** (Endokarditis oder Perikarditis mit Schmerz, der in den rechten Arm ausstrahlt), **Puls, Rhus-t, Sabad, Sang, Sep, Spong** (Herzsymptome), **Stann, Staph** (Schmerz im Jochbein – Sep, Stram), **Sulph, Teucr, Thuj** (Ziliarneuralgie), **Verat-v, Verb** (Linksseitige Neuralgie – Cimic, Spig, *Thuj*)

Spiraea ulmaria

Komplementärmittel: –

Folgemittel: –

Feindlich: –

Antidote: –

Kollateralmittel:
Berb, Benz-ac, Bry, Kali-bi, Nat-s, Sal-n, Sul-ac

Spongia tosta

Miasma:
TUB[31,140]

Temperament:
Choler[15], Phleg

Seitenbeziehung:
u, l[8], r (Sexualorgane[62]) r nach l, l ↘ r

Wirkdauer:
20-30 Tage
3-4 Wochen[187]

Bemerkungen:
Boenninghausen's Krupp-Pulver bestanden aus Acon, Hep und Spong, in dieser Reihenfolge gegeben[12]. Das Mittel kann bei einer Familienanamnese von Tuberkulose oder tuberkularer Diathese nützlich sein[19]. Wenn man Spong anwendet, muß man das Herz während der Behandlung im Auge behalten[44].

Speisen, die man meiden sollte:
Helles Bier[31], Fett, *Kalte Getränke*[8]

Speisen, zu denen man raten sollte:
Warme Getränke[9]

Komplementärmittel:
Bry[7], *Hep* (Krupp[34]; Krupp als Folge von trockenen, kalten Winden oder durch Abkühlung, wenn warme Tage von kalten Nächten gefolgt werden[17,34]), **Phos**[7], **Puls**[7], **Spig**[50], **Sul-i**[147], **Tub**[147]

Folgemittel:
Acon[7], **Arg-n** (Kropf[12]; nachdem Spong für den Kropf gegeben wurde und Myopie folgte[25,39]), **Bell**[7], *Brom* (Krupp und kruppartige Erkrankungen des Kehlkopfs[1]; Atemwegserkrankungen[13]; Krupp[25,48]; folgt Spong bei Krupp, wenn Spong versagt[1,13,34]; Struma parenchymatosa, wenn andere Mittel versagen[44]), **Bry, Cact** (Herzerkrankungen, Endo- und Perikarditis[44]), **Calc**[7,36], **Calc-f**[36], **Carb-v, Cham** (Krupp, wenn Spong versagt[39]), **Cina** (Aphonie durch Kälteexposition nach dem Versagen von Spong[1,56]), **Con, Eug** (Akne[12]), **Fl-ac** (Kropf[34,46]), **HEP** (Masernkomplikationen, mit unaufhörlichem Husten[80]; Krupp, nachdem die Lösung durch Spong begonnen wurde[138]; Erkrankungen der Atemwege[19]; tockener, giemender, quälender Husten bei Kindern, schlimmer in den frühen Morgenstunden zwischen 2 und 4 Uhr, und Spong lindert den Zustand für eine Weile, aber beseitigt ihn nicht[51]; Krupp[36,39,48,56]; Krupp, wenn der Schleim zu rasseln beginnt[36,56]; fibrinöse Laryngitis[54]; **Ign, Iod** (Krupp, wenn Spong versagt[16]; auch bei Husten mit mehr Rasseln[16]), **Kali-bi** (Krupp[12]), **Kali-br** (Krupp[12]), **Kali-fl**[36], **Kalm** (Herzkrankheiten[50]), **Lap-a** (Kropf, wenn er Spong widersteht[36]), **Led**[185], **Mag-f**[36], **Nat-f**[36], **Nux-v, Phos** (Krupp[38]), **Puls, Rhod** (Erkrankungen der Hoden[72]), **Rhus-t**[7,77], **Sep**[7,77], **Sulph**[7,77]

Feindlich: –

Antidote:
Acon, Camph, Cocc[17], *Hep*[35,36]

Kollateralmittel:
Acon, Ail (Diphtherie – Apis, Lac-c, Merc-cy, Phyt), **Asc-t** (Bronchitis – Bry, Cist, Kali-c, Phos, Thal), **Bad** (Hyperthyreose – Brom, Iod-Verbindungen), **Bell** (Laryngitis – Kali-bi, Phos, Samb, Wye), *Brom*, **Bry, Calc** (Habitueller Husten), **Carb-v, Conv** (Erweiterung der rechten Seite des Herzens), **Dros, Ferr-s** (Exophthalmischer Kropf), **Fuc** (Kropf), **Gels** (Laryngismus stridulus – Ign), *Hed* (Thyr, Strumakolloide; kolloider Kropf; Myokarditis), *Hep*, **Hellin** (Rechtsherzinsuffizienz – Stroph-h), **Iod** (Kropf, Basedow, Hyperthyreose, besonders bei Männern), **Kali-c** (Akute Atemnot, besser durch Sitzen und Vorwärtslehnen), **Kali-i** (Kropf sehr berührungsempfindlich; rasches Wachstum), **Kalm** (Hypertrophie des Herzens – auch Naja, Spig; akute Endokarditis – Naja: auch Herzklappenerkrankungen), **Lach** (Erstickungsgefühl im Schlaf), **Lap-a, Lyc** (Liegen auf der linken Seite bessert, außer die Herzsymptome), **Merc, Ox-ac** (Hodenkrebs mit starkem Schmerz), **Phos** (Krupp bei skrofulösen Kindern; Skrofulose mit hektischem Fieber und Exostose, Ozaena; Kehlkopferkrankungen bei Erkältung; Rechtsherzdilatation, manchmal sogar mit einem gewissen Grad an arterieller Hypertonie; Hyperthyreose – Bad, Fl-ac, Nat-m, Tub), **Prot, Puls** (Orchitis; Epididymitis – Arist-cl, Clem, Rhod, Thuj), **Rhus-t, Stann, Sulph, Verb**

Squilla maritima

Miasma:
Pso[50]

Seitenbeziehung:
u, L, r[8], / ⟍ r

Wirkdauer:
14-20 Tage

Bemerkungen:
Wenn der reichliche Urin vom Diabetes unterdrückt ist und Nierenstörungen verursacht, dann Wassersucht kommt und der Urin wieder reichlich wird, paßt Squilla gut[145].

Es ist ein langsam wirkendes Mittel und braucht eine lange Zeit, bis es seine Wirkung entfaltet[145].

Speisen, die man meiden sollte:
Kalte Getränke[8], Warme Speisen

Speisen, zu denen man raten sollte:
Kalte Speisen[8]

Komplementärmittel:
Ant-c[8,17,185], **Apis** (Akute Fälle[50]), **Bry** (Manchmal[7,77]), **Nat-m** (Urinspritzen beim Husten[143])

Folgemittel:
Ars, Bar-c, Bell[7,100], **Bry, Ign, Lil-t**[7], **Nux-v,** *Phos*, **Rhus-t, Rhus-r**[7], **Sil, Sulph**[7]

Feindlich:
Aloe[100], **All-c, All-s**

Antidote:
Camph

Kollateralmittel:
All-c, Ant-t, Apoc (Aszites), **Ars** (Kardiale Wassersucht – Lach), **Bar-c, Bor** (Abwärtsbewegung verschlimmert), **Bry, Canth,** *Caust* (Heraussspritzen von Urin beim Husten), **Dig** (Kardiale Wassersucht und Kreislaufdekompensation mit oder ohne Ödeme – Apoc, Conv, Stroph-h), **Hydr** (Abneigung gegen Schreiben), **Kali-c, Lach, Laur** (Kardialer Husten – Hyos, Lach, Kali-c, Naja, Tab), **Lyc, Nux-v, Phos, Puls, Rhus-t, Seneg, Sep** (Herabdrängendes Gefühl in der Gebärmutter – Plat, Lil-t), **Sil, Sol-v** (Diuretikum), **Stroph-h** (Altersherz – Crat), **Sulph, Thuj** (Brüchige Nägel), **Verat** (Hypertonie)

Stannum iodatum

Miasma:
Pso[50], *Tub*[54]

Bemerkungen:
Bei fortgeschrittender Phthisis, wenn Stann-i manchmal keine Wirkung hatte, brachte eine zusätzliche Dosis von Jod in Milch das Mittel dazu, seinen gewohnten guten Effekt zu haben[9].

Komplementärmittel: –

Folgemittel:
Agar (Bei Patienten, bei denen Stann-i gut tat und wenn eine plötzliche Verschlimmerung von Stann-Symptomen eintritt, z.b. Schwäche der Brust, Auswurf von kleinen harten Schleimklumpen und Nachtschweiße[54]), **Apat**[36], **Calc-f**[36], **Fl-ac**[36], **Kali-fl**[36], **Lap-a**[36], **Mag-f**[36], **Nat-f**[36]

Feindlich: –

Antidote: –

Kollateralmittel:
Caust, Cupr-ar (Tuberkulöse Geschwüre in den Därmen – Ars-i, Phos, Sil), **Rumx, Stann**

Stannum metallicum

Miasma:
Pso[4], Syc[140], TUB[4,31,140], Syp[140]

Temperament:
Choler[15], Phleg[15]

Seitenbeziehung:
u, L, l nach r[8], r[8], / ⟍ r

Wirkdauer:
35 Tage
Mehr als 5 Wochen[187]

Bemerkungen:
Steht zwischen Cupr und Zinc[44,46].

Phel ist das pflanzliche Analogon, soweit es die Symptome der Atemwege betrifft[50].

Hartnäckige Gastralgie, wenn andere gut gewählte Mittel versagen[46].

Speisen, die man meiden sollte:
Bier, *Heiße Getränke*[9], Warme Speisen

Speisen, zu denen man raten sollte:
Kalte Getränke[9], Kalte Speisen[8]

Komplementärmittel:
Mall (Chronische Bronchitis, Lungentuberkulose[47]), **PULS**

Folgemittel:

Alum (Bei einem Fall von Husten mit Kitzelgefühl in der rechten Brust genau unterhalb der Brustwarze und Engegefühl und Spucken von Portionen hellen, klumpigen Bluts, als große Trockenheit, Unfähigkeit zu schwitzen, Heiserkeit, Abneigung gegen Stärke und Verstopfung auftraten[32]), **Bac**, **Bell**[7], **Bry**[7], *Calc*, **Caust**[7], **Chin**, **Cina**[7], **Con**, **Iod** (Im Falle eines Hustens mit blutigem Auswurf, als der Patient ungewöhnlich heiß, hungrig und ruhelos wurde[32]), **Kali-c** (Lockerer, rasselnder Husten[34]), **Lyc**[7], **Lyss**, **Nux-v**, *Phos*, **Puls**, **Rhus-t**, **Sel**, **Sep**[7], **Sil**, **Sulph** (In einem Fall von chronischer Bronchitis, als Symptome eines schwachen, nagenden Gefühls im Magen um 11 Uhr vormittags und Verstopfung mit vergeblichem Stuhldrang auftauchten[197]), **Tub**[34,35,36]

Feindlich: –

Antidote:

Carb-v[33], **Coff**[44], *Hep*[8,33,34], **Hyos**, **Ign**[33], **PULS** (Auch wenn Stann die alten neuralgischen Schmerzen zurückbringt und Sie wissen, daß er nicht lange zu leben hat und er viel zu leiden scheint[30])

Kollateralmittel:

Ant-c (Zu sehr mit sich selbst beschäftigt, vergißt er, Wasser zu lassen oder Stuhl abzusetzen, ißt nur, wenn gebeten), **Ant-t**, **Arg-m** (Schwäche der Brustmuskeln; Stann: Brust fühlt sich schwach an), **Arg-n** (Kopfschmerz in der Sonne – Nat-m, Spig, Sang), **Aur** (Mittel für das männliche Ich – Stann: Mittel für das weibliche Ich), **Bac**, **Bell**, **Bism** (Magenschmerz, nicht assoziiert mit einem Katarrh oder anderen Symptomen von Verdauungsstörung), **Bor** (Schlimmer durch Abwärtsbewegung – Ferr), **Bry** (Harter Druck bessert – Coloc, Sang), **Cact** (Kopfschmerz in der Sonne; Sang: Kopfschmerzen kommen und gehen mit der Sonne; Nat-m: Kopfschmerz in der Sonne, beginnt um 10 Uhr und wird um 14 bis 15 Uhr schlimmer; Kalm: Kopfschmerz nimmt nicht so regelmäßig mit der Sonne zu oder ab, ist aber zur Mittagszeit besonders schlimm), **Calc**, **Caust**, **Cina** (Konvulsionen durch Würmer – Art-v), **Colch** (Übelkeit durch den Geruch von Speisen – Ars), **Coloc** (Kolik besser durch harten Druck), **Cupr**, **Ferr-i**, **Helon** (Große Erschöpfung), **Hep**, **Kali-c**, **Lach**, **Lyc**, **Merc**, **Myos-s** (Phthisis der Schleimhäute), **Myrt** (Chronische Bronchitis; Husten der Phthisis, Emphysem mit gastrischen katarrhalischen Komplikationen und dickem, gelben, schwierigem Sputum; alte Leute mit geringer Kraft bei der Expektoration), **Nat-m**, **Nicc** (Depression mit Schwäche), **Phel** (Husten mit reichlichem gelben Auswurf – Hep, Merc, Sulph), **Phos** (Schwächegefühl in der Brust; Schwächegefühl in der Brust nach langem Studieren), **Ph-ac** (Schwächegefühl in der Brust bei rasch wachsenden jungen Leuten oder Onanisten), **Plat** (Herabdrängendes Gefühl in der Gebärmutter – Sep; Schmerzen kommen und gehen langsam, oft gefolgt von einem Taubheitsgefühl; Senkung und Verlagerung der Gebärmutter – Puls), **Podo** (Gebärmutterprolaps), *Puls* (Zu Tränen geneigt, aber Puls ist besser durch Weinen, während Stann durch eine tränenreiche Stimmung verschlimmert wird; besonders neuralgischer Schmerz), **Rhus-t**, **Sang**, **Sep**, **Sil**, **Spig**, **Stann-i** (Chro-

nische Brustkrankheiten, charakterisiert durch plastische Gewebsveränderungen; anhaltende Neigung zu husten, erregt durch einen kitzelnden, trockenen Fleck im Rachen; tracheale und bronchiale Reizung bei Rauchern), **Staph** (Zieht die Einsamkeit vor, weil er zornig oder mutlos ist und keine Leute um sich herum haben will – Stann: wegen der Anstrengung, die er hat, um Leute zu treffen), **Stict** (Schmerz, der allmählich kommt und geht – Plat, Syph), **Stront-c** (Langsames Anwachsen und Nachlassen von Schmerzen in Sehnen, Bändern und Knochen), **Sulph**, **Tub**, **Zinc**

Staphylococcinum

Bemerkungen:

Ein antipsorisches Mittel, um bei chronischer Dysenterie die Kur zu vervollständigen[139]

Folgemittel: –

Feindlich: –

Antidote: –

Kollateralmittel:

Ail, **Anh**, **Bell**, **Pyrog**, **Rhus-t**, **Streptoc** (Nützlicher bei akuten Krankheiten; Staphycoc: bei chronischen Fällen)

Staphysagria

Miasma:

Pso[4], SYC, *Syp*

Temperament:

Choler, MELAN[15], Sang[15]

Seitenbeziehung:

u, l, r, l ➘ r

Wirkdauer:

20-30 Tage
3-4 Wochen[187]

Bemerkungen:

Caust, Coloc und Staph bilden ein Trio[1].

Speisen, die man meiden sollte:

Brot, Essig, Fett, Kalte Getränke[8], *Kalte Speisen*[8], *Milch*[50], SAURE SPEISEN[8], Wein[8]

Mittelabfolgen:

Caust ➙ **Coloc** ➙ **Staph**[1,30]

Komplementärmittel:
Carc[50] (Wenn Staph eine vorübergehende Besserung aller Symptome bringt, wirkt Carc als Komplementärmittel[50]), **Caust**, **Coloc**[17,50,185], **Con** (Adenom bei alten Leuten – auch Caust[157]), **Hydr**[157], **Puls**[7], **Thuj**[19,50,147,157] (Adenom bei alten Leuten[157]; Harnwegsstörungen bei Sykotikern[157])

Folgemittel:
Calc (Masturbation[101]), **Carc** (Bei Fällen, die auf Staph nicht reagieren, obwohl offensichtlich gut gewählt, ist es sinnvoll, zu schauen, ob Carc auf den Fall paßt[52]), **Caust**, **Chim** (Bei chronischer Prostatahypertrophie oder -entzündung, wenn die Blase mit einem stinkenden, reizenden Restharn angefüllt ist und der Patient über der Blase empfindlich ist, der Urin tröpfelt, der Patient klagt, betet, tritt und jammert sich zu Tode, man gebe erst Staph und lasse diesem Chim folgen[50]), **Cocc** (Masturbation[101]), **Coloc**, **Fl-ac** (Sehr empfindliche Zähne[1,34,46]), **Ign**, **Kali-c**, **Lyc**, **Med**[157], **Merc**[7], **Nat-m** (Haß auf Personen, die ihn beleidigt haben[110]), **Nux-v** (Masturbation[101]), **Puls**, **Rhus-t**, **Sel** (Sexuelle Schwäche[1,34]), *Stram*, **Sulph** (Unfreiwilliger Samenabgang, Hoden schlaff, hängen herunter und Schwitzen des Skrotums und zwischen Skrotum und Oberschenkeln[48]), **Thuj**[32,50] (Erkrankungen der Augenlider – Gerstenkörner, Tarsaltumore, Chalazion, dicke, harte Knoten, wie kleine Kondylome, wenn Staph teilweise bessert, aber nicht heilt[1])

Feindlich:
Ran-b[187] (Vorher und nachher[12])

Antidote:
Ambr (Besonders wollüstiges Jucken des Skrotums[25]), **CAMPH**, **Merc**[31], **Thuj**[31]

Kollateralmittel:
Agn (Sexuell übererregt – Cann-i, Canth, Hyos, Phos), **Anac**, **Ant-c** (Schmerz im hohlen Zahn, schlimmer nachts), *Aur* (Führt Selbstgespräche wenn unter Streß oder bei Kummer; Staph: führt ernsthafte und leise Selbstgespräche; Leiden durch Geräusche, Farben, Widerspruch, Kränkungen, Ängste etc.), **Aur-m** (Beschwerden durch heftigen Kummer – Ign), **Bar-c** (Gedächtnisschwäche, kann den richtigen Ausdruck oder das richtige Wort nicht finden – Con, Lyc, Stront), **Calad**, **Calc** (Atherom), **Calc-f**, **Cann-i**, **Carc**, **Caust**, **Cham** (Chronische Diarrhoe oder sogar Dysenterie von schwachen, kränklichen Kindern; akute Folgen von Zorn, Empörung – Staph: für chronische Folgen), **Clem**, **Cob**, **Cocc**, *Coloc* (Essen und Trinken verursacht Kneifen in den Därmen und Ovarien; Staph: in Därmen, Kopf und Ovarien), **Con** (Folgen von sexuellen Exzessen – Chin, Ph-ac), **Dros**, **Ferr-p** (Tarsalzysten), **Fl-ac** (Sexuelle Anomalien), **Foll** (Beschwerden durch Unterdrückung von nerven verweigert wird, was man verdient zu haben scheint; auch Eigenanamnese von sich selbst auferlegter Kontrolle), **Ign**, **Kali-br**, **Kreos** (Frühe Zahnkaries; Schmerz im kariösen Zahn – Sil), **Lith-be** (Blasenreizbarkeit und fortgesetzter Harndrang – Tritic, Pop), **Lyc**, *Mag-c* (Zahnprobleme, besonders in den letzten Backenzähnen), *Merc* (Schwarze Zähne und früher Zahnverfall bei syphilitischen Kindern), **Mosch**, **Nux-v**, **Orig-v** (Stark akzentuierte subunguale Falte an kleinen Nägeln – Hyos, Staph), **Phos**, **Ph-ac** (Schwächende Pol-

lutionen), **Plat** (Kummer verschlimmert), **Puls** (Gerstenkörner und deren Rezidive – Sil: für chronische Zustände – auch Calc-f), **Ran-b**, **Ruta** (Neurinome – Calc), **Sabin** (Vegetationen an der Perineumregion bei beiden Geschlechtern), **Sel** (Sexuelle Erschöpfung – Agn, Ph-ac), **Sep** (Senkungsgefühl im Magen und intestinale Stenose – Ant-c, Ign, Sulph), **Sil** (Chalazion – Kreos, Calc-f, Stront), **Still** (Knochenerkrankungen – Stront-c), **Thuj** (Kondylome – Nit-ac)

Stellaria media

Komplementärmittel: –

Folgemittel: –

Feindlich: –

Antidote: –

Kollateralmittel:
Berb, *Bry*, **Nux-v**, **Puls** (Rheuma; Schmerzen ziehen von einer Stelle zur anderen, schlimmer durch Wärme, besser in frischer Luft), **Rhus-t** (Chronisches Rheuma)

Sticta pulmonaria

Miasma:
Pso[140], SYC[4,8140], Tub[31]

Temperament:
Melan

Komplementärmittel:
Bry[116,143]

Folgemittel:
Calc-f (Synovitis[10])

Feindlich: –

Antidote:
Ip[139]

Kollateralmittel:
All-c, **Am-c** (Husten bei Grippe – Ip), **Arum-t**, **Caust** (Husten bei Grippe – Eup-per, Ip), **Cetr** (Chronischer Durchfall, Phthisis, blutiger Auswurf), **Cinnb** (Schnupfen mit Schmerz und Druck an der Nasenwurzel – Kali-bi, Kali-i; Druck an der Nasenwurzel – Kali-bi), **Dros** (Trockener Husten, anhaltend nach einer Erkältung – auch Agar, Con, Cupr, Hyos, Ign), **Elaps**, **Ery-a**, *Guaj*, **Hed** (Husten –

Rumx, Spong), **Ign** (Husten nach Grippe), **Influ** (Anhaltender Husten, lange nach einer Grippe), **Iod**, **Just**, **Kali-m** (Sinusitis – Kali-bi, Kali-i), **Luf-op** (Rhinitis – Cinnb), **Nux-v**, **Phos** (Trockener Husten nach Fließschnupfen), **Plat** (Ehebrecherische Ehemänner – Caust, Phos, Verat), **Puls** (Verstopfung abwechselnd mit Durchfall mit Wechsel in der Stuhlfarbe und -konsistenz; rheumatische wandernde Schmerzen, schlimmer durch Wärme, besser in frischer Luft), **Rhus-t** (Rheuma), **Rumx**, **Samb**, *Sang*, *Thuj*

Stillingia silvatica

Miasma:
SYP

Komplementärmittel:
Syph[147]

Folgemittel: –

Feindlich: –

Antidote:
Ip (Übelkeit durch Dämpfe[12]), **Merc**[31,100]

Kollateralmittel:
Ang, **Asaf** (Knochenkrankheiten – Aur, Ang, Kali-i, Merc, Sil, Syph), **Aur**, **Calc-f**, **Cory** (Syphilitische Knoten), **Hep**, **Kali-i**, **Merc**, **Mez** (Schmerz in Knochen oder Periost – Kali-i, Mang, Sars), **Nat-s** (Hüftkrankheit), **Nit-ac**, **Sil**, **Staph**, **Syph**

Stramonium

Miasma:
Pso[140], Syc[140], Tub[31]

Temperament:
Choler, Melan[31], Sang

Seitenbeziehung:
l ↘ r

Wirkdauer:
12-24 Tage

Bemerkungen:
Steht zwischen Hyos und Bell[16,50].

Hyos verstärkt die Wirkung von Stram[8].

Speisen, die man meiden sollte:
ALKOHOL[8,31], Essig[12], Kaffee, Kalte Getränke, *Weinbrand und Whisky*

Komplementärmittel:
Apis (Hydrozephalus, zerebrospinale Meningitis[54]), **Bell**[7], **Calc-p** (Hydrozephalus, zerebrospinale Meningitis[54]), **Carc**[50], **Sulph**[50,147]

Folgemittel:
Acon (Manchmal[77]), **Ars** (Chorea[26]), *Bell*, **Bry**, **Calad** (Typhus, wenn Stram versagt[25]), **Calc** (Delirium tremens, wenn Stram indiziert scheint, aber versagt[44]), **Carc**[50], **Cupr** (Chorea[26]), *Hyos* (Bei einem Fall von manisch-depressiver Psychose, als, durch emotionale Faktoren bedingt, ein heftiger Anfall mit Flockenlesen, starrendem Blick, großer Blässe, Neigung, sich auszuziehen und kataleptischer Starre auftrat[32]), **Lyc**[7], **Lyss**, **Med**[50], **Nux-v**, **Op**[7], **Puls**[7], **Pyrog** (Metrorrhagie durch Plazentaretention mit Fieber und septischer Tendenz[1,35,36]), **Sacch** (Wenn Stram die Arbeit geleistet hat, die es zu leisten vermag, und nicht mehr richtig wirkt[50]), **Sec** (Metrorrhagie durch Plazentaretention, nach dem Versagen von Stram[1,138,145]), **Sulph**[7], **Val** (Delirium von höherem Grad, wenn Stram versagt[26]), **Verat** (Psychische Krankheiten[110]), **Zinc** (Chorea[26])

Feindlich:
Coff

Antidote:
Acet-ac, *Bell* (Auch Vergiftungsfolgen[111]), **Camph** (Das Hauptantidot[12]; besonders[98]; Folgen von Intoxikation[111]), **Citr-l**[25], **Coff**[8,34], **Hyos** (Manchmal[77]; auch Vergiftungsfolgen[111]), **Merc**[31], **Nux-v**, **Op**, **Plb**[31], **Puls**, **Senn** (Zerebrale Symptome[12,25]), **Tab**
Bei großen Dosen: Zitronensaft[12,50,120], Essig[13,25,31,50,120], Tabak[77,98] (Manchmal[77])
Pflanzliche Säuren[98]

Kollateralmittel:
Agar (Choreaartige Bewegungen – Tarent), **Alum** (Taumelnder Gang wenn die Augen geschlossen sind), *Ars* (Kleptomanie, Phonomanie, Pyromanie etc. und bipolare Störungen – Agar, Calc, Camph, Graph, Hell, Lach, Lyc, Rhus-t, Sil), **Art-v**, **Bar-n** (Furcht vor engen Räumen, Geschäften, Aufzügen, Flugzeugen), **BELL** (Wild und mutig – Stram: wild und feige, Hyos: vergnügt und gesellig, oft obszön, Verat: hoffnungslos und am Verzweifeln, fleht um sein Seelenheil; Stram hat weniger Fieber als Bell, aber mehr Hitze; verschiedene Arten von Hydrophobie nach Bissen tollwütiger Tiere – auch Hyos, Stram), **Calc** (Furcht vor Dunkelheit – Cann-i, Lyc, Phos, Med), **Canth** (Wutanfälle beim Schauen auf glänzende Gegenstände; Furcht vor reflektierenden Gegenständen), **Cham**, **Croc** (Lacht, singt, schreit, redselig – Lach, Rhus-t, Verat), **Fagu** (Furcht vor Flüssigkeiten), **Ferr** (Kalter Schweiß während Konvulsionen), **Gal-ac** (Andauernde Furcht vor dem Alleinsein, vor Dunkelheit und vor Geistern – Stram: schlimmer nachts), **Gels** (Verlangen nach Licht – Bell), **Glon** (Hirnstimulation mit Gesichtsröte – Bell, Hyos), **Hell**, **Hyos** (Manie mit übermenschlicher Kraft – Bell, Tarent),

Ign, **Kali-br** (Schlaflosigkeit mit nächtlicher Furcht – Kali-p), **Kali-c** (Furcht vor dem Alleinsein – Arg-n, Lyc), **Lach** (Geschwätzigkeit – Verat), **Lyc**, *Lyss* (Hydrophobie; Kind liebt es, ein Bad zu nehmen, aber hat Furcht vor dem Duschen – Sulph), **Maland** (Kind spielt dauernd mit seinem Penis – bei Stram spielt es dauernd mit den Genitalien wegen sexueller Reizung), **Mand**, **Merc**, **Op** (Schmerzlosigkeit bei den meisten Beschwerden), **Phos** (Kind erwacht nachts aus dem Schlaf und geht in das Bett der Eltern – Puls), **Plat** (Die Umgebung erscheint klein; Erotomanie – Hyos, Mosch, Verat), **Puls**, **Rhus-t**, **Sacch** (Schreckliche Furcht, von der Mutter getrennt zu werden, das Kind folgt ihr immer, möchte mit ihr in körperlichem Kontakt sein), **Sec**, **Sulph**, **Syc-co** (Furcht vor Dunkelheit, vor dem Alleingelassenwerden), **Syph**, **Tab**, **Thyr** (Psychose im Kindbett oder in der Schwangerschaft), **Tub** (Furcht vor Tieren), **Verat** (Geistige Störungen), **Zinc**

Strontium carbonicum

Miasma:
Pso[50], Syc[50]

Temperament:
Melan, Phleg

Seitenbeziehung:
u, l, *r*

Wirkdauer:
40 Tage

Speisen, die man meiden sollte:
Alkoholische Getränke[50]

Komplementärmittel:
Puls[7], Rhus-t[7], Tub (Verstärkt die Wirkungen von Stront-c[139] – auch Influ, Pneu, Psor[139])

Folgemittel:
Ars[7], Bar-c (Zerebralsklerose, hierbei spielt Stront die Rolle eines Schrittmachers[36]; Arteriosklerose, kann von Phos gefolgt werden[6]), **Bell**, **Calc**[7], **Caust**, **Kali-c**, **Merc**[7], **Phos**[7], **Puls**, **Rhus-t**, **Ruta**, **Sep**, **Sulph**

Feindlich: –

Antidote:
Camph

Kollateralmittel:
Arn (Folgen von chronischen Verstauchungen, besonders der Knöchelgelenke), **Aster**, **Aur** (Arteriosklerose mit Kongestion des Gesichts – Arn, Aster; zerebrale Kongestion mit Frösteln aber nicht besser durch Hitze – Stront: besser durch Hitze), **Bar-c** (Arteriosklerose), **Calc**, **Calc-f** (Osteoporose), **Carb-v** (Reaktionsmangel nach Operati-

onsschock, keine Kontraktion oder Retraktion der Blutgefäße nach Operation, Kollaps), **Con**, **Gauj** (Wachstumsschmerzen von Kindern), **Glon**, **Hecla** (Exostose, besonders Femur), **Iod**, **Mag-m**, **Nat-f** (Idiopathische oder prednisolonbedingte Osteoporose), **Nit-ac**, **Plb**, **Rhus-t**, **Ruta** (Folgen von chronischen Verstauchungen, besonders der Knöchel), **Sec** (Zerebralsklerose – Arn, Aur, Bar-c, Con), **Sil** (Verlangen, den Kopf warm zu halten – Mag-m; Knochengeschwüre), **Spig** (Kopfschmerz in der Sonne), **Stront-i** (Arteriosklerose), **Stront-br** (Gibt oft ein hervorragendes Ergebnis, wenn ein Bromid indiziert ist[9]), **Stront-n** (Krankhafte Begierden, Kopfschmerz und Ekzem hinter den Ohren), **Sulph**

Strontium iodatum

Komplementärmittel:
Apat[36], Calc-f[36], Fl-ac[36], Kali-fl[36], Lap-a[36], Mag-f[36], Nat-f[36]

Folgemittel: –

Feindlich: –

Antidote: –

Kollateralmittel:
Calc-f, Iod, Stront-c

Strophanthus hispidus

Temperament:
Phleg[15]

Bemerkungen:
Ein alter Sulfuriker, der zunächst ein hypertrophiertes Herz hatte, dann wurde das Herz erweitert, besonders auf der Oberfläche der linken Kammer[11].

Speisen, die man meiden sollte:
Alkohol[9]

Komplementärmittel:
Ars[143], *Ars-i*[143], Kali-c[143], Nat f[36]

Folgemittel:
Apoc (Herzerkrankungen[36,44]), **Asper** (Kardiale Dyspnoe[3]), **Cupr-ar** (Anginöse Zustände, besonders schwere Fälle, wenn Stroph-h die gewünschte Veränderung gebracht hat[46]), **Helon** (Insuffizienz, besonders des rechten Herzens, wenn Stroph-h kontraindiziert ist[36]), **Laur** (Kardiopulmonale Insuffizienz, wenn Stroph-h versagt[36])

Feindlich: –

Antidote: –

Kollateralmittel:
Apoc (Ödeme), **Conv** (Herzschwäche – Verat), **Crat, Dig** (Extreme Herzschwäche – Spart-s, Stry-s), **Glon, Ign, Ph-ac** (Schwaches Herz, unregelmäßiger Puls, flatterndes Gefühl), **Spig, Verat** (Herzschwäche)

Ph-ac, Pic-ac (Geistige Erschöpfung – Ph-ac, Kali-p, Staph, Zinc), **Sil, Stram** (Konvulsionen durch Lärm oder Licht), **Stry-ar** (Parese bei Betagten, erschlaffte Muskulatur, chronischer Durchfall mit Lähmungssymptomen, kompensatorische Hypertrophie des Herzens mit beginnender fettiger Degeneration, Diabetes), **Stry-f-c** (Chlorotische und paralytische Zustände), **Stry-val** (Erschöpfung der Geisteskraft, Frauen von hohem nervösen Erethismus), **Sulph, Zinc**

Strophanthus sarmentosus

Komplementärmittel:
Ign[147]

Folgemittel: –

Feindlich: –

Antidote: –

Kollateralmittel:
Apoc, Cact (Koronarinsuffizienz – Crat, Naja, Visc), **Dig** (Aber wirkt langsamer als Stroph-s), **Dios** (Herzschmerz – Lith-c, Kalm), **Ph-ac** (Schwaches Herz, unregelmäßiger Puls, flatterndes Gefühl in der Herzregion, Herzklopfen im Schlaf, Ohnmacht)

Strychninum nitricum

Speisen, die man meiden sollte:
Alkohol [9]

Komplementärmittel: –

Folgemittel:
Stry-v (Wenn alle anderen Stry-Verbindungen versagen[50])

Feindlich: –

Antidote:
Acon, Aml-n (Konvulsionen[12]), **Ars, Camph, Caul, Coff** (Vergiftungen[12]), **Chlf, Cur** (Vergiftungen[9]), **Eucal** (Neutralisiert böse Folgen[9]), **Hyos** (Schläfrigkeit, Erkrankungen der Atemwege[12]), **Kali-br, Nux-v**[139], **Op, Passi**[139] Bei großen Dosen: **Oxyg** (Strychninvergiftung[12]), **Passi, Phys, Sulph** (Rektale Symptome[12]), **Tab, Verat-v** (Krämpfe[25,31])

Kollateralmittel:
Arg-n, Arn (Tetanus), **Calc-p, Cic, Eucal, Gels, Kali-p, Lyss, Nux-v** (Fälle, die zu viele Symptome haben), **Phos,**

Strychninum purum

Komplementärmittel: –

Folgemittel: –

Feindlich: –

Antidote:
Cimic (Vergiftungsfolgen[111] – auch Sulph[111], Thuj[111]), **Cur** (Schwere Intoxikation[111])

Kollateralmittel:
Siehe Stry-n

Sulfonalum

Komplementärmittel: –

Folgemittel: –

Feindlich: –

Antidote:
Kalte Duschen[12]

Kollateralmittel:
Agar, Alum (Ataxie), **Sulfonam** (Wechsel von fröhlichen, hoffnungsvollen Zuständen mit Depression, Niedergeschlagenheit), **Trion** (Schwindel, Ataxie, Übelkeit, Durchfall, Verlust des Gleichgewichtssinns)

Sulphur

Miasma:
PSO[4,8], *Syc*[4,8,9,187], *Tub*[31], *Syp*

Temperament:
Choler, Melan[31], Phleg, Sang[64]

Seitenbeziehung:
u[50], L (Relativ, wenn man die Universalität des Mittels betrachtet[157]), r, r nach l, l ⟍ r

Verwandte Darmnosode:
BACILLUS MORGAN PURE (PATERSON)

Wirkdauer:
40-60 Tage
Mehr als 40-50 Tage[187]

Bemerkungen:
Sulph folgt den meisten Akutmitteln gut[30].

Ruft eine Reaktion hervor, selbst wenn es nur wenige Symptome gibt, die Widerstandskraft des Patienten wird gesteigert, Leitsymptome erscheinen und andere Mittel wirken besser, nachdem dieses Mittel verabreicht wurde[199].

Wenn eine Krankheit sehr schwächend und mit Abmagerung verbunden ist, sollte Sulph bevorzugt durch Sul-i ersetzt werden[6].

So viele Patienten in ländlichen Gemeinden benötigen Sulph als ihr Konstitutionsmittel[50].

Junge Sulphuriker haben die Neigung, hitzig zu sein, aber im Alter ist Sulph oft frostig[125].

Bei akuter Otitis media gefährlich und deshalb kontraindiziert[125].

Sollte für den prätumurösen Zustand reserviert sein. Es hat bei einem bestätigten Krebs keine günstige Wirkung, nicht einmal zu Beginn, und kann in diesem Fall sogar gefährlich sein, da es die Verbreitung neoplastischer Zellen und den Gewichtsverlust begünstigt[50].

Wende Sulph vorsichtig an, wenn sich Tuberkel in den Lungen abgesetzt haben, es ist gefährlich, wenn in den letzten Stadien der Phthisis zu hoch gegeben[39].

Bei chronischen Zuständen, die das Ergebnis einer Pneumonie sind, wenn der Patient schon vorher mit Beschwerden der Brust behaftet war, und bei welcher wir nur eine langsame Lysis antreffen – sich dahinschleppender Husten mit Auswurf, Abmagerung, Nachtschweißen (nicht Tuberkulose), jedoch mit einem kachektischen Zustand, der letztlich in Phthisis endet – muß man vorsichtig sein, wie man Sulph gibt und besonders wie es wiederholt wird, oder man kann fatale Verschlimmerungen verursachen[1,30].

Es gibt eine Phase des Wartens (bei chronischen Fällen) … Puls und Sulph haben manchmal Perioden von negativer Wirkung. Nichts geschieht, zwei Wochen lang, manchmal drei[50].

Versuchen Sie nicht, mit Sulph den morgendlichen Durchfall, der gewöhnlich bei der Phthisis dazukommt, aufzuhalten, versuchen Sie nicht, die Nachtschweiße zu unterbinden, die in fortgeschrittenen Fällen auftreten, auch

wenn Sulph durch die Symptome indiziert erscheint – Tatsache ist, es ist nicht indiziert[50].

Ich habe keinen Zweifel, daß es in höheren Potenzen (200 und höher) nützlich ist.

Sulph in hoher Potenz ist gefährlich, wenn strukturelle Veränderungen in lebenswichtigen Organen bestehen[39].

Oft nützlich, um die Reaktionskraft des Systems anzuregen, wenn sorgfältig gewählte Mittel keine günstige Wirkung haben[25,44], besonders bei akuten Krankheiten[25].

Konstitutionsmittel bei allen Blutkrankheiten[44].

Reaktionsmittel, wenn der Organismus nicht völlig frei von chronischen Vergiftungen ist[15].

Sulph kann benötigt werden, wenn die erwartete Reaktion auf ein offensichtlich indiziertes Mittel ausbleibt[19] oder wenn Psora die Wirkung gut gewählter Mittel verhindert[44], besonders bei akuten Krankheiten, Psor bei chronischen Krankheiten[39].

Sulph ist von großem Wert bei jeglicher Krankheit, akut oder chronisch, wenn die Besserung zu einem Stillstand gekommen zu sein scheint, oder wenn Rückfälle drohen[76], mit einer Ausnahme und diese Ausnahme ist Tuberkulose, besonders im Pubertätsalter[54]. Sulph kann beim Fehlen von offensichtlichen Indikationen für ein besonderes Mittel hilfreich sein[19].

Ein Zustand allgemeiner schwacher Reaktion[129].

Sulph ist sehr gefährlich bei nervösen Zuständen mit bestätigter Sklerose[157].

Bevor Sulph 200 und höher verschrieben wird, sollte man sich versichern, ob dieser Patient Juckreiz, Hautausschlag oder Herpes circinatus hatte, diese kommen wahrscheinlich in heftiger Form zurück[135].

Bei Chlorose ist Sulph oft wichtig als Fundament für eine bessere Wirkung anderer Mittel[40].

Es wurde als die „homöopathische Zentrifuge" beschrieben, die tiefsitzende Toxine auf die Oberfläche bringt, das Mittel der chronischen Toxikose[19].

Sulphur ist der phlegmatische Bruder von Phos[44].

Wenn bei akuten Krankheiten des Respirationssystems bei einem wenig widerstandsfähigen tuberkularen Kind Furcht vor Verschlimmerung besteht, sollte es durch Sul-i ersetzt werden[89].

Beschwerden durch Mißbrauch von Metallen im allgemeinen[25].

Sulph hilft allen anderen Mitteln bei Rheuma, akut oder chronisch[116].

Im Fall von Leukoderma bringt Sulph weiße Flecke wieder, die abgeheilt waren, deshalb nehme man sich in acht. Es sollte sehr vorsichtig angewandt werden[131].

Sulph, Calc und Lyc bilden das Trio, das mehr Heilungen chronischer Krankheiten bewerkstelligt hat, als irgendwelche anderen drei Mittel[17].

Calc kann in diesem Zyklus durch Calc-i ersetzt werden, während Lyc durch Sep und Tub ersetzt werden kann; Sulph, Sars und Sep bilden das Trio für portale Stauung und Hautbeschwerden und für Oxalurie und Steinbildung[50].

Sulph, Sep und Lyc sind die drei Eckpfeiler des Dreiecks für portale Hypertonie[157].

Sulph, Calc und Lyc bilden das Trio von Hahnemanns antipsorischen Mitteln[48].

Sulph wirkt am besten wenn morgens gegeben[48].

Nux-v kann zur Nacht gegeben werden und Sulph morgens, falls ihre komplementäre Wirkung gewünscht wird[50].

Nux-v ist oft das Mittel für akute Zustände bei einem typischen Sulphur-Patienten[17].

Speisen, die man meiden sollte:
ALKOHOL[9], BIER[8], *Helles Bier*[31], *Bohnen und Erbsen*, *Brot*, Butter, Butterbrot, *Eier*[8], *Essig*, *Fett*, Fleisch, Kaffee, *Kalbfleisch*[8], *Kalte Getränke*, *Kalte Speisen*, *Kartoffeln*[8], MILCH, *Saure Speisen*, *Scharfe Speisen*[31], Schwarzbrot, Schwere Speisen[8], *Süßigkeiten*, Trockene Speisen, Unverdauliches[8], *Warme Getränke*, Warme Speisen, *Wein*[31], *Weinbrand und Whisky*[8], ZUCKER-BONBONS[31]

Speisen, zu denen man raten sollte:
Kalte Speisen[8], *Scharfe Speisen*[31], Warme Speisen

Mittelabfolgen:
Sulph ➡ Ars ➡ Thuj[50]
Sulph ➡ Calc ➡ Lyc[17]
Sulph ➡ Sars ➡ Sep[17]
Sulph ➡ Hep ➡ Sil (Akute oder chronische Eiterungen[50])
Sulph ➡ Acon ➡ Bry ➡ Puls ➡ Sul-i[6]
Sulph ➡ Puls ➡ Sul-i[6]
Sulph ➡ Gels ➡ Puls ➡ Sul-i[6]
Autointoxikation: Sulph ➡ Nux-v ➡ Sep ➡ Psor[157]

Interkurrente Mittel:
Calc[187], Caust[187], Hep (Akute schmerzhafte Eiterungen, empfindlich gegen Berührung, nach Sulph[6]), Kreos[187], Merc[25,187] (Besonders bei skrofulösen Erkrankungen; Atrophie der Kinder, nach Sulph[16]), Nux-v[187], Op[187] (Chronische Fälle[187]), *Psor*[187] (Um (das Wiederauftreten von) Halsbräune zu verhindern[50]), Puls[187,197], Scir (Krebsbehandlung – auch Tub, Med[50]), Sul-i (Wenn die Absonderung aus dem Ohr widerwärtig ist[8,44]), Tub[51] (Lungenentzündung[1,14])

Komplementärmittel:
Acon (Akute entzündliche Zustände[1]; alle Fälle[1]; arterielle Kongestion – auch Glon, bei Vasomotorenstörung[157]; akutes Komplement für interkurrente Krankheiten bei einem chronischen Sulph-Patienten[50]), Aesc[6,50,143] (Rektum, Hä-

morrhoiden, portale Stauung[111]; venöse Stauung – auch Aloe[157]; Kongestion[151,157]; venöse Stauung und signifikante Leberinsuffizienz bei psorischen Patienten[157]), Aeth (Eingezogene Nasenflügel[185]), All-c (Schnupfen, Nasenkatarrh[157]), *Aloe* (Dysfunktion der Leber[111]; portale Stauung – auch Aesc[160]), Am-c (Urämie bei alten Leuten[157]), Aml-n[6], Anac (Dysfunktion der Leber, wenn das Leeregefühl im Magen besser durch Essen wird[111]), Ant-c (Diabetes mellitus mit Hautproblemen[50]), Arg-n[111], Arn (Hypertonie[6]; beidseitiger kostolumbaler Schmerz, zystitische Beschwerden[157]), Ars (Oft das akute Komplement zu Sulph, besonders in kardialen Fällen[51]; Hautsymptome mit den entgegengesetzten Modalitäten der Verschlimmerung durch Kälte[157]), Aur (Diabetes mit arterieller Hypertonie, Gefäßsklerose und Retinopathie[50]; Hypertonie[6]), Bad, Bell[17,185], Berb (Gicht[6]), Bor (Aphthen[157]), Bry (Absorption von Exsudationen in seröse Höhlen, Pleura, meningeale Membranen, Peritoneum[48]; seröse und muköse Membranen[157]; gewöhnliche, unspezifische Beschwerden – auch Puls[157]; zentrifugale Tendenz bei serösen Häuten, Eingeweiden und Gelenken[157]), CALC[8,16,34,185] (Beschwerden durch Würmer bei Kleinkindern, schlimmer bei Vollmond, mit Cina und Teucr als interkurrentes Mittel[6]; wenn trockene Haut zu schwitzen beginnt und der Patient sein inneres Feuer zu verlieren beginnt und in Richtung eines frostigen Zustandes kippt[130]; 6 Wochen nach Sulph bei angeborenen Gewächsen, Tumoren bei Neugeborenen[177]), Carb-v (Pleuritis, wenn große Erschöpfung besteht, eingesunkenes, hippokratisches Gesicht, allgemeine Kälte und Bläue, rasselnde Atmung und Atemnot mit dem Wunsch, Luft zugefächelt zu bekommen[48]), Carc[50] (Wenn Sulph eine vorübergehende Besserung aller Symptome bringt, wirkt Carc als Komplementärmittel[50]), Caust[139] (Lähmung bei alten Leuten[157]), Cina (Würmer bei Kleinkindern[157]), Equis (Schleimhäute der Harnwege[157]), Graph (Hautausschläge[50]; besonders bei Hautkrankheiten[197]), Glon[6], Ign (Neurovegetative Sphäre im allgemeinen – auch Coff, Cham[157]), Iod, Iris[143], Lach (Sykotische Leber[157]; örtliche Kongestion – auch Glon[157]; Herzkrankheiten mit Hypertonie in der Menopause, auch bei Männern um die fünfzig[6]; Geschwätzigkeit bei Alkoholikern[6]; aktive Leberstauung bei Alkoholikern, Periode verschlimmert[160]; Beschwerden in der Menopause – auch Sang[157]), Lept (Biliäre Funktion[157]), Lyc[8,7] (Diabetes mellitus[50]), Mag-s[111], Maland (Hautausschläge auf den Handflächen und Fußsohlen, schlimmer auf der kalten Jahreszeit und durch Waschen[180]), Meli[6,143] (Chronischer Schnupfen mit Nasenbluten, welches den Kopfschmerz bessert[157]), Merc[17,185] (Dysfunktion der Leber[8,111]), Morg (Leberstörungen[47]), Nat-s (Asthma[163]; Diabetes mellitus bei hydrogenoiden Personen), Nux-v[6,185] (Chronisches Rheuma[112]; Gicht[6]; hilft Sulph[132]; Verstopfung bei Personen mit Hämorrhoiden und Hypochondern, bei schwangeren Frauen und Neugeborenen und auch Verstopfung abwechselnd mit Durchfall und Hautproblemen[48]; Hypertonie bei plethorischen Patienten[50,157]; Diabetes mellitus[50]; Verdauungskanal[157]; portale Hypertonie[157]; Autointoxikation im Fortschreiten – Nux-v, Psor, Sep, Sulph[157]), Parathyr (Nierensteine, sogar Ausgußsteine und beidseitige Steine[50]), Phos (Lungenschwindsucht, Anfangsstadium[8]), Podo[160] (Dysfunktion der Leber[111]), PSOR (Das natürlichste Komplement[48]; besonders tiefe Wirkung[8]), Puls (Schleimhäute der Atemwege[157]), Pyrar[139], Pyrog, Rat (Anorektale Affectionen[143]), Rhus-t (Lähmung von Kleinkindern[8,39]),

Sang (Kreislaufstörungen[6]), **Sep**[8,17,185], **Sil**[49,170], **Sin-n** (Heufieber[50]), **Staphycoc** (Chronische Staphylokokkeninfektion[143]), **Sul-i**, **Tub**[50], **Tub-d**[143]

Folgemittel:

Acon (Masern[6,80]; wenn bei fortgeschrittener Gicht Sulph von einer Verschlimmerung der Symptome gefolgt wird[166]; akute Entzündungszustände[1]; arterielle Kongestion – auch Bell[157] gefolgt von Glon, Bar-c, (Gels), Op, bei Älteren[157]), **Aesc** (Hämorrhoiden, wenn Sulph versagt[13,34]; oder das Zustand gebessert hat[66]), **Aloe** (In einem Fall von Ekzem[50]), **Alum**, **Ant-c**, **Ant-t** (Verbleibende Hepatisation der Lungen nach Pneumonie, um die Absorption zu fördern[36,38]; Hinfälligkeit bei Pneumonie, wenn Sulph den Fall nicht klärt[149]), **Apis** (Panaritium, Umlauf[25,40]; Folgen von unterdrückten Hautausschlägen[16]; Erguß in die serösen Höhlen[48]), **Arg-m** (Wenn Sulph bei eitriger Ophthalmie versagt[40]), **ARS** (Tiefere Arten von Krankheiten, die Sepsis, Gewebszerstörung oder einen typhösen Zustand ansteuern, Angst und Ruhelosigkeit nehmen zu, der starke Durst von Sulph wird zu einem brennenden Durst auf häufige Schlucke kalten Wassers oder der Patient weigert sich zu trinken, weil es die Übelkeit und besonders die brennenden Schmerzen in Magen und Abdomen verschlimmert, wie es für Ars so charakteristisch ist[17]; Dysenterie, wenn sich die typischen Ars-Symptome entwickeln[17]; Asthma[43]; Entzündungsfieber[16]; Lungenerkrankungen[1]; als Reaktionsmittel, um die blutbildenden Organe anzuregen, wenn Sulph versagt[44]; wenn Sulph einen akuten Zustand entwickelt, wie z.B. Bronchitis, Durchfall, Hepatitis[87]; Ekzem völlig trocken), **Ars-i** (Phthisis[12,22]), **Art-v** (Besenwahn durch Würmer, wenn (Sulph und) andere Mittel versagen[44]), **Aster**, **Aur** (Geschwürsbildung in den Nasenlöchern und schreckliche Absonderung aus der Nase, wenn Sulph versagt[30,56,114]; Insuffizienz des linken Ventrikel[6]), **Bapt** (Typhus[16]), **Bar-c** (Arteriosklerose, kann von Phos gefolgt werden[6]), **Bar-s** (Hypertonie als Mittel zwischen Sulph und Bar-c[157]), **Bell** (Keuchhusten[180]), **Bell-p** (Osteoarthritis der Hüfte[124]), **Berb** (Rheumatische[25] Erkrankungen[1,34]), **Bor**, **Bry** (Erguß in die serösen Höhlen[48]), **CALC** (Probleme bei Kleinkindern[157]; besonders einseitige Ausprägung mit einem einzigen Symptom, wenn es notwendig wird, die Krankheit zu entwickeln, ehe sie geheilt werden kann und Sulph alleine zu versagen scheint[30,50], besonders falls die Pupillen dilatiert bleiben[9,12,56]; Verstopfung[118]; weicher Katarakt bei fettleibigen Patienten[91]; Frauenleiden[44]; Aura wie von einer Maus, die den Arm hochrennt, wenn Sulph versagt[97]; chronische Krankheiten[44]; vergrößerte Tonsillen[71]; harnsaure Diathese[44]; Masturbation[101]; Hämaturie, wenn das Blut in Klumpen abgesondert wird[101]; trübe Gedanken verursachen bei ihm nachts im Bett Groll[110]; Zustrom einer Menge von Gedanken, die bedrücken und mißfallen, besonders abends im Bett[110]; wenn jedem Samenerguß Nachtschweiße folgen[16]; Psychiatrische Erkrankungen[122]; fortgeschrittene Lungentuberkulose[17]), **Calc-p** (Rachitis[44]), **Calc-s** (Akne[16]; unterdrückter Schweiß und üble Folgen davon[32]), **Carb-v**, **Carc** (Im Falle eines Patienten, der nicht auf Sulph reagierte, obwohl es offensichtlich gut gewählt ist, ist es lohnend zu sehen, ob Carc auf den Fall paßt[52]), **Caust** (Hautausschläge im Gesicht, mehr gefühlt als gesehen, wenn Sulph nicht bessert[148]; Brennen im Rachen mehr rechtsseitig, wenn Sulph nicht lindert[48]; Gesichtsneural-

gie bei jedem Wetterwechsel, Sulph versagt[39]; Katarakt[91]; Neuralgie nach unterdrückten Hautausschlägen, wenn Sulph versagt[149]), **Cham**[12], **Chol** (Leberkrankheiten, wenn (Sulph und) andere Mittel versagen[36]), **Cor-r**, **Cupr** (Masern, livide Verfärbung mit Meningitis oder pneumonischen Manifestationen[46]), **Dros** (Husten bei Kehlkopferkrankung, wenn auch auf Sulph nicht nachläßt[80]; Keuchhusten[100]), **Equls** (Enuresis, wenn Sulph indiziert scheint, aber versagt[54]), **Euph** (Chronisches Geschwür auf den Augenlidern[22]; kongenitaler Katarakt[40]), **Fl-ac** (Tonsillarabszeß, wenn Sil versagt und Sulph die Heilung nicht vollendet[16]), **Gels** (Masern[6]), **Graph** (Hautkrankheiten[1,34,46,48, 157]; Ekzem mit reichlicher Absonderung[50], juckend[50]; Psoriasis, besonders mit venöser Stase, Fälle, die mit Sulph zu beginnen sind und bei denen Graph mit ihm im Wechsel gegeben werden kann[136]), **Guaj** (Cholera infantum[25]), **Hep** (Chronisches Empyem[48,86]; als interkurrentes Mittel bei akuten schmerzhaften Eiterungen, berührungsempfindlich[6]), **Jug-r** (Kopf heiß, Extremitäten kalt[12]), **Kali-c** (Erguß in die serösen Höhlen[48]; Atemstörungen bei alten Leuten, die sich in Richtung auf Lyc und Bar-c entwickeln[157]), **Kali-sil** (Ekzem, hartnäckige Fälle, wenn Sulph versagt[39]), **Lach** (Arterielle Kongestion mit Sklerose – von Sulph oder Nat-s gefolgt von Aur oder Thuj, Lyc, Plb oder Bar-c und Phos in dieser Reihenfolge[157]), **Lyc** (Gicht[6]; wenn sich bei einem Patienten, dem es mit Sulph besser geht, die Zeit der Verschlimmerung von vormittags auf nachmittags ändert, wenn sich die brennenden Füße nachts in klamme Kälte ändern, besonders wenn der rechte Fuß kalt ist und der linke warm, und der Durchfall einer Verstopfung Platz macht, führt Lyc die Arbeit an der Stelle fort, an der Sulph aufgehört hat[17]; Verstopfung, wenn weder Sulph noch Calc ausgereicht haben, die Neigung zur Verstopfung zu beseitigen, mit vergeblichem Stuhldrang oder harten Stühlen und schwieriger Entleerung[118]; rote Pickel in Gruppen zwischen Schulterblatt und Nacken nach dem Versagen von Sulph[148]), **Mag-c** (Katarakt, lentikulär[39]; flockiger Katarakt, offensichtlich angeboren[91]; starke Erkältungsneigung bei Kindern der exudativen Diathese, wenn Sulph versagt[36]; Erkrankungen der Bandscheiben, die ganze Wirbelsäule entlang oder rheumatische Arthritis, man im Verlauf einiger Wochen nicht die gewünschten Ergebnisse erhält und Symptome, die auf ein anderes Mittel hinweisen, auch nicht erscheinen[36]; wenn Sulph versagt[36]), **Mag-f** (Krankheitszustände am Ende akuter Infekte, verzögerte Rekonvaleszenz mit mesenchymaler Ablagerung[1,36]; wenn Sulph versagt[29]), **Med** (Wenn Sulph(30) bald nach der Geburt gegeben wird (und dann) in Potenzfolgen, vorzugsweise um den 30. zur 10000. Potenz, und von den besten antisykotischen Mittel gefolgt wird, Thuj, um die angeborenen miasmatischen Toxine zu entfernen oder zu antidotieren[199]), **Merc** (Als interkurrentes Mittel[25]; besonders bei skrofulösen Krankheiten, wo es die Wirkung von Sulph zu erhöhen scheint[14,16]; Abmagerung bei Kindern, als interkurrentes Mittel, wenn Sulph versagt, verschlimmert oder zu energetisch wirkt[16]; Acne vulgaris[192]; in einem Fall, wo Sulph zu kräftig auf eine postsyphilitische Rektumlähmung wirkte und der Patient seinen Darm mehrals am Tage entleeren mußte[122]), **Morg** (Kann einem Patienten über die nächste Hürde helfen, wenn Sulph nicht alles getan hat, was erwartet wurde[61]; Bronchopneumonie oder Lobärpneumonie, in den kritischen Fall, wo Sulph, scheinbar gut gewählt, nicht das erwartete Ergebnis zu bringen scheint; hat den hartnäckigen und ungewöhnlichen Fall geklärt, wo Sulph entweder versagte oder nur teilweise Linderung brachte[50]; Jucken schlimmer nach dem Gebrauch von Antibiotika[50]; Residualinfekt nach Bronchopneumonie[50]), **Nat-m** (Speichelfluß bei vielen Störungen des Magens und der Wangenschleimhaut[26]; Furunkulose, wenn Sulph indiziert scheint, aber versagt[95]; chronische Verstopfung, die Sulph widersteht[118]; Acne vulgaris, wenn Sulph versagt[1]), **Nat-s** (Neuralgie[90]; wenn Sulph versagt[104]), **Nit-ac**, **Nux-v** (Neuralgie[90]; Autointoxikation[157]; krampfartige oder konstriktive Form der Verstopfung[118]; wenn Sulph, selbst wenn es indiziert ist, die Kur nicht beendet[165]), **Ozon** (Atrophie, wenn die Symptome Sulph klar indizieren, es aber versagt, heilt mit Ozon angereichertes Wasser[33]), **Petr** (Rhagaden[33]; Ekzem[157]), **Phos** (Manchmal[77]; Husten[48]; Rachitis[44]; Katarakt, als Sulph in einem Fall versagte[9]), **Podo** (Leberkrankheiten[17,34]; sowohl Durchfall in den Morgenstunden, als auch Krämpfe in den Waden[38]), **Phyt** (Bartflechte, chronische Fälle, wenn Sulph versagt[64]), **PSOR** (Als Sulph keine günstigen Ergebnisse brachte, bei einigen Fällen[14,39,56,66,76]; Folgen von unterdrückten Hautausschlägen, wenn Sulph und andere Antipsorika versagen[1,48]; Jucken, wenn Sulph versagt[50]; unterdrücktes Jucken oder jegliche Hautkrankheit, wenn Sulph indiziert scheint, aber versagt[130]; Kopfschuppen, wenn Sulph den Fall nicht heilt[77]; Hautsymptome[26]; Chorea, bei der Sulph[127] und andere indizierte Mittel versagen[33,48]; Lungentuberkulose mit einer Vorgeschichte von unterdrückten Hautausschlägen, Krätze, Herpes, Ekzem etc. und Sulph versagt[48]; Analfissuren, wenn Sulph, obwohl indiziert, versagt[74]; Verstopfung, wenn Sulph indiziert scheint, aber versagt[1,36]; Beschwerden durch unterdrücktes Jucken und andere Hautkrankheiten, wenn Sulph versagt[39]; psorische Behinderung der vitalen Reaktionen, wenn Sulph versagt[48]; chronische Fälle, wenn Sulph indiziert scheint, aber versagt[134]), **Puls** (Masern[6]; Chlorose[1,40]), **Ran-b** (Apoplex und Urämie bei Alkoholikern[111]), **Rat** (Gebärmuttererkrankungen[98]), **Rhus-t** (Akute Lähmung von Kindern[39]), **Rumx** (Morgendlicher Durchfall, wo Sulph indiziert erscheint, aber nicht heilt[103]), **Ruta**, **Samb**, **Sang** (Klimakterische Wallungen und Leukorrhoe, Brennen in Handflächen und Fußsohlen, kann die Wärme des Bettes nicht ertragen, wenn Sulph indiziert scheint, aber versagt[46]; klimakterische Beschwerden[145]; Komplikationen von Endokarditis mit Pneumonie, wenn Sulph eingesetzt wurde, ohne die erwarteten kurativen Ergebnisse[99]; klimakterische Beschwerden, wenn Sulph indiziert scheint, aber versagt[1]), **Sars** (Hauterkrankungen[51]), **Sep** (Chronische Geschwüre der Augenlider[22,36]; Krätze[16]; Hauterkrankungen[39]), **Sil[7]** (Diabetes mellitus[32]; Sil stellt manchmal die Reaktion her, bei Abmagerung bei Kindern, wenn Sulph versagt[127]; obwohl gegensätzlich folgen Sil und Sulph einander gut, Sil hat die chronische, Sulph die akute oder chronische Eiterung, Hep ist das verbindende Glied zwischen diesen beiden Mitteln[50]), **Spong[1]**, **Stann** (Hartnäckige Epigastralgie, wenn (Sulph) und andere Mittel versagen[46]), **Streptoc** (Folgekrankheiten nach einer Lungenentzündung, in einem Fall, bei dem Sulph versagte und Streptoc Erfolg hatte[50]), **Sul-ac** (Hitzewallungen im Klimakterium, wenn Sulph versagt[48]), **Sul-i** (Als interkurrentes Mittel, wenn die Absonderung vom Ohr übelriechend ist[8,44]; klärt häufig Fälle, wenn die Symptome auf Sulph hinweisen, es aber nicht wirkt[50]), **Syph**

(Wenn Sulph versagt oder verschlimmert[139]), **Tarent** (Trockenes, juckendes Hautekzem, wenn Sulph versagt[30,39]), **Ther** (Skrofulöse Krankheiten der Knochen[16,191]; auch wenn Sulph versagt[16,191]; kindliche Atrophie, schwere Fälle mit Knochenbeteiligung, Rachitis, skrofulöse Vergrößerung der Drüsen, wenn Sulph versagt[16]), **Thuj** (Tiefsitzende konstitutionelle Dyskrasie[127]), **TUB** (Als interkurrentes Mittel[51]; Asthma mit persönlicher Vorgeschichte von Atemwegsinfekten[50]; Schwindsucht, wenn Sulph nicht lindert oder dauerhaft bessert[1]; Angst in Bauch und Magen und hinfälliges, hungriges Gefühl, wenn Sulph versagt[30,165]; auch wenn beide, Sulph und Psor, versagen[39]; Morgendlicher Durchfall, wenn die Anfälle plötzlich und imperativ sind, nach dem Versagen von Sulph[134]; Grippe, wenn Sulph versagt[84] Lungenerkrankungen[48]; akute zerebrale oder basilare Meningitis mit drohendem Erguß, nächtlichen Halluzinationen, erwacht erschreckt vom Schlaf, schreit, wenn Sulph, obwohl gut indiziert, versagt[1]; konstitutionelle Krankheiten, wenn Sulph und auch Merc und Thuj versagen[139]; Sulph wird in einigen Stadien des tuberkularen Prozesses von jedem Mittel in der Materia medica gefolgt, und besonders von fast jedem Antipsorikum[1]), **Wies** (Haarausfall[135]; bei einem Fall von Alopecia areata mit der persönlichen Vorgeschichte unterdrückter Hautkrankheit[131]), **Zinc** (Symptome des Verdauungstrakts[134]; kann sich in Fällen als wirksam erweisen, bei denen zuerst gedacht wurde, daß Sulph das indizierte Mittel ist[50])

Feindlich:

Aur-m, **Calc** (Vor Sulph[34]), **Merc** (Jucken und Brennen in der Vulva nach Verschreibung von Sulph für ein Genitalekzem[6]), **Puls[50]**, **Rhus-t[6]**, **Thuj[6]**
Sulph folgt **Lyc** gut, aber **Lyc** folgt **Sulph** nicht[20,30]; **Merc** (Vor Sulph[106]), **Nux-m**, **Ran-b**

Antidote:

ACON (Mildert die übermäßige Wirkung von Sulph und stört die günstigen Wirkungen nicht[6]), **Aloe[106]**, **Apis** (Verschlimmert besondere entzündliche Erkrankungen der Haut – auch Canth, Crot-t, Rhus-t, Merc[6]), **Ars**, **Asc-t** (Die Tinktur linderte, als Sulph bei einem Fall von chronischer Darmkrankheit verschlimmert hatte), **Calc[13,98]**, **Camph**, **Caust** (Mißbrauch von Sulph bei Krätze[1,31,56]), **Cham**, **Chin** (Zentrifugale Wirkung von Sulph[111]), **Coff[139]**, **Con** (Geschwollene Drüsen[25]), **Crot-t[98]** (Hautsymptome[6]), **Hyper**, **Iod[31]**, **Lach**, **MERC**, **Nat-m** (Abmagerung, kann hohe Potenzen von Sulph verursacht[36]), **Nit-ac[31]**, **Nux-v** (Zu starke Wirkung von Sulph[30]), **PULS** (Wiederholte Dosen[39]; wenn Sulph jedes Frühjahr mißbraucht wurde, um das 'Blut zu reinigen'[30]; wenn Sulph äußerlich und zum Unterdrücken von Jucken angewendet wurde[30,50]; Jucken verschlimmert sich die Varizen, durch wiederholte Gaben von Sulph[6]), **Rhus-t**, **Sel** (Wenn das Jucken durch Sulph unterdrückt wurde[34]; feuchte, juckende Flecke und Prickeln der Haut nach örtlicher Behandlung von Ausschlägen, besonders durch Sulph[145]), **SEP** (Juckreiz nach Mißbrauch von Sulph, besonders bei Frauen[39,64]), **Sil**, **Sol-v** (Beendet die medizinische Verschlimmerung durch Sulph bei Dysfunktion der Leber[111]), **Sulph** (Sulph in Potenz löscht die Folgen von rohem Schwefel aus[62]), **Thuj[120]**, **X-ray** (Übermäßiger Gebrauch von Sulph[64])

Kollateralmittel:

Aesc, Agar (Neuromyopathie), **Agra** (Adenoide), **Ail** (Schleichendes Scharlachfieber – *Bapt, Bell, Lach, Phos*), **Aloe** (Karminrote Verfärbung – Sulph; Kanalisierer von Sulph auf das Rektum; Drainagemittel für portale Stauung – Aesc, Sep), **Alum** (Trockenes Ekzem – Ars, Clem, Mang-ac), **Alumn, Ambr** (Reaktionsmangel bei nervösen Leiden; Jucken der Vulva mit Jucken des Anus), **Am-c** (Mangelnde Reaktion bei Erysipel; unsauber, schmutzig, Abneigung gegen Baden, mehr als Form des Protests gegen die Gesellschaft; Sulph: Ergebnis von Faulheit), **Ant-c** (Hauterkrankungen in Verbindung mit Magenstörungen), **Ant-i** (Schleichende Pneumonie oder verzögerte Lysis), **Anthraci** (Um die Neigung zu Karbunkeln zu beseitigen), **Apis** (Entzündung der serösen Membranen – Bry), **Arg-m,** *Arg-n* (Nervöser Juckreiz; Verlangen nach Süßigkeiten, welche verschlimmern – Lyc, Mag-c), **Arn** (Vorbeugemittel bei Furunkulose – auch Pyrog – Sulph: besonders bei Kleinkindern mit einer Neigung dazu), *Ars* (Katarrhalische Absonderungen durch Unterdrückungen bei heruntergekommenen Konstitutionen; Asthma durch unterdrückten Schnupfen; Sulph: Asthma durch unterdrückte Ausscheidungen im allgemeinen; Hep: Asthma durch unterdrücktes Jucken – Sec; chronische ulzerative Kolitis – Nat-m, Sulph), **Ars-br** (Diabetes mit Neigung zu Hautausschlägen – Syzyg), **Ars-s-r** (Krebs der Brustbeins), **Arum-t** (Atmet immer mit offenem Mund), **Asaf** (Hinfälliges leeres Gefühl gegen 11 Uhr morgens), **Aur** (Azoospermie – Bar-c[178]), **Aur-i** (Hautkrebs – auch Ars, Calc-ar; Hypertonie bei hitzeempfindlichen Patienten – Lyc, *Plb-i, Sulph, Visc*), *Bac*, **Bar-c, Berb** (Hepatorenales Drainagemittel für Sulph – Lyc, Thuj), **Brom** (Fühlt sich nicht normal, aber weiß nicht warum), **Bry** (Um exanthematisches Fieber zu entfalten; Verstopfung mit ziemlich großem, trockenen Stuhl; Jupiter-Mittel – Acon, Aesc, Aloe, Hep, Nux-v, Puls, Psor, Tub[78]), **CALC** (Pädatrophie, Ernährungsstörungen bei Kleinkindern – auch Mag-c; Marasmus bei Kindern mit Hitze auf dem Scheitel; Osteogenesis imperfecta; Herzprobleme durch gesteigerte Viskosität des Blutes – *Lyc*), **Calc-f** (Brennen der Fußsohlen, muß sie im Bett aufdecken – Fl-ac, Psor, Sang, Sec), **Calen** (Drainagemittel für die Haut – auch Cyst, Petr), **Cann-i** (Phantasiereich, voller Theorien), **Caps** (Reaktionsmangel bei Adipositas, Plethora und Hämorrhoiden), **Carb-an** (In Gedanken versunken, meditiert), **Carb-v** (Reaktionsmangel bei abdominellen Affektionen und Kollaps; Mangel an Empfänglichkeit auf Arzneiwirkungen), *Carc* (Reaktionsmittel, wenn die verwandten Mittel versagen oder mit einer Vorgeschichte von Geburtstrauma, Diabetes, Leukämie etc.; wißbegierig, aber auf rationalem Gebiet – Sulph: wißbegierig auf metaphysischem Gebiet), **Cast, Caust** (Brennen mit Wundheit – Apis: Brennen mit Stechen – Sulph: Brennen mit Jucken), **Cham** (Ödematöse, ungesunde Haut, Verletzungen eitern), **Chin** (Geistige Stasis – Arn, Carb-v, Chin-ar, Dig, Hyos, Ign, Lyc, Nat-m, Puls, Staph), **Cocc** (Zervikale Migräne), **Con** (Hautkrebs), **Crot-h** (Schwäche des linken Herzen – auch Stroph-h; Ohnmacht während Stuhl – auch Aloe, Sulph), **Cupr** (Reaktionsmangel bei unterdrückten Hautausschlägen), **Cupr-ar** (Diabetes, Urin mit hohem spezifischem Gewicht, vermehrt Azeton), **Eos** (Anstieg der Eosinophilen bei Verschlimmerung des Asthmas – Sulph), **Ethyl-s-d** (Akute kardiale Ödeme – Ant-t, Phos), **Eucal** (Großes Vorbeugemittel bei Scharlach), **Ferr-pic** (Wird als ein großartiges

Mittel angesehen, um die Wirkung anderer Mittel zu vervollständigen), **Fl-ac** (Fisteln und Jucken an allen Körperöffnungen und bei Ulzerationen; Hitze der Fußsohlen, streckt sie unter der Decke hervor – Calc-f: deckt sie auf, aber bedeckt sie wieder, wenn sie abgekühlt sind), **Foll** (Reaktionsmittel, wenn der Patient auf indizierte Mittel nicht reagiert, nach extremem persönlichen Druck oder selbstauferlegter Kontrolle), **Form-ac** (Reaktionsmittel bei Bindegewebserkrankungen), *Graph* (Rezidivierendes Erysipel – auch Chin; zirrhotische Atrophie der Beine – Ars, Ferr, Lyc, Sil; blasse Körperöffnungen – Sulph: rote Körperöffnungen; Fago: Rote Haut um die Körperöffnungen; Crot-h: Blutungen aus den Körperöffnungen; Nit-ac: Risse und Ulzerationen an den Körperöffnungen mit Splittergefühl; Bell: Spasmen an den Körperöffnungen, wie Rachen, Speiseröhre, Anus), **Hep** (Geschwüre umgeben von Pickeln), *Hydr* (Hinabsinkendes, leeres Gefühl, Hunger mit Ekel vor Speisen und hartnäckiger Verstopfung, ohne Stuhldrang), **Hydr-ac** (Reaktionsmittel bei zerebrospinaler Meningitis), *Iod* (Gesteigerter Hunger, besonders nachts – Mand, Psor, Lyc), **Ip** (Asthma zusammen, nicht abwechselnd mit Hautkrankheiten), **Kreos** (Pruritus bei Diabetikern), **Lach** (Arterielle Hypertonie in der Menopause; Hitzewallungen und Hitze auf dem Scheitel; Asthma im Schlaf, welches nicht aus dem Schlaf weckt – Sulph; Pneumonie der linken Lunge, besonders septische, mit schwindendem Mut und anhaltender Temperatur), **Laur** (Reaktionsmangel bei Brusterkrankungen), **LYC** (Verzögerte oder langsame Lysis bei Pneumonie[199]; hepatoportale Stauung nach Autointoxikation; Wundwerden in den Hautfalten; Karbunkel am Kinn; streckt einen Fuß aus dem Bett; Mars-Mittel – Aur, Cham, Gels, Nux-v, *Sulph[78]*), *Mag-c* (Unehreliche Kinder mit Einsinken im Hinterhauptsbein; Hautausschläge schlimmer nachts im Bett; das ganze Kind hat einen sehr scharfen Geruch, sogar nach dem Waschen; wenn Sulph der große Ungewaschene ist, so ist Mag-c der große ungeliebte, das illegitime Kind, das Waisenkind), **Mag-f** (Krankheitszustände am Ende von akuten Infektionen, verzögern die Rekonvaleszenz – Hep, Mag-c, Sulph), **Mag-m, Maland, Mand, Mang** (In Fällen mit wenig Symptomen und der betonten Modalität „besser beim Hinlegen"), **Med** (Häufige Krankheiten von Geburt an – Calc, Tub; Empfindlichkeit der Fersen; Hitzegefühl der Fußsohlen, aber objektiv kalt; Morbus Reiter), *Merc* (Chronisch krank), **Morg, Mut** (Hautsymptome abwechselnd mit Asthma), **Myrt-c, Nat-ar** (Asthma bei Grubenarbeitern – Card-m, Sulph), **Nat-c** (Schwaches, leeres, hinfälliges oder Ohnmachtsgefühl im Magen gegen 11 Uhr morgens – auch Sacch; insulinpflichtiger Diabetes), **Nat-p** (Dupuytren'sche Kontraktur), **NAT-S** (Morgendlicher Durchfall, er spürt einen allgemeinen Stuhldrang, er erwacht im Bett mit Stuhldrang und steht auf, der Drang kommt, wenn er aus dem Bett herauskommt, *dann* fühlt er ihn und das ist der Unterschied; Sulph: Morgendlicher Durchfall, treibt aus dem Bett; Thuj: Morgendlicher Durchfall nach dem Frühstück), **Nit-ac** (Chronische ulzerative Kolitis – Ars, Nat-m; übelriechende Ausscheidungen, Absonderungen – Hep, Sul-ac, Psor), **Nux-m** (Sjögren-Syndrom), **Nux-v** (Ein allgemeines, breit wirkendes Antidot; Autointoxikation; Kanalisierer von Sulph auf den Dünndarm), **Ost** (Fehlender Appetit, besonders morgens), **Petr**, *Phos* (Ichthyose; schwaches, ohnmächtiges Gefühl um 11 Uhr morgens, Marasmus bei Kindern mit Hitze auf dem Scheitel; Stiche in der oberen linken Brust, besonders bei beginnender Tuberkulose – Myrt, Nat-m, Nit-ac; Exantheme nach Arzneimittelmißbrauch; Gefäßsklerose, Arteriitis, Furunkulose, Milzbrand – Sulph), **Ph-ac** (Diabetes – Thyr), **Plat** (Eigenliebe), **Podo** (Morgendlicher Durchfall, treibt aus dem Bett – Nat-s, Ruta, Rumx, Thuj – der Podo-Patient geht gemächlich auf die Toilette, während Sulph eilt), **PSOR** (Reaktionsmangel auf alle Formen von Therapie – psychische, arzneiliche, nach einer akuten Krankheit oder nach Unterdrückung von Hautausschlägen; Reaktionsmangel bei chronischen Krankheiten; dreckige, schmutzige Leute, mit Neigung zu Hauterkrankungen; chronischer Durchfall, früh morgens – Aloe, Nat-s, Podo; Reaktionsmangel mit zunehmendem Frösteln; Autointoxikation; Anblick und Geruchssinn beleidigend, verabscheut Waschen; Hautbeschwerden abwechselnd mit inneren Erkrankungen; Reaktionsmangel bei schweren Krankheiten), **PULS** (Üble, sich hinziehende fieberhafte Beschwerden; Drainagemittel für Sulph, besonders beim Atemwegssystem; Drainagemittel für periphere Kongestion – Crat, Stroph-h; Urtikaria, Jucken schlimmer in Bettwärme), **Rhus-t** (Panophthalmitis), **Rib-ac**, **Rob** (Chronisches Sodbrennen), **Rumx** (Morgendlicher Durchfall mit plötzlichem Drang, der den Patienten aus dem Bett treibt, mit einem Husten durch ein Kitzeln in der Halsgrube, schlimmer durch kalte Luft und beim Hinlegen), **Sang** (Kopfschmerz jeden siebten Tag), **Sars** (Sommerliche Hauterkrankungen), **Sec** (Wunden heilen langsam, langsame Reaktion), **Sel**, **Sep** (Portale Hypertonie; heftigste Fälle von Dysmenorrhoe bei Mädchen; Hinfälligkeitsgefühl in der Magengrube, schlimmer gegen 11 Uhr morgens – Murx), **Serot** (Störungen der Temperaturregulation), *Sil* (Reaktionsmangel auf der körperlichen Ebene; Verhornungen an den Fußsohlen; akute Fieber bei Patienten, deren Ernährung schlecht ist und deren Konstitution durch Psora, Skrofulose, Syphilis und Gicht geschwächt ist, oder hartnäckiges chronisches Fieber mit Besserung durch Kälte, das heißt es kann sogar wirken, wenn eine Abneigung gegen Hitze besteht – akute Beschwerden von Sil sind oft schlimmer in einem warmen Zimmer und durch Hitze; Stehen verschlimmert – Mand, Con, Puls, Sep; Skoliose – Bar-c, Calc, Ph-ac), **Sol-v** (Drainagemittel für Sulph – Berb), **Stann**, **Staph** (Psychogener Juckreiz; feine juckende Empfindung im Skrotum und in den Samensträngen), **Stront-c** (Reaktionsmangel bei krebsartigen Erkrankungen), **Stry** (Temporomandibulares Gelenkssyndrom), **Sulac** (Schwach und erschöpft durch eine tiefsitzende Dyskrasie; keine anderen Symptome – Psor), **Sul-h** (Delirium, Manie, Asphyxie), **Sul-i** (Reaktionsmittel bei Adnexitis; Reaktionsmangel und Mattigkeit), **Sul-ter** (Chronische rheumatische Arthritis; Chorea), *Syph* (AIDS – *Phos*, *Sil*, Sulph, *Tub*; wenn nur ausgeprägte Schwäche besteht und wenig Symptome; Hautausschläge über den ganzen Körper, nicht erhaben, aber fühlbar, wenn man mit der Hand über die Haut fährt), **Syzyg** (Pruritus bei Diabetikern), **Tann-ac** (Nasenbluten, verlängerte Uvula, Verstopfung), **Thiosin** (Plantare Fasziitis bei Fersenspornen), **Thuj** (Wenn Symptome sich bis zu einem bestimmten Punkt bessern und dann immer wieder zurückkommen, und wenn die Krankheit auf eine Impfung zurückgeführt werden kann, gibt Thuj einen tiefsitzenden Stimulus, der zur Heilung führt; nach Folgen von Impfung – Med; unfähig zu frühstücken, ein Keynote von Burnett[199]; wäßriger, morgendlicher Durchfall, wie Wasser aus einem Spundloch), **Thyr** (Chronischer Durchfall – Calc, Chap, Coto, Liat), *Tub* (Morgendlicher Durchfall, treibt am frühen Morgen aus dem Bett, bei Phthisis oder Patienten, die auf dem Weg zu Phthisis sind; Stehen verschlimmert; rote Lippen; Beschwerden kehren immer wieder zurück; Fälle, in denen andere Mittel keine guten Ergebnisse bringen; Hautausschläge über den ganzen Körper mit heftigem Jucken), **Tub-m** (Patienten, die auf andere Mittel schlecht reagieren und gleichzeitig an fortschreitender Auszehrung leiden), **Valer** (Reaktionsmangel bei nervösen Leiden), **Vanad** (Die Zustände der Haut werden maligne), **Zea-i** (Drainagemittel für die Haut – Sapo, Fum), **Zinc** (Juckreiz in den Kniekehlen; Schwäche und leeres, hinfälliges Gefühl um 11 Uhr morgens), **Zinc-s** (Adhäsionen, besonders in der Struktur des Auges)

Eugenische Kur nach Vannier: Sulph D200 – Lues D200 – Tub D200 – Med D200; Calc D200 oder Calc-p oder Calc-f (je nach Konstitution der Mutter), 4 Wochen Abstand zwischen den Mitteln. Andere Mittel können ebenso gegeben werden, gemäß den Symptomen der Mutter oder unter Beachtung von unvollkommenen Krankheiten in der Familienanamnese: bei psorischen Fällen außer Sulph auch Psor; bei sykotischen Thuj und Med; bei Anamnese von Hautkrankheiten: Nat-m[183]

Sulphur hydrogenisatum

Komplementärmittel: –

Folgemittel: –

Feindlich: –

Antidote:
Chlor (Erstickungsgefühl[25])

Kollateralmittel:
Ant-t, Bapt, Cupr, Hyper, Nat-s, Sulph

Sulphur iodatum

Miasma:
Syc[8], *Syp*[4]

Bemerkungen:
Kann bei Patienten, die gegen Sulph empfindlich sind, Sulph ersetzen[46].

Reaktionsmittel bei Adenitis[95].

Die Wirkung von Sul-i ist der von Sulph analog, aber sehr milde, kann vorzugsweise in der Rekonvaleszenz von infektiösen Kinderkrankheiten verschrieben werden; bei Abgemagerten und trotz ihres deutlich nervösen Betragens Ermüdeten; nach vorangegangener Infektion[50,116].

Das Sulph der Tuberkulösen und der Krankheiten bei Schwachen[143].

Speisen, die man meiden sollte:
Warme Speisen[50]

Komplementärmittel:
Ars-i[116], **Bac** (Tuberkulare Zustände mit reichlichem Auswurf[43,47]), **Lyc**, **Puls**[147,157,158] (Tuberkulöse Zustände bei Kindern[49]; rezidivierende Rhinopharyngitis[6]; Proteinurie[151]), **Spong[143]**, **Tub[49]** (Abmagerung, Schwäche, verminderter Appetit[6]), **Tub-d[143]**, **Tub-m** (Tuberkulare Zustände mit Schwäche und Appetitverlust[49]; abgemagerte Kinder und junge Leute mit Appetitverlust[47])

Folgemittel:
Apat[36], **Aqu-sil** (Furunkulose und Abszesse der Schweißdrüsen, wenn Sul-i nicht zufriedenstellend wirkt[46]), **Bell** (Arterielle Kongestion, gefolgt von Ferr, Nat-m, Sil, Psor, Sang in dieser Reihenfolge[157]), **Calc-f[36]**, **Calc-p** (Tuberkulöse Zustände[49,36]), **Fl-ac[36]**, **Kali-br** (Akne, Akne bei Kindern[15]), **Kali-fl[36]**, **Lap-a[36]**, **Mag-f[36]**, **Nat-f[36]**, **Phos** (Gelbsucht[50]), **Puls** (Entzündungsneigung der serösen Häute, Pleuritis – auch Sil[88]), **Sep** (Pulmonale Entstauung, wenn Sul-i versagt[111]), **Sil** (Junge „Oxygenoide", wenn eine Tendenz zu seröser Entzündung besteht, Pleuritis etc[50] – Puls[50]), **Stann-i** (Späte Lysis bei subchronischer Pneumonie, Infiltration, wenn Sul-i und andere Mittel versagen[46]), **Tub-m** (Keuchhusten[80])

Feindlich: –

Antidote: –

Kollateralmittel:
Ant-t (Akne – Sul-i; Bronchitis als Komplikation bei Masern), **Bell-p**, **Bry**, **Graph** (Niednägel – Nat-m, Sul-i), **Hep** (Furunkulose – Cals-s), **Hydr**, **Kali-bi** (Auswurf schwierig), **Kali-br** (Akne), **Lyc**, **Merc**, **Psor**, **Sulph**, **Tell**

Sulphuricum acidum

Miasma:
Pso[4], Tub[140], Syp[140]

Temperament:
Melan[15], *Sang*

Seitenbeziehung:
U, I, R, L ⬂ R, r nach l[8]

Wirkdauer:
30–40 Tage
Mehr als 4 Wochen[187]

Speisen, die man meiden sollte:
Alkohol [9,31], *Austern, Kalte Getränke, Scharfe Speisen*[31]

Speisen, zu denen man raten sollte:
Kalte Speisen, Weinbrand und Wein[31]

Komplementärmittel:
Puls[17,147,185] (Wenn die Empfindlichkeit gegen Kälte verschwindet und es dem Patienten schlechter geht[30])

Folgemittel:
Arn, **Ars**, **Calc**, **Carb-v** (Gelbfieber, wenn Kollaps am hervorstechendsten ist, Fälle charakterisiert durch hämorrhagische Exsudation in den Magen und Erbrechen von zersetztem Blut[27]), **Con** (Verletzungen[143]), **Lyc**, **Nux-v**, **Phos**, **Plat**, **Puls**[7], **Rhus-t**, **Ruta**[7], **Sep**, **Sulph**

Feindlich: –

Antidote:
Acet-ac, **Ip**, **Puls** (Durchfall[14, 16])

Kollateralmittel:
Aloe, **Arn**, **Ars**, **Bor**, **Calc**, **Calen** (Kontusionen und Rißwunden der Weichteile), **Chin**, **Hydr-ac** (Brennende Schmerzen und Bluten aus Hämorrhoiden), **Iris** (Saure Dyspepsie – Rob, Caps, Mag-c), **Kali-bi**, **Lach** (Heiße Wallungen in der Menopause mit Menorrhagie – Chin, Crot-h, Sabin), **Led** (Hartnäckige Ekchymosen), **Lyc**, **Mag-c**, **Nat-s** (Hämostyptikum), **Nit-ac**, **Nux-v**, **Phos**, **Psor** (Extreme Erschöpfung ohne ersichtliche Ursache), **Puls**, **Rob** (Sodbrennen), **Ruta**, **Sabin**, **Sang**, **Sep**, **Sulph**, **Symph**

Sulphurosum acidum

Komplementärmittel: –

Folgemittel: –

Feindlich: –

Antidote:
Hydr (Verstopfung[12]), **Puls**[98]

Kollateralmittel:
Caps, **Nat-m**, **Sulph**

Sumbulus moschatus

Speisen, die man meiden sollte:
Gebäck

Speisen, zu denen man raten sollte:
Kalte Getränke

Komplementärmittel:
Lact, **Spig** (Basedow[143])

Folgemittel: –

Feindlich: –

Antidote: –

Kollateralmittel:
Asaf, Bad, Bapt (Schlundkrämpfe), **Cimic, Coff, Hydr** (Katarrh des Nasopharynx), **Ign, Mosch** (Nervöse Leiden), **Valer** (Nervöse Leiden und Störungen der Vasomotoren – Lach, Cimic)

Sycotic co

Miasma:
Syc[50], Tub[50]

Bemerkungen:
Fälle mit Vorgeschichte von Albuminurie bei Kindern, von Verdauungsstörungen und Erschlaffung der Därme[50].

Nach der Anwendung von Syc-co (Paterson) bei Kindern kann ein bläschenförmiger Ausschlag auftreten, der Windpocken ähnlich ist und oft dafür gehalten wird[50].

Komplementärmittel: –

Folgemittel:
Canth (Zystitis, Blasenkatarrh – auch Lyc, Puls, Sep[50]), **Tub** (Unfreiwilliger Harnabgang, wenn Syc-co versagt[131])

Feindlich: –

Antidote: –

Kollateralmittel:
Ant-t, Bac, Cadm-s, Calc, Ferr, Lyc, Med, Nat-s, Nit-ac, Puls, Rhus-t, Sulph, Thuj (Warzenartige Gewächse – Med),**Tub** (Lange Wimpern)

Symphoricarpus racemosus

Komplementärmittel: –

Folgemittel: –

Feindlich: –

Antidote: –

Kollateralmittel:
Ars (Das Sehen oder der Geruch von Speisen verursacht Übelkeit – Colch, Sep), **Cadm-s** (Morgendliche Übelkeit, wenn die Übelkeit sehr heftig ist, nur bei Berührung der Lippen, beim Versuch zu trinken oder zu essen), **Cupr-ar** (Schwangerschaftserbrechen), **Ip, Lac-d** (Schwangerschaftserbrechen), **Sep, Thyr** (Erbrechen in der Schwangerschaft – Cer-ox, Ing)

Symphytum officinale

Komplementärmittel:
Calc-p (Verletzungen der Bänder, Sehnen[143])

Folgemittel:
Arn (Verletzungen[143]), **Canth, Fl-ac** (Knochenkrankheiten[1,34]), **Ruta** (Verletzungen der Knochen[1,34,145])

Feindlich: –

Antidote: –

Kollateralmittel:
Anag (Konsolidierung von Frakturen – Sil), **Arn, Arist-cl, Calc-f, Calc-p** (Nichtzusammenwachsen der Knochen – Thyr; Knochenheilung, begünstigt die Kallusbildung besonders bei jungen Menschen – Symph: bei älteren), **Calen, Fl-ac, Hep, Phyt** (Krebs der Oberkieferhöhle, Nasennebenhöhlen; Symph: Tumore der Knochen oder des Periosts), **Rhus-t** (Sportverletzungen), **Ruta** (Verletzungen der Knochen – Calc-f, Calc-p), **Sil**

Syphilinum

Miasma:
Pso[140], Syc[140], Tub[140], SYP

Temperament:
CHOLER
(Wesentliche Nosode des cholerischen Temperaments[57])

Seitenbeziehung:
r nach l[8]

Verwandte Darmnosode:
Gaertner (Bach)

Bemerkungen:

Patienten des syphilitischen Miasmas sehen älter aus als sie sind[50].

Reaktionsmittel bei angeborener und therapieresistenter Syphilis[36].

Reaktionsmittel bei Krankheiten der Leber und Gallenblase, wenn der Fall hängt und der Fortschritt nicht befriedigend ist[50].

Wenn es eine syphilitische Vorgeschichte gibt, besonders bei den Eltern des Patienten, wird im Verlauf der Behandlung wahrscheinlich eine Dosis Syphilinum benötigt. Falls die syphilitische Vorgeschichte beim Patienten selbst besteht, nun mit einem negativen Wassermann, wird Syphilinum bei diesem Patienten wahrscheinlich auch benötigt. Gelegentlich bringt Syphilinum Reaktion bei einer granulären Pharyngitis, die andernfalls therapieresistent ist, ohne Vorgeschichte von Syphilis. Dasselbe trifft auf die wiederkehrende, nicht notwendigerweise syphilitische Iritis zu[51].

Wenn eine nächtliche Verschlimmerung als hervorstechendes Merkmal übrig bleibt, nachdem offensichtlich gut gewählte Mittel gegeben wurden, wird fast immer Syph benötigt[52].

Komplementärmittel:

Aur[143,188], **Bar-c**[143], **Calc-f**[143], **Carc**[50] (Wenn Syph eine vorübergehende Besserung aller Symptome bringt, wirkt Carc als Komplementärmittel[50]), **Kali-bi**[143], **Kreos**[157], **Lyc**[37], **Med**[139], **Merc**[143,188] (Fieberhafte Episoden mit Frösteln, extremer Hitze und Durst mit Schwitzen[157]), **Nat-m**[113], **Nit-ac**[143,188], **Phyt**[143,188], **Plat**[143,188], **Plb**[143], **Sil** (Tuberkulöse Zustände bei Kindern[49]), **Staph**[143,157], **Thuj**[157]

Folgemittel:

Aur[1,34,50], **Bar-c** (Hyperaktivität, mangelnde Aufmerksamkeit und andere Störungen in der Kindheit, die primär die geistigen und emotionalen Ebenen betreffen[50] – auch Merc[50]), **Carc** (Fälle, bei denen Syph, offensichtlich gut gewählt, versagt[52], oder im Fall eines Patienten, der auf Syph, obwohl offensichtlich gut gewählt, nicht reagiert, lohnt es sich zu schauen, ob Carc auf den Fall paßt[52]), **Cinnb**[143], **Fl-ac** (Knochenkrankheiten[36,46]), **Lyc**[37], **Phyt** (Wenn Syph nicht die befriedigenden Ergebnisse bringt, wie vorher angenommen[106]), **Sep** (Bei einem Fall von Sterilität), **Sul-ac** (Trinker, Alkoholismus[15])

Feindlich: –

Antidote:

Nux-v

Kollateralmittel:

Alum, Ang, Arg-m, Arg-n (Eile, Zittern, geistige Schwäche; nächtliche Epilepsie mit viel Schwindel; der nervöse Bereich – Aur, Plat), **Ars** (Endarteriitis), **Asaf** (Schmerz von Periost und Knochen – Ang), **Astra-e, Aur** (Suizidneigung; völlige Schlaflosigkeit – auch Serot; Syphilis

des Gefäßsystems; syphilitische Aortitis; Knochenkrankheiten, syphilitische Affektionen – auch Asaf, Kali-i, Merc und Phyt), **Aur-m, Bac** (Wiederholte Fehlgeburt), **Bar-c** (Kardiovaskuläre Sklerose; Schlaflosigkeit bei Älteren – Coff), **Calc** (Kinder schwach in Mathematik – Merc), **Calc-f** (Unfähigkeit für Mathematik; Asymmetrie und Disharmonie in der Gestalt; Knochen dünn und deformiert mit Hervorstehen des Oberkiefers, Gefäßtumore mit Erweiterung der Blutgefäße; Zähne unregelmäßig gewachsen; Zähne klein, Zahnschmelz uneben; Muttermale – Carc), **Calc-s** (Sollte in der Schwangerschaft den Frauen gegeben werden, besonders von Sulph-Konstitution, die Kinder mit Lippen-Kiefer-Gaumenspalte geboren haben), **Carc** (Familienanamnese von Alkoholismus; weint seit der Geburt; angeborene Affektionen der Nebenhöhlen; angeborene Entwicklungsanomalien – Bar-c), **Cob-n** (Kongenitale Syphilis), **Coff** (Schlaflosigkeit bei alten Leuten – Bar-c), **Colch** (Verschlimmerung aller Symptome von Sonnenuntergang zu Sonnenaufgang), **Kali-bi** (Schleimhäute – Kali-i), **Kali-i** (Angeborene Syphilis), **Kreos** (Knochen und Zähne), **Lac-c** (Impuls, die Hände zu waschen; hartnäckige Verstopfung, wenn ein Einlauf angewendet wurde, war der Schmerz bei der Ausscheidung wie Wehen – Tub), **Lach, Lyc, Mag-c** (Kongenitale Kolitis bei Säuglingen), **Med** (Down-Syndrom; Schreibschwierigkeiten bei Kindern), **Merc** (Schmerzen beginnen in der Dämmerung und enden im Tageslicht – Phyt; Ruhelosigkeit mit Angst nachts bei kongenitalen syphilitischen Affektionen von Kleinkindern, deren Eltern an Geschlechtskrankheiten litten, es wirkt als Spezifikum), **Mez** (Drainagemittel der Haut), **Nit-ac** (Eiterung der Schleimhäute; Affinität zu Knochen, Haut und Schleimhäuten), **Oscilloc** (Zwangsvorstellung von Kontamination; Syph: von Bakterien), **Phos** (Neuronale oder glanduläre Degeneration), **Phyt** (Drainagemittel für Syphilis – auch Aur, Plat, Plb, Sars), **Pitu, Psor** (Angeborene und hartnäckige Beschwerden), **Sep** (Mehrere Fehlgeburten; Sattel über der Nase), **Stann** (Schmerzen kommen und gehen allmählich), **Still, SULPH** (AIDS – auch Syph, Tub; Schlaflosigkeit), **Thuj** (Nävus, fehlerhafte Zahnentwicklung bei Kindern; unregelmäßige Entwicklung der Glieder), **Tub** (Eingekerbte Zähne; Morbus Hodgkin – Dros)

Eugenische Kur nach Dr. R. Flury: Tub-Syph-Med-Psor, Sulph, D200/C200

Syzygium jambolanum

Komplementärmittel: –

Folgemittel: –

Feindlich: –

Antidote: –

Kollateralmittel:

Acet-ac (Abmagerung bei Diabetikern), **Alf, Arg-m** (Diabetes mit Schwellung der Knöchel), **Ars** (Insulinabhänger

Diabetes, um die Insulinmenge zu reduzieren – Am-i; Diabetes mit Furunkeln, Gangrän und Durchfall), **Aur-m** (Diabetes, Polyurie meist nachts), **Carb-ac** (Sepsis, Furunkulose oder Gangrän bei Diabetikern), *Ceph-i* (Diabetes), **Cob**, **Dol** (Diabetischer Juckreiz, auch Juckreiz bei Gelbsucht), **Ins**, *Kreos* (Juckreiz; Karbunkel und Gangrän bei Diabetikern), **Nat-m**, **Nux-v**, **Op** (Diabetisches Koma – Allox, Hell; Allox: diabetische Azidose – Cupr-ar; Sec: diabetische Gangrän; Cupr-ar: Augenkomplikationen bei Diabetikern; Stann: Tuberkulose bei Diabetikern), *Phos* (Mikrovaskuläre Komplikationen bei Diabetes), **Ph-ac**, **Rad-br** (Diabetes mit Hautsymptomen – Dol), **Rhus-a**, **Sep**, **Stigm**, **Sulph** (Zucker im Urin im Frühstadium von Diabetes), **Uran-n**, **X-ray** (Diabetischer Pruritus vulvae)

Tabacum

Miasma:
Pso[140]

Temperament:
Choler[15], Melan[15], Sang[15]

Seitenbeziehung:
I

Speisen, die man meiden sollte:
Essig[17], Kaffee[44], Saure Äpfel[50]

Speisen, zu denen man raten sollte:
Kalte Getränke[8]

Komplementärmittel:
Op[8,34,147,185] (Klassisches Komplement[143])

Folgemittel:
Ars (Herzinfarkt, wenn Angst, Ruhelosigkeit, Furcht und Bewußtseinsverlust vorherrschen[15]), Carb-v, Chin (Verlängerte Rekonvaleszenz nach Cholera[54]), Lyss (Kopfschmerz[12]), Merc (Nervenkrankheiten[50]), Stann (Hartnäckige Gastralgie, wenn (Tab und) andere Mittel versagen[46])

Feindlich:
Ign, Mal-ac
Saure Äpfel[50]

Antidote:
Acet-ac, Agn (Herzklopfen nach Tabakmißbrauch[47]), Arg-n[13], Ars (Folgen vom Kauen von Tabak[9,12,25,34]; Herzerkrankungen durch Tabakmißbrauch – auch Lach[36], Kalm[36], Naja[36], Phos[36]), Atro (Herzschaden[44]; Reizleitungsblock, Vorhofflattern[44]), Bry (Brennen der Unterlippe bei Rauchern[50]), Calad (Verursacht Abneigung gegen Tabak[9]), Camph, Cham[13], Cic[31], Clem (Schmerzen in den Zähnen[12,25]), Cocc, Coff[98], Cyt-l[36], Daph (Vergiftungsfolgen[111]), Dios[44], Gels (Okzipitaler Kopfschmerz und Schwindel[12,34]; auch Vergiftungsfolgen[111]), Ign (Rauchen[9]; Dyspepsie[34]; auch Vergiftungsfolgen[111]; ärgerlicher Schluckauf vom Tabakkauen[34]; Tabakmißbrauch[36,120] – auch Nux-v[36]; Cyst[36]; Kopfschmerz, chronische Dyspepsie – Sep, Nux-v[44]), Ip (Für exzessive Übelkeit und Erbrechen[34]; Rauchen[9], primäre Wirkungen, Erbrechen[12,25], Erkrankungen der Atemwege[44]), Kali-m, Kalm, Lach (Herzerkrankungen durch Tabakmißbrauch[36]), Lyc (Krämpfe und kalter Schweiß durch übermäßiges Rauchen[34], Impotenz[9,12,25,34]; Meteorismus, Verstopfung[44]), Mur-ac (Muskelschwäche nach übermäßigem[34] Tabakgebrauch[1]), Naja (Herzerkrankungen durch Tabakmißbrauch[36]; Herzerkrankungen, zittrige Schwäche, kaltes Schwitzen[44]), Nit-ac[50], *Nux-v* (Schlechter Geschmack durch Tabak[9,12,117]; schlimmer morgens; Amblyopie[12] und Kopfschmerz morgens vom Rauchen[34]; Magensymptome am nächsten Morgen nach dem Rauchen[25]; Verdauungsstörungen[36]; morgendlicher Kopfschmerz, Würgen[50]; schlechter Geschmack[44]; auch Vergiftungsfolgen[111]; Lähmung nach Nikotinmiß-

brauch[36]), Phos (Für das Tabakherz[9,12,36,39]; Amblyopie[12]; Herzklopfen und sexuelle Schwäche[9,12,39]), Plan (Verursachte manchmal Abneigung gegen Tabak[9,12,50]), Puls (Schluckauf[12,25]), Sep (Dyspepsie[1,9,12,25,34]; ärgerlicher Schluckauf vom Tabakkauen[34]; geistige Folgen vom übermäßigen Gebrauch von Tabak[1], besonders bei denen, die unter zu vieler geistiger Arbeit leiden[1]; neuralgische Affektionen der rechten Gesichtsseite[12,25,34], und chronische Nervosität[12,25], besonders bei sitzender Lebensweise[34]; Neuralgie und Dyspepsie[9]; Gesichtsneuralgie[44]; Verdauungsstörungen[44]), Spig (Herzerkrankungen[12]), Staph, Stram[31], Sulph[7], Tab (Hochpotenz von Tab gegen Tabakschäden[36]), Verat (Nikotinvergiftung[50])
Wein (Krämpfe, kalter Schweiß durch übermäßiges Tabakrauchen[12]), Essig[12], Saure Äpfel[9,12], Alkohol[25], Kaffee[44]

Kollateralmittel:
Ant-t, Arn, Ars, Aur (Angina pectoris und Herzmuskelkrämpfe – Cact, Laur), Bell, Berb (Nierenkolik – Coloc, Equis, Pareir, Sil), Calad (Sterilität bei Rauchern; verursacht Abneigung gegen Tabak – auch Plan), Camph (Kollaps mit kaltem Schwitzen, tödlicher Übelkeit und Durchfall – Acon, Verat), Chin-s (Ménière'scher Symptomenkomplex – Sal-ac, Ther), Cocc (Reisekrankheit – Mand, Petr), Cyt-l, Dig, Gels, Graph (Endokarditis oder Perikarditis mit Schmerz, der zum Nacken ausstrahlt), Hyos, Hydrobr-ac, Lach (Herzinfarkt – Arn, Kali-c, Naja, Olnd), Lat-m (Angina pectoris – Cact), Lob, Lyc (Impotenz – Phos), Mag-c (Tetanie), Mand, Nicot (Abwechselnd tonische und klonische Krämpfe, gefolgt von Erschlaffung und Zittern, Übelkeit, kaltem Schweiß und schnellem Kollaps), Nux-v, Op (Darmkolik – Coloc, Dros, Mand), Pareir, Petr, Sarcol-ac (Raynaud'sche Krankheit), Sec (Möchte trotz subjektiver Kälte nicht bedeckt werden), Sep (Dyspepsie durch Tabakmißbrauch), Spig (Kardiale Störungen), Thyroid, Verat (Kollaps mit kaltem Schwitzen – Camph: ohne kaltes Schwitzen, aber Kälte des Körpers)

Tanacetum vulgare

Komplementärmittel: –

Folgemittel:
Nux-v[9]

Feindlich: –

Antidote: –

Kollateralmittel:
Absin, Cimic, Cina, Nux-v, Senec, Sep

Taraxacum officinale

Seitenbeziehung:
u, /, l nach r[8], r, L ➘ R

Verwandte Darmnosode:
Morgan Gaertner

Wirkdauer:
14-21 Tage

Speisen, die man meiden sollte:
Butter, FETT, Reichhaltige Speisen, Schweinefleisch

Komplementärmittel:
Nat-m[143], Rhus-t[9]

Folgemittel:
Ars, Asaf, Bell, Chin, Lyc, Nux-v[7], Puls[7], Rhus-t, Sep[7], Staph, Sulph

Feindlich: –

Antidote:
Camph

Kollateralmittel:
Ant-c, Ars, Bry, *Card-m* (Störungen der Leber und Gallenblase mit Meteorismus – Chin), Cean, Chel, Chin, Chion (Chronische hepatoportale Stauung), Hydr, Kali-bi, *Nat-m* (Landkartenzunge – Kali-bi, Merc), Nat-s, Nux-v (Leber- und Magenstörungen), Podo, Puls, Ran-s (Landkartenzunge), Rhus-t (Typhus), Staph, Tela (Nervöses Asthma und Schlaflosigkeit)

Tarentula cubensis

Komplementärmittel:
Ars (Brennende Geschwüre[56])

Folgemittel:
Sulph (In einem Fall wie Veitstanz mit besonderen Gefühlsausbrüchen, die auf Tarent-c gut ansprachen, der dann schreckliche Hautausschläge mit führenden Indikationen für Sulph entwickelte, welches die Heilung vervollständigte[50])

Feindlich: –

Antidote:
Anthraci[16], Ars (Karbunkel[16]), Bov[35,36], Carb-v (Karbunkel[36,35]), Cupr[35,36], Lach[35,36], Led[9], Sil

Kollateralmittel:
Apis, Anthraci (Brennende Schmerzen), *Ars* (Um den letzten Kampf zu erleichtern), Bell, Carb-v, Chin-ar, Crot-h (Septische Prozesse – Anthraci, Carb-v, Lach, Mag-c, Pyrog, Streptoc), Echi, Hep, *Lach*, Lat-m, Mag-c, Myr-s, Plat (Erotische Manie), Pyrog (Septische Zustände), Sil (Nagelgeschwür), Staph, Tarent (Sepsis mit Ruhelosigkeit und Angst – Ars)

Tarentula hispanica

Miasma:
$Pso^{4,140}$, Syc^{140}, Tub^{140}

Temperament:
Choler, Sang[15]

Seitenbeziehung:
u^{31}, r^9

Bemerkungen:
Seine Wirkung ist in vielen Symptomen Ars ähnlich, deshalb ist es besser, Tarent zu geben, wenn Ars indiziert erscheint, aber versagt[185].

Speisen, die man meiden sollte:
Fett[50], *Kalte Getränke*

Komplementärmittel:
Ars[8,17,34,185], Stram (Hyperaktivität, mangelnde Aufmerksamkeit und andere Störungen in der Kindheit, die primär die geistigen und emotionalen Ebenen betreffen[50])

Folgemittel:
Tub[162]

Feindlich: –

Antidote:
Bov[7], Carb-v[7], Chel[7], Cupr[7], Gels, *Lach*[9,31,34], Led[9], Mag-c[7], Mosch, Puls

Kollateralmittel:
Agar (Chorea minor – Stram, Zinc), Alum (Nägelbeißen – Ars, Hyos, Kali-br, Merc), Arg-n (Psychomotorische Instabilität bei Kleinkindern), Ars (Schwindel vor epileptischen Konvulsionen; Ruhelosigkeit bei gesteigerter Angst – auch Apis), Aur (Musik bessert; starke Liebe zur Musik), Bell, *Carc* (Musik bessert), Cimic, Cupr (Bühnenszene), Ign, Kali-br (Unruhige Hände; psychomotorische Reizbarkeit), die Schlangen, besonders Lach, Mag-m (Gebärmutterkrämpfe), Mag-p, *Mosch* (Simuliert Krankheit – Plb, Verat), *Mygal*, Puls (Milde Musik bessert), Stram, Tarent-c, Ther, Zinc (Füße in ständiger Bewegung), Zinc-val

Taxus baccata

Komplementärmittel: –

Folgemittel: –

Feindlich: –

Antidote:
Staph (Erschöpfung mit Druckgefühl nach Koitus[12])

Kollateralmittel:
Abies-c, Abies-n, Sulph, Urt-u

Tellurium metallicum

Miasma:
Syc[9], Syp[125]

Seitenbeziehung:
I[29], r

Wirkdauer:
30-40 Tage

Bemerkungen:
Dieses Mittel muss eine lange Zeit gegeben werden, um anhaltende Resultate zu bekommen; es entfaltet seine Wirkung langsam, wirkt jedoch lange[50].

Speisen, die man meiden sollte:
Reis (Erbrechen[12])

Komplementärmittel:
Sulph

Folgemittel:
All-c[139], Sel[139]

Feindlich: –

Antidote:
Nux-v (Epigastrisches Druckgefühl[12])

Kollateralmittel:
All-c, Anag (Herpes circinatus), **Arn** (Furcht, angefaßt zu werden – Bell, Cimic, Hep, Sil), **Ars, Bar-c** (Herpes circinatus bei Kindern, die an Drüsenschwellungen leiden), **Bism, Calc, Calc-i, Crot-h, Hep** (Otitis media und Absonderungen von den Ohren – Calc-f, Caps, Nit-ac), **Lach, Merc, Nat-m** (Herpes circinatus – *Sep*), **Nit-ac, Petr, Psor, Rad-br, Ran-b, Rhus-t, Sel, Sep, Sil, Sulph, Tub** (Herpes circinqtus, wenn kein anderes, besonderes Symptom vorliegt – Lyc), **Xanth**

Terebinthiniae oleum

Miasma:
Pso[50], Tub[140]

Temperament:
Sang[50]

Seitenbeziehung:
Schmerzen gehen von der linken zur rechten Seite des Körpers[61].

Bemerkungen:
Wenn nach der Anwendung von Ter für akute Nephritis Herzsymptome erscheinen, paßt Ter nicht mehr[44].

Speisen, die man meiden sollte:
Bittere Getränke, Fleisch, Schalentiere[8]

Speisen, zu denen man raten sollte:
Alkohol[16]

Komplementärmittel:
Chin[50], Form (Hämaturie, Kolibazillurie[143]), **Lyc[50], Merc[50,147], Merc-c[50], Phos[50], Thuj[147]**

Folgemittel:
Ant-t (Symptome durch feuchte Keller[12,25]), **Cupr-ar** (Ödematöse Nephritis, als bestgewählte Mittel in einem Fall versagten[46]), **Merc[139], Merc-c**

Feindlich: –

Antidote:
Apis[50], Camph[50], Canth[8], *Merc[31,100],* **Merc-c[50], Nux-m, Op[50], PHOS**

Kollateralmittel:
Acon (Nierenschock bei Kleinkindern), **Alumn, Am-c, Apis, Ars, Bapt, Berb, Calc, Cann-s** (Brennen in den Nieren, der Blase, den Harnleitern – Canth), *Canth* (Blutiger Urin – Crot-h, Erig), **Carb-v, Colch, Cop, Crot-h, Echi, Erig, Eucal** (Tuberkulose der Nieren – Form-ac, Tub), **Kreos** (Raynaud'sche Erkrankung – Sil, Ars, Carb-v), **Lact** (Veilchengeruch des Urins), **Lyc, Merc** (Zystopyelonephritis – Canth), **Merc-c** (Retinitis albuminurica), **Nit-ac** (Blutung), **Onon** (Diuretikum, Lithotriptikum; chronische Nephritis, Steine, Nasenbluten), **Phos, Phyt** (Chronische Bright'sche Erkrankung, sogar nachdem Konvulsionen auftreten), **Rhus-t, Sars, Sec** (Akute Enterokolitis – Crot-h), **Ser-ang** (Chronische Glomerulopathie, Proteinurie, Hypertonie, kardiale Symptome), **Sol-v, Terebe** (Neurotischer Husten; Zystitis, wenn der Urin alkalisch und übelriechend ist; chronische Bronchitis und Winterhusten)

Teucrium marum verum

Miasma:
Pso[50]; Tub[199]

Seitenbeziehung:
u, l, r, l ⤡ r

Wirkdauer:
14-20 Tage

Bemerkungen:
Wenn zu viele Mittel einen Zustand von Überempfindlich-
keit hervorgerufen haben und das (indizierte) Mittel ver-
sagt[63].

Speisen, die man meiden sollte:
Bier, Brot

Interkurrente Mittel:
Puls (Chonische Krankheiten[187])
In einigen Fällen mit überreiztem Nervensystem: Asar[187],
Cham[187], Chin[187], Ign[187], Valer[187]

Komplementärmittel:
Calc[8,17,34], Chin[139], Lem-m[143], Nat-p[34], Nit-ac[143], Puls[139],
Sil[139,143], Thuj[143]

Folgemittel:
Chin, Cina[7], Grin (Asthma[15]; Fließschnupfen im Herbst
bei Personen, die gegen Kälte, Feuchtigkeit und Nebel
empfindlich sind[15]), Ign[7], Lyc[7], Merc[7], Nux-v[7], Phos[7],
Puls, Sang[7], Scir (Fadenwürmer bei Kindern, wenn Teucr
nicht wirkt[50]; bei hartnäckigen Fällen von Würmern, Fa-
denwürmern, wenn Teucr versagt[50]), Sil, Squil[7], *Sulph*
(Beschwerden durch Würmer bei Kindern, die eine Ab-
neigung gegen Baden haben, und wenn die bestgewähl-
ten Mittel versagen[7,46])

Feindlich: –

Antidote:
Camph

Kollateralmittel:
Calc (Nasenpolypen – Lem-m, Phos, Thuj), Cina, Coff,
Form (Nasenpolypen – Calc, Tub), Grin (Chronisches
Emphysem, Bronchitis), Ign, *Kali-bi*, Kali-n (Rechtsseiti-
ger Polyp), Lem-m, Lyc, Phos, Sabad (Heftiges Jucken
auf der behaarten Kopfhaut und an verschiedenen ande-
ren Stellen des Körpers – Anus, Rektum, Nasenflügel,
Gehörgang, wie von Parasiten), Sang (Nasenpolypen –
Calc, Lem-m, Sil, Thuj), Sil, Sulph, Teuc-s (Tuberkulose
mit mukopurulentem Auswurf; Wassersucht, Orchitis und
tuberkulöse Epididymitis, besonders bei jungen Personen
mit Tuberkulose der Lunge, der Drüsen, Knochen und
Urogenitalorgane), Thuj (Polypen des Kehlkopfs), Valer
(Nervosität)

Teucrium scorodonia

Wirkdauer:
14-21 Tage

Komplementärmittel: –

Folgemittel: –

Feindlich: –

Antidote: –

Kollateralmittel:
Aur (Knochentuberkulose – Calc-p, Tub), Calc-p (Tuber-
kulose – Dros), Eucl (Tuberkulose der Hoden und Uroge-
nitalorgane – Iod, Puls, Spong, Tub), Sil, Spong, Ter, Tub

Thallium metallicum

Miasma:
Syp[4]

Bemerkungen:
Störungen des Nervensystems mit Taubheitsgefühl in den
Füßen[50].

Komplementärmittel: –

Folgemittel: –

Feindlich: –

Antidote: –

Kollateralmittel:
Agar (Kältegefühl in schmerzhaften Teilen – Aran-ix,
Elaps, Plat), Alum (Haarausfall überall am Körper), Arg-n,
Ars (Weiße Streifen auf den Nägeln; neurotische und Haut-
symptome), Caust, Fl-ac (Alopecia areata bei jungen Leu-
ten), Graph, Lath, Lyc (Haarausfall am Kopf, jedoch Zu-
nahme der Haare an anderen Teilen des Körpers[199]),
Mang, *Merc*, Nat-m, *Ph-ac* (Alopecie und sexuelle Dämp-
fung), Plb (Aszites; Lähmung der unteren Gliedmaßen;
glanduläre Degeneration der roten Blutkörperchen), *Sel*
(Alopezie mit sexueller Schwäche), *Sep*, *Sil*, Stann,
Sulph, THAL-AC (Haarausfall – Ph-ac, *Thal-s*, Sel), Thuj,
Zinc (Alopezie und Neuralgie, Asthenie)

Thea chinensis

Seitenbeziehung:
I[50]

Speisen, die man meiden sollte:
Bier[12], Lauwarme Milch[50], Tee[50]

Komplementärmittel: –

Folgemittel: –

Feindlich:
Ferr

Antidote:
Ferr, Kali-hox (Husten bei Teeverkostern[9]), Kali-hp[9], Kali-i, Nux-v (Reizbarkeit[50]), Tab[9], Thuj Bier

Kollateralmittel:
Coff, Ip, Hydr, Kali-hox (Materielle Gaben für Husten bei Teeverkostern), Phos, Sabin, Sep, Sulph, Verat

Theridion

Miasma:
Pso[4,140], Tub[140]

Seitenbeziehung:
l[9]

Wirkdauer:
30 Tage

Bemerkungen:
Wenn indizierte Mittel nicht lange halten[9].

Komplementärmittel:
Myrt-c (Schmerz durch die obere Brust[1])

Folgemittel:
Glon (Kopfschmerz[100])

Feindlich: –

Antidote:
ACON (Empfindlich gegen Geräusche[12]; und heftige Anfälle[25]), Graph (Chronische Wirkungen[12]), Led, *Mosch* (Kopfschmerz[16]; Übelkeit[12,25]; Schwindel[16])

Kollateralmittel:
Acon, Aran (Starkes Verlangen zu rauchen – Aran-ix), *Asar*, Aster, *Bar-c*, Bell, Calc, Chin-s, Coff, Elaps (Schmerz über und hinter dem linken Auge), Ferr, Ign, Kali-br (Nervöse Ruhelosigkeit der Hände), Lach (Schwindel beim Schließen der Augen), Lat-m, *Mosch*, Op (Schlaflosigkeit mit überempfindlichem Gehör), Pix (Schmerzen über dem linken Brust – Myrt-c), Phos, Sal-ac, Sil, Spig, Sulph (Schmerz geht von der oberen linken Brust zu den Schultern – Pix, Anis), *Tab* (Übelkeit, Schwindel, empfindlich gegen Geräusch, aber besser durch Schließen der Augen – Ther: schlimmer beim Schließen der Augen; Morbus Menière – Chin-s, Sal-ac), Tarent, Thuj, Verat (Kollaps mit Schwindel und Erbrechen – Tab)

Thiosinaminum

Komplementärmittel:
Tub (Verhärtete, eingezogene Narben[50])

Folgemittel:
Coloc (Postoperative Adhäsionen in einem Fall nach Hysterektomie[52])

Feindlich: –

Antidote: –

Kollateralmittel:
Alph-t, *Bell-p* (Adhäsionen), Calc-f (Adhäsionen nach chirurgischen Eingriffen), Graph (Adhäsionen – *Calc-f*), Iris (Narbengewebe in der rechten Fossa illiaca), Iris-m (Postoperative Adhäsionen[178]), Mag-p (Schmerzen bei Adhäsionen), Methys, Rhus-t, Zinc-s (Adhäsionen, besonders in den Strukturen des Auges)

Thlaspi bursa pastoris

Bemerkungen:
Mittel für hämorrhagische und harnsaure Diathese[185]

Komplementärmittel: –

Folgemittel: –

Feindlich: –

Antidote: –

Kollateralmittel:
Apis (Albuminurie in der Schwangerschaft), Berb, Cinnm (Blutung aus verkrebstem Uterus – Aur-m-k (Verhärtung), Lap-a (Reichlich), Sec (Dunkel), Sed-t), Carc, Coc-c (Nierenkolik mit Hämaturie – Thlas), Croc, Hydr, Ip, Lach (Böse Folgen von unterdrückten Absonderungen – Zinc), Lyc (Nierenkolik, Urin geht in kleinen Stößen ab, ziegelrotes Sediment, harnsaure Diathese), Mill (Epistaxis), Nit-ac, Phos, Sec, Senec, Sep, Sin-n, Tril, Ust, Urt-u, Vib

Thuja occidentalis

Miasma:
Pso[4,50,199], SYC, Tub[140], *Syp*[4,8,9,31,50,199]

Temperament:
Melan[15], *Phleg*

Seitenbeziehung:
u, L[9,32] (Mamma, Ovar, inguinal[157]), r, / ↘ r

Verwandte Darmnosode:
Sycotic Co (Paterson)

Wirkdauer:
60 Tage
3 Wochen[187]

Bemerkungen:
Ein charakteristisches Wort für Thuj ist Exzeß, ein Überschuß an Leben, schlecht organisiert und schlecht verteilt[50].

Ein direktes Antidot gegen das Gift der Impfungen. Bei chronischen Krankheiten kann es bei vielen Zuständen unmöglich sein, ohne Thuj zu kurieren. Wenn die Symptome sich bis zu einem gewissen Punkt verbessern und dann immer wieder kommen, und wenn die Krankheit auf eine Impfung zurückgeführt werden kann, bringt Thuj im allgemeinen den tiefen Stimulus, der zur Heilung führt[56].

Thuj hat einen pathologischen Bezug zur Impfung, wenn es keine klaren Indikationen für ein anderes Mittel gibt oder wenn anscheinend indizierte Mittel nicht zufriedenstellend wirken, auch wenn symptomatische Indikationen (für Thuj) fehlen. Fehlendes Angehen der ersten Impfung und sehr große Impfnarben sollten auch zur Erwägung von Thuj bei diesen Umständen führen[52].

Für tiefsitzende, konstitutionelle Dyskrasie. Ich habe hervorragende Ergebnisse gesehen mit der Anwendung von Sulph für einige Wochen, gefolgt von Thuj für eine ähnlich lange Zeit, dann wieder zurück zu Sulph, beide Mittel abwechselnd gegeben[127].

Bei Patienten mit einer robusten Konstitution aber von geringer Empfindlichkeit, die seit einer langen Zeit oder besonders infolge einer angeborenen Diathese leiden, können die höheren Potenzen in kürzeren Intervallen wiederholt werden, bis die Reaktion einsetzt[165].

Thuj, Staph und Nit-ac bilden das Trio für Kondylome, Feigwarzen[48].

Geht in dieser Reihe: Puls, Sil, Fl-ac, Thuj oder Ars, Thuj, Tarent

Speisen, die man meiden sollte:
Äpfel[8], Bier[8], Fett, Fisch[8], Kaffee, Reichhaltige Speisen, TEE[9], Warme Speisen, Zwiebeln[8]

Mittelabfolgen:
Thuj → Sil → Fl-ac[17]

Interkurrente Mittel:
Med[50], Scir (Krebsbehandlung – auch Tub, Med[50]), Tub (Für eine tiefe Wirkung von Thuj[129])

Komplementärmittel:
Ars (Ein Thuj-Patient wird in einem ernsten Akutzustand oft Ars[50]), Aur-m-n (Verhärtung, Hypertrophie der weibli-

chen Genitalien[6] – auch Aur-m-k[6]), **Bar-c** (Hyperaktivität, mangelnde Aufmerksamkeit und andere Störungen in der Kindheit, die primär die geistigen und emotionalen Ebenen betreffen[50]), **Berb** (Leber, Niere und Haut[111]), **Carc[50]**, **Caust[143]** (In einem Fall von zystischen Tumoren[165]), **Chim** (Hypertrophie, Verhärtung, chronische Infektion[143]), **Cinnb[37]** (Vervollständigt seine Wirkung[143]), **Eug[6]**, **Dulc** (Akutes Komplement bei Tonsillenhypertrophie nach Impfung[157]), **Form** (Kolibazillurie[143]), **Hydr** (Portale Stauung[157]), **Iod** (Krebsartige Affektionen[50], harte Drüsengeschwülste – Brüste, Gebärmutter, Lymphdrüsen, Schilddrüse etc[96]), **Kali-br[6]** (Nierenkolik mit Oligurie, Albuminurie, Nephritis, Schmerz in der Harnröhre während und nach dem Wasserlassen[157]), **Lach** (Neuroendokrine Störungen in der Pubertät[157], Leber[157]; linkes Ovar, Varizen, Fibrome[143]), **Maland** (Böse Folgen von Pockenimpfung[180]), **Med** [143,165,185] (Wenn Thuj offensichtlich indiziert ist, aber die Kur nicht beendet[19]; chronisches Rheuma[112]; sykotischer Katarrh, nach der akuten Phase[157]; Eigenanamnese von Urethritis, Blenorrhagie[6]), **Merc[8,17]**, **Microc[147]**, **Nat-m[8,17,185]** (Hypotrophie bei Kleinkindern[157]; in einem Fall von Hyperventilationssyndrom, als der Patient angespannt und depressiv war[50]), **Nat-s** (Sykotische Probleme[12,16]; tiefsitzende, sykotische, konstitutionelle Erkrankungen oder wo ein sykotischer Zustand auf einer hydrogenoiden Grundlage aufgepfropft ist[10]; Neuralgien[90]; Rheuma[143]; Durchfall, ödematöse Infiltration[143]), **Nit-ac[8,17,143,185]** (Blasenpolyp – auch Calc[6]), **Penic** (Infektion oder träge Eiterung und Mykose[143]), **Petros** (Zystitis, Steine, Blenorrhagie[157]), **Puls[8,17,158,185]**, **Rhus-t** (Schmerz in der Lumbalregion, schlimmer durch Feuchtigkeit und besser durch Hitze und Bewegung – auch Dulc, Nat-s[6]; rheumatischer Schmerz bei hydrogenoider Konstitution, wenn die anfängliche Bewegung verschlimmert, die fortgesetzte Bewegung bessert[47]), **Sabal** (Prostataadenom – auch Bar-c[6]), **Sabin[17,134,143,185]** (Gonorrhoisches Rheuma und sykotische Auswüchse[62]; Blutung von den Genitalien, besonders in Verbindung mit Polypen, Dysmenorrhoe mit lumbosakralem Schmerz[143]), **Sars** (Rheuma, das sich in Richtung auf Lyc entwickelt[157]; Schmerz unerträglich am Ende des Wasserlassens, Blasentenesmus[157]), **Sel[6]** (Mißbrauch von Tee, Suborbitalneuralgie, urogenitale Störungen[157]), **Sep** (Chronische Harnwegsentzündungen – auch Arg-n, Merc, Canth, Equis, Merc, Merc-c, Nit-ac[6]), **Sil[134,185]** (Panaritium analgicum Morvan[148]; nervöse Erkrankungen und schlimme Folgen von Impfung[16]; Folgen von Impfung[157]; Eiterungen, Schwäche, Abmagerung, Immunität[143]; Asthma, ein großes Komplementärmittel[50]), **Staph[143]** (Zystitis, Urethritis, Prostata, Brennen in der Harnröhre besser beim Wasserlassen[157]), **Squil** (Herausspritzen von Urin und krampfartiger Husten[50]), **Sulph[8,17,88]**, **Syc-co[19,50]** (Asthma[50]), **Syph**, **Tub** (Als interkurrentes Mittel für tiefe Wirkung[129]), **Tub-r[6]** (Chronisches Rheuma[88,112]), **X-ray** (Schmerzhafte Hühneraugen auf den Fußsohlen[189])

Folgemittel:
Alum (Wenn ein gonorrhoischer Ausfluß immer wieder kommt, nur kurzzeitig gebessert nach Puls oder diesem und jenem Mittel oder auch nach Thuj, das spezifischerweise gegeben wurde, da es sich um eine Gonorrhoe handelt, deren Folgen daher sind; es sich um ein ganz sehr kranke Frau handelt, die Patientin müde und ausgelaugt ist, und wenn man sich den gesamten Menschen ansieht, entdeckt man in dieser ständigen Wiederkehr

des Ausflusses, der durch die Mittel nur palliativ behandelt war, den paretischen Zustand – man denke dann an dieses Mittel, sowohl bei Männern als auch bei Frauen[30]), **Ant-t** (Folgen von Impfung, wenn Thuj versagt und Sil nicht indiziert ist[19,25]), **Apis** (Intermittierendes Fieber[40]; Erkrankungen der Prostata, wenn Thuj versagt[25]), **Ars** (Fieber durch Filarien mit schmerzhafter Schwellung der Beine, besonders des linken unterhalb des Knies[165]), **Asaf**, **Aster**[147], **Bar-c** (Vergrößerte Tonsillen mit Impfvorgeschichte – auch Sil etc[91]), **Calc**, **Calc-cal** (Warzen, wenn Thuj versagt[3] – auch Caust, wenn Thuj versagt beim Beseitigen von Warzen[3]), **Calc-p** (Vergrößerte Tonsillen[91]), **Carc** (Im Fall eines Patienten, der auf Thuj nicht anspricht, obwohl offensichtlich gut gewählt, lohnt es sich zu schauen, ob Carc auf den Fall paßt[52]), **Cast-eq** (Warzen, Fälle die auf Thuj oder Nat-s nicht reagieren[149]), **Caust** (Beseitigung von Warzen, wenn Thuj versagt, besonders für Warzen um die Genitalien[3]), **Chim** (Prostatahypertrophie, Verhärtung, chronische Infektion[143]), **Cinnb**[37,157], **Clem**[143], **Cupre-l** (Keloid, wo Thuj indiziert scheint, aber versagt[39]), **Ign**, **Kali-c**, **Lach** (Neutralisierung injizierter und anderer Gifte[50]), **Lap-a** (Struma, wenn sie Thuj widersteht[96]), **Lyc**, **Med** (Patienten mit Thuj-Symptomen, wo Thuj nicht wirkt[5,108,117]), **Merc** (Folgt am besten[12]; Pocken, wenn die Eiterung weitergeht[85]; Neutralisierung injizierter und anderer Gifte[50]), **Nat-m**[138], **Nat-s** (Asthma[155]), **Nit-ac** (Chronischer Harnröhrenausfluß mit schießenden Schmerzen und Kondylomen[14]; Analfissuren[74]), **Phos**[63], **Ph-ac** (Gonorrhoe mit niedergedrückter Stimmung, Erschöpfung, Schwäche etc[40]), **Psor** (Ein Fall von einseitigem Entwicklungsstillstand, linke Brust nicht entwickelt[113], wurde mit Thuj[113] gefolgt von Psor[113]), **Puls**, **Sabin** (Kondylome und sykotische Erkrankungen[34]; warzige, fleischige Auswüchse an der linken Seite des Mundes[91]; falls Thuj zu einer verminderten Wirkung neigt, wiederbelebt Sabin oft die heilsame Kraft[113]), **Sep** (Penis: kleine, samtartige Warzen, vollständiger Ring um die Vorhaut, wenn Thuj versagt[39, 134], **Sil** (Wenn die geraden und brüchigen Nägel von Thuj hart werden[88]; wenn die purpurfarbenen und brüchigen Nägel von Thuj weiß und hart werden[50]; Symptome durch unterdrückte Abszesse, besonders am Rektum[30]; Fistel[176], Hautkrankheiten[131]), **Staph**[44,66] (Feigwarzen und Kondylome auf der Haut durch Mißbrauch von Merc, besonders wenn Thuj versagt[138]), **Stil** (Es wurde mit Erfolg in vielen Fällen gegeben, bei denenThuj, Merc und Aur nichts Gutes bewirkten[134]), **Sulph** (Tiefsitzende konstitutionelle Dyskrasie[127]; folgt am besten[12]; nach Folgen von Impfungen[123], wenn Thuj oder Maland nicht ausreicht[165]; Neutralisierung injizierter und anderer Gifte[50]; unfreiwilliger Samenabgang, Hoden schlaff und hängen herab und Schwitzen vom Skrotum und zwischen Skrotum und Oberschenkeln[48]), **Syph**[50] (Verzögertes Wachstum[91]), **Tarent**[32], **Tub** (Gastroptoco[95], wenn Thuj versagt[149]; konstitutionelle Krankheiten, wenn Thuj und auch Merc und Sulph versagen[139]), **Vac**, **Vario** (Ekzem nach Impfung, wenn Thuj versagt[139])

Feindlich: –

Antidote:

Camph, **Cham** (Schmerzen in den Zähnen schlimmer nachts[12,25]), **Cocc** (Fieber[12,22,25]), **Coff**[139], *Colch* (Das beste Antidot[12,98]), **Iod**[31,50], **Merc**, **Nux-v** (Manchmal[12]), **Plb**

(Urogenitale Verschlimmerung[50,157]), **Puls**, **Sabin** (Warzen[9]), **Sil**[139], **Staph** (Chronische Folgen[13,67]), **SULPH**

Kollateralmittel:

Abrot (Ranula), **Alum** (Gonorrhoe, hartnäckige Fälle, die gelb und dick bleiben – *Alumn, Sulph*), **Ammc** (Asthma nach durch Impfung unterdrücktem Ekzem; Sil: Asthma nach Impfung), **Anac** (Dissoziative Störungen und multiple Persönlichkeit; Überlebende sexuellen, rituellen und kultischen Mißbrauchs – Med, Nat-m, Phos, Staph), **Ant-c** (Plantarwarzen; wenn die Warze hart ist, verhornt oder gezackt, immobil und hervorstehend wie aus der Erde herausragende Steine, mit Thuj als interkurrentem Mittel), **Ant-t** (Böse Folgen von Impfung – Kali-m, Maland, Mez, Sulph, Vac; heilend und prophylaktisch bei Pocken[199] – Sars[199], Sil[199], Vario[199]; Warzen hinter der Eichel), **Aran** (Drainagemittel aller Hydrogenoiden, besonders von Nat-s), **Arbor** (Nichtalkoholische Zubereitung von Thuj), **Arg-n** (Eile und Sorge – Med), **Ars** (Fast spezifisch für Lupus[196]), **Asaf**, **Aur** (Hat eine Beziehung zu den Toten, träumt von ihnen – Zinc), **Bar-c** (Sklerose – Con, Caust, Petr), **Bcrb** (Heftiger Schmerz am Ende des Wasserlassens – Equis, Med, Sars), **Bry** (Linksseitige Migräne – Sep, Lach), **Calc** (Vaskuläre Tumore; Linderung durch Berührung des schmerzhaften Teils; Papillome – Thuj: besonders im Mund; rezidivierende Otitis media, konstitutionelle Behandlung – Tub-m), **Calc-f**, **Cann-s**, **Canth**, **Carb-v** (Schwärzliche Flecken oder Gebiete, verursacht durch Stagnation in den Venolen und Kapillaren; Pigmentnävus – Thuj: vaskularisierter Nävus), **Carc** (Eine heftige Impfreaktion in der Vorgeschichte des Patienten; böse Impffolgen; eingebildete Schwangerschaft), **Caust** (Warzen mit ungewöhnlicher Milchabsonderung; Warzen an der Haut-Schleimhautgrenze; Neumond verschlimmert – Cupr (Krämpfe), Cinnb ist bei Warzen auf der Vorhaut vorzuziehen, Kali-br (Nervosität, Alpträume), Caust (Epilepsie), Staph; wenn im Gesicht nach mit Penizillin unterdrückter Gonorrhoe; Sykosis bei schlanker Konstitution – Hydr, Petr, Plb, Staph), **Cham** (Windeldermatitis – Thuj), **Cholest** (Hydrogenoid, mit hohem Blutdruck), **Cinnb** (Warzen auf der Vorhaut), **Con** (Prostatakarzinom), **Cop**, **Cupre-au** (Rheuma und Gonorrhoe; scharfe, wie mit Nadeln stechende Schmerzen), **Cupre-l** (Wirkung wie Thuj; schreckliche Magenschmerzen), **Dpt** (Impffolgen), **Dulc** (Abnehmender Mond verschlimmert – Dulc, Iod (Nervosität), Daph (Schmerzen); Asthma, Patienten mit Neigung zu Warzen; Folgen von Naßwerden – Form, Nat-s, Rhus-t, Rhod), **Equis**, **Ferr**, **Fl-ac** (Subunguale Schönheitsfehler – auch Caust, Coli, Graph, Med, Morg, Nit-ac, Prot, Thuj), **Gonoc** (Sykose – Med), **Graph** (Hypertrophie der Narben – auch Fl-ac; prämenopausales, präurämisches, prätumoröses, präsklerotisches, präkanzeröses, präsyklotisches, präkanzeröses Mittel), **Grat** (Durchfall), **Hed** (Pankreasaffektionen – Iris, Calc-f, Iod, Mand, Phos), **Hep**, **Hydr** (Ein präkanzeröses Stadium, eine Periode von undefinierbarem, schlechtem Gesundheitszustand mit einem wahrnehmbares, neues Gewächs[199]), **Hyper-pu**, **Ign**, **Juni**, **Kali-bi**, **Kali- br** (Juvenile Akne – Sep, Tub-r), **Kali-c**, **Kali-chl** (Onkogenese an der Stelle nach Pockenimpfung), **Kali-i**, **Kreos** (Karies der Zähne – Staph), **Lach**, *Lyc*, **Mag-m** (Warzen – Mag-s), **Maland** (Impfung), **Mand**, **Med** (Mikrowarzen; von wiederholten Impfungen oder intensiver Chemotheraphie; plötzlicher Haarwuchs auf den Gliedern – Thuj; Sykose – Gonoc, Nit-ac; unterdrückte Gonorrhoe; Zähne sind brüchig und Zahnkaries entwickelt sich – Cinnb, Staph; Haar trocken und brüchig; behaarte Arme, Gewächse der Gebärmutter), **Merc** (Muß alles anfassen; Kondylome der Iris; gonorrhoische Proktitis), **Merc-c** (Kondylome – Nit-ac), **Mez**, **NAT-M** (Tiefste emotionale Schicht; Hyper- auch Hypoglykämie; Leukorrhoe nach Chemotherapie; Haare im Gesicht eines Kindes – Ol-j), **Nat-s** (Hydrogenoide Konstitution – Dulc, Med), **Nat-n** (Kondylome), **Nit-ac** (Sykose im späten Stadium; Durchfall nach Antibiotika – auch Thuj; Warzen an den Körperöffnungen, blutend, schmerzhaft; Ant-c: hornige Warzen, empfindlich gegen Berührung; Caust: hornige Warzen; Cinnb: rötliche Warzen; Dulc: große, weiche, flache Warzen; Med: Mikrowarzen, kleine spitze Warzen; Sabin: juckende und brennende Warzen; Polypen – der Harnblase – auch Calc), **Nux-v** (Mißbrauch von Medikamenten; Folgen von langem Gebrauch von Kortikosteroiden – Nat-s), **Op** (Alle Ausscheidungen vermindert – Sil, Thuj), **Penic** (Gelenk- und Muskelschmerzen), **Petros**, **Phos** (Fettleber – Lyc, Nat-s), **Ph-ac** (Langwierige Gonorrhoe mit großer Erschöpfung in Fällen von Blasenkatarrh), **Phyt**, **Pitu** (Hirsutismus auf der Brust), **Plat** (Koitus verhindert durch extreme Empfindlichkeit der Vagina), **Platan** (Chalazia – Staph, Tub; auch Platanus und Calendula-Tinktur (1:1), ein Tropfen der gemischten Tinktur auf einen Teelöffel Wasser und diese Lösung über lange Zeit dreimal am Tag in den Augen anwenden, für die Reizung und für Chalazion), **Podo**, *Psor* (Patienten mit Affektionen der Drüsen und der Haut, die auf gut gewählte Mittel nicht reagieren; übelriechende Genitalien – Thuj: süßer Geruch, übelriechend trotz Waschens; längere und mehr chronische Folgen von Impfungen; eines der Mittel, an das man denken sollte, wenn eine lang bestehende Impfläsion kauterisiert und die Absonderung damit unterdrückt wurde), **Puls** (Ozäna, chronischer Harnröhrenausfluß, Gonorrhoe; Sterilität bei Männern – X-ray), **Pyrog** (Multiple Impfungen – Thuj: falls sykotisch; Sil: falls psorisch; sehr heftige Frühreaktionen auf Impfungen, ein schweres Ereignis, das droht, den Patienten entweder ein Glied oder das Leben zu kosten, hohes Fieber von septischen Typ, äußerst rascher Puls, übelriechende Absonderung von der Impfstelle, übelriechender Atem und Schweiß, rosarote Streifen strahlen von der Impfstelle aus), **Ran-b** (Lupus und Epitheliom), **Rauw** (Katarrh der Schleimhäute bei Patienten mit hohem Blutdruck), **Rhus-t** (Drainagemittel – auch von Nat-s), **Sabad**, **Sabal** (Prostataadenom – Bar-c, Lyc), **Sabin** (Drainagemittel bei Urinproblemen), **Sanic** (Verstopfung – Sil), **Sars** (Heftiges Schneiden am Ende des Wasserlassens; Reaktion bewirkendes Mittel in chronischen Fällen; Drainagemittel der rechten Niere; Berb: Drainagemittel der linken Niere), **Scar** (Nierenentzündung und Rheuma nach Impfung), **Sep** (Teetrinker; bärtige Frauen mit schmalen Hüften (oder umgekehrt: Männer, die sich selten rasieren müssen und das typische weibliche Becken haben); schmerzhafte Warzen; flache und weiche Warzen – Thuj: Feigwarzen; Hirsutismus; atonische Dyspepsie, Ptosis der Verdauungsorgane; Saturnische Mittel – Bar-c, Caust, Gels, Plb, Sulph[78]), *Sil* (Enchondrom; Eiterung nach Pockenimpfung, Folgen von unreiner Impfung; anhaltender Durchfall nach Impfung; Unverträglichkeit einer Impfung, besonders Bcg; wenn die Impfläsion nicht heilt und zu einer Entzündung mit chronischer Absonderung wird, Frühsymptome einer Impfung, aber häufiger für anhaltende Folgen; Ton-

sillenhypertrophie nach Impfung; wenn die Malignität an der Oberfläche ist, mit übelriechender, gelber Absonderung; brüchige Nägel – Thuj: grazile, brüchige und abbröckelnde Nägel), **Sphing** (Ausfallen der Kopfhaare, Schmerz im Kiefergelenk und Jochbein), **Spig**, *Staph* (Prostatahypertrophie – Sel, Lyc, Staph, Thuj; prostatische Beschwerden bei alten Sündern), **Stram** (Hirsutismus), **SULPH** (Interkurrentes und Reaktionsmittel bei Gonorrhoe – Med, Prost; um die unterdrückten Absonderungen wieder hervorzubringen, was bessert – Med, Puls; Warzen bei heißblütigen Patienten – Thuj: Warzen besonders bei frösteligen Patienten), **Syco**, **Syph** (Hohle Zähne bei Kindern; Zähne zerbröckeln, werden gelb), **Tarax** (Drainagemittel der Leber), **Ter**, **Teucr** (Polyp am Gebärmutterhals – Nit-ac), **Thlas** (Urogenitale Drainage bei Nierensteinen), **Ther** (Schwindel beim Schließen der Augen – Lach), **Thyr** (Übermäßiger Haarwuchs – Ol-j), **V-a-b** (Folgekrankheiten der B.C.G.-Impfung), **Vac** (Böse Folgen von Impfungen – Bcg, Maland, Vario), **Vario** (Eindellen der Haut nach Pocken), **Verruc** (Warzen)

Thymolum

Miasma:
Syp[50]

Bemerkungen:
Rasche und gute Ergebnisse bei Erkrankungen der weiblichen Geschlechtsorgane durch höhere Potenzen[50].

Komplementärmittel: –

Folgemittel: –

Feindlich: –

Antidote: –

Kollateralmittel:
Agar, **Calad**, **Chen** (Hakenwurmkrankheit – auch Carb-t[9]), **Pic-ac**

Thyreoidinum

Miasma:
Pso[50]

Seitenbeziehung:
r[29]

Bemerkungen:
Als interkurrentes Mittel bei Hyperthyreose[66].

Bei Zuständen von Hypothyreose… sind die tiefsten Potenzen (D2) von Thyr nötig, während bei Hyperthyreose das Gegenteil zutrifft[50].

Klärt latente Fälle von Phthisis[39].

Dieses Mittel ist bei tuberkularen Patienten kontraindiziert, da es sehr wahrscheinlich weitere Gewichtsreduktion bewirkt[134].

Rohes Thyreoidinum darf in physiologischen Dosen bei hohem Blutdruck mit schwachem Herzen und bei tuberkularen Patienten[9] nicht gegeben werden.

Komplementärmittel:
Calc-p (Chronisches Projektilerbrechen mit Durchfall bei Kindern, mit Vorgeschichte von Toxikämie in der Schwangerschaft oder von allergischen Zuständen der Mutter[18]), **Fuc** (Struma[14]), **Kalm**, *Nat-m*[113], *Sulph* (Gastrointestinale Symptome[18]), **Tub** (Amenorrhoe durch komplexe endokrine Dysbalance[50]; Neuralgische Zustände[18])

Folgemittel:
Brom (Struma parenchymatosa, wenn andere Mittel versagen[14,44]), *Calc*[35,36], **Gels**[35,36], **Kali-m**[139], **Kalm**[139], **Lac-d**[35,36], **Sulph**[35,36], **Tub**[35,36]

Feindlich:
Adren[39]

Antidote:
Ars

Kollateralmittel:
Abrot (Gewichtsverlust bei Kleinkindern), **Arist-cl** (Hormonelle Störungen bei Frauen), **Aur-m-n** (Fibroide der Gebärmutter), **Bar-c**, **Calc** (Chronischer Durchfall bei rachitischen Kindern), **Calc-f**, **Calc-i** (Schilddrüsenkrebs), **Calc-p** (Verzögertes Zusammenwachsen gebrochener Knochen – Symph; Entwicklungsstillstand bei Kindern), **Con** (Mammatumore), **Crat**, **Cur** (Diabetes mellitus), **Equis** (Nächtliche Enuresis), **Fuc**, **Glon**, **Hepat** (Organotherapie der Nägel – Ant-c, Graph, Sil, Thuj, Thyroid), **Iod** (Weiche Struma diffusa, andere Jod-Verbindungen, Scroph-n, Bad), **Jab** (Hyperthyreote Struma, wenn Schwitzen den Speichelfluss begleitet), **Kali-i** (Symptome erscheinen symmetrisch – Arn, Med, Thyroid), **Lap-a**, **Lil-t**, **Lycps**, **Phos** (Hypertonie durch endokrine Störungen – Cort-s, Thyroid), **Psor** (Reaktionmittel in chronischen Fällen; nie ganz wohl seit einem Typhus – Carb-v, Thuj), **Puls** (Husten besser in frischer Luft – Bry, Hed), **Sep** (Menses unregelmäßig und spärlich), **Spong**, **Stroph-h**, **Sym-r** (Schwangerschaftserbrechen), **Thym-gl** (Arthritis deformans; metabolische Osteoarthritis), **Thyr**, **Tub** (Geisteskrankheit mit Familienanamnese von Allergie)

Tilia europaea

Miasma:
Syc[50]

Bemerkungen:
Das wichtigste Gefühl ist das von Hoffnungslosigkeit, Hilflosigkeit und Resignation[50].

Komplementärmittel: –

Folgemittel: –

Feindlich: –

Antidote: -

Kollateralmittel:
Anac, **Chin**, **Gels** (Sensorische Symptome), *Hell*, **Ign**, *Lyc* (Rissige Haut an den Fersen), **Mez**, **Nat-c**, **Nat-s**, **Psor** (Je intensiver der Schmerz, je reichlicher der Schweiß), **Rhus-t** (Fieber-, Frost- und Schweißsymptome), **Sulph**, *Tab* (Starkes Verlangen nach Tabak), **Zinc**

Tongo

Komplementärmittel: –

Folgemittel: –

Feindlich: –

Antidote:
Essig

Kollateralmittel:
Meli, **Naphtin**, **Sabad**

Komplementärmittel: –

Folgemittel: –

Toxicophis pugnax

Komplementärmittel:
Merc-k-i (In einem Fall von Sarkom der Tibia und Fibula[50]; in vielen Fällen nach günstiger Wirkung von Toxi[50]; Osteosarkom[199])

Folgemittel:
Merc-k-i[199]

Feindlich: –

Antidote: –

Kollateralmittel:
Cadmium-Salze

Triatema

(Blutung, Bluten aus dem Anus), **Sec**, **Sep**, **Tril-c** (Augensymptome), **Ust**

Komplementärmittel: –

Folgemittel: –

Feindlich: –

Antidote:
Led[9]

Kollateralmittel:

Trifolium pratense

Miasma:
Pso[50]

Komplementärmittel: –

Folgemittel: –

Feindlich: –

Antidote: –

Kollateralmittel:
Berb, **Bry**, **Equis**, **Hed**, **Merc**, **Puls**, **Trif-r** (Prophylaktikum gegen Mumps; Kongestionsgefühl in den Speicheldrüsen, Schmerz und Verhärtung besonders submaxillar)

Trillium pendulum

Komplementärmittel:
Agar, **Calc-p**[143] (Menstruations- und hämorrhagische Erkrankungen[12])

Folgemittel:
Plb-a (Magengeschwür und rundes Magengeschwür, wenn die Blutung nicht aufhört[44])

Feindlich: –

Antidote: –

Kollateralmittel:
Acon (Quälende Angst und Umherwerfen), **Bell**, **Calc**, **Chin** (Schwindel und Ohnmacht), **Cinnm**, **Fic** (Blutungen, Menorrhagie, Hämaturie, Nasenbluten, Bluterbrechen, blutende Hämorrhoiden), **Erig**, **Ham**, **Ip**, **Lach**, **Mill** (Aktive Menorrhagie – Erig, Cinnm, Sabin), **Phos**, **Sabin**, **Sangs**

Trombidium

Komplementärmittel: –

Folgemittel: –

Feindlich: –

Antidote:
Merc-c (Durchfall[12]), **Staph** (Schmerz in den Zähnen[12])

Kollateralmittel:
Led, **Mom-b** (Schmerz in der linken Kolonflexur – Arg-n), **Rhus-g** (Rumpeln, besonders im linken Hypochondrium – Ferr-ma), **Sulph**

Tuberculinum avis

Miasma:
Pso[4], TUB

Komplementärmittel:
Calc[157], **Calc-p**[157], **Infl**[111], **Sep** (Kongestion an der linken Lungenspitze[6]), **Sul-i**[157]

Folgemittel:
Bry (Pulmonale Komplikationen bei Masern[3]), **Carc** (Wenn Tub-a, obwohl offensichtlich gut gewählt, versagt[52])

Feindlich: –

Antidote: –

Kollateralmittel:
Ars-i, **Bry**, **Ferr-p**, **Hydr**, **Ip**, **Oscilloc**, **Phos**, **Samb**, **Tub**, **Sul-i**, **V-a-b**

Tuberculinum bovinum Kent

Miasma:
Pso[4,8,140], SYC[153], Syp[4,153], TUB[4,31,140]

Temperament:
Melan[15], Phleg, SANG
(Wesentliche Nosode des sanguinischen Temperaments[57])

Seitenbeziehung:

l[50], r

Verwandte Darmnosode:

GAERTNER (Bach[29]), Morgan Pure

Bemerkungen:

Es ist ein tiefes Antipsorikum, auf der Ebene von Sulph, Calc und Sil und kann leicht als Mischung dieser Mittel betrachtet werden[50].

Die intellektuellen Symptome und die Lungensymptome sind austauschbar. Viele Fälle, die behandelt und geheilt wurden und bei denen eine Phthisis der Lunge abgewendet wurde, werden schließlich geistesgestört. Menschen die von Geisteskrankheit geheilt wurden, bekommen eine Phthisis[50].

Tub wird am besten im ruhigen Stadium angewendet[159].

Patienten des tuberkulinischen Miasmas sehen jünger aus als sie sind[50].

Bei Krankheiten von Kindern ist eine häufige Wiederholung nötig[50].

Tub ist indiziert, wenn die Symptome dauernd wechseln und gut gewählte Mittel, wie Sulph, Psor oder Thuj nicht bessern und häufige Anfälle von Erkältung und Schnupfen bestehen oder ein Schwanken der Temperatur ohne jegliche Ursache[165].

Das meistgebrauchte Konstitutionsmittel in der pädiatrischen Praxis. Jede chronisch wiederkehrende Entzündung, Erkältung und Neigung zu Katarrhen, Schwellung der Lymphdrüsen, Appetitverlust, Anämie und Mangelstörungen verlangt eine Dosis Tub D200, und dann sollte das indizierte Mittel auch laufen[15].

Bei allen Tub-Patienten ist durchgängig so, daß sie durch Bewegung besser werden, meist dünn sind oder wenigstens untergewichtig. Jedes der heißblütigen Mittel kann eine interkurrente Dosis Tub brauchen. Zum Beispiel braucht ein akuter Apis-Fall sehr oft eine Dosis Tub während der Rekonvaleszenz, ähnlich Arg-n, Bar-m, Ars-i, Calc-p, Calc-s, Nat-Salze, Sulph oder Puls-Typen; auch bei einer Vorgeschichte von Tuberkulose in der Familie, nicht beim individuellen Patienten, und wenn der Patient frostig ist, reagiert er trotz des Fröstelns sehr gut auf eine interkurrente Dosis Tub, besonders beim Phos- oder Sil-Typ[51].

Wenn nach vorheriger Behandlung der Zustand nach einiger Besserung zu einem Stillstand kommt, ist Tub ein zuverlässiges interkurrentes Mittel, um den Heilungsprozeß wieder anzustoßen. Fieber ist eine Kontraindikation[44].

Als Reaktionsmittel besonders bei tuberkulösen Zuständen jeglichen Organs, wenn gut gewählte Mittel nicht die gewünschte Wirkung haben[36].

Grippefälle, die nicht reagieren und wo die Symptome dürftig sind[50].

Oft nach dem Versagen von Mitteln wie Calc, Ferr-p, Hep, Hydr, Iod, Kali-c, Kreos, Phos, Puls und Stann gebraucht, Mittel, die eine elektive Affinität zu den Geweben haben, die am häufigsten von der Tuberkulose befallen werden, und skrofulöse Diathese; Mittel, die in der Lage sind, nicht nur funktionelle, sondern auch strukturelle Veränderungen zu bewirken, wie vergrößerte Drüsen, Geschwüre, Phthisis, nicht nur Gewichtsverlust im allgemeinen, sondern Substanzverlust einiger spezieller Organe wie z.B. der Lunge[54].

Drainagemittel für Tub: Arist-cl, Berb, Crat, Ign, Nux-v, Puls, Rhus-t, Sol-v[36].

Tub kann als interkurrentes Mittel bei Pneumonie verwendet werden[1,14], wenn Psor, Sulph oder die bestgewählten Mittel nicht lindern oder dauerhaft bessern[1].

Wenn Sie bei fortgeschrittener Phthisis mit pathologischen Symptomen auf die alten Symptome verschreiben, auf die man einige Jahre zuvor hätte verschreiben sollen, bringen Sie Ihren Patienten um[50].

Wenn andere Polychreste nur für eine kurze Zeit wirken und solche Mittel dauernd gewechselt werden müssen[106].

Tub (auch Acet-ac, Ars, Ferr, Hep, Kali-c, Phos, Sil, Stann, Sulph, Thyr etc.) müssen bei Tuberkulose und sogar bei tuberkularen Patienten sehr vorsichtig verschrieben werden[4].

Das Mittel (Tub) sollte ohne gründlichste Untersuchung des Herzens nicht gegeben werden, besonders bei Kindern, Alten und vorzeitig Gealterten[9]; auch mit Vorsicht bei Wirbeltuberkulose[111].

Wenn Tub in der konstitutionellen Behandlung der Enuresis indiziert ist, hat Bacillinum testium den Ruf, das beste Präparat zu sein[52].

Speisen, die man meiden sollte:

Kaffee[50]

Interkurrente Mittel:

Psor[50]

Komplementärmittel:

Ant-s-aur (Lungenkongestion[111]) **Ars** (Im Allgemeinen, Angst, Ruhelosigkeit[143]), **Ars-i**[116], **Bell**, *Bry* (Tuberkulose bei Patienten, die empfindlich gegen Wind, Kälte oder Feuchtigkeit sind[9,86]), **Calc**, **Calc-p**[7,143], **Calc-s**[35], **Carc**[50] (Wenn Tub eine vorübergehende Besserung aller Symptome bringt, wird Carc als Komplementärmittel[50]),**Chin**, *Dros* (T.B. der Knochen und Drüsen: auch bei einigen Fällen von Geistesschwäche mit diesem Zug[35,56]), **Form** (Kolibazillurie[143]), **Hydr**, **Infl**[111],**Kali-p**[143], **Kali-s**, **Nat-m**[113,143], **Phos** (Schwäche, Abmagerung, schwächender Durchfall[143]), **Psor**, **Puls**[34] (Wandernde, veränderliche Symptome, Sekrete[143]), **Sep**[8,17,34,145,185], *Sil*[56,139,174,185] (Frostig, Schwäche, Abmagerung, infektionsanfällig[143]), **Sulph, Ther**[35], **Tub-a**[191]

Folgemittel:

Alum[1], **Apis** (Harnwegsentzündung mit Eiterzellen im Urin – Apis oder irgendein anderes indiziertes Konstitutionsmittel können benötigt werden, wie Ars-i, Calc, Kali-c, Lyc, Phos, Puls, Sep, Staph, Sulph, Ter, Thuj, etc[50]), **Bar-c** (Hyperaktivität, mangelnde Aufmerksamkeit und andere Störungen in der Kindheit, die primär die geistigen und emotionalen Ebenen betreffen[50] – auch Stram[50]), **Calc**[106,157], **Calc-i**[7,170], **Calc-p**[157] (Tuberkulose[86]), **Carc** (Im Fall eines Patienten, der auf Tub nicht reagiert, obwohl offensichtlich gut gewählt, ist es lohnend, zu schauen, ob Carc auf den Fall paßt[52]), **Caust** (Enuresis bei tuberkularen Kindern[15], Ferr-p[15]), **Dros** (Gewichtsverlust bei tuberkularen Patienten[50]), **Frag** (Tumoren der Mamma[91]), **Hydr** (Damit die Patienten nach Tub zunehmen[9,34]), **Ins** (Eiterung tuberkularer Nackendrüsen, wenn Tub und andere gut gewählte Mittel versagen[50]), **Kali-s** (Häufig indiziert nach Tub[30,152]; Phthisis[58]), **Lach**[7], **Lyc** (In einem Fall von infektiöser Mononukleose[50]), **Med**[50,139] (Gemütsstörungen[193]), **Morg** (Bronchopneumonie oder Lobärpneumonie, in einem kritischen Fall, wo Tub, scheinbar gut gewählt, nicht das erwartete Ergebnis zu bringen scheint[50]), **Nat-m**[49] (Um die häufige sekundäre Reaktion, Ermüdung oder Abmagerung, nach der Gabe von Tuberkulinen zu vermeiden[6]; in einem Fall von Hyperventilationssyndrom durch einen chronischen Katarrh[50]), **Op** (Wenn Tub bei Grippe versagt[50]), **Phos**[1,7], **Psor**[7] (Wenn die Rekonvaleszenz bei frostigen Patienten mit einer Neigung zu Hautmanifestationen besonders träge ist – Bac[111]), **Puls**[7,17], **Rhus-t**, **Sabad** (Als interkurrentes Mittel bei chronischer Sinusitis mit Niesen[135]), **Sep**[7,159] (In einem Fall von Hyperventilationssyndrom wegen menstrueller Symptome und Geblähtheit des Bauches[50]), **Sil**[106], **Symph** (In einem Fall von Unterkiefernekrose nach einem Unfall, als Tub und Sil versagten, Symph heilte[56]), **Syph** (Wenn Tub sich als falsch erweist oder versagt, bringt Syph manchmal eine Reaktion[86]; wenn Tub versagt, folgt oft Syph und bringt eine vorteilhafte Reaktion[9]), **Tarent**[162], **Thuj** (Vergrößerte Tonsillen[32]; Vakzinosis kann die Wirkung von Tub blockieren, bis Thuj gegeben wurde, und dann wirkt Tub hervorragend[7,9,91]; Fälle, die durch Impfung sensibilisiert sind[50]), **Tub-k** (Wenn Tub zu wirken aufhört, kann Tub-k Linderung bringen[139])

Feindlich: –

Antidote:
Acet-ac[1], **Calc** (Wenn Tub eine Verschlimmerung bewirkt – auch Calc-p[139]), **Nat-m** (Überwältigende Vverschlimmerung nach der Verschreibung von Tub[6,150]), **Nux-v**, **Phos**[139], **Puls**[194], **Sep**[50], **Sulph**[50]

Kollateralmittel:
Abrot (Schwäche mit Abmagerung), **Alf** (Tonikum im allgemeinen und für die Nerven bei tuberkulösen Patienten), **Ambr** (Husten mit Abmagerung), **Apis** (Wechselt dauernd ihre Beschäftigung, bleibt bei nichts dauerhaft; Verlangen nach kalter Milch bei Kindern – Phos, Rhus-t, Tub), **Ars** (Pulsfrequenz schneller morgens; Tub: Herzklopfen stärker am frühen Morgen), **Ars-i** (Nasaler und bronchialer Katarrh bei tuberkularen Komplikationen), **Bac** (Leukorrhoe – Ars-s-f, Merc, Nit-ac, Sep, Sulph, Thuj), **Bact-f**, **Bar-c**, **Bell**, **Berb** (Analfistel bei Phthisis), **Bry** (Verstopfung bei tuberkularen Patienten – Tub-m, Nat-m), **CALC** (Tonsillen und Adenoide – auch Bar-c, Nat-m, Sil; kalte Füße im Bett – Sep, Sil und andere tuberkulinische Mittel; als interkurrentes Mittel bei Leukoderma – Tub),

Calc-p (Wachstumsprobleme; will reisen und von Ort zu Ort gehen), **Carc** (Krebs in der Familienanamnese, Diabetes, Tuberkulose oder perniziöse Anämie; möchte in windigem Wetter spazieren; Furcht vor Hunden, aber tiefe Zuneigung zu anderen Tieren; Immundefekt; Konzentration unmöglich), **Chin** (Hektisches Fieber bei Phthisis; Furcht vor Tieren bei Kindern, besonders vor harmlosen, wie Kühe, Schafe, Hühner, Katzen), **Chlor**, **Colch** (Empfindlich gegen den Geruch kochender Speisen – Ars, Dig, Sep), **Con** (Rasche Abmagerung – Abrot, Nat-m, Iod), **Crat** (Drainagemittel für Tuberkulose – Puls, Rhus-t), **Dros** (Patienten mit Anamnese von Tuberkulose), **Dulc** (Chronische Zystopyelitis, rezidivierend – Med), **Fil** (Asthma durch Katzenallergie; Poth: Asthma in Anwesenheit von Pferden; Mang: Asthma beim Liegen auf einem Federbett), **Form-ac**, **Graph** (Ekzem besser durch ein kaltes Bad), **Hep** (Erkältet sich leicht – Rumx), **Hydr**, **Ign** (Symptome wechseln ständig – Psor, Tub), **Influ** (Terminaler Husten, lange nach einer Grippe), **Iod** (Hypertrophie der Drüsen mit Verhärtung; Abmagerung trotz guten Appetits – Nat-m; Diabetiker, die tuberkular werden; tuberkulare Zustände der Mesenterialdrüsen mit Durchfall, Abmagerung, großem Hunger, Schwinden der Brustdrüsen) **Irid** (Vitiligo mit einem feinen, roten, stechenden, brennenden Ausschlag entlang der Ränder der weißen Flecke), **Kalag** (Tuberkulose, Absonderungen und Atem riechen nach Knoblauch), **Kali-br** (Autismus), **Kali-c** (Schmerzen schlimmer in Ruhe, besser durch Bewegung – Rhus-t; Katzenallergie – Ars, Puls; Rückenschmerzen bei Herzkrankheit), **Kali-i** (Sehr tiefe Fissuren – Graph, Tub, X-ray), **Kali-n** (Akute Exazerbationen in allen Stadien der Lungenschwindsucht), **Kali-p** (Schwache, reizbare, deprimierte Menschen von tuberkularer Konstitution[199]), **Lac-c** (Nächtliche Enuresis, besonders bei jenen Kindern, die zur Adoleszenz herangewachsen sind und diese Gewohnheit behalten haben; Schmerzen ziehen von einer Seite zur anderen), **Lach** (Basedow-Herz – auch Cact, Naja, Scut), **Lyc** (Wechselt dauernd Thema und Beschäftigung; Karbunkel, umgeben von kleinen Pusteln – Kali-i, Lach), **Mag-c** (Kinder mit tuberkularem Hintergrund, die in ein Siechtum kommen, dürr, dünn, dunkel, reizbar, erschöpft), **Mang** (Asthma bronchiale, räuspert sich die ganze Zeit, bringt mit jedem Räuspern einen Mundvoll Schleim hoch – Puls; Tuberkulose der Haut), **Med** (Beginnende Phthisis – Psor; Schulkinder mit Problemen beim Schreiben – Syph: beim Rechnen Calc – Tub: beim Sprechen), **Mica** (Vitiligo), **Mill** (Chronische Blutungen bei Tuberkularen), **Nat-m** (Leukoderma mit Jucken; Abmagerung mit Anämie und nervöser Asthenie nach Kummer; Abmagerung mit Hunger – auch Iod; sehr empfänglich für Musik; schmerzhaftes Ekzem in den Hautfalten mit Rötung – Calc, **Olnd** (Durchfall der Phthisis), **Ooph** (Unentwickelte weibliche Genitalien – Tub: unentwickelte Hoden), **Phos** (Verlangen nach kalter Milch – Phac), **Phyt** (Brüste verbacken, Knoten – Con), **Plat**, **PSOR** (Reaktionsmangel; Dysenterie, wenn indizierte Mittel versagen; hartnäckige Fälle von nächtlicher Enuresis; laryngo-bronchiale Phthisis; ein Symptomenkomplex, bei dem Mittel für kurze Zeit eine Besserung bringen, die Symptome sich ändern und ein anderes Mittel gewählt werden muss), **Puls** (Wechselhafte Symptome; Drainagemittel für Tuberkulose – Sol-v, Coc-c, Card-m; Drainagemittel für das tuberkulare Miasma; Verlangen nach Abwechslung – Sep), **Rhus-t** (Gelenke bei beginnender Bewegung steif,

besser bei kontinuierlicher Bewegung), **Sacch** (Unbegabt für Sprachen; ruhelose und verhaltensauffällige Kinder – Bell, Bufo, Carc, Cupr, Merc, Rhus-t, Stram, Verat), **Sang** (Nasenpolypen mit Blutungsneigung – Sang-n; Atemwegsprobleme nach Polypen), **Sanic** (Häufiger Wechsel der Symptome), **Sep** (Leukoderma meist bei Frauen und Kindern), **Sil** (Asthenie nach Demineralisation; wiederkehrende Infektionen durch einwachsenden Zehennagel – auch Caust, Nit-ac, Thuj, Tub; es gibt kein tieferes Mittel als Sil, um die tuberkulare Neigung auszulöschen, wenn die Symptome passen; tuberkulöse Probleme mit subfebriler Temperatur), **Stann** (Häufige Erkältungen werden zu Neuralgien), **Stroph-h** (Altersherz – auch Crat, Iber, Squil), **SULPH** (Morgendlicher Durchfall, schlimmer um 5 Uhr morgens; Furunkel in Gruppen, ein einzelner Furunkel wird gefolgt vom nächsten, sobald der erste abgeheilt ist; rote Lippen), **Sul-ac, Sul-i, Syc-co** (Vergrößerte Tonsillen und Adenoide bei Kindern), **Syph** (Bilaterale Flecken von Leukoderma, wenn der Patient nachts schlimmer ist oder Stomatitis hat – Merc), **Tarent** (Hyperaktive Kinder – Ars, Cypr, Hyos, Lyc, Med, Nux-v, Sulph, Verat), **Teuc-s** (Tuberkulose, besonders der Hoden, Drüsen, Knochen, Harnwege), **Teucr** (Chronischer Husten bei Kindern mit tuberkulöser Familienanamnese[199]), **Thuj**, *Tuberkulinum-Präparate* (Bac, Boss, Ser-j, Tub-a, Tub-d, Tub-k, Tub-m, Tub-r, Tub-s, Vanad), **Thyr** (Allergisches Asthma; allergische Zustände; Diabetes mit allergischer Vorgeschichte; gemischt-miasmatisch mit starkem tuberkularem Übergewicht; spärliche Menses oder Amenorrhoe durch komplexe endokrine Imbalance), *Tub-m* (Tuberkulose bei jungen abgemagerten Leuten), **Tub-r** (Sarkoidose; Asthma mit Emphysem, posttuberkulöse Läsionen;), **V-a-b** (Konstitutionelle Abmagerung, besonders von Tuberkulinikern), **Verat** (Dysmenorrhoe begleitet von Erbrechen), **Zinc** (Ruhelosigkeit bei Kindern – Calc-p, Iod, *Med*, Phos, Sulph, *Sul-ac*, Tarent)
Eugenische Kur nach Mathias Dorcsi: Tub D200 so früh wie möglich, nach vier Wochen Syph D200, weitere vier Wochen später Med D200 und später Sulph D200, und je nach Konstitution der Mutter Calc D6, Calc-p oder Calc-f D6, während nach Artur Braun[164] Tub 200, Syph 200 und Sulph 200 in Intervallen von 14 Tagen der Mutter gegeben werden sollten, nebst Calc, Calc-f oder Calc-p, je nach Konstitution der Mutter

Tuberculinum Denys

Miasma:
Pso, Tub[143]

Bemerkungen:
Niemals Tub-d einem Patienten geben, dessen Organismus nicht drainiert und gestützt ist[50,147].

Komplementärmittel:
Infl[111]

Folgemittel:
Ars-i (Lungentuberkulose[50])

Feindlich: –

Antidote:
Siehe Tub

Kollateralmittel:
Bry (Ruhe verschlimmert), **Crat** (Kardiale Depression), **Ferr-p** (Fieberhafte Zustände – Bell), **Ign, Nux-v** (Magensymptome, Schwindel), **Psor, Puls** (Blaue Extremitäten, wechselnde Symptome – Drainagemittel – auch Sol-v), **Sep** (Kongestion des Beckens, Verstopfung), **Sulph** (Autointoxikation), **Sul-i** (Fibrosklerose)

Tuberculinum Koch

Miasma:
Pso[4,157], Syc[157], TUB[50]

Bemerkungen:
Tub-k kann bei adenoiden Vegetationen als interkurrentes Mittel gegeben werden[95].

Tub-k ist kein Mittel der Tuberkulose mehr, im Gegenteil, sein unzeitgemäßer Einsatz beinhaltet das Risiko einer Reaktivierung, wie im Fall von Phos[143].

Komplementärmittel:
Calc-f[116], Caust[116], Form (Kolibazillurie[143]), **Infl[111], Kali-br** (Akne mit Pusteln, die eine dicke Narbe auf der Haut hinterlassen[50] – auch Nat-m[50], Sul-i[50], Sulph[50], Puls[50]), **Nat-m[113], Rhus-t** (Steifheit, besser durch Bewegung[116])

Folgemittel:
Carc (Im Fall eines Patienten, der auf Tuberkuline nicht reagiert, obwohl offensichtlich gut gewählt, lohnt es sich zu schauen, ob Carc auf den Fall paßt[52]), **Rhus-t** (Bei einem Patienten, der von einem Anfall von Tuberkulose genesen ist, aber immer noch unter dem systemischen Einfluß des tuberkularen Toxins steht. Bei diesen Patienten ist die Reaktion des Körpers auf das Toxin gewöhnlich eine arthritische und führt zur Bildung fibröser Ablagerungen, z.B. Verhärtung um die Gelenke oder Sehnenkontraktionen; in solchen Fällen wird der Körper nach einer Dosis Tub-r in Potenz auf eine Weise stimuliert, daß Symptome auftauchen, die Rhus-t indizieren[106]), **Sulph** (Chronisches Rheuma[112]), **Tub** (Fehlender Appetit[169])

Feindlich: –

Antidote:
Siehe Tub

Kollateralmittel:
Ant-c, Bar-c, Bry, Calc-f, Caust (Muskuläre Steifheit und Deformitäten), **Carc, Graph, Guan, Kali-br** (Pusteln an der Brust – Tub-r), **Nat-s, Nux-v** (Drainagemittel von Tub-r), **Psor, *Rad-br*, *Rhus-t*** (Schlimmer in Feuchte und Kälte), **Sil** (Osteoporose, muskuläre Abmagerung), *Sul-i*, *Tub-k*, **Tub** (Fehlender Appetit[169])

Tuberculinum Marmoreck

Miasma:
Pso[4,157], Syc[157], TUB[50]

Bemerkungen:
Drainagemittel für Tub-m: Aur, Bry, Calc-p, Crat, Nat-m, Puls, Sol-v, Sul-i

Kontraindiziert bei Tuberkulose[157]

Komplementärmittel:
Aven[49], **Calc-p[157]**, **Nat-m[147]**, **Sil** (In Fällen von Komplikationen bei Kindern von Otitis, Mastoiditis, Sinusitis[111] – manchmal auch Kali-bi[111]), **Sul-i[157]**

Folgemittel:
Carc (Im Fall eines Patienten, der auf Tuberkuline nicht reagiert, obwohl offensichtlich gut gewählt, lohnt es sich zu schauen, ob Carc auf den Fall paßt[52]), **Sil** (Tuberkulöse Zustände bei Kindern[49]), **Tub-k[157]**, **Tub-r[157]**

Feindlich: –

Antidote:
Siehe Tub

Kollateralmittel:
Abrot, **Bry** (Drainagemittel für Tub-m und Tub-speng), **Calc-p**, **Nat-m**, **Puls** (Drainagemittel – auch Crat, Sol-v;

wandernde Schmerzen – Kali-bi, Carc), **Sil**, **Sulph**, **Sul-i** (Hypertrophie der Tonsillen; Abmagerung), **Thuj** (multiple Adenopathie), **Tub-a**, **Tub**, **Tub-sp**, **V-a-b**

Tuberculinum Spengler

Miasma:
Pso[4,157], Syc[157], TUB[50]

Bemerkungen:
Bei der Anwendung von Spengler sollten alle Vorsichtsmaßnahmen getroffen werden wie bei den anderen Tuberkulinum-Nosoden[157].

Komplementärmittel:
Crat[157], Puls[157]

Folgemittel: –

Feindlich: –

Antidote:
Siehe Tub

Kollateralmittel:
Calc, **Crat** (Drainagemittel für das Kreislaufsystem – Puls), **Dros**, *Ferr* (Anämie), **Ferr-p** (Neigung zu Hämorrhoiden), *Graph*, **Kali-c**, **Lach** (Menses bessern), **Sol-v** (Drainage – Puls), **Tub**

Upas tieute

Komplementärmittel: –

Folgemittel: –

Feindlich: –

Antidote:
Cur[9,24,137]

Kollateralmittel:
Ox-ac, Upa-a

Uranium nitricum

Miasma:
Syc[50]

Bemerkungen:
Uranium nitricum ist hochgiftig, scharf und sollte deshalb mit größter Sorgfalt und Vorsicht angewendet werden. Unkritische Anwendung tiefer Potenzen führt zu ernsten Konsequenzen[134].

Komplementärmittel:
Tub (Verstärkt die Wirkung von Uran-n[139] – auch Influ, Pneu, Psor[139])

Folgemittel:
Kreos (Magen- oder Zwölffingerdarmgeschwüre, wenn (Uran-n und) andere Mittel versagen[36])

Feindlich: –

Antidote:
X-ray (Menstruationsstörungen[50])

Kollateralmittel:
Acet-ac (Diabetes mit Anämie und Schwäche), Allox (Diabetes, besonders mit Osteoporose, muskulärer Schwäche; Glykosurie ohne Hyperglykämie), Arg-n, Ars (Ulcera – Arg-n, Kali-bi), Bry, Iod (Nimmt ab trotz gutem Appetit), Kali-bi (Magen- und Zwölffingerdarmgeschwüre), Lac-ac (Diabetes mit reichlichem Schwitzen), Med (Diabetes, reichliches und häufiges Wasserlassen mit anderen Harnwegssymptomen), Nat-m, Phos (Chronische Entzündung der Bauchspeicheldrüse bei Diabetikern – Iris, Uran-n), Ph-ac, Sulph, Syzyg, Uran-ar (Diabetes mit Schwäche und Ruhelosigkeit), Urea (Diabetes)

Urea

Komplementärmittel: –

Folgemittel:
Psor (Fibroide der Gebärmutter[91])

Feindlich: –

Antidote: –

Kollateralmittel:
Am-c, Berb, Psor, Uran-n

Urtica urens

Temperament:
Melan

Speisen, die man meiden sollte:
Fisch[9,50], Schalentiere[50]

Komplementärmittel:
Gard (Urtikaria; allergisches Erythem[47,66]), Sulph[147]

Folgemittel:
Antip (Allergisches, angioneurotisches Ödem von Gesicht, Lippen und Lidern, wenn Urt-u und Apis versagen[50]), Lyc (Urtikaria, chronische Fälle, wenn andere Mittel versagen[66]), Skook (Urtikaria, wenn Urt-u versagt[39])

Feindlich: –

Antidote:
Ampfer-Blätter[12] (Rumex obtusifolius[12]), gerieben auf den betroffenen Teilen, mindern den Schmerz[12]; auch der Nesseln eigener Saft und Saft von einer gemeinen Schnecke[12], Schneckenblut[7]

Kollateralmittel:
Agn (Fehlende Milch bei stillenden Frauen – Galeg), Am-c (Erysipel bei Alten), Anac (Urticaria tuberosa – auch Bollu), Ant-c (Urtikaria weiß mit rotem Hof), Apis (Bienenstiche), Canth, Chin (Akute Urtikaria mit jährlicher Periodizität – Helia), Form, Hedeo (Harnsaure Zustände), Helia (Periodisches Fieber – Chin), Lyc (Chronische Urtikaria, wenn die Schwellung mit langen, unregelmäßigen Rändern auftritt), Mag-c, Med (Sehr hartnäckige Fälle mit Hautallergie, die auf gut indizierte Mittel nicht reagieren), Medus (Nesselsucht – Prim-o), Nat-m, Oci, Puls (Urtikaria; Nesselausschlag gastrischen Ursprungs), Rhus-t (Urtikaria – Apis, Medus), Ric (Verminderte Sekretion der Mamma), Skook (Urtikaria), Sulph, Thyr (Urtikaria), Uric-ac (Gicht, Urämie; Isotherapie für Urate – Ox-ac: für Oxalate – Ph-ac: für Phosphate)

Usnea barbata

Komplementärmittel: –

Folgemittel:
Bell (Kopfschmerz mit Klopfen der Karotiden, mit stark errötetem Gesicht und starrenden, blutunterlaufenen Augen, drückender, gewöhnlich frontaler Kopfschmerz[68])

Feindlich: –

Antidote: –

Kollateralmittel:
Bell, Glon

Ustilago maydis

Seitenbeziehung:
I[137]

Komplementärmittel:
Sulph[143,147]

Folgemittel: –

Feindlich: –

Antidote: –

Kollateralmittel:
Agn, **Ant-c** (Ovarien schmerzhaft bei liebeskranken Mädchen), **Arg-n** (Blutung aus der Gebärmutter nach Koitus, durch Berührung), **Asaf**, **Bov**, **Carb-v**, **Caul**, **Cimic** (Schmerz unterhalb der Mamma, linke Seite), **Croc** (Blutung, fadenziehendes Blut), **Erig**, **Ham**, **Ip**, **Lach** (Klimakterische Störungen – Sumb), **Phos**, **Plat**, **Sabin**,

Sangs, **Sec** (Dunkle Blutung – Bov, Chin, Croc, Hydr, Nux-v, Senec), **Tril**, **Zea-i** (Psoriasis und Eczema rubrum, Manie zu baden, Selbstmordneigung durch Ertränken, Sodbrennen, Übelkeit, Erbrechen besser durch Weintrinken)

Uva ursi

Komplementärmittel:
Form (Kolibazillurie[143])

Folgemittel: –

Feindlich: –

Antidote: –

Kollateralmittel:
Apis, **Arb** (Harnwegsantiseptikum und Diuretikum), **Arctos** (Wirkung auf die Niere und Reproduktionsorgane, Blasenkatarrh, Gonorrhoe, Diabetes), **Berb**, **Cann-s**, **Lyc**, **Sec**, **Ter**, **Urt-u** (Drainagemittel bei Uraten – Uva), **Vacc-m** (Dysenterie, Typhus, hält die Därme antiseptisch)

Uzara

Komplementärmittel: –

Folgemittel: –

Feindlich: –

Antidote: –

Kollateralmittel:
Ars, **Coloc** (Durchfall mit Kolik – Cupr, Merc), **Op**

Vaccininum

Miasma:
Syp[50]

Komplementärmittel:
Nat-m[113]

Folgemittel:
Sulph (Pocken[85,148])

Feindlich: –

Antidote:
Apis, Ant-t (Bronchialkatarrh nach Impfung[34]), *Maland*, Mez (Juckende Hautausschläge nach Impfung[34]), *Sil* (Prinzipielles Antidot von Impffolgen[34]), *Thuj* (Durchfall nach Impfung[34])

Kollateralmittel:
Kali-m, Maland, Psor, Sil, Sulph, *Thuj*, Vario

Valeriana officinalis

Temperament:
Choler[15], *Sang*

Seitenbeziehung:
u, l[8], r[31], l ↘ r

Wirkdauer:
8-10 Tage

Speisen, die man meiden sollte:
Milch

Interkurrente Mittel:
Puls (Chronische Krankheiten[187])
In seltenen Fällen mit überreiztem Nervensystem: Asar, Cham, Chin, Ign, Teucr[187]

Komplementärmittel:
Calc, Phos[77], Puls[77], Rhus-t, Sep, Sulph

Folgemittel:
Calc-p[7], Phos, *Puls*, Rhus-t[7], Sep[7], Sulph[7]

Feindlich:
Coff, Camph

Antidote:
Bell, *Camph* (Auch Vergiftungsfolgen[111]), Cham[33], Cina (Auch für Vergiftungsfolgen[111]), *Coff* (Auch für Vergiftungsfolgen[111]), Merc, Nux-v, Puls (Auch für Folgen von Intoxikation[111]), Sulph[33]

Kollateralmittel:
Aeth (Erbrechen von geronnener Milch bei Säuglingen), Ambr (Schlaflosigkeit, Ruhelosigkeit, Kopf voller Gedanken – Coff), Am-val (Große nervöse Unruhe, Neuralgie und Magenstörungen), Anac, Aran (Fersenschmerz, Schmerz im Fersenbein wie durch Knochensporne), Arn, Asaf (Globus hystericus, Flatulenz – Cast, Ign, Mag-Salze), Asar (Gefühl, wie in Luft zu fliegen), Bell, Cham (Empfindlich gegen Schmerzen – Coff, Hep, Mosch), Cocc, Coff, Croc, Ferr (Rote Teile werden weiß), *Ign*, Lach, Mosch, Nux-m, Puls, Zinc-val

Vanadium

Miasma:
Pso[50], Tub[50]

Komplementärmittel:
Bell-p

Folgemittel: –

Feindlich: –

Antidote: –

Kollateralmittel:
Am-van (Fettige Leberdegeneration), Ars, Calc-f, Chin, Phos

Variolinum

Miasma:
Pso[140]

Temperament:
Phleg

Bemerkungen:
Als Verhütungs- oder Vorbeugemittel gegen Pocken ist es der Impfung bei weitem überlegen und absolut frei von Folgeerscheinungen … „Prüfen Sie es und melden Sie die Versager der Welt"[1].

Komplementärmittel:
Nat-m[113]

Folgemittel: –

Feindlich: –

Antidote:
Ant-t (Pocken, wenn die Ausschläge nicht herauskommen[56]), **Apis**[139], **Ars**, *Maland*, **Med**[139], **Puls** (Konjunktivitis[50]), **Sarr**, **Thuj** (Beschwerden durch Mißbrauch von Metallen[50]), *Vac* (Molluscum contagiosum)

Kollateralmittel:
Ant-t, **Cimic**, **Crot-h** (Verheerender Herpes zoster ophthalmicus – Ars, Kali-bi, Ran-b, Rhus-t), *Kali-m*, *Maland*, *Sarr* (Pocken, auch als Prophylaktikum), **Sil**, **Sulph**, *Thuj*, **Vac**

Venus mercenaria

Miasma:
Syc[50]

Seitenbeziehung:
r[29]

Komplementärmittel:
Carc[29]

Folgemittel:
Carc[29]

Feindlich: –

Antidote: –

Kollateralmittel:
Calc, Chion, Cyn-d, Iris, Lyc

Veratrinum

Miasma:
Pso[140], Syc[140]

Komplementärmittel: –

Folgemittel: –

Feindlich: –

Antidote:
Kaffee gemischt mit etwas Zitronensaft[12]

Kollateralmittel:
Acon, *Cann*, Sabad

Veratrum album

Miasma:
Pso[140], Syc[140]

Temperament:
CHOLER[15], Melan[15,31,137], Phleg, SANG[15]

Seitenbeziehung:
u, l[8], r nach l[8], l ↘ r

Verwandte Darmnosode:
Dysenterie Co

Wirkdauer:
20-30 Tage

Bemerkungen:
Sehr nützlich als interkurrentes Mittel bei Morbus Addison[95].

Hahnemann's Trio der Choleramittel: Camph, Cupr, Verat[145]

Speisen, die man meiden sollte:
Birnen, Bohnen, *Brot*[8], Gebäck[31], *Kalte Speisen*, *Kartoffeln*, OBST

Speisen, zu denen man raten sollte:
Bier[8], Fleisch[8], *Scharfe Speisen*

Komplementärmittel:
Arn, **Ars**[8,17], *Carb-v*[8,17,19,34,147,185], **Nat-m** (Das chronische Mittel zu Verat[35]), **Stram** (Hyperaktivität, mangelnde Aufmerksamkeit und andere Störungen in der Kindheit, die primär die geistigen und emotionalen Ebenen betreffen[50])

Folgemittel:
Acon, **Am-c**[139], **Arg-n** (Flatus[12]; flatulente Dyspepsie[1]; nach Verat für Winde, die in großen Mengen nach oben gehen und Ohnmacht verursachen[25]), **Arn**, *Ars* (Akute Gastritis, falls Verat versagt[149]), **Bell**, **Bov**[139], **Bry**[7], **Calc**[7], *Carb-v*, **Cham**, **Chin** (Verlängerte Rekonvaleszenz nach Cholera[54]), **Cupr** (Cholera, wenn Krämpfe überwiegen mit kalten Extremitäten und Verat versagt[149]), **Dros**, **Dulc**, **Grat** (Durchfall und Kolik, wenn Verat versagt[149]), **Ip**, **Lyc**[7], **Meny**, **Merc**[7], **Nux-v**[7], **Phos**[7], **Puls**, **Rhus-t**, **Samb**, **Saroth** (Hypertonie[145]), **Sep**, **Sil**[139], **Spig** (Endokarditis, wenn Verat im ersten Stadium versagt[44]), **Stann** (Hartnäckige Gastralgie, wenn (Verat und) andere Mittel versagen[46]), **Staph** (Verstopfung[111]), **Sulph**, **Tab** (Cholera, wenn Übelkeit und kalter Schweiß anhalten, sogar nachdem der Durchfall durch Verat beendet wurde[145]), **Tub**[185]

Feindlich: –

Antidote:

ACON (Qualvolle Angst mit Kollaps, ängstlicher Zustand mit Kälte des Körpes oder brennender Empfindung im Gehirn[12,23,36]; Kollaps nach Verat[36]), **All-c[120]**, **ARS**, **Calc** (Drückender Kopfschmerz mit Kälte des Körpers[36]), **CAMPH** (Kopfschmerz mit Kälte[36]; drückender Kopfschmerz mit Kälte des Körpers und Bewußtlosigkeit danach[12]; plötzliche, ernste Symptome[36]), **Chin** (Chronische Erkrankungen durch Mißbrauch von Verat, z.B. tägliches Vormittagsfieber[12,23]), **Coff** (Vergiftung[23,38]), **Cupr[31]**, **Ferr[31]**, **Ip[42]**, **Lach**, **Merc[139]**, **Op[31]**, **Puls[139]**, **Rhus-t[139]**, **Staph** (Die meisten Fälle[12,98])
Für große Dosen: Starker Kaffee (Giftige Dosen[12])
Weinbrand[117]

Kollateralmittel:

ACON (Essentielle Hypertonie), **Agar-ph** (Cholera, Krämpfe im Magen, kalte Extremitäten, unterdrückter Urin), **Arn** (Großes Verlangen zu kratzen: Kopf, Bett, Wand – Verat: Verlangen, den Kopf zu reiben), **Bar-c** (Hypertonie bei Älteren mit sichtbaren Altersveränderungen, gewöhnlich mit hohem systolischen und vergleichsweise niedrigem diastolischen Druck – Bar-m), **Bell** (Hypertonie mit kongestivem Kopfschmerz und Hyperästhesie aller Sinne), **Bism** (Kollaps mit warmem Schweiß; Verat: Kollaps mit kaltem Schweiß, besonders auf der Stirn), **Bry** (Husten beim Betreten eines warmen Zimmers aus der kalten Luft), **Calc**, **Camph** (Kollaps mit Kälte; Erbrechen und ein wenig Durchfall mit kalter Haut und kaltem Atem), **Carb-v** (Ohnmachtsanfälle durch leichteste Anstrengung – auch Sulph; Hypotonie bei blassen, anämischen Patienten – Tab, Ars; akute Verstopfung durch Obstruktion wie z.B. Hernie, Volvulus, Invagination, die Kollapssymptome hervorruft – Camph, Mur-ac), **Carc** (Verlangen nach Eis), **Cholas** (Wadenkrämpfe), **Cimic** (Kindbettpsychose; Manie in der Menopause), **Colch**, **Conv** (Herzschwäche), **Cupr** (Choleraartiger Durchfall – Bol-s; Cholerafälle mit massivstem Vorkommen von Krämpfen; Camph: Kälte, Blaufärbung und spärlicher Schweiß, Erbrechen und Abführen, genannt die trockene Cholera; Ars: ängstliche Ruhelosigkeit mit dem charakteristischen Durst; Podo: erschöpfende Stühle; Verat: Kälte, Blaufärbung, Kolik und reichliche Absonderungen), **Cupr-ar** (Intermittenter kalter, klammer Schweiß), **Cyanide**, **Dig**, **Elat**, **Gels**, **Glon** (Schwerer Hypertonus mit beträchtlicher Steigerung sowohl des systolischen als auch des diastolischen Drucks, besser durch Stilliegen mit erhöhtem Kopf in kühler Luft), **Hell** (Plötzliches Sinken der Kräfte mit kaltem Schweiß auf der Stirn), **Helo** (Objektive Kälte – Sec), **Hyos** (Geistige Störungen – Stram), **Iod** (Hypertonie mit Dysfunktion der Schilddrüse), **Iris**, **Jatr**, **Kali-c** (Große Kälte bei Schmerzen), **Kali-n** (Herzinsuffizienz mit Synkope), **Lach** (Kollaps bei Herzerkrankungen, schlimmer durch Schlaf und Wärme; Fieber bei Infektionskrankheiten, mit Frösteln und Kreislaufkollaps – Ars), **Lyc**, **Med** (Verlangen nach Eis während einer Nierenattacke), **Naja**, **Narc-po** (Gastroenteritis mit viel zwickendem und schneidendem Schmerz in den Därmen, Ohnmacht, Zittern, kalte Glieder, kleiner und unregelmäßiger Puls), **Nux-v** (Schlimmer um 4 Uhr morgens), **Phos**, **Puls**, **Rauw**, **Ric** (Cholera), **Sec** (Durchfall mit innerem Brennen und Kälte der Haut, möchte nicht bedeckt werden), **Stram**, **Sulph**, **Tab**

(Erbrechen, choleraartiger Durchfall, deckt den Bauch auf; Cholera ohne Stuhl, Erbrechen oder Durst, nur Kollaps), **Tarent** (Manie mit dem Verlangen, alles zu zerschneiden und zu zerreißen, besonders Kleider), **Thyr** (Geisteskrankheit), **Trich** (Durchfall, Schmerz in der Leber), **Tub** (Borderlinefälle von Geisteskrankheit; Dysmenorrhoe mit Erbrechen; kalter Schweiß auf der Stirn – Ip), **Verat-v** (Hypertonie bei plethorischen Patienten, mit Hinterkopfschmerz, Schwindel und allgemeiner Muskelschwäche mit langsamem Puls und langsamer Atmung), **Verin** (Gesteigerte Anspannung der Gefäße, stimuliert die Ausscheidung von Toxinen über Haut, Niere und Leber; wie elektrische Schläge in den Muskeln, Schmerzen wie elektrische Schläge, fibrilläre Zuckungen), **Visc** (Hypertonie – Arn, Pitu)

Veratrum viride

Verwandte Darmnosode:
Dysenterie Co

Bemerkungen:
Die Verwendung von Verat-v zur bloßen Kontrolle des Herzens und zum Herunterbringen der Pulsfrequenz ist abzulehnen, da es ein kardial depressives Mittel ist und sich als fatal erweisen kann[145].

Speisen, die man meiden sollte:
Starker Kaffee[38]

Komplementärmittel:
Glon (Akute hämorrhagische Enzephalitis durch Exposition gegen Sonnenhitze[54]), **Sulph[147]**

Folgemittel:
Arn (Pleuritis[44]), **Ars** (Perikarditis, wenn Verat-v gegeben wurde und der Puls schnell die Charakteristika des Mittels verloren hat und ein Zustand deutlicher Schwäche gefolgt ist, mit Erstickungsanfällen, Ruhelosigkeit und Angst, die Körperoberfläche ist kalt und die Kälte wird gelindert durch Wärme, mit dem charakteristischen Durst[83]), **Bell** (Entzündung des Beckenbindegewebes[13]), **Bry** (Pneumonie[13,14]; Pleuritis, nachdem das extrem hohe Fieber, die Ruhelosigkeit etc. vorbei sind[13]; Pleuritis mit fortschreitender Entzündung[44]; Perikarditis mit heftigem Verlauf, wenn die Exsudation begonnen hat[44]), **Cact** (Herzerkrankungen, im ersten Stadium der Entzündung mit hochgradiger Erregung, wenn Schwäche erscheint[44] – auch Naja[44]), **Ferr-p** (Poliomyelitis anterior acuta, wenn Verat-v indiziert scheint, aber nicht bessert[44] – auch Zinc[44], Zinc-cy[44]), **Sang** (Pulmonale Kongestion[74]; Pneumonie[134]), **Spig** (Perikarditis mit großer Erregung und Schmerz, wenn Verat-v nicht die schnelle Linderung bringt[44])

Feindlich: –

Antidote:
Op[139]
Starker heißer Kaffee[38]

Kollateralmittel:
Acon (Hochinfektiöses Fieber mit Kreislaufkollaps – Bapt, Crot-h, *Lach*, Pyrog; fieberhafte Zustände mit rotem, heißem Gesicht, welches beim Aufsetzen blaß wird), **Agar** (Chorea – Verat-v: Chorea, unbeeinflußt durch Schlaf, Gegenteil zu Agar), **Apis**, **Ant-t**, **Bapt**, **Bell** (Fieberhafte Zustände – Acon), **Cact**, **Cocc**, **Colch** (Akute Endokarditis – Kalm, Spig, Kali-c), **Crot-h**, **Dig**, **Ferr-p**, **Gels**, **Glon** (Zerebrale Kongestion; Schwindel bei Hypertonikern), *Hydr-ac*, **Hyos**, **Kali-c**, **Lach**, **Merc**, **Phos** (Pneumonie), **Pyrog**, **Rauw**, **Rhus-t**, **Spig**, **Stram** (Hin- und Herbewegen des Kopfes), **Sulph**, **Verat**, **Zinc** (Fieber mit großen Schwankungen)

Komplementärmittel: –

Folgemittel: –

Feindlich:
Arg-n

Antidote:
Acet-ac, **Apis**, **Camph**, **Led**, **Semp**[9], (lokal[9])
Salzwasser, Essig

Kollateralmittel:
Apis (Hautsymptome), **Bell**, **Lach**, **Scor** (Speichelfluß, Strabismus, Tetanus)

Verbascum thapsus

Seitenbeziehung:
U, /[8], r[8], / ⟍ r

Wirkdauer:
8-10 Tage
4-8 Tage[187]

Komplementärmittel: –

Folgemittel:
Bell, Chin, Lyc, Puls, Rhus-t, Sep, Stram, Sulph, Sul-ac[7]

Feindlich: –

Antidote:
Camph

Kollateralmittel:
Acon, Ars, Bry, Caust, Cedr, Chin, Cor-r, Dros (Husten), **Graph** (Schmerz im linken Ohr), **Phos**, **Plat**, **Puls** (Husten im Schlaf – Cham, Lach), **Rhus-a**, Sep, *Sphing* (Schmerz im Jochbein), **Spong**, **Stann**, **Thuj**

Vespa crabro

Seitenbeziehung:
l

Speisen, die man meiden sollte:
Essig[12]

Viburnum opulus

Miasma:
Syc[50]

Seitenbeziehung:
l[147]

Komplementärmittel:
Sep[147] (Dysmenorrhoe[143])

Folgemittel:
Cham (Drohender Abort gebessert, aber erneute Symptome, die sich nur in Bezug auf einen gereizten und übellaunigen Gemütszustand unterscheiden[25])

Feindlich: –

Antidote:
Acon (Epididymitis[12]), **Verat** (Durchfall[12])

Kollateralmittel:
Arn (Abort, wenn die Schmerzen dominieren – Vib, Caul), **Bell**, **Calc**, **Caul** (Krampfartige Schmerzen mit herabdrängendem Gefühl in der Gebärmutter), **Cham** (Unerträgliche Schmerzen), *Cimic* (Nervöse Frauen voller Angst, rheumatische Schmerzen besser durch Fluß der Menses, Krämpfe in der Gebärmutter während Menses), **Cupr**, **Gels**, **Lach**, **Lil-t**, **Mag-p** (Schmerz besser durch Zusammenkrümmen und Wärme – Coloc), **Puls** (Weinerliche Veranlagung, Menses spät und spärlich, besser in frischer Luft), **Sabin** (Menorrhagie mit Rückenschmerz und wehenartigen Schmerzen, Periode zu früh, reichlich und hellrot), **Sec**, **Sep**, **Thyr** (Abort, erste Monate), **Ust**, **Vib-p** (Habituelle Fehlgeburt, Nachwehen, Zungenkrebs, hartnäckiger Schluckauf, Menstruationsunregelmäßigkeit bei sterilen Frauen mit Uterusverlagerungen), **Xanth**

Viburnum prunifolium

Komplementärmittel: −

Folgemittel: −

Feindlich: −

Antidote:
Aran[50], Verat[50]

Kollateralmittel:
Sabin, Thyr (Drohender Abort), Vib

Vinca minor

Komplementärmittel: −

Folgemittel: −

Feindlich: −

Antidote: −

Kollateralmittel:
Arct, Bov, Chin, Graph, Hep (Hautausschläge − Merc, Mez, Olnd, Petr), Jac-c, Lappa, Merc, Nux-v (Milchschorf), *Olnd* (Hautsymptome auf dem behaarten Kopf), Petr, Psor, Staph, *Sulph*, Ust, Viol-t (Hautausschläge auf dem behaarten Kopf − Bov, Clem, Staph, *Olnd*)

Viola odorata

Seitenbeziehung:
u, *l*, *r*[9] (Rechter Musculus deltoideus und die rechten Karpal- und Metakarpalgelenke[134]), l ↗ r

Wirkdauer:
2-4 Tage

Komplementärmittel: −

Folgemittel:
Bell, Cina (Würmer[25]), Cor-r (Keuchhusten[25]), Nux-v, Phos[7], Puls, Sep[7], Rhus-t[7]

Feindlich: −

Antidote:
Camph

Kollateralmittel:
Aur, *Caul* (Rheuma der kleinen Gelenke), **Chen** (Ohren; seröser oder blutiger Erguß im Labyrinth; chronische Otitis media; fortschreitende Taubheit gegenüber Stimmen aber empfindlich gegen das Geräusch vorbeifahrender Fahrzeuge und andere Geräusche; mangelnde Knochenleitung, Hören besser für hochklingende Töne), Cina, **Ign**, Puls, Sep, Spig, Ulm (Ameisenlaufen in den Füßen, viel kriechender Schmerz in Beinen und Füßen; rheumatische Schmerzen oberhalb der Handgelenke)

Viola tricolor

Miasma:
Syp[50]

Temperament:
Melan[15]

Seitenbeziehung:
u, *l*, r, l ↗ r

Wirkdauer:
8-14 Tage

Komplementärmittel: −

Folgemittel:
Puls, Rhus-t, Sep, Staph

Feindlich: −

Antidote:
Camph, Merc, Puls, Rhus-t

Kollateralmittel:
Calc, Clem (Rheuma), *Graph*, Hep, Merc, Mez (Hautsymptome − Olnd, *Psor*), Petr, Rhus-t, Sep, Staph, Vinc

Vipera berus

Komplementärmittel: −

Folgemittel:
Ham (Schmerzhafte Varizen[50])

Feindlich: −

Antidote:
Lach (Lebersymptome[111])

Kollateralmittel:
Arn (Phlebitis), **Ars**, **Calc-f** (Varikosis – Fl-ac), **Carb-v**, *Cench* (Thrombophlebitis – Crot-h), *Elaps*, die Schlangen – besonders **Lach**, **Hydr-ac** (Embolie – Lach, Naja, Sec), *Lach* (Septische Zustände, einschließlich Peritonitis; bläulich rotes oder dunkles Aussehen der betroffenen Teile, auch andere Schlangengifte – Carb-v), **Mandr** (Schmerz schlimmer im Stehen und beim Herabhängenlassen des betroffenen Teils – Puls), **Ox-ac** (Lähmung – Cur), **Puls**, **Pyrog**, **Ric** (Große Leber, als würde sie gleich platzen), **Ser-ang** (Herz- und Nierenkrankheiten, Versagen der Kompensation und kollaptisches Gefühl, großer Durst), **Sulph**, **Vip** (Schmerz um den Nabel; Erschöpfung und Ohnmacht; Wehtun oder Steifheit; Glieder, Gelenke steif)

Viscum album

Miasma:
Pso[50]

Temperament:
Melan

Bemerkungen:
Vasomotorisches Atropin[66]

Komplementärmittel:
Sulph (Häufiges Komplementärmittel[47])

Folgemittel:
Crat (Hypertonie[50]), **Guip** (Verstärkt die hypotensiven Eigenschaften von Visc[9])

Feindlich: –

Antidote:
Camph, Chin

Kollateralmittel:
Aran-ix, **Bry**, *Bufo*, **Carb-v**, **Con** (Unsicherer Gang – Arg-n), **Crat** (Hypotonie ohne besondere Asthenie – auch Kali-i, Visc; orthostatische Hypotonie: Dig, Visc), **Form-ac** (Rheumatische Prozesse – Sul-ac), **Guip** (Verstärkt die hypotensiven Eigenschaften von Visc), **Hed** (Interkranialer Druck), **Med**, **Puls**, **Rhod**, **Sec**, **Stront** (Hypertonie – Verat), **Zinc** (Schwäche nach Herzklopfen)

Wyethia helenoides

Seitenbeziehung:
r^{50}

Komplementärmittel: –

Folgemittel:
Ambro (Heufieber, wenn Wye versagt^{50}), **Arund** (Inhalierte Allergene verursachen Jucken von Nase und Mundhöhle, wenn Wye versagt^{50})

Feindlich: –

Antidote: –

Kollateralmittel:
Agar, Alum, Arg-n, Arn, Arum, Arund, Bell-p, Card-m, Eup-per, Kali-bi (Katarrh des oberen Respirationstrakts – Arum, Seneg), Lach, Mag-f, Mand (Katarrh des oberen Respirationstrakts mit Trockenheit der Schleimhäute, Brennen), Nux-v, *Phyt* (Follikuläre Pharyngitis bei öffentlichen Rednern), Sabad (Heufieber), Sang, Senec, Tarax

Xanthoxylum fraxineum

Miasma:
Syp[50]

Seitenbeziehung:
I

Komplementärmittel: –

Folgemittel: –

Feindlich: –

Antidote: –

Kollateralmittel:
Arist-cl (Amenorrhoe – Puls), **Ars**, **Aur**, **Bry**, **Card-m**, **Chel**, **Cimic** (Dysmenorrhoe mit früher oder verspäteter Menses), **Coloc**, **Gels**, **Gnaph**, *Lach*, **Magnesium-Salze**, **Nux-v**, **Pisc** (Nervensedativum; Schlaflosigkeit durch Sorge, nervöse Erregung, neuralgische und krampfartige Erkrankungen, Schmerzen bei unregelmäßigen Menses), **Plat**, **Podo**, **Sabin**, **Thuj** (Hemiplegie – Wye), *Vib*

X-ray

Miasma:
Pso[50], Syc[50], SYP[50]

Bemerkungen:
Ich habe es als eine Nosode benutzt, wenn die besten Konstitutionsmittel es nicht schafften, zu lindern oder die herabgeminderte Vitalität in einem solchen Grade anzuregen, daß sie die angemessene Reaktion hervorbringen konnte[50].

Es ist eines der am tiefsten wirkenden Mittel unserer Materia medica, wenn nicht das tiefste[50].

Wenn das sykotische oder syphilitische Virus einer psorischen oder tuberkularen Diathese aufgeprägt ist, wenn es wegen Symptomarmut nahezu unmöglich ist, sich der vorherrschenden Diathese sicher zu sein und infolge dessen die bestgewählten Antipsorika, Calc, Med, Psor, Sep, Sulph, Syph oder Tub nicht lindern oder die bezwungene Lebenskraft in einem ausreichenden Maß stimulieren, um das vorherrschende Toxin herauszutreiben oder an die Oberfläche zu bringen, berechtigt X-ray zu der Hoffnung, unser heilendes Mittel zu sein[196].

Falls das Mittel unnötigerweise wiederholt wird, kann es zu Knochenmarksdepression und Zerstörung der inneren Organe führen und der Patient eine künstliche chronische Krankheit entwickeln, die sehr viel schwerer sein kann als die gegenwärtige Erkrankung[189].

Bei einer Vorgeschichte von wiederholter Röntgenstrahlenexposition, sei es aus diagnostischen oder therapeutischen Gründen und/oder Vorgeschichte von Radiumbehandlung[189].

Die 200. Potenz ist milde genug, um damit zu beginnen[189].

Durch die Stimulation des zellulären Stoffwechsels steigert X-ray die Reaktionskraft und bringt durch seine zentrifugale Wirkung unterdrückte Symptome oder Hautausschläge an die Oberfläche[50].

Interkurrente Mittel:
Scir (Krebsbehandlung – auch Tub, Med[50])

Komplementärmittel:
Calc-f[189], **Carc[189]**, **Med[50]**, **Merc[50]**, **Merc-c[50]**, **Sep[50]**, **Tub** (Steigert die Wirkung von X-ray[139] – auch Inftu, Pneu, Psor[139])

Folgemittel: –

Feindlich: –

Antidote:
Aven (Strahlenkater[95]), **Calc-f** (Warzen nach Röntgenstrahlenexposition – auch X-ray in Potenz), **Cadm-i[50]** (Verbrennungen durch Röntgenstrahlen[50]; Röntgenschäden[95] – auch Fl-ac[50], Phos[50], Sil[50]), **Caust[50]** (Warzen[50]), **Con[50]**, **Fl-ac** (Schäden durch Röntgenstrahlen[50]; Verbrennungen durch Röntgenstrahlen – auch Calc-f, X-ray[17,63]), **Lach** (Agranulozytose nach Exposition gegen Röntgenstrahlen[36]), **Nux-v[1,50]** (Strahlenkater[58,95]), **Phos** (Eines der besten Antidote für den therapeutischen Missbrauch von X-ray[199]), **Rad-br** (Um schlimme Folgen von Röntgenstrahlen zu antidotieren[51,96], bei Patienten, die zu intensiv bestrahlt wurden[96]; und falls Indikationen für Iodium bestehen, dann Rad-i[51]), **Rad-i[196]**, **Sulph[1]**, **X-ray** (Dynamische Potenzen des Mittels)

Kollateralmittel:
Aster, **Bapt** (Anhaltende Erschöpfung und Mattigkeit, Ermüdung und Müdigkeit – Onos), **Carc**, **Elec** (Angst, nervöses Zittern, Ruhelosigkeit Herzklopfen, Kopfschmerz), **Graph** (Sehr tiefe Fissuren – Kali-i, Tab), **M-amb**, **M-arct**, **Med**, **Plat**, **Phos**, *Rad-br* (Schaden durch Radioaktivität), **Rhod**, **Sep** (Reflex-Symptome durch Reizung von Ovar oder Uterus), **Sulph**, *Syph* (Reaktionsmittel beim syphilitischen Miasma), **Tab**, **Thuj**, **Tub**, **Viol-o**

Yersin serum

Komplementärmittel:
V-a-b^{29}

Folgemittel: –

Feindlich: –

Antidote: –

Kollateralmittel:
Amor-r, Mim-p, V-a-b

Yucca filamentosa

Seitenbeziehung:
r^{50}

Komplementärmittel: –

Folgemittel: –

Feindlich: –

Antidote:
Cocc

Kollateralmittel:
Aloe, Ant-c, Cann-s, Chel, Lyc, Mand, Merc, Podo, Staph, Tarax

Zea italica

Komplementärmittel:
Psor[147]

Folgemittel: –

Feindlich: –

Antidote: –

Kollateralmittel:
Bism (Magenstörungen), **Ust** (Psoriasis)

Zincum iodatum

Miasma:
Pso[7]

Komplementärmittel: –

Folgemittel:
Apat[36], Calc-f[36], Fl-ac[36], Kali-fl[36], Lap-a[36], Mag-f[36], Nat-f[36]

Feindlich: –

Antidote: –

Kollateralmittel:
Arg-n, Hep (Splitterartige Halsschmerzen), **Ign**, Stict

Zincum metallicum

Miasma:
Pso[4], Tub[140]

Temperament:
CHOLER[15], Melan, Phleg[15], *Sang*

Seitenbeziehung:
u, *l*[8], R[144]

Wirkdauer:
30-40 Tage

Bemerkungen:
Zinc wird passenderweise das mineralische Op genannt, weil es, wie Op, Fälle heilt, die durch eine völlige Blocka-

de der zentralnervösen Funktionen charakterisiert sind. Das Mittel hat gewöhnlich eine typische zentripetale Tendenz und ist durch die Unfähigkeit auszuscheiden charakterisiert[144].
Was Eisen für das Blut, ist Zinc für die Nerven[145].

Zinc, Ign und Agar bilden das Trio der Mittel für allgemeine Zuckungen[48].

Bei Schlaflosigkeit mit starker Unruhe in den Extremitäten ist Zinc-val vorzuziehen[50].

Speisen, die man meiden sollte:
Alkohol[12], *Brot*, *Kalbfleisch*, *Milch*, STIMULANTIEN[9], Warme Speisen, WEIN[9]

Speisen, zu denen man raten sollte:
Kalte Getränke, Kalte Speisen[8]

Komplementärmittel:
Calc-p (Hydrozephalus[12]), *Puls*[8,13,17,34,147,185], Sep[8,17,147,185], *Sulph*[8,17,147,185]

Folgemittel:
Bell[7], *Calc*[7] (Bei Scharlach, wenn sich bei skrofulösen Kindern der Ausschlag nicht entwickelt oder zurücktritt, wobei das Gesicht unnatürlich blass und gedunsen wird[50]), **Camph** (Scharlach, Haut livide und kalt, fadenförmiger Puls[7,39]; kalter Schweiß[39]), Chin[7], **Hell** (Neuropathische Kinder, wenn Zinc nicht ausreicht[15] – auch Apis[15]), Hep, Hydr-ac (Scharlach[16]), Ign, Phos[7], Puls, Rhus-t[7], Sep, Spig, *Sulph* (Folgt am besten[12]), **Verat** (Scharlach[16,39]; unterdrückter Scharlach, wenn Zinc versagt[39])

Feindlich:
Cham, **Nux-v** (Bei Nervenkrankheiten[197])
Wein, Alkohol

Antidote:
Camph (Manchmal[77]), Hep, Ign (Wirkungen auf das Zentralnervensystem[16]; negative Wirkungen auf das Gehirn[144]), *Kali-c*, Lob, Tab[8]
Riechen an einem **Sulph**-Präparat[23]

Kollateralmittel:
Agar (Degenerative Störungen des Nervensystems; kann die Beine nicht ruhig halten; geistig zurückgebliebene Kinder – Bar-c), **Ambr** (Wiederholt die Frage erst; Zittern im Alter – Agar, Alum, Aven, Phos) **Am-c** (Unfähigkeit, Hautausschläge herauszubringen wegen vitaler Schwäche – Ail; Diskrepanz zwischen Pulsfrequenz und Temperatur – Pyrog, Zinc), **Am-v** (Heftige Neuralgie mit großer nervöser Unruhe), **Apis** (Erschrecken im Schlaf mit plötzlichem Schreien – Cypr, Kali-br), **Arg-m** (Sterilität bei Männern – Zinc: wichtig für die Bildung aktiver Spermien), **Arg-n** (Zerebrale Epilepsie), **Arist-cl**, **Bell** (Kopfrollen bei Kindern – Agar, Tub; spinale Meningitis im frühen Stadium der Kongestion, gerötetes Gesicht, heißer Kopf, Kopfrollen, glänzende Augen, klopfende Karotiden; Dry: Patient fügsam, stumpf, purpurfarben, schläfrig, besser durch Ruhe; Hell: wenig Fieber, kalte Extremitäten, kann nur

schwer aufgeweckt werden, Rollen des Kopfes von einer Seite zur anderen; Zinc: fehlende Reflexe), **Bar-c** (Ozäna), **CADM-S** (Zucken, Zittern und Parästhesien), **Calc** (Nicht entwickelter oder zurücktretender Ausschlag bei Scharlachfieber mit besorgniserregenden Brustsymptomen; Kopf wie in Eis verpackt; Scharlach mit nicht entwickelten Hautausschlägen), **Calc-p** (Hydrozephaloid), **Caust**, **Cic** (Zuckungen einzelner Muskelgruppen), **Cimic**, **Con** (Alte Leute wiederholen die Frage zuerst, bevor sie antworten; Zinc: Kind wiederholt alles, was ihm gesagt wird), *Cupr* (Folgen von unterdrückten Hautausschlägen – Zinc: die Folgen resultieren aus der fehlenden Fähigkeit, Ausschläge zu entwickeln; Hirnreizung durch Nichterscheinen von Hautausschlägen – Sulph, Tub), **Euphr** (Augenprobleme), **Fl-ac**, *Hell* (Beginnende Hirnerkrankungen durch unterdrückte Hautausschläge – auch Tub; Betäubung; automatische Bewegungen der Hände und des Kopfes und Baumeln der Füße – Bry, Hyos), *Hep*, **Hyos**, **Hyper** (Schmerz in der Steißbeinregion), **Ign** (Nervöse Leiden), **Kali-br**, *Kali-p*, **Lac-c** (Besserung nach Menstruationsfluss – *Lach*), **Lach** (Absonderungen bessern – Sulph, Psor, Puls), **Lil-t** (Manische Depression – Cic), **Lyc** (Wenn der Wechsel vom Kolostrum zur Milch verzögert ist), **Mag-c** (Nervöse Schwäche), **Mand**, *Med* (Extreme Stimmungsschwankungen; ruhelose Füße und Beine; schmerzhafte Ruhelosigkeit der Beine – Zinc: Ruhelosigkeit der Beine, besonders ohne Schmerz), **Merc**, **Morb** (Kleine Kinder mit kontinuierlich erhöhtem Fieber, stuporös und steif in der Zervikalregion und ein diagnostisches Problem zwischen Virusenzephalitis und tuberkulöser Meningitis bietend), **Mosch**, **Mur-ac** (Ruhelosigkeit des ganzen Körpers mit Ausnahme der Füße – Zinc: ruhelose Füße), **Nat-s** (Durchfall ist eine große Erleichterung, wenn er nachläßt, ist der Patient voller Leiden – *Abrot*, *Ph-ac*), **Phos** (Erkrankungen mit Ursprung im Rückenmark – Pic-ac, Agar, Plb) **Ph-ac**, *Pic-ac*, **Plat** (Weibliche Genitalien empfindlich gegen Berührung), **Plb** (Ähnliche Symptome bei den Gliedern aber auch betonte Atrophie der betroffenen Gebiete), **Psor** (Paralytische Erkrankungen; Schmerz in der Zervikalregion besser durch Druck), **Puls**, **Rhus-t** (Füße in ständiger Bewegung – Med), **Sars** (Kann nur im Stehen Wasser lassen), **Sep**, **Sil**, **Staph**, **Stram** (Erwacht erschreckt und kennt niemanden), **Sulph** (Plötzliche Schwäche in den Gliedern mit Hunger um 11 Uhr morgens – auch Nat-c, Phos, Rhus-t), **Tarent** (Syndrom der Beine, die nicht ruhen), **Thuj**, **Titan** (Sexuelle Schwäche mit vorzeitiger Ejakulation beim Verkehr), **Tub**, **Vib**, **Zinc-a** (Folgen von Nachtwachen und Erysipel; Gehirn fühlt sich wund an), **Zinc-ar** (Tiefgehende Erschöpfung bei leichtester Anstrengung; Depression mit auffallender Einbeziehung der unteren Extremitäten), **Zinc-br** (Zahnung, Chorea, Hydrozephalus), **Zinc-c** (Postgonorrhoische Halserkrankungen, Tonsillen geschwollen), **Zinc-cy** (Meningitis und zerebrospinale Meningitis; Paralysis agitans, Chorea, Hysterie), **Zinc-m** (Zupfen an der Bettdecke; bläulich-grüne Tönung der Haut, kalt und schweißig), **Zinc-o** (Übelkeit und saurer Geschmack, plötzliches Erbrechen bei Kindern; Erbrechen von Galle und Durchfall; große Schläfrigkeit mit traumartigem, unerfrischendem Schlaf; Epilepsie und Krämpfe), **Zinc-p** (Okzipitalkopfschmerz; Herpes zoster; blitzartige Schmerzen bei lokomotorischer Neuralgie), **Zinc-pic** (Gesichtslähmung; Hirnmüdigkeit, Kopfschmerz bei Bright'scher Erkrankung; Verlust von Gedächtnis und Energie; nervöse Erschöpfung), **Zinc-s**

(Hohe Potenzen klären Hornhauttrübungen, granulierte Lider, nervöser Kopfschmerz, Hypochondrie durch Masturbation; intestinaler Katarrh, chronische Dysenterie, Erkrankungen der Augen), **Zinc-val** (Nervöse Schlaflosigkeit, Neuralgie und Dysmenorrhoe), **Ziz** (Ruhelosigkeit der Beine im Schlaf)

Zincum sulphuricum

Komplementärmittel:
Sulph (Hornhauttrübung, wenn nach mehrfachen Wiederholungen von Zinc-s die Besserung aufhört, das Verabreichen einiger weniger Gaben von Sulphur und die Wiederholung von Zinc-s lassen die Augen aufklaren[50]).

Folgemittel:
Sulph[50]

Feindlich: –

Antidote: –
Sulph[50]

Kollateralmittel:
Calc-f, Sulph, Thios

Zincum valerianicum

Bemerkungen:
Viele Fälle von Herzerkrankungen und anderen ernsthaften Zuständen brauchen es, wenn sie nervös und ruhelos werden[50].

Komplementärmittel: –

Folgemittel: –

Feindlich: –

Antidote: –

Kollateralmittel:
Aven, Bell (Rheuma, Aufstehen von einem Stuhl oder gebückte Stellung führt zu akutem Schmerz in Kreuzbein oder Steißbein), **Coff**, **Spig**, **Verb**, **Zinc**

Zingiber officinale

Miasma:
Syc[50], *Tub*[190]

Bemerkungen:
Es ist kein sicheres Nahrungsmittel, um es Kindern oder bei Nierenerkrankungen zu geben, es kann eine Bright'sche Erkrankung auslösen[16,39].

Nierenversagen, Urämie[190].

Komplementärmittel:
Die Tuberkuline[190]

Folgemittel:
Dros[190], Psor[190], Sulph[190]

Feindlich: –

Antidote:
Nux-v

Kollateralmittel:
Abies-n, Bry (Brot verschlimmert – Puls), Calad, Chin, Nat-m (Abneigung gegen Brot), Puls, Stry, Sulph

Zizia aurea

Komplementärmittel: –

Folgemittel: –

Feindlich: –

Antidote: –
Carb-an, Puls

Kollateralmittel:
Agar, Cimic, Ign, Stram, Mygal, Tarent, Zinc (Ruhelosigkeit der Beine)

Liste der Mittel mit Miasmen

Mittel	Miasmen
Abrot	Pso[4], Tub[140]
Acet-ac	Pso[4], TUB[31]
Acon	Pso[50]
Aesc	Syc[50]
Agar	Pso[4], Syc, Tub[4,56,140]
Agn	Syc[50]
Ail	Syp[50]
Aloe	Pso[4,50,144], Syc[144]
Alum	Pso[153], Syc
Alumn	Syc
Am-be	Pso[50]
Am-br	Pso[50]
Am-c	Pso[4,55], Tub[140], Syp[8]
Am-caust	Pso[44]
Am-i	Pso[44]
Am-m	Tub[50]
Ambr	Pso[4]
Ammc	Pso[50]
Amyg	Pso[50]
Anac	Pso[4,140], Syc, Tub[140]
Anag	Pso[4], Syp[4]
Anan	Syc[50]
Ang	Pso[50]
Anh	Pso[50]
Ant-c	Pso[4], Syc, Syp[9]
Ant-t	Syc, Syp
Apis	Pso[4], Syc, Syp[8]
Aran	Pso[31], Syc
Arg-m	Pso[4], SYC, Syp
Arg-n	Pso[4], SYC, Tub[50,140], Syp
Arn	Pso[50]
Ars	PSO[4,8,50,140], Syc[9,50], Tub[31,50,140], Syp[50]
Ars-i	PSO[4,140], SYC[153], TUB[4,31,140], SYP[132]
Ars-m	Syp[4,9]
Ars-s-f	Syp
Ars-s-r	Syp[132]
Arum-t	Tub[31]
Asaf	Syp
Asar	Pso[50]
Asc-t	Syp[31]
Aspar	Syc[50]
Astac	Syc[64]
Aster	Syc
Aur	Pso[50,140], Syc, Tub[4,50], SYP[4,8,9,50,140]
Aur-br	Syp[4]
Aur-i	Syp[50]
Aur-m	Pso[4], Syc, SYP[4,132]
Aur-m-k	Syp[4]
Aur-m-n	SYP

Mittel	Miasmen
Bac	Syp[132], TUB[4]
Bad	Syp[4,9]
Bapt	Syp[4]
Bar-ac	Pso[44], Syc[44]
Bar-c	Pso[4,8,50], Syc, TUB[50,140], Syp[50,140]
Bar-i	Pso[44], Syc[44]
Bar-m	Pso[44], Syc[44]
Bell	Pso[4,8], Tub[140], Syp[50]
Benz-ac	Pso[4,140], Syc, Tub[140], Syp
Berb	Pso[4], Syc[153], Tub[50]
Berb-a	Pso[50]
Beryl	Pso[50]
Bism	Pso[50]
Bor	Pso[4]
Bor-ac	Pso[50]
Bov	Pso[50]
Brom	Pso[140], Tub[31,140]
Bry	Pso, Syc, TUB
Bufo	Pso[4,140], Syc[140], Tub[140]
Cact	Syc
Cadm	Pso
Calad	Syc
Calc	PSO[8,31,140], Syc, TUB[4,31,140]
Calc-a	Pso
Calc-ar	Pso[4,140], Syc[140], Tub[140], Syp[4,140,153]
Calc-f	Pso, Tub[31], Syp[4, 9]
Calc-hp	Tub[50]
Calc-i	Pso[4,140], Syc[140], Tub, Syp
Calc-p	Pso, Syc[140], TUB[31]
Calc-s	Pso[140], Syc[9,140], Tub[4,140], Syp
Camph	Pso
Cann-i	Syc
Cann-s	Pso, Syc
Canth	Pso[8], Syc[8]
Caps	Pso[140], Syc
Carb-ac	Syc[50]
Carb-an	Pso[4,140], Syc, Tub[140], Syp
Carb-s	Pso[4], Syc
Carb-v	Pso[4,140], Syc[8], Tub[140], Syp[140]
Carc	PSO[4], SYC[4], TUB[4], SYP[4]
Carc-ad	Syp[4]
Carc-b-c	Pso[50], Syc[50], Syp[4]
Cast	Syc[196]
Caul	Syc, Syp[4]
Caust	Pso[8,140], Syc, Tub[140], Syp[9]
Cean	Syp
Cedr	Syc
Cham	Pso[140], Syc, Tub[140]

Mittel	Miasmen
Chel	Pso
Chim	Syc, Syp
Chin	Pso[8], Syc
Chin-ar	Syp[9]
Cic	Pso, Syc[9]
Cimic	Syc[140]
Cina	Pso
Cinnb	Pso[140], Syc, Syp
Cist	Pso[4,140]
Clem	Pso[4,55], Syc[8], Syp[31,140,158]
Cob	Syc, Syp[4]
Coca	Tub[50]
Cocc	Pso[50], Tub[50]
Coc-c	Pso[153], Syc[50]
Cocc-s	Pso[50]
Coff	Pso[50]
Colch	Syc[140]
Coli	Tub[50]
Coloc	Pso[55]
Con	Pso[4,140], Syc, Tub[140], Syp
Cop	Syp[4]
Cor-r	Syp
Cory	Syp[9]
Croc	Syc
Crot-h	Pso[4], Syc[140], Tub[140], Syp[31,140]
Crot-t	Pso[4]
Cund	Syp[9,31]
Cupr	Pso[4]
Cupr-a	Syc[50]
Cycl	Syc[50]
Daph	Pso[50]
Dig	Pso[4,140]
Dros	TUB[50]
Dulc	Pso[4,8], Syc, Tub[140]
Dys-co (Bach)	Pso[50]
Echi	Syp[50]
Equis	Pso[140], *Syc*[199], Tub[147]
Euph	Pso, Syc[4], Syp[31]
Euphr	Pso[8], Syc
Eup-pur	Syc[50]
Fago	Syc[50]
Ferr	Pso[4,140], Syc, Tub[140], Syp
Ferr-ar	Pso[4]
Ferr-i	Syp[31]
Ferr-p	Pso[4], Tub[140]
Ferr-s	Pso
Fl-ac	Pso[4,140], Syc, Tub[140], Syp
Form	Syc[15]
Form-ac	Syc[15]

Mittel	Miasmen
Gaer	Syp[50]
Gamb	Syc
Gels	Syc
Gink-b	Pso
Gnaph	Syc
Graph	PSO[4,8,140], Syc, Syp[9]
Gua	Syp[4]
Guaj	Pso[55], Syc[4], Tub[140], Syp
Gunp	Psor[135], Syc[135], Syp[135]
Ham	Pso[50]
Hecl	Syp[4]
Hed	Pso[50], Tub[140]
Hell	Pso
Helon	Pso, Syc
Hep	PSO[4,31,140], Syc, Tub[4,140], Syp
Hipp-ac	Pso[50]
Hir	Pso[50]
Hydr	Pso, Syc, TUB[4], Syp
Hydrc	Syp[125]
Hyos	Pso
Iber	Pso, Syc
Ign	Pso[8]
Iod	Pso[4,8,140], Syc, Tub[4,31,50,140], Syp
Ip	Pso[8], Tub[50]
Iris	Syp
Jug-r	Syp[8]
Kali-ar	Pso[50], Syp
Kali-bi	Pso[4,140], Syc[9,140], Tub[140], Syp[4,8,9,140,153]
Kali-br	Pso[140], Syp[4]
Kali-c	Pso[4,143], Syc[4,143], Tub[4], Syp[143,153]
Kali-chl	Syp[4]
Kali-fl	Syp[4]
Kali-i	*Pso*[4,140,199], SYC, Tub[140], SYP
Kali-m	Syc[9], Syp[4,9]
Kali-n	Pso[55]
Kali-p	Pso[4], Tub[140]
Kali-s	Pso[50,140,147], SYC, Tub[140], SYP
Kalm	Syc, Syp[4]
Kreos	Pso[31,140], Syc[140], Tub[140], SYP[4,9]
Kres	Pso, Syc
Lac-c	Pso[4,140], Syc[140], Tub[140], Syp
Lac-d	Pso, Syc, Tub[50], Syp
Lach	PSO[4], Syc[140], Tub[140], Syp
Lachn	Pso[50], Tub[50]

Mittel	Miasmen	Mittel	Miasmen
Laur	Pso, Syp	Petr	Pso[4,140], Syc[9], Syp
Led	Pso[4], Syc, Tub, Syp	Petros	Syc[4], Syp[4]
Lil-t	Pso, Syc[9]	Ph-ac	Pso[4], Syc[8,31], Tub[140], Syp
Lith	Syc, Syp	Phos	Pso[4,8], Syc[8], Tub[50], Syp
Lob	Pso	Phyt	PSO[140], Syc, TUB[140], SYP
Lyc	PSO[4,140], SYC[4,8,9,140], TUB[140], Syp[4,8,153]	Pic-ac	Pso, Syc[140], SYP[140]
		Pilo	Syp
Lyss	Pso[50], Syc[50], Tub[50], SYPH[50]	Pix	Tub[31]
		Plat	Pso[4], Syc[9], Syp[9]
Mag-c	Pso[4,8], Syc, Tub[140]	Plb	Pso[4], Syc
Mag-m	Pso[4,140], Syc[140], Tub[140]	Podo	Syc[149]
Mag-p	Pso[140], Syc[153]	Prot	Pso[50]
Mag-s	Pso[50]	Prun	Syc[50]
Maland	Syp	Psor	PSO[4,8,140], Syc, Tub[31,140], Syp[9]
Mand	Pso[50]		
Mang	Pso[4], Syc, Tub[140], Syp[32,125]	Puls	Pso[140], Syc[4,140], Tub[50]
Med	Pso[140], SYC, Syp[4,140]	Pyrog	Pso[4,140], Syc[140], Tub[140], Syp[140]
Merc	Pso[8], Syc[4,8,140], SYP[140,153]		
Merc-aur	Syp[4]	Rad-br	Pso[140], Syc, Tub[140], Syp[140]
Merc-br	Syp[4]	Ran-b	Syc[140], Tub[50]
Merc-c	Pso[50], Syc[140], SYP	Rat	Syc[50]
Merc-cy	Syp[4]	Rauw	Syc[50]
Merc-d	Syc, Syp[4]	Rheum	Pso[50]
Merc-i-f	SYP	Rhod	Pso[55], Syc[140], Tub[140], Syp
Merc-i-r	SYP		
Merc-p	Syp[4]	Rhus-g	Syp[4]
Merc-sul	Pso[50], Syc[140], Syp[4]	Rhus-t	Pso[8], Syc[8], Tub[31]
Merc-tn	Syp[4]	Ric	Pso[140], Tub[140]
Mez	Pso[4], Syc, Syp	Rumx	Pso[140], Tub[50]
Mill	Syc[4], Syp[31]	Ruta	Pso, Syc[140]
Morg	Pso[50]		
Morph	Pso[50]	Sabad	Tub[140]
Mosch	Syc[50]	Sabin	Pso[50], Syc[4,8,9]
Mur-ac	Pso[50], Syc[153]	Samb	Pso[50]
Murx	Syc[50]	Sang	Pso[140], Syc[140], Tub[140]
		Sanic	Pso[140], Tub[140]
Naja	Pso[140], Syc[140], Tub[140]	Saroth	Pso[50]
Nat-a	Pso[153], Syc[153], Tub[50]	Sarr	Syc[4]
Nat-c	Pso[4], Syc[8]	Sars	Pso[4], Syc, Tub[140], Syp
Nat-m	Pso[4,8,140], SYC[153], Tub[140]	Sec	Pso[140], Syc
Nat-p	Syc[31]	Sel	Pso[4,140], Syc, Tub[140]
Nat-s	Pso[140], SYC, Tub[31,140], Syp[140]	Senec	Pso[140], Syc[4,140], Tub[140]
Nicc	Pso[50]	Seneg	Pso[50], Syc[9], Tub[140]
Nit-ac	PSO[4], SYC, Tub[140], SYP	Sep	PSO[4,140], SYC, Tub[140]
Nux-v	Pso[8,140]	Sil	Pso[4,8], SYC[140], Tub[31,140], SYP
Ol-j	Pso[50], Syc, Tub[50]	Skook	Pso[50]
Olnd	Pso[50]	Spig	Pso[140], Tub[140]
Op	Syc[140]	Spong	TUB[31,140]
Orig	Pso[140]	Squil	Pso[50]
Osm	Syp[4]	Stann	Pso[4], Syc[140], TUB[4,31,140], Syp[140]
		Stann-i	Pso[50], Tub[54]
Pall	Syc[50]	Staph	Pso[4], SYC, Syp
Pareir	Syc[50]		

Mittel	Miasmen	Mittel	Miasmen
Stict	Pso[140], SYC[4,8,140], Tub[50]	Tub-av	Pso[4], TUB
Still	SYP	Tub-d	Pso[50], TUB[143]
Stram	Pso[140], Syc[140], Tub[31]	Tub-k	Pso, Syc[157], TUB[50]
Stront-c	Pso[50], Syc[9]	Tub-m	Pso[4,157], Syc[157], TUB[50]
Sul-ac	Pso[4], Tub[140], Syp[140]	Tub-sp	Pso[4,157], Syc[157], TUB[50]
Sul-i	Syc[9], Syp[4]	Uran	Syc[50]
Sulph	PSO[4,8], Syc[4,8,9], Tub[31], Syp		
		Vac	Syp[50]
Syc-co	Syc[50], Tub[50]	Vanad	Pso[50], Tub[50]
Syph	Pso[140], Syc[140], Tub[140], SYP	Vario	Pso[140]
		Ven-m	Syc[50]
		Verat	Pso[140], Syc[140]
Tab	Pso[140]	Verat-n	Pso[140], Syc[140]
Tarent	Pso[4,140], Syc[140], Tub[140]	Vib	Syc[50]
Tell	Syc[9], Syp[125]	Viol-t	Syp[50]
Ter	Pso[50], Tub[140]	Visc	Pso[50]
Teucr	Pso[50], *Tub*[199]		
Thal	Syph[4]	Xanth	Syph[50]
Ther	Pso[4,140], Tub[140]	X-ray	SYP[50]
Thuj	Pso[4,50,199], SYC, Tub[140], Syp[4,8,9,31,50,199]		
		Zinc	Pso[4], Tub[140]
Thym	Syp[50]	Zinc-i	Pso[7]
Thyr	Pso[50]	Zinc-m	Syc[140]
Trif-p	Pso[50]	Zing	Syc[50]
Tub	Pso[4,8,140], Syc[153], TUB[4,31,140], SYP[4,153]		

Liste der Mittel mit Temperamenten

Mittel	Temperamente
Acon	Choler, Melan[31], Sang
Agar	CHOLER[15], Phleg, Sang
Agn	Melan[15]
Aloe	Melan[15], Phleg[1,31]
Alumn	Choler[15], Melan, Phleg
Ambr	Choler[15], Melan[15], PHLEG[15], Sang
Am-c	Phleg, Sang[64]
Am-m	Melan[15], Phleg[31]
Ammn	Melan[15]
Anac	Choler, Melan
Ant-c	Choler[15], Phleg
Ant-t	Phleg[1]
Apis	Choler, Sang
Aran	Phleg
Arg-m	Choler[15]
Arg-n	CHOLER[15], Melan, PHLEG[15], Sang
Arist	PHLEG[15]
Arn	Choler, MELAN[15], Phleg[15], Sang[1]
Ars	CHOLER[15], MELAN[15], Phleg, Sang
Ars-i	Sang
Asaf	Phleg[120], Sang
Asar	Melan[15], Sang[120,128]
Aur	Choler, MELAN[15,31], Phleg[15], Sang[120,128]
Aur-m	Melan[31]
Bad	Phleg
Bar-c	Melan, Phleg, Sang[64]
Bell	CHOLER[15], Melan[31], Phleg[31], Sang
Benz-ac	Sang
Berb	Choler[15], Melan
Bor	Choler[15], Phleg[15], Sang
Bov	Phleg, Sang
Brom	Melan[15], Phleg, Sang
Bry	Choler[15], Melan, Sang
Bufo	CHOLER[15]
Cact	MELAN[15], Sang[1]
Calad	Phleg[31,64]
Calc	Choler[15], Melan, PHLEG[31], Sang[31,64]
Calc-f	Melan
Calc-p	PHLEG[15], Sang
Calc-s	Melan
Cann-i	CHOLER[15], Sang
Canth	Choler

Mittel	Temperamente
Caps	Melan[15], Phleg[31], Sang[64]
Carb-an	Melan, Phleg
Carb-v	Choler[31], Phleg
Carc	Melan
Card-m	Melan
Cast	Sang
Caust	Choler[31], Melan, Phleg[15]
Cham	Choler, Sang
Chel	Melan[15]
Chin	Melan[15,31,137], Phleg[15,31], Sang
Chin-s	Sang[31,137]
Cic	Choler, Sang[64]
Cimic	Choler[15], Melan[15], Sang
Cina	CHOLER[15]
Cinnb	Sang, Phleg[64]
Cist	Sang[64]
Clem	Melan[31], Phleg[31], Sang[64]
Coca	PHLEG[15], Sang[15]
Cocc	CHOLER[15], Melan[31], Phleg[15], Sang
Coff	Choler[1,31], Sang[1]
Colch	Choler[15], Melan[31]
Coll	Sang
Coloc	Choler
Com	Sang[64]
Con	Choler[15], Melan, Sang
Cop	Sang[64]
Crat	Sang
Croc	CHOLER[15], Sang
Crot-h	Choler[15], Melan[15]
Cupr	Choler[15], Melan[15], Phleg, Sang[15]
Cupr-a	Sang[64]
Cycl	Choler[15], Melan[15], Phleg[1,134], Sang[64]
Cypr	Sang
Dulc	Choler[15], Phleg
Euphr	Sang
Ferr	CHOLER[15], Phleg, SANG[31,]
Ferr-i	Sang
Ferr-p	Phleg[31], Sang
Fl-ac	Choler, Melan, Sang
Gels	CHOLER[15], PHLEG[15], Sang, MELAN[15]
Glon	Choler, Phleg[15], Sang

Mittel	Temperamente
Graph	Melan, Phleg, Sang
Guaj	Melan
Hell	CHOLER[15], Melan, Phleg[15]
Helon	Melan[15]
Hep	Choler, MELAN[15], Phleg[31], Sang
Hydr	Phleg
Hyos	CHOLER[31], MELAN[15], PHLEG[15], Sang
Hyper	CHOLER[15], SANG[15]
Ign	MELAN[31], PHLEG[15], Sang[31]
Iod	Choler, Sang
Ip	Choler[15], Sang[15]
Kali bi	Phleg, Sang
Kali-br	Sang[64]
Kali-c	MELAN[15], Phleg
Kali-chl	Phleg
Kali-i	Phleg, Sang[64]
Kali-n	Phleg
Kali-p	Choler[15,31], Sang[64]
Kali-s	Sang[64]
Kalm	Choler[31]
Kreos	Phleg[31]
Lac-c	Sang
Lach	Choler[31] (besonders Frauen[1]), Melan[1,31], Phleg, Sang
Lil-t	CHOLER[15], Melan[31], Sang
Lith-c	Melan
Lyc	Choler, Melan, Phleg, Sang
Lyss	CHOLER[15], Sang
Mag-c	Choler[15], Sang
Mag-m	Phleg, Sang
Mag-s	Phleg
Mang	Phleg
Med****	Phleg
Meph	Sang
Merc	Choler, Melan[15], Phleg, Sang
Mez	Phleg[1,120], Sang[64]
Mill	Melan[31]
Mosch	Choler, Melan[15], Sang
Mur-ac	Phleg[15]
Murx	Melan[31], Sang[31]
Nat-c	Phleg
Nat-m	Choler, MELAN[15,31], Phleg, SANG[15]
Nat-n	Phleg

Mittel	Temperamente
Nat-p	Sang
Nat-s	Phleg, Melan[15]
Nit-ac	Choler, Melan[15], Phleg, Sang[31]
Nux-m	Sang
Nux-v	CHOLER[31], Melan[15], Sang[1,31]
Op	Sang[64]
Pall	Choler[15], Sang[15]
Pareir	Melan
Petr	Choler[15], Sang, Phleg
Ph-ac	Sang, MELAN[15], Phleg
Phos	Choler[15,31], PHLEG[15], SANG[31]
Pic-ac	Sang
Plat	Choler, Melan[31], Phleg[15], Sang[1]
Plb	Melan
Psor**	CHOLER[15], Melan, Phleg
Puls	MELAN[31], Phleg[1,15] (besonders junge Mädchen, Frauen[136]), Sang
Pyrog	Phleg, Sang[15]
Rhus-t	Choler[15], Melan[31], Phleg, Sang[64]
Rhus-v	Sang
Ruta	Sang
Sabad	Sang
Sabin	Phleg
Samb	Choler[15]
Sang	Choler[15]
Sars	Melan
Sec	Melan
Sel	Melan[15]
Seneg	Phleg[31]
Sep	CHOLER[15], Melan, Phleg
Sil	CHOLER[15], Melan, Phleg, Sang[1]
Spig	Melan[15]
Spong	Choler[15], Phleg
Stann	Melan[15], Phleg[15]
Staph	Choler, MELAN[15], Sang[15]
Stict	Melan
Stram	Choler, Melan[31], Sang
Stront-c	Melan, Phleg
Stroph	Phleg[15]
Sul-ac	Melan[15], Sang
Sulph	Choler, Melan[31], Phleg, Sang
Syph*	Choler, MELAN[15], SANG[15]

Mittel	Temperamente	Mittel	Temperamente
Tab	Choler[15], Melan[15], Sang[15]	Valer	Choler[15], Sang
Tarent-h	Choler, Sang[15]	Vario	Phleg
Ter	Sang[50]	Verat	CHOLER[15], Melan[15,]
Ther	Sang[15]		Phleg[31], SANG[15]
Thuj	Melan[15], Phleg	Viol	Melan[15]
Tub***	Melan[15], Phleg, SANG	Visc	Melan
Ur-ac	Melan	Zinc	CHOLER[15], Melan[15],
Urt	Melan		Phleg[15], Sang

*	wesentliche Nosode des cholerischen Temperaments (nach Flury)	***	wesentliche Nosode des sanguinischen Temperaments (nach Flury)
**	wesentliche Nosode des melancholischen Temperaments (nach Flury)	****	wesentliche Nosode des phlegmatischen Temperaments (nach Flury)

Abkürzungsverzeichnis der Arzneimittel

Abk.	Arzneimittel	Abk.	Arzneimittel
A		Alum	Alumina
		Alumin	Aluminium metallicum
Abies-c	Abies canadensis	Alumin-a	Aluminum aceticum
Abies-n	Abies nigra	Alumin-ch	Aluminum chloridum
Abrom	Abroma augusta	Alumn	Alumen
Abrot	Abrotanum	Alum-p	Alumina phosphorica
Absin	Absinthium	Alum-sil	Alumina silicata
Acal	Acalypha indica	Am-ac	Ammonium aceticum
Acet-ac	Aceticum acidum	Am-be	Ammonium benzoicum
Acetan	Acetanilidum	Am-br	Ammonium bromatum
Achy	Achyranthes calea	Am-c	Ammonium carbonicum
Acon	Aconitum napellus	Am-caust	Ammonium causticum
Acon-c	Aconitum cammarum	Am-for	Ammonium
Acon-f	Aconitum ferox		formaldehydratum
Acon-l	Aconitum lycoctonum	Am-i	Ammonium iodatum
Aconin	Aconitinum	Am-m	Ammonium muriaticum
Acth	Adrenocorticotropes	Am-p	Ammonium phosphoricum
	Hormon	Am-pic	Ammonium picricum
Act-r	Actaea racemosa	Am-t	Ammonium tartaricum
Act-sp	Actaea spicata	Am-val	Ammonium valarianicum
Adon	Adonis vernalis	Am-van	Ammonium vanadinicum
Adren	Adrenalinum	Aman	Amanita phalloides
Aesc	Aesculus hippocastanum		(= Agar-ph)
Aesc-g	Aesculus glabra	Ambr	Ambra grisea
Aeth	Aethusa cynapium	Ambro	Ambrosia artemisiaefolia
Aether	Aether	Am-v	Ammi visnaga
Aethi-a	Aethiops antimonialis	Aml-n	Amylenum nitrosum
Aethi-m	Aethiops mineralis	Ammc	Ammoniacum gummi
	(= Merc-k)	Ammc-d	Ammoniacum dorema
Agar	Agaricus muscarius	Amor-r	Amorphophallus rivieri
Agar-em	Agaricus emeticus	Ampe-q	Ampelopsis quinquefolia
Agar-ph	Agaricus phalloides	Ampe-tr	Ampelopsis trifoliata
Agav-a	Agave americana	Amph	Amphisbaena vermicularis
Agn	Agnus castus	Amyg	Amygdalae amarae aqua
Agra	Agraphis nutans	Amyg-p	Amygdalus persica
Agri	Agrimonia eupatoria	Anac	Anacardium orientale
Agro	Agrostema githago	Anac-oc	Anacardium occidentale
Ail	Ailanthus glandulosa	Anag	Anagallis arvensis
Alco	Alcoholus	Anan	Anantherum muricatum
Alet	Aletris farinosa	Andr	Androsace lactea
Alf	Alfalfa	Ang	Angustura vera
All-c	Allium cepa	Ange	Angelica atropurpurea
All-s	Allium sativum	Ango	Angophora lanceolata
All-u	Allium ursinum	Anh	Anhalonium lewinii
Allox	Alloxanum	Anis	Anisum stellatum
Aln	Alnus rubra	Ant-ar	Antimonium arsenicosum
Aloe	Aloe socotrina	Ant-c	Antimonium crudum
Alph-t	Alpha-Tokopherol	Ant-carb	Antimonium carbonicum
Alst	Alstonia constricta	Ant-i	Antimonium iodatum
Alst-s	Alstonia scholaris	Ant-s-aur	Antimonium sulphuratum
Alth	Althaea officinalis		auratum

Abk.	Arzneimittel
Ant-t	Antimonium tartaricum
Ant-colib	Anticolibacilläres Serum
Anth	Anthemis nobilis
Antho	Anthoxanthum odoratum
Anthraci	Anthracinum
Anthraco	Anthracokali
Antig-m	Antigene methilic
Antip	Antipyrinum
Apat	Apatit
Ap-g	Apium graveolens
Aphis	Aphis chenopodii glauci
Apiol	Apiolum
Apis	Apis mellifica
Apisin	Apisinum
Apoc	Apocynum cannabinum
Apoc-m	Apocynum muriaticum
Apom	Apomorphinum hydrochloricum
Aqui	Aquilegia vulgaris
Aqu-m	Aqua marina
Aqu-n	Aqua nucis vomicae
Aqu-q	Aqua glandium quercus
Aqu-sil	Aqua silicata
Aral	Aralia racemosa
Aral-h	Aralia hispida
Aran	Aranea diadema
Aran-ix	Aranea ixobola
Aran-sc	Aranea scinencia
Arb	Arbutus andrachne
Arbin	Arbutinum
Arbor	Arborin
Arctos	Arctostaphylos manzanita
Arg-cy	Argentum cyanatum
Arg-m	Argentum metallicum
Arg-n	Argentum nitricum
Arg-ox	Argentum oxydatum
Arg-p	Argentum phosphoricum
Arist-cl	Aristolochia clematitis
Arist-m	Aristolochia milhomens
Armor-s	Armoracia sativa
Arn	Arnica monatana
Ars	Arsenicum album
Ars-br	Arsenicum bromatum
Ars-h	Arsenicum hydrogenisatum
Ars-i	Arsenicum iodatum
Ars-met	Arsenicum metallicum
Ars-s-f	Arsenicum sulphuratum flavum
Ars-s-r	Arsenicum sulphuratum rubrum
Ars-st	Arsenicum stibiatum
Art-v	Artemisia vulgaris
Arum-d	Arum dracontium
Arum-dru	Arum dracunculus

Abk.	Arzneimittel
Arum-i	Arum italicum
Arum-m	Arum maculatum
Arum-t	Arum triphyllum
Arund	Arundo mauritanica
Arund-d	Arundo donax
Asaf	Asa foetida
Asar	Asarum europaeum
Asar-c	Asarum canadense
Asc-c	Asclepias cornuti
Asc-i	Asclepias incarnata
Asc-t	Asclepias tuberosa
Asok	Janosia asoka
Aspar	Asparagus officinalis
Asper	Asperula odorata
Aspid	Aspidosperma quebracho (= Queb)
Astac	Astacus fluviatilis
Aster	Asterias rubens
Astra-e	Astragalus excapus
Atox	Atoxyl
Atrax	Atrax robustus
Atri	Atriplex hortensis
Atro	Atropinum purum aut sulphuricum
Atro-s	Atropinum sulphuricum
Aur	Aurum metallicum
Auran	Aurantii cortex
Aur-ar	Aurum arsenicum
Aur-br	Aurum bromatum
Aur-i	Aurum iodatum
Aur-m	Aurum muriaticum
Aur-m-k	Aurum muriaticum kalinatum
Aur-m-n	Aurum muriaticum natronatum
Aur-s	Aurum sulphuratum
Aven	Avena sativa
Aviar	Tuberculinum aviaire (= Tub-a)
Aza	Azadirachta indica
B	
Bac	Bacillinum Burnett
Bacillus	Bacillus No. 7 (Paterson)
Bac-t	Bacillinum testium
Bad	Badiaga
Baj	Baja
Bals-p	Balsamum peruvianum
Bapt	Baptisia tinctoria
Bapt-c	Baptisia confusa
Bar-a	Baryta acetica
Bar-c	Baryta carbonica
Bar-i	Baryta iodata

Abk.	Arzneimittel	Abk.	Arzneimittel
Bar-m	Baryta muriatica	Calad	Caladium seguinum
Bar-n	Baryta nitrica	Calc	Calcarea carbonica
Bar-s	Baryta sulphurica		Hahnemanni
Bcg	Bacillus Calmette-Guerin	Calc-a	Calcarea acetica
	(= V-a-b)	Calc-ar	Calcarea arsenicosa
Bell	Belladonna	Calc-bil	Calcarea biliaris
Bell-p	Bellis perennis	Calc-br	Calcarea bromata
Ben	Benzinum	Calc-cal	Calcarea calcinata
Ben-d	Benzinum dinitricum	Calc-f	Calcarea fluorica naturalis
Ben-n	Benzinum nitricum	Calc-hp	Calcarea hypophosphorosa
Benz-ac	Benzoicum acidum	Calc-i	Calcarea iodata
Benzo	Benzoinum oderiferum	Calc-lac	Calcarea lactica
Berb	Berberis vulgaris	Calc-m	Calcarea muriatica
Berb-a	Berberis aquifolium	Calc-ox	Calcarea oxalica
Beryl	Beryllium metallicum	Calc-p	Calcarea phosphorica
Beto	Betonica aquatica	Calc-pic	Calcarea picrica
Betu	Betula alba	Calc-r	Calcarea renalis
Bism	Bismuthum subnitricum	Calc-s	Calcarea sulphurica
Black-gp	Black gunpowder	Calc-sil	Calcarea silicata
	(= Gunp)	Calc-st-sula	Calcarea stibiato-
Blatta	Blatta orientalis		sulphurata
Bold	Boldo	Calcul	Calculobili
Bol-lu	Boletus luridus	Calen	Calendula officinalis
Bol-s	Boletus satanas	Calot	Calotropis gigantea
Bomb	Bombyx	Camph	Camphora officinarum
Bor	Borax veneta	Camph-ac	Camphoricum acidum
Bor-ac	Boricum acidum	Camph-m-b	Camphora monobromata
Boss	Bossan	Canc	Cancroin
Bot	Botulinum	Cand	Candida albicans
Both	Bothrops lanceolatus	Cann-i	Cannabis indica
Bov	Bovista lycoperdon	Cann-s	Cannabis sativa
Brass	Brassica napus	Canth	Cantharis vesicatoria
Brass-ol	Brassica oleracea	Canthin	Cantharidinum
Brom	Bromium	Capp	Capparis coriaccea
Bruc	Brucea antidysenterica	Caps	Capsicum annuum
Bry	Bryonia alba	Carb-ac	Carbolicum acidum
Bufo	Bufo rana	Carb-an	Carbo animalis
Bung-k	Bungesus krait	Carb-v	Carbo vegetabilis
But-ac	Butyricum acidum	Carbn-o	Carboneum oxygenisatum
Buth-a	Buthus australis (= Prion)	Carbn-s	Carboneum sulphuratum
		Carbor	Carborandum
C		Carb-t	Carbontetrachlorid
		Carc	Carcinosinum
Cact	Cactus grandiflorus	Carc-ad	Carcinosinum adeno-stom
Cadm-br	Cadmium bromatum	Carc-b	Carcinosinum-Brust
Cadm-i	Cadmium iodatum	Carc-b-c	Carcinosinum „Bowel Co"
Cadm-met	Cadmium metallicum	Carc-l	Carcinosinum-Lunge-
Cadm-o	Cadmium oxydatum		Adeno
Cadm-p	Cadmium phosphoricum	Carcm	Carciniminum,
Cadm-s	Cadmium sulphuratum		Carcinominum
Caes	Caesium metallicum	Card-b	Carduus benedictus
Caf	Caffeinum	Card-m	Carduus marianus
Cain	Cainca racemosa	Cardios	Cardiospermum
Caj	Cajuputum	Carl	Carlsbad aqua

Abk.	Arzneimittel	Abk.	Arzneimittel
Casc	Cascarilla	Cinch-b	China (Cinchona) boliviana
Cast	Castoreum canadense	Cine	Cineraria maritima
Cast-eq	Castor equi	Cinnb	Cinnabaris
Cast-v	Castanea vesca	Cinnm	Cinnamomum ceylanicum
Caul	Caulophyllum thalictroides	Cist	Cistus canadensis
Caust	Causticum Hahnemanni	Cit-ac	Citricum acidum
Cean	Ceanothus americanus	Cit-d	Citrus decumana
Cean-tr	Ceanothus thrysiflorus	Cit-l	Citrus limonum
Cedr	Cedron	Cit-v	Citrus vulgaris
Cench	Cenchris contortrix	Clem	Clematis erecta
Cent	Centaurea tagana	Clem-vit	Clematis vitalba
Ceph	Cephalanthus occidentalis	Cob	Cobaltum metallicum
Ceph-i	Cephlandra indica	Cob-m	Cobaltum muriaticum
Cere-b	Cereus bonplandii	Cob-n	Cobaltum nitricum
Cere-s	Cereus serpentinus	Coca	Coca
Cer-ox	Cerium oxalicum	Cocain	Cocainum
Cetr	Cetraria islandica	Cocc	Cocculus indicus
Cham	Chamomilla vulgaris	Coc-c	Coccus cacti
Chap	Chaparro amargoso	Cocc-s	Coccinella septempunctata
Cheir	Cheiranthus	Coch	Cochlearia officinalis
Chel	Chelidonium majus	Cod	Codeinum
Chelin	Chelidoninum	Coff	Coffea cruda (arabica)
Chelon	Chelone glabra	Coff-t	Coffea tosta
Chen	Chenopodium glauci aphis	Colch	Colchicum autumnale
	(= Aphis)	Colchin	Colchicinum
Chen-a	Chenopodium	Coli	Colibacillinum et Serum
	anthelminticum		anticolibacillare
Chim	Chimaphila umbellata	Coll	Collinsonia canadensis
Chim-m	Chimaphila maculata	Collec	Collecta
Chin	China officinalis	Coloc	Colocynthis
Chin-ar	Chininum arsenicosum	Colos	Colostrum
Chin-m	Chininum muriaticum	Com	Comocladia dentata
Chin-s	Chininum sulphuricum	Con	Conium maculatum
Chin-sal	Chininum salicylicum	Conch	Conchiolinum
Chion	Chionanthus virginica	Conv	Convallaria majalis
Chlf	Chloroformum	Cop	Copaiva officinalis
Chlol	Chloralum hydratum	Corn	Cornus circinata
Chlor	Chlorum	Corn-a	Cornus alternifolia
Chlorpr	Chlorpromazinum	Corn-f	Cornus florida
Chol	Cholesterinum	Cor-p	Cor pulmonale
Cholas	Cholas terrapina	Cor-r	Corallium rubrum
Chr-ac	Chromicum acidum	Cortiso	Cortisonum
Chr-s	Chromium sulphuricum	Cort-s	Cortico surrenine
Chrys-ac	Chrysophanicum acidum	Cory	Corydalis formosa
Chrysan	Chrysanthemum	Cory-c	Corydalis cava
	leucanthemum	Cot	Cotyledon umbilicus
Chrysar	Chrysarobinum	Coto	Coto
Cic	Cicuta virosa	Crat	Crataegus oxyacantha
Cice	Cicer arietinum	Croc	Crocus sativus
Cic-m	Cicuta maculata	Crot-c	Crotalus cascavella
Cimic	Cimicifuga racemosa	Crot-h	Crotalus horridus
Cimx	Cimex lectularius	Crot-t	Croton tiglium
Cina	Cina maritima	Cub	Cubeba officinalis
Cinch	Cinchoninum sulphuricum	Cuc-c	Cucurbita citrellus

Abk.	Arzneimittel	Abk.	Arzneimittel
Culx	Culex musca	Ecbal	Ecballium elaterium
Cumin	Cumarinum		(= Elat)
Cund	Cundurango	Echi	Echinacea angustifolia
Cupr	Cuprum metallicum	Eichh	Eichhornia
Cupr-a	Cuprum aceticum	Elae	Elaeis guineensis
Cupr-ar	Cuprum arsenicosum	Elaps	Elaps corallinus
Cupr-cy	Cuprum cyanatum	Elat	Elaterium officinarum
Cupr-o	Cuprum oxydatum nigrum		(= Ecballium elaterium)
Cupr-s	Cuprum sulphuricum	Elbest	Elbesthinum
Cupre-au	Cupressus australis	Elec	Electricitas
Cupre-l	Cupressus lawsoniana	Elem	Elemuy gauteria
Cur	Curare	Emb-r	Embelia ribes
Curc	Curcuma javanensis	Eos	Eosinum
Cycl	Cyclamen europaeum	Ephe	Ephedra vulgaris
Cyn-d	Cynodon dactylon	Epig	Epigaea repens
Cypr	Cypripedium pubescens	Epil	Epilobium palustre
Cyst	Cystisinum	Epiph	Epiphegus
Cyt-l	Cytisus laburnum	Equis	Equisetum hyemale
		Equis-a	Equisetum arvense
D		Erech	Erechthites hieracifolia
		Ergot	Ergotinum
Dam	Damiana	Erig	Erigeron canadensis
Daph	Daphne indica	Erod	Erodium cicutarium
Daph-o	Daphne odora	Ery-a	Eryngium aquaticum
Dat-a	Datura arborea	Eryth	Erythrinus
Denys	Tuberculinum denys	Esin	Eserinum
	(= Tub-d)	Esin-sal	Eserinum salicylatum
Der	Derris pinnata	Ether	Etherum
Derm	Dermatol	Ethyl	Ethylicum
Des-ac	Desoxyribonukleinsäure	Ethyl-s-d	Ethyl-sulphur-dichlaratum
Dicha	Dichapetalum	Eucal	Eucalyptus globulus
Dict	Dictamnus albus	Eucal-r	Eucalyptus rostrata
Dig	Digitalis purpurea	Eucal-t	Eucalypus tereticortis
Dig-l	Digitalis lanata	Eucaly	Eucalyptolum
Digox	Digitoxinum	Eug	Eugenia jambosa
Dios	Dioscorea villosa	Eug-c	Eugenia chekun
Diph	Diphtherinum	Eunym	Eunyminum
Diphtox	Diphtherotoxinum	Euon	Euonymus europaea
Dipl	Diplotaxis tenuifolia	Euon-a	Euonymus atropurpurea
Dirc	Dirca palustris	Eup-ar	Eupatorium aromaticum
Dod	Dodium	Euph	Euphorbium officinarum
Dol	Dolichos pruriens	Euph-a	Euphorbia amygdaloides
Dor	Doryphora decemlineata	Euph-c	Euphorbia corrolata
Dpt	Diphtheria Pertussis	Euph-hy	Euphorbia hypericifolia
	Tetanus Vaccine	Euph-l	Euphorbia lathysis
Dros	Drosera rotundifolia	Euph-m	Euphorbia marginata
Dub	Duboisinum	Euph-pi	Euphorbia pilulifera
Dulc	Dulcamara	Euph-pr	Euphorbia prostata
Dys-co	Bacillus dysenteria	Euph-re	Euphorbia resinifera
	(= Dysenteria compound)	Euphr	Euphrasia officinalis
		Eupi	Eupionum
E		Eup-per	Eupatorium perfoliatum
		Eup-pur	Eupatorium purpureum
Eberth	Eberthinum		

Abk.	Arzneimittel
F	
Fab	Fabiana imbricata
Faec	Bacillus Faecalis (Bach)
Fago	Fagopyrum esculentum
Fagu	Fagus sylvatica
Fal	Falapa
Fel	Fel tauri
Feldsp	Feldspar
Ferr	Ferrum metallicum
Ferr-a	Ferrum aceticum
Ferr-ar	Ferrum arsenicosum
Ferr-c	Ferrum carbonicum
Ferr-cit	Ferrum citricum
Ferr-col	Ferrum colloidale
Ferr-cy	Ferrum cyanatum
Ferr-i	Ferrum iodatum
Ferr-m	Ferrum muriaticum
Ferr-ma	Ferrum magneticum
Ferr-o-r	Ferrum oxydatum rubrum
Ferr-p	Ferrum phosphoricum
Ferr-pic	Ferrum picricum
Ferr-py	Ferrum pyrophosphoricum
Ferr-s	Ferrum sulphuricum
Ferr-t	Ferrum tartaricum
Ferul	Ferula glauca
Fic	Ficus religiosa
Fic-v	Ficus venosa
Fil	Filix-mas
Fl-ac	Fluoricum acidum
Flav	Flavus
Flor-p	Flor de piedra
Fluor	Fluoroform
Foll	Folliculinum
Form	Formica rufa
Form-ac	Formicicum acidum
Formal	Formalinum
Formln	Formicalin
Frag	Fragaria vesca
Frax	Fraxinus americana
Frax-ex	Fraxinus excelsior
Fuc	Fucus vesiculosus
Fuch	Fuchsinum
Fuc-s	Fucus serratus
Ful	Fuligo ligni
Fum	Fumaria officinalis
G	
Gad	Gadus morrhua
Gaer	Bacillus Gaertner (Bach)
Gal-ac	Gallicum acidum
Galeg	Galega officinalis
Galeo	Galeopsis ochroleuca

Abk.	Arzneimittel
Gali	Galium aparine
Galph	Galphimia glauca
Gamb	Gambogia
Gard	Gardenal
Gaul	Gaultheria procumbens
Gels	Gelsemium sempervirens
Gent-l	Gentiana lutea
Ger	Geranium maculatum
Gerin	Geraninum
Geum	Geum rivale
Gig	Gigeria
Gink-b	Ginkgo biloba
Gins	Ginseng
Gland-f-n	Glanduläre Fieber Nosode
Glech	Glechoma hederacea
Glin	Glinicum
Glon	Glonoinum
Glv	Galvanismus
Glyc	Glycerinum
Gnaph	Gnaphalium polycephalum
Golon	Golondrina
Gonoc	Gonococcinum
Gonot	Gonotoxinum
Goss	Gossypium herbaceum
Gran	Granatum
Graph	Graphites naturalis
Grat	Gratiola officinalis
Grin	Grindelia robusta
Gua	Guaco
Guaj	Guajacum officinale
Guan	Guano australis
Guar	Guarana
Guare	Guarea trichiloides
Guip	Guipsine
Gunp	Gunpowder
Gymne	Gymnema silvestre
Gymno	Gymnocladus canadensis
H	
Haem	Haematoxylon campechianum
Halo	Haloperidolum
Ham	Hamamelis virginiana
Harp	Harpagophytum
Hecla	Hecla lava
Hed	Hedera helix
Hedeo	Hedeoma pulegioides
Hedy	Hedysarum ildefonsianum
Helia	Helianthus annuus
Hell	Helleborus niger
Hell-f	Helleborus foetidus
Hell-o	Helleborus orientalis
Hellin	Hellebrin

Abk.	Arzneimittel	Abk.	Arzneimittel
Helm	Helminthochortos	Iod	Iodium purum
Helo	Heloderma horridus	Iodof	Iodoformium
Helon	Helonias dioica	Ip	Ipecacuanha
Hench	Henchera	Ipom	Ipomoea purpurea
Hep	Hepar sulphuris calcareum	Irid	Iridium metallicum
Hepat	Hepatica triloba	Iris	Iris versicolor
Hern	Heroin	Iris-fa	Iris factissima
Hip-ac	Hippuricum acidum	Iris-fl	Iris florentina
Hippoz	Hippozaenium	Iris-g	Iris germanica
Hir	Hirudo medicinalis	Iris-m	Iris minor (= Iris tenax)
Hist	Histaminum muriaticum	Iris-t	Iris tenax
Hoan	Hoang nan		
Hoit	Hoitzia coccinea	**J**	
Hom	Homarus		
Hume	Humea elegans	Jab	Jaborandi
Hura	Hura brasiliensis	Jac	Jacaranda gualandaie
Hura-c	Hura crepitans	Jac-c	Jacaranda caroba
Hydb-ac	Hydrobromicum acidum	Jal	Jalapa
Hydr	Hydrastis canadensis	Jasm	Jasminum officinale
Hydr-ac	Hydrocyanicum acidum	Jatr	Jatropha curcas
Hydrang	Hydrangea arborescens	Jatr-u	Jatropha urens
Hydrc	Hydrocotyle asiatica	Joan	Joanesia asoca
Hydroph	Hydrophis cyanocinctus	Jug-c	Juglans cinerea
Hydrin-m	Hydrastinum muriaticum	Jug-r	Juglans regia
Hydrin-s	Hydrastinum sulphuricum	Juglin	Juglandin
Hydrobr-ac	Hydrobromicum acidum	Juni	Juniperus virginiana
Hydrof-ac	Hydrofluoricum acidum	Juni-c	Juniperus communis
Hydroph	Hydrophobinum (= Lyss)	Just	Justicia adhatoda
Hydro-v	Hydrophyllum virginicum	Just-r	Justicia rubrum
Hyos	Hyoscyamus niger		
Hyosin-hyd	Hyosciaminum	**K**	
	hydrobromatum		
Hyper	Hypericum perforatum	Kalag	Kalagua
Hyper-pu	Hypericum pulchrum	Kali-a	Kali aceticum
Hypoth	Hypothalamus	Kali-ar	Kali arsenicosum
		Kali-bi	Kali bichromicum
I		Kali-br	Kali bromatum
		Kali-c	Kali carbonicum
Iber	Iberis amara	Kali-chl	Kali chloricum
Ichth	Ichthyolum	Kali-chlt	Kali chloratum
Ictod	Ictodes foetida	Kali-cit	Kali citricum
Ign	Ignatia amara	Kali-cy	Kali cyanatum
Iksh	Ikshugandha	Kali-fcy	Kali ferrocyanatum
Ill	Illicium anisatum	Kali-fl	Kali fluoratum
Ilx-a	Ilex aquifolium	Kali-hox	Kali hydroxydum
Ilx-c	Ilex casseine (= Ilex	Kali-hp	Kali hypophosphoricum
	paraguariensis = maté	Kali-i	Kali iodatum
	illicium stellatum = Anis)	Kali-m	Kali muriaticum
Ind	Indium metallicum	Kali-n	Kali nitricum
Indg	Indigo tinctoria	Kali-ox	Kali oxalicum
Infl-b	Influenzinum bacillinum	Kali-p	Kali phosphoricum
Influ	Influenzinum	Kali-perm	Kali permanganatum
Ing	Ingluvin	Kali-pic	Kali picricum
Ins	Insulinum	Kali-pic-n	Kali picro-nitricum

Abk.	Arzneimittel	Abk.	Arzneimittel
Kali-pm	Kali perchloricum	Lil-t	Lilium tigrinum
Kali-s	Kali sulphuricum	Lina	Linaria vulgaris
Kali-sal	Kali salicylicum	Linu-c	Linum catharticum
Kali-sil	Kali silicicum	Linu-u	Linum usitatissimum
Kali-t	Kali tartaricum	Lip	Lippia mexicana
Kali-tel	Kali telluricum	Lith-be	Lithium benzoicum
Kalm	Kalmia latifolia	Lith-br	Lithium bromatum
Kalmg	Kalmegh	Lith-c	Lithium carbonicum
Kam	Kamala	Lith-ch	Lithium chloratum
Kino	Kino pterocarpi	Lith-lac	Lithium lacticum
Kou	Kousso	Lob	Lobelia inflata
Kreos	Kreosotum	Lob-a	Lobelia acetum
Kres	Kresolum	Lob-c	Lobelia cardinalis
Kurch	Kurchicine	Lob-e	Lobelia erinus
		Lob-p	Lobelia purpurascens
L		Lob-s	Lobelia syphilitica
		Lol	Lolium temulentum
Lac-ac	Lacticum acidum	Loph	Lophophytum leandri
Lac-c	Lac caninum	Lues	Luesinum
Lac-d	Lac vaccinum defloratum	Luet	Lueticum
Lac-f	Lac felinum	Luf-act	Luffa actangula
Lac-h	Lac humanum	Luf-op	Luffa operculata
Lac-m	Lac maternum	Lun	Luna
Lav-v	Lac vaccinum	Lup	Lupulus humulus
Lac-v-c	Lac vaccinum	Lyc	Lycopodium clavatum
	coagulatum	Lycpr	Lycopersicum esculentum
Lac-v-f	Lactis vaccini flos		(= Solanum lycopersicum)
Lacer	Lacerta agilis	Lycps	Lycopus virginicus
Lach	Lachesis muta	Lyss	Lyssinum
Lachn	Lachnanthes tinctoria		
Lachry	Lachryma-filia	**M**	
Lact	Lactuca virosa		
Lact-s	Lactuca sativa	Macro	Macrotinum
Lapa	Lapathum acutum	Macroz	Macrozamia spiralis
Lap-a	Lapis albus	Mag-bcit	Magnesia borocitrica
Lappa	Lappa arctium	Mag-c	Magnesia carbonica
Lap-r	Lapis renalis	Mag-f	Magnesia fluorata
Laps	Lapsana communis	Mag-i	Magnesia iodata
Lath	Lathyrus sativus	Mag-m	Magnesia muriatica
Lat-h	Latrodectus hasselti	Mag-p	Magnesia phosphorica
Lat-k	Latrodectus katipo	Mag-s	Magnesia sulphurica
Lat-m	Latrodectus mactans	Magn-gr	Magnolia grandiflora
Laur	Laurocerasus	Mal-ac	Malicum acidum
Lec	Lecithinum	Maland	Malandrinum
Led	Ledum palustre	Malar	Malaria officinalis
Lem-m	Lemna minor	Mall	Mallein
Leon	Leonurus cardiaca	M-amb	Magnetis poli ambo
Leont	Leontodum	Manc	Mancinella
Lepr	Leprominium	Mand	Mandragora officinarum
Lept	Leptandra virginica	Mang	Manganum aceticum aut
Lesp-c	Lespedeza capitata		carbonicum
Lev	Levico aqua	Mangi	Mangifera indica
Levo	Levompromazinum	Mang-m	Manganum muriaticum
Liat	Liatris spicata	Mang-met	Manganum metallicum

Abk.	Arzneimittel
Mang-o	Manganum oxydatum
Mang-s	Manganum sulphuricum
M-arct	Magnetis polus arcticus
Marm	Tuberculinum Marmoreck (= Tub-m)
Marr	Marrubium
M-aust	Magnetis polus australis
Med	Medorrhinum
Medus	Medusa
Meli	Melilotus officinalis
Meli-a	Melilotus alba
Menis	Menispermum canadense
Menth	Mentha piperita
Mentho	Mentholum
Menth-pu	Mentha pulegium
Meny	Menyanthes trifoliata
Meph	Mephitis putorius
Merc	Mercurius solubilis Hahnemanni
Merc-a	Mercurius aceticum
Merc-aur	Mercurius auratus
Merc-br	Mercurius bromatus
Merc-c	Mercurius corrosivus
Merc-cy	Mercurius cyanatus
Merc-d	Mercurius dulcis
Merc-f	Mercurius fluoratum
Merc-i-f	Mercurius iodatus flavus
Merc-i-r	Mercurius iodatus ruber
Merc-k	Mercurius cum kali (= Aethi-m)
Merc-k-i	Mercurius biniodatus cum kali iodato
Merc-ns	Mercurius nitrosus
Merc-p	Mercurius phosphoricus
Merc-per	Mercurialis perennis
Merc-pr-r	Mercurius praecipitatus ruber
Merc-sul	Mercurius sulphuricus
Merc-tn	Mercurius tannicus
Merc-v	Mercurius vivus
Meth-sal	Methylium salicylicum
Methys	Methysergidum
Mez	Mezereum
Mica	Mica
Micr	Micromeria douglasii
Microc	Micrococcinum
Mill	Millefolium
Mim-h	Mimosa humilis
Mim-p	Mimosa pudica
Mit	Mitchella repens
Mom-b	Momordica balsamica
Mom-ch	Momordica charantia
Moni	Monilia albicans
Morb	Morbillinum

Abk.	Arzneimittel
Morg	Morgan Pure (Paterson) (= Morgan Bacillus)
Morg-co	Morgan compound
Morg-g	Morgan Gaertner
Mor-n	Morus nigra
Morph	Morphinum aceticum
Mosch	Moschus
Mucob	Mucobactor
Mucot	Mucotoxinum
Muir	Muira puama
Mur-ac	Muriaticum acidum
Murx	Murex purpureus
Muscin	Muscarinum
Mut	Bacillus Mutabilis (Bach)
Mygal	Mygale lasiodora
Myos-s	Myosotis symphytifolia
Myric	Myrica cerifera
Myrr	Myrrhis odorata
Myr-s	Myristica sebifera
Myrt	Myrtillocactus
Myrt-c	Myrtus communis
Myrt-ch	Myrtus cheken

N

Abk.	Arzneimittel
Nabal	Nabalus serpentaria
Naja	Naja tripudians
Nalox	Naloxon
Naphtin	Naphthalinum
Narc-po	Narcissus poeticus
Nat-a	Natrum aceticum
Nat-ar	Natrum arsenicosum
Nat-be	Natrum benzoicum
Nat-c	Natrum carbonicum
Nat-ch	Natrium choleinicum
Nat-f	Natrum fluoratum
Nat-hchls	Natrum hypochlorosum
Nat-hsulo	Natrum hyposulphurosum
Nat-i	Natrum iodatum
Nat-lac	Natrium lacticum
Nat-m	Natrum muriaticum
Nat-n	Natrum nitricum
Nat-ns	Natrum nitrosum
Nat-p	Natrum phosphoricum
Nat-s	Natrum sulphuricum
Nat-sal	Natrum salicylicum
Nat-s-c	Natrum sulphocarbolicum
Nat-sel	Natrum selenicum
Nat-sil	Natrum silicatum
Nat-sil-f	Natrum silicofluoricum
Nat-suc	Natrum succinicum
Nat-sulo	Natrum sulphurosum
Nat-tel	Natrum telluricum
Nect	Nectandra amare

Abk.	Arzneimittel	Abk.	Arzneimittel
Neg	Negundium americanum	Panal	Panalgan
Nep	Nepenthes distillatoria	Pancr	Pancreatinum
Nepet	Nepeta cataria	Par	Paris quadrifolia
Nicc	Niccolum metallicum	Paraf	Paraffinum
Nicc-s	Niccolum sulphuricum	Parat	Paratyphoidinum
Nicot	Nicotinum	Parathyr	Parathyreoidinum
Nit-ac	Nitricum acidum	Pareir	Pareira brava
Nit-s-d	Nitri spiritus dulcis	Pariet	Parietaria officinalis
Nitro-o	Nitrogenium oxygenatum	Parot	Parotidinum
Nuph	Nuphar luteum	Parth	Parthenium hysterophorus
Nux-m	Nux moschata	Passi	Passiflora incarnata
Nux-v	Nux vomica	Pater	Bacillus 7 Paterson
Nyct	Nyctanthes arbortristis	Pect	Pecten jacobaeus
Nymph	Nymphaea odorata	Ped	Pediculus capitis
		Pedclr	Pedicularis canadensis
O		Pellin	Pelletierinum
		Pen	Penthorum sedoides
Oci	Ocimum canum	Penic	Penicillinum
Oci-s	Ocimum sanctum	Pepsin	Pepsinum
Oena	Oenanthe crocata	Peri	Periploca graeca
Oeno	Oenothera biennis	Pert	Pertussinum
Oest	Oestrus cameli	Peth	Pethidinum
Ol-an	Oleum animale aethereum	Petr	Petroleum
Ol-j	Oleum jecoris aselli	Petros	Petroselinum sativum
Ol-myr	Oleum myristicae	Ph-ac	Phosphoricum acidum
Ol-s	Oleum succinum	Phase	Phaseolus nanus
Olib	Olibanum	Phel	Phellandrium aquaticum
Olnd	Oleander	Phle	Phleum pratense
Onon	Ononis spinosa	Phos	Phosphorus
Onos	Onosmodium virginianum	Phos-h	Phosphorus
Ooph	Oophorinum		hydrogenatus
Op	Opium	Phys	Physostigma venenosum
Orch	Orchitinum	Physal	Physalis alkekengi
Orex	Orexine tannate	Physal-p	Physalia pelagica
Orig	Origanum majorana	Phyt	Phytolacca decandra
Orig-v	Origanum vulgare	Phyt-b	Phytolacca berry
Orni	Ornithogalum umbellatum	Pic-ac	Picricum acidum
Oscilloc	Oscillococcinum	Picro	Picrotoxinum
Osm	Osmium metallicum	Pilo	Pilocarpinum
Ost	Ostrya virginica	Pimp	Pimpinella saxifraga
Osteo-n	Osteoarthritis nosode	Pin-p	Pinus pal
Ouab	Ouabainum	Pin-s	Pinus silvestris
Ovar	Ovariinum	Pipe	Piperazinum
Ova-t	Ova tosta	Pip-m	Piper methysticum
Ox-ac	Oxalicum acidum	Pip-n	Piper nigrum
Oxyg	Oxygenium	Pisc	Piscidia erythrina
Oxyt	Oxytropis lamhesti	Pitu	Pituitarium posterium
Ozon	Ozonum	Pitu-a	Pituitaria anterior
		Pituin	Pituitrinum
P		Pix	Pix liquida
		Plac	Placenta
Paeon	Paeonia officinalis	Plan	Plantago major
Pall	Palladium metallicum	Plat	Platinum metallicum
Pana	Panacea arvensis	Plat-m	Platinum muriaticum

Abk.	Arzneimittel
Plat-m-n	Platinum muriaticum natronatum
Platan	Platanus occidentalis
Plb	Plumbum metallicum
Plb-a	Plumbum aceticum
Plb-chr	Plumbum chromicum
Plb-i	Plumbum iodatum
Plb-p	Plumbum phosphoricum
Plb-t-e	Plumbum tetraethylicum
Plect	Plectranthus fruticosus
Plumbg	Plumbago littoralis
Plume	Plumeria cellinus
Plut	Plutonium
Pneu	Pneumococcinum
Podo	Podophyllum peltatum
Poll	Pollen
Polyg-a	Polygonum aviculare
Polyg-h	Polygonum hydropiperoides
Polyg-pe	Polygonum persicaria
Polyg-s	Polygonum sagittatum
Polym	Polymnia uvedalia
Polyp	Polypodine
Polytr	Polytrichum juniperinum
Pop	Populus tremuloides
Pop-c	Populus candicans
Pot-a	Potentilla anserina
Pothos	Pothos foetidus (= Ictod)
Poum-h	Poumon histamine
Prim-o	Primula obconica
Prion	Prionurus australis (=Buth-a)
Prog	Progesteron
Prop	Propylaminum
Prost	Prostaden
Prot	Bacillus Proteus (Bach)
Protar	Protargol
Prun	Prunus spinosa
Prun-p	Prunus padus
Prun-v	Prunus virginiana
Pruss-ac	Prussicum acidum
Psor	Psorinum
Psoral	Psoralea bituminosa
Ptel	Ptelea trifoliata
Pulm-v	Pulmo vulpis
Puls	Pulsatilla nigricans
Puls-n	Pulsatilla nuttalliana
Pyrar	Pyrarara
Pyrog	Pyrogenium
Pyrus	Pyrus americanus
Pyrus-m	Pyrus malus
Q	
Quas	Quassia amara
Queb	Quebracho

Abk.	Arzneimittel
Quer	Quercus spiritus glandium
Quill	Quillaya saponaria
Quin	Quinidin
R	
Rad-br	Radium bromatum
Rad-i	Radium iodatum
Rad-s	Radium sulphatum
Ran-a	Ranunculus aceris
Ran-b	Ranunculus bulbosus
Ran-fl	Ranunculus flammula
Ran-g	Ranunculus glacialis
Ran-r	Ranunculus repens
Ran-s	Ranunculus sceleratus
Raph	Raphanus sativus
Rat	Ratanhia peruviana
Rauw	Rauwolfia serpentina
Res	Resorcinum
Rham-cal	Rhamnus californica
Rheum	Rheum palmatum (officinale)
Rhod	Rhododendron chrysanthum
Rhodi	Rhodium metallicum
Rhur-r	Rhus radicans
Rhus-a	Rhus aromatica
Rhus-d	Rhus diversiloba
Rhus-g	Rhus glabra
Rhus-t	Rhus toxicodendron
Rhus-v	Rhus venenata
Ric	Ricinus communis
Rib-ac	Ribonukleinsäure
Rob	Robinia pseudacacia
Ros-d	Rosa damascena
Rosm	Rosmarinus officinalis
Rub	Rubia tinctorum
Rubell	Rubella
Rubu	Rubus villosus
Rumx	Rumex crispus
Rumx-a	Rumex acetosa
Rumx-ob	Rumex obtusifolius (= Lapa)
Ruta	Ruta graveolens
S	
Sabad	Sabadilla officinalis
Sabal	Sabal serrulata
Sabin	Sabina
Sacch	Saccharum officinale
Sacchin	Saccharinum
Sacch-l	Saccharum lactis
Salam	Salamandra maculata
Sal-ac	Salicylicum acidum
Sal-mar	Sal marinum

Abk.	Arzneimittel
Sal-n	Salix nigra
Salol	Salolum
Salv	Salvia officinalis
Salv-sc	Salvia sclarea
Samb	Sambucus nigra
Samb-c	Sambucus canadensis
Sang	Sanguinaria canadensis
Sang-n	Sanguinarinum nitricum
Sang-t	Sanguinarinum tartaricum
Sanguiso	Sanguisora officinalis (= Hir)
Sanic	Sanicula aqua
Sanic-eu	Sanicula europaea
Santa	Santalum album
Santin	Santoninum
Sapin	Saponinum
Sapo	Saponaria officinalis
Sarcol-ac	Sarcolacticum acidum
Saroth	Sarothamnus scoparius
Sarr	Sarracenia purpurea
Sars	Sarsaparilla officinalis
Sass	Sassafras officinalis
Saur	Saururus cernuus
Scar	Scarlatinum
Scir	Scirrhinum
Scolo-v	Scolopendrium vulgare
Scop	Scopolia carniolica
Scor	Scorpio europaeus
Scroph-n	Scrophularia nodosa
Scut	Scutellaria laterifolia
Sec	Secale cornutum
Sed-ac	Sedum acre
Sed-r	Sedum repens
Sed-t	Sedum telephium
Sel	Selenium
Selag	Selaginella
Semp	Sempervivum tectorum
Senec	Senecio aureus
Senecin	Senecinum
Senec-j	Senecio jacobaea
Seneg	Senega
Senn	Senna
Sep	Sepia officinalis
Sepin	Sepin
Ser-ang	Serum anguillae
Ser-j	Serum de Jousset
Serot	Serotoninum
Serp	Serpentaria aristolochia
Ser-v	Serum Vincent
Ser-y	Serum Yersiniae
Sieg	Siegesbeckia orientalis
Sigib	Sigiba
Sil	Silicea terra
Sil-mar	Silica marina
Silpho	Silphion cyrenaicum

Abk.	Arzneimittel
Silphu	Silphium lacinatum
Sin-a	Sinapis alba
Sin-n	Sinapis nigra
Sisy	Sisyrinchium galaxoides
Skook	Skookum chuck aqua
Slag	Slag
Sol	Sol
Sol-ac	Solanum aceticum
Sol-c	Solanum carolinense
Sol-l	Solanum lycopersicum (= Lycpr)
Sol-m	Solanum mammosum
Sol-n	Solanum nigrum
Sol-o	Solanum oleraceum
Sol-t	Solanum tuberosum
Sol-t-ae	Solanum tuberosum aegrotans
Solid	Solidago virgaurea
Spart-s	Sparteinum sulfuricum
Speng	Tuberculinum Spengler (= Tub-sp)
Sphing	Sphingurus maritini
Spig	Spigelia anthelmia
Spira	Spiranthes autumnalis
Spirae	Spiraea ulmaria
Spir-gl-q	Spiritus glandium quercus
Spong	Spongia tosta
Squid	Squid
Squil	Squilla maritima
Stann	Stannum metallicum
Stann-i	Stannum iodatum
Staph	Staphysagria
Staphycoc	Staphylococcinum
Stel	Stellaria media
Sterc	Sterculia acuminata
Stict	Sticta pulmonaria
Stigm	Stigmata maydis (= Zea-i)
Still	Stillingia silvatica
Sting-r	Sting-ray
Stram	Stramonium
Streptoc	Streptococcinum
Stront	Strontium metallicum
Stront-br	Strontium bromatum
Stront-c	Strontium carbonicum
Stront-i	Strontium iodatum
Stront-n	Strontium nitricum
Stroph-h	Strophanthus hispidus
Stroph-s	Strophanthus sarmentosus
Stry	Strychninum purum
Stry-ar	Strychninum arsenicum
Stry-f-c	Strychninum et ferrum-citricum
Stry-n	Strychninum nitricum
Stry-p	Strychninum phosphoricum

Abk.	Arzneimittel
Stry-s	Strychninum sulphuricum
Stry-val	Strychninum valerianicum
Strych-g	Strychnos gaultheriana
Succ	Succinum
Succ-ac	Succinicum acidum
Sul-ac	Sulphuricum acidum
Sulfon	Sulfonalum
Sulfonam	Sulfonamidum
Sul-h	Sulphur hydrogenisatum
Sul-i	Sulphur iodatum
Sulph	Sulphur
Sul-ter	Sulphur terebinthinatum
Sumb	Sumbulus moschatus
Supra	Suprarenalum
Syc-co	Sycotic co (Paterson)
Symph	Symphytum officinale
Sym-r	Symphoricarpus racemosus
Syph	Syphilinum
Syzyg	Syzygium Jambolanum

T

Abk.	Arzneimittel
Tab	Tabacum
Tabash	Tabasheer
Tam	Tamus communis
Tamar	Tamarindus
Tanac	Tanacetum vulgare
Tann-ac	Tannicum acidum
Tarax	Taraxacum officinale
Tarent	Tarentula hispanica
Tarent-c	Tarentula cubensis
Tauroch	Taurocholate of soda
Tax	Taxus baccata
Tela	Tela araneae
Tell	Tellurium metallicum
Tep	Teplitz aqua
Ter	Terebinthiniae oleum
Terebe	Terebenum
Terp	Terpinhydrat
Teucr	Teucrium marum verum
Teuc-s	Teucrium scorodonia
Thal	Thallium metallicum
Thal-ac	Thallium aceticum
Thal-s	Thallium sulphuricum
Thea	Thea chinensis
Thebin	Thebainum
Theob	Theobromine
Ther	Theridion curassavicum
Thiosin	Thiosinaminum
Thlas	Thlaspi bursa pastoris
Thuj	Thuja occidentalis
Thym	Thyamine
Thym-gl	Thymi glandulae extractum
Thymol	Thymolum

Abk.	Arzneimittel
Thymu	Thymus serpyllum
Thyr	Thyroidinum
Til	Tilia europaea
Tinas	Tinaspora cordifolia
Titan	Titanium metallicum
Tong	Tongo
Toxi	Toxicophis pugnax
Trach	Trachinus draco
Triat	Triatema
Trich	Trichosanthes amara
Trif-p	Trifolium pratense
Trif-r	Trifolium repens
Tril	Trillium pendulum
Tril-c	Trillium cernuum
Trinit	Trinitrotoluenum
Trion	Trional
Tritic	Triticum repens
Trom	Trombidium muscae domesticae
Trop	Tropaeolum majus
Tub	Tuberculinum bovinum Kent
Tub-a	Tuberculinum avis
Tub-d	Tuberculinum Denys
Tub-k	Tuberculinum Koch
Tub-m	Tuberculinum Marmoreck
Tub-r	Tuberculinum residuum Koch
Tub-sp	Tuberculinum Spengler
Tus-p	Tussilago petasites
Typh	Typha latifolia
Typhin	Typhoidinum

U

Abk.	Arzneimittel
Ulm	Ulmus campestris
Upa	Upas tieute
Upa-a	Upas antiaris
Uran-ar	Uranium arsenicum
Uran-n	Uranium nitricum
Urea	Urea pura
Uric-ac	Uricum acidum
Urot	Urotoropin
Urt-u	Urtica urens
Usn	Usnea barbata
Ust	Ustilago maydis
Uva	Uva ursi
Uza	Uzara

V

Abk.	Arzneimittel
V-a-b	Vaccin-atténué-bilié (= Bcg)
Vac	Vaccininum
Vacc-m	Vaccinum myrtillus

Abk.	Arzneimittel
Valer	Valeriana officinalis
Vanac	Vanaca adhatoda
Vanad	Vanadium metallicum
Vand	Vandremer
Vanil	Vanilla aromatica
Vario	Variolinum
Ven-m	Venus mercenaria
Verat	Veratrum album
Verat-v	Veratrum viride
Verb	Verbascum thapsus
Verbe	Verbena officinalis
Verbe-h	Verbena hastata
Verbe-u	Verbena urticoefolia
Verb-n	Verbascum nigrum
Verin	Veratrinum
Veron	Veronalum
Vero-o	Veronica officinalis
Verruc	Verrucinum
Vesi	Vesicaria communis
Vesp	Vespa crabro
Vib	Viburnum opulus
Vib-p	Viburnum prunifolium
Vib-t	Viburnum tinus
Vichy-g	Vichy aqua Grande Grille
Vinc	Vinca minor
Viol-o	Viola odorata
Viol-t	Viola tricolor
Vip	Vipera berus
Vip-t	Vipera torva
Visc	Viscum album
Vit	Vitex trifolia
Vitr	Vitrum antimonii

W

Abk.	Arzneimittel
Wies	Wiesbaden aqua
Wye	Wyethia helenoides

Abk.	Arzneimittel
X	
Xan	Xanthoxylum fraxineum
Xanrhi	Xanthorrhiza apifolia
Xanrhoe	Xanthorrhoea arborea
Xanth	Xanthium spinosum
Xero	Xerophyllum
X-ray	X-ray
Y	
Yer-s	Yersin serum
Yohim	Yohimbinum
Yuc	Yucca filamentosa
Z	
Zea-i	Zea italica
Zinc	Zincum metallicum
Zinc-a	Zincum aceticum
Zinc-ar	Zincum arsenicosum
Zinc-br	Zincum bromatum
Zinc-c	Zincum carbonicum
Zinc-cy	Zincum cyanatum
Zinc-i	Zincum iodatum
Zinc-m	Zincum muriaticum
Zinc-o	Zincum oxydatum
Zinc-p	Zincum phosphoricum
Zinc-pic	Zincum picricum
Zinc-s	Zincum sulphuricum
Zinc-val	Zincum valerianicum
Zing	Zingiber officinale
Ziz	Zizia aurea

Bibliographie – Sortiert nach Referenznummern

1   **ALLEN, H.C.**
(I)   KEY NOTES AND CHARACTERISTICS WITH COMPARISONS OF SOME OF THE LEADING REMEDIES OF THE MATERIA MEDICA. 8th Ed. 1936. Boericke & Tafel. Philadelphia.
(II)   THERAPEUTICS OF FEVERS. 1928. Boericke & Tafel, Philadelphia.
(III) GREGG CONSUMPTION. 1946. Sett Dey & Co, 40A, Strand Road, Calcutta.
(IV)   MATERIA MEDICA OF THE NOSODES. 1921. Reprint 1985. B. Jain Publishers, New Delhi, India.

2   **ALLEN, T.F.**
HANDBOOK OF MATERIA MEDICA AND HOMOEOPATHIC THERAPEUTICS. 1921. Reprint 1980. B. Jain Publishers, New Delhi, India.

3   **ANSHUTZ, E.P.**
(I)   NEW OLD AND FORGOTTEN REMEDIES. Reprint 1987. B. Jain Publishers, New Delhi, India.
(II)   THERAPEUTIC BY-WAYS. 1st Indian Ed. World Homoeopathic Links, New Delhi, India.
(III) SEXUAL ILLS AND DISEASES. 6th Revised Ed. Homoeopathic Stores & Hospital Lahore, Pakistan.

4   **CHOUDHURY, H.**
INDICATIONS OF MIASMS. 1st Ed. 1988. B. Jain Publishers (P) Ltd. New Delhi, India.

5   **GEUKENS, A./MORTELMANS, G.**
CARCINOSINUM. 1989. Vzw centrum voor homoeopathie, Belgium, Hechtel eksch Belgium.

6   **AUBIN, M./DEMARQUE, D./JOLY, P./JOUANNY, J./SAINT-JEAN, Y.**
CONCORDANCES HOMOEOPATHIQUES. 2nd Ed. 1989. Centre de etudes et de documentation homoeopathiques, France.

7   **BHATTACHARYYA, H. CH.**
THE HOMOEOPATHIC FAMILY PRACTICE. 13th Ed. M. Bhattacharyya & Co., Calcutta, India.

8   **BOGER, C.M.**
(I)   A SYNOPTIC KEY OF THE MATERIA MEDICA. 5th Enlarged Ed. Salzer & Co., Calcutta, India.
(II)   BOENNINGHAUSEN'S CHARACTERISTICS AND REPERTORY. Reprint 1986. Revised & Enlarged Ed. B. Jain Publishers, New Delhi, India.
(III) STUDIES IN THE PHILOSOPHY OF HEALING. Reprint 1988. 2nd Ed. B. Jain Publishers, New Delhi India.
(IV)   COLLECTED WRITING: Edited by J. Sher R. Bannan. Churchill Livingston, London

9   **BOERICKE, W.**
(I)   POCKET MANUAL OF HOMOEOPATHIC MATERIA MEDICA. B. Jain Publishers, New Delhi, India.
(II)   A COMPEND OF THE PRINCIPLES OF HOMOEOPATHY. Homoeopathic Stores and Hospital, Lahore.

10 **BOERICKE, W./DEWEY, W.A.**
THE TWELVE TISSUE REMEDIES OF SCHUESSLER. 6th Ed. 1947. Boericke & Tafel, Philadelphia.

11 **BOYD, H.**
INTRODUCTION TO HOMOEOPATHIC MEDICINE. Reprint 1982. Beaconsfield Publishers, England.

12 **CLARKE, J.H.**
(I)   A DICTIONARY OF PRACTICAL MATERIA MEDICA (3 VOLS). B. Jain Publishers, New Delhi, India.
(II)   CLINICAL REPERTORY TO THE DICTIONARY OF MATERIA MEDICA. The Society of Homoeopaths Pakistan, Lahore-5.
(III) NON SURGICAL TREATMENT OF DISEASES OF THE GLANDS AND BONES. Reprint 1986. B. Jain Publishers, New Delhi, India.
(IV)   DISEASES OF HEART AND ARTERIES. 1940. Homoeopathic Physician Calcutta, India.

13 **COWPERTHWAITE, A.C.**
(I)   A TEXT BOOK OF MATERIA MEDICA AND THERAPEUTICS. 1960. Haren & Brother, Calcutta.
(II)   A TEXT BOOK OF GYNECOLOGY. Reprint 1980. B. Jain Publishing Co., New Delhi, India.

14 **DEWEY, W.A.**
(I)   PRACTICAL HOMOEOPATHIC THERAPEUTICS. Reprint Ed. 1990. B. Jain Publishers, New Delhi, India.
(II)   ESSENTIALS OF HOMOEOPATHIC MATERIA MEDICAL. B. Jain Publishers (Pvt.) Ltd., New Delhi, India.

15 **DORCSI, M.**
1. HOMÖOPATHIE (6 BÄNDE). 1977. Karl F. Haug Verlag, Heidelberg.
(I)   ÄTIOLOGIE
(II)   KONSTITUTION
(III) ORGANOTROPIE
(IV)   ARZNEIMITTELLEHRE
(V)   SYMPTOMENVERZEICHNIS. 1965.
2. STUFENPLAN UND AUSBILDUNGSPROGRAMM IN DER HOMÖOPATHIE, Band 1. 2. Aufl. Karl F. Haug Verlag, Heidelberg.

16 **FARRINGTON, E.A**
(I)   A CLINICAL MATERIA MEDICA. 6th Ed. 2nd Indian Ed. 1932. B. Jain Publishers, New Delhi, India.
(II)   COMPARATIVE MATERIA MEDICA. B. Jain Publishers, New Delhi, India.
(III) THERAPEUTIC POINTERS TO SOME COMMON DISEASE. New Enlarged Ed. Thoroughly Revised. Reprint 1988. B. Jain Publishers, New Delhi, India.
(IV)   LESSER WRITINGS WITH THERAPEUTIC HINTS. Salzer & Co, Calcutta, India.

17 **FARRINGTON, H.**
HOMOEOPATHY AND HOMOEOPATHIC PRESCRIBING. 1955. American Institute of Homoeopathy, Philadelphia.

18   **GHOSH, S.K.**
     CLINICAL EXPERIENCES WITH SOME RARE NOSODES. 3rd Ed. 1976. Sm.
     Sushama. Rani Ghosh, Calcutta, India.

19   **GIBSON, D.M.**
     STUDIES OF HOMOEOPATHIC REMEDIES – (Edited by Marianne Harling and
     Brain Kaplan). First Published in 1987. Beaconsfield Publishers, England.

20   **GIBSON MILLER, R.**
     RELATIONSHIP OF REMEDIES. B. Jain Publishers (Pvt.), Ltd., New Delhi, India.

21   **GRAF, E.V.D.G.**
     POCKET BOOK OF BIOCHEMIC PRACTICE OF MEDICINE.

22   **GUPTA, D.C.D.**
     CHARACTERISTIC MATERIA MEDICA. 6th Ed. Published by the Author.
     Calcutta, India.

23   **HAHNEMANN, S.**
     (I)   MATERIA MEDICA PURA (2 VOLS). Reprint 1988. B. Jain Publishers, New
            Delhi, India.
     (II)   CHRONIC DISEASES (2 VOLS). Reprint 1988. B. Jain Publishers, New
            Delhi, India.

24   **HANSEN, O.A.**
     TEXTBOOK OF MATERIA MEDICA AND THERAPEUTICS OF RARE
     HOMOEOPATHIC REMEDIES. B. Jain Publishers, New Delhi, India.

25   **HERING, C.**
     (I)   THE GUIDING SYMPTOMS OF OUR MATERIA MEDICA (10 Vols). 1991.
            B. Jain Publishers (Pvt.) Ltd., New Delhi., India.
     (II)   CONDENSED MATERIA MEDICA. First Ind. Ed. 1978. B. Jain Publishers,
            New Delhi, India.

26   **HUGHES, R.**
     (I)   A MANUAL OF PHARMACODYNAMICS. C. Ringer & Co, Calcutta, India.
     (II)   THE PRINCIPLES AND PRACTICE OF HOMOEOPATHY. World
            Homoeopathic Links, New Delhi, India.

27   **HUSSAIN, ABID**
     RELATIONSHIPS OF HOMOEOPATHIC DRUGS. 1960. Kent Homoeopathic
     Stores and Hospital, Sargodha.

28   **IMHÄUSER, H.**
     HOMÖOPATHIE IN DER KINDERHEILKUNDE. 1970. Karl F. Haug Verlag,
     Heidelberg.

29   **JULIAN, O.A.**
     (I)   DICTIONARY OF HOMOEOPATHIC MATERIA MEDICA (Translated by
            Rajkumar Mukherji) English Ed. 1984. B. Jain Publishers, New Delhi, India.
     (II)   TREATISE ON DYNAMISED MICRO IMMUNOTHERAPY (PART I AND II).
            B. Jain Publishers (Pvt.) Ltd., New Delhi, India.
     (III) MATERIA MEDICA DER NOSODEN. 4. Aufl. 1980. Karl F. Haug Verlag,
            Heidelberg.

(IV) INTESTINAL NOSODES OF BACH-PATERSON (Translated from French by
      Dr. Rajmkumar Mukerji). 1st Ind. Ed. 1981. Reprint 1987. Reserved, B. Jain
      Publishers, New Delhi, India.

30 **KENT, J.T.**
    LECTURES ON HOMOEOPATHIC MATERIA MEDICA. Boericke & Tafel,
    Philadelphia.

    GYPSER, K.-H.
    KENT'S MINOR WRITINGS ON HOMOEOPATHY. Indian Reprint 1988. B. Jain
    Publishers, New Delhi, India.

31 **KNERR, CALVIN B.**
    (I)   A REPERTORY OF HERING'S GUIDING SYMPTOMS OF OUR MATERIA
          MEDICA. 1886. F.A. Devis Co. Philadelphia.
    (II) DRUG RELATIONSHIPS.

32 **HUBBARD, E.W.**
    HOMOEOPATHY AS ART AND SCIENCE. 1990. Beaconsfield Publishers,
    England.

33 **LILIENTHAL, S.**
    HOMOEOPATHIC THERAPEUTICS. 3rd Ed. First Printed Ind. 1950. Reprinted
    1977. Sett Dey & Co, Calcutta, India.

34 **LIPPE, A.V.**
    KEY NOTES AND RED LINE SYMPTOMS OF THE MATERIA MEDICA. 1982.
    World Homoeopathic Links, New Delhi, India.

35 **MATHER, K.N.**
    SYSTEMATIC MATERIA MEDICA OF HOMOEOPATHIC REMEDIES. 1st Ed.
    1972. B. Jain Publishers, New Delhi, India.

36 **MEZGER, J.**
    (I)   GESICHTETE HOMÖOPATHISCHE ARZNEIMITTELLEHRE (2 BÄNDE).
          1981. Karl F. Haug Verlag, Heidelberg.
    (II) ARTIKEL DES AUTORS, VERÖFFENTLICHT IN DER „ALLGEMEINEN
          HOMÖOPATHISCHEN ZEITUNG, AHZ".

37 **MUKERJI, R.J.**
    SYPHILIS AND SYCOSIS. B. Jain Publishers (Pvt.) Ltd., New Delhi, India.

38 **NEATBY, E.A./STONHAM, T.G.**
    A MANUAL OF HOMOEO-THERAPEUTICS. 2nd Ed. Reprinted 1986. B. Jain
    Publishers, New Delhi, India.

39 **PULFORD, A.**
    (I)   KEY TO THE HOMOEOPATHIC MATERIA MEDICA. 1936. B. Jain
          Publishers New Delhi, India.
    (II) HOMOEOPATHIC MATERIA MEDICA OF GRAPHIC DRUG PICTURES AND
          CLINICAL COMMENTS. B. Jain Publishers, New Delhi, India.

40 **RAUE, C.G.**
    SPECIAL PATHOLOGY AND DIAGNOSTICS WITH THERAPEUTIC HINTS. 1955.
    Sett Dey & Co. Calcutta, India.

41 **ROBERTS, H.A./WILSON, ANNIE C.**
    THE PRINCIPLES AND PRACTICABILITY OF BOENNINGHAUSEN'S
    THERAPEUTIC POCKET BOOK. Boericke & Tafel, Philadelphia.

42 **SHEDD, P.W.**
    THE CLINIC REPERTORY. 1908. Boericke & Tafel, Philadelphia.

43 **SNELLING, F.G./HEMPEL, C.J.**
    HULL'S JAHR – A NEW MANUAL OF HOMOEOPATHIC PRACTICE. 1986.
    B. Jain Publishers (Pvt.) Ltd., New Delhi, India.

44 **STAUFFER, K.**
    (I)   KLINISCHE HOMÖOPATHISCHE ARZNEIMITTELLEHRE. 1988.
           Verlagsbuchhandlung Johannes Sonntag GmbH, Regensburg.
    (II)   HOMÖOTHERAPIE. 1986. Verlagsbuchhandlung Johannes Sonntag,
           Regensburg.
    (III) SYMPTOMENVERZEICHNIS. 1985. Verlagsbuchhandlung Johannes
           Sonntag, Regensburg.

45 **STEPHENSON, J.H.**
    A MATERIA MEDICA AND REPERTORY. 1986. B. Jain Publishers, New Delhi,
    India.

46 **STIEGELE, A.**
    HOMÖOPATHISCHE ARZNEIMITTELLEHRE. Hippokrates Verlag, Stuttgart.

47 **VOISIN, H.**
    (I)   MATERIA MEDICA DES HOMÖOPATHISCHEN PRAKTIKERS (Übersetzt
           aus dem Französischen von Dr. med. H. Gerd-Witte). Karl F. Haug Verlag,
           Heidelberg.
    (II)   THERAPEUTIQUE ET RÉPERTOIRE HOMEOPATHIQUES DU PRATICIEN.
           Ed. 1988. Maloine S.A. Editeur Les Laboratoires Homoeopathiqes, France.

48 **NASH, E.B.**
    (I)   LEADERS IN HOMOEOPATHIC THERAPEUTICS. 6th Ed. 1926. Boericke &
           Tafel, Philadelphia.
    (II)   LEADERS IN TYPHOID FEVER. Reprinted 1987. B. Jain Publishers, New
           Delhi, India.
    (III) REGIONAL LEADERS. 2nd Ed. Revised and Enlarged. 1936. Boericke &
           Tafel, Philadelphia.
    (IV)   LEADERS IN RESPIRATORY ORGANS. 1909. Boericke & Tafel,
           Philadelphia.
    (V)   LEADERS FOR THE USE OF SULPHUR WITH COMPARISONS. Reprint
           1989. B. Jain Publishers, New Delhi, India.

49 **VANNIER, L.**
    DIFFICULT AND BACKWARD CHILDREN (Translated from French by Rajkumar
    Mukerji).

50 EINHEIMISCHE UND FREMDE JOURNALE, SEMINARMITSCHRIFTEN,
    SYMPOSIEN, KONGRESSE UND PERSÖNLICHE ERFAHRUNGEN

51 **BORLAND, D.M.**
    (I)   HOMOEOPATHY IN PRACTICE (EDITED BY KATHLEEN PRIESTMAN),
           1982. Beaconsfield Publishers, England.
    (II)   CHILDREN TYPES. The British Homoeopathic Association London.

   (III) DIGESTIVE DRUGS. The British Homoeopathic Association London.
   (IV) PNEUMONIAS. The British Homoeopathic Association London.
   (V)   SOME EMERGENCIES OF GENERAL PRACTICE. 1st Ed. 1970. The Homoeopathic Medical Publishers, Bombay, India.

52   FOUBISTER, D.M.
   (I)   TUTORIALS ON HOMOEOPATHY. First Published in 1989. Beaconsfield Publishers, England.
   (II)   THE CARCINOSIN DRUG PICTURE. Indian Books & Periodicals Syndicate, New Delhi, India.
   (III) NOTES ON HELLEBORUS NIGER.
   (IV) HOMOEOPATHY AND PAEDIATRICS. First Indian Ed. 1988. B. Jain Publisher (Pvt.) Ltd., New Delhi, India.
   (V)   CONSTITUTIONAL EFFECTS OF ANAESTHESIA. Indian Books & Periodicals Syndicate, New Delhi, India.
   (VI) THERAPEUTICS HINTS FOR STUDENTS OF HOMOEOPATHY. Indian Books & Periodicals Syndicate, New Delhi, India.

53   ZIMMERMANN, W.
   HOMOOPATHISCHE ARZNEITHERAPIE. 1980. Verlagsbuchhandlung Johannes Sonntag, Regensburg.

54   ROYAL, G.
   (I)   TEXT-BOOK OF HOMOEOPATHIC MATERIA MEDICA. 1920, Boericke & Tafel, Philadelphia.
   (II)   TEXT-BOOK OF HOMOEOPATHIC THEORY AND PRACTICE OF MEDICINE. 1923. B. Jain Publishers. New Delhi, India.
   (III) THE HOMOEOPATHIC THERAPY OF DISEASES OF THE BRAIN AND NERVES. 1928. Boericke & Tafel, Philadelphia.

55   BOENNINGHAUSEN, VON C.
   (I)   A SYSTEMATIC ALPHABETIC REPERTORY OF HOMOEOPATHIC REMEDIES. 1st Indian Ed. 1979. B. Jain Publishers, New Delhi, India.
   (II)   THE SIDES OF THE BODY AND DRUG AFFINITIES. Appended to Repertory of the Homoeopathic Materia medica by J.T. Kent. First Masood Ed. Published by Masood Publications, Lahore-14.

56   TYLER, M.L.
   (I)   HOMOEOPATHIC DRUGS PICTURES. First Published 1958. Reprint 1970. Health Science Press, Sussex, England.
   (II)   SOME DRUG PICTURES (REPRINTED FROM HOMOEOPATHIC WORLD).
   (III) POINTERS TO COMMON REMEDIES. Reprint 1989. B. Jain Publishers, New Delhi, India.

57   FLURY, R.
   (I)   PRAKTISCHES REPERTORIUM. 1979. M. Flury, Lemberg, Bern.
   (II)   HOMOEOPATHY AND THE PRINCIPLE OF REALITY.

58   SARKAR, B.K.
   UP-TO-DATE WITH NOSODES. 2nd Ind. Printing. Roy Publishing House, Calcutta, India.

59   WOOD, J. C.
   CLINICAL GYNACOLOGY. First Ind. Ed. Sett Dey & Co, Calcutta, India.

60 **BONNEROT/FORTIER-BERNOVILLE**
ULCER OF THE STOMACH AND DUODENUM (Translated by Dr. Rajkumar Mukerji from the original French). Reprint 1988. B. Jain Publishers, New Delhi, India.

61 **BLACKIE, M.G.**
(I)   THE PATIENT NOT THE CURE. 1976. B. Jain Publishers, New Delhi India.
(II)   CLASSICAL HOMOEOPATHY (Edited by Dr. Charles Elliot and Dr. Frank Johnson). First Published in 1986. Beaconsfield Publishers England.

62 **ROBERTS, H.A.**
(I)   THE RHEUMATIC REMEDIES. Reprint 1985. B. Jain Publishers, New Delhi, India.
(II)   THE STUDY OF REMEDIES BY COMPARISON. 1979. B. Jain Publishers, New Delhi, India.

63 **SCHMIDT, P.**
(I)   DEFECTIVE ILLNESSES. First Ed. 1980. Hahnemann Publishing Co. Calcutta, India.
(II)   OTHER ARTICLES BY THE AUTHOR AS PUBLISHED FROM TIME TO TIME IN VARIOUS JOURNALS.
(III) THE ART OF INTERROGATION.

64 **ALLEN, J.H.**
DISEASES AND THERAPEUTICS OF THE SKIN. 1902. Boericke & Tafel, Philadelphia.

65 **PAIGE, W.H.**
DISEASES OF THE LUNGS, BRONCHI AND PLEURA. Reprinted 1988. B. Jain Publishers, New Delhi, India.

66 **STÜBLER, M./KRUG, E.**
LEESERS LEHRBUCH DER HOMÖOPATHIE (5 Bände). Karl F. Haug Verlag, Heidelberg.
(I)   GRUNDLAGEN DER HEILKUNDE
(II)   MINERALISCHE ARZNEISTOFFE
(III) PFLANZLICHE ARZNEISTOFFE I
(IV)   PFLANZLICHE ARZNEISTOFFE II
(V)   TIERSTOFFE

67 **MOFFAT, J.L.**
HOMOEOPATHIC THERAPEUTICS IN OPHTHALMOLOGY. B. Jain Publishers, New Delhi, India.

68 **UNDERWOOD, B.F.**
HEADACHE AND ITS MATERIA MEDICA. 2nd Ind. Ed. 1972. Roy Publishing House, Calcutta, India.

69 **KHUTELA, M.P.**
RENAL CALCULUS. Homeopathic Charilable Trust, Jaipur.

70 **GROSS, H.**
COMPARATIVE MATERIA MEDICA. 1938. Sett-Dey & Co, Calcutta, India.

71   **DUDGEON, R.E.**
     (I)   LECTURES ON THE THEORY AND PRACTICE OF HOMOEOPATHY.
           Reprint 1987. B. Jain Publishers, New Delhi, India.
     (II) THE LESSER WRITINGS OF SAMUEL HAHNEMANN. Reprint 1987. B. Jain
           Publishers, New Delhi, India.

72   **DUNHAM, C.**
     (I)   LECTURES ON MATERIA MEDICA. B. Jain Publishers (Pvt) Ltd., New
           Delhi, India.
     (II) HOMOEOPATHY, THE SCIENCE OF THERAPEUTICS. First Published in
           1984. Reprint 1988. B. Jain Publishers, New Delhi, India.

73   **MINTON, H.**
     UTERINE THERAPEUTICS. 1st Ind. Ed.1968. Roy Publishing House, Calcutta,
     India.

74   **CONANT, C.M.**
     AN OBSTETRIC MENTOR. B. Jain Publishers, New Delhi, India.

75   **LEAVITT, S.**
     HOMOEOPATHIC THERAPEUTICS AS APPLIED TO OBSTETRICS. Reprint
     1989. B. Jain Publishers, New Delhi, India.

76   **PIERCE, W.I.**
     PLAIN TALKS ON MATERIA MEDICA WITH COMPARISONS. 4th Ed. 3rd Ind. Ed.
     Haren & Brother, Calcutta, India.

77   **GUERNSEY, H.N.**
     (I)   KEY NOTES TO THE MATERIA MEDICA. Reprint 1984. B. Jain Publishers,
           New Delhi, Indian.
     (II) THE APPLICATION OF THE PRINCIPLES AND PRACTICE OF
           HOMOEOPATHY TO OBSTETRICS. 2nd Ind. Ed. 1948. Sett Dey & Co.,
           Calcutta, India.

78   **VANNIER, L.**
     TYPOLOGY IN HOMOEOPATHY. 1992. (Translated by Marianne Harling from
     French). Beaconsfield Publishers Ltd., England.

79   **BUCK, H.**
     THE OUTLINE OF MATERIA MEDICA AND CLINICAL DICTIONARY. Reprint
     1987. B. Jain Publishers, New Delhi, India.

80   **FORTIER-BERNOVILLE et al.**
     (I)   ERUPTIVE FEVERS AND CONTAGIOUS DISEASES OF CHILDREN
           (Translated by Rajkumar Mukeri from French). B. Jain Publisher (Pvt.) Ltd.,
           New Delhi, India.
     (II) THERAPEUTICS OF THE DISEASES OF LIVER AND BILIARY DUCTS
           (Translated by Rajkumar Mukerji from French). B. Jain Publisher (Pvt.) Ltd.,
           New Delhi, India.

81   **PATERSON, J.**
     THE BOWEL NOSODES. 1950. A Nelson & Co, London.

82   **HART, C.P.**
     THERAPEUTICS OF NERVOUS DISEASES. M/S Harjet & Co, New Delhi, India.

83 **BLACKWOOD, A.L.**
  (I) A MANUAL OF MATERIA MEDICA, THERAPEUTICS AND PHARMA-
      COLOGY. 1st Indian Ed. 1959. Calcutta Economic Homoeo Pharmacy,
      India.
  (II) DISEASES OF FOOD TRACT. 1909. Boericke & Tafel, Philadelphia.
  (III) DISEASES OF KIDNEYS AND NERVOUS SYSTEM. Reprint 1989, B. Jain
      Publishers, New Delhi, India.
  (IV) DISEASES OF THE HEART. B. Jain Publishers, New Delhi, India.

84 **TEMPLETON, W.L.**
  THE HOMOEOPATHIC TREATMENT OF INFLUENZA. Reprinted 1990. B. Jain
  Publishers, New Delhi, India.

85 **DURY, W. V.**
  ERUPTIVE FEVERS.

86 **CARTIER, F.**
  THERAPEUTICS OF THE RESPIRATORY ORGANS (Translated from French and
  edited by Williams, C.A.). 1919. Boericke & Tafel, Philadelphia.

87 **VITHOULKAS, G.**
  (I) ESSENCE OF MATERIA MEDICA. 1st Ind. Ed. 1988. B. Jain Publishers,
      New Delhi, India.
  (II) TALKS ON CLASSICAL HOMOEOPATHY. (Edited by B.P. Rao). 1st Ind. Ed.
      1990. B. Jain Publishers, New Delhi, India.
      a) CASE REPORTS – PART I.
      b) MATERIA MEDICA – PART II.
      c) DISCUSSIONS – PART III.

88 **MUKERJI, R.K.**
  CONSTITUTION AND TEMPERAMENT (A Compilation of articles published in
  different French journals). 1986. B. Jain Publishers New Delhi, India.

89 **ROUSSEAU, L./FORTIER-BERNOVILLE**
  DISEASES OF RESPIRATORY AND DIGESTIVE SYSTEMS OF CHILDREN
  (TRANSLATED BY RAJKUMAR MUKERJI FROM FRENCH). Reprint 1982. B. Jain
  Publishers, New Delhi, India.

90 **ROUSSEAU, A.L.**
  SUPPURATIONS AND NEURALGIA. (Translated from French and edited by
  Rajkumar Mukerji) 1936. Hahnemann Publishing Co., Calcutta. India.

91 **BURNETT, C.**
  (I) DELICATE BACKWARD PUNY AND STUNTED CHILDREN. 9th Ed.
      Homoeopathic Stores & Hospital Lahore, Pakistan.
  (II) ENLARGED TONSILS AND ITS CURE. 6th Revised Ed. Homoeopathic
      Stores & Hospital Lahore, Pakistan.
  (III) DISEASES OF THE VEINS. Reprinted 1989. B. Jain Publishers, New Delhi,
      India.
  (IV) CURABILITY OF TUMORS AND CANCEROUS GROWTHS BY MEDICINES.
      9th Revised Ed. Homoeopathic Stores & Hospital Lahore, Pakistan.
  (V) VACCINOSIS AND ITS CURE BY THUA. 10th Revised Ed. Homoeopathic
      Stores & Hospital Lahore, Pakistan.
  (VI) DISEASES OF SKIN, THEIR CONSTITUTIONAL NATURE AND CURE.
      Reprint 1989. B. Jain Publishers, New Delhi, India.

(VII) FIFTY REASONS FOR BEING A HOMOEOPATH. 5th Revised Ed. Homoeopathic Stores & Hospital Lahore, Pakistan.
(VIII) FEVERS AND BLOOD POISONINGS, 2nd Ind. Ed. 1968. Srih. Dey of A.P. Homoe Library, Calcutta, India.
(IX) THE NEW CURE OF CONSUMPTION BY ITS OWN VIRUS. 4th Ed. Reprint 1989. B. Jain Publishers, New Delhi, India.
(X) THE DISEASES OF LIVER, 9th Revised Ed. Homoeopathic Stores & Hospital Lahore, Pakistan.
(XI) CURABILITY OF CATARACT WITH MEDICINES. 10th Revised Ed. Homoeopathic Stores & Hospital Lahore, Pakistan.
(XII) GOUT AND ITS CURE. Reprint 1989. B. Jain Publishers, New Delhi, India.

92 **SCHWARTZ, W.H.**
THE HOMOEOPATHIC TREATMENT OF WOUNDS AND INJURIES. B. Jain Publishers, New Delhi, India.

93 **QUAY, G. H.**
A MONOGRAPH OF DISEASES OF THE NOSE AND THROAT. 2nd Ed. 1901. Boericke & Tafel, Philadelphia.

94 **NORTON, A.B.**
ESSENTIALS OF DISEASES OF THE EYE. Reprint 1962. Sett Dey & Co, Calcutta, India.

95 **QUILISCH, W.**
(I) HOMÖOPATHISCHE PRAXIS. 3 Aufl. 1987. Hippokrates Verlag, Stuttgart.
(II) HOMÖOPATHISCHE DIFFERENTIALTHERAPIE. 1980. Karl F. Haug Verlag, Heidelberg.

96 **GRIMMER, A.H./FORTIER, B.**
HOMOEOPATHIC TREATMENT OF CANCER. 1st Indian Ed. 1988. B. Jain Publishers, New Delhi, India.

97 **CAREY, G. W.**
THE BIOCHEMIC SYSTEM OF MEDICINE. 20th Ed. Revised 1921. Luyties Pharmacal Company, St. Louis.

98 **TESTE, A.**
THE HOMOEOPATHIC MATERIA MEDICA. Reprint, 1987. B. Jain Publishers, New Delhi, India.

99 **HALE, E.M.**
LECTURES ON DISEASES OF THE HEART WITH MATERIA MEDICA OF THE NEW HEART REMEDIES. Reprint 1986. B. Jain Publishers, New Delhi, India.

100 **BHATTACHARYYA M. & CO.**
MANUAL OF MATERIA MEDICA (WITH ALLEN'S CLINICALS) 2 VOLS. M. Bhattacharyya & Co., Calcutta, India.

101 **BERJEAU, J.P.H./FROST, J.H.P.**
THE HOMOEOPATHIC TREATMENT OF SYPHILIS, GONORRHOEA, SPERMATORRHOEA AND URINARY DISEASES. Reprint 1987. 1st Indian Ed. B. Jain Publishers, New Delhi, India.

102 **WEIR, J./TYLER, M.L.**
SOME OF THE OUTSTANDING HOMOEOPATHIC REMEDIES FOR ACUTE
CONDITIONS, INJURIES, ETC. (2 PARTS).

103 **BELL, J.B.**
THE HOMOEOPATHIC THERAPEUTICS OF DIARRHOEA. 12th Ed. Medical
Book Centre, 38/18 Urdu Bazar, Lahore, Pakistan.

104 **LIVINGSTON, R.**
HOMOEOPATHY. 1973. Ainsworth's Homoeopathic Pharmacy, London.

105 **BUFFUM, J.H.**
ESSENTIALS OF DISEASES OF EYE AND EAR. Reprint Ed. 1989. B. Jain
Publishers, New Delhi, India.

106 **WHEELER, C.E./DOUGLAS, K.**
AN INTRODUCTION TO THE PRINCIPLES AND PRACTICE OF HOMOEOPATHY.
3rd Ed. B. Jain Publishers (Pvt.) Ltd., New Delhi, India.

107 **SCHÜSSLER, W.H.**
THE BIOCHEMICAL TREATMENT OF DISEASES (Translated by J.T. O'Conn).
Reprint 1989. B. Jain Publishers, New Delhi, India.

108 **BOERICKE & TAFEL**
BIOCHEMISTRY: PHYSICIAN'S QUICK REFERENCE. Boericke & Tafel,
Philadelphia.

109 **MAURY, E.A.**
  (I)   DRAINAGE IN HOMOEOPATHY. 1965. Translated from French by Mark
Clement. Health Science Press, Sussex, England.
  (II)   ARTIKEL DES AUTORS, VERÖFFENTLICHT IN DER „ALLGEMEINEN
HOMÖOPATISCHEN ZEITUNG", AHZ.

110 **GALLAVARDIN, JEAN-PIERRE**
  (I)   REPERTORY OF PSYCHIC MEDICINES WITH MATERIA MEDICA. Reprint
1989. B. Jain Publishers, New Delhi, India.
  (II)   PSYCHISM AND HOMOEOPATHY. 2nd Revised Ed. Reprint 1987.
B. Jain Publishers, New Delhi, India.

111 **FORTIER-BERNOVILLE**
  (I)   REMEDIES FOR CIRCULATORY AND RESPIRATORY SYSTEM (Translated
from French by Rajkumar Mukerji). B. Jain Publisher (Pvt.) Ltd., New Delhi,
India.
  (II)   THERAPEUTICS OF INTOXICATION (Translated from French by Rajkumar
Mukerji). B. Jain Publisher (Pvt.) Ltd., New Delhi, India.
  (III) DIABETES MELLITUS (Translated from French by Rajkumar Mukerji). B.
Jain Publisher (Pvt.) Ltd., New Delhi, India.
  (IV) INFLUENZA – ITS MODERN HOMOEOPATHIC TREATMENT.

112 **FORTIER-BERNOVILLE/ROUSSEAU, L.A.**
CHRONIC RHEUMATISM (Translated from French by Rajkumar Mukerji). Reprint
1988. B. Jain Publishers, New Delhi, India.

113 **BRADLEY, F.J.**
CANCER LATENCY PREVENTION AND CURE THROUGH MIASMATICS. Reprint
1988. B. Jain Publishers, New Delhi, India.

114 **WEIR, J.**
(I) DIFFICULTIES IN HOMOEOPATHIC PRESCRIBING. 1969. The Homoeopathic Medical Publishers, Bombay, India.
(II) VARIOUS ARTICLES OF THE AUTHOR PUBLISHED IN THE JOURNALS.

115 **WELLS, P.P./HERING, C.**
SYMPTOMATIC INDICATIONS OF TYPHOID FEVER. 3rd Ed. Salzer & Co, Calcutta, India.

116 **DEMARQUE, D./JOUANNY, J./POITEVIN, B./SAINT-JEAN, Y.**
HOMOEOPATHIC-CONNAITRE LA MATIÈRE MÉDICALE. 1989. Centre d'etude et documentation Homoeopathiques (CEDH), France.

117 **HUGHES, R./DAKES, J.P.**
A CYCLOPEDIA OF DRUG PATHOGENESY (4 VOLS). Reprint 1988. B. Jain Publishers, New Delhi, India.

118 **BERNARD, H.**
THE HOMOEOPATHIC TREATMENT OF CONSTIPATION (Translated and revised from the 2nd Belgium edition by T.M. Strong.) Reprinted 1989. B. Jain Publishers, New Delhi, India.

119 **GLADWIN, F.E.**
THE PEOPLE OF THE MATERIA MEDICA WORLD. National Homoeopathic Pharmacy, New Delhi, India.

120 **LUTZE, F.H.**
DURATION OF ACTION AND ANTIDOTES OF THE PRINCIPAL HOMOEOPATHIC REMEDIES WITH THEIR COMPLEMENTARY AND INIMICAL RELATIONS. Indian Books & Periodical Syndicate, New Delhi, India.

121 **WELLS, P.P.**
DIARRHOEA AND DYSENTERY. Indian Books and Periodical Syndication, New Delhi, India.

122 **WIPP, B.**
HOMÖOPATHIE IN PSYCHIATRIE UND NEUROLOGIE. 1979. Karl F. Haug Verlag, Heidelberg.

123 **EICHELBERGER, O.**
KLASSISCHE HOMÖOPATHIE (4 BÄNDE). 1982. Karl F. Haug Verlag, Heidelberg.
(I) LEHRE UND PRAXIS. 4. Aufl. 1989.
(II) PRAXIS UND FORSCHUNG. 1987. Karl F. Haug Verlag, Heidelberg.

124 **BODMAN, F.**
INSIGHTS INTO HOMOEOPATHY (Edited by Anita Davies and Robin Pinsent). 1990. Beaconsfield Publishers, England.

125 **KÖHLER, G.**
LEHRBUCH DER HOMÖOPATHIE (2 BÄNDE). 1988. Hippokrates Verlag, Stuttgart.
(I) GRUNDLAGEN UND ANWENDUNG.
(II) PRAKTISCHE HINWEISE ZUR ARZNEIWAHL.

126 **DOUGLAS, H.R.**
LECTURES ON DISEASES OF CHEST. 1st Ed. Indian Books & Periodicals Syndicate, New Delhi, India.

127 **FISHER, C.E.**
A HANDBOOK ON DISEASES OF CHILDREN AND THEIR HOMOEOPATHIC TREATMENT. 4th Ed. M. Bhattacharyya and Co. (Pvt.) Ltd., Calcutta, India.

128 **BRIGHAM, G.N.**
CATARRHAL DISEASES OF THE NASAL AND RESPIRATORY ORGANS. 3rd Edition. Haren and Brother, Calcutta.

129 **KRACH, N.**
BIOTYPEN. 1980. Karl F. Haug Verlag, Heidelberg.

130 **BAKHSHI, K. S.**
HOMOEOPATHIC REMEDIES IN VERSE. Reprint Ed. 1991. B. Jain Publishers, New Delhi, India.

131 **WADIA, S.R.**
(I)   HOMOEOPATHY IN CHILDREN'S DISEASES. 1985. B. Jain Publishers, New Delhi, India.
(II) HOMOEOPATHY IN SKIN DISEASES. 4th Edition.
(III) LEUCODERMA, ITS HOMOEOPATHIC TREATMENT. 1st Ind. Ed. 1989. B. Jain Publishers, New Delhi, India.

132 **CHAND, D. H.**
(I)   PEPTIC ULCER. Reprint 1982. National Homoeopathic Pharmacy, New Delhi, India.
(II) FOLLOW UP OF THE CASE. Reprint 1983. National Homoeopathic Pharmacy, New Delhi, India.
(III) A FANTASY IN MATERIA MEDICA. Reprint 1981. National Homoeopathic Pharmacy, New Delhi, India.
(IV) HOMOEOPATHY IN GERIATRICS. National Homoeopathic Pharmacy, New Delhi, India.

CHAND, D. H./SCHMIDT, P.
KENT'S FINAL GENERAL REPERTORY OF THE HOMOEOPATHIC MATERIA MEDICA. 2nd Ed. 1982. National Homoeopathic Pharmacy, New Delhi, India.

133 **MÜLLER, H.V.**
DIE FARBE ALS MITTEL ZUR SIMILLIMUM-FINDUNG IN DER HOMÖOPATHIE. 1990. Karl F. Haug Verlag, Heidelberg.

134 **CHOUDHURI, N.M.**
A STUDY ON MATERIA MEDICA AND REPERTORY. Reprint 1986. B. Jain Publishers, New Delhi, India.

135 **CHATTERJE, T.P.**
(I)   HIGHLIGHTS OF HOMOEO-PRACTICE. 2nd Ed. 1991. B. Jain Publishers, New Delhi, India.
(II) A HAND-BOOK OF USEFUL THOUGHTS ON HOMOEO-PRACTICE AND DISEASE TERMINOLOGY. Ist Ed. 1991. B. Jain Publishers, New Delhi, India.

136 **BEUCHELT, H.**
KONSTITUTIONS- UND REAKTIONSTYPEN IN DER MEDIZIN MIT BERÜCKSICHTIGUNG IHRER THERAPEUTISCHEN AUSWERTBARKEIT IN WORT UND BILD. 5. Auflage 1977. Karl F. Haug Verlag, Heidelberg.

137 **JESSEN, H.C.**
THERAPEUTICAL MATERIA MEDICA. 1st Ed. 1991. B. Jain Publishes Ltd., New Delhi, India.

138 **BOSE, S.K.**
SYNOPSIS OF HOMOEOPATHIC MATERIA MEDICA. Ed.1921. Published by Sachindra Kumar Bose, Culcutta, India.

139 **SANKARAN, P.**
(I) THE CLINICAL RELATIONSHIPS OF HOMOEOPATHIC REMEDIES. 1984. The Homoeopathic Medical Publishers 20 – Station Road, Santa Croz, Bombay, India.
(II) SOME NOTES ON THE NOSODES. 1978. The Homoeopathic Medical Publishers, Station Road, Bombay, India.

140 **BANERJEA, S. K.**
(I) MIASMATIC DIAGNOSIS. 1st Ed. 1991. B. Jain Publishers, New Delhi India.
(II) BRAIN TUMORS CURED BY HOMOEOPATHY. B. Jain Publishers, New Delhi India.

141 **MOUNT, S.J.L.**
MIGRAINE. 1st Ed. 1991. B. Jain Publishers, New Delhi, India.

142 **MUKERJEE, A.N.**
THERAPEUTIC HINTS OF DR. MAHENDRALAL SIRCAR. 5th Ed. Hahnemann Publishing Co. (Pvt.), Calcutta, India.

143 **GUERMONPREZ, M./PINKAS, M./TORCK, M.**
MATIÈRE MÉDICALE HOMOEOPATHIQUE. 3rd Printing. 1989. Editions Boiron, Lyon, France.

144 **BIACHI, I.**
PRINCIPLES OF HOMOTOXICOLOGY. Vol I. 1989, Aurelia-Verlag Baden-Baden.

145 **BANERJEE, N.K.**
(I) REALISTIC MATERIA MEDICA WITH THERAPEUTICS REPERTORY. Salzer & Co., Calcutta, India.
(II) BLOOD PRESSURE, ITS ETIOLOGY AND TREATMENT. New Revised & Enlarged Edition. Reprint 1987. B. Jain Publishers, New Delhi India.

146 **KIPPAX, J.R.**
A HAND BOOK OF DISEASES OF SKIN AND THEIR HOMOEOPATHIC TREATMENT. Reprint 1989. B. Jain Publishers, New Delhi, India.

147 **VANNIER, L./POIRIR, J.**
PRECIS DE MATIÈRE MÉDICALE HOMEOPATHIQUE. 1992. Editions BOIRON, France.

148 **DOUGLASS, M.E.**
SKIN DISEASES. Reprint 1988. B. Jain Publishers (Pvt.) Ltd., New Delhi, India.

149 **MASOOD, M.**
HOW TO SUCCEED IF ONE REMEDY FAILS – ALTERNATIVES. Homeopathic
Stores & Hospital, Lahore, Pakistan.

150 **KRISHNA MOORTY, V.K.**
HOMOEOPATHY IN ACCIDENTS AND INJURIES. 2nd Rev. Ed. B. Jain
Publishers, New Delhi, India.

151 **JOUANNY, J./JOLY, P./AUBIN, M./PICARD, PH./DEMARQUE, D.**
PRATIQUE HOMOEOPATIQUE EN UROLOGIE. 1983. Centre d'etudes et de
documentation homoeopathiques (CEDH), France.

152 **MITRA, B.N.**
TISSUE REMEDIES. 4th Ed. 1973. Roy Publishing House, Calcutta, India.

153 **BANERJEE, P. N**
CHRONIC DISEASES – ITS CAUSES AND CURE, Reprint 1985. B. Jain
Publishers Pvt. Ltd, New Delhi, India.

154 **JOLLYMAN, N.**
MY PRACTICE OF HOMOEOPATHY. 1st Ed. 1991. B. Jain Publishers, New Delhi,
India.

155 **FORTIER-BERNOVILLE**
WHAT WE MUST NOT DO IN HOMOEOPATHY (Translated from French by
Rajkumar Mukerji).

156 **MATHUR, R.P.**
MIRACLES OF HEALING BY HOMOEOPATHY. 1st Ed. 1989. B. Jain Publishers,
New Delhi, India.

157 **ZISSU, R.**
MATIÈRE MÉDICALE HOMOEOPATHIQUE CONSTITUTIONNELLE (2 VOLS).
1989. Edition Boiron, S.A France

158 **JOUANNY, J./DEMARQUE, D./AUBIN, M./SAINT-JEAN, Y./JOLY, P.**
PRATIQUE HOMEOPATHIQUE EN MEDICINE INFANTILE. 1988. Centre d'etudes
et de documentation homoeopathiques, France.

159 **DHAWALE, M.L.**
PRINCIPLES AND PRACTICE OF HOMOEOPATHY (Part I, II). 2nd Ed. 1986.
Institute of Clinical Research, Bombay, India.

160 **AUBIN, M./JOLY, P./PICARD, PH./DEMARQUE, D./JOUANNY, J./JOLY, P.**
PRATIQUE HOMOEOPATHIQUE EN GASTRO-ENTEROLOGIE 1982. Centre
d'etudes et de documentation homoeopathique, France.

161 **MAJUMDAR, P.C. et al.**
APPENDICITIS CURABLE BY MEDICINE. 1st Ind. Ed. 1989. B. Jain Publishers,
New Delhi, India.

162 **SANKARAN, R.**
(I)   TARENTULA HISPANICA – A STUDY. 1st Ed. 1991. B. Jain Publishers, New
Delhi, India.
(II)   THE SPIRIT OF HOMOEOPATHY. The Homoeopathic Medical Publishers,
Bombay India.

163 **AGRAWAL, Y.R.**
HOMEOPATHY IN ASTHMA 1985. Vijay Publication, New Delhi, India.

164 **BRAUN, A.**
METHODIK DER HOMÖOTHERAPIE. 1975. Verlagsbuchhandlung Johannes Sonntag, Regensburg.

165 **MENON, C.R.K.**
SOME CONSTITUTIONAL REMEDIES. 2nd Ed. 1981. Hom. Study Centre, Cochin.

166 **DEY, H.K.**
RHEUMATISM CURED BY HOMOEOPATHY. 2nd Ed. 1975. Haren and Brothers, Calcutta.

167 **MCINTYER, E.R.**
STEPPING STONES TO NEUROLOGY. 1991. B. Jain Publishers (P), Ltd., New Delhi, India.

168 **MUZUMDAR, K.P./AUGUSTINE, V.T./THAKOR, K.**
PROVING OF ABROMA AUGUSTA FOLIA. 1986. Central Council for Research in Homoeopathy. New Delhi, India.

169 **ROBERTS, R.**
PRECIS D' HOMOEOPATHIE PRATIQUE ET MATIÈRE MÉDICALE. Editions Boiron.

170 **GIBSON MILLER, R./KLUNKER, W.**
ARZNEIBEZIEHUNGEN. 3. Auflage Karl F. Haug Verlag, Heidelberg.

171 **SIVARAMAN**
YOUR TOOTH PROBLEMS CURED WITH HOMOEOPATHIC MEDICINE. 1993. B. Jain Publishers (Pvt), Ltd. New Delhi, India.

172 **PANOS, M.B./HEIMLICH, J.**
FAMILY HOMOEOPATHIC MEDICINE. 1983. (Orient Paperbacks). Vision Books (Pvt.) Ltd., New Delhi, India.

173 **SRINIVASAN, K.S.**
ADDITIONS TO CLASSICAL MATERIA MEDICA. 1990. B. Jain Publishers (Pvt.) Ltd., New Delhi, India.

174 **SHEPHERD, D.**
MAGIC OF THE MINIMUM DOSE. B. Jain Publishers (Pvt.), Ltd. New Delhi, India.

175 **KANODA, K.D.**
(I) ADVANCED HOMOEOPATHY. 1991. B. Jain Publishers (Pvt.) Ltd, New Delhi, India.
(II) DANGER ZONES IN HOMOEOPATHY. B. Jain Publishers (Pvt.) Ltd., New Delhi, India.

176 **SRIVASTAVA, G.D./CHANDRA, J.**
ALPHABETICAL REPERTORY OF CHARACTERISTICS OF HOMOEOPATHIC MATERIA MEDICA. 1990. B. Jain Publishers (Pvt.) Ltd. New Delhi, India.

177 **HAUPTMANN, H.**
HOMÖOPATHIE IN DER KINDERÄRZTLICHEN PRAXIS. 1991. Karl F. Haug
Verlag, Heidelberg.

178 **CHAVANON, P./LEVANNIER, R.**
EMERGENCY HOMOEOPATHIC FIRST-AID. 1977. Translated from French by
G.A. Dudley. Thorsons Publishers Limited, Northamptonshire, England.

179 **SADIQUE, H.M.**
500 GEMS FROM HOMOEOPATHIC LITERATURE. 2nd Ed. 1965. Pakistan
Foundation for Homoeopathy, Karachi.

180 **FORTIER-BERNOVILLE/DANE, G.**
NOSODOTHERAPY, ISOTHERAPY, OPOTHERAPY. Indian Books and Periodicals
Syndicate, New Delhi, India

181 **PATEL, R.**
LUFFA OPERCULATA IN BRONCHI ASTHMA. Sai Homoeopathic Book
Corporation Kottayam Kerala, India.

182 **KASIM, C.**
THE CALCUTTA SCHOOL OF HOMOEOPATHY – Vorlesung an einem
eintägigen Symposion am 22. Januar 1994.

183 **SCHLÜREN, E.**
HOMÖOPATHIE IN FRAUENHEILKUNDE UND GEBURTSHILFE. 4. Auflage. Karl
F. Haug Verlag GmbH, Heidelberg.

184 **REVES, J.**
24 CHAPTERS ON HOMOEOPATHY. 1st Ed. 1993. Homoeopress Ltd. Haifa,
Israel

185 **PHATAK, S.R.**
MATERIA MEDICA OF HOMOEOPATHIC MEDICINES. Indian Books and
Periodicals Syndicate, New Delhi, India.

186 **NANDA, D.**
PRACTICAL HOMOEOPATHIC TREATMENT OF ASTHMA. Pratap Medical
Publishers, New Delhi, India.

187 **KASTNER, R.F.**
BOENNINGHAUSENS PHYSIOGNOMIK DER HOMÖOPATHISCHEN
ARZNEIVERWANDTSCHAFTEN. 1995. Karl F. Haug Verlag GmbH, Heidelberg.

188 **QUASIM, M.**
Klinische Beobachtungen zu Arzneimittelbeziehungen.

189 **DEY, S.P.**
(I)   CLINICAL EXPERIENCE WITH CARCINOSIN.
(II)   THE X-RAY DRUG PICTURE.
(III) BRONCHIAL ASTHMA, AN INTEGRATED APPROACH.

190 **KRISHNAMURTY, P.**
PERSÖNLICHES GESPRÄCH BEI SEINEM BESUCH IN LAHORE, 6. März 1996.

191 **KUMAR KRISHNA, P.**
TALKS ON POISONS, METALS, ACIDS AND NOSODES USED AS
HOMOEOPATHIC MEDICINES. Indian books and periodical syndicate, New
Delhi, India.

192 **GEBHARDT, K.-H.**
STAUFFERS HOMÖOPATHISCHES TASCHENBUCH. 26., grundlegend neu
bearbeitete und verbesserte Auflage. Karl F. Haug Verlag, Heidelberg.

193 **SQIRE, B.**
A REPERTORY OF HOMOEOPATHIC NOSODES AND SARCODES. 1st Ed.
1997. B. Jain Publishers (Pvt.) Ltd. New Delhi, India.

194 **CHAKRAVATY, A.**
HOMOEOPATHIC DRUG PERSONALITIES WITH THERAPEUTIC HINTS. B. Jain
Publishers, New Delhi India.

195 **WEBLEY, D.**
CARCINOSIN (Material aus dem Internet)

196 **D'CASTRO, J.B.**
CANCER, CAUSE, CARE AND CURE. 2000. B. Jain Publishers Ltd., New Delhi.

197 **CASE, E.E.**
SOME CLINICAL EXPERIENCE. 1991. Edited by J. Yasgur. Van Hoy Publishers,
Greenville, USA.

198 **GOULLON, H.**
SCROFULOUS AFFECTIONS. 1872. Translated from German by E. Tietze.
Boericke & Tafel, Philadelphia, USA.

199 **GRIMMER, A.H.**
THE COLLECTED WORKS. 1966. Edited by Currim, Ahmed N. Hahnemann
International Institute for Homoeopathic Documentation, Norwalk, Connecticut,
USA.

Bibliographie – alphabetisch*

AGRAWAL, Y.R. (163)
HOMEOPATHY IN ASTHMA 1985. Vijay Publication, New Delhi, India.

ALLEN, H.C. (1)
(I) KEY NOTES AND CHARACTERISTICS WITH COMPARISONS OF SOME OF THE LEADING REMEDIES OF THE MATERIA MEDICA. 8th Ed. 1936. Boericke & Tafel. Philadelphia.
(II) THERAPEUTICS OF FEVERS. 1928. Boericke & Tafel, Philadelphia.
(III) GREGG CONSUMPTION. 1946. Sett Dey & Co, 40A, Strand Road, Calcutta.
(IV) MATERIA MEDICA OF THE NOSODES. 1921. Reprint 1985. B. Jain Publishers, New Delhi, India.

ALLEN, J.H. (64)
DISEASES AND THERAPEUTICS OF THE SKIN. 1902. Boericke & Tafel, Philadelphia.

ALLEN, T.F. (2)
HANDBOOK OF MATERIA MEDICA AND HOMOEOPATHIC THERAPEUTICS. 1921. Reprint 1980. B. Jain Publishers, New Delhi, India.

ANSHUTZ, E.P. (3)
(I) NEW OLD AND FORGOTTEN REMEDIES. Reprint 1987. B. Jain Publishers, New Delhi, India.
(II) THERAPEUTIC BY-WAYS. First Indian Ed. World Homoeopathic Links, New Delhi, India.
(III) SEXUAL ILLS AND DISEASES. 6th Revised Ed. Homoeopathic Stores & Hospital, Lahore, Pakistan.

AUBIN, M./DEMARQUE, D./JOLY, P./JOUANNY, J./SAINT-JEAN, Y. (6)
CONCORDANCES HOMOEOPATHIQUES. 2nd Ed. 1989. Centre de etudes et de documentation homoeopathiques, France.

AUBIN, M./JOLY, P./PICARD, P.H./DEMARQUE, D./JOUANNY, J./JOLY, P. (160)
PRATIQUE HOMOEOPATHIQUE EN GASTRO-ENTEROLOGIE. 1982. Centre d'etudes et de documentation homoeopathiques, France.

BAKHSHI, K.S. (130)
HOMOEOPATHIC REMEDIES IN VERSE. Reprint Ed. 1991. B. Jain Publishers, New Delhi, India.

BANERJEA, S. K. (140)
(I) MIASMATIC DIAGNOSIS. 1st Ed. 1991. B. Jain Publishers, New Delhi India.
(II) BRAIN TUMORS CURED BY HOMOEOPATHY. B. Jain Publishers, New Delhi India.

BANERJEE, N.K. (145)
(I) REALISTIC MATERIA MEDICA WITH THERAPEUTICS REPERTORY. Salzer & Co., Calcutta, India.

---

* Die Nummern hinter den Autorennamen kennzeichnen die Referenznummern.

(II)   BLOOD PRESSURE, ITS ETIOLOGY AND TREATMENT. New Revised & Enlarged Edition, Reprint 1987. B. Jain Publishers, New Delhi India.

BANERJEE, P.N. (153)
CHRONIC DISEASES – ITS CAUSES AND CURE. Reprint 1985. B. Jain Publishers Pvt. Ltd, New Delhi, India.

BELL, J.B. (103)
THE HOMOEOPATHIC THERAPEUTICS OF DIARRHOEA. 12th Ed. Medical Book Centre, 38/18 Urdu Bazar, Lahore, Pakistan.

BERJEAU, J.P.H./FROST, J.H.P. (101)
THE HOMOEOPATHIC TREATMENT OF SYPHILIS, GONORRHOEA, SPERMATORRHOEA AND URINARY DISEASES. Reprint 1987. 1st Indian Ed. B. Jain Publishers, New Delhi, India.

BERNARD, H. (118)
THE HOMOEOPATHIC TREATMENT OF CONSTIPATION (Translated and revised from the 2nd Belgium Edition by T.M. Strong). Reprinted 1989. B. Jain Publishers, New Delhi, India.

BEUCHELT, H. (136)
KONSTITUTIONS- UND REAKTIONSTYPEN IN DER MEDIZIN MIT BERÜCKSICHTIGUNG IHRER THERAPEUTISCHEN AUSWERTBARKEIT IN WORT UND BILD. 5. Aufl. 1977. Karl F. Haug Verlag, Heidelberg.

BHATTACHARYYA, H. CH. (7)
THE HOMOEOPATHIC FAMILY PRACTICE. 13th Ed. M. Bhattacharyya & Co., Calcutta, India.

BHATTACHARYYA, M. & CO. (100)
MANUAL OF MATERIA MEDICA (WITH ALLEN'S CLINICALS). 2 VOLS. M. Bhattacharyya & Co., Calcutta, India.

BIACHI, I. (144)
PRINCIPLES OF HOMOTOXICOLOGY. Vol I. 1989. Aurelia-Verlag, Baden-Baden.

BLACKIE, M.G. (61)
(I)   THE PATIENT NOT THE CURE. 1976. B. Jain Publishers, New Delhi India.
(II)   CLASSICAL HOMOEOPATHY (Edited by Dr. Charles Elliot and Dr. Frank Johnson). First Published in 1986. Beaconsfield Publishers, England.

BLACKWOOD, A.L. (83)
(I)   A MANUAL OF MATERIA MEDICA, THERAPEUTICS AND PHARMA-COLOGY. First Indian Ed. 1959. Calcutta Economic Homoeo Pharmacy, India.
(II)   DISEASES OF FOOD TRACT. 1909. Boericke & Tafel, Philadelphia.
(III)   DISEASES OF KIDNEYS AND NERVOUS SYSTEM. Reprint 1989. B. Jain Publishers, New Delhi, India.
(IV)   DISEASES OF THE HEART. B. Jain Publishers, New Delhi, India.

BODMAN, F. (124)
INSIGHTS INTO HOMOEOPATHY (Edited by Anita Davies and Robin Pinsent). 1990. Beaconsfield Publishers, England.

BOENNINGHAUSEN, VON. C. (55)
- (I)   A SYSTEMATIC ALPHABETIC REPERTORY OF HOMOEOPATHIC REMEDIES. 1st Indian Ed. 1979. B. Jain Publishers, New Delhi, India.
- (II) THE SIDES OF THE BODY AND DRUG AFFINITIES. Appended to Repertory of the Homoeopathic Materia medica by J.T. Kent. 1st Masood Ed. Published by Masood Publications, Lahore-14.

BOERICKE & TAFEL (108)
BIOCHEMISTRY: PHYSICIAN'S QUICK REFERENCE. Boericke & Tafel, Philadelphia.

BOERICKE, W. (9)
- (I)   POCKET MANUAL OF HOMOEOPATHIC MATERIA MEDICA. B. Jain Publishers, New Delhi, India
- (II) A COMPEND OF THE PRINCIPLES OF HOMOEOPATHY. Homoeopathic Stores and Hospital, Lahore.

BOERICKE, W./DEWEY, W.A. (10)
THE TWELVE TISSUE REMEDIES OF SCHUESSLER. 6th Ed. 1947. Boericke & Tafel, Philadelphia.

BOGER, C.M. (8)
- (I)   A SYNOPTIC KEY OF THE MATERIA MEDICA. 5th Enlarged Ed. Salzer & Co., Calcutta, India.
- (II) BOENNINGHAUSEN'S CHARACTERISTICS AND REPERTORY. Reprint 1986. Revised & Enlarged Ed. B. Jain Publishers, New Delhi, India.
- (III) STUDIES IN THE PHILOSOPHY OF HEALING. Reprint 1988. Second Ed. B. Jain Publishers, New Delhi India.
- (IV) COLLECTED WRITING: Edited by J. Sher R. Bannan. Churchill Livingston, London

BONNEROT/FORTIER-BERNOVILLE (60)
ULCER OF THE STOMACH AND DUODENUM (Translated by Dr. Rajkumar Mukerji from the original French). Reprint 1988. B. Jain Publishers, New Delhi, India.

BORLAND, D.M. (51)
- (I)   HOMOEOPATHY IN PRACTICE (Edited by Kathleen Priestman). 1982. Beaconsfield Publishers, England.
- (II) CHILDREN TYPES. The British Homoeopathic Association London.
- (III) DIGESTIVE DRUGS. The British Homoeopathic Association London.
- (IV) PNEUMONIAS. The British Homoeopathic Association London.
- (V) SOME EMERGENCIES OF GENERAL PRACTICE. First Ed. 1970. The Homoeopathic Medical Publishers, Bombay, India.

BOSE, S.K. (138)
SYNOPSIS OF HOMOEOPATHIC MATERIA MEDICA. Ed.1921. Published by Sachindra Kumar Bose, Culcutta, India.

BOYD, H. (11)
INTRODUCTION TO HOMÖOPATHIC MEDICINE. Reprint 1982. Beaconsfield Publishers, England.

BRADLEY, F.J. (113)
CANCER LATENCY PREVENTION AND CURE THROUGH MIASMATICS. Reprint 1988. B. Jain Publishers, New Delhi, India.

BRAUN, A. (164)
METHODIK DER HOMÖOTHERAPIE. 1975. Verlagsbuchhandlung, Johannes Sonntag, Regensburg.

BRIGHAM, G.N. (128)
CATARRHAL DISEASES OF THE NASAL AND RESPIRATORY ORGANS. 3rd Edition. Haren and Brother, Calcutta.

BUCK, H. (79)
THE OUTLINE OF MATERIA MEDICA AND CLINICAL DICTIONARY. Reprint 1987. B. Jain Publishers, New Delhi, India.

BUFFUM, J.H. (105)
ESSENTIALS OF DISEASES OF EYE AND EAR. Reprint Ed. 1989. B. Jain Publishers, New Delhi, India.

BURNETT, C. (91)
(I)   DELICATE BACKWARD PUNY AND STUNTED CHILDREN. 9th Ed. Homoeopathic Stores & Hospital Lahore, Pakistan.
(II)   ENLARGED TONSILS AND ITS CURE. 6th Revised Ed. Homoeopathic Stores & Hospital Lahore, Pakistan.
(III) DISEASES OF THE VEINS. Reprinted 1989. B. Jain Publishers, New Delhi, India.
(IV) CURABILITY OF TUMORS AND CANCEROUS GROWTHS BY MEDICINES. 9th Revised Ed. Homoeopathic Stores & Hospital Lahore, Pakistan.
(V)   VACCINOSIS AND ITS CURE BY THUA. 10th Revised Ed. Homoeopathic Stores & Hospital Lahore, Pakistan.
(VI) DISEASES OF SKIN, THEIR CONSTITUTIONAL NATURE AND CURE. Reprint 1989. B. Jain Publishers, New Delhi, India.
(VII) FIFTY REASONS FOR BEING A HOMOEOPATH. 5th Revised Ed. Homoeopathic Stores & Hospital Lahore, Pakistan.
(VIII) FEVERS AND BLOOD POISONINGS. 2nd Ind. Ed. 1968. Srih. Dey of A.P. Homoe Library, Calcutta, India.
(IX) THE NEW CURE OF CONSUMPTION BY ITS OWN VIRUS. 4th Ed. Reprint 1989. B. Jain Publishers, New Delhi, India.
(X)   THE DISEASES OF LIVER. 9th Revised Ed. Homoeopathic Stores & Hospital Lahore, Pakistan.
(XI) CURABILITY OF CATARACT WITH MEDICINES. 10th Revised Ed. Homoeopathic Stores & Hospital Lahore, Pakistan.
(XII) GOUT AND ITS CURE. Reprint 1989. B. Jain Publishers, New Delhi, India.

CAREY, G. W. (97)
THE BIOCHEMIC SYSTEM OF MEDICINE. 20th Ed. Revised 1921. Luyties Pharmacal Company, St. Louis.

CARTIER, F. (86)
THERAPEUTICS OF THE RESPIRATORY ORGANS (Translated from French and edited by Williams, C.A.). 1919. Boericke & Tafel, Philadelphia.

CASE, E.E. (197)
SOME CLINICAL EXPERIENCE. 1991. Edited by J. Yasgur. Van Hoy Publishers, Greenville, USA.

CHAKRAVATY, A. (194)
HOMOEOPATHIC DRUG PERSONALITIES WITH THERAPEUTIC HINTS. B. Jain Publishers, New Delhi India.

CHAND, D. H. (132)
(I) PEPTIC ULCER. Reprint 1982. National Homoeopathic Pharmacy, New Delhi, India.
(II) FOLLOW UP OF THE CASE. Reprint 1983. National Homoeopathic Pharmacy, New Delhi, India.
(III) A FANTASY IN MATERIA MEDICA. Reprint 1981. National Homoeopathic Pharmacy, New Delhi, India.
(IV) HOMOEOPATHY IN GERIATRICS. National Homoeopathic Pharmacy, New Delhi, India.

CHAND, D. H./SCHMIDT, P. (132)
KENT'S FINAL GENERAL REPERTORY OF THE HOMOEOPATHIC MATERIA MEDICA. 2nd Ed. 1982. National Homoeopathic Pharmacy, New Delhi, India.

CHATTERJE, T.P. (135)
(I) HIGHLIGHTS OF HOMOEO-PRACTICE. 2nd Ed. 1991. B. Jain Publishers, New Delhi, India.
(II) A HAND-BOOK OF USEFUL THOUGHTS ON HOMOEO-PRACTICE AND DISEASE TERMINOLOGY. Ist Ed. 1991. B. Jain Publishers, New Delhi, India.

CHAVANON, P./LEVANNIER, R. (178)
EMERGENCY HOMOEOPATHIC FIRST-AID. 1977. (Translated from French by G.A. Dudley). Thorsons Publishers Limited, Northamptonshire, England.

CHOUDHURI, N.M. (134)
A STUDY ON MATERIA MEDICA AND REPERTORY. Reprint 1986. B. Jain Publishers, New Delhi, India.

CHOUDHURY, H. (4)
INDICATIONS OF MIASMS. 1st Ed. 1988. B. Jain Publishers (P) Ltd. New Delhi, India.

CLARKE, J.H. (12)
(I) A DICTIONARY OF PRACTICAL MATERIA MEDICA (3 VOLS). B. Jain Publishers, New Delhi, India.
(II) CLINICAL REPERTORY TO THE DICTIONARY OF MATERIA MEDICA. The Society of Homoeopaths Pakistan, Lahore-5.
(III) NON SURGICAL TREATMENT OF DISEASES OF THE GLANDS AND BONES. Reprint 1986. B. Jain Publishers, New Delhi, India.
(IV) DISEASES OF HEART AND ARTERIES. 1940. Homoeopathic Physician Calcutta, India.

CONANT, C.M. (74)
AN OBSTETRIC MENTOR. B. Jain Publishers, New Delhi, India.

COWPERTHWAITE, A.C. (13)
(I) A TEXT BOOK OF MATERIA MEDICA AND THERAPEUTICS. 1960. Haren & Brother, Calcutta.
(II) A TEXT BOOK OF GYNECOLOGY. Reprint 1980. B. Jain Publishing Co., New Delhi, India.

D'CASTRO, J.B. (196)
CANCER, CAUSE, CARE AND CURE. 2000. B. Jain Publishers Ltd., New Delhi.

DEMARQUE, D./JOUANNY, J./POITEVIN, B./SAINT-JEAN, Y. (116)
HOMOEOPATHIC-CONNAITRE LA MATIÈRE MÉDICALE. 1989. Centre d'etude et documentation homoeopathiques (CEDH), France.

DEWEY, W.A. (14)
(I)   PRACTICAL HOMOEOPATHIC THERAPEUTICS. Reprint Ed. 1990. B. Jain Publishers, New Delhi, India.
(II)   ESSENTIALS OF HOMOEOPATHIC MATERIA MEDICA. B. Jain Publishers (Pvt.) Ltd., New Delhi, India.

DEY, H.K. (166)
RHEUMATISM CURED BY HOMOEOPATHY. 2nd Ed. 1975. Haren and Brothers, Calcutta.

DEY, S.P. (189)
(I)   CLINICAL EXPERIENCE WITH CARCINOSIN.
(II)   THE X-RAY DRUG PICTURE.
(III) BRONCHIAL ASTHMA, AN INTEGRATED APPROACH.

DHAWALE, M.L. (159)
PRINCIPLES AND PRACTICE OF HOMOEOPATHY (Part I, II). 2nd Ed. 1986. Institute of Clinical Research, Bombay, India.

DORCSI, M. (15)
1.   HOMÖOPATHIE (6 BÄNDE). 1977. Karl F. Haug Verlag, Heidelberg.
(I)   ÄTIOLOGIE
(II)   KONSTITUTION
(III) ORGANOTROPIE
(IV) ARZNEIMITTELLEHRE
(V)   SYMPTOMENVERZEICHNIS. 1965.
2.   STUFENPLAN UND AUSBILDUNGSPROGRAMM IN DER HOMÖOPATHIE. Band 1. 2. Aufl. Karl F. Haug Verlag, Heidelberg.

DOUGLAS, H.R. (126)
LECTURES ON DISEASES OF CHEST. 1st Ed. Indian Books & Periodicals Syndicate, New Delhi, India.

DOUGLASS, M.E. (148)
SKIN DISEASES. Reprint 1988. B. Jain Publishers (Pvt.) Ltd., New Delhi, India.

DUDGEON, R.E. (71)
(I)   LECTURES ON THE THEORY AND PRACTICE OF HOMOEOPATHY. Reprint 1987. B. Jain Publishers, New Delhi, India.
(II)   THE LESSER WRITINGS OF SAMUEL HAHNEMANN. Reprint 1987. B. Jain Publishers, New Delhi, India.

DUNHAM, C. (72)
(I)   LECTURES ON MATERIA MEDICA. B. Jain Publishers (Pvt) Ltd., New Delhi, India.
(II)   HOMOEOPATHY, THE SCIENCE OF THERAPEUTICS. First Published in 1984. Reprint 1988. B. Jain Publishers, New Delhi, India.

DURY, W.V. (85)
ERUPTIVE FEVERS.

EICHELBERGER, O. (123)
KLASSISCHE HOMÖOPATHIE (4 BÄNDE). 1982. Karl F. Haug Verlag, Heidelberg.
(I) LEHRE UND PRAXIS. 4. Aufl. 1989.
(II) PRAXIS UND FORSCHUNG. 1987.

EINHEIMISCHE UND FREMDE JOURNALE, SEMINARMITSCHRIFTEN, SYMPOSIEN, KONGRESSE UND PERSÖNLICHE ERFAHRUNGEN **(50)**

FARRINGTON, E.A. (16)
(I) A CLINICAL MATERIA MEDICA. 6th Ed. 2nd Indian Ed. 1932. B. Jain Publishers, New Delhi, India.
(II) COMPARATIVE MATERIA MEDICA. B. Jain Publishers, New Delhi, India.
(III) THERAPEUTIC POINTERS TO SOME COMMON DISEASE. New enlarged Ed. thoroughly revised, Reprint 1988. B. Jain Publishers, New Delhi, India.
(IV) LESSER WRITINGS WITH THERAPEUTIC HINTS. Salzer & Co, Calcutta, India.

FARRINGTON, H. (17)
HOMOEOPATHY AND HOMOEOPATHIC PRESCRIBING.1955. American Institute of Homoeopathy, Philadelphia.

FISHER, C.E. (127)
A HANDBOOK ON DISEASES OF CHILDREN AND THEIR HOMOEOPATHIC TREATMENT. 4th Ed. M. Bhattacharyya and Co. (Pvt.) Ltd., Calcutta, India.

FLURY, R. (57)
(I) PRAKTISCHES REPERTORIUM. 1979. M. Flury, Lemberg, Bern.
(II) HOMOEOPATHY AND THE PRINCIPLE OF REALITY.

FORTIER-BERNOVILLE (111)
(I) REMEDIES FOR CIRCULATORY AND RESPIRATORY SYSTEM (Translated from French by Rajkumar Mukerji). B. Jain Publisher (Pvt.) Ltd., New Delhi, India.
(II) THERAPEUTICS OF INTOXICATION (Translated from French by Rajkumar Mukerji). B. Jain Publisher (Pvt.) Ltd., New Delhi, India.
(III) DIABETES MELLITUS (Translated from French by Rajkumar Mukerji). B. Jain Publisher (Pvt.) Ltd., New Delhi, India.
(IV) INFLUENZA – ITS MODERN HOMOEOPATHIC TREATMENT

FORTIER-BERNOVILLE (155)
WHAT WE MUST NOT DO IN HOMOEOPATHY (Translated from French by Rajkumar Mukerji).

FORTIER-BERNOVILLE/DANE, G. (180)
NOSODOTHERAPY, ISOTHERAPY, OPOTHERAPY. Indian Books and Periodicals Syndicate, New Delhi, India

FORTIER-BERNOVILLE/ROUSSEAU, L.A. (112)
CHRONIC RHEUMATISM (Translated from French by Rajkumar Mukerji). Reprint 1988. B. Jain Publishers, New Delhi, India.

FORTIER-BERNOVILLE et al. (80)
- (I) ERUPTIVE FEVERS AND CONTAGIOUS DISEASES OF CHILDREN (Translated by Rajkumar Mukeri from French). B. Jain Publisher (Pvt.) Ltd., New Delhi, India.
- (II) THERAPEUTICS OF THE DISEASES OF LIVER AND BILIARY DUCTS (Translated by Rajkumar Mukerji from French). B. Jain Publisher (Pvt.) Ltd., New Delhi, India.

FOUBISTER, D.M. (52)
- (I) TUTORIALS ON HOMOEOPATHY. First Published in 1989. Beaconsfield Publishers, England.
- (II) THE CARCINOSIN DRUG PICTURE. Indian Books & Periodicals Syndicate, New Delhi, India.
- (III) NOTES ON HELLEBORUS NIGER.
- (IV) HOMOEOPATHY AND PAEDIATRICS. 1st Indian Ed. 1988. B. Jain Publisher (Pvt.) Ltd., New Delhi, India.
- (V) CONSTITUTIONAL EFFECTS OF ANAESTHESIA. Indian Books & Periodicals Syndicate, New Delhi, India.
- (VI) THERAPEUTICS HINTS FOR STUDENTS OF HOMOEOPATHY. Indian Books & Periodicals Syndicate, New Delhi, India.

GALLAVARDIN, J.P. (110)
- (I) REPERTORY OF PSYCHIC MEDICINES WITH MATERIA MEDICA. Reprint 1989. B. Jain Publishers, New Delhi, India.
- (II) PSYCHISM AND HOMOEOPATHY. 2nd Revised Ed. Reprint 1987. B. Jain Publishers, New Delhi, India.

GEBHARDT, K.-H. (192)
STAUFFERS HOMÖOPATHISCHES TASCHENBUCH. 26., grundlegend neu bearbeitete und verbesserte Auflage. Karl F. Haug Verlag GmbH, Heidelberg.

GEUKENS, A./MORTELMANS, G. (5)
CARCINOSINUM. 1989. Vzw centrum voor homoeopathie, Belgium, Hechtel eksch Belgium.

GHOSH, S.K. (18)
CLINICAL EXPERIENCES WITH SOME RARE NOSODES. 3rd Ed. 1976. Sm. Sushama. Rani Ghosh, Calcutta, India.

GIBSON, D.M. (19)
STUDIES OF HOMOEOPATHIC REMEDIES (Edited by Marianne Harling and Brian Kaplan). First Published in 1987. Beaconsfield Publishers, England.

GIBSON MILLER, R. (20)
RELATIONSHIP OF REMEDIES. B. Jain Publishers (Pvt.), Ltd., New Delhi, India.

GIBSON MILLER/KLUNKER, W. (170)
ARZNEIBEZIEHUNGEN. 3. Auflage. Karl F. Haug Verlag, Heidelberg.

GLADWIN, F.E. (119)
THE PEOPLE OF THE MATERIA MEDICA WORLD. National Homoeopathic Pharmacy, New Delhi, India.

GOULLON, H. (198)
SCROFULOUS AFFECTIONS. 1872. Translated from German by E. Tietze. Boericke & Tafel, Philadelphia, USA.

GROSS, H. (70)
COMPARATIVE MATERIA MEDICA. 1938. Sett-Dey & Co, Calcutta, India.

GRAF, E.V.D.G. (21)
POCKET BOOK OF BIOCHEMIC PRACTICE OF MEDICINE.

GRIMMER, A.H. (199)
THE COLLECTED WORKS. 1966. Edited by Currim, Ahmed N. Hahnemann International Institute for Homoeopathic Documentation, Norwalk, Connecticut, USA.

GRIMMER, A.H./FORTIER, B. (96)
HOMOEOPATHIC TREATMENT OF CANCER. 1st Indian Ed. 1988. B. Jain Publishers, New Delhi, India.

GUERMONPREZ, M./PINKAS, M./TORCK, M. (143)
MATIÈRE MÉDICALE HOMOEOPATHIQUE. 3rd Printing. 1989. Editions Boiron, Lyon, France.

GUERNSEY, H.N. (77)
(I) KEY NOTES TO THE MATERIA MEDICA. Reprint 1984. B. Jain Publishers, New Delhi, Indian.
(II) THE APPLICATION OF THE PRINCIPLES AND PRACTICE OF HOMOEOPATHY TO OBSTETRICS. 2nd Ind. Ed. 1948. Sett Dey & Co., Calcutta, India.

GUPTA, D.C.D. (22)
CHARACTERISTIC MATERIA MEDICA. 6th Ed. Published by the Author. Calcutta, India.

GYPSER, K.-H. (30)
KENT'S MINOR WRITINGS ON HOMOEOPATHY. Indian Reprint 1988. B. Jain Publishers, New Delhi, India.

HAHNEMANN, S. (23)
(I) MATERIA MEDICA PURA (2 VOLS). Reprint 1988. B. Jain Publishers, New Delhi, India.
(II) CHRONIC DISEASES (2 VOLS). Reprint 1988. B. Jain Publishers, New Delhi, India.

HALE, E.M. (99)
LECTURES ON DISEASES OF THE HEART WITH MATERIA MEDICA OF THE NEW HEART REMEDIES. Reprint 1986. B. Jain Publishers, New Delhi, India.

HANSEN, O.A. (24)
TEXTBOOK OF MATERIA MEDICA AND THERAPEUTICS OF RARE HOMOEOPATHIC REMEDIES. B. Jain Publishers, New Delhi, India.

HART, C.P. (82)
THERAPEUTICS OF NERVOUS DISEASES. M/S Harjet & Co, New Delhi, India.

HAUPTMANN, H. (177)
HOMÖOPATHIE IN DER KINDERÄRZTLICHEN PRAXIS. 1991. Karl F. Haug Verlag, Heidelberg.

HERING, C. (25)
   (I)   THE GUIDING SYMPTOMS OF OUR MATERIA MEDICA (10 Vols). 1991.
        B. Jain Publishers (Pvt.) Ltd., New Delhi., India.
   (II) CONDENSED MATERIA MEDICA. 1st Ind. Ed. 1978. B. Jain Publishers,
        New Delhi, India.

HUBBARD, E.W. (32)
        HOMOEOPATHY AS ART AND SCIENCE. 1990. Beaconsfield Publishers,
        England.

HUGHES, R. (26)
   (I)   A MANUAL OF PHARMACODYNAMICS. C. Ringer & Co, Calcutta, India.
   (II) THE PRINCIPLES AND PRACTICE OF HOMOEOPATHY. World
        Homoeopathic Links, New Delhi, India.

HUGHES, R./DAKES, J.P. (117)
        A CYCLOPEDIA OF DRUG PATHOGENESY (4 VOLS). Reprint 1988. B. Jain
        Publishers, New Delhi, India.

HUSSAIN, ABID (27)
        RELATIONSHIPS OF HOMOEOPATHIC DRUGS. 1960. Kent Homoeopathic
        Stores and Hospital, Sargodha.

IMHÄUSER, H. (28)
        HOMÖOPATHIE IN DER KINDERHEILKUNDE. 1970. Karl F. Haug Verlag,
        Heidelberg.

JESSEN, H.C. (137)
        THERAPEUTICAL MATERIA MEDICA. 1st Ed. 1991. B. Jain Publishes Ltd., New
        Delhi, India.

JOLLYMAN, N. (154)
        MY PRACTICE OF HOMOEOPATHY. 1st Ed. 1991. B. Jain Publishers, New Delhi,
        India.

JOUANNY, J./DEMARQUE, D./AUBIN, M./SAINT-JEAN, Y./JOLY, P. (158)
        PRATIQUE HOMEOPATHIQUE EN MEDICINE INFANTILE. 1988. Centre
        de'etudes et de documentation homoeopathiques, France.

JOUANNY, J./JOLY, P./AUBIN, M./PICARD, PH./DEMARQUE, D. (151)
        PRATIQUE HOMOEOPATIQUE EN UROLOGIE. 1983. Centre d'etudes et de
        documentation homoeopathiques (CEDH), France.

JULIAN, O.A. (29)
   (I)   DICTIONARY OF HOMOEOPATHIC MATERIA MEDICA (Translated by
        Rajkumar Mukherji) English Ed. 1984. B. Jain Publishers, New Delhi, India.
   (II) TREATISE ON DYNAMISED MICRO IMMUNOTHERAPY (PART I AND II). B.
        Jain Publishers (Pvt.) Ltd., New Delhi, India.
   (III) MATERIA MEDICA DER NOSODEN. 4. Aufl. 1980. Karl F. Haug Verlag,
        Heidelberg.
   (IV) INTESTINAL NOSODES OF BACH-PATERSON (Translated from French by
        Dr. Rajmkumar Mukerji). 1st Ind. Ed. 1981. Reprint 1987. Reserved, B. Jain
        Publishers, New Delhi, India.

KANODA, K.D. (175)
    (I)   ADVANCED HOMOEOPATHY. 1991. B. Jain Publishers (Pvt.) Ltd, New
          Delhi, India.
    (II)   DANGER ZONES IN HOMOEOPATHY. B. Jain Publishers (Pvt.) Ltd., New
          Delhi, India.

KASIM, C. (182)
    THE CALCUTTA SCHOOL OF HOMOEOPATHY – Vorlesung an einem
    eintägigen Symposion am 22. Januar 1994.

KASTNER, R.F. (187)
    BOENNINGHAUSENS PHYSIOGNOMIK DER HOMÖOPATHISCHEN
    ARZNEIVERWANDTSCHAFTEN. 1995. Karl F. Haug Verlag, Heidelberg.

KENT, J.T. (30)
    LECTURES ON HOMOEOPATHIC MATERIA MEDICA. Boericke & Tafel,
    Philadelphia.

KHUTELA, M.P. (69)
    RENAL CALCULUS. Homeopathic Charilable Trust, Jaipur.

KIPPAX, J.R. (146)
    A HAND BOOK OF DISEASES OF SKIN AND THEIR HOMOEOPATHIC
    TREATMENT. Reprint 1989. B. Jain Publishers, New Delhi, India.

KNERR, C.B. (31)
    (I)   A REPERTORY OF HERING'S GUIDING SYMPTOMS OF OUR MATERIA
          MEDICA. 1886. F.A. Devis Co. Philadelphia.
    (II)   DRUG RELATIONSHIPS.

KÖHLER, G. (125)
    LEHRBUCH DER HOMÖOPATHIE (2 BÄNDE). 1988. Hippokrates Verlag,
    Stuttgart.
    (I)   GRUNDLAGEN UND ANWENDUNG.
    (II)   PRAKTISCHE HINWEISE ZUR ARZNEIWAHL.

KRACH, N. (129)
    BIOTYPEN. 1980. Karl F. Haug Verlag, Heidelberg.

KRISHNA MOORTY, V.K. (150)
    HOMOEOPATHY IN ACCIDENTS AND INJURIES. 2nd Revised Ed. B. Jain
    Publishers, New Delhi, India.

KRISHNAMURTY, P. (190)
    PERSÖNLICHES GESPRÄCH BEI SEINEM BESUCH IN LAHORE, 6. März 1996.

KUMAR KRISHNA, P. (191)
    TALKS ON POISONS, METALS, ACIDS AND NOSODES USED AS
    HOMOEOPATHIC MEDICINES. Indian books and periodical syndicate, New
    Delhi, India.

LEAVITT, S. (75)
    HOMOEOPATHIC THERAPEUTICS AS APPLIED TO OBSTETRICS. Reprint
    1989. B. Jain Publishers, New Delhi, India.

LILIENTHAL, S. (33)
HOMOEOPATHIC THERAPEUTICS. 3rd Ed. First Printed Ind. 1950. Reprinted 1977. Sett Dey & Co, Calcutta, India.

LIPPE, A.V. (34)
KEY NOTES AND RED LINE SYMPTOMS OF THE MATERIA MEDICA. 1982. World Homoeopathic Links, New Delhi, India.

LIVINGSTON, R. (104)
HOMOEOPATHY. 1973. Ainsworth's Homoeopathic Pharmacy, London.

LUTZE, F.H. (120)
DURATION OF ACTION AND ANTIDOTES OF THE PRINCIPAL HOMOEOPATHIC REMEDIES WITH THEIR COMPLEMENTARY AND INIMICAL RELATIONS. Indian Books & Periodical Syndicate, New Delhi, India.

MAJUMDAR, P.C. et al. (161)
APPENDICITIS CURABLE BY MEDICINE. 1st Ind. Ed. 1989. B. Jain Publishers, New Delhi, India.

MASOOD, M. (149)
HOW TO SUCCEED IF ONE REMEDY FAILS – ALTERNATIVES. Homeopathic Stores & Hospital, Lahore, Pakistan.

MATHER, K.N. (35)
SYSTEMATIC MATERIA MEDICA OF HOMOEOPATHIC REMEDIES. 1st Ed. 1972. B. Jain Publishers, New Delhi, India.

MATHUR, R.P. (156)
MIRACLES OF HEALING BY HOMOEOPATHY. 1st Ed. 1989. B. Jain Publishers, New Delhi, India.

MAURY, E.A. (109)
(I) DRAINAGE IN HOMOEOPATHY. 1965. TRANSLATED FROM FRENCH BY MARK CLEMENT. Health Science Press, Sussex, England.
(II) ARTIKEL DES AUTORS, VERÖFFENTLICHT IN DER „ALLGEMEINEN HOMÖOPATISCHEN ZEITUNG", AHZ.

MCINTYER, E.R. (167)
STEPPING STONES TO NEUROLOGY. 1991. B. Jain Publishers (P), Ltd., New Delhi, India.

MENON, C.R.K. (165)
SOME CONSTITUTIONAL REMEDIES. 2nd Ed. 1981. Hom. Study Centre, Cochin.

MEZGER, J. (36)
(I) GESICHTETE HOMÖOPATHISCHE ARZNEIMITTELLEHRE (2 BÄNDE). 1981. Karl F. Haug Verlag, Heidelberg.
(II) ARTIKEL DES AUTORS, VERÖFFENTLICHT IN DER „ALLGEMEINEN HOMÖOPATHISCHEN ZEITUNG", AHZ.

MINTON, H. (73)
UTERINE THERAPEUTICS. 1st Ind. Ed. 1968. Roy Publishing House, Calcutta, India.

MITRA, B.N. (152)
TISSUE REMEDIES. 4th Ed. 1973. Roy Publishing House, Calcutta, India.

MOFFAT, J.L. (67)
HOMOEOPATHIC THERAPEUTICS IN OPHTHALMOLOGY. B. Jain Publishers, New Delhi, India.

MOUNT, S.J.L. (141)
MIGRAINE. 1st Ed. 1991. B. Jain Publishers, New Delhi, India.

MUKERJEE, A.N. (142)
THERAPEUTIC HINTS OF DR. MAHENDRALAL SIRCAR. 5th Ed. Hahnemann Publishing Co. (Pvt.), Calcutta, India.

MUKERJI, R.J. (37)
SYPHILIS AND SYCOSIS. B. Jain Publishers (Pvt.) Ltd., New Delhi, India.

MUKERJI, R.K. (88)
CONSTITUTION AND TEMPERAMENT (A Compilation of Articles Published in Different French Journals). 1986. B. Jain Publishers New Delhi, India.

MÜLLER, H.V. (133)
DIE FARBE ALS MITTEL ZUR SIMILLIMUM-FINDUNG IN DER HOMÖOPATHIE. 1990. Karl F. Haug Verlag, Heidelberg.

MUZUMDAR, K.P./AUGUSTINE, V.T./THAKOR, K. (168)
PROVING OF ABROMA AUGUSTA FOLIA. 1986. Central Council for Research in Homoeopathy. New Delhi, India.

NANDA, D. (186)
PRACTICAL HOMOEOPATHIC TREATMENT OF ASTHMA. Pratap Medical Publishers, New Delhi, India

NASH, E.B. (48)
(I)   LEADERS IN HOMOEOPATHIC THERAPEUTICS. 6th Ed. 1926. Boericke & Tafel, Philadelphia.
(II)   LEADERS IN TYPHOID FEVER. Reprinted 1987. B. Jain Publishers, New Delhi, India.
(III) REGIONAL LEADERS. 2nd Ed. Revised and Enlarged. 1936. Boericke & Tafel, Philadelphia.
(IV)   LEADERS IN RESPIRATORY ORGANS. 1909. Boericke & Tafel, Philadelphia.
(V)   LEADERS FOR THE USE OF SULPHUR WITH COMPARISONS. Reprint 1989. B. Jain Publishers, New Delhi, India.

NEATBY, E.A./STONHAM, T.G. (38)
A MANUAL OF HOMOEO-THERAPEUTICS. 2nd Ed. Reprinted 1986. B. Jain Publishers, New Delhi, India.

NORTON, A.B. (94)
ESSENTIALS OF DISEASES OF THE EYE. Reprint 1962. Sett Dey & Co, Calcutta, India.

PAIGE, W.H. (65)
DISEASES OF THE LUNGS, BRONCHI AND PLEURA. Reprinted 1988, B. Jain Publishers, New Delhi, India.

PANOS, M.B./HEIMLICH, J. (172)
FAMILY HOMOEOPATHIC MEDICINE. 1983. (Orient Paperbacks), Vision Books (Pvt.) Ltd., New Delhi, India.

PATEL, R. (181)
LUFFA OPERCULATA IN BRONCHI ASTHMA. Sai Homoeopathic Book Corporation, Kottayam Kerala, India.

PATERSON, J. (81)
THE BOWEL NOSODES. 1950. A Nelson & Co, London.

PHATAK, S.R. (185)
MATERIA MEDICA OF HOMOEOPATHIC MEDICINES. Indian Books and Periodicals Syndicate, New Delhi, India.

PIERCE, W.I. (76)
PLAIN TALKS ON MATERIA MEDICA WITH COMPARISONS. 4th Ed. 3rd Ind. Ed. Haren & Brother, Calcutta, India.

PULFORD, A. (39)
   (I)   KEY TO THE HOMOEOPATHIC MATERIA MEDICA. 1936. B. Jain Publishers New Delhi, India.
   (II) HOMOEOPATHIC MATERIA MEDICA OF GRAPHIC DRUG PICTURES AND CLINICAL COMMENTS. B. Jain Publishers, New Delhi, India.

QUASIM, M. (188)
KLINISCHE BEOBACHTUNGEN ZU ARZNEIMITTELBEZIEHUNGEN.

QUAY, G. H. (93)
A MONOGRAPH OF DISEASES OF THE NOSE AND THROAT. 2nd Ed. 1901. Boericke & Tafel, Philadelphia.

QUILISCH, W. (95)
   (I)   HOMÖOPATHISCHE PRAXIS. 3 Aufl. 1987. Hippokrates Verlag, Stuttgart.
   (II) HOMÖOPATHISCHE DIFFERENTIALTHERAPIE. 1980. Karl F. Haug Verlag, Heidelberg.

RAUE, C.G. (40)
SPECIAL PATHOLOGY AND DIAGNOSTICS WITH THERAPEUTIC HINTS. 1955. Sett Dey & Co. Calcutta, India.

REVES, J. (184)
24 CHAPTERS ON HOMOEOPATHY. 1st Ed. 1993. Homoeopress Ltd. Haifa, Israel.

ROBERTS, H.A. (62)
   (I)   THE RHEUMATIC REMEDIES. Reprint 1985. B. Jain Publishers, New Delhi, India.
   (II) THE STUDY OF REMEDIES BY COMPARISON. 1979. B. Jain Publishers, New Delhi, India.

ROBERTS, H.A./WILSON, A.C. (41)
THE PRINCIPLES AND PRACTICABILITY OF BOENNINGHAUSEN'S THERAPEUTIC POCKET BOOK. Boericke & Tafel, Philadelphia.

ROBERTS, R. (169)
PRECIS D' HOMOEOPATHIE PRATIQUE ET MATIÈRE MÉDICALE. Editions Boiron.

ROUSSEAU, A.L. (90)
SUPPURATIONS AND NEURALGIA. (Translated from French and Edited by Rajkumar Mukerji). 1936. Hahnemann Publishing Co., Calcutta. India.

ROUSSEAU, L. FORTIER-BERNOVILLE (89)
DISEASES OF RESPIRATORY AND DIGESTIVE SYSTEMS OF CHILDREN (Translated by Rajkumar Mukerji From French). Reprint 1982. B. Jain Publishers, New Delhi, India.

ROYAL, G. (54)
(I)   TEXT-BOOK OF HOMOEOPATHIC MATERIA MEDICA. 1920. Boericke & Tafel, Philadelphia.
(II) TEXT-BOOK OF HOMOEOPATHIC THEORY AND PRACTICE OF MEDICINE. 1923. B. Jain Publishers, New Delhi, India.
(III) THE HOMOEOPATHIC THERAPY OF DISEASES OF THE BRAIN AND NERVES. 1928. Boericke & Tafel, Philadelphia.

SADIQUE, H. M. (179)
500 GEMS FROM HOMOEOPATHIC LITERATURE. 2nd Ed. 1965. Pakistan Foundation for Homoeopathy, Karachi.

SANKARAN, P. (139)
(I)   THE CLINICAL RELATIONSHIPS OF HOMOEOPATHIC REMEDIES. 1984. The Homoeopathic Medical Publishers 20 – Station Road, Santa Croz, Bombay, India.
(II) SOME NOTES ON THE NOSODES. 1978. The Homoeopathic Medical Publishers, Station Road, Bombay, India.

SANKARAN, R. (162)
(I)   TARENTULA HISPANICA – A STUDY 1st Ed. 1991. B. Jain Publishers, New Delhi, India.
(II) THE SPIRIT OF HOMOEOPATHY. The Homoeopathic Medical Publishers, Bombay, India.

SARKAR, B.K. (58)
UP-TO-DATE WITH NOSODES. 2nd Ind. Printing. Roy Publishing House, Calcutta, India.

SCHLÜREN, E. (183)
HOMÖOPATHIE IN FRAUENHEILKUNDE UND GEBURTSHILFE. 4. Auflage. Karl F. Haug Verlag GmbH, Heidelberg.

SCHMIDT, P. (63)
(I)   DEFECTIVE ILLNESSES. 1st Ed. 1980. Hahnemann Publishing Co., Calcutta, India.
(II) OTHER ARTICLES BY THE AUTHOR AS PUBLISHED FROM TIME TO TIME IN VARIOUS JOURNALS.
(III) THE ART OF INTERROGATION.

SCHÜSSLER, W.H. (107)
THE BIOCHEMICAL TREATMENT OF DISEASES (Translated by J.T. O'Conn). Reprint 1989. B. Jain Publishers, New Delhi, India.

SCHWARTZ, W.H. (92)
THE HOMOEOPATHIC TREATMENT OF WOUNDS AND INJURIES. B. Jain Publishers, New Delhi, India.

SHEDD, P.W. (42)
THE CLINIC REPERTORY. 1908. Boericke & Tafel, Philadelphia.

SHEPHERD, D. (174)
MAGIC OF THE MINIMUM DOSE. B. Jain Publishers (Pvt.), Ltd. New Delhi, India.

SIVARAMAN (171)
YOUR TOOTH PROBLEMS CURED WITH HOMOEOPATHIC MEDICINE. 1993. B. Jain Publishers (Pvt), Ltd. New Delhi, India.

SNELLING, F.G./HEMPEL, C.J. (43)
HULL'S JAHR – A NEW MANUAL OF HOMOEOPATHIC PRACTICE. 1986. B. Jain Publishers (Pvt.) Ltd., New Delhi, India.

SQIRE, B. (193)
A REPERTORY OF HOMOEOPATHIC NOSODES AND SARCODES. 1st Ed. 1997. B. Jain Publilshers (Pvt.) Ltd. New Delhi, India.

SRINIVASAN, K.S. (173)
ADDITIONS TO CLASSICAL MATERIA MEDICA. 1990. B. Jain Publishers (Pvt.) Ltd., New Delhi, India.

SRIVASTAVA, G.D./CHANDRA, J. (176)
ALPHABETICAL REPERTORY OF CHARACTERISTICS OF HOMOEOPATHIC MATERIA MEDICA. 1990. B. Jain Publishers (Pvt.) Ltd. New Delhi, India.

STAUFFER, K. (44)
(I)   KLINISCHE HOMÖOPATHISCHE ARZNEIMITTELLEHRE. 1988. Verlagsbuchhandlung Johannes Sonntag GmbH, Regensburg.
(II) HOMÖOTHERAPIE. 1986. Verlagsbuchhandlung Johannes Sonntag, Regensburg.
(III) SYMPTOMENVERZEICHNIS. 1985. Verlagsbuchhandlung Johannes Sonntag, Regensburg.

STEPHENSON, J.H. (45)
A MATERIA MEDICA AND REPERTORY. 1986. B. Jain Publishers, New Delhi, India.

STIEGELE, A. (46)
HOMÖOPATHISCHE ARZNEIMITTELLEHRE. Hippokrates Verlag, Stuttgart.

STÜBLER, M. KRUG, E. (66)
LEESERS LEHRBUCH DER HOMÖOPATHIE (5 BÄNDE). Karl F. Haug Verlag, Heidelberg.
(I)   GRUNDLAGEN DER HEILKUNDE
(II) MINERALISCHE ARZNEISTOFFE
(III) PFLANZLICHE ARZNEISTOFFE I
(IV) PFLANZLICHE ARZNEISTOFFE II
(V)   TIERSTOFFE

TEMPLETON, W.L. (84)
THE HOMOEOPATHIC TREATMENT OF INFLUENZA. Reprinted 1990. B. Jain Publishers, New Delhi, India.

TESTE, A. (98)
THE HOMOEOPATHIC MATERIA MEDICA. Reprint. 1987. B. Jain Publishers, New Delhi, India.

TYLER, M.L. (56)
(I)   HOMOEOPATHIC DRUGS PICTURES. First Published. 1958. Reprint 1970. Health Science Press, Sussex, England.
(II) SOME DRUG PICTURES (Reprinted From Homoeopathic World).
(III) POINTERS TO COMMON REMEDIES. Reprint 1989. B. Jain Publishers, New Delhi, India.

UNDERWOOD, B.F. (68)
HEADACHE AND ITS MATERIA MEDICA. 2nd Ind. Ed. 1972. Roy Publishing House, Calcutta, India.

VANNIER, L. (49)
DIFFICULT AND BACKWARD CHILDREN (Translated from French by Rajkumar Mukerji).

VANNIER, L. (78)
TYPOLOGY IN HOMOEOPATHY. 1992. (Translated by Marianne Harling from French.) Beaconsfield Publishers Ltd., England.

VANNIER, L./POIRIR, J. (147)
PRECIS DE MATIÈRE MÉDICALE HOMEOPATHIQUE. 1992. Editions Boiron, France.

VITHOULKAS, G. (87)
(I)   ESSENCE OF MATERIA MEDICA. 1st Ind. Ed. 1988. B. Jain Publishers, New Delhi, India.
(II) TALKS ON CLASSICAL HOMOEOPATHY (Edited by B.P. Rao). 1st Ind. Ed. 1990. B. Jain Publishers, New Delhi, India.
a) CASE REPORTS – PART I.
b) MATERIA MEDICA – PART II.
c) DISCUSSIONS – PART III.

VOISIN, H. (47)
(I)   MATERIA MEDICA DES HOMÖOPATHISCHEN PRAKTIKERS (Übersetzt aus dem Französischen von Dr. med. H. Gerd-Witte). Karl F. Haug Verlag, Heidelberg.
(II) THERAPEUTIQUE ET RÉPERTOIRE HOMEOPATHIQUES DU PRATICIEN. Ed. 1988. Maloine S.A. Editeur Les Laboratoires Homoeopathiqes, France.

WADIA, S.R. (131)
(I)   HOMOEOPATHY IN CHILDREN'S DISEASES. 1985. B. Jain Publishers, New Delhi, India.
(II) HOMOEOPATHY IN SKIN DISEASES. 4th Edition.
(III) LEUCODERMA, ITS HOMOEOPATHIC TREATMENT. 1st Ind. Ed. 1989. B. Jain Publishers, New Delhi, India.

WEBLEY, D. (195)
CARCINOSIN (Material aus dem Internet)

WEIR, J. (114)
   (I)   DIFFICULTIES IN HOMOEOPATHIC PRESCRIBING. 1969. The
       Homoeopathic Medical Publishers, Bombay, India.
   (II) VARIOUS ARTICLES OF THE AUTHOR PUBLISHED IN THE JOURNALS.

WEIR, J./TYLER, M.L. (102)
   SOME OF THE OUTSTANDING HOMOEOPATHIC REMEDIES FOR ACUTE
   CONDITIONS, INJURIES, ETC. (2 PARTS).

WELLS, P.P. (121)
   DIARRHOEA AND DYSENTERY. Indian Books and Periodical Syndication, New
   Delhi, India.

WELLS, P.P./HERING, C. (115)
   SYMPTOMATIC INDICATIONS OF TYPHOID FEVER. 3rd Ed. Salzer & Co,
   Calcutta, India.

WHEELER, C.E./DOUGLAS, K. (106)
   AN INTRODUCTION TO THE PRINCIPLES AND PRACTICE OF HOMOEOPATHY.
   3rd Ed. B. Jain Publishers (Pvt.) Ltd., New Delhi, India.

WIPP, B. (122)
   HOMÖOPATHIE IN PSYCHIATRIE UND NEUROLOGIE. 1979. Karl F. Haug
   Verlag, Heidelberg.

WOOD, J.C. (59)
   CLINICAL GYNACOLOGY. 1st Ind. Ed. Sett Dey & Co, Calcutta, India.

ZIMMERMANN, W. (53)
   HOMÖOPATHISCHE ARZNEITHERAPIE. 1980. Verlagsbuchhandlung Johannes
   Sonntag, Regensburg.

ZISSU, R. (157)
   MATIÈRE MÉDICALE HOMOEOPATHIQUE CONSTITUTIONNELLE (2 VOLS).
   1989. Edition Boiron, S.A France.

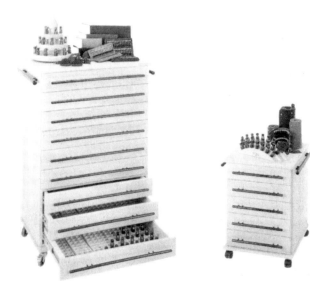
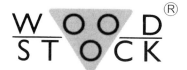

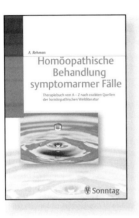
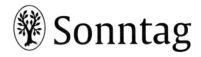